实用妇产科护理手册

SHIYONG FUCHANKE
HULI SHOUCE

柳正丽　杨慧琴 / 编著

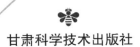

甘肃科学技术出版社

图书在版编目（CIP）数据

实用妇产科护理手册 / 柳正丽，杨慧琴编著. -- 兰州：甘肃科学技术出版社，2021.12（2023.9重印）
ISBN 978-7-5424-2900-1

Ⅰ. ①实… Ⅱ. ①柳… ②杨… Ⅲ. ①妇产科学-护理学-手册 Ⅳ.①R473.71-62

中国版本图书馆CIP数据核字(2021)第263492号

实用妇产科护理手册

柳正丽　杨慧琴　编著

责任编辑　李叶维

封面设计　孟孜铭

出　版　甘肃科学技术出版社

社　址　兰州市城关区曹家巷1号　730030

电　话　0931-2131575(编辑部)　0931-8773237(发行部)

发　行　甘肃科学技术出版社　　印　刷　三河市铭诚印务有限公司

开　本　787毫米×1092毫米 1/16　印　张　49.5　插　页　2　字　数　986千

版　次　2021年12月第1版

印　次　2023年9月第2次印刷

印　数　501~1550

书　号　ISBN 978-7-5424-2900-1　　定　价　230.00元

实用妇产科护理手册

（供护理学专业用）

主　编　柳正丽　甘肃省妇幼保健院
　　　　杨慧琴　甘肃省妇幼保健院
副主编　李海鸿　甘肃省妇幼保健院
　　　　齐学宏　甘肃省妇幼保健院
　　　　姜　雪　甘肃省妇幼保健院
　　　　薛　莉　甘肃省妇幼保健院
　　　　马振荣　甘肃省妇幼保健院
　　　　陈芳萍　甘肃省妇幼保健院
　　　　张　艳　甘肃省妇幼保健院

前　言

随着社会和医学科学的发展,为适应新时期人类健康和临床医疗实践的需要,护理学已成为医学领域内一门独立的学科。目前,国际上一般以妇女和儿童的健康水平作为衡量国家经济与社会发展状况的一个重要指标。中国妇科学、产科学的发展长期居于世界先进水平,随着经济的发展和妇女社会地位的提高,需要一大批既有深厚理论知识又受过专门训练,具备专科技能的护士从事妇产科护理工作。

为提高妇产科护士的业务水平,促进学科发展,特组织长期从事妇产科一线护理工作的专家编写了《实用妇产科护理手册》一书。本书共38章,主要内容包括:妇科疾病常见症状和体征、妇科护理病史采集、妇科门诊及病区的护理管理、妇科特殊检查与护理、妊娠期护理、分娩期护理、产褥期管理、高危妊娠管理、妊娠期并发症的护理、胎儿及其附属物异常、异常分娩的护理、分娩期并发症的护理、女性生殖系统疾病护理、常见妇科肿瘤的护理,以及女性生殖内分泌疾病护理、计划生育妇女的护理、妇女保健等。此外,还包括护理伦理、心理护理、护理教育学、医院感染护理、护理健康教育学、患者的疼痛管理、社区护理、护理研究等内容。全书强调临床实用性,可供临床护理人员、实习生、进修生使用,也可供长期从事护理研究的科研人员参考。

本书的编写凝聚了全体人员的辛勤汗水。本书正文766页,共计986千字,其中第一主编柳正丽编写了第一章,第二章,第三章第一节、第二节,第三十一章第五节至第七节,第三十二章,共计166千字;第二主编杨慧琴编写了第二十四章第三节至第五节,第二十五章,第二十六章,第二十七章,第三十三章,第三十四章,第三十五章第一节至第六节,共计167千字。第一副主编齐学宏编写了第三章第三节至第五节,第四章,第五章,第六章,第七章第一节,共计114千字。副主编姜雪编写了第三十章第三节至第六节,第三十一章第一节至第四节,第三十五章第七节,第三十六章,第三十七章第一节,共计114千字。副主编陈芳萍编写了第七章第二节至第五节,第八章,第九章,第十章第一节、第二节,共计117千字。副主编薛丽编写了第十章第三节,第十一章,第十二章,第十三章,第十四章,第十五章,第十六章,第十七章,共计119千字。副主编马振荣编写了第十八章,第十九章,第二十章,第二十一章,第二十二章,第二十三章,第二十四章第一节、

第二节,共计114千字。副主编张艳编写了第二十八章,第二十九章,第三十章第一节、第二节,第三十七章第二节至第四节,第三十八章,共计114千字。此外,副主编李海鸿参与了本书封面设计、扉页、目录、参考文献等整理与校对,合计49千字。

在本书的编写过程中,我们参阅和吸收了国内外大量的文献资料和研究成果,由于篇幅有限,不能一一列出;同时得到了本专业前辈的无私指导和大力支持,还得到了许多青年护理人员、实习生的帮助,在此表示诚挚的感谢!

柳正丽

2021年5月

目　录

第一章　总　论

第二章　妇科特殊检查与护理

第三章　妊娠期妇女的护理

第四章　分娩期妇女的护理

第五章 产褥期管理

第六章 高危妊娠管理

第七章　妊娠期并发症妇女的护理

第八章　胎儿及其附属物异常

第九章　妊娠并发症妇女的护理

第十章　异常分娩妇女的护理

第十一章　分娩期并发症妇女的护理

第十二章　产褥期疾病妇女的护理

第十三章　女性生殖系统炎症护理

第十四章　性传播疾病护理

第十五章　妇科手术配合及护理

第十六章　外阴上皮内非瘤样病变护理

第十七章　外阴肿瘤护理

第十八章　子宫颈肿瘤护理

第十九章　子宫肿瘤护理

第二十章　卵巢肿瘤与输卵管肿瘤护理

第二十一章　妊娠滋养细胞疾病护理

第二十二章　女性生殖内分泌疾病护理

第二十三章　子宫内膜异位症 和子宫腺肌病护理

第二十四章　女性生殖器官损伤性疾病护理

第二十五章　女性生殖器官发育异常护理

第二十六章　不孕症妇女的护理

第二十七章　性与性功能障碍

第二十八章　计划生育妇女的护理

第二十九章　妇女保健

第三十章 妇科常用护理技术

第三十一章 护理伦理

第三十二章　心理护理

第三十三章　护理教育学

第三十四章　医院感染护理

第三十五章　护理健康教育学

第三十六章　患者的疼痛管理

第三十七章　社区护理

第三十八章　护理研究

第一章 总 论

第一节 概 述

通过病史采集和体格检查获取病历资料,是疾病诊断、治疗、护理、预防和预后评估的重要依据,也是临床总结经验、提高护理质量和进行科学研究的基础。病史采集和体格检查是妇产科临床实践的基本技能。妇科护理病史和妇科检查既有与其他各科检查相同的基本内容和基本方法,又有其自身的特点,盆腔检查是妇科特有的检查方法。为了使妇科病史和检查能够准确、系统、全面,护士应熟悉妇科患者常见的临床表现和特有的检查方法,以便配合医生诊治并正确书写妇产科护理文书。临床工作中护理人员要应用护理程序,采集病史、进行体格检查,评估和分析患者的心理–社会状态,根据不同服务对象的需要,制订相应的护理计划。本章除了介绍妇科病史的采集和妇科盆腔检查的方法外,还重点列举妇科疾病常见症状、体征和常见护理诊断。

一、妇科护理学的定义与范畴

妇科护理学是研究女性在非妊娠状态下,生殖系统的生理、病理及其相关的病因、机制以及心理—社会等方面的行为反应,运用护理程序对其潜在和现存的健康问题实施整体护理的一门科学,包括了计划生育和妇女保健内容,是临床护理学的重要组成部分,也是助产专业的核心课程之一。计划生育主要研究女性生育的调控,包括生育时期的选择、生育数量和间隔的控制及非意愿妊娠的预防和处理等。妇女卫生保健是根据女性的生理特点,运用现代医学科学技术,采取有效的防御措施,对妇女经常性开展预防保健工作,不断提高妇女的生殖健康水平。

目前,国际上一般以妇女和儿童的健康水平作为衡量国家经济与社会发展状况的一个重要指标。现代医学模式及健康观念的转变使人们对生殖健康和医疗保健需求的变化,妇科护理学的研究领域已从单纯的"疾病护理"向"健康促进"过渡,并逐渐演变发展形成一门独立的学科。

二、妇科护理学的发展概况

约在公元前 1825 年,古埃及的《Kahun 妇科纸草书》中就有关于妇产科学及妇产科护理学的记载。至公元前 460 年,著名"医学之父"希波克拉底（Hippocrates）在他的医学巨著中就对一些妇科疾病如白带、痛经、月经失调、不孕、子宫和盆腔炎症等做了详细的观察和记载。古罗马医学家 Soranus（公元 98~138 年）撰写的《论妇女病》对月经、避孕、分娩、婴儿护理等做了详细论述,被誉为妇产科学的创始人。虽然中世纪（5~15 世纪）欧洲的医学发展缓慢,却出现了专职助产士。

在中国妇科护理学成为独立学科已有悠久的历史,最早可追溯到东周时期。几千年来,祖国医学在妇科诊治方面积累了许多宝贵经验,并有详细的记载。《黄帝内经·素问》中已有关于女性生理和月经病的记载。张仲景的《金匮要略》中记载了带下、无月经、痛经和月经过多等。到了汉代,人们除了重视妇科疾病的治疗以外,还很重视妇女的保健工作。隋大业八年（公元 612 年）,巢元方在《诸病源候总论》中记载了妇产科疾病的病源和症候。唐代孙思邈著《千金方》将妇科列为首卷。汉、隋、唐时期各学者对于外阴、阴道炎症、瘙痒等均有详细论述,并主张用各种局部灌洗方法和坐浴进行治疗,至今这些方法仍是临床上常用的专科护理技术。宋代陈自明是中国历史上著名的妇产科专家,他的《妇人良方大全》概括了妇产全科疾病,为以后妇产科学的发展作出了卓越的贡献。

三、妇科护理学的现状与发展趋势

自 19 世纪中叶南丁格尔首创护理专业之后,护理学理论便逐步发展,并形成医学领域的一个重要组成部分。近代,随着社会和医学科学的发展,为适应新时期人类健康和临床医疗实践的需要,护理学已成为医学领域内一门独立的学科。

1960 年口服避孕药首次在美国批准上市,它通过控制生育改变了妇女的生活。20 世纪中叶,一大批新理论、新技术和新观念的出现,促进了许多新兴学科的建立。随着助孕技术的发明、女性内分泌学的研究理论、妇科肿瘤学的创新性成就、腹腔镜技术、妇女保健学的倡导以及整体护理理念的推进。妇科护理学作为临床护理学的一个亚学科,其理论或模式必将推动生殖健康和生殖科学的进步。尤其是 20 世纪 80~90 年代,以德国学者 Hausen 为代表的科学家确立了人乳头瘤病毒与子宫颈癌之间的因果关系,使子宫颈癌成为第一个病因明确的恶性肿瘤。

中国妇科学、产科学的发展长期居于世界先进水平,随着经济的发展和妇女社会地位的提高,需要一大批既有深厚理论知识又受过专门训练,具备专科技能的护士从事妇科护理工作。现代的妇科护士既是广大妇女疾病治疗的合作者,又是妇科健康教育的传播者,更是家庭支持系统的发起者和社区护理的组织者。妇科护理的目标不仅是满足患者生理和生殖上的需求,更应着眼于提高女性患者的生活质量和社会的适应能力。

四、妇科护理学的特点

(一)妇产科护理学的整体性 由于女性生殖的特殊性,产科与妇科在临床工作中是密不可分的,两者中某些疾病甚至互为因果关系。如产伤可造成阴道前后壁膨出、子宫脱垂、尿瘘等;一些妇科疾病可以影响妊娠和分娩,如生殖器官发育不良、月经病、生殖器官炎症以及子宫内膜异位症等可导致不孕和异位妊娠等;妇科肿瘤如宫颈肌瘤,盆腔肿瘤可造成难产。

(二)妇科护理和机体整体性密切相关 女性生殖系统只是机体的一部分,与其他脏器或系统都有密切的相关性。如妇女周期性月经来潮不仅是子宫内膜的变化,也是由大脑皮质—下丘脑—垂体—卵巢轴等一系列神经内分泌调节变化的结果,其中任何一个环节功能发生异常,都可导致月经紊乱。又如妇女患有其他系统疾病也可影响妇女的生理变化,如糖尿病、甲状腺功能亢进等均可导致月经失调、不孕等。

(三)妇科护理学是指导女性建立良好生活方式、促进健康的重要保障 许多妇科疾病,通过有效的预防措施可避免发生或减轻其对健康的危害。如在妇科开展的防癌普查可以预防或发现早期子宫颈癌;做好青春期保健可以预防各种月经病。开展性教育、普及性知识可避免夫妇性生活不和谐所引起的精神和身体疾病,提高生活质量。

(四)妇科护理学促进妇女劳动保护 男女除第一性征差异外,身体其他部分如身高、体形、体重、骨骼、肌肉、韧带、脏器以及生理指标等均有许多不同,尤其在女性特殊生理状态下如月经期、妊娠期、哺乳期、围绝经期等,应重视对妇女的保护。

五、妇科护理学的学习要点

学好妇科护理学除了需要具有医学基础知识和人文学科知识外,还需要具有健康评估、护理学基础、内科护理学、外科护理学等知识。树立整体观念,不仅对疾病进行整体护理,还要关心患者的心理—社会因素,时刻以高度的责任心、实事求是的工作态度,满腔热情地为每一位患者服务。学习中要掌握妇科护理学的基本理论、基本知识和基本技能,做到:(一)遵循"以人的健康为中心"的服务宗旨,为患者缓解病痛、促进康复提供护理帮助。(二)为女性提供自我保健知识,预防疾病并维持健康状态。(三)充分认识妇科护理学是一门实践性很强的学科,在学习过程中要强调理论联系实际。(四)在临床实践中,要充分考虑到妇科整体护理的特点,针对个体差异提供个性化整体护理的原则,运用所学护理程序的知识、科学管理的方法为护理对象提供高质量的护理服务,最大限度满足患者各方面的需求。(五)在学习过程中要正确认识个体与环境、局部与整体、心理与病理、预防与治疗、护理与保健等各方面的辩证关系。

(柳正丽)

第二节　妇科疾病常见症状和体征

一、阴道出血

作为妇产科疾病最常见的主诉。妇女生殖道的任何部位,包括宫体、宫颈、阴道、处女膜和阴道前庭均可发生出血。虽然绝大多数出血来自宫体,但无论其源自何处,除正常月经外,均称"阴道出血"。

(一)原因　引起阴道出血的常见原因有以下六类:

1.卵巢内分泌功能失调:可引起异常子宫出血。

2.与妊娠有关的子宫出血:常见的有流产、异位妊娠、妊娠滋养细胞疾病、产后胎盘部分残留、胎盘息肉和子宫复旧不全等。

3.生殖器炎症:如阴道炎、宫颈炎和子宫内膜炎等。

4.生殖器肿瘤:子宫肌瘤是引起阴道出血的常见病因,其他恶性肿瘤,包括外阴癌、阴道癌、宫颈癌、子宫内膜癌、子宫肉瘤、绒毛膜癌等均可致阴道出血。

5.全身性疾病:如血小板减少性紫癜、再生障碍性贫血、白血病、肝功能损害等。

6.其他因素:生殖道损伤如:外阴阴道骑跨伤、性交所致处女膜或阴道损伤、阴道异物,放置宫内节育器常并发子宫异常出血。雌激素或孕激素(包括含性激素保健品)使用不当。

(二)临床表现 阴道出血的表现形式有：

1.经量增多：月经量多(>80 mL)或经期延长但周期基本正常，为子宫肌瘤的典型症状，其他如子宫腺肌病、排卵性月经失调、放置宫内节育器均可出现经量增多。

2.周期不规则的阴道出血：多为无排卵性功能失调性子宫出血，但应注意排除早期子宫内膜癌。避孕药或性激素药物使用不当也可引起周期不规则阴道出血。

3.长期持续阴道出血：一般多为生殖道恶性肿瘤所致，首先应考虑宫颈癌或子宫内膜癌的可能。

4.停经后阴道出血：发生于育龄妇女应先考虑与妊娠有关的疾病，如流产、异位妊娠、葡萄胎等；发生于绝经过渡期妇女多为无排卵性功能失调性子宫出血，但应排除生殖道恶性肿瘤。

5.阴道出血伴白带增多：一般应考虑晚期宫颈癌、子宫内膜癌或子宫黏膜下肌瘤伴感染。

6.接触性出血：于性交或阴道检查后立即有鲜血流出，应考虑宫颈癌、宫颈炎、子宫黏膜下肌瘤的可能。

7.经间期出血：若发生在下次月经来潮前14～15 d，历时3～4 d，且血量极少，偶伴有下腹疼痛和不适时，多考虑为排卵期出血。

8.经前或经后点滴出血：月经来潮前数日或来潮后数日持续少量阴道流血或极少量阴道褐红色分泌物，可见于排卵性月经失调或放置宫内节育器的副作用。

9.绝经多年后阴道出血：若出血量极少，历时2～3d即净，多为绝经后子宫内膜脱落引起的出血或萎缩性阴道炎；若出血量较多、出血持续不断或反复阴道出血，应考虑子宫内膜癌的可能。

10.间歇性阴道排出血水：应警惕有输卵管癌的可能。

11.外伤后阴道出血：常见于发生骑跨伤后，出血量可多可少，多伴外阴血肿、疼痛。

除以上各种不同形式的阴道出血外，年龄对诊断亦有重要参考价值。新生女婴生后数日少量阴道出血，因离开母体后雌激素骤然下降，子宫内膜脱落所致；幼女出现阴道出血应考虑有性早熟或生殖道恶性肿瘤的可能；青春期少女阴道出血多为无排卵性功能失调性子宫出血；育龄妇女出现阴道出血应考虑与妊娠相关的疾病；绝经过渡期阴道出血以无排卵性功能失调性子宫出血最多见，应首先排除生殖道恶性肿瘤。

二、白带异常

白带(leucorrhoea)是由阴道黏膜渗出物、宫颈管及子宫内膜腺体分泌物等混合而成，其形成与雌激素的作用有关。正常白带呈白色稀糊状或蛋清样，黏稠，无腥臭味，量少，对妇女健康无不良影响，称生理性白带。生殖道出现炎症，特别是阴道炎、宫颈炎或生殖道发生癌变时，白带量明显增多，且性状发生改变，称病理性白带。临床常见有：

（一）透明黏性白带 外观与正常白带相似，但其量显著增多，应考虑卵巢功能失调或宫颈高分化腺癌等疾病的可能。

（二）灰黄色或黄白色泡沫状稀薄白带 为滴虫阴道炎的特征，可伴外阴瘙痒。

（三）凝乳块状或豆渣样白带 为外阴阴道假丝酵母菌病的特征，常伴严重外阴瘙痒或局部灼痛。

（四）灰白色匀质鱼腥味白带 常见于细菌性阴道病。有鱼腥臭味，伴有外阴轻度瘙痒。

（五）脓样白带 色黄或黄绿，黏稠，多有臭味，为细菌感染所致。可见于阴道炎、急性宫颈炎及宫颈管炎，宫腔积脓、宫颈癌和阴道癌并发感染或阴道内异物残留。

（六）血性白带 白带中混有血液，血量多少不一，应考虑宫颈癌、子宫内膜癌、宫颈炎、宫颈柱状上皮异位合并感染或子宫黏膜下肌瘤等。放置宫内节育器有时也可致血性白带。

（七）水样白带 持续流出淘米水样白带，且奇臭者，一般为晚期宫颈癌、阴道癌或黏膜下肌瘤伴感染。间断性排出清澈、黄红色或红色水样白带，应考虑输卵管癌的可能。

三、下腹疼痛

下腹疼痛为妇科疾病常见的症状，应当根据下腹痛的性质和特点考虑如下各种不同情况。

（一）起病急缓 起病缓慢而逐渐加剧者，多为内生殖器炎症或恶性肿瘤所引起；急骤发病者，应考虑卵巢囊肿蒂扭转或破裂，或子宫黏膜下肌瘤蒂扭转，性交后发生剧烈腹痛应考虑卵巢黄体破裂；反复隐痛后突然出现撕裂样剧痛伴阴道流血者，应考虑输卵管妊娠破裂或流产的可能。

（二）下腹痛部位 下腹正中出现疼痛多为子宫病变引起的疼痛，较少见；一侧下腹痛应考虑为该侧子宫附件病变，如卵巢囊肿蒂扭转、输卵管卵巢炎症，右侧下腹痛还应急性阑尾炎等;双侧下腹痛常见于子宫附件炎性病变;卵巢囊肿破裂、输卵管妊娠破裂或盆腔腹膜炎时,可引起整个下腹疼痛甚至全腹疼痛。

(三)下腹痛性质　持续性钝痛多为炎症或腹腔内积液所致,顽固性疼痛难以忍受时应考虑晚期生殖器肿瘤的可能,子宫或输卵管等空腔器官收缩表现为阵发性绞痛,输卵管妊娠破裂或卵巢肿瘤破裂可引起撕裂性锐痛,宫腔内有积血或积脓不能排出可导致下腹坠痛。

(四)下腹痛时间　在月经周期中间出现一侧下腹隐痛应考虑为排卵性疼痛;经期出现腹痛可为原发性痛经或有子宫内膜异位症的可能;周期性下腹痛但无月经来潮多为经血排出受阻所致,见于先天性生殖道畸形或术后宫腔、宫颈管粘连等。与月经周期无关的慢性下腹痛见于下腹部手术后组织粘连、子宫内膜异位症、慢性附件炎、盆腔静脉淤血综合征及妇科肿瘤等。

(五)腹痛放射部位　放射至肩部应考虑为腹腔内出血,放射至腰骶部多为宫颈、子宫病变所致,放射至腹股沟及大腿内侧一般为该侧子宫附件病变所引起。

(六)腹痛伴随症状　同时有停经史多为妊娠并发症,伴恶心、呕吐当考虑有卵巢囊肿蒂扭转的可能,有畏寒、发热症状常为盆腔炎症,有休克症状应考虑有腹腔内出血,出现肛门坠胀一般为直肠子宫陷凹积液所致,伴有恶病质为生殖器晚期肿瘤的表现。

四、外阴瘙痒

外阴瘙痒(pruritus vulvae)是妇科患者常见的症状,多由外阴各种不同病变引起,外阴正常者也可偶尔发生。当瘙痒严重时,患者坐卧不安,会影响正常生活与工作。

(一)原因

1.局部原因:外阴阴道假丝酵母菌病和滴虫阴道炎是引起外阴瘙痒最常见的原因。此外,还可见于细菌性阴道病、萎缩性阴道炎、疥疮、阴虱、蛲虫病、湿疹、尖锐湿疣、疱疹、外阴鳞状上皮增生、药物过敏、化学品刺激及不良卫生习惯等。

2.全身原因:糖尿病、黄疸、维生素(A、B)缺乏、重度贫血、白血病、妊娠期肝内胆汁淤积症及不明原因的外阴瘙痒等。

(二)临床表现

1.外阴瘙痒部位:外阴瘙痒大多位于阴蒂、小阴唇、大阴唇、会阴甚至肛周等皮损区。长期搔抓可引起抓痕、血痂或导致毛囊炎。

2.外阴瘙痒症状及特点:外阴瘙痒常表现为阵发性发作,也可为持续性,一般夜间加剧。瘙痒程度因不同疾病和不同个体而有明显差异。外阴阴道假丝酵母菌病和滴虫阴道炎以外阴瘙痒、白带增多为主要症状。外阴鳞状上皮增生以外阴奇痒为主要症状，伴有外阴皮肤发白。蛲虫病引起的外阴瘙痒以夜间熟睡后为甚。糖尿病患者由于尿糖对外阴皮肤刺激，特别是伴发外阴阴道假丝酵母菌病时，外阴瘙痒特别严重。无原因的外阴瘙痒一般仅发生在生育年龄或绝经后妇女，外阴瘙痒十分严重，甚至难以忍受，但局部皮肤和黏膜外观正常，或仅有抓痕和血痂。黄疸、维生素(A、B)缺乏、重度贫血、白血病、妊娠期肝内胆汁淤积症等患者出现外阴瘙痒常为全身瘙痒的一部分。

五、下腹部包块

下腹部包块是妇科患者就医时的常见主诉。包块可能是患者本人或家属无意发现，或因其他症状如下腹痛、阴道出血等。做妇科检查时被发现，或体检行B超检查盆腔时发现。根据下腹部包块质地不同可分为：(一)囊性：一般为良性病变，如卵巢囊肿、输卵管积水或充盈的膀胱等。(二)实性：除妊娠子宫外，排除子宫肌瘤、卵巢纤维瘤、盆腔附件炎性等良性包块，其他实性包块应首先考虑为恶性肿瘤。

下腹部包块可来自肠道、泌尿系统、腹壁、腹膜后或生殖器官等。很多下腹部包块是在患者体检或偶然发现，并无临床症状。根据来源下腹包块可分为：

(一)子宫增大　位于下腹正中且与宫颈相连的包块，多为子宫增大。子宫增大可能的原因有：

1.妊娠子宫：育龄妇女有停经史，且在下腹部扪及包块，应首先考虑为妊娠子宫。停经后出现不规则阴道流血且子宫增大变软超过停经周数者，可能为葡萄胎。妊娠早期子宫峡部变软时，宫体似与宫颈分离，此时应警惕将宫颈误认为宫体，而把妊娠子宫误诊为卵巢肿瘤。

2.子宫肌瘤：子宫均匀增大，或表面有单个或多个球形隆起。子宫肌瘤的典型症状为月经过多。带蒂的浆膜下肌瘤仅蒂与宫体相连，且多无症状，故检查时有可能将其误诊为卵巢实质性肿瘤。

3.子宫腺肌病：子宫均匀增大、质硬，一般不超过妊娠12周子宫大小，患者多伴有逐年加剧的进行性痛经、经量增多及经期延长。

4.子宫畸形：双子宫或残角子宫可扪及子宫另一侧有与其对称或不对称的包块，两者相连，硬度也相同。

5.宫腔阴道积血或子宫积脓：宫腔及阴道积血多系处女膜闭锁或阴道无孔横膈引

起的经血外流受阻,患者至青春期有周期性腹痛并扪及下腹部包块。宫腔积脓或积液增大见于子宫内膜癌、老年性子宫内膜炎合并子宫积脓,或在宫颈癌放射治疗后出现。

6.子宫恶性肿瘤:老年患者子宫增大且伴有不规则阴道流血应考虑子宫内膜癌的可能;子宫增长迅速伴有腹痛及不规则阴道流血可能为子宫肉瘤;以往有生育或流产史,特别是有葡萄胎史者,若子宫增大甚至外形不规则且伴有子宫出血时,应考虑绒毛膜癌的可能。

(二)子宫附件肿块　子宫附件(adnexa)包括输卵管和卵巢。在正常情况下均难以扪及。当附件出现包块时多属病理现象。临床常见的子宫附件包块有:

1.输卵管(或卵巢)妊娠:包块位于子宫旁,大小、形状不一,有明显的触痛。患者多有短期停经后阴道持续少量流血及腹痛史。

2.附件炎性包块:包块多为双侧性,位于子宫两旁,与子宫有粘连,压痛明显。急性附件炎症患者有发热、腹痛的症状。慢性附件炎症患者有不孕症及下腹部隐痛史,甚至出现反复急性盆腔炎发作。

3.卵巢非赘生性囊肿:多为单侧可活动的囊性包块,直径一般不超过 8 cm。黄体囊肿可在妊娠早期扪及;葡萄胎常并发双侧卵巢黄素囊肿;输卵管卵巢囊肿常有不孕或盆腔感染病史,附件区囊性块物,可有触痛,边界清晰或模糊,活动受限。

4.卵巢赘生性囊肿:无论包块大小,如表面光滑、囊性且可活动者多为良性囊肿。肿块为实性、表面不规则、活动受限,特别是盆腔内扪及其他结节或伴有胃肠道症状者多为卵巢恶性肿瘤。

(柳正丽)

第三节　妇科护理病史采集

一、病史采集方法

病史是病历的重要组成部分。采集资料是进行妇科护理评估的前提,对确定护理诊断、制定护理计划、评价护理效果有重要意义。妇科病史采集是通过细致询问和耐心聆听患者陈述获取妇女生理、心理、社会、精神、文化等方面的信息,并加以整理、综合、判断收集到有关患者的完整、准确的病史资料。询问病史应有目的性,可采用启发式提问,但应避免暗示和主观臆测。由于女性生殖系统解剖生理的特殊性,疾病常涉及患者个人或家庭隐私,所以在采集病史过程中要做到态度和蔼、语言亲切、关心体贴和尊重患者,在条件允许的情况下,避免其他人在场倾听,消除其紧张情绪和思想顾虑。为患者保密才能收集到患者真实的病史、生理和心理等资料,以免遗漏关键性的病史内容造成漏诊或误诊。对危重患者在初步了解病情后,应立即抢救,以免耽误治疗。外院转诊患者,应索阅患者的病情介绍作为重要参考资料。

二、妇科病史内容

完整的妇科病史应包括以下内容:

(一)一般项目　包括患者姓名、性别、年龄、籍贯、职业、民族、文化程度、宗教信仰、家庭住址、月经史、婚姻史、生育史、传染病史、输血史、外伤手术史、药物过敏史、邮政编码、身份证号码、病史可靠程度等,并记录入院日期,观察患者入院的方式。若非患者陈述,应注明陈述者与患者的关系。

(二)主诉　是指促使患者就诊的主要症状(或体征)及其持续时间和严重程度,就诊目的和要求。要求通过主诉可初步估计疾病的大致范围。主诉力求简明扼要,通常不超过20个字。妇科临床常见症状有外阴瘙痒、阴道流血、白带增多、闭经、下腹痛、下腹部包块及不孕等。若患者有停经、阴道流血及腹痛3种主要症状,还应按其发生时间顺序,将主诉书写为:停经×d,阴道流血×d,腹痛×h。若患者无任何自觉症状,仅为妇科普查时发现妇科疾病如子宫肌瘤,主诉应该写为:普查发现子宫肌瘤×d。

(三)现病史　是指患者本次疾病发生、演变、诊疗全过程,采取的护理措施及效果等方面的详细情况,为病史的主要组成部分,应以主诉症状为核心,按时间顺序书写。包括起病时间、主要症状特点、伴随症状、发病后诊疗情况及结果,以及睡眠、饮食、体重、大小便、活动能力及心理反应等一般情况的变化。常见症状的采集要点有:1.阴道出血:注意出血日期、出血量、持续时间、颜色、性状,有无血块或组织物,出血与月经的关系,有无诱因及伴随症状,正常的末次月经和末次前月经日期。2.白带异常:白带量、颜色、性状、气味,发病时间,与月经的关系及伴随症状。3.腹痛:发生时间、部位,性质及程度,起病缓急,持续时间,疼痛与月经的关系,诱因及伴随症状。4.下腹包块:发现时间、部位、大小、活动度、硬度、增大情况、疼痛及伴随症状。

(四)月经史　询问初潮年龄、月经周期及经期持续时间、经量、颜色和性状,每次经量多少(每日更换卫生巾次数),有无血块,有无痛经(疼痛部位、性质、程度,以及痛经起始和消失时间)及其他不适(如乳房胀痛、水肿、精神抑郁或易激动)等月经期伴随症状，记录末次月经(last menstrual period,LMP)日期、经量和持续时间或绝经年龄。月经史可简写为:初潮年龄 $\dfrac{经期}{周期}$ 绝经年龄/末次月经日期。如初潮13岁,周期28~30 d,经期4~5 d,49岁绝经,可简写为: $13\dfrac{4\sim5}{28\sim30}49$ 。月经异常者还应了解末次前月经(previous menstrual period,PMP)。已绝经的患者应询问绝经年龄,绝经后有无阴道流血、阴道分泌物异常或其他不适。

(五)婚育史　包括结婚年龄(初婚、再婚、婚次及每次结婚年龄),是否近亲结婚(直系血亲及三代旁系血亲),配偶的年龄及健康情况,有无性病史及同居情况等。生育情况包括初孕和初产年龄,足月产、早产及流产次数以及现存子女数(可用数字表达,依次为:足月产-早产-流产-现存子女)。如足月产2次,无早产,流产1次,现存子女1人,生育史简写为"2-0-1-1",或用孕$_3$产$_2$(G$_3$P$_2$)表示。记录分娩方式,有无难产史,新生儿出生情况,产后有无大量出血或感染史。自然流产或人工流产情况;末次分娩或流产日期;采用何种避孕措施及效果。

(六)既往史　是指患者过去的健康状态和患病情况。内容包括以往一般健康状况、疾病史、传染病史、预防接种史、手术外伤史、输血史、药物过敏史。重点应了解与妇科和现病史有关的既往史、手术史。

(七)个人史及家族史　询问个人生活和居住状况,有无烟、酒等个人特殊嗜好及毒品使用史等。了解父母、兄弟、姊妹及其子女健康状况,家族成员中有无遗传性疾病(如血友病、白化病等),可能与遗传有关的疾病(如糖尿病、高血压、肿瘤等)以及传染病(如结核、梅毒等)。

(柳正丽)

第四节　妇科疾病患者的身心评估和常见护理诊断

一、妇科疾病患者的身心评估及检查配合

【身体评估】

身体评估是进行护理诊断和制定护理措施的重要依据,可通过体格检查和妇产科特殊检查进行(详见本书第二章妇科常用的特殊检查及护理配合),体格检查应在采集病

史后进行。包括全身检查、腹部检查和盆腔检查(盆腔检查为妇科所特有,又称妇科检查)。女性生殖系统是人体最隐秘的部位,在妇科检查时患者会感到害羞与不适,检查时要关心患者,向患者做好解释工作,态度要认真严肃、语言要亲切、动作要轻柔,注意使用屏风遮挡。男性医务人员检查时应有女性医务人员在场。

(一)全身检查

常规测量体温、脉搏、呼吸、血压、体重和身高。注意患者神志状态、精神状态、面容、体态、全身发育及毛发分布情况、皮肤、浅表淋巴结(特别是左锁骨上淋巴结和腹股沟淋巴结)、头部器官、颈部、乳房(注意乳房发育情况、皮肤有无凹陷、有无包块及分泌物)、心、肺、脊柱及四肢情况。

(二)腹部检查

为妇科体格检查的重要组成部分,应在盆腔检查前进行。视诊主要观察腹部有无隆起呈蛙状腹或凹陷,腹壁有无皮疹、瘢痕、静脉曲张、妊娠纹、腹壁疝、腹直肌分离等。触诊主要了解腹壁厚度、质地,肝、脾有无增大及压痛,腹部是否有压痛、反跳痛或肌紧张,能否扪到包块。有包块时应当描述其发生部位、大小(以厘米为单位或以相应的妊娠月份表示)、形状、质地、活动度、表面是否光滑、以及有无压痛等。叩诊时注意鼓音和浊音分布范围,有无移动性浊音。必要时听诊了解肠鸣音情况。如为孕妇还应检查宫底高度、子宫大小、胎位、胎心音及胎儿大小等。

(三)盆腔检查

盆腔检查(pelvic examination)包括外阴、阴道、宫颈、宫体及双侧附件检查。

1. 检查注意事项

(1)月经期或有阴道流血者一般不做盆腔检查,当有异常阴道流血等特殊情形时,检查者应严格消毒外阴阴道,使用无菌手套,以防发生感染。每检查一人,应更换垫单或纸巾(一次性使用),做到一人一垫,防交叉感染。

(2)对未婚女子禁行阴道检查,禁用阴道窥器,可用食指放入直肠内,行直肠-腹部诊。如确需检查应向患者及家属说明情况并征得本人和家属签字同意后方可用食指缓慢放入阴道内扪诊或行双合诊或阴道窥器检查。

(3)男性医务人员进行检查时,必须有其他女性医务人员在场,以避免患者紧张心理和发生误会。

(4)检查时采集的标本如阴道分泌物、宫颈刮片等应及时送检以免影响结果。

(5)评估患者的活动能力,对高龄、体弱、活动受限的患者应协助其检查上下床避免跌倒、坠床的发生,遇危重或不宜搬动的患者可在病床上检查,检查时应观察其血压、脉搏、呼吸的变化,配合医生积极抢救以免延误诊治。

(6)疑有盆腔病变的腹壁肥厚、高度紧张、检查不合作或未婚患者,若盆腔检查不满意时,可进行B超检查,必要时可在麻醉下进行盆腔检查。

2. 护理配合

(1)护理人员要热情接待患者,做到态度和蔼、语言亲切、关心体贴,使其尽量放松。耐心向患者解释检查方法、目的及注意事项,告知盆腔检查可能会引起的不适,并指导患者如何配合,减少不适。消除患者紧张、羞怯心理,做好屏风遮挡,注意保护患者的隐私,取得患者的信任和配合。室内环境安全、安静,冬季应注意保暖,保证检查室温度适宜。

(2)准备用物:照明灯、无菌手套、阴道窥器、无齿长镊子、无菌持物钳、臀垫、消毒敷料、生理盐水、液状石蜡、污物桶、内盛消毒液的器具浸泡盆等。

(3)检查前嘱咐患者排空膀胱,必要时先导尿。在检查床上铺消毒臀垫,取膀胱截石位,协助患者脱去一侧裤腿,仰卧于检查台上,两手平放于身旁,腹部放松。尿瘘患者有时需取膝胸位接受妇科检查,对于经期或异常阴道出血必须行阴道检查者,配合医生做好外阴、阴道严格消毒。

(4)每检查完一人,及时更换置于臀下垫单或纸巾(一次性使用)、无菌手套和检查器械,以防交叉感染。对于检查使用过的物品应及时消毒处理。

3. 检查方法

(1)外阴检查:观察外阴的发育情况、阴毛疏密及分布,有无畸形、充血、水肿、溃疡、赘生物或肿块,注意皮肤和黏膜色泽及质地变化,有无增厚、变薄或萎缩。然后用左手拇指和食指分开小阴唇,暴露阴道前庭、尿道口和阴道口。观察尿道口周围黏膜色泽及有无赘生物。未婚者的处女膜完整,其阴道口勉强可容食指;已婚者的阴道口能容成人两指通过;经产妇的处女膜仅剩余残痕或可见会阴侧切瘢痕。必要时嘱患者用力向下屏气,观察有无阴道前后壁膨出、直肠膨出、子宫脱垂或张力性尿失禁等。

(2)阴道窥器(临床又称窥阴器)检查:根据患者年龄、身高及阴道大小和松紧程度选用合适的阴道窥器,以免给患者造成不适或影响检查效果。未婚者未经本人签字同意,禁用窥器检查。使用阴道窥器检查阴道和宫颈时,要注意阴道窥器的结构特点,不同方向检查阴道壁四周、阴道穹窿部及宫颈组织,以免漏诊。

放置窥器时,应先将其前后两叶前端并合,表面涂上润滑剂,一手拇指和食指分开小阴唇暴露阴道口,一手持窥器将两叶合拢后避开敏感的尿道周围区斜行沿阴道后壁轻轻插入阴道,边插入边将两叶转平后缓慢张开,完全暴露子宫颈、阴道壁及穹窿部,固定窥器于阴道内。如做宫颈刮片或阴道上1/3段涂片细胞学检查,则不宜用润滑剂,以免影响检查结果,可改用生理盐水。检查内容包括:①检查阴道:前后壁、侧壁及穹窿黏膜颜色、皱襞多少，是否有阴道隔或双阴道等先天畸形，有无红肿、溃疡、赘生物或囊肿等。注意阴道分泌物量、性状、色泽、有无臭味。阴道分泌物异常者应做滴虫、假丝酵母菌、淋菌及线索细胞等检查。②检查宫颈：暴露宫颈后，观察宫颈大小、位置、颜色、外口形状，有无出血、肥大、裂伤、糜烂样改变、撕裂、外翻、腺囊肿、息肉、赘生物和接触性出血，宫颈管内有无出血或分泌物。必要时可采集宫颈外口鳞柱状上皮交界处的脱落细胞或取宫颈分泌物标本。

宫颈阴道检查完毕，旋松阴道窥器侧部及中部螺丝，将两叶合拢后缓慢退出，以免引起患者不适或损伤阴道及阴唇黏膜。

(3)双合诊(bimanual examination)：是盆腔检查中最常用、最重要的检查项目。检查者一手戴手套，食、中两指或其中一指放入阴道，另一手放在腹部配合进行触摸，称双合诊检查。目的在于检查阴道、宫颈、宫体、输卵管、卵巢、宫旁结缔组织及骨盆腔内壁有无异常。

检查方法：检查者戴无菌手套，右手(或左手)食、中两指蘸滑润剂，顺阴道后壁轻轻插入，检查阴道通畅度和深度、弹性，有无畸形、瘢痕、肿块、阴道穹窿情况，再扪触宫颈大小、形状、硬度及外口情况，有无接触性出血和宫颈举痛。当扪及宫颈外口方向朝后时宫体为前倾，当扪及宫颈外口方向朝前时宫体为后倾，宫颈外口朝前且阴道内手指伸达后穹窿顶部可触及宫体时子宫为后屈。随后将阴道内两指放在宫颈后方，另一手掌心朝下，手指平放在患者腹部平脐，当阴道内手指向上、向前抬举宫颈时，腹部手指往下、往后按压腹壁，并逐渐向耻骨联合部移动，通过内、外手指同时分别抬举和按压，相互协调，即可扪清楚子宫的位置、大小、形状、软硬度、活动度以及有无压痛。正常子宫位置一般是前倾略微前屈。"倾"是指宫体纵轴与身体纵轴的关系。若宫体朝向耻骨称前倾(anteversion)，朝向骶骨称后倾(retroversion)。"屈"指宫体与宫颈间的关系。若两者间的纵轴形成的角度朝向前方为前屈(anteflexion)，形成的角度朝向后方为后屈(retroflexion)。扪清子宫后，将阴道内两指由宫颈后方移至一侧穹窿部，尽可能往上向盆腔深部扪触，与此同时另一手从同侧下腹壁髂嵴水平开始由上往下按压腹壁，与阴道内手指相互对合，以触摸该侧子宫附件区有无肿块、增厚或压痛。同法检查另一侧。若扪及肿块，应查清其位置、大小、形状、软硬度、活动度，与子宫的关系、有无压痛等。正常卵巢偶可扪及，可活动，触之稍有酸胀感。正常输卵管不能扪及。

(4)三合诊(rectovaginal examination)：是指经直肠、阴道、腹部联合检查称为三合诊。方法：一手食指放入阴道，中指插入直肠，以替代双合诊时的两指，其余检查步骤与双合诊相同。比双合诊能更清楚地了解后倾或后屈子宫大小，发现子宫后壁、宫颈旁、直肠子宫陷凹、宫骶韧带和盆腔后部病变,估计盆腔内病变范围与子宫或直肠的关系。三合诊是对子宫颈癌进行临床分期必行的检查,可估计癌肿浸润盆壁的范围,以及扪诊阴道直肠隔、骶骨前方及直肠内有无病变等。在生殖器官肿瘤、结核、子宫内膜异位症、炎症的检查时三合诊尤显重要。

(5)直肠-腹部诊:一手食指伸入直肠,另一手在腹部配合检查,称为直肠-腹部诊(简称肛-腹诊)。适用于未婚无性生活史、阴道闭锁、经期或因其他原因不宜行双合诊的患者。

行双合诊、三合诊或直肠-腹部诊时,除按常规操作外,掌握下述各项有利于检查的顺利进行:①当两手指放入阴道后,患者感疼痛不适时可单用食指替代双指进行检查。②三合诊时,在将中指伸入肛门时嘱咐患者像解大便一样同时用力向下屏气,使肛门括约肌自动放松,可减轻患者的疼痛和不适感。③若患者腹肌紧张,可边检查边与患者交谈,使其张口呼吸而使腹肌放松。④当检查者无法查明盆腔内解剖关系时,如继续强行扪诊,不但患者难以耐受,且往往徒劳无益,此时应停止检查。

4.妇科检查结果记录　盆腔检查结束后应将结果按解剖部位顺序记录如下。

外阴:发育情况及婚产式(未婚、已婚未产或经产式),有异常者应详加描述。

阴道:有无畸形,是否通畅,黏膜情况,分泌物量、色、性状及有无异味。

宫颈:位置、大小、色泽、硬度,有无"糜烂样"改变、撕裂、息肉、囊肿,有无接触性出血及宫颈举痛等。

宫体:位置、大小、硬度、形态、活动度、表面是否平整、有无压痛等。

附件:左右两侧分别记录。有无肿块、增厚或压痛,如扪及肿物应详细记录其位置、大小、硬度、表面是否光滑、活动度、有无压痛及与子宫和盆壁的关系。

【心理-社会评估】

妇科患者常常由于病痛或手术涉及个人性生活、生育等隐私,影响家庭和夫妻生活,所以思想顾虑多、压力大,尤其应注意心理-社会因素对其康复的影响。心理-社会评估主要是评估心理状况、精神状态、对健康问题的理解、应激水平和应对能力、人格类型等。

(一)患者对健康问题及医院环境的感知　患者对疾病的认识程度一般取决于其文化程度和病程长短。评估患者对健康问题的感受,对自己所患疾病的认识和态度,对住院、治疗和护理的期望及感受,对患者角色的接受。是否对疾病相关知识缺乏认识而表现得无所谓,或过分担心会查出更严重疾病不知道如何面对未来的压力,所以不愿意就医,也可能因为经济原因、工作忙碌、家庭矛盾或知识不足等延误就医。

（二）患者对疾病的认知和反应　可借用量化评估表,评估患者患病前以及患病后的应激方法、面对压力时的解决方式、处理问题过程中遭遇到的困难。尽可能确定导致患者疾病的社会-心理因素,并采取心理护理措施,帮助患者预防、减轻或消除心理因素对健康的影响。评估患者的睡眠、精力、食欲有无变化,评估患者的应对方式及能力。询问患者平时应对困难的方法,发现患者应对困难的潜力和积极性。

（三）患者的精神心理状态　评估发病后患者的定向力、意识水平、注意力、仪表、举止、语言、情绪、行为、沟通交流能力、思维、记忆和判断能力有无改变。患病后患者有无焦虑、恐惧、否认、绝望、自责、沮丧、悲哀、愤怒等情绪变化。

（四）人格类型　评估患者属于依赖、独立型,紧张、松弛型,主动、被动型,内向、外向型,为针对列出的护理问题制订护理措施提供相关依据。

（五）社会资源　评估患者的社会关系、生活方式、家庭关系、经济状况对疾病治疗、护理、康复的实施可能产生的影响。

二、妇科常见护理诊断

护理诊断是对患者生命历程中所遇到的生理、心理、精神、社会和文化等方面问题的阐述,这些问题是可以通过护理措施解决。根据美国著名护理专家,北美护理诊断协会（NANDA）的高级护理顾问 Carpenito 所著的 Handbook of nursing diagnosis（即《护理诊断手册》第11版）,NANDA 将护理诊断分类更新为13个领域201项护理诊断功能性健康形态:健康促进形态、营养形态、排泄形态、活动/休息形态、感知/认知形态、自我感知形态、角色关系形态、性形态、应对/应激耐受性形态、生活准则形态、安全/防护形态、舒适形态、生长/发展形态等。

护理诊断应包括患者潜在性与现存性问题、自我护理的能力及妇女群体健康改变的趋势。妇科患者常见的护理诊断有:舒适度减弱、疼痛、焦虑、自我认同紊乱、恐惧、知识缺乏、皮肤完整性受损、活动无耐力、有感染的危险等。护理诊断确立后,按照其重要性和紧迫性排列先后顺序,首先是威胁生命需要立即解决的问题。如阴道流血所致的休克,首要护理诊断是组织灌注不足。另据患者个人生理、病理、心理、社会等因素全面评估患者,做出个性化的护理诊断;并根据这些护理诊断的轻重缓急制订护理计划、提出护理目标、实施护理措施、评价护理效果。

对于同一种妇科疾病,可因每位患者个体的健康状况,是否生育、发病年龄、病程长短、发生时间、发作地点、诊治情况等不同的护理诊断不同。同一位妇科患者,在术前、术中、术后的不同阶段内需要解决的护理问题和护理诊断也不同。

（柳正丽）

第五节　妇科门诊及病区的护理管理

一、妇科门诊的布局、设施及护理管理

（一）妇科诊室的布局和设施

1. 布局　妇科病史和检查具有特殊性，为方便妇女就诊妇科门诊一般应设在门诊的一端，附近应设卫生间，包括候诊室、询诊室、检查室和处置室（治疗室），男性陪伴应另设休息室。候诊室布置体现人文关怀，配宣传栏、卫生知识宣传单（册）、多媒体播放设备等，方便向患者及家属宣传妇女保健有关知识。

2. 设施　妇科检查室和处置室是进行各种妇科检查、治疗、护理及术前准备的场所，要求室内光线明亮，空气流通，清洁整齐，室内温度保持在16℃～25℃为宜。检查床边配备屏风，室内安装紫外线灯以便定期进行空气消毒。物品配备如下：

（1）妇科检查床：床上铺褥垫、床单、橡皮单和无菌巾，床旁备踏足凳、床下放污物桶、床尾配一旋转凳以供治疗、护理用。

（2）照明用具：保证室内光线充足，备可移动的照明灯。

（3）器械：消毒阴道窥器、无菌手套、长镊子、宫颈钳、子宫探针、卵圆钳、导尿管、活体组织钳、宫颈刮板、小刮匙、止血钳、剪刀、阴道灌洗器、弯盘、干燥玻片和试管、小标本瓶和浸泡污物的盆具。另备血压计、听诊器、各种规格注射器、体温表等。

（4）药品：95%乙醇、75%乙醇、2.5%碘酊（或聚维酮碘）、1%甲紫、0.5%～1%普鲁卡因、生理盐水、10%～20%硝酸银、10%氢氧化钠、10%甲醛、无菌液状石蜡、10%肥皂液、1‰苯扎溴铵液或其他消毒液。

（5）敷料：长棉签、大棉球、纱布块、带线棉球、消毒纸垫或无菌巾等。

（二）妇科诊室的护理管理

1. 保持室内清洁卫生　室内应每日定时通风，进行清洁整理和消毒，患者检查时应做到一人一具更换臀下垫单。使用过的物品、器具可先用消毒液浸泡30min做预处理，然后流水冲洗干净、高压消毒备用。每日室内用紫外线照射30min进行空气消毒1次，每周彻底清洁消毒1次。

2. 做好开诊前的准备工作　室内物品应固定安放、整齐有序、每日清点、及时补充备齐。提醒患者检查前先排尿。积极配合医生做好病史采集和体格检查,做好各项记录和资料登记、整理,对年老体弱、病情危重者应安排优先就诊。

3. 缓解患者的心理压力　妇科患者多有害羞、紧张、恐惧等心理因素存在,护理人员应态度和蔼、主动热情地接待患者。解释诊疗步骤和目的,耐心解答患者及家属提出的有关问题,维持候诊秩序,避免非工作人员和其他人员随意进出,为患者创造一个良好的就诊环境。

4. 患者安全　为保证患者就诊安全,按照国际患者安全目标,在门诊工作中应采用两种以上的核对方式做好患者的身份识别,筛查门诊发生跌倒、烫伤等意外伤害的高危人群进行宣教及预防。在固定区域配备抢救仪器设备及急救药,对全体医护人员以及工勤人员进行心肺复苏培训,保障门诊患者突发意外事件的抢救能力。

5. 复诊及用药指导　对需要多次诊治(如人工周期等)的患者,护理人员需详细加以说明并使其认识坚持诊治的必要性,对复诊和用药时间进行交待,以免半途而废失去治疗的最佳时机。

6. 健康指导　充分利用候诊室的宣传设施(宣传画、板报、图册、多媒体资料等)进行有关妇女保健、防癌普查的宣传指导。

二、妇科病区的布局、设施及护理管理

(一)妇科病区的布局和设施

妇科病区设有妇科病室、妇科检查室、治疗室、污物处理室等。病房分普通病室及危重病室(需备抢救物品同 ICU 病房),病房的一端应设有卫生间。病房要求空气清新、布置整洁、温馨、规范。

(二)妇科病区的护理管理

1. 环境要求　病房环境应安静、舒适、清洁、安全,病室应定时通风,空气和地面及时消毒,床头和桌子用湿法清扫和消毒,被服定时更换。护理人员诊疗操作动作要轻,21时后尽量减少检查和治疗,使用暗灯以保证患者充足的睡眠。

2. 组织管理　护理人员应热情接待入院患者,详细介绍住院管理制度,使患者尽快熟悉环境,陪送到病房并安排好床位及用物。对急危重症患者必须做到忙而不乱,配合抢救及时。严格执行各项操作规程和疾病护理常规,严格查对制度,各项医疗文件记录应规范、准确、整齐、完备。建立物品使用、保养和维修制度,以保证诊疗和护理工作的顺

利进行。

3. 消毒隔离制度　医护人员衣帽整齐,诊疗、护理操作前后应洗手,检查治疗用物一人一具,严格消毒。患者的分泌物及排泄物应当及时消毒处理,避免交叉感染。

4. 健康指导　护理人员要有良好的职业道德和业务素质,善于稳定患者的情绪,消除其思想顾虑,增强患者康复的信心,促进患者早日康复。对出院患者应根据其对疾病的认识、心理特征、治疗效果、生活习惯等予以必要的健康指导。

（柳正丽）

第二章 妇科特殊检查与护理

第一节 阴道分泌物检查

由于女性特殊的生殖道解剖结构和生理特点,容易发生感染,因此阴道分泌物检查是临床常用的主要诊断方法。

【用物准备】

阴道窥器1个,刮板1个,吸管1根,长棉签2支,0.9%氯化钠(生理盐水),10%氢氧化钾,小玻璃试管,清洁玻片。

【方法】

检查方法有涂片法、悬滴法、培养法。妇科检查时应观察阴道分泌物的颜色、性状及气味,已婚妇女可用阴道窥器暴露后用刮板、吸管或棉拭子取材,未婚女子禁用阴道窥器,可取外阴部的分泌物。取材所用消毒的刮板、吸管或棉拭子必须清洁干燥,不能涂有任何化学药品或润滑剂。阴道窥器插入前必要时用0.9%氯化钠(生理盐水)湿润,采用盐水浸湿的棉拭子在阴道深部或阴道穹窿后部、宫颈管外口等处取材,将阴道分泌物放在生理盐水涂片上(涂片法)或加入10%氢氧化钾中(悬滴法)在显微镜下观察是否有活动滴虫、芽孢和假菌丝。

【护理配合】

1. 检查前准备 指导受检者月经期、阴道异常出血时避免检查,阴道分泌物标本采集前24 h内禁止性交、盆浴、阴道检查、阴道灌洗及局部用药等,以免影响检查结果。

2. 检查中配合 嘱受检者提前排空膀胱,协助其取膀胱截石位、配合取材、收集标本。

3. 检查后指导 采集的标本应及时送检,注意保温,以免影响检查结果。

【结果评价】

一、一般性状检查

正常的阴道内呈酸性环境(pH 为 3.8 ~ 4.4),阴道分泌物与雌激素作用及生殖器官充血情况有关。临近排卵期白带增多,稀薄、蛋清样;排卵后白带逐渐减少、混浊黏稠;经前量会增加。妊娠期阴道分泌物增多,呈白色糊状。白带异常可表现色、质和量的改变。

(一)脓性白带 黄色或黄绿色,有臭味,多为细菌感染引起;稀薄脓性,泡沫状白带,常见于滴虫性阴道炎;其他脓性白带见于慢性宫颈炎、老年性阴道炎、子宫内膜炎、宫腔积脓、阴道异物等。

(二)—豆腐渣样白带 白带呈豆腐渣样或凝乳状小碎块,此为外阴阴道假丝酵母菌病所特有的。

(三)血性白带 内混有血液,血量不等,有特殊臭味。应考虑有恶性肿瘤的可能,如宫颈癌、子宫内膜癌等,也可能有宫颈息肉、子宫黏膜下肌瘤、萎缩性阴道炎、重度慢性宫颈炎和宫内节育器的副作用引起血性白带。

(四)水样白带 阴道持续流出黄色水样白带或淘米水样白带,常见于子宫颈癌、阴道癌、子宫内膜癌、黏膜下子宫肌瘤及输卵管癌等。

二、清洁度检查

将阴道分泌物加生理盐水做涂片,用高倍镜检查,主要依靠白细胞、上皮细胞、阴道杆菌与杂菌的多少划分阴道清洁度。

阴道清洁度分为以下4度。Ⅰ度:大量阴道杆菌和上皮细胞,白细胞0~5/HPF,杂菌无或极少。Ⅱ度:中等量阴道杆菌和上皮细胞,白细胞5~15/HPF,杂菌少量。Ⅲ度:少量阴道杆菌和上皮细胞,白细胞15~30/HPF,杂菌较多。Ⅳ度:无阴道杆菌,有少量上皮细胞,白细胞>30/HPF,大量杂菌。

清洁度为Ⅰ度或Ⅱ度可视为正常,Ⅲ度提示有炎症,Ⅳ度多为阴道炎症,较严重。通过阴道分泌物检查可以判断阴道有无炎症,还可以进一步诊断炎症的病因,为炎症的治疗提供依据。单纯清洁度降低而未发现病原微生物,多见于非特异性阴道炎。

三、微生物检查

(一)原虫 阴道毛滴虫是引起阴道感染的主要原虫,阴道分泌物呈稀薄脓性,泡沫状伴有臭味,将此分泌物采用生理盐水悬滴法置于低倍显微镜下观察,可见波动状或螺旋状运动的虫体将周围白细胞或上皮细胞推动。阴道毛滴虫生长繁殖的适宜温度为25 ℃~42 ℃,故在检验时应注意保温方可观察到阴道毛滴虫的活动。在阴道分泌物中见到阿米巴滋养体时,提示为阿米巴性阴道炎。

(二)真菌　正常情况下大多数妇女阴道中存有真菌,在阴道抵抗力降低时可作为条件致病菌引起发病,真菌性阴道炎以找到芽孢和假菌丝为诊断依据,阴道真菌多为白色假丝酵母菌,偶见阴道纤毛菌、放线菌等。

(三)淋病奈瑟菌　淋病奈瑟菌的检查一般采用涂片法,以宫颈管内分泌物涂片的阳性率最高,因淋病奈瑟菌对各种理化因子抵抗力弱,涂片法可能被漏诊,必要时可进行淋病奈瑟菌培养,且有利于菌株分型和药物敏感试验。

(四)阴道加德纳菌　当阴道内正常菌群失调时,阴道加德纳菌和其他厌氧菌大量繁殖引起细菌性阴道病,阴道分泌物伴有鱼腥臭味。患者阴道分泌物革兰染色后可见呈革兰阴性或阳性的小杆菌。阴道分泌物 pH 常 >4.5,试验为阳性。很多细菌凝聚在阴道上皮细胞周围,使它边缘模糊不清,形成线索细胞,是细菌性阴道病最敏感最特异的征象。

(五)衣原体　泌尿生殖道沙眼衣原体感染是目前较常见的性传播疾病,由于感染后无特异症状,易引起急性阴道炎和宫颈炎。目前应用较多的是荧光标记单克隆抗体的直接荧光抗体法,可快速确定系何种血清型衣原体感染。

(六)病毒　在人类性传播疾病中有相当一部分是由病毒引起的。可从阴道分泌物中检测到的病毒有:

1. 单纯疱疹病毒(herpes simplex virus,HSV):有两个血清型 HSV-Ⅰ型和 HSV-Ⅱ型。引起生殖道感染的以Ⅱ型为主,常表现为生殖器官疱疹或溃疡,并可通过胎盘引起胎儿感染发生死胎、流产和畸形。近年来对 HSV 的检查主要采用荧光抗体检查或分子生物方法诊断,可快速而灵敏地对 HSV 感染做出诊断。

2. 巨细胞病毒(cytomegalovirus,CMV):是先天感染的主要病原体。在孕期胎儿中枢神经系统受到侵犯可致小头畸形、智力低下、视听障碍等后遗症。故孕妇阴道分泌物巨细胞病毒检查对孕期监测尤其重要,常用宫颈拭子采取阴道分泌物送检。

3. 人乳头瘤病毒(human papilloma virus,HPV):主要表现为:①生殖感染,即病毒在宿主细胞内复制,感染子代致使细胞死亡。②细胞转化,引起肿瘤发生,主要是引起生殖道鳞状上皮内瘤变。

(柳正丽)

第二节　生殖道脱落细胞学检查

女性生殖道上皮细胞在卵巢激素的作用下出现周期性变化,临床上可通过检查生殖道脱落上皮细胞(包括阴道上段、宫颈阴道部、子宫、输卵管以及腹腔的上皮细胞)来反映其激素水平变化,也可以协助生殖道不同部位的恶性肿瘤的筛查。对子宫颈癌的早期发现、早期诊断有重要意义,是一种简便、实用的辅助检查方法。

【用物准备】

阴道窥器1个,宫颈刮片2个,宫颈吸管1根,细胞刷1个,长方形平玻片2张,0.9%氯化钠溶液,装有固定液(95%乙醇)的标本瓶1个或细胞保存液1瓶,无菌长棉签2支,干棉球若干。

【方法】

1. 阴道涂片　了解卵巢或胎盘功能。

(1)阴道侧壁刮片法:用于已婚妇女。利用阴道窥器扩张阴道,用刮片在阴道侧壁上1/3处轻轻刮取分泌物,再将分泌物薄且均匀地涂于玻片上,干燥后放入95%乙醇中固定后送检。

(2)棉签采取法:用于未婚女性。方法是将卷紧的无菌棉签用0.9%氯化钠溶液浸湿后伸入阴道,在其侧壁的上1/3处轻卷后缓慢取出,横放在玻片上往一个方向滚涂再放入95%乙醇中固定后送检。

2. 宫颈刮片法　是筛查早期宫颈癌的重要方法。利用阴道窥器暴露子宫颈,用无菌干棉签轻轻拭去宫颈表面黏液,在子宫颈外口鳞柱状上皮交界处,将宫颈刮板以外口为中心轻轻旋刮一周,将刮取物涂片检查。

3. 宫颈管涂片　先将宫颈表面分泌物拭净,用小型刮板进入宫颈管内,轻轻刮取一周做涂片。目前临床多采用"细胞刷"(cytology brush)刮取宫颈管上皮,将"细胞刷"置于宫颈管内,宫颈外口上方10 mm左右,在宫颈管内旋转360°后取出,旋转"细胞刷"将附于小刷上的标本均匀涂布于玻片上,亦可立即固定或洗脱于保存液中。涂片液基细胞学(liquid-based cytology)特别是用薄层液基细胞学检查(thinprep cytologic test,TCT)制作的单层细胞涂片观察效果更好。

4. 宫腔吸片　对疑有颈管癌或子宫内膜癌者,用吸管吸出宫腔内分泌物涂片检查。操作步骤:(1)严格消毒外阴、阴道及宫颈,阴道窥器暴露宫颈。(2)用子宫探针探测子宫腔方向和深度。(3)选择直径1～5 mm不同型号塑料管,一端连于干燥无菌注射器,用大镊子将塑料管另一端送入宫腔内达宫底部,上下左右移动,轻轻抽吸注射器以吸取分泌物。(4)取出吸管时停止抽吸,以免将宫颈管内容物吸入,将吸得的标本涂片、固定、送检。

可用宫腔灌洗法取材:用注射器将 10 mL 无菌 0.9% 氯化钠注射液注入宫腔,轻轻抽吸洗涤宫腔内膜面,然后抽取洗涤液后取沉渣涂片送检。

【知识拓展——薄层液基细胞学检查(TCT检查)】

液基薄层细胞检测简称为 TCT 检查,是采用液基薄层细胞检测系统检测宫颈细胞并进行细胞学分类诊断,它是目前国际上最先进的一种宫颈癌细胞学检查技术,与传统的宫颈刮片巴氏涂片检查相比明显提高了标本的满意度及宫颈异常细胞检出率。TCT 宫颈防癌细胞学检查对宫颈癌细胞的检出率为 100%,同时还能发现部分癌前病变、微生物感染如真菌、滴虫、病毒、衣原体等。所以 TCT 技术是应用于妇女宫颈癌筛查最先进的技术。用于早期宫颈癌筛查,30 岁以上的已婚妇女应每年检查 1 次。采用扫帚状细胞刷采集宫颈细胞样本,将细胞刷置入装有细胞保存液的标本瓶中进行漂洗,获取全部的细胞样本,用全自动细胞检测仪将样本分散并过滤,以减少主液、黏液及炎症组织的残迹。

【护理配合】

1. 检查前准备　指导受检者避开月经期,对绝经前的妇女,应在月经中后期进行检查,生殖器急性炎症者应禁忌检查。取材前 24 h 避免阴道冲洗、检查、上药、性交。向受检者讲解检查的意义和步骤,消除思想顾虑以取得其配合。

2. 检查中配合　嘱咐受检者排空膀胱,协助其取膀胱截石位,取标本前不必进行阴道消毒,不涂润滑剂,不必擦拭分泌物,取材时应注意取材全面、动作轻巧,避免出血。若分泌物较多时,应用无菌棉签轻轻擦拭,不宜过度用力。进行宫腔吸片,取出吸管时应停止抽吸,以免将宫颈管内容物吸入。取标本过程中宫颈出血明显时,应立即停止,处理止血,血量减少后再进行取宫颈细胞标本,避免影响检查结果。

3. 检查后指导　涂片应薄而均匀,禁止来回涂抹损伤细胞,涂片标记后及时固定送检,并收集结果。玻片应做好标记,如患者姓名和取材部位。子宫颈细胞学检查者应及时取回病理报告并反馈给医生,以免耽误诊疗。3 个月内不宜多次重复取样,避免出现假阴性的结果,影响诊疗。卵巢功能检查者需制订 1 个月经周期的检查计划,并进行预约。

【结果评价】

一、内分泌诊断方面的意义

阴道与宫颈阴道部鳞状上皮细胞的成熟度与体内雌激素水平成正比。雌激素水平越高,阴道上皮细胞越成熟。所以,阴道鳞状上皮细胞各层细胞的比例,可反映体内雌激素水平。临床上常用 4 种指数代表体内雌激素水平。

（一）成熟指数（maturation index，MI）　在阴道细胞学卵巢功能检查中最为常用。计算鳞状上皮三层细胞百分比。按底层/中层/表层顺序表述。若底层细胞百分率高称为左移，提示不成熟细胞增多，即雌激素水平下降。若表层细胞百分率高则称为右移，提示成熟细胞增多，即雌激素水平升高。正常情况下，育龄期妇女的宫颈涂片中表层细胞增多，基本无底层细胞。卵巢功能降低时出现底层细胞，底层细胞<20%提示为卵巢功能轻度降低，底层细胞约占20%~40%提示为卵巢功能中度降低，底层细胞>40%提示卵巢功能重度降低。

（二）致密核细胞指数（karyopyknotic index，KI）　是计算鳞状上皮细胞中表层致密核细胞的百分率。即从视野中数100个表层细胞，如其中有50个致密核细胞，则KI为50%。其指数越高，表示上皮细胞越成熟。

（三）嗜伊红细胞指数（eosinophilic index，EI）　是计算鳞状上皮细胞中表层红染细胞的百分率。通常在雌激素影响下出现红染表层细胞，可表示雌激素水平。其指数越高，提示上皮细胞越成熟。

（四）角化指数（cornification index，CI）　是指鳞状上皮细胞中表层（最成熟的细胞层）嗜伊红性致密核细胞的百分率，用以表示雌激素水平。

二、妇科疾病诊断方面的意义

（一）闭经　阴道涂片可协助了解卵巢功能状况和雌激素水平。1.涂片检查见有正常周期性变化，提示闭经原因在子宫及其以下部位，如子宫内膜结核、宫颈或宫腔粘连等。2.涂片检查见中层和底层细胞多，表层细胞极少或无，无周期性变化，提示病变在卵巢，如卵巢早衰。3.涂片显示不同程度雌激素低落，或持续雌激素轻度影响，提示垂体、下丘脑或卵巢引起的闭经。

（二）功能失调性子宫出血（简称"功血"）　1.无排卵型功血：涂片显示中至高度雌激素影响，但也有较长期处于低至中度雌激素影响。雌激素水平高时右移显著，雌激素水平下降时出现阴道流血。2.排卵性功血：涂片显示有周期性变化，MI明显右移，排卵期出现高度雌激素影响，EI可达90%。但排卵后细胞堆积和皱褶较差或持续时间短，EI虽有下降但仍偏高。

（三）流产　1.先兆流产：由于黄体功能不足引起的先兆流产，表现为EI在早孕期增高，经孕激素治疗后EI稍下降提示好转。若再度EI增高，细胞开始分散，则流产的可能性大。但是若有先兆流产而涂片正常，表明流产并非黄体功能不足引起，用孕激素治疗无效。2.过期流产:EI升高,出现圆形致密核细胞,细胞分散,舟形细胞少,较大的多边形细胞增多。

（四）生殖道炎症

1.细菌性阴道病:涂片中炎性细胞表现为细胞核呈豆状,核破碎和核溶解,核周有空晕,胞质内有空泡。

2.衣原体性宫颈炎:宫颈涂片上可见化生细胞的胞质内有球菌样物及嗜碱性包涵体,感染细胞肥大多核。

3.病毒感染:常见的有人乳头瘤病毒（HPV）和单纯疱疹病毒（HSV）Ⅱ型。被HPV感染的鳞状上皮细胞具有典型的细胞学改变。涂片中见有挖空细胞、不典型角化不全细胞及反应性外底层细胞,则提示有HPV感染。

三、妇科肿瘤诊断方面的意义

（一）巴氏分类法　主要观察细胞核的改变。巴氏五级分类法主观因素较多,各级之间无严格的客观标准。因此目前正逐渐被TBS分类法替代,后者比较准确,灵敏度高。

巴氏Ⅰ级:完全正常(未见不典型或异常细胞,为正常阴道细胞涂片)。

巴氏Ⅱ级:炎症(发现不典型细胞,但无恶性特征细胞)。一般属良性改变或炎症,临床分为ⅡA和ⅡB。

巴氏Ⅲ级:可疑癌(发现可疑恶性细胞)。对不典型细胞,性质尚难肯定,需马上做进一步确诊。

巴氏Ⅳ级:高度可疑癌(发现细胞有恶性特征,但在涂片中恶性细胞较少)。需全面检查。

巴氏Ⅴ级:癌。具有典型的多量癌细胞。

（二）TBS(the Bethesda system)分类法及其描述性诊断　为使细胞学报告与组织病理学术语一致,并与临床处理密切结合,1988年美国制订阴道细胞TBS命名系统。国际癌症协会于1991年对宫颈/阴道细胞学的诊断报告正式采用TBS分类法,2001年再次修订。将采集到的宫颈和其他部位的脱落细胞装入有细胞保存液的小瓶内,刮片毛刷在小瓶内搅拌10秒钟或数次,细胞溶液通过高精密度过滤膜过滤后,滤除标本中的杂质和去除无检查意义的血细胞及其他成分,将剩余有检查意义的细胞或异常的癌变细胞转移到载玻片上(直径为25 mm的区域内)制成薄层细胞涂片,95%乙醇固定后,经巴氏染色、封片,由细胞学专家用肉眼在显微镜下阅片,按TBS法做出诊断报告。TBS描述性诊断报告包括：

1.将涂片制作质量作为细胞学检查结果报告的一部分；

2.对病变的必要描述；

3.给予细胞病理学诊断并提出治疗建议。

除对涂片质量和病变描述外，TBS描述性病理学诊断报告主要包括：

1.良性细胞学改变：有感染和反应性细胞学改变。包括原虫、细菌、假丝酵母菌、病毒等感染，或由于炎症、损伤、放疗和化疗、宫内节育器、激素等引起的上皮细胞反应性改变。

2.鳞状上皮细胞异常：(1)未明确诊断意义的不典型鳞状上皮细胞(ASC)；(2)低度鳞状上皮内病变(LSILS)，即宫颈上皮内瘤变(cervical intraepithelial neoplasia，CIN)Ⅰ级；(3)高度鳞状上皮内病变(HSILS)包括CINⅡ、CINⅢ和原位癌；(4)鳞状细胞癌。

3.腺上皮细胞异常：(1)不典型腺上皮细胞(AGC)；(2)腺原位癌(AIS)；(3)腺癌。

4.其他恶性肿瘤细胞：原发于子宫颈、子宫体的不常见肿瘤和转移瘤。

宫颈细胞学检查是CIN及早期宫颈癌筛选的基本方法，也是诊断的必要步骤，相对于高危HPV检测，细胞学检查特异性较高，但敏感性较低。故建议应在性生活开始3年后或21岁起开始进行宫颈细胞学检查，并结合HPV DNA定期检查。

(三)PAPNET电脑抹片系统　即计算机辅助细胞检测系统(computer-assisted cy-tology test，CCT)，近年在宫颈癌早期筛选中取得广泛应用。其原理是PAPNET系统将电脑及神经网络软件结合，可以识别特定图案，识别方法与人脑近似，即通过经验来鉴别正常与不正常的巴氏涂片。由计算机检查出异常可疑细胞后再由细胞学专职人员做出最后诊断，省时省力，大大提高了诊断效率和准确性。

【知识拓展——宫颈脱落细胞HPV DNA检测】

人乳头瘤病毒(human papilloma virus，HPV)感染能够引起子宫上皮内瘤病变(CIN)以及子宫颈癌发生，不同型别的HPV感染致病能力也不同，高危型别HPV持续感染是发生子宫颈癌的最主要因素。因此，HPV感染的早期发现，准确分型以及病毒的定量对子宫颈癌的防治具有重要的意义。现临床已将HPV感染检测作为子宫颈癌以及宫颈癌前病变的常规筛查手段。HPV DNA感染检测与细胞学(TCT)检查联合或单独使用进行子宫颈癌的初筛，适用于大面积普查，聚焦高风险人群。根据HPV DNA感染的分型预测受检者患子宫颈癌的风险，对未明确诊断意义的不典型鳞状上皮细胞或腺上皮细胞，应用HPV DNA感染检测，可有效分流。也可作为对宫颈高度病变手术治疗后的疗效判断和随访检测的手段。

(柳正丽)

第三节　基础体温测定

基础体温(basal body temperature,BBT)指机体经较长时间(6小时以上)的睡眠,醒来未进行任何活动之前所测得的口腔温度。它反映了静息状态下的基础能量代谢,基础体温又称静息体温。临床可通过基础体温测定判断甲状腺及卵巢等器官的功能状态,在妇科临床中常用于测定有无排卵,确定排卵日期、黄体功能和诊断早孕。

【用物准备】

已消毒的体温计1个,消毒纱布1个,基础体温单,笔。

【方法】

每晚临睡前将体温表水银柱甩至36 ℃以下,并将其放在随手可取的地方。第2 d清晨醒后,未进行任何活动,先取体温表放在舌下,测口腔体温5 min。每日测量的时间最好固定,一般在早晨5～7时,夜班工作者应在休息6～8 h后测量。将每日测得的体温记录在基础体温单上,最后描成曲线,同时应将生活中有关情况如性生活、月经期、失眠、感冒等可能影响体温的因素及所采取的治疗记录在基础体温单上,以便随时参考。

【护理配合】

1. 检查前准备　向受检者说明检查的目的、方法和要求,一般需连续测量3个月经周期以上,故需向受检者说明,使其有充分思想准备坚持测量。

2. 检查中配合　每日测量前应检查体温计的刻度是否在36 ℃以下,测量体温时需静息,避免活动,并禁食、水。

3. 检查后指导　指导受检者将每日的测量结果及时标记在体温单上,如遇发热、用药、身体不适,性生活等情况应如实记载,以便分析时参考。

【结果评价】

正常妇女在月经周期中,随着不同时期雌、孕激素分泌变化,基础体温也出现周期性变化。成年妇女排卵后,黄体形成产生孕酮,刺激下丘脑的体温调节中枢,使体温上升0.3 ℃～0.5 ℃,因此排卵后基础体温升高,至月经前1～2 d或月经第1 d体温又下降。将每日测得的基础体温画成连线则为正常月经周期,呈前半期低后半期高的双相型(图2-1)。而无排卵周期中的基础体温始终处于较低水平,呈单相型(图2-2)。基础体温可呈双相型、单相型或出现高温相异常,高温出现及持续时间则反映有无排卵、排卵时间、黄体形成、黄体的发育和退化是否正常。

基础体温测定在临床上主要用于指导安全期避孕与受孕(推算排卵期)、协助妊娠及月经失调诊断。

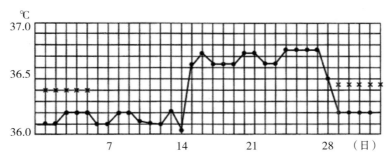

图2-1 双相型基础体温

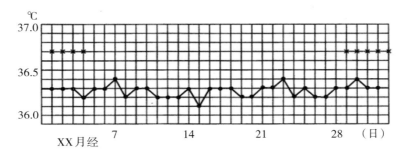

图2-2 单相型基础体温

基础体温呈双相型,提示有排卵。基础体温上升持续18 d可协助诊断早孕,若超过20 d,早孕诊断准确率达到100%。基础体温呈单相型,提示无排卵。但体温受许多因素影响,如夜班工作、感冒或其他疾病、性交或服用药物等。生活不规律或睡眠欠佳者不宜选用本法。

(柳正丽)

第四节 女性内分泌激素测定

女性内分泌激素包括下丘脑、垂体、卵巢分泌的激素。各类激素在中枢神经系统的影响下,在各器官之间的相互协调作用下发挥其生理功能,各器官间的激素水平相互调节、相互制约。因此,测定下丘脑-垂体-卵巢轴各激素水平,对某些疾病的诊断、疗效观察和预后评估都具有重要意义。

【方法】

一般抽取外周血测定其激素含量。常用方法包括:气相色谱层析法、分光光度法、荧光显示法、酶标记免疫法和放射免疫测定法(RIA)。近年来无放射性核素标记的免疫化学发光法正逐步得到广泛应用。

【护理配合】

一、采血前告知受检者此项检查的目的、过程及其注意事项,减轻受检者思想顾虑,促受检者主动配合。

二、激素测定前 2 d 避免使用激素类药物,以免影响检查结果。

三、严格按要求准时采集血标本,避免因采血的时间影响检查结果。

四、做好血标本的标识,妥善保管,及时送检。

【临床常用测定项目】

一、下丘脑促性腺激素释放激素(GnRH)测定

(一)GnRH 刺激试验　上午 8 时静脉注射溶于 5 mL 生理盐水中的黄体生成激素释放激素(LHRH)100 μg,分别于注射前和注射后 15、30、60 和 90 min 抽取静脉血 2 mL,测定黄体生成素(LH)值。

(二)氯米芬试验(又称克罗米芬试验)　月经来潮第 5 d 开始每日口服氯米芬 50 ~ 100 mg,连服 5 d,服药后 LH 增加 85%,FSH 增加 50%。停药后 LH、FSH 即下降。如以后再出现 LH 上升达排卵期水平,诱发排卵为排卵型反应,排卵通常出现在停药后的第 5 ~ 9 d。如停药后 20 d 不再出现 LH 上升为无反应。分别在服药第 1、3、5 d 测 LH、FSH,第 3 周或经前抽血测孕酮。

二、垂体促性腺激素测定

FSH 和 LH 是腺垂体分泌的促性腺激素,受下丘脑 GnRH 和性激素的调节。FSH 的生理作用主要是促进卵泡成熟及分泌雌激素。排卵期出现的 LH 陡峰是临床预测排卵的重要指标。LH 的生理作用是促进女性排卵和黄体生成。垂体促性腺激素测定:(一)可协助判断闭经原因。(二)监测排卵情况,有助于不孕症的治疗。(三)协助诊断多囊卵巢综合征。(四)诊断性早熟。

三、垂体催乳激素测定

催乳激素(prolactin,PRL)是腺垂体催乳激素细胞分泌的一种多肽蛋白激素,主要受下丘脑催乳激素抑制激素(主要是多巴胺)和催乳激素释放激素的双重调节。PRL水平受睡眠、进食、哺乳、性交、服用某些药物、应激等情况的影响。一般以上午10时取血测定的结果较为稳定。PRL的主要功能是促进乳房发育及分泌乳汁,与卵巢激素共同作用促进分娩前乳房导管及腺体发育。PRL亦参与生殖动能的调节。

四、雌激素测定

雌激素主要由卵巢、胎盘产生,少量由肾上腺分泌。雌激素(E)可分为雌酮(estrone,E1)、雌二醇(estradiol,E2)及雌三醇(estriol,E3)。各种雌激素均可从血、尿及羊水中测得。临床常用于:(一)通过测定血雌二醇或24 h尿总雌激素水平监测卵巢功能,判断闭经原因、诊断有无排卵、监测卵泡发育、诊断女性性早熟、协助诊断多囊卵巢综合征。(二)通过测定孕妇尿E3含量提示胎儿胎盘功能状态。

五、孕激素测定

孕激素(孕酮)由卵巢、胎盘和肾上腺皮质产生。孕酮的含量在月经周期中不断变化。妊娠前6周主要来自卵巢黄体,妊娠中晚期则主要由胎盘分泌。血浆中的孕酮通过肝代谢,最后形成孕二醇,其80%由尿液及粪便排出。其作用主要是进一步使子宫内膜增厚,血管和腺体增生,利于胚胎着床,防止子宫收缩,同时还可促进乳腺腺泡导管发育,为泌乳做准备。临床主要用于监测排卵、评价黄体功能、辅助诊断异位妊娠、辅助诊断先兆流产、观察胎盘功能和孕酮替代疗法的监测。

六、雄激素测定

雄激素由卵巢及肾上腺皮质产生。雄激素主要有睾酮、雄烯二酮。绝经前血浆睾酮是卵巢雄激素来源的标志,绝经后肾上腺是产生雄激素的主要部位。临床常用于卵巢、肾上腺皮质肿瘤的诊断,多囊卵巢综合征评价疗效的指标之一,两性畸形的鉴别,在应用具有雄激素作用的内分泌药物(如达那唑等)时,通过雄激素测定指导用药。

七、人绒毛膜促性腺激素(HCG)测定

正常妊娠受精卵着床后,即排卵后的第6 d受精卵滋养层形成时开始产生HCG,约1 d后能测到血浆HCG,以后每1~2 d上升1倍,在排卵后14 d约达100 U/L。妊娠8~10周达峰值(50 000~100 000 U/L),以后迅速下降,在妊娠中期和晚期,HCG仅为高峰时的10%。HCG主要由妊娠滋养细胞产生,妊娠滋养细胞疾病、生殖细胞疾病和其他恶性肿瘤(如肺、肝脏及肠道肿瘤)也会产生HCG。临床常用于:

(一)诊断早期妊娠 血HCG定量免疫测定<3.1 μg/L时为妊娠阴性,血浓度>25 U/L为妊娠阳性。可用于早早孕诊断。目前应用广泛的早早孕诊断试纸使用方便、快捷、廉价。具体操作步骤:留被检妇女尿(晨尿更佳),用带有试剂的早早孕诊断试纸条(试纸条上端为对照测试线,下端为诊断反应线)。将标有MAX的一端插入尿液中,尿的液面不得越过MAX线。1~5 min即可观察结果,10 min后结果无效。结果判断:仅在白色显示区上端呈现一条红色线则为阴性;在白色显示区上下呈现两条红色线则为阳性,提示妊娠。试纸反应线因标本中所含HCG浓度不同可呈现出颜色深浅的变化。若试纸条上端无红线出现,表示试纸失效或测试方法失败。另外,也可利用斑点免疫层析法原理制成的反应卡进行检测。

(二)诊断异位妊娠 血尿HCG维持在低水平,间隔2~3 d测定无成倍上升,可疑为异位妊娠。

(三)滋养细胞肿瘤的诊断和监测

1.葡萄胎:血浓度经常>100 KU/L,且子宫达到或超过12周妊娠大小,HCG维持高水平不下降,提示为葡萄胎。

2.妊娠滋养细胞肿瘤:葡萄胎清宫后,HCG应呈大幅度下降,若下降缓慢或下降后又上升;或足月产、流产和异位妊娠恢复后4周以上,HCG仍持续高水平或一度下降后又上升,在排除妊娠物残留后可诊断为妊娠滋养细胞肿瘤。HCG下降与妊娠滋养细胞肿瘤治疗有效性一致,因此在化疗过程中,应每周测定HCG一次,连续3次阴性,为停止化疗的标准,可视为近期治愈。

3.性早熟和肿瘤:最常见的是下丘脑或松果体胚细胞的绒毛膜瘤或肝胚细胞瘤以及卵巢无性细胞瘤、未成熟畸胎瘤分泌HCG导致性早熟,血浆甲胎蛋白升高是胚细胞瘤的标志。分泌HCG的肿瘤尚见于肠癌、肝癌、肺癌、卵巢腺癌、胰腺癌、胃癌,引起成年妇

女月经紊乱,因此成年妇女突然发生月经紊乱伴随HCG升高时,应考虑到上述肿瘤。

八、人胎盘生乳素测定(HPL)

HPL是由胎盘合体滋养细胞产生、贮存及释放的,与胎儿生长发育有关的重要激素。HPL与人生长激素(HGH)有共同的抗原决定,呈部分交叉免疫反应,HPL自妊娠5周时即能从孕妇血中测出。随着妊娠进展HPL水平逐渐升高,直至孕39~40周时达高峰,产后迅速下降。临床用于:(一)监测胎盘功能:妊娠晚期连续动态检测HPL可以监测胎盘功能。(二)糖尿病合并妊娠:HPL水平与胎盘大小成正比,如糖尿病合并妊娠时胎儿较大,胎盘也大,HPL值可能偏高。临床应用时还应参考其他监测指标综合分析,以提高判断的准确性。

(柳正丽)

第五节　女性生殖器官活组织检查

生殖器官活组织检查是生殖器官病变处或可疑部位取部分组织做病理检查,简称活检。通常活检可以作为诊断的最可靠依据。常用的有外阴、阴道局部活组织检查,宫颈活组织检查,诊断性刮宫等。

外阴、阴道局部活组织检查同外科局部组织活检,可穿刺和切取局部组织送检,急性炎症和月经期、妊娠期应避免检查。常规消毒铺巾,取材部位可进行局麻,取材后局部压迫止血,阴道内填塞带尾棉球或纱条,24 h后取出。本节重点介绍宫颈活组织检查和诊断性刮宫。

一、宫颈活组织检查术

子宫颈活体组织检查简称宫颈活检,是采取子宫颈病灶的小部分组织进行病理学检查,常用于确诊子宫颈病变的性质,临床上较为常用。

(一)局部活组织检查

【适应证】

1.宫颈脱落细胞学涂片检查巴氏Ⅲ级或Ⅲ级以上者;巴氏Ⅱ级经抗感染反复治疗后无效者。

2. TBS分类鳞状上皮细胞异常,低度鳞状上皮内病变(LSILS)及以上者。

3. 阴道镜检查时反复可疑阳性或阳性者。

4. 可疑宫颈癌或慢性特异性宫颈炎需要明确诊断者。

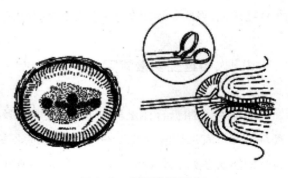

图2-3　宫颈活组织检查

【禁忌证】

1. 急性、亚急性生殖道炎症。

2. 月经期、妊娠期以及异常子宫出血者。

3. 急性严重全身性疾病。

【用物准备】

阴道窥器1个、活检组织钳1把,宫颈钳1把,无齿长镊子1把,刮匙1把,无菌孔巾1个,带尾线的宫颈棉球/纱布及棉签数根,普通棉球数个,消毒溶液和装有固定液的标本瓶4~6个。

【操作方法】

1. 协助受检者排空膀胱,取膀胱截石位,常规消毒外阴,铺无菌孔巾。

2. 用阴道窥器暴露子宫颈,拭净分泌物,消毒宫颈和阴道。

3. 用活检钳取小块病变组织(通常在宫颈外口鳞柱状上皮交界处或肉眼糜烂较深处取材),如疑为宫颈癌者在宫颈3、6、9、12点钟处用活检钳各取一块组织;也可在阴道镜指引下对可疑处定点取材,或在宫颈阴道处涂碘溶液,选择不着色区取材(图2-3)。

4. 将钳取的组织分别放入盛有固定液的标本瓶中,并标注钳取部位。

5. 术后用带尾的棉球或纱布局部压迫止血,并将尾端留在阴道口外。

【护理配合】

1. 检查前准备

(1)向受检者告知子宫颈活检的临床意义、目的及操作过程,以取得其配合。

(2)月经期或月经前期不宜做活检,以防感染和出血过多。

(3)生殖器急性炎症者,应治愈后再取活检,以免炎症扩散。

(4)妊娠期原则上不做活检避免流产、早产,但临床高度怀疑宫颈恶性病变者仍应检查。

2. 检查中配合

(1)在检查过程中为医生传递所需物品,将取出的组织分别放入标本瓶内,并注明取材部位。

（2）密切观察受检者的反应，给予心理支持。

3.检查后指导

（1）检查后应嘱受检者保持会阴部清洁。

（2）嘱受检者于12 h后自行取出阴道内棉球或纱布条，评估阴道流血情况，如阴道流血量较多时（>月经血量），应立即就诊。

（3）指导受检者检查后1个月内禁止性生活、盆浴、阴道灌洗上药。

（4）提醒受检者及时取回病理报告单并按时复诊。

（二）诊断性宫颈锥切术

【适应证】

1.宫颈细胞学检查反复阳性，且宫颈局部活组织检查阴性者。

2.宫颈活检为高度鳞状上皮内病变（HSILS包括CIN Ⅱ、CIN Ⅲ和宫颈原位癌）需明确诊断者。

3.可疑早期浸润癌，为明确病变累及程度，确定手术范围者。

【禁忌证】

1.急性、亚急性生殖道炎症。

2.月经期、妊娠期以及异常子宫出血者。

3.患有血液系统疾病，有出血倾向者。

【用物准备】

无菌导尿包1个，阴道窥器1个，宫颈钳1把，宫颈扩张棒4～7号各1根，子宫探针1把，刮匙1把，尖刀1把，无菌孔巾1个，带尾线的宫颈棉球及棉签数根，无菌纱布数块，无菌手套1副，普通棉球数个，肠线，持针器1把，圆针1个，消毒溶液和装有固定液的标本瓶1个。

【操作方法】

1.蛛网膜下腔或硬膜外阻滞麻醉下，患者取膀胱截石位，常规消毒外阴和阴道。铺无菌孔巾。

2.导尿后，用阴道窥器暴露宫颈并消毒阴道、宫颈及宫颈管外口。

3.用宫颈钳夹住宫颈前唇向外牵引，扩张宫颈管并做宫颈管搔刮术。宫颈涂碘液，在病灶外或碘不着色区外0.5 cm处，用尖刀在宫颈表面做环形切口，深约0.2 cm（包括宫颈上皮及少许皮下组织）。再按30°～50°向内做宫颈锥形切除（图2-4）。根据不同的手术指征，可深入宫颈1～2 cm做锥形切除。也可采用环行电切除术（LEEP）进行锥形切除治疗，一般选在月经干净后3～7 d内实施。

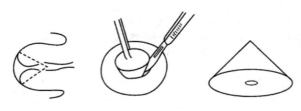

图2-4　宫颈锥形切除法

4. 于切除标本12点钟处做一标记放入盛有固定液的标本瓶中,并做好标识送检。

5. 用无菌纱布卷填塞创面,压迫止血。若有动脉出血,可用肠线缝扎止血,也可用止血粉、吸收性明胶海绵、凝血酶等止血。

6. 若要进行子宫切除者,手术最好在锥切术后48 h内进行,可进行宫颈前、后唇相对缝合封闭创面止血。若无需在短期内进一步进行子宫切除手术,则应进行宫颈成型缝合或荷包缝合。术后探查宫颈管。术后留置导尿管24 h,持续开放。

【护理配合】

1. 术前准备

(1)向受检者告知诊断性宫颈锥切术的临床意义、目的、操作过程及术中可能出现的不适,以取得其配合。

(2)指导受检者选择适合的手术时间,一般为月经干净后3~7日内进行。

2. 术中配合

(1)为受检者导尿,排空膀胱。

(2)在术中为医生传递手术所需物品,将取出的组织分别放入标本瓶内,并注明取材部位。

(3)密切观察受检者的反应,给予心理支持。

3. 术后指导

(1)评估受检者的阴道流血情况,有无头晕、血压下降等出血反应,嘱咐其在24 h后自行取出阴道内纱条,如出血多,必须立即就诊。

(2)术后应保持会阴清洁,遵医嘱用抗生素预防感染。

(3)告知受检者休息3 d,2个月内禁止盆浴及性生活。

(4)术后6周复诊,探查宫颈管有无狭窄。

二、诊断性刮宫术

诊断性刮宫(diagnostic curettage)简称诊刮,是诊断宫腔疾病采用的重要方法之一。

目的是刮取宫腔内容物(子宫内膜或其他组织)做病理检查协助诊断,并指导治疗。若疑有宫颈管病变,需对宫颈管、宫腔分步进行诊刮,简称分段诊刮。

【适应证】

1.子宫异常出血或阴道排液　需证实或是排除子宫内膜癌、宫颈管癌或者其他病变。

2.月经失调　需要了解子宫内膜变化及其对性激素的反应(刮宫不仅有助于诊断,还有助于止血)。

3.不孕症　需了解有无排卵或子宫内膜病变。

4.绝经后子宫出血或老年患者疑有子宫内膜癌,或需要了解宫颈管是否被累及时,需进行分段诊刮。

【禁忌证】

1.急性生殖器官炎症。

2.体温超过37.5 ℃者。

【用物准备】

灭菌刮宫包1个(内有:孔巾、脚套、阴道窥器1个、宫颈钳1把、长持物钳1把、子宫探针1根、有齿卵圆钳1把、宫颈扩张器4～8号各1根、钝锐刮匙各1把、弯盘1个、纱布块若干、棉球若干、棉签数根);输血、输液用具1套;抢救药品、吸氧设备1套、装有固定液的标本瓶若干。

【操作方法】

1.一般不需要麻醉,患者术前排空膀胱,取膀胱截石位,外阴、阴道常规消毒后铺无菌孔巾。

2.做双合诊查清子宫的位置、大小及附件情况。

3.用阴道窥器暴露宫颈,清除阴道分泌物后,再次消毒宫颈与宫颈管;然后用宫颈钳夹宫颈前唇或后唇,用探针探测子宫方向及宫腔深度。

4.按子宫屈曲方向,用宫颈扩张器逐号扩张颈管。

5.于阴道后穹空窿处置盐水纱布一块,以收集刮出的内膜碎块。以小刮匙从宫底至宫颈内口方向,由前、后壁及两侧壁全面刮取宫腔内膜,尤其注意宫底和两侧角部,力求刮尽所有内膜(亦可根据需要选择刮取部位),同时注意宫腔有无变形及高低不平。

6.取下纱布上的全部组织固定于10%甲醛溶液或95%乙醇中,标明患者姓名及取材部位送检。

分段诊刮常用于确定疾病原发部位在子宫颈管或是子宫腔内,所以刮宫前不探查宫腔深度,以免将宫颈管组织带入宫腔而混淆诊断。所以要先用小细刮匙取宫颈内组织,然后再刮宫腔内组织。

【护理配合】

1. 术前准备

(1)向患者耐心解释诊刮的目的、意义及操作过程,以消除其思想顾虑,取得患者知情配合。

(2)核对好病理检查申请单,并准备好固定标本的小瓶。

(3)指导选择合适的检查时间,术前禁用激素类药物。预约时应告知患者术前5 d禁止性生活;对不孕或功能失调性子宫出血内膜增生者,应选择月经前1～2 d或月经来潮6 h内进行;疑为子宫内膜不规则脱落时,则于月经第5～7 d取材。

(4)主要有出血、子宫穿孔、感染等并发症,应准备抢救药物及用物,便于术中出现紧急情况时进行抢救。

2. 术中配合

(1)术中做好患者心理护理,协助医生完成手术,观察患者血压、脉搏、呼吸及腹痛情况。

(2)术中指导患者做深呼吸等放松动作,分散其注意力,以减轻疼痛。

(3)提供给医生术中所需物品,并协助将组织放入已做好标记、装有固定液的小瓶内,立即送病理科检查,记录患者术中及用药情况。

3. 术后指导

(1)术后留观患者1 h,评估腹痛和阴道流血的情况,嘱患者注意阴道流血量,当血量增多时,应及时就诊。

(2)术后2周内禁盆浴及性交,保持外阴清洁,遵医嘱口服抗生素3～5 d预防感染。

(3)指导患者按时间取病理检查结果后及时复诊。

(柳正丽)

第六节　输卵管通畅检查

输卵管通畅检查是了解评估子宫和输卵管腔的形态及输卵管的畅通程度的检查方法。临床常用方法有输卵管通液术、子宫输卵管造影术。近年来随着内镜的广泛应用，普遍采用腹腔镜、宫腔镜直视下的通液检查等方法。

一、输卵管通液术

输卵管通液术(hydrotubation)是检查评估输卵管是否通畅的一种方法，并具有一定的治疗功效。通过导管向宫腔内注入液体，根据注液时阻力大小、注入的液体量多少、停止注射后有无回流及受检者的感觉等来判断其输卵管通畅程度。此方法操作简便，无需特殊器材设备而广泛应用于临床。

【适应证】

1.原发性或继发性不孕症(性生活及男方精液正常)，疑有输卵管阻塞者。

2.输卵管再通术或成形术后效果评价，并可防止吻合口粘连。

3.输卵管轻度阻塞的诊断和治疗。

【禁忌证】

1.生殖器官急性炎症或慢性炎症急性发作者。

2.月经期或阴道不规则出血者。

3.可疑妊娠者。

4.体温超过37.5 ℃者。

【用物准备】

子宫颈导管(带Y型管和压力表)1根，阴道窥器1个，弯盘1个，卵圆钳1把，子宫颈钳1把，长镊子1把，宫颈扩张器2～4号各1根，妇科长钳1把，血管钳若干，橡皮管、纱布若干，治疗巾、孔巾各1块，棉签、棉球数个。20 mL注射器1副。生理盐水20 mL，庆大霉素8万U，地塞米松5 mg，透明质酸酶1 500 U，0.5%利多卡因2 mL，药杯、氧气等抢救用品。

【操作方法】

1.嘱咐受检者排空膀胱，协助其取膀胱截石位，外阴、阴道常规消毒后铺无菌孔巾，双合诊了解子宫位置及大小。

2. 放置阴道窥器充分暴露宫颈,再次消毒阴道穹窿部及宫颈;用宫颈钳夹宫颈前唇,沿宫腔的方向置入宫颈导管,并使其橡皮塞抵紧宫颈外口(图2-5A)或置入带气囊的双腔宫颈导管,给气囊适当充气或充液,使其紧贴宫颈内口(图2-5B)。

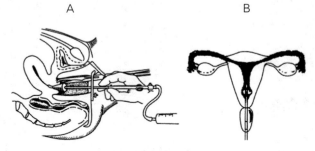

图2-5　输卵管通液术

3. 用Y形管将宫颈导管与压力表、注射器相连(压力表应高于Y形管水平),排出空气后,向宫腔内缓慢注入生理盐水及抗生素溶液(生理盐水20 mL、庆大霉素8万U、地塞米松5 mg、透明质酸酶1 500 U,可加用0.5%利多卡因2 mL减少输卵管痉挛),压力不超过160 mmHg。

4. 观察推注时阻力大小、推注的液体是否回流、受检者下腹部是否胀痛等。

5. 术后抽出双腔导管气囊内的气体或液体,取出宫颈导管,再次消毒宫颈、阴道后取出阴道窥器。

【护理配合】

1. 术前准备

(1)耐心向受检者告知检查的目的和方法、注意事项以及检查中可能出现的不适,缓解受检者的紧张情绪,取得配合。

(2)指导患者检查时间应选在月经干净后3～7 d。检查前3 d禁止性生活、阴道上药。

(3)术前30 min遵医嘱肌内注射阿托品0.5 mg解痉。

(4)指导患者检查前排尿,排空膀胱。

2. 术中配合

(1)检查时及时传递医生所需用物,配合检查。

(2)操作过程中密切观察受检者的变化,了解患者的感受,下腹疼痛的性质、程度并及时报告。

(3)需将生理盐水的温度加热至接近体温,避免向输卵管注射液体时因液体的温度低刺激输卵管发生痉挛。

3. 术后护理

(1)协助受检者整理衣物,卧床休息留观30 min,无不适者可回家休息。

(2)评估受检者心理情况,做好心理护理。

(3)告知受检者2周内禁盆浴和性生活,保持外阴清洁,遵医嘱应用抗生素3～5 d。

【结果评价】

1. 输卵管通畅　可顺利推注20 mL液体且无阻力,压力维持在60 mmHg以下;或开始推注时稍有阻力,随后阻力消失,无液体回流,患者也无不适感。

2. 输卵管阻塞　注入10 mL液体即感有阻力,压力表见压力值持续上升,患者感觉下腹胀痛,停止推注后液体又回流至注射器内。

3. 输卵管通而不畅　推注液体时感有阻力,但经加压注入又能推进,说明轻度粘连已被分离,患者感轻微腹痛。

二、子宫输卵管造影术

子宫输卵管造影术(hysterosalpingography,HSG)是通过导管向子宫腔及输卵管内注入造影剂,再行X线透视及摄片或三维超声检查,根据注入造影剂的显影情况了解输卵管是否通畅、阻塞的部位及子宫腔的形态寻找病变部位。此检查损伤小,有助于输卵管阻塞的正确诊断,准确率高达80%,且具有一定的治疗作用。

【适应证】

1. 了解输卵管是否通畅及其形态、阻塞部位。

2. 了解宫腔形态,确定有无子宫畸形及其类型。有无宫腔粘连、子宫黏膜下肌瘤、子宫内膜息肉及异物等。

3. 不明原因的习惯性流产,于排卵后进行造影以了解其宫颈内口是否松弛、宫颈及子宫有无畸形。

4. 内生殖器结核非活动期。

【禁忌证】

1. 生殖器官急性炎症或亚急性发作者。

2. 严重的全身性疾病,如心、肺功能异常等,不能耐受手术者。

3. 产后、流产后、刮宫术后6周内。

4. 妊娠期、月经期。

5. 碘过敏者。

【用物准备】

子宫颈导管1根,阴道窥器1个,弯盘1个,卵圆钳1把,子宫颈钳1把,子宫探针1根,长镊子1把,宫颈扩张器2～4号各1根,纱布6块,治疗巾、孔巾各1块,棉签、棉球数个,氧气、抢救用品等,10 mL注射器1支,40%碘化油40 mL或76%泛影葡胺1支。

【操作方法】

1. 嘱受检者排空膀胱,协助其取膀胱截石位,外阴、阴道常规消毒后铺无菌孔巾,双合诊了解子宫大小及位置。

2. 放置阴道窥器充分暴露宫颈,再次消毒阴道穹窿部及宫颈;然后用宫颈钳夹宫颈前唇,用探针探查宫腔。

3. 将造影剂充入宫颈导管,排出空气后,沿宫腔方向将宫颈导管放入宫颈管内,缓慢向导管内注入造影剂。

4. 在X线透视或三维超声下观察碘化油流经输卵管及宫腔情况并摄片。X线摄片24 h后再次拍盆腔平片,以观察腹腔内有无游离碘化油(若用泛影葡胺进行造影,应在注射后立即摄片,10～20 min后第二次摄片)。

5. 注入造影剂后若子宫角圆钝且输卵管不显影,应考虑是否为输卵管痉挛,可保持原位,肌注阿托品0.5 mg,20 min后再进行透视、摄片;也可暂停操作,下次摄片前先使用解痉药物。

【护理配合】

1. 术前准备

(1)检查前认真询问病史,排除禁忌证,碘过敏试验结果阴性者方可进行造影。

(2)耐心告知受检者检查的方法和目的、注意事项以及检查中可能出现的不适,缓解受检者的紧张情绪,取得配合。

(3)指导患者检查时间应在月经干净后3～7 d。检查前3 d禁止性生活、阴道上药。

(4)指导患者检查前排尿,排空膀胱。

2. 术中配合

(1)碘化油充盈宫颈导管时,必须排尽空气,以免空气进入宫腔造成充盈缺损引起误诊。造影操作过程中应密切观察患者有无过敏症状。

(2)宫颈导管必须与宫颈外口紧贴,以防碘化油流入阴道内。推注碘化油时用力不可过大,推注不可过快。

(3)透视下见碘化油进入异常通道,同时患者出现咳嗽,应警惕发生油栓,此时必须立即停止操作,受检者取头低足高位,并严密观察。

3. 术后护理

(1)协助受检者整理衣物,卧床休息留观30 min,无不适者可回家休息。

(2)评估受检者心理情况,做好心理护理。

(3)告知受检者2周内禁止盆浴和性生活,保持外阴清洁,遵医嘱使用抗生素3~5 d。

【结果评价】

1. 正常子宫、输卵管　宫腔显影呈倒三角形,双侧输卵管显影形态柔软,24 h后摄片盆腔内可见散在造影剂。

2. 宫腔异常　若为宫腔结核,子宫失去原有的倒三角形,内膜呈锯齿状不平;若为子宫黏膜下肌瘤,可见宫腔充盈缺损;子宫畸形时也有相应的显示。

3. 输卵管异常　若为输卵管结核,其显示的形态不规则、僵直或呈串珠状,有时可见钙化点;输卵管有积水见输卵管远端呈气囊状扩张;若输卵管发育异常,可见过长或过短的输卵管、异常扩张的输卵管、输卵管憩室等。如24 h后摄片未见盆腔内散在的造影剂,提示输卵管不通。

(柳正丽)

第七节　常用穿刺检查

一、经阴道后穹窿穿刺术

阴道后穹窿穿刺术(culdocentesis)是用长穿刺针经阴道后穹窿刺入子宫直肠陷凹部(即盆腔最低部位),抽取积血、积液、积脓及腹水等,进行肉眼观察及生物化学、微生物学和病理学检查,是妇产科常用的一种辅助诊断方法。

【适应证】

1. 疑有腹腔内出血时,如输卵管妊娠破裂、卵巢黄体破裂等。

2. 疑盆腔内有积液、积脓时,了解积液性质;盆腔脓肿的穿刺引流及局部药物注射。

3. 盆腔肿块位于直肠子宫陷凹内可经后穹窿穿刺直接抽吸肿块内容物做涂片,进行细胞学检查。

4. B型超声介导下进行卵巢子宫内膜异位囊肿或输卵管妊娠部位注药治疗。

5. B型超声介导下经阴道后穹窿穿刺取卵,用于各种助孕技术。

【禁忌证】

1. 盆腔严重粘连或疑有肠管与子宫后壁粘连。

2.临床高度怀疑恶性肿瘤。

3.异位妊娠准备采用非手术治疗者,应避免穿刺以免引起感染。

【用物准备】

弯盘1个,阴道窥器1个,卵圆钳1把,宫颈钳1把,10 mL无菌注射器1副,22号穿刺针1枚,无菌试管1支,弯盘1个,无菌治疗巾1块,无菌纱布、棉签、棉球、消毒液若干。

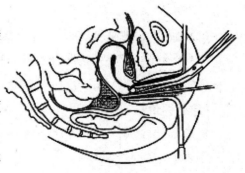

图2-6　经阴道后穹窿穿刺术

【操作方法】

1.嘱咐受检者排空膀胱,协助其取膀胱截石位,常规消毒外阴、阴道,铺无菌巾。

2.阴道检查了解子宫、附件情况,注意后穹窿是否膨隆。

3.用阴道窥器暴露宫颈,消毒阴道和宫颈;再用宫颈钳钳夹宫颈后唇,向前提拉,充分暴露阴道后穹窿,再次消毒后穹窿部阴道壁。

4.将10 mL空针管接上22号穿刺针后,于宫颈阴道黏膜交界下方1 cm后穹窿中央部,取与宫颈平行方向刺入,当针穿过阴道壁后失去阻力有落空感后(进针深约2 cm)开始抽吸,必要时适当调整针头方向或深浅度,如无液体抽出时可边退针边抽吸(图2-6)。

5.抽出液体后拔出针头,局部以无菌纱布或棉球压迫片刻,血止后取出宫颈钳和阴道窥器。

6.抽出液先肉眼观察性状,再送病检或培养。

【护理配合】

1.认真询问病史,耐心向受检者告知检查的目的和方法、注意事项以及检查中可能出现的不适,缓解受检者的紧张情绪,取得配合。

2.指导患者检查前排尿,以排空膀胱。

3.及时提供手术用物,协助医生完成穿刺。术中应密切观察患者生命体征变化,注意有无面色苍白及剧烈腹痛等。

4.术后整理用物,协助患者半卧位休息,观察阴道流血情况,如阴道留有填塞纱布应在24 h后取出,保持外阴清洁。

5.观察抽出液的性状并及时送检,如抽出血液暗红、不凝固(静置6 min以上仍不凝固)为腹腔内出血。

6.对准备急诊手术的患者做好术前准备,应迅速建立静脉通道,监测生命体征及尿量。

二、腹腔穿刺术

腹壁腹腔穿刺术（abdominal paracentesis）是在无菌条件下用长穿刺针经腹壁进入腹腔，抽取腹腔液体或组织，观察其颜色、性质，同时进行化验检查、细菌培养及脱落细胞检查等，以达到诊断治疗的目的。经腹壁腹腔穿刺术还可用作人工气腹、腹腔化疗等。

【适应证】

1. 协助诊断腹腔积液的性质。

2. 鉴别贴近腹壁的肿物性质。

3. 穿刺放出部分腹水，使呼吸困难等症状暂时缓解。

4. 腹腔穿刺注入药物进行腹腔化疗。

5. 气腹造影时，做穿刺注入二氧化碳。

【禁忌证】

1. 疑有腹腔内严重粘连，特别是晚期卵巢癌广泛盆、腹腔转移致肠梗阻者。

2. 疑为巨大卵巢囊肿者。

3. 大量腹腔积液伴严重电解质紊乱者禁大量放腹腔积液。

4. 中、晚期妊娠者。

5. 弥散性血管内凝血。

【操作方法】

1. 经腹 B 型超声引导下穿刺，需膀胱充盈；经阴道 B 超指引下穿刺，则在术前排空膀胱。

2. 腹腔积液量较多及囊内穿刺时，患者取仰卧位；液量较少则取半卧位或侧斜卧位。

3. 穿刺点一般选择在脐与左髂前上棘连线中外 1/3 交界处，囊内穿刺点宜在囊性感最明显部位。

4. 常规消毒穿刺区皮肤，铺无菌孔巾，术者需戴无菌手套，注意无菌操作。

5. 穿刺一般不需麻醉，对于精神过于紧张者，可用 0.5% 利多卡因进行局部麻醉，深达腹膜。

6. 用 7 号穿刺针从选定点垂直刺入腹腔，穿透腹膜时针头阻力消失，助手用消毒止血钳协助固定针头，术者拔去针芯，见有液体流出，用注射器抽出适量液体送检。腹水细胞学检查需 100～200 mL，其他检查仅需 10～20 mL。若需放腹水则连接导管，导管另一端连接器皿;放液量及导管放置时间可根据患者病情和诊治需要而定。若为查明盆腔内有无肿瘤存在,可放至腹壁变松软易于检查为止。

7. 细针穿刺活检常用特制的穿刺针,在超声引导下穿入肿块组织,抽取少量组织送病理检查。

8. 操作结束后拔出穿刺针,局部再次消毒,覆盖无菌纱布并固定。如针眼局部有腹水溢出可稍加压迫。

【护理配合】

1. 耐心向患者告知检查的目的和方法、注意事项以及检查中可能出现的不适,缓解受检者的紧张情绪,取得配合。协助患者根据穿刺需要取合适体位。

2. 穿刺时提供手术用物,严格无菌操作,协助医生完成穿刺。大量放液时,针头必须固定好,避免针头移动损伤肠管。

3. 术中应密切观察放液速度,不宜过快,密切观察患者血压、脉搏、呼吸等生命体征,随时控制放液量及放液速度(每小时放液量不应超过 1 000 mL,一次放液不超过 4 000 mL),若出现休克征象,应立即停止放液。放液后,腹部敷以多头腹带逐步束紧或压置沙袋,防止腹压骤减。

4. 术后整理用物,协助患者卧床休息8～12 h,使用抗生素预防感染。

5. 测量患者的腹围、观察腹腔积液的性质以及引流出量,做好记录并及时送检。如抽出血液暗红、不凝固(静置 10 min 以上仍不凝固)为腹腔内出血。

6. 注入化疗药物时应指导患者更换体位,有助于药物充分吸收。

7. 因行气腹造影穿刺者,X线摄片后应将气体排出。

【结果评价】

1. 血液

(1)新鲜血液:放置后迅速凝固(考虑为避免刺伤血管,应改变穿刺针方向或重新穿刺)。

(2)陈旧性暗红色血液:放置 10 min 以上不凝固提示有腹腔内出血,多见于输卵管妊娠破裂、卵巢黄体破裂或其他脏器破裂如脾破裂等。

(3)小血块或不凝固陈旧性血液:多见于陈旧性异位妊娠。

(4)巧克力样黏稠液体:镜下见不成形碎片,多为卵巢子宫内膜异位囊肿破裂。

2. 脓液　可呈黄色、黄绿色、淡巧克力色,质稀薄或浓稠,有臭味。提示盆腔及腹腔内有化脓性病变或脓肿破裂。脓液应送细胞学检查、细菌培养、药物敏感试验。必要时需切开引流。

3. 炎性渗出物　多呈淡黄色混浊液体。提示盆腔及腹腔内有炎症。应行细胞学涂片、细菌培养、药物敏感试验和结核分枝杆菌培养。

4. 腹水　可呈血性、浆液性、黏液性等。应常规送检,包括比重、总细胞数、红(白)细胞数、蛋白定量、浆膜黏蛋白试验(Rivalta test)及细胞学检查。必要时行抗酸杆菌、结核分枝杆菌培养及动物接种。肉眼血性腹水多疑为恶性肿瘤,应细胞学检查。

(柳正丽)

第八节　妇科肿瘤标志物检查

肿瘤标志物是肿瘤细胞异常表达而产生的蛋白抗原或生物活性物质,在肿瘤患者的组织、血液、体液及排泄物中可检测出,有助于肿瘤诊断、鉴别诊断及监测。临床多用采集外周血检测各项肿瘤标志物,常用放射免疫测定方法(RIA)和酶联免疫法(ELISA)。

【护理配合】

1. 采血前应告知患者检查的目的、方法以及注意事项,减轻患者焦虑情绪,取得主动配合。

2. 详细讲解疾病相关知识,消除患者的恐惧和对预后的担忧,鼓励其表达自己的不适,有针对性地给予耐心的解释和帮助,指导患者采取积极地应对方式并帮助寻求家属的理解和支持。

3. 采血时严格执行三查八对制度,认真核对检验项目,妥善保管血标本,并及时送检。

4. 鼓励患者能够接受确诊后的现实并积极应对。

【结果评价】

(一)肿瘤相关抗原及胚胎抗原

1. 癌抗原125(cancer antigen 125,CA125)　常用血清检测阈值为 35 U/mL。CA125 是目前世界上应用最广泛的卵巢上皮样肿瘤标志物,在临床上广泛应用于鉴别诊断盆腔肿块、检测治疗后病情进展以及判断预后等,特别在监测疗效上相当敏感。CA125 在胚胎时期的体腔上皮及羊膜有阳性表达,但表达水平低并且有一定的时限。在多数卵巢浆液性囊腺瘤表达阳性,一般阳性准确率可达80%以上,有效的手术切除及成功化疗后CA125 下降30%,或在 3 个月内下降至正常值,则可视为有效。血浆 CA125 持续高水平预示术后肿瘤残留、肿瘤复发或恶化。CA125 水平高低可反映肿瘤大小,但血浆 CA125 降至正常水平却不能排除直径<1 cm 的肿瘤存在。若经治疗后 CA125 水平持续升高或

一度降至正常水平随后复升,复发转移概率明显上升。一般认为,CA125持续>35 U/mL,在2~4个月内肿瘤复发危险性最大。

CA125对宫颈腺癌及子宫内膜癌的诊断也有一定敏感性,对原发性腺癌敏感度为40%~60%,而对腺癌的复发诊断敏感性可达60%~80%。对子宫内膜癌来说当CA125水平>40 U/mL时,肿瘤有90%的可能已侵及子宫浆肌层。子宫内膜异位症患者血液CA125浓度增高,但一般很少超过200 U/mL。

2. NB70/K　正常血清检测阈值为50 AU/mL。NB70/K是用人卵巢癌相关抗原制备出的单克隆抗体,对卵巢上皮性肿瘤敏感性可达70%。50%早期卵巢癌患者血中可检出,NB70/K与CA125的抗原决定簇不同,NB70/K对黏液性囊腺瘤也可表达阳性,因此在临床应用中可互补检测,提高肿瘤检出率,尤其对卵巢癌患者早期诊断有帮助。

3. 糖链抗原19-9(carbohydrate antigen 19-9,CA19-9)　血清正常值为37 U/mL。CA19-9是由直肠癌细胞系相关抗原制备的单克隆抗体,除对消化道肿瘤如胰腺癌、结肠直肠癌、胃癌及肝癌有标志作用外,对卵巢上皮性肿瘤也有约50%的阳性表达,卵巢黏液性囊腺瘤阳性表达率可达76%,而浆液性肿瘤则为27%。子宫内膜癌及宫颈管腺癌也可阳性。

4. 甲胎蛋白(alpha-fetoprotein,AFP)　血清正常值为<20 μg/L。AFP是属于胚胎期的蛋白产物,但在出生后部分器官恶性病变时可以恢复合成AFP的能力,如肝癌细胞和卵巢的生殖细胞肿瘤都有分泌AFP的能力。内胚窦瘤是原始生殖细胞向卵黄囊分化形成的一种肿瘤,其血浆AFP水平常>1 000 μg/L,卵巢胚胎性癌和未成熟畸胎瘤血浆AFP水平也可升高,部分也可>1 000 μg/L。上述肿瘤患者经手术及化疗后,血浆AFP可转阴或消失,若AFP持续1年保持阴性,患者在长期临床观察中多无复发;若AFP升高,即使临床上无症状,也有隐性复发或转移的可能,应严密随访、及时治疗。因此,AFP对卵巢恶性生殖细胞肿瘤尤其是内胚窦瘤的诊断及监测有较高价值。

5. 癌胚抗原(carcinoembryonic antigen,CEA)　血浆正常阈值因测定方法不同而不同,一般在2.5~20 μg/L。在测定时应设定正常曲线,一般认为CEA>5 μg/L为异常。CEA属于一种肿瘤胚胎抗原,胎儿胃肠道及某些组织细胞有合成CEA的能力,出生后血含量甚微。多种恶性肿瘤如直肠癌、胃癌、乳腺癌、宫颈癌、子宫内膜癌、卵巢上皮性癌、阴道及外阴癌等均可表达阳性,因此CEA对肿瘤类别无特异性标志功能。在妇科恶性肿瘤中,卵巢黏液性囊腺瘤CEA阳性率最高,其次为Brenner瘤,子宫内膜样癌及透明细胞癌也有相当CEA表达水平;浆液性肿瘤阳性率相对较低。肿瘤的恶性程度不同,其CEA阳性率也不同。卵巢黏液性良性肿瘤CEA阳性率为15%,交界性肿瘤为80%,而恶性肿瘤可为100%。约50%的卵巢癌患者血浆CEA水平持续升高,尤其黏液性低分化癌最为明显。借助CEA测定手段,动态监测跟踪各种妇科肿瘤的病情变化和观察治疗效果有较高临床价值。

6. 鳞状上皮细胞癌抗原(squamous cell carcinoma antigen,SCCA)　血浆中SCCA正常阈值为1.5 μg/L。SCCA是从子宫颈鳞状上皮细胞癌分离制备得到的一种肿瘤糖蛋白相关抗原。SCCA对绝大多数鳞状细胞癌均有较高特异性,70%以上的宫颈鳞癌患者血浆SCCA升高,而宫颈腺癌仅有15%左右升高,对外阴及阴道鳞状上皮细胞癌敏感性为40%~50%。SCCA的血浆水平与宫颈鳞癌患者的病情进展及临床分期有关,若肿瘤明显侵及淋巴结,SCCA明显升高。当患者接受治疗痊愈后SCCA水平持续下降。SCCA还可作为宫颈癌患者疗效评定的指标之一,当化疗后SCCA持续上升,提示对此化疗药物不敏感,应更换化疗方案或改用其他治疗方法。SCCA对复发癌的预示敏感性可达65%~85%,而且在影像学方法确诊前3个月,SCCA水平就开始持续升高。因此,SCCA对肿瘤患者有判断预后、监测病情发展的作用。

（二）雌、孕激素受体

雌、孕激素受体(estrogen receptor,ER;progesterone receptor,PR)多采用单克隆抗体组织化学染色定性测定,如果从细胞或组织匀浆进行测定,则定量参考阈值ER为20 pmol/mL,PR为50 pmol/mL。ER和PR存在于激素的靶细胞表面,能与相应激素发生特异性结合进而产生特异性生理或病理效应。激素与受体的结合有专一性强、亲和力高和结合容量低等特点。ER和PR主要分布于子宫、宫颈、阴道及乳腺等靶器官。一般认为,雌激素有刺激ER、PR合成的作用,而孕激素则有抑制ER及间接抑制PR合成的作用。多数学者报道ER阳性率在卵巢恶性肿瘤中明显高于正常卵巢组织及良性肿瘤,而PR相反,说明卵巢癌的发生与雌激素的过度刺激有关。不同分化等级的恶性肿瘤,其ER、PR的阳性率也不同。卵巢恶性肿瘤随分化程度的降低,PR阳性率也随之降低;同样,子宫内膜癌和宫颈癌ER、PR阳性率在高分化肿瘤中阳性率较高。有资料表明约48%的子宫内膜癌患者组织标本中可同时检出ER和PR,31%患者ER和PR均为阴性,7%只可检出ER,14%的患者只检出PR。这些差异提示受体在不同患者有很大变化,这种变化对子宫内膜癌的发展及转归有较大影响,特别对指导应用激素治疗有重要价值。

（三）妇科肿瘤相关的癌基因和肿瘤抑制基因

1. myc基因　myc基因属于原癌基因。在卵巢恶性肿瘤、宫颈癌和子宫内膜癌等妇科恶性肿瘤可发现myc基因的异常表达。myc基因的过度表达在卵巢肿瘤患者中约占20%,多发生在浆液性肿瘤。30%的宫颈癌有myc基因过度表达。myc基因的异常扩增意味着患者预后极差。

2. ras 基因　作为原癌基因类的 ras 基因家族（N-ras、K-ras 和 H-ras）对某些动物和人类恶性肿瘤的发生、发展起重要作用。在宫颈癌患者中均可发现有 3 种 ras 基因的异常突变，子宫内膜癌仅发现 K-ras 基因突变。而部分卵巢癌患者可有 K-ras 和 N-ras 的突变。K-ras 的过度表达往往提示病情已进入晚期或有淋巴结转移，因此认为 K-ras 可以作为判断卵巢恶性肿瘤患者预后的指标之一。宫颈癌 ras 基因异常发生率为 40%～100%，在 ras 基因异常的宫颈癌患者中，70% 患者同时伴有 myc 基因的扩增或过度表达。提示这两种基因共同影响宫颈癌的预后。

3. C-erb B2 基因　C-erb B2 基因也称为 neu 或 HER2 基因。卵巢癌和子宫内膜癌的发生与 C-erb B2 密切相关。据报道 20%～30% 的卵巢肿瘤患者有 erb B2 基因的异常表达，并提示预后不佳；10%～20% 的子宫内膜癌患者过度表达 erb B2。erb B2 的过度表达与不良预后有关。

4. p53 基因　p53 是当今研究最为广泛的人类肿瘤抑制基因。p53 基因全长 20 kb，位于 17 号染色体短臂。p53 基因的异常包括点突变、等位片段丢失、重排及缺乏等方式。由于这些变化使其丧失与 DNA 多聚酶结合的能力，当 DNA 受损后，由于 p53 缺陷，使细胞不能从过度复制状态解脱出来，更不能得以修复改变，进而导致恶性肿瘤细胞过度增生。50% 卵巢恶性肿瘤有 p53 基因的缺陷，在各期卵巢恶性肿瘤中均发现有 p53 异常突变，这种突变在晚期患者中远远高于早期患者，提示预后不良。已知 p53 与细胞 DNA 损伤修复及导向凋亡有关。当 HPVs 基因产物如 HPV16 和 HPV18 与 p53 蛋白结合后能使后者迅速失活，这在病毒类癌基因表达的宫颈癌尤为明显。p53 突变导致该基因的过度表达，这种异常过度表达往往与子宫内膜癌临床分期、组织分级、肌层侵蚀度密切相关。

5. 其他肿瘤抑制基因　另一种肿瘤抑制基因 nm23 主要针对肿瘤转移，也称肿瘤转移抑制基因，其基因产物为核苷酸二磷酸激酶（NDPK）。nm23 的表达水平与卵巢恶性肿瘤的转移侵蚀性呈负相关。erb B2 基因过度表达可使 nm23 基因失活，nm23 表达受抑制的结果则伴随卵巢癌淋巴结转移和远处转移。

（柳正丽）

第九节　妇科内镜检查

内镜检查（endoscopy）是通过利用连接于摄像系统和冷光源的内镜，直视人体体腔内组织及器官内部进行检查，观察组织形态、有无病变，必要时取活组织进行病理学检查，明确诊断。内镜检查单纯用于检查病变的称诊断内镜（diagnostic endoscopy），同时进行病变治疗的称手术内镜（operative endoscopy）。妇科常用的有阴道镜、宫腔镜和腹腔镜技术。

一、阴道镜

阴道镜检查（colposcopy）是利用阴道镜将宫颈放大10~40倍，观察肉眼看不到的微小病变（阴道、宫颈异常上皮细胞、异型血管及早期癌变），必要时取可疑部位活组织检查，以提高宫颈疾病诊断的准确率。阴道镜检查是妇科疾病早期诊断的重要方式，是下生殖道(外阴、阴道、宫颈)疾病、癌前病变、早期癌及性疾病早期的诊断方法。

【适应证】

1. 宫颈细胞学检查LISLS及以上、ASCUS伴高危型HPV DNA阳性或AGS者。

2. HPV DNA检测16或18型阳性者。

3. 有接触性出血，肉眼观察宫颈无明显病变者。

4. 宫颈锥切术前确定切除范围。

5. 可疑外阴、阴道、宫颈病变部位进行指导性活检。

6. 对外阴、阴道及宫颈病变的诊断、治疗和效果评估。

【禁忌证】

1. 无性生活史者。

2. 月经期的受检者。

3. 急性或亚急性生殖道炎症。

4. 下生殖道有伤口或挫伤，有活动出血时，且出血量大者。

【用物准备】

阴道镜，阴道窥器1个，宫颈钳1把，尖手术刀片、刀柄各1个，弯盘1个，活检钳1把，标本瓶4~6个，纱布、棉球若干，3%的醋酸溶液（冰乙酸3 mL＋蒸馏水97 mL），复方碘溶液（碘化钾0.6 g，碘30 g，加蒸馏水至100 mL）。

【操作方法】

1. 嘱患者排空膀胱，协助其取膀胱截石位，先用阴道窥器暴露宫颈阴道部，再用棉球轻轻擦除阴道、宫颈分泌物。

2. 调整阴道镜和检查台高度以适合检查，将镜头放于距宫颈15~20 cm的位置，镜头对准宫颈，打开光源，调节好焦距至物像清晰为止。

3. 在白光下用10倍低倍镜粗略观察宫颈的大小、外形、上皮有无异常、病变范围及血管形态、毛细血管间距离等。再增大倍数循视野观察。

4. 精密观察，可借助于以下方法：①用3%醋酸棉球涂擦宫颈阴道部，可使柱状上皮迅速肿胀、发白，呈葡萄状改变，而使鳞-柱状上皮处非常清晰。若需长时间观察，可每3～5分钟重复涂擦3%醋酸1次。②用复方碘溶液棉球涂擦宫颈阴道部，可使富含糖原的正常鳞状上皮着色，呈棕褐色，非典型增生、癌变上皮内糖原少而不被碘着色，称为碘试验阴性。③若需精密观察血管时，应加绿色滤光镜片，并放大20倍。

5. 在可疑病变部位或碘试验阴性区取组织，并装入有固定液的标本瓶内送病理检查。

【护理配合】

1. 环境准备　检查前用500 mg/L含氯消毒剂擦拭物品表面，如操作台面、检查台等，并用500 mg/L含氯消毒剂拖地，紫外线消毒室内30 min，做好遮挡，同时常规检查阴道镜性能是否良好，接通电源，然后准备好阴道镜检查所需要的器械、物品、制剂等。

2. 患者准备　告知患者检查前24 h内不做阴道上药，术前2～3 d禁止性生活。介绍阴道镜检查的目的、操作过程及注意事项，减轻患者的紧张、恐惧心理，取得患者配合。检查前患者需排空膀胱，协助患者取膀胱截石位，注意遮挡，保护患者隐私。

3. 阴道窥器　不宜使用润滑剂，避免影响检查结果，配合医生调节光源，传递检查需要的物品，观察患者检查中的反应，如有不适，立即停止检查，通知医生。

4. 取出的活组织标　本应及时固定，做好标记，立即送检。

5. 健康宣教　指导患者保持外阴清洁，勤更换内裤，检查后禁止性生活和盆浴1周，嘱患者适当休息，避免剧烈活动。

【结果评价】

1. 正常宫颈上皮与血管

(1)原始鳞状上皮：粉红色，光滑。涂醋酸后无变色，涂碘溶液后呈深棕色。

(2)柱状上皮：原始鳞-柱状上皮交接处位于宫颈口外，镜下可见许多小乳头，涂醋酸后乳头肿胀呈葡萄状，涂碘不着色。合并炎症时可见血管增多、水肿，称为假性糜烂（pseu-doerosion）。

(3)正常转化区：又称移行带区，即鳞状上皮与柱状上皮交错的区域，是原始鳞-柱状上皮交界与生理鳞-柱状上皮交界之间的化生区。此区可见毛细血管丰富，形态规则，呈树枝状；由化生上皮环绕柱状上皮形成葡萄状小岛；在化生上皮区内可见散在的针眼状腺体开口，涂醋酸后化生上皮与岛内的柱状上皮界限明显，涂碘后着色深浅不一。此为病理学上的"鳞状上皮化生"。

（4）正常血管：为小微血管点分布均匀。

2. 异常宫颈上皮与血管　几乎均出现在转化区内，碘试验均为阴性。

（1）白斑（leukoplakia）：又称单纯性白斑，是位于宫颈表面的白色斑块，不需加醋酸，肉眼可见，呈白色斑片，边界清楚，略隆起。白斑深层或周围可能发生恶性病变，应常规取活组织检查。

（2）醋白上皮（white vinegar epithelium）：宫颈上皮涂醋酸后由粉红色或红色变成白色斑块，边界清楚，无血管。病理检查为化生上皮或上皮内瘤变。

（3）点状血管：是由基质乳头中的毛细血管上行达上皮表面构成，为扭曲血管垂直状出现在上皮表面，呈红色点状，是血管异常增生的早期变化。涂醋酸后呈边界清楚、白色、表面光滑、有鳞状上皮散在的点状血管，涂碘不着色。

（4）镶嵌（mosaic）：在上皮周围，间质中的血管排列呈现篮子状结构，包绕上皮块，称为镶嵌。涂醋酸后其基底呈白色，边界清。若血管扩张变形，镶嵌不规则突出，应注意癌变。

（5）非典型血管（atypical blood vessel）：血管管径、形态、走向及相互之间的关系等极不规则，血管间距离明显增大，且分布紊乱、形态各异。镜下见异型血管是浸润癌的标志。

3. 早期宫颈癌　宫颈表面的异常形态和血管是肿瘤发展的可靠标志，早期宫颈癌镜下结构不清，云雾、镶嵌、点状血管和白斑混合存在。病变部位略高于正常组织，局部血管异常增生，异型血管存在，涂碘不着色。发展成浸润癌时，表面凸凹不平，呈结节状、胶冻样白色外观。

【知识拓展——宫颈癌三阶梯筛查】

国际妇产科联盟（FIGO）于2004年推荐采用三阶梯技术筛查宫颈癌，即宫颈细胞学、阴道镜及组织病理学，为目前临床上筛查、诊治宫颈癌及其癌前病变的主要方法。

TCT检查是早期识别CIN的较好方法，目前被广泛用于宫颈癌和癌前病变的筛查。但TCT所取的标本为脱落细胞，与活体细胞特征存在一定的差别，且无组织结构，易出现假阴性，其中以ASCUS最为常见。因此，不宜单独采用TCT检查筛查宫颈癌以判断是否存在CIN或癌变，对于TCT阴性但肉眼可见宫颈严重糜烂或阳性病例，需行三阶梯技术的检查以确诊。

阴道镜检查属于一种非侵入性诊断技术，具有易于操作、无创及可重复性强等优点，可通过电子放大系统观察宫颈鳞状上皮细胞特征，同时配以醋酸染色和碘试验，动态观察病变区域进展，为手术进行提供参考。但阴道镜检查仍可漏诊CIN，该情况多见于宫颈管部位病变，亦与操作者的熟练程度有关。经统计相比于组织病理学，阴道镜检查中CIN Ⅱ、Ⅲ诊断符合率分别为93.6%、96.5%，对CIN Ⅰ诊断符合率相对较低（87.3%），其原因为区别CIN Ⅰ病变与正常生理转化及炎性病变难度较大，且阴道镜检查存在一定的主观性。

综上所述,组织病理学是筛查宫颈癌的金标准,可从组织学角度对病变程度进行评价;TCT细胞学检查通过显微镜观察宫颈脱落细胞的形态学,仅作为临床诊断的参考;阴道镜则是搭建组织病理学与细胞学关联的重要技术手段。采用以上3种技术筛查宫颈癌有助于降低漏诊率及误诊率,促进宫颈癌的早期诊断与治疗。

二、宫腔镜

宫腔镜检查(hysteroscopy)是应用膨宫介质扩张宫腔,将冷光源通过宫腔的光导玻璃纤维透镜导入宫腔内,直视观察宫颈外口、宫颈管、宫颈内口、子宫内膜以及双侧输卵管开口的变化,或是通过摄像系统将所见的图像显示在屏幕上,以便放大观察,对可疑病变组织定位准确取材。宫腔镜分为硬式宫腔镜和软式宫腔镜,以直观、准确成为妇科出血性疾病和宫内病变的首选检查方法。

【适应证】

1. 月经减少或闭经、月经过多或经期延长、非月经期出血。

2. 接触性出血。

3. 绝经后异常子宫出血。

4. 习惯性流产、不孕症。

5. B超提示的异常宫腔回声或占位性病变。

6. 宫腔内异物(异位的节育器、宫腔内胎骨残留等)。

7. 术前评估(子宫黏膜下肌瘤、子宫内膜息肉)。

8. 宫腔粘连、子宫中隔(术后二探)。

9. 早期子宫内膜癌的诊断。

【禁忌证】

1. 急性、亚急性生殖道感染。

2. 心、肝、肾严重功能不全或患有血液系统疾病。

3. 3个月内有子宫穿孔史或子宫手术史者。

4. 宫颈瘢痕(物理治疗后)影响扩张者。

5. 宫颈裂伤或松弛严重影响膨宫者。

【用物准备】

无菌宫腔镜(硬式或软式),膨宫管1套,光源线,摄像机,显示器,弯盘1个,阴道窥器1个,宫颈钳1把,敷料钳1把,卵圆钳1把,子宫腔探针1根,宫腔刮匙1把,宫颈扩张器

4~8号各1根,小药杯1个,纱球2个,纱布数块,棉签数根,庆大霉素8万U,地塞米松5 mg,生理盐水,5%甘露醇(糖尿病患者膨宫用)。

【操作方法】

1.嘱受检者排空膀胱后,将无菌垫单置于臀部下方,协助其取膀胱截石位。消毒外阴、阴道,铺无菌巾。

2.放置阴道窥器,充分暴露阴道、宫颈,再次消毒阴道、宫颈,宫颈处涂抹局部浸润性麻药,使宫颈尽量松弛,宫颈钳夹持住宫颈,探针了解宫腔方向、宫腔大小,扩宫棒扩张宫颈外口至>镜体外鞘直径半号。

3.接通液体膨宫泵,调节压力为(最低有效膨宫压力)120~150 mmHg,排空气体。开启冷光源,将宫腔镜缓慢插入宫腔,用生理盐水冲洗宫腔内的血液至液体清亮。调节液体流量,使宫腔内压力达到适合压力,宫腔扩展。

4.移动镜体按顺序检查宫腔及宫颈管,先观察宫腔全貌,宫底、宫腔前后壁、双侧输卵管开口,在退出的过程中观察宫颈内口及宫颈管,退出宫腔镜。

【护理配合】

1.检查前的评估

(1)检查前应告知受检者尽量选择月经干净后3~7 d检查,如持续阴道流血者应选择在血量减少时检查(必要时遵医嘱应用止血药物)。

(2)护士应认真询问受检者的月经史、孕产史(剖宫产史)、避孕方式、既往病史(心脏病史、糖尿病史、宫颈物理治疗史、生殖道炎症史等)、现病史(阴道流血情况),传染病史,检查前需筛查乙肝表面抗原、梅毒抗体以及尿妊娠试验,如尿妊娠试验阳性者,不宜进行检查,及时通知医生。

(3)检查当日嘱受检者进食,但应避免进食刺激性食物。备卫生纸和卫生巾,排空膀胱。

(4)检查前测量体温、血压、脉搏,并记录。如有异常,立即通知医生,必要时停止检查。

2.检查中的配合

(1)准备无菌器械,消毒物品,配合医生连接宫腔镜的膨宫管道,冷光源以及摄像系统,传递检查过程中所需器械。

(2)根据检查需要调节膨宫压力、液体流速、冷光源亮度,以达到最佳的检查效果。

(3)检查中测量受检者的血压、脉搏,注意观察受检者的反应,给予心理支持。如出现面色发白、寒战、呼吸困难等情况,应立即停止检查,必要时给予对症处理。

3. 检查后的注意事项

(1)检查结束后需使用卫生巾,避免膨宫液流出染湿衣物。

(2)检查结束后休息 30 min,少部分受检者可能出现头晕、恶心、呕吐、下腹隐痛等不适,休息后症状可好转,经医生同意,症状消失后可离开。

(3)检查当日开始遵医嘱应用抗生素 3~5 d,预防感染。

(4)2 周内禁止性生活、游泳、盆浴(可洗淋浴),保持外阴清洁,勤换内裤。

(5)术后 1 周内出现少量流血属正常现象,如出现腹痛、发热、出血量超过月经量时,应及时就诊。

(6)进行定位活组织病理检查者,需待病理结果回报后复诊。

【知识拓展——宫腔镜内镜清洗消毒技术】

宫腔镜检查属进入人体无菌组织、器官或经外科切口进入人体无菌腔室的检查,因此宫腔镜检查所使用的进入人体器官、脏器的硬式内镜及附件必须灭菌。其中硬式内镜及附件的清洗、消毒或者灭菌必须遵照以下原则:

(一)硬式内镜的清洗步骤、方法及要点

1. 使用后立即用流动水彻底清洗,除去血液、黏液等残留物质,并擦干。

2. 将擦干后的内镜置于多酶洗液中浸泡,时间按使用说明。

3. 彻底清洗内镜各部件,管腔用高压水枪彻底冲洗,可拆卸部分必须拆开清洗,并用超声清洗器清洗 5~10 min。

4. 器械的轴节部、弯曲部、管腔内各处用软毛刷彻底刷洗,刷洗时注意避免划伤镜面。

(二)硬式内镜的消毒或灭菌方法及要点

1. 使用压力蒸汽灭菌的内镜或内镜部件应当采用压力蒸汽灭菌,注意按内镜说明书要求选择温度和时间。

2. 环氧乙烷灭菌方法适用于各种内镜及附件的灭菌。

3. 不能采用压力蒸汽灭菌的内镜及附件等,可以使用 2% 碱性戊二醛浸泡 10 h 灭菌。

4. 用消毒液进行消毒、灭菌时,有轴节的器械应当充分打开轴节,带管腔的器械腔内应充分注入消毒液。

5. 采用其他消毒剂、消毒器械必须符合规定,具体操作方法按使用说明。

(三)采用化学消毒剂浸泡消毒的硬式内镜

消毒后应当用流动水冲洗干净,再用无菌纱布擦干。采用化学消毒剂浸泡灭菌的硬式内镜,灭菌后应当用无菌水彻底冲洗,再用无菌纱布擦干。

三、腹腔镜

腹腔镜检查(laparoscopy)是将接有冷光源照明和摄像系统的腹腔镜经腹壁进入腹腔,通过显示器观察盆、腹腔内脏器的形态以及有无病变。完成疾病的诊断或疾病的手术治疗。近10年随着腹腔镜设备、器械不断更新,技术不断成熟,腹腔镜已普遍用于妇科疾病的检查及治疗。

【适应证】

1.子宫内膜异位症的诊断及治疗。

2.治疗无效及不明原因的急、慢性腹痛和盆腔痛。

3.明确或排除引起不孕的盆腔疾病。

4.了解盆、腹腔肿块性质、部位或进行活组织检查诊断。

5.卵巢及输卵管疾病的诊断和治疗。

6.子宫肌瘤切除。

7.早期子宫内膜癌和宫颈癌的全子宫切除手术治疗。

8.计划生育手术和并发症的治疗。

【禁忌证】

1.严重心肺功能不全者。

2.弥漫性腹膜炎或怀疑盆腔内广泛粘连者。

3.严重的腹壁疝或膈疝者。

4.凝血系统功能障碍。

5.过于肥胖者。

【用物准备】

腹腔镜,充气装置,气腹针,套管穿刺针,转换器,举宫器,阴道拉钩,分离器,剪刀,夹持器,子宫探针,持针器,缝合器,阴道窥器,缝针,缝线,刀片,棉球,纱布,注射器,氯化钠注射液,2%利多卡因2支。

【术前评估】

1.详细采集病史,以准确掌握其指征,评估患者心理状况。

2.评估患者对腹腔镜的了解程度,讲解其目的、方法及注意事项,获得配合。

3.全面评估患者的健康情况,包括既往史、现病史、生命体征、辅助检查结果。

4.评估肠道及皮肤准备情况。

【操作方法】

1. 检测系统　连接好内镜及设备,打开电源开关,确认腹腔镜处于完好备用状态。

2. 常规消毒　腹部及外阴、阴道各处,留置导尿管和放置举宫器(无性生活史者不用)。

3. 人工气腹　根据套管针外鞘直径切开脐孔下缘皮肤 10 ~ 12 cm,用布巾钳向上提起腹壁,用气腹针与腹部皮肤呈 90°沿切口穿刺进入腹腔,连接自动 CO_2 气腹机,以 CO_2 充气流量 1 ~ 2 L/min 的速度充入 CO_2,充气 1 L 调整患者体位至头低臀高位,继续充气,使腹腔压力达 12 ~ 15 mmHg,机器停止充气,拔去气腹针。

4. 放置腹腔镜　布巾钳提起腹壁,与腹部皮肤呈 90°用套管针从切开处穿刺,穿过腹壁筋膜层时有突破感,使套管针方向转为 45°,穿过腹膜层进入腹腔,去除套管针针芯,将腹腔镜自套管针鞘进入腹腔,连接好 CO_2 气腹机,打开冷光源,即可见盆腔视野。

5. 腹腔镜观察　按顺序常规检查盆腔。检查后根据盆腔情况进行输卵管通液、病灶活检等进一步检查。

6. 腹腔镜手术　在腹腔镜的指导下,避开腹壁血管,特别是腹壁下动脉,选择左、右下腹部相当于麦氏切口位置的上下位置进行第二、三穿刺。根据需要还可以在耻骨联合上方正中 2 ~ 4 cm 进行第四穿刺。再插入必要的器械操作。

7. 手术操作基础　必须具备以下操作技术条件方可进行腹腔镜手术治疗:①用腹腔镜跟踪、暴露手术野。②熟悉镜下解剖。③熟悉镜下组织分离、切开、止血技巧。④镜下套圈结扎。⑤熟悉腔内打结、腔外打结及腔内缝合技巧。⑥熟悉各种电能源手术器械的使用方法。⑦熟悉取物袋取出组织物的技巧。

8. 手术操作原则　遵循微创原则,按经腹手术的操作步骤进行镜下手术。

9. 手术结束　用生理盐水冲洗盆腔,检查无出血,无内脏损伤,停止充入 CO_2 气体,并放进腹腔内 CO_2,再取出腹腔镜及各穿刺点的套管针鞘,缝合穿刺口。

【护理配合】

1. 术前护理

(1)备皮:详见第十五章第一节妇科腹部手术的配合及护理。

(2)肠道、泌尿道、阴道准备:手术前 1 d 肥皂水灌肠。如有涉及肠道手术前 3 d 行肠道准备(口服抑肠道菌抗生素 3 d,无渣半流饮食 2 d,手术前 1 d 禁食并补液 2 500 ~ 3 000 mL,手术当日禁食)。术前留置导尿管。

(3)腹部皮肤准备:尤其应注意脐孔的清洁。

(4)心理护理:由于病痛和手术涉及个人隐私,影响家庭和夫妻生活,因此患者思想顾虑多,出现焦虑情况,故应注意心理-社会因素对患者康复的影响。解释检查的必要性、方式和方法;向患者及家属介绍检查目的和方法,消除患者紧张和恐惧心理,使其积极配合手术。

(5)嘱术前排空膀胱。

2. 术中护理

(1)协助医生帮患者摆好体位。

(2)术中关心患者,指导患者配合操作。

(3)为医生提供术中用品,密切观察患者生命体征,协助医生顺利完成操作。

(4)管理好术中取出的病理标本,及时按要求送检。

3. 术后护理

(1)评估患者的心理状况,做好心理护理。

(2)用无菌创可贴覆盖穿刺口,安置患者休息,按麻醉要求采取必要体位。

(3)严密观察患者脉搏、呼吸、血压、血氧饱和度等情况,如发现异常,应立即报告医生及时进行处理。

(4)观察穿刺口情况。嘱术后2周内禁止盆浴和性生活,按医嘱给予抗生素预防感染,术后如放置有腹腔引流管时,应注意观察引流量、颜色以及性质,并准确记录。

(5)鼓励患者早期活动,以尽早排空腹腔内气体,因腹腔残留气体而引起的肩痛和上腹部不适,一般无需处理,必要时可采取床尾抬高位以缓解不适。

(柳正丽)

第十节　妇科影像学检查

现代科技的飞速发展,给传统的影像学注入了巨大活力,超声检查以对人体损伤小、可重复性、实时、诊断准确而被广泛应用于妇产科领域,而其他影像学检查如X线(如本章第六节"二、子宫输卵管造影")、计算机体层成像(CT)、磁共振成像(MRI)、正电子发射体层显像(PET)等,已逐渐成为妇产科领域的重要检测方法。

一、超声检查

妇产科常用的超声检查主要有B超和彩色多普勒超声检查,检查途径有经腹及经阴道两种。超声检查无痛、无创伤,对胎儿基本安全,诊断相对准确、迅速,可以重复检查,便于随访观察,已成为妇产科首选的影像学诊断方法。

【常用超声检查类型】

（一）B超检查

B超检查是应用二维超声诊断仪，在荧光屏上以强弱不等的光点、光团、光带或光环，显示探头所在部位脏器或病灶的断面形态及其与周围器官的关系，并可做实时动态观察和照相。

1. 经腹部B超 检查前适度充盈膀胱，形成良好的"透声窗"，便于观察盆腔内脏器和病变。探测时受检者取仰卧位，暴露下腹部，检查区皮肤涂耦合剂，进行检查。

2. 经阴道B超 检查前探头需常规消毒，套上一次性使用的橡胶套（常用避孕套），套内外涂耦合剂。受检者需排空膀胱，取膀胱截石位，进行检查。经阴道B超，受检者不必充盈膀胱，适用于对急诊、肥胖患者或盆腔深部器官的观察，无性生活史者不宜选用。

（二）彩色多普勒超声检查

彩色多普勒超声一般指用相关技术获得的血流多普勒信号经彩色编码后实时地叠加在二维图像上，形成的彩色多普勒超声血流图像。彩色多普勒具有频谱多普勒功能，在妇产科领域用于评估血管收缩期和舒张期血流状态的常用三个指数为阻力指数（RI）、搏动指数（PI）和收缩期、舒张期比值（S/D）。彩色超声探头包括腹部和阴道探头，受检前的准备体位同B超检查。

（三）三维超声检查

三维超声检查（3-dimension ultrasonography imaging，3-DUI）可显示出超声的立体图像，构成立体图像的方法有数种，目前应用的仪器多为在二维图像的基础上利用计算机进行三维重建，有静态三维超声和动态三维超声两种。

【护理配合】

1. 向受检者说明检查的意义，消除其紧张心理。注意遮挡，保护患者隐私。

2. 经腹B超检查需要在膀胱充盈的情况下进行。指导在检查前半小时至1 h饮水1 000 mL左右，最大限度憋尿，使膀胱充盈，如果检查的人多，难以忍受的情况下应告知医生，争取提前检查。

3. 经阴道超声检查不需要憋尿，但未婚和阴道有出血者（如月经期、阴道不规则出血）及生殖道传染病患者（如阴道炎、性病）禁用。对其他一些宫颈、阴道、外阴疾病者也要谨慎选用，避免感染、出血。

4. 检查完毕帮助受检者擦去耦合剂，整理衣物，膀胱充盈者嘱其尽快排尽尿液。

【超声检查在妇科领域的应用】

1. B超检查 利用B超检查进行妇科常见疾病的诊断与鉴别，如子宫肌瘤、子宫内膜异位症、子宫腺肌病、盆腔炎、卵巢肿瘤等。也可用于监测卵泡发育,探测宫内节育器的形态和位置。随着介入超声的应用,可在阴式超声引导下对成熟卵泡进行采卵;对盆腔囊性肿块穿刺,判断囊肿性质,并可注入药物进行治疗。随着助孕技术的发展,介入超声还可用于减胎术。

2. 彩色多普勒超声检查　利用彩色多普勒超声能很好地判断盆、腹腔肿瘤的边界以及肿瘤内部血流的分布,尤其对滋养细胞肿瘤及卵巢恶性肿瘤(其内部血流信息明显增强)有助于诊断。

3. 三维超声检查　可以较清晰显示组织结构或病变的立体结构,呈现二维超声难以达到的立体逼真的图像,有助于胎儿畸形的检查以及盆腔脏器疾患的诊断,特别是良、恶性肿瘤的诊断和鉴别诊断。

二、计算机体层成像

计算机体层成像(computerized tomography,CT)是利用X线对人体不同密度组织的穿透能力不同,所产生接收信号的差异,由计算机对数字信息进行处理,显示成图像。CT的特点是分辨率高,可显示肿瘤的结构特点、周围侵犯及远处转移等情况,用于各种妇科肿瘤治疗方案的制订、预后评估、疗效观察和术后复发的诊断。在妇产科领域主要用于卵巢肿瘤的鉴别诊断,CT检查的缺点是卵巢实性病变直径＜2 cm时难以检出,腹膜转移癌灶直径1～2 cm也易漏诊,可也用于子宫畸形的鉴别诊断。

三、磁共振成像

磁共振成像(magnetic resonance imaging,MRI)检查是利用氢原子核(质子)在磁场内共振所产生的信号经重建的一种影像技术。MRI图像和CT图像不同,它反映不同的弛豫时间T1和T2的长短和MRI信号的强弱。MRI检查无放射性损伤,可以清晰地显示肿瘤信号与正常组织的差异,因此能准确判断肿瘤大小及转移情况和直接区分流空的血管和肿大的淋巴结,是恶性肿瘤术前分期方面的最佳影像学诊断手段。对浸润性宫颈癌的分期精确率可达95%。

四、正电子发射体层显像

正电子发射体层显像（positron emission tomography，PET）是通过示踪原理，以显示体内脏器或病变组织生化和代谢信息的影像技术，为功能成像。目前PET最常用的示踪剂为18F标记的脱氧葡萄糖（18F-FDG），其在细胞内的浓聚程度与细胞内糖代谢水平呈正相关。由于恶性肿瘤细胞内糖代谢率明显高于正常组织和良性肿瘤，因此PET被用于妇科恶性肿瘤的诊断、鉴别诊断、预后评价及复发诊断等。PET可发现10 mm以下的肿瘤，诊断实体肿瘤的准确率达90%以上，高于传统的结构成像技术。

（柳正丽）

第三章　妊娠期妇女的护理

妊娠是女性一生中可能经历的一段特殊生理时期。女性的角色发生了重要转变，成为一名准妈妈，经历着从生理和心理方面的变化；孕妇和家庭成员都将随着妊娠的进展而进行心理和社会调适，迎接新生命的到来。护士应运用所学知识和技能，进行孕期健康教育，帮助孕妇及其家庭做好分娩前准备，促进母婴健康。

第一节　妊娠生理

妊娠（pregnancy）是胚胎和胎儿在母体内发育成长的过程。成熟卵子受精是妊娠的开始，胎儿及其附属物自母体排出是妊娠的终止。从末次月经第 1 d 算起，妊娠期约 40 周（280 d），妊娠是一个变化非常复杂而又极其协调的生理过程。

一、受精与受精卵着床

（一）受精

精液射入阴道后，精子离开精液经宫颈管进入子宫腔及输卵管腔，受生殖道分泌物中的 α 与 β 淀粉酶作用，解除了精子顶体酶上的"去获能因子"，此时精子具有受精的能力，此过程称精子获能。

成熟卵子从卵巢排出后，经输卵管伞端的"拾卵"作用进入输卵管内，停留在输卵管壶腹部与峡部连接处等待受精。

精子与卵子的结合过程称为受精（fertilization）。通常受精发生在排卵后 12 h 内，整个受精过程约为 24 h。当精子与卵子相遇后，精子顶体外膜破裂，释放出顶体酶，在酶的作用下，精子穿过放射冠、透明带，与卵子的表面接触，开始受精。精子进入卵子后，卵子透明带结构改变，阻止其他精子进入透明带，称为透明带反应。逐渐地精原核与卵原核融合，核膜消失，染色体相互混合，形成二倍体的受精卵（zygote），完成受精过程。

（二）受精卵的输送与发育

受精卵进行有丝分裂的同时，借助输卵管蠕动和输卵管上皮纤毛摆动，向宫腔方向移动,约在受精后第3 d,分裂成16个细胞的实心细胞团,称为桑葚胚,随后早期囊胚形成。约在受精后第4 d,早期囊胚进入宫腔。受精后第5~6 d,早期囊胚的透明带消失,在子宫腔内继续分裂发育成晚期囊胚。

（三）受精卵着床

晚期囊胚侵入到子宫内膜的过程,称孕卵植入,也称受精卵着床(implantation)。约在受精后第6~7 d开始,11~12 d结束。着床需经过定位、黏附和侵入三个阶段。完成着床的条件是:①透明带消失。②囊胚滋养层分化出合体滋养层细胞。③囊胚和子宫内膜同步发育并相互配合。④孕妇体内有足够量的孕酮,子宫有一个极短的窗口期,允许受精卵着床。

（四）蜕膜的形成

受精卵着床后,在孕激素、雌激素的作用下,子宫内膜腺体增大,腺上皮细胞内糖原增加,结缔组织细胞肥大,血管充血,此时的子宫内膜称为蜕膜(decidua)。按照蜕膜与囊胚的位置关系,将蜕膜分为三部分:

1. 底蜕膜(decidua basalis)　与囊胚及滋养层接触的蜕膜。属于将来发育成胎盘的母体部分。

2. 包蜕膜(decidua capsularis)　覆盖在胚泡上面的蜕膜。随着囊胚的发育成长逐渐凸向宫腔,约在妊娠12周与壁蜕膜贴近并融合,子宫腔消失,包蜕膜与壁蜕膜逐渐融合,分娩时这两层已无法分开。

3. 壁蜕膜(decidua vera)　除底蜕膜、包蜕膜以外,覆盖子宫腔表面的蜕膜。

二、胎儿附属物的形成与功能

胎儿附属物是指胎儿以外的妊娠产物,包括胎盘、胎膜、脐带和羊水,它们对维持胎儿宫内的生命及生长发育起着重要作用。

（一）胎盘

1. 胎盘的结构　胎盘(placenta)由羊膜(amnion)、叶状绒毛膜(chorion frondosum)以及底蜕膜构成,是母体与胎儿间进行物质交换的重要器官。

（1）羊膜:是胎盘的最内层附着在胎盘的胎儿面的半透明薄膜。光滑、无血管、神经或淋巴管,有一定弹性。

（2）叶状绒毛膜:构成胎盘的胎儿部分,是胎盘的主要部分。在受精卵着床后,着床部位的滋养层细胞迅速增殖,内层为细胞滋养细胞,外层为合体滋养细胞,在滋养层内面有一层细胞称胚外中胚层,与滋养层共同组成绒毛膜。胚胎发育至13~21 d时,是绒毛膜分化发育最旺盛的时期,此时绒毛逐渐形成。绒毛的形成经历3个阶段:①一级绒毛:绒毛膜周围长出不规则突起的合体滋养细胞小梁,呈放射状排列,绒毛膜深部增生活跃的细胞滋养细胞也伸入进去,形成合体滋养细胞小梁的细胞中心索,初具绒毛形态,也称初级绒毛。②二级绒毛:一级绒毛继续生长,细胞中心索伸至合体滋养细胞内面,且胚外中胚层也长入细胞中心索,形成间质中心索。③三级绒毛:胚胎血管长入间质中心索,约在受精后3周,当绒毛内血管形成时,建立起胎儿胎盘循环。

在胚胎早期,整个绒毛膜表面的绒毛发育均匀,后来与底蜕膜接触的绒毛因营养丰富高度发展,称叶状绒毛膜。胚胎表面其余部分绒毛因缺乏血液供应而萎缩退化,称平滑绒毛膜,与羊膜共同组成胎膜。绒毛滋养层合体细胞溶解周围的蜕膜形成绒毛间隙,大部分绒毛游离其中,称游离绒毛。少数绒毛紧紧附着于蜕膜深部起固定作用,称固定绒毛。绒毛间隙之间有蜕膜隔将胎盘分成若干胎盘小叶,但蜕膜隔仅达绒毛间隙的2/3高度,故绒毛间隙的胎儿侧是相通的。绒毛间隙的底为底蜕膜。

(3)底蜕膜:构成胎盘的母体部分。底蜕膜的螺旋小动脉和小静脉开口于绒毛间隙,动脉因压力高把血液喷入绒毛间隙,再散向四周,经蜕膜小静脉回流入母体血液循环,故绒毛间隙充满母血。绒毛中有毛细血管,胎儿血自脐动脉入绒毛毛细血管网,再经脐静脉而入胎体内。由此可见,胎盘有母体和胎儿两套血液循环,两者的血液在各自封闭的管道内循环,互不相混,但可以通过绒毛间隙,隔着绒毛毛细血管壁、绒毛间质及绒毛表面细胞层,靠渗透、扩散以及细胞的选择力进行物质交换。

妊娠足月时,胎盘为圆形或椭圆形盘状,重450~650 g(胎盘实际重量受胎血和母血影响较大),约为足月初生儿体重的1/6,直径16~20 cm,厚1~3 cm,中间厚,边缘薄。胎盘分为胎儿面和母体面,胎儿面光滑,呈灰白色,表面为羊膜,中央或稍偏处有脐带附着。母体面粗糙,呈暗红色,由18~20个胎盘小叶组成。

2. 胎盘的功能　胎盘的功能极其复杂,不仅仅是单纯过滤作用。通过胎盘进行物质交换及转运的方式有:①简单扩散:即物质通过细胞质膜由高浓度区向低浓度区扩散,不消耗细胞能量。如脂溶性高,相对分子质量<250,不带电荷的物质(O_2、CO_2、水、钾钠电解质等)。②易化扩散:物质也是通过细胞质膜由高浓度区向低浓度区扩散,不消耗细胞能量,但速度较简单扩散要快得多。因细胞质膜上有专一的载体,因此,当达到一定浓度时,扩散速度明显减慢,此时的扩散速度与浓度差不呈正相关。如葡萄糖等的转运。③主动转运:物质通过细胞质膜由低浓度区逆向向高浓度区扩散,需要消耗能量。如氨基酸、钙、铁及水溶性维生素等的转运。④其他:较大的物质可通过血管合体膜的裂隙或通过细胞质膜的内陷吞噬后膜融合,形成小泡向细胞内移动。如大分子蛋白质和免疫球

蛋白等的转运。

胎盘功能包括气体交换、营养物质供应、排出胎儿代谢产物、分泌激素、防御功能和合成功能等。

(1)气体交换：O_2 是维持胎儿生命最重要的物质。在母体和胎儿之间，O_2 及 CO_2 以简单扩散的方式进行交换，替代胎儿呼吸系统的功能。母体子宫动脉血中的氧分压(PO_2)为 95～100 mmHg，绒毛间隙中血的 PO_2 为 40～50 mmHg，胎儿脐动脉 PO_2 为 20 mmHg，经与母血交换后，脐静脉 PO_2 为 30 mmHg 以上。尽管 PO_2 升高并不多，但因血红蛋白对 O_2 的亲和力强，携氧能力由此得到改善，能从母血中获得充分的 O_2。母血中的 PO_2 受多种因素的影响，若母亲患有心功能不全、贫血、肺功能不良等，均不利于胎儿的 O_2 供应。母血内二氧化碳分压(PCO_2)为 32 mmHg，绒毛间隙内血 PCO_2 为 38～42 mmHg，胎儿脐动脉血 PCO_2 为 48 mmHg，因 CO_2 通过血管合体膜的扩散速度比 O_2 通过快 20 倍左右，故 CO_2 容易自胎儿通过绒毛间隙直接向母体迅速扩散。

(2)营养物质供应：替代胎儿的消化系统的功能。葡萄糖是胎儿代谢的主要能源，胎儿体内的葡萄糖均来自母体，以易化扩散方式通过胎盘。胎血内氨基酸浓度高于母血，以主动转运方式通过胎盘；脂肪酸能较快地以简单扩散方式通过胎盘；电解质及维生素多数以主动转运方式通过胎盘。胎盘中含有多种酶，可将简单物质合成后供给胎儿(如葡萄糖合成糖原、氨基酸合成蛋白质等)，也可将复杂物质分解为简单物质(如脂质分解为自由脂肪酸)后供给胎儿。IgG 虽为大分子物质，但却可通过胎盘，可能与血管合体膜表面有专一受体有关。

(3)排出胎儿代谢产物：替代胎儿的泌尿系统功能。胎儿的代谢产物(如尿酸、尿素、肌酐、肌酸等)经胎盘进入母血，由母体排出体外。

(4)防御功能：胎盘的屏障功能很有限。各种病毒(如风疹病毒、流感病毒、巨细胞病毒等)易通过胎盘侵袭胎儿；细菌、弓形虫、衣原体、支原体、螺旋体等可在胎盘形成病灶，破坏绒毛结构，从而感染胎儿；分子量小、对胎儿有害的药物亦可通过胎盘作用于胎儿，导致胎儿畸形甚至死亡，故妊娠期用药应慎重。母血中的免疫物质，如 IgG 可以通过胎盘，使胎儿得到抗体，对胎儿起保护作用。

(5)合成功能：胎盘能合成数种激素和酶，激素有蛋白激素(如绒毛膜促性腺激素和人胎盘生乳素等)和甾体激素(如雌激素和孕激素等)；酶有缩宫素酶和耐热性碱性磷酸酶等。

①人绒毛膜促性腺激素(human chorionic gonadotropin，hCG)：胚泡一经着床，合体滋养细胞即开始分泌 hCG，在受精后 10 d 左右即可用放射免疫法自母体血清、尿中测出，成

为诊断早孕的敏感方法之一。至妊娠第 8～10 周时分泌达高峰,持续 1～2 周后迅速下降,至妊娠中晚期血清浓度仅为峰值的 10%,持续至分娩。正常情况下,分娩后 2 周内消失。

hCG 的主要生理作用有:①作用于月经黄体,使月经黄体继续增大发育成为妊娠黄体,增加甾体激素的分泌以维持妊娠。②促进雄激素芳香化转化为雌激素,同时能刺激黄体酮的形成。③抑制淋巴细胞的免疫性,保护胚胎滋养层免受母体的免疫攻击。④刺激胎儿睾丸间质细胞活性,促进男性性分化。⑤与母体甲状腺细胞 TSH 受体结合,刺激甲状腺活性。⑥与尿促生成素合用能诱发排卵。

②人胎盘生乳素(human placental lactogen,HPL):由合体滋养细胞分泌。于妊娠 5～6 周开始分泌,至妊娠 34～36 周达高峰,直至分娩。产后 HPL 迅速下降,约产后 7 h 即不能测出。

HPL 的主要功能为:①促进乳腺腺泡发育,刺激乳腺上皮细胞合成乳白蛋白、乳酪蛋白、乳珠蛋白,为产后的泌乳做好准备。②有促胰岛素生成作用,使母血中胰岛素浓度增高,促进蛋白质合成。③通过脂解作用,提高游离脂肪酸、甘油的浓度,抑制母体对葡萄糖的摄取和利用,使多余葡萄糖运转给胎儿,成为胎儿的主要能源,也是蛋白质合成的能源。④抑制母体对胎儿的排斥作用。⑤促进黄体形成。因此,HPL 是通过母体促进胎儿发育的重要的"代谢调节因子"。

③雌激素和孕激素:为甾体激素。妊娠早期由卵巢妊娠黄体产生,自妊娠第 8～10 周起,由胎盘合成。雌、孕激素的主要生理作用为共同参与妊娠期母体各系统的生理变化。

④酶:胎盘能合成多种酶,包括缩宫素酶和耐热性碱性磷酸酶,其生物学意义尚不十分明了。缩宫素酶能使缩宫素分子灭活,起到维持妊娠的作用。当胎盘功能不良时,此酶活性降低,见于死胎、子痫前期和胎儿宫内发育迟缓等。耐热性碱性磷酸酶于妊娠 16～20 周时从母血中可以测出,随着妊娠进展而逐渐增加,胎盘娩出后此值下降,产后 3～6 d 内消失。动态检测此酶的数值,可作为胎盘功能检查的一项指标。

(二)胎膜

胎膜(fetal membranes)是由绒毛膜和羊膜组成。胎膜外层为绒毛膜,在发育过程中因缺乏营养供应而逐渐退化成平滑绒毛膜,妊娠晚期与羊膜紧贴,但可与羊膜完全分开。胎膜内层为羊膜,为半透明的薄膜,与覆盖胎盘、脐带的羊膜层相连接。

(三)脐带

脐带(umbilical cord)是由胚胎发育过程中的体蒂发展而来,胚胎及胎儿借助于脐带悬浮于羊水中。脐带一端连接于胎儿腹壁脐轮,另一端附着于胎盘的子面。足月胎儿的脐带长 30～100 cm,平均 55 cm,直径 0.8～2.0 cm,脐带的表面由羊膜覆盖,内有一条管腔大而管壁薄的脐静脉和两条管腔小而管壁厚的脐动脉,血管周围有保护脐血管的胚胎结缔组织称华通胶。因脐带较长,常呈弯曲状。胎儿通过脐带血液循环与母体进行营养和代谢物质的交换。若脐带受压,可致胎儿窘迫,甚至危及胎儿生命。

(四)羊水

羊水(amniotic fluid)为充满于羊膜腔内的液体。妊娠早期的羊水是由母体血清经胎膜进入羊膜腔的透析液,妊娠中期以后,胎儿尿液成为羊水的重要来源;羊水的吸收约50% 由胎膜完成,羊水在羊膜腔内不断进行液体交换以保持羊水量的动态平衡。母体与胎儿间的液体交换主要通过胎盘,每小时约 3 600 mL;母体与羊水的交换主要通过胎膜,每小时约 400 mL;羊水与胎儿的交换量较少,主要通过胎儿消化道、呼吸道、泌尿道等途径进行,故羊水是不断更新以保持母体、胎儿、羊水三者间液体平衡。随着胚胎的发育,羊水的量逐渐增加,妊娠 8 周,羊水量 5～10 mL,妊娠 36～38 周达高峰,可达 1 000～1 500 mL,此后羊水量减少,正常足月妊娠羊水量为 800～1 000 mL。妊娠早期羊水为无色澄清液体,足月妊娠时,羊水略混浊,不透明,比重为 1.007～1.025,呈中性或弱碱性,pH为 7.20。羊水内含有大量的上皮细胞及胎儿的一些代谢产物。穿刺抽取羊水,进行细胞染色体检查或测定羊水中某些物质的含量,可早期诊断某些先天性畸形。

羊膜和羊水在胚胎发育过程中有重要的保护作用,如使胚胎在羊水中自由活动;防止胎体粘连;防止胎儿受直接损伤;保持羊膜腔内恒温;有利于胎儿体液平衡,若胎儿体内水分过多,可采取胎尿方式排至羊水中;羊水还可减少胎动给母体带来的不适感;临产时,羊水直接受宫缩压力作用,能使压力均匀分布,避免胎儿局部受压;临产后,前羊水囊扩张子宫颈口及阴道,破膜后羊水冲洗和润滑阴道可减少感染的发生机会。

三、胎儿发育及生理特点

(一)胎儿发育

受精后 8 周(妊娠第 10 周)的人胚称胚胎,为主要器官结构完成分化的时期。从受精第 9 周(妊娠第 11 周)起称胎儿,为各器官进一步发育成熟的时期。胚胎及胎儿发育的特征大致为:

8 周末:胚胎初具人形,头的大小约占整个胎体的一半。可以分辨出眼、耳、口、鼻,四肢已具雏形,超声显像可见早期心脏已形成且有搏动。

12周末：胎儿身长约9 cm,体重约14 g。胎儿外生殖器已发育,部分可辨男、女性别。胎儿四肢可活动,指(趾)甲开始形成。

16周末：胎儿身长约16 cm,体重约110 g。从外生殖器可确定性别,头皮已长毛发,胎儿已开始有呼吸运动,除胎儿血红蛋白外,开始形成成人血红蛋白。部分孕妇自觉有胎动,X线检查可见到脊柱阴影。

20周末：胎儿身长约25 cm,体重约320 g。临床可听到胎心音,全身有毳毛,皮肤暗红,出生后已有心跳、呼吸、排尿及吞咽运动。自20周至满28周前娩出的胎儿,称为有生机儿。

24周末：胎儿身长约30 cm,体重约630 g。各脏器均已发育,皮下脂肪开始沉积,但皮肤仍呈皱缩状。睫毛与眉毛出现。

28周末：胎儿身长约35 cm,体重约1 000 g。皮下脂肪沉积不多,皮肤粉红色,可有呼吸运动,但肺泡Ⅱ型细胞中表面活性物质含量低,此期出生者易患特发性呼吸窘迫综合征,若加强护理,可以存活。

32周末：胎儿身长约40 cm,体重1 700 g。皮肤深红,面部毳毛已脱,生活力尚可。此期出生者如注意护理,可以存活。

36周末：胎儿身长约45 cm,体重2 500 g。皮下脂肪发育良好,毳毛明显减少,指(趾)甲已超过指(趾)尖,出生后能啼哭及吸吮,生活力良好。

40周末：胎儿身长约50 cm,体重约3 400 g。胎儿已成熟,体形外观丰满,皮肤粉红色,男性睾丸已下降至阴囊内,女性大小阴唇发育良好。出生后哭声响亮,吸吮力强,能很好存活。

临床常用胎儿身长作为判断妊娠月份的依据。妊娠前5个月:胎儿身长(cm)=妊娠月数×2;妊娠后5个月,胎儿身长(cm)=妊娠月数×5。如妊娠4个月,胎儿身长(cm)=4×2=16 cm;如妊娠7个月,胎儿身长(cm)=7×5=35 cm。

(二)胎儿的生理特点

1.循环系统

(1)解剖学特点

①脐静脉1条:带有来自胎盘氧含量较高、营养较丰富之血液进入胎体,脐静脉的末支为静脉导管。

②脐动脉2条:带有来自胎儿氧含量较低的混合血,注入胎盘与母血进行物质交换。

③动脉导管:位于肺动脉与主动脉弓之间,出生后动脉导管闭锁成动脉韧带。

④卵圆孔:位于左右心房之间,多在出生后6个月完全闭锁。

(2)血液循环特点:来自胎盘的血液经胎儿腹前壁分三支进入体内:一支直接入肝,一支与门静脉汇合入肝,此两支血液最后由肝静脉入下腔静脉。还有一支静脉导管直接注入下腔静脉。故进入右心房的下腔静脉血是混合血,有来自脐静脉含氧较高的血,也有来自下肢及腹部盆腔脏器的静脉血,以前者为主。

卵圆孔开口处位于下腔静脉入口,故下腔静脉入右心房的血液绝大部分立即直接通过卵圆孔进入左心房。而从上腔静脉入右心房的血液,在正常情况下很少或不通过卵圆孔而是直接流向右心室进入肺动脉。由于肺循环阻力较高,肺动脉血大部分经动脉导管流入主动脉.只有约1/3的血液通过肺静脉入左心房。左心房含氧量较高的血液迅速进入左心室,继而入升主动脉,先直接供应心、脑及上肢,小部分左心室的血液进入降主动脉至全身,后经腹下动脉,再经脐动脉进入胎盘,与母血进行交换。可见胎儿体内无纯动脉血,而是动静脉混合血,各部分血液的含氧量不同,进入肝、心、头部及上肢的血液含氧和营养较高以适应需要。注入肺及身体下部的血液含氧和营养较少。

胎儿出生后开始自主呼吸,肺循环建立,胎盘循环停止。

2. 血液

(1)红细胞:红细胞生成在妊娠早期主要是来自卵黄囊,妊娠10周时在肝脏,以后在脾、骨髓,妊娠足月时至少90%的红细胞是由骨髓产生。红细胞总数无论是早产儿或是足月儿均较高,约为 6.0×10^{12}/L,胎儿期红细胞体积较大,生命周期短,约为成人的2/3,需不断生成红细胞。

(2)血红蛋白:胎儿血红蛋白从其结构和生理功能上可分为3种,即原始血红蛋白、胎儿血红蛋白和成人血红蛋白。随着妊娠的进展,血红蛋白的合成不只是数量的增加,其种类也从原始类型向成人类型过渡。

(3)白细胞:妊娠8周后,胎儿循环中即出现粒细胞,12周出现淋巴细胞,妊娠足月时可达 $(15 \sim 20) \times 10^9$/L。

3. 呼吸系统 胎儿的呼吸功能是由母儿血液在胎盘进行气体交换完成的。但胎儿在出生前必须完成呼吸道(包括气管及肺泡)、肺循环及呼吸肌的发育,而且在中枢神经系统支配下能活动协调才能生存。妊娠11周时可观察到胎儿的胸壁运动。妊娠16周时可见胎儿的呼吸运动,呼吸运动次数为 $30 \sim 70$ 次/min,时快时慢,有时也很平稳。但当发生胎儿窒息时,则正常呼吸运动可暂时停止或出现大喘息样呼吸。

4. 消化系统 妊娠11周时小肠就有蠕动,妊娠16周时胃肠功能即已基本建立。胎儿可吞咽羊水,同时能排出尿液以控制羊水量。胎儿肝脏功能不够健全,特别是酶的缺乏(如葡萄糖醛酸转移酶、尿苷二磷酸葡萄糖脱氢酶),以致不能结合因红细胞破坏后产生的大量间接胆红素。胆红素主要是经过胎盘由母体肝脏代谢后排出体外,仅有小部分是在胎儿肝内结合,通过胆道氧化成胆绿素排出肠道。胆绿素的降解产物使胎粪呈黑绿色。

5. 泌尿系统　胎儿肾脏在妊娠 11～14 周时有排泄功能,妊娠 14 周的胎儿膀胱内已有尿液。妊娠后半期,胎尿成为羊水的重要来源之一。

6. 内分泌系统　胎儿甲状腺是胎儿期发育的第一个内分泌腺。妊娠 12 周甲状腺即能合成甲状腺素。胎儿肾上腺的发育最为突出,其重量与胎儿体重之比远超过成年人,且胎儿肾上腺皮质主要由胎儿带组成,占肾上腺的 85% 以上,产生大量甾体激素,尤其是脱氢表雄酮,与胎儿肝脏、胎盘、母体共同完成雌三醇的合成与排泄。因此,孕妇测定血、尿雌三醇值已成为临床上了解胎儿、胎盘功能最常见的有效方法。

(柳正丽)

第二节　妊娠期母体变化

一、生理变化

妊娠期在胎盘产生的激素作用下,母体各系统发生了一系列适应性的解剖和生理变化,并调整其功能,以满足胎儿生长发育和分娩的需要,同时为产后的哺乳做好准备。熟知妊娠期母体的变化,有助于护理人员帮助孕妇了解妊娠期的解剖及生理方面的变化;减轻孕妇及其家庭由于知识缺乏而引起的焦虑;帮助孕妇识别潜在的或现存的非正常的生理性变化。对患器质性疾病的孕妇,应根据妊娠期发生的变化,考虑能否继续妊娠,积极采取相应的措施。

(一)生殖系统

1. 子宫　妊娠期子宫的重要功能是孕育胚胎、胎儿,同时在分娩过程中起重要作用。是妊娠期及分娩后变化最大的器官。

(1)子宫体:明显增大变软,早期子宫呈球形且不对称,妊娠 12 周时,子宫均匀增大并超出盆腔,在耻骨联合上方可触及。妊娠晚期子宫多呈不同程度的右旋,与盆腔左侧有乙状结肠占据有关。宫腔容积由非妊娠时约 5 mL 增加至妊娠足月时约 5 000 mL,子宫大小由非妊娠时的 7 cm×5 cm×3 cm 增大至妊娠足月时的 35 cm×25 cm×22 cm,重量约 1 100 g,增加近 20 倍。子宫壁厚度非妊娠时约 1 cm,妊娠中期逐渐增厚达 2.0～2.5 cm,

妊娠末期又渐薄为 1.0~1.5 cm 或更薄。子宫增大不是由于细胞的数目增加,而主要是肌细胞的肥大,胞质内充满具有收缩活性的肌动蛋白和肌浆球蛋白,为临产后子宫收缩提供物质基础。

子宫各部的增长速度不一。子宫底部在妊娠后期增长速度最快,宫体部含肌纤维最多,其次为子宫下段,宫颈部最少。此特点适应临产后子宫阵缩向下依次递减,促使胎儿娩出。

自妊娠 12~14 周起,子宫出现不规则的无痛性收缩,由腹部可以触及。其特点为稀发、不规律和不对称。因宫缩时宫腔内压力低(5~25 mmHg),故无疼痛感觉,称之为 Braxton Hicks 收缩。

随着子宫增大和胎儿、胎盘的发育,子宫的循环血量逐渐增加。妊娠足月时,子宫血流量约为 450~600 mL/min,较非孕时增加 4~6 倍,其中 5% 供应肌层,10%~15% 供应子宫蜕膜层,80%~85% 供应胎盘。宫缩时,肌壁间血管受压,子宫血流量明显减少。

(2)子宫峡部:是子宫体与子宫颈之间最狭窄的部分。非妊娠期长约 1 cm,随着妊娠的进展,峡部逐渐被拉长变薄,扩展成为子宫腔的一部分,形成子宫下段,临产时长 7~10 cm,是产科手术学的重要解剖结构。

(3)子宫颈:妊娠早期因充血、组织水肿,宫颈外观肥大、着色,呈紫蓝色,质地软。宫颈管内腺体肥大,宫颈黏液分泌增多,形成黏稠的黏液栓,富含免疫球蛋白及细胞因子,保护宫腔不受外来感染的侵袭。

2. 卵巢　略增大,停止排卵及新卵泡的发育。一侧卵巢可见妊娠黄体,其分泌雌、孕激素以维持妊娠。妊娠 10 周后,黄体功能由胎盘取代。妊娠 3~4 月时,黄体开始萎缩。

3. 输卵管　妊娠期输卵管伸长,但肌层无明显肥厚,黏膜上皮细胞变扁平,在基质中可见蜕膜细胞。有时黏膜也可见到蜕膜样改变。

4. 阴道　阴道黏膜水肿充血呈紫蓝色,黏膜增厚、皱襞增多,结缔组织变松软,伸展性增加,有利于分娩时胎儿的通过。阴道脱落细胞增多,分泌物增多呈糊状。阴道上皮细胞含糖原增加,乳酸含量增加,使阴道的 pH 降低,不利于一般致病菌生长,有利于防止感染。

5. 外阴　局部充血,皮肤增厚,大小阴唇有色素沉着;大阴唇内血管增多,结缔组织松软,伸展性增加,有利于分娩时胎儿的通过。妊娠时由于增大子宫的压迫,盆腔及下肢静脉血液回流受阻,部分孕妇可有外阴或下肢静脉曲张,产后大多自行消失。

（二）乳房

妊娠早期乳房开始增大，充血明显，孕妇自觉乳房发胀。乳头增大、着色，易勃起，乳晕着色，乳晕上的皮脂腺肥大形成散在的小隆起，称蒙氏结节（Montgomery's tuber-cles）。胎盘分泌的雌激素刺激乳腺腺管的发育，孕激素刺激乳腺腺泡的发育，垂体生乳素、胎盘生乳素等多种激素，参与乳腺发育完善，为泌乳做准备，但妊娠期间并无乳汁分泌，可能与大量雌、孕激素抑制乳汁生成有关。在妊娠后期，尤其近分娩期，挤压乳房时可有数滴稀薄黄色液体逸出，称初乳（colostrum）。分娩后，随着胎盘娩出，雌、孕激素水平迅速下降，新生儿吸吮乳头时，乳汁正式开始分泌。

（三）循环及血液系统

1. 心脏　妊娠后期，由于妊娠增大的子宫使膈肌升高，心脏向左、向上、向前移位，更贴近胸壁，心尖部左移，心浊音界稍扩大。心脏容量从妊娠早期至孕末期约增加10%，心率每分钟增加10～15次。由于血流量增加、血流加速及心脏移位使大血管扭曲，多数孕妇的心尖区及肺动脉压可闻及柔和的吹风样收缩期杂音，产后逐渐消失。

2. 心搏出量和血容量　心搏出量大约自妊娠10周开始增加，至妊娠32～34周时达高峰，维持此水平直至分娩。临产后，尤其是第二产程期间，心搏出量显著增加。

血容量自妊娠6～8周开始增加，至妊娠32～34周时达高峰，增加40%～45%，平均增加约1 450 mL，维持此水平至分娩。血浆的增加多于红细胞的增加，血浆约增加1 000 mL，红细胞约增加450 mL，使血液稀释，出现生理性贫血。

若孕妇合并心脏病，在妊娠32～34周、分娩期（尤其是第二产程）及产褥期最初3 d之内，因心脏负荷较重，需密切观察病情，防止心力衰竭。

3. 血压　妊娠早期及中期，血压偏低。妊娠晚期，血压轻度升高。一般收缩压没有变化，舒张压因外周血管扩张、血液稀释以及胎盘形成动静脉短路而有轻度降低，从而脉压略增大。孕妇血压受体位影响，坐位时血压略高于仰卧位。若孕妇长时间仰卧位，可引起回心血量减少，心搏量降低，血压下降，称仰卧位低血压综合征（supine hypotensive synd-rome），侧卧位可以解除。因此，妊娠中、晚期鼓励孕妇侧卧位休息。

4. 静脉压　妊娠期盆腔血液回流至下腔静脉的血量增加，右旋增大的子宫又压迫下腔静脉使血液回流受阻，使孕妇下肢、外阴及直肠的静脉压增高，加之妊娠期静脉壁扩张，孕妇易发生外阴及下肢静脉曲张。

5. 血液成分

（1）红细胞：妊娠期骨髓不断产生红细胞，网织红细胞轻度增加。非孕期妇女的红细胞计数为4.2×10^{12}/L，血红蛋白值约为130 g/L，血细胞比容为0.38～0.47；妊娠后，由于血液稀释,红细胞计数约为 $3.6 \times 10^{12}/L$,血红蛋白值约为 110 g/L,血细胞比容降为 0.31 ~ 0.34。为适应红细胞增生、胎儿生长和孕妇各器官生理变化的需要,应在妊娠中、晚期补充铁剂,以防缺铁性贫血。

(2)白细胞:妊娠期白细胞稍增加,为 $(5 \sim 12) \times 10^9/L$,有时可达 $15 \times 10^9/L$,主要为中性粒细胞增加,淋巴细胞增加不多,单核细胞和嗜酸性粒细胞均无明显变化。

(3)凝血因子:妊娠期凝血因子 Ⅱ、Ⅴ、Ⅶ、Ⅷ、Ⅸ、Ⅹ 均增加,仅凝血因子 Ⅺ 及 Ⅷ 降低,使血液处于高凝状态,产后胎盘剥离面血管内迅速形成血栓,对预防产后出血有作用。血小板数无明显改变。妊娠期血沉加快,可达 100 mm/h。

(4)血浆蛋白:由于血液稀释,血浆蛋白在妊娠早期即开始降低,妊娠中期时血浆蛋白值为 60 ~ 65 g/L,主要是白蛋白减少,以后维持此水平至分娩。

(四)泌尿系统

由于孕妇及胎儿代谢产物增多,肾脏负担加重,妊娠期肾脏略增大。肾血浆流量(renal plasma flow,RPF)及肾小球滤过率(glomerular filtration rate,GFR)于妊娠早期均增加,并在整个妊娠期维持高水平。GFR 比非妊娠时增加 50%,RPF 则增加 35%。由于 GFR 增加,而肾小管对葡萄糖再吸收能力不能相应增加,故约 15% 的孕妇餐后可出现妊娠期生理性糖尿,应注意与糖尿病相鉴别。RPF 与 GFR 均受体位影响,孕妇仰卧位时尿量增加,故夜尿量多于日尿量。

妊娠早期,由于增大的子宫压迫膀胱,引起尿频,妊娠 12 周以后子宫体高出盆腔,压迫膀胱的症状消失。妊娠晚期,由于胎先进入盆腔,孕妇再次出现尿频,甚至腹压稍增加即出现尿液外溢现象。此现象产后可逐渐消失。

受孕激素影响,泌尿系统平滑肌张力下降。自妊娠中期肾盂及输尿管增粗,蠕动减弱,尿流缓慢,且右侧输尿管受右旋子宫压迫,孕妇易发生肾盂肾炎,且以右侧多见。可用左侧卧位预防。

(五)呼吸系统

妊娠早期,孕妇的胸廓横径加宽,周径加大,横膈上升,呼吸时膈肌活动幅度增加。妊娠中期,肺通气量增加>耗氧量,孕妇有过度通气现象,这有利于提供孕妇和胎儿所需的氧气。妊娠后期,因子宫增大,腹肌活动幅度减少,使孕妇以胸式呼吸为主,气体交换保持不减。呼吸次数在妊娠期变化不大,每分钟不超过 20 次,但呼吸较深。呼吸道黏膜充血、水肿,易发生上呼吸道感染;妊娠后期因横膈上升,平卧后有呼吸困难感,睡眠时稍垫高头部可减轻症状。

（六）消化系统

妊娠早期（停经6周左右），约有半数妇女出现不同程度的恶心，或伴呕吐，尤其清晨起床时更为明显。食欲与饮食习惯也有改变，如食欲缺乏，喜食酸咸食物，厌油腻，甚至偏食等，称早孕反应，一般在妊娠12周左右自行消失。由于雌激素影响，牙龈充血、水肿、增生，晨间刷牙时易有牙龈出血。孕妇常有唾液增多，有时有流涎。

由于孕激素的影响，胃肠平滑肌张力下降使蠕动减少、减弱，胃排空时间延长，易有上腹部饱胀感。妊娠中、晚期，由于胃部受压及幽门括约肌松弛，胃内酸性内容物可回流至食管下部，产生"灼热"感。肠蠕动减弱，易便秘，加之直肠静脉压增高，孕妇易发生痔疮或使原有痔疮加重。妊娠期增大的子宫可使胃、肠管向上及两侧移位，如发生阑尾炎时可表现为右侧腹部中或上部的疼痛。

（七）内分泌系统

妊娠期腺垂体增大1~2倍，嗜酸细胞肥大、增多，形成"妊娠细胞"。于产后10 d左右恢复。产后有出血性休克者，可使增生、肥大的垂体缺血、坏死，导致希恩综合征（Sheehan syndrome）。

由于妊娠黄体和胎盘分泌大量雌、孕激素对下丘脑及垂体的负反馈作用，促使性腺激素分泌减少，故孕期无卵泡发育成熟，也无排卵。垂体催乳素随妊娠进展而增量，至分娩前达高峰，为非孕妇女的10倍。与其他激素协同作用，促进乳腺发育，为产后泌乳做准备。促甲状腺激素（TSH）、促肾上腺皮质激素（ACTH）分泌增多，但因游离的甲状腺素及皮质醇不多，孕妇没有甲状腺、肾上腺皮质功能亢进的表现。

（八）皮肤

妊娠期垂体分泌促黑素细胞激素增加，使黑色素增加，加之雌激素明显增多，使孕妇面颊、乳头、乳晕、腹白线、外阴等处出现色素沉着。面颊呈蝶形分布的褐色斑，习称妊娠斑，于产后逐渐消退。随着妊娠子宫增大，孕妇腹壁皮肤弹力纤维过度伸展而断裂，使腹壁皮肤出现紫色或淡红色不规则平行的裂纹，称妊娠纹。产后变为银白色，持久不退。

（九）新陈代谢

1. 基础代谢率　于妊娠早期略下降，妊娠中期略增高，妊娠晚期可增高至15%~20%。

2. 体重　体重于妊娠12周前无明显变化，以后体重平均每周增加350 g，正常不应超过500 g，至妊娠足月时，体重平均约增加12.5 kg，包括胎儿、胎盘、羊水、子宫、乳房、血液、组织间液、脂肪沉积等。

3. 糖类代谢　妊娠期胰岛功能旺盛，胰岛素分泌增加，血液中胰岛素增加，故孕妇空腹血糖略低于非孕妇女,糖耐量试验显示血糖增幅大且恢复延迟,餐后高血糖和高胰岛素血症,有利于对胎儿葡萄糖的供给。妊娠期糖代谢的特点和变化可致妊娠期糖尿病的发生。

4. 脂肪代谢　妊娠期肠道吸收脂肪能力增强,血脂增高,脂肪较多存积。妊娠期能量消耗多,糖原储备少。当能量消耗过多时,体内动用大量脂肪,血中酮体增加,容易发生酮血症。孕妇尿中出现酮体,多见于妊娠剧吐或产程过长、能量消耗过大使糖原储备量相对减少时。

5. 蛋白质代谢　孕妇妊娠期间对蛋白质需求增加,呈正氮平衡。孕妇体内储备的氮,除供给胎儿生长发育、子宫增大、乳房发育的需要外,还要为分娩期的消耗做好准备。

6. 水代谢　妊娠期间,机体水分平均增加约7.5 L,水钠潴留与排泄形成适当的比例而不致水肿。但妊娠末期因组织间液增加1～2 L,可导致水肿发生。

7. 矿物质代谢　胎儿生长发育需要大量的钙、磷、铁。胎儿骨骼及胎盘形成,需要较多的钙,近足月妊娠的胎儿体内含钙约30 g、磷24 g,80%是在妊娠晚期3个月内积累的,故至少应于妊娠后3个月补充维生素及钙,以提高血钙含量。胎儿造血及酶的合成需要较多的铁,妊娠期孕妇需要1 000 mg的铁,其中300 mg转运至胎盘、胎儿,200 mg通过各种生理途径(主要为胃肠道)排泄出去。孕期铁的需求主要在妊娠晚期,约6～7 mg/d,多数孕妇铁的储存量不能满足需要,需要在妊娠中、晚期开始补充铁剂,以满足胎儿生长和孕妇的需要。

（十）骨骼、关节及韧带

妊娠期间,骨质通常无变化。部分孕妇自觉腰骶部及肢体疼痛不适,可能与胎盘分泌的松弛素使骨盆韧带及椎骨间的关节、韧带松弛有关。妊娠晚期,孕妇身体重心前移,为保持身体平衡,孕妇腰部向前挺出,头部、肩部向后仰,形成孕妇特有的姿势。

二、心理-社会调适

妊娠期,孕妇及家庭成员的心理会随着妊娠的进展而有不同的变化。虽然妊娠是一种自然的生理现象,但对妇女而言,仍是一生中一件独特的事件,是一种挑战,是家庭生活的转折点,因此会伴随不同程度的压力和焦虑。随着新生命的来临,家庭中角色发生重新定位和认同,原有的生活形态和互动情形也发生改变。因此,准父母的心理及社会方面需要重新适应和调整。一个妇女对妊娠的态度取决于:她成长的环境(当她还是一个孩子的时候从家人那里得知的有关妊娠的信息),成年时所处的社会和文化环境。

另外影响妇女及其丈夫对妊娠的态度的因素还有：文化背景、个人经历、朋友和亲属的态度。

妊娠期良好的心理适应有助于产后亲子关系的建立及母亲角色的完善。了解妊娠期孕妇及家庭成员的心理变化，有利于护理人员为孕妇提供护理照顾，使孕妇及家庭能很好地调适，迎接新生命的来临。

（一）孕妇常见的心理反应

1. 惊讶和震惊　在怀孕初期，不管是不是计划中妊娠，几乎所有的孕妇都会产生惊讶和震惊的反应。

2. 矛盾心理　在惊讶和震惊的同时，孕妇可能会出现爱恨交加的矛盾心理，尤其未计划妊娠的孕妇。此时既享受妊娠的欢愉，又觉得妊娠不是时候，可能是因工作、学习等原因暂时不想要孩子或因计划生育原因不能生孩子所致；也可能是由于初为人母，既缺乏抚养孩子的知识和技能，又缺乏可以利用的社会支持系统；经济负担过重；或工作及家庭条件不许可；或第一次妊娠，对恶心、呕吐等生理性变化无所适从所致。当孕妇自觉胎儿在腹中活动时，多数孕妇会从心里接受妊娠。

3. 接受　妊娠早期，孕妇对妊娠的感受仅仅是停经后的各种不适反应，并未真实感受到"孩子"的存在。随着妊娠进展，尤其是胎动的出现，孕妇真正感受到"孩子"的存在，出现了"筑巢反应"，计划为孩子购买衣服、睡床等，关心孩子的喂养和生活护理等方面的知识，给未出生的孩子起名字、猜测性别等，甚至有些孕妇计划着孩子未来的职业。

妊娠晚期，因子宫明显增大，给孕妇在体力上加重负担，行动不便，甚至出现了睡眠障碍、腰背痛等症状，大多数孕妇都期盼分娩日期的到来。随着预产期的临近，孕妇常因胎儿将要出生而感到愉快，又因可能产生的分娩痛苦而焦虑，担心能否顺利分娩、分娩过程中母儿安危、胎儿有无畸形，也有孕妇担心胎儿的性别能否为家人接受等。

4. 情绪波动　孕妇的情绪波动起伏较大，易激动，常为一些极小的事情而生气、哭泣，常使配偶觉得茫然不知所措，严重者会影响夫妻间感情。

5. 内省　妊娠期孕妇表现出以自我为中心，变得专注于自己及身体，注重穿着、体重和一日三餐，同时也较关心自己的休息，喜欢独处，这种专注使孕妇能计划、调节、适应，以迎接新生儿的来临。内省行为可能会使配偶及其他家庭成员感受冷落而影响相互之间的关系。

（二）孕妇的心理发展任务

美国妇产科护理学专家鲁宾（Rubin，1984）提出妊娠期孕妇为接受新生命的诞生，维持个人及家庭的功能完整，必须完成四项孕期母性心理发展任务：

1. 确保自己及胎儿能安全顺利地渡过妊娠期、分娩期　为了确保自己和胎儿的安全,孕妇的注意力集中于胎儿和自己的健康,寻求良好的产科护理方面的知识。如阅读有关书籍、遵守医师的建议和指示,使整个妊娠期保持最佳的健康状况;孕妇会自觉听从建议,补充维生素,摄取均衡饮食,保证足够的休息和睡眠等。

2. 促使家庭重要成员接受新生儿　孩子的出生会对整个家庭产生影响。最初是孕妇自己不接受新生儿,随着妊娠的进展,尤其是胎动的出现,孕妇逐渐接受了孩子,并开始寻求家庭重要成员对孩子的接受和认可。在此过程中,配偶是关键人物,由于他的支持和接受,孕妇才能完成孕期心理发展任务和形成母亲角色的认同。

3. 学习对孩子贡献自己　无论是生育或养育新生儿,都包含了许多给予的行为。孕妇必须发展自制的能力,学习延迟自己的需要以迎合另一个人的需要。在妊娠过程中,她必须开始调整自己,以适应胎儿的成长,从而顺利担负起产后照顾孩子的重任。

4. 情绪上与胎儿连成一体　随着妊娠的进展,孕妇和胎儿建立起亲密的感情,尤其是胎动产生以后。孕妇常借着抚摸、对着腹部讲话等行为表现她对胎儿的情感。如果幻想理想中孩子的模样,会使她与孩子更加亲近。这种情绪及行为的表现将为她日后与新生儿建立良好情感奠定基础。

（柳正丽）

第三节　妊娠诊断

根据妊娠不同时期的特点,临床上将妊娠分为三个时期:妊娠13周末以前称为早期妊娠(first trimester);第14～27周末称为中期妊娠(second trimester);第28周及其后称为晚期妊娠(third trimester)。

一、早期妊娠诊断

（一）健康史

1. 停经　月经周期正常的育龄期妇女,有性生活史,一旦月经过期10 d及以上,应首先考虑早期妊娠的可能。若停经已达8周,则妊娠的可能性更大。停经是妊娠最早的症状,但不是妊娠的特有症状,服用避孕药物、精神、环境因素也可引起闭经,应予鉴别。哺乳期妇女的月经虽未恢复,但也可能妊娠。

2. 早孕反应　有半数左右的妇女,在停经6周左右出现晨起恶心、呕吐、食欲减退、喜食酸物或偏食,称早孕反应(morning sickness)。可能与体内 hCG 增多、胃酸分泌减少及胃排空时间延长有关。一般于妊娠12周左右早孕反应自然消失。

3.尿频 妊娠早期因增大的子宫压迫膀胱而引起,至12周左右,增大的子宫进入腹腔,尿频症状自然消失。

(二)临床表现

1.乳房 自妊娠8周起,在雌、孕激素作用下,乳房逐渐增大。孕妇自觉乳房轻度胀痛、乳头刺痛,乳房增大,乳头及周围乳晕着色,有深褐蒙氏结节出现。哺乳妇女妊娠后乳汁明显减少。

2.妇科检查 子宫增大变软,妊娠6~8周时,阴道黏膜及子宫颈充血,呈紫蓝色,阴道检查子宫随停经月份而逐渐增大,子宫峡部极软,子宫体与子宫颈似不相连,称黑加征(Hegar sign)。随着妊娠进展至8周,子宫约为非妊娠子宫的2倍,妊娠12周时,子宫约为非妊娠子宫的3倍,在耻骨联合上方可以触及。

(三)辅助检查

1.妊娠试验 利用孕卵着床后滋养细胞分泌hCG,并经孕妇尿中排出的原理,用免疫学方法测定受检者血或尿中hCG含量,协助诊断早期妊娠。

2.超声检查 是检查早期妊娠快速准确的方法。阴道B型超声较腹部超声可提前1周诊断早孕,其最早在停经4~5周时,宫腔内可见圆形或椭圆形妊娠囊。停经6周时,妊娠囊内可见胚芽和原始心管搏动。停经14周,测量胎儿头臀长度能较准确地估计孕周,矫正预产期。停经9~14周B型超声检查可以排除无脑儿等严重的胎儿畸形。B型超声测量胎儿颈项透明层和胎儿鼻骨等指标,可作为孕早期染色体疾病筛查的指标。彩色多普勒超声可见胎儿心脏区彩色血流,可以确诊为早期妊娠、活胎。

3.宫颈黏液检查 宫颈黏液量少、黏稠,拉丝度差,涂片干燥后光镜下仅见排列成行的椭圆体,不见羊齿植物叶状结晶,则早期妊娠的可能性较大。

4.基础体温测定 每日清晨醒来后(夜班工作者于休息6~8 h后),尚未进食、谈话等任何活动之前,量体温5min(多测口腔体温),并记录于基础体温单上,按日连成曲线。如有感冒、发热或用药治疗等情况,在体温单上注明。具有双相型体温的妇女,停经后高温持续18 d不见下降者,早孕可能性大;如高温相持续3周以上,则早孕可能性更大。

如就诊时停经时间尚短,根据病史、体征和辅助检查难以确定早孕时,可嘱1周后复诊。避免将妊娠试验阳性作为唯一的诊断依据,因可出现假阳性,导致误诊。

二、中、晚期妊娠诊断

(一)病史

有早期妊娠的经过,且子宫明显增大,孕妇自觉腹部逐渐增大。初孕妇于妊娠20周感到胎动,经产妇感觉略早于初产妇。可触及胎体,听诊有胎心音,容易确诊。

(二)临床表现

1. 子宫增大　随着妊娠进展,子宫逐渐增大。手测子宫底高度或尺测耻上子宫高度,可以判断子宫大小与妊娠周数是否相符。子宫底高度因孕妇的脐耻间距离、胎儿发育情况、羊水量、单胎、多胎等有差异,增长过速或过缓均可能为异常(表3-1)。

2. 胎动　胎儿的躯体活动称胎动(fetal movement,FM)。孕妇于妊娠18~20周时开始自觉有胎动,胎动随妊娠进展逐渐增强,至妊娠32~34周达高峰,妊娠38周后逐渐减少。胎动每小时约3~5次。腹壁薄且松弛的孕妇,经腹壁可见胎动。

表3-1　不同妊娠周数的子宫底高度及子宫长度

妊娠周数	妊娠月份	手测子宫底高度	尺测耻上子宫底高度(cm)
满12周	3个月末	耻骨联合上2~3横指	
满16周	4个月末	脐耻之间	
满20周	5个月末	脐下1横指	18(15.3~21.4)
满24周	6个月末	脐上1横指	24(22.0~25.1)
满28周	7个月末	脐上3横指	26(22.4~29.0)
满32周	8个月末	脐与剑突之间	29(25.3~32.0)
满36周	9个月末	剑突下2横指	32(29.8~34.5)
满40周	10个月末	脐与剑突之间或略高	33(30.0~35.3)

3. 胎心音　妊娠12周,用多普勒胎心听诊仪经孕妇腹壁能探测到胎心音,妊娠18~20周时用普通听诊仪经孕妇腹壁上能听到胎心音。胎心音呈双音,第一音与第二音相接近,如钟表的"滴答"声,速度较快,每分钟110~160次。注意须与子宫杂音、腹主动脉音及脐带杂音相鉴别。

4. 胎体　妊娠20周以后,经腹壁可以触及子宫内的胎体,妊娠24周以后,运用四步触诊法可以区分胎头、胎臀、胎背及胎儿四肢,从而判断胎产式、胎先露和胎方位。胎头圆而硬,用手经阴道轻触胎头并轻推,得到胎儿浮动又回弹的感觉,称之为浮球感,亦称浮沉胎动感。

（三）辅助检查

B型超声显像法不仅能显示胎儿数目、胎方位、胎心搏动、胎盘位置、羊水量、评估胎儿体重,且能测定胎头双顶径股骨长等多条径线,了解胎儿生长发育情况。妊娠18～24周,可采用超声进行胎儿系统检查,筛查胎儿有无结构畸形。超声多普勒法可探胎心音、胎动音、脐带血流音及胎盘血流音。

三、胎产式、胎先露、胎方位

妊娠28周以前,羊水较多、胎体较小,因此胎儿在子宫内的活动范围较大,胎儿在宫内的位置和姿势易于改变。妊娠32周以后,胎儿生长发育迅速、羊水相对减少,胎儿与子宫壁贴近,因此,胎儿在宫内的位置和姿势相对恒定。胎儿在子宫内的姿势,简称胎姿势(fetal attitude)。正常胎姿势为:胎头俯屈,颏部贴近胸壁,脊柱略前弯,四肢屈曲交叉弯曲于胸腹部前方。整个胎体成为头端小、臀端大的椭圆形,适应妊娠晚期椭圆形子宫腔的形状。

由于胎儿在子宫内位置和姿势的不同,因此有不同的胎产式、胎先露和胎方位。尽早确定胎儿在子宫内的位置非常重要,以便及时纠正异常胎位。

（一）胎产式

胎儿身体纵轴与母体身体纵轴之间的关系称胎产式(fetal lie)。两轴平行者称纵产式(longitudinal lie),占妊娠足月分娩总数的99.75%。两轴垂直者称横产式(transverse lie),仅占妊娠足月分娩总数的0.25%。两轴交叉者称斜产式(oblique lie),属暂时的,在分娩过程中转为纵产式,偶尔转为横产式。

（二）胎先露

最先进入骨盆入口的胎儿部分称为胎先露(fetal presentation)。纵产式有头先露、臀先露,横产式有肩先露。

头先露又可因胎头屈伸程度不同分为枕先露、前囟先露、额先露、面先露。臀先露又可因入盆先露不同分为混合臀先露、单臀先露和足先露。偶见头先露或臀先露与胎手或胎足同时入盆,称之为复合先露(compound presentation)。

（三）胎方位

胎儿先露部指示点与母体骨盆的关系称胎方位(fetal position),简称胎位。枕先露以枕骨、面先露以颏骨、臀先露以骶骨、肩先露以肩胛骨为指示点。根据指示点与母体骨盆左、右、前、后、横的关系而有不同的胎位(表3-2)。

表 3-2　胎产式、胎先露和胎方位的关系及种类

纵产式 (99.75%)	头先露 (95.75%)	枕先露 (95.55% ~ 97.55%)	枕左前(LOA)、枕左横(LOT)、枕左后(LOP)
			枕右前(ROA)、枕右横(ROT)、枕右后(ROP)
		面先露 (0.2%)	颏左前(LMA)、颏左横(LMT)、颏左后(LMP)
			颏右前(RMA)、颏右横(RMT)、颏右后(RMP)
	臀先露 (2% ~ 4%)		骶左前(LSA)、骶左横(LST)、骶左后(LSP)
			骶右前(RSA)、骶右横(RST)、骶右后(RSP)
横产式 (0.25%)	肩先露		肩左前(LScA)、肩左后(LScP)
			肩右前(RScA)、肩右后(RScP)

（齐学宏）

第四节　妊娠期管理

　　妊娠期管理包括对孕妇的定期产前检查,以明确孕妇和胎儿的健康状况、指导妊娠期营养和用药、及时发现和处理异常情况、对胎儿宫内情况进行监护、保证孕妇和胎儿的健康直至安全分娩。妊娠期管理的护理评估主要是通过定期产前检查来实现,收集完整的病史资料、体格检查,为孕妇提供连续的整体护理。

　　围生医学(perinatology)是研究在围生期内加强围生儿及孕产妇的卫生保健的一门学科,对降低围生期母儿死亡率和病残儿发生率、保障母儿健康具有重要意义。围生期(perinatal period)是指产前、产时和产后的一段时间。对孕产妇而言,要经历妊娠、分娩和产褥期3个阶段。对胎儿而言,要经历受精、细胞分裂、繁殖、发育,从不成熟到成熟再到出生后开始独立生活的复杂变化过程。

　　中国现阶段围生期指从妊娠满28周(即胎儿体重≥1 000 g或身长≥35 cm)至产后1周。围生期死亡率是衡量产科和新生儿科质量的重要指标,因此,妊娠期管理是围生期保健的关键。

【护理评估】

(一)健康史

1. 个人资料

(1)年龄:年龄过小者容易发生难产;年龄过大,尤其是35岁以上的高龄初产妇,容易并发妊娠期高血压疾病、产力异常和产道异常,应予以重视。

(2)职业:放射线能诱发基因突变,造成染色体异常,因此,妊娠早期接触放射线者,

可造成流产、胎儿畸形。铅、汞、苯及有机磷农药、一氧化碳中毒等,均可引起胎儿畸形。

（3）其他:孕妇的受教育程度、宗教信仰、婚姻状况、经济状况、住址、电话等方面的资料。

2. 目前健康状况　询问孕妇过去的饮食习惯,包括饮食形态、饮食内容和摄入量,怀孕后饮食习惯的改变及早孕反应对孕妇饮食的影响程度等。询问孕妇的休息与睡眠情况、排泄情况、日常活动与自理情况和有无特殊嗜好。

3. 既往史　重点了解有无高血压、心脏病、糖尿病、肝肾疾病、血液病、传染病（如结核病）等,注意其发病时间和治疗情况,有无手术史及手术名称;既往有无胃肠道疾病史;有无甲状腺功能亢进或糖尿病等内分泌疾病史;有无食物过敏史。

4. 月经史　询问月经初潮的年龄、月经周期和月经持续时间。月经周期的长短因人而异,了解月经周期有助于准确推算预产期,如月经周期40 d的孕妇,其预产期应相应推迟10 d。

5. 家族史　询问家族中有无高血压、糖尿病、双胎、结核病等病史。对有遗传疾病家族史者,可以在妊娠早期行绒毛活检,或妊娠中期做胎儿染色体核型分析;请专科医师做遗传咨询,以减少遗传病儿的出生率。

6. 配偶健康状况　重点了解有无烟酒嗜好及遗传性疾病等。

7. 孕产史

（1）既往孕产史:了解既往的孕产史及其分娩方式,有无流产、早产、难产、死胎、死产、产后出血史。

（2）本次妊娠经过:了解本次妊娠早孕反应出现的时间、严重程度,有无病毒感染史及用药情况,胎动开始时间,妊娠过程中有无阴道流血、头痛、心悸、气短、下肢水肿等症状。

8. 预产期的推算　问清LMP的日期,推算预产期(expected date of confinement, EDC)。计算方法为:末次月经第1 d起,月份减3或加9,日期加7。如为农历,月份仍减3或加9,但日期加15。实际分娩日期与推算的预产期可以相差1～2周。如孕妇记不清末次月经的日期,则可根据早孕反应出现时间、胎动开始时间、子宫底高度和B型超声检查的胎囊大小(GS)、头臀长度(CRL)、胎头双顶径(BPD)及股骨长度(FL)值推算出预产期。

（二）身体评估

1. 全身检查　观察发育、营养、精神状态、身高及步态。身材矮小者(145 cm以下)常伴有骨盆狭窄。测量血压,正常孕妇不应超过140/90 mmHg,超过者属病理状态。测量体重,计算体重指数(body mass index,BMI),BMI＝体重(kg)/[身高(m)]²,评估营养状况。妊娠晚期体重每周增加不应超过500 g,超过者应注意水肿或隐性水肿的发生。检查心肺有无异常,乳房发育情况、乳头大小及有无乳头凹陷,脊柱及下肢有无畸形。

2.产科检查 包括腹部检查、骨盆测量、阴道检查、肛诊和绘制妊娠图。检查前先告知孕妇检查的目的、步骤,检查时动作尽可能轻柔,以取得合作。若检查者为男护士,则应有女护士陪同,注意保护被检查者的隐私。

(1)腹部检查:排尿后,孕妇仰卧于检查床上,头部稍抬高,露出腹部,双腿略屈曲分开,放松腹肌。检查者站在孕妇右侧。

①视诊:注意腹形及大小,腹部有无妊娠纹、手术瘢痕和水肿。对腹部过大者,应考虑双胎、羊水过多、巨大儿的可能;对腹部过小、子宫底过低者,应考虑胎儿生长受限、孕周推算错误等;如孕妇腹部向前突出(尖腹,多见于初产妇)或向下悬垂(悬垂腹,多见于经产妇),应考虑有骨盆狭窄的可能。

②触诊:注意腹壁肌肉的紧张度,有无腹直肌分离,注意羊水量的多少及子宫肌的敏感度。用手测宫底高度,用软尺测耻骨上方至子宫底的弧形长度及腹围值。用四步触诊法(four maneuvers of Leopold)检查子宫大小、胎产式、胎先露、胎方位及先露是否衔接。在做前3步手法时,检查者面向孕妇,做第四步手法时,检查者应面向孕妇足端。

第一步手法:检查者双手置于子宫底部,了解子宫外形并摸清子宫底高度,估计胎儿大小与妊娠月份是否相符。然后以双手指腹相对轻推,判断子宫底部的胎儿部分,如为胎头,则硬而圆且有浮球感,如为胎臀,则软而宽且形状略不规则。

第二步手法:检查者两手分别置于腹部左右两侧,一手固定,另一手轻轻深按检查,两手交替,分辨胎背及胎儿四肢的位置。平坦饱满者为胎背,确定胎背是向前、侧方或向后;可变形的高低不平部分是胎儿的肢体,有时可以感觉到胎儿肢体活动。

第三步手法:检查者右手置于耻骨联合上方,拇指与其余四指分开,握住胎先露部,进一步查清是胎头或胎臀,并左右推动以确定是否衔接。如先露部仍高浮,表示尚未入盆;如已衔接,则胎先露部不能被推动。

第四步手法:检查者两手分别置于胎先露部的两侧,向骨盆入口方向向下深压,再次判断先露部的诊断是否正确,并确定先露部入盆的程度。

③听诊:胎心音在靠近胎背侧上方的孕妇腹壁上听得最清楚。枕先露时,胎心音在脐下方右或左侧;臀先露时,胎心音在脐上方右或左侧;肩先露时,胎心音在脐部下方听得最清楚。当腹壁紧、子宫较敏感、确定胎背方向有困难时,可借助胎心音及胎先露综合分析判断胎位。

（2）骨盆测量：了解骨产道情况，以判断胎儿能否经阴道分娩。分为骨盆外测量和骨盆内测量两种。

①骨盆外测量：此法常测量下列径线：

A. 髂棘间径（interspinal diameter, IS）：孕妇取伸腿仰卧位，测量两侧髂前上棘外缘的距离，正常值为23～26 cm。

B. 髂嵴间径（intercristal diameter, IC）：孕妇取伸腿仰卧位，测量两侧髂嵴外缘最宽的距离，正常值为25～28 cm。

以上两径线可间接推测骨盆入口横径的长度。

C. 骶耻外径（external conjugate, EC）：孕妇取左侧卧位，右腿伸直，左腿屈曲，测量第五腰椎棘突下凹陷处（相当于腰骶部米氏菱形窝的上角）至耻骨联合上缘中点的距离，正常值18～20 cm。此径线可间接推测骨盆入口前后径长短，是骨盆外测量中最重要的径线。

D. 坐骨结节间径（transverse outlet, TO）：又称出口横径。孕妇取仰卧位，两腿屈曲，双手抱膝。测量两侧坐骨结节内侧缘之间的距离，正常值为8.5～9.5 cm，平均值9 cm。

E. 出口后矢状径（posterior sagittal diameter of outlet）：是指坐骨结节间径中点至骶骨尖的距离，正常值为8～9 cm。出口横径与出口后矢状径之和＞15 cm者，一般足月胎儿可以娩出。

F. 耻骨弓角度（angle of pubic arch）：用两拇指尖斜着对拢，放于耻骨联合下缘，左右两拇指平放在耻骨降支的上面，测量两拇指之间的角度即为耻骨弓角度，正常为90°，＜80°为异常。

中华医学会妇产科分会产科学组制定的《孕前和孕期保健指南》认为，已有充分的证据表明骨盆外测量并不能预测产时头盆不称。因此，孕期不需要常规进行骨盆外测量。对于阴道分娩者，妊娠晚期可测定骨盆出口径线。

②骨盆内测量：适用于骨盆外测量有狭窄者。测量时，孕妇取膀胱截石位，外阴消毒，检查者须戴消毒手套并涂以润滑油。常用径线有：

A. 对角径（diagonal conjugate, DC）：也称骶耻内径，是自耻骨联合下缘至骶岬上缘中点的距离。检查者一手示、中指伸入阴道，用中指尖触骶岬上缘中点，示指上缘紧贴耻骨联合下缘，并标记示指与耻骨联合下缘的接触点。中指尖至此接触点的距离，即为对角径。正常值12.5～13.0 cm，此值减去1.5～2.0 cm，即为真结合径值，正常值为11 cm。如触不到骶岬，说明此径线＞12.5 cm。测量时期以妊娠24～36周、阴道松软时进行为宜，36周以后测量应在消毒情况下进行。

B. 坐骨棘间径(bi-ischial diameter):测量两侧坐骨棘间的距离。正常值约 10 cm。检查者一手的示指、中指伸入阴道内,分别触及两侧坐骨棘,估计其间的距离。

C. 坐骨切迹宽度(incisura ischiadica):为坐骨棘与骶骨下部间的距离,即骶棘韧带的宽度。检查者将伸入阴道内的示指、中指并排置于韧带上,如能容纳 3 横指(约 5.5 ~ 6.0 cm)为正常,否则属中骨盆狭窄。

(3)阴道检查:确诊早孕时即应行阴道检查已如前述。妊娠最后 1 个月以及临产后,应避免不必要的检查。如确实需要,则需外阴消毒及戴消毒手套,以防感染。

(4)肛诊:以了解胎先露部、骶骨前面弯曲度、坐骨棘及坐骨切迹宽度以及骶骨关节活动度。

(5)绘制妊娠图(pregnogram):将各项检查结果如血压、体重、宫高、腹围、胎位、胎心率等填于妊娠图中,绘成曲线图,观察动态变化,及早发现并处理孕妇或胎儿的异常情况。

(三)心理-社会评估

1. 妊娠早期　评估孕妇对妊娠的态度是积极还是消极,以及影响因素。评估孕妇对妊娠的接受程度:孕妇遵循产前指导的能力,筑巢行为,能否主动地或在鼓励下谈论妊娠的不适、感受和困惑,妊娠过程中与家人和配偶的关系等。

2. 妊娠中、晚期　评估孕妇对妊娠有无不良的情绪反应,对即将为人母和分娩有无焦虑和恐惧心理。孕妇到妊娠中、晚期,强烈意识到将要有一个新生儿,同时,妊娠晚期子宫明显增大,给孕妇在体力上加重负担,行动不便,甚至出现了睡眠障碍、腰背痛等症状,日趋加重,使大多数孕妇都急切盼望分娩日期的到来。随着预产期的临近,孕妇常因新生儿将要出生而感到愉快,但又因对分娩将产生的痛苦而焦虑,担心能否顺利分娩、分娩过程中母儿安危、新生儿有无畸形,也有的孕妇担心新生儿的性别能否为家人接受等。

评估支持系统,尤其是配偶对此次妊娠的态度。对准父亲而言这是一项心理压力,会经历与准母亲同样的情感和冲突。他可能会为自己有生育能力而骄傲,也会为即将来临的责任和生活形态的改变而感到焦虑。他会为妻子在妊娠过程中的身心变化而感到惊讶与迷惑,更要时常适应妻子多变的情绪而不知所措。因此,评估准父亲的感受和态度,才能有针对性地协助他承担父亲角色,继而成为孕妇强有力的支持者。

评估孕妇的家庭经济情况、居住环境、宗教信仰以及孕妇在家庭中的角色等。

(四)高危因素评估

重点评估孕妇是否存在下列高危因素:年龄<18 岁或≥35 岁;残疾;遗传性疾病史;既往有无流产、异位妊娠、早产、死产、死胎、难产、畸胎史;有无妊娠并发症,如心脏病、肾

病、肝病、高血压、糖尿病等;有无妊娠并发症,如妊娠期高血压疾病、前置胎盘、胎盘早剥、羊水异常、胎儿生长受限、过期妊娠、母儿血型不符等。

(五)辅助检查

1. 常规检查　血常规、尿常规、血型(ABO 和 Rh)、肝功能、肾功能、空腹血糖、HB-sAg、梅毒螺旋体、HIV 筛查等。

2. 超声检查　妊娠 18～24 周时进行胎儿系统超声检查,筛查胎儿有无严重畸形;超声检查可以直接观察胎儿生长发育情况、羊水量、胎位、胎盘位置、胎盘成熟度等。

3. GDM 筛查　先行 50 g 葡萄糖筛查(GCT),若 7.2 mmol/L≤血糖≤11.1 mmol/L,则进行 75 gOGIT;若≥11.1 mmol/L,则测定空腹血糖。国际最近推荐的方法是可不必先行 50 g GCT,有条件者可直接行 75 g OGIT,其正常上限为空腹血糖 5.1 mmol/L,1 h 血糖为 10.0 mmol/L,2 h 血糖为 8.5 mmol/L。或者通过检测空腹血糖作为筛查标准。

【常见护理诊断/问题】

(一)孕妇

1. 便秘　与妊娠引起肠蠕动减弱有关。

2. 知识缺乏　缺乏妊娠期保健知识。

(二)胎儿　有受伤的危险,与遗传、感染、中毒、胎盘功能障碍有关。

【护理目标】

(一)孕妇获得孕期相关健康指导,保持良好排便习惯。

(二)孕妇掌握有关育儿知识,适应母亲角色,维持母儿于健康状态。

【护理措施】

(一)一般护理

告知孕妇产前检查的意义和重要性,预约下次产前检查的时间,解释产前检查内容。一般情况下产前检查从确诊早孕开始,主要目的是:①确定孕妇和胎儿的健康状况。②估计和核对孕期或胎龄。③制订产前检查计划。根据中国孕期保健需要,2011 年中华医学会妇产科分会发布了《孕前和孕期保健指南》,推荐的产前检查时间为:妊娠 6～13+6 周、14～19+6 周、20～23+6 周、24～27+6 周、28～31+6 周、32～36+6 周各 1 次,37～41 周则每周检查 1 次。凡属高危妊娠者,应酌情增加产前检查次数。

(二)心理护理

了解孕妇对妊娠的心理适应程度,可在每一次产前检查接触孕妇时进行。鼓励孕妇抒发内心感受和想法,针对其需要解决问题。若孕妇始终抱怨身体不适,须判断是否有其他潜在的心理问题,找出症结所在。

孕妇体型随妊娠的进展而发生改变,这是正常的生理现象,产后体型将逐渐恢复。给孕妇提供心理支持,帮助孕妇清除由体型改变而产生的不良情绪。

告诉孕妇,母体是胎儿生活的小环境,孕妇的生理和心理活动都会波及胎儿,要保持心情愉快、轻松。孕妇的情绪变化可以通过血液和内分泌调节的改变对胎儿产生影响,若孕妇经常心境不佳、焦虑、恐惧、紧张、或悲伤等,会使胎儿脑血管收缩,减少脑部供血量,影响脑部发育。过度的紧张、恐惧甚至可以造成胎儿大脑发育畸形。大量研究资料证明,情绪困扰的孕妇易发生妊娠期、分娩期并发症。

(三)症状护理

1. 恶心、呕吐 半数左右妇女在妊娠6周左右出现早孕反应,12周左右消失。在此期间应避免空腹,清晨起床时先吃几块饼干或面包;起床时宜缓慢,避免突然起身;每天进食5~6餐,少量多餐,避免空腹状态;两餐之间进食液体;食用清淡食物,避免油炸、难以消化或引起不舒服气味的食物;给予精神鼓励和支持,以减少心理的困扰和忧虑。若妊娠12周以后仍继续呕吐,甚至影响孕妇营养时,应考虑妊娠剧吐的可能,需住院治疗,纠正水电解质紊乱。对偏食者,在不影响饮食平衡的情况下,可不做特殊处理。

2. 尿频、尿急 常发生在妊娠初3个月及末3个月。若因妊娠子宫压迫所致,且无任何感染征象,可给予解释,不必处理。孕妇无需通过减少液体摄入量的方式来缓解症状,有尿意时应及时排空。此现象产后可逐渐消失。

3. 白带增多 于妊娠初3个月及末3个月明显,是妊娠期正常的生理变化。但应排除假丝酵母菌、滴虫、淋菌、衣原体等感染。嘱孕妇每日清洗外阴或经常洗澡,以避免分泌物刺激外阴部,保持外阴部清洁,但严禁阴道冲洗。指导穿透气性好的棉质内裤,经常更换。分泌物过多的孕妇,可用卫生巾并经常更换,增加舒适感。

4. 水肿 孕妇在妊娠后期易发生下肢水肿,经休息后可消退,属正常现象。若下肢明显凹陷性水肿或经休息后不消退者,应及时诊治,警惕妊娠期高血压疾病的发生。嘱孕妇左侧卧位,解除右旋增大的子宫对下腔静脉的压迫,下肢稍垫高,避免长时间地站或坐,以免加重水肿的发生。长时间站立的孕妇,则两侧下肢轮流休息,收缩下肢肌肉,以利血液回流。适当限制孕妇对盐的摄入,但不必限制水分。

5. 下肢、外阴静脉曲张 孕妇应避免两腿交叉或长时间站立、行走,并注意时常抬高下肢;指导孕妇穿弹力裤或袜,避免穿妨碍血液回流的紧身衣裤,以促进血液回流;会阴部有静脉曲张者,可于臀下垫枕,抬高髋部休息。

6. 便秘 便秘是妊娠期常见的症状之一,尤其是妊娠前既有便秘者。嘱孕妇养成每日定期排便的习惯,多吃水果、蔬菜等含纤维素多的食物,同时增加每日饮水量,注意适当的活动。未经医师允许,不可随意用药。

7. **腰背痛** 指导孕妇穿低跟鞋,在俯拾或抬举物品时,保持上身直立,弯曲膝部,用两下肢的力量抬起。若工作要求长时间弯腰,妊娠期间应适当给予调整。疼痛严重者,必须卧床休息(硬床垫),局部热敷。

8. **下肢痉挛** 指导孕妇饮食中增加钙的摄入,若因钙磷不平衡所致,则限制牛奶(含大量的磷)的摄入量或服用氢氧化铝乳胶,以吸收体内磷质来平衡钙磷之浓度。告诫孕妇避免腿部疲劳、受凉,伸腿时避免脚趾尖伸向前,走路时脚跟先着地。发生下肢肌肉痉挛时,嘱孕妇背屈肢体或站直前倾以伸展痉挛的肌肉,或局部热敷按摩,直至痉挛消失。必要时遵医嘱口服钙剂。

9. **仰卧位低血压综合征** 嘱左侧卧位后症状可自然消失,不必紧张。

10. **失眠** 每日坚持户外活动,如散步。睡前用梳子梳头,温水洗脚,或喝热牛奶等方式均有助于入眠。

11. **贫血** 孕妇应适当增加含铁食物的摄入,如动物肝脏、瘦肉、蛋黄、豆类等。若病情需要补充铁剂时,可用温水或水果汁送服,以促进铁的吸收,且应在餐后20 min服用,以减轻对胃肠道的刺激。向孕妇解释,服用铁剂后大便可能会变黑,或可能导致便秘或轻度腹泻,不必担心。

(四)健康教育

1. **异常症状的判断** 孕妇出现下列症状应立即就诊:阴道流血,妊娠3个月后仍持续呕吐、寒战发热、腹部疼痛、头痛、眼花、胸闷、心悸、气短、液体突然自阴道流出、胎动计数突然减少等。

2. **营养指导** 母体是胎儿成长的环境,孕妇的营养状况直接或间接地影响自身和胎儿的健康。妊娠期间孕妇必须增加营养的摄入以满足自身及胎儿的双方需要。

(1)帮助制订备孕期和孕期合理的饮食计划,以满足自身和胎儿的双方需要,并为分娩和哺乳做准备。

①备孕是指育龄妇女有计划地妊娠并对优孕进行必要的前期准备,是优孕与优生优育的重要前提。备孕妇女的营养状况直接关系着孕育和哺育新生命的质量,并对妇女及其下一代的健康产生长期影响。

②妊娠期营养对母子双方的近期和远期健康都将产生至关重要的影响。妊娠各期妇女膳食应根据胎儿生长速率及母体生理和代谢的变化进行适当的调整。孕期妇女的膳食应是由多样化食物组成的营养均衡膳食。中国营养学会《中国孕期妇女膳食指南(2016)》建议孕期妇女膳食应在一般人群的膳食基础上补充以下五项内容:

A.补充叶酸,常吃含铁丰富的食物,选用碘盐。叶酸对预防神经管畸形和高同型半胱氨酸血症、促进红细胞成熟和血红蛋白合成极为重要。孕期叶酸的推荐摄入量比非孕时增加了 200 μg DFE/d,达到 600 μg DFE/d,除常吃含叶酸丰富的食物外,还应补充叶酸 400 μg DFE/d。为预防早产、流产,满足孕期血红蛋白合成增加和胎儿铁储备的需要,孕期应常吃含铁丰富的食物,铁缺乏严重者可在医师指导下适量补铁。碘是合成甲状腺素的原料,是调节新陈代谢和促进蛋白质合成的必需微量元素,孕期碘的推荐摄入量比非孕时增加了 110 μg/d,除选用碘盐外,每周还应摄入 1 ~ 2 次含碘丰富的海产品。

B.孕吐严重者,可少量多餐,保证摄入含必要量碳水化合物的食物。孕吐较明显或食欲不佳的孕妇不必过分强调平衡膳食,但每天必需摄取至少 130 g 碳水化合物,首选易消化的粮谷类食物,如 180 g 米或面食,550 g 薯类或鲜玉米;进食少或孕吐严重者需寻求医师帮助。

C.孕中晚期适量增加奶、鱼、禽、蛋、瘦肉的摄入。孕中期开始,每天增 200 g 奶,使总摄入量达到 500 g/d;孕中期每天增加鱼、禽、蛋、瘦肉共计 50 g,孕晚期再增加 75 g 左右;深海鱼类含有较多 n-3 多不饱和脂肪酸,其中的二十二碳六烯酸(DHA)对胎儿脑和视网膜功能发育有益,每周最好食用 2 ~ 3 次。

D.适量身体活动,维持孕期适宜增重。体重增长不足者,可适当增加能量密度高的食物摄入;体重增长过多者,应在保证营养素供应的同时注意控制总能量的摄入;健康的孕妇每天应进行不少于 30 min 的中等强度身体活动。

E.禁烟酒,避免被动吸烟和不良空气,适当进行户外活动和运动,愉快孕育新生命,积极准备母乳喂养。

(2)定期测量体重,监测体重增长情况。孕早期体重变化不大,可每月测量 1 次,孕中、晚期应每周测量体重。

(3)饮食符合均衡、自然的原则,采用正确的烹饪方法,避免破坏营养素。选择易消化、无刺激性的食物,避免烟、酒、浓咖啡、浓茶及辛辣食品。

(4)孕妇的饮食宜重质不重量,即尽量摄取高蛋白质、高维生素、高矿物质、适量脂肪及碳水化合物、低盐饮食。孕妇和乳母需合理膳食,维持机体所需的不饱和脂肪酸,如二十二碳六烯酸(docosahexaenoic acid,DHA)水平,有益于改善妊娠结局、婴儿早期神经和视觉功能发育。

【知识拓展——中国备孕妇女膳食指南(2016)】

备孕妇女膳食在一般人群膳食基础上特别补充以下 3 条关键推荐:

(1)调整孕前体重至适宜水平。孕前体重与新生儿出生体重、婴儿死亡率以及孕期并发症等不良妊娠结局有密切关系。肥胖或低体重的育龄妇女是发生不良妊娠结局的高危人群。

（2）常吃含铁丰富的食物，选用碘盐，孕前3个月开始补充叶酸。育龄妇女是铁缺乏和缺铁性贫血患病率较高的人群。备孕妇女应经常摄入含铁丰富、利用率高的动物性食物，铁缺乏或缺铁性贫血者应纠正贫血后再怀孕。动物血、肝脏及红肉中铁含量及铁的吸收率均较高，一日三餐中应该有瘦畜肉50～100 g，每周1次动物血或畜禽肝肾25～50 g。在摄入富含铁的畜肉或动物血和肝脏时，应同时摄入含维生素C较多的蔬菜和水果，以提高膳食铁的吸收与利用。碘是合成甲状腺激素不可缺少的微量元素，为避免孕期碘缺乏对胎儿智力和体格发育产生的不良影响，以及碘盐在烹调等环节可能的碘损失，备孕妇女除选用碘盐外，还应每周摄入1次富含碘的海产品以增加一定量的碘储备。叶酸缺乏可影响胚胎细胞增殖、分化，增加神经管畸形及流产的风险，备孕妇女应从准备怀孕前3个月开始每天补充400 mg叶酸，并持续整个孕期。

（3）吸烟、饮酒会影响精子和卵子质量及受精卵着床与胚胎发育，在准备怀孕前6个月夫妻双方均应停止吸烟、饮酒，并远离吸烟环境，保持健康生活方式。

【知识拓展——中国孕产妇及婴幼儿补充DHA的专家共识】

专家组总结评估了国内外关于DHA研究的各项证据，参考目前国内外权威组织相关推荐，对中国孕产妇和婴幼儿DHA摄入和补充形成如下共识：①维持机体适宜的DHA水平，有益于改善妊娠结局、婴儿早期神经和视觉功能发育，也可能有益于改善产后抑郁以及婴儿免疫功能和睡眠模式等。②孕妇和乳母需合理膳食，维持DHA水平，以利母婴健康。建议孕妇和乳母每日摄入DHA不少于200 mg。可通过每周食鱼2～3餐且有1餐以上为富脂海产鱼，每日食鸡蛋1个，来加强DHA摄入。食用富脂海产鱼，亦需考虑可能的污染物情况。中国地域较广，DHA摄入量因地而异，宜适时评价孕期妇女DHA摄入量。

3. 清洁和舒适　孕期养成良好的刷牙习惯，进食后均应刷牙，注意用软毛牙刷；妊娠后排汗量增多，要勤淋浴，勤换内衣。孕妇衣服应宽松、柔软、舒适、冷暖适宜。不宜穿紧身衣或袜带，以免影响血液循环和胎儿发育、活动。胸罩宜以舒适、合身、足以撑托增大的乳房为标准，以减轻不适感。孕期宜穿轻便舒适的鞋子，鞋跟宜低，但不应完全平跟，以能够支撑体重而且感到舒适为宜；避免穿高跟鞋，以防腰背痛及身体失平衡。

4. 活动与休息　一般孕妇可坚持工作到28周，28周后宜适当减轻工作量，避免长时间站立或重体力劳动。坐时可抬高下肢，减轻下肢水肿。接触放射线或有毒物质的工作人员，妊娠期应予以调离。

妊娠期孕妇因身心负荷加重，易感疲惫，需要充足的休息和睡眠。每日应有8 h的睡眠，午休1～2 h。卧床时宜左侧卧位，以增加胎盘血供。居室内保持安静、空气流通。

运动可促进孕妇的血液循环，增进食欲和睡眠，且可以强化肌肉为其分娩做准备，因此，孕期要保证适量的运动。孕期适宜的活动包括：一切家务操作均可正常，注意不要攀高举重。散步是孕妇最适宜的运动,但要注意不要到人群拥挤、空气不佳的公共场所。

5. 胎教　胎教是有目的、有计划地为胎儿的生长发育而实施的最佳措施。现代科学技术对胎儿的研究发现,胎儿的眼睛能随送入的光亮而活动,触其手足可产生收缩反应;外界音响可传入胎儿听觉器官,并能引起心率的改变。因此,有人提出两种胎教方法:①对胎儿进行抚摸训练,激动胎儿的活动积极性。②对胎儿进行音乐训练。

6. 孕期自我监护　胎心音计数和胎动计数是孕妇自我监护胎儿宫内情况的一种重要手段。教会孕妇和家庭成员听胎心音与计数胎动,并做记录,不仅能了解胎儿宫内情况,而且可以和谐孕妇和家庭成员之间的亲情关系。胎动计数≥2 h,6次为正常,<2 h,6次或减少50%者,均应视为子宫胎盘功能不足,胎儿有宫内缺氧,应及时就诊,进一步诊断并处理。

7. 药物的使用　许多药物可通过胎盘进入胚胎内影响胚胎发育。尤其是在妊娠最初2个月,是胚胎器官发育形成时期,此时用药更应注意。孕妇合理用药的原则是:若能单一用药则应避免联合用药;选用疗效肯定的药物,避免使用尚对胎儿不良反应不详药物;能用小剂量药物,避免大剂量药物;严格掌握用药剂量和持续时间,注意及时停药。若病情需要,选用了对胚胎、胎儿有害的致畸药物,应先终止妊娠,然后用药。

8. 性生活指导　妊娠前3个月及末3个月,均应避免性生活,以防流产、早产及感染。

9. 识别先兆临产　临近预产期的孕妇,若出现阴道血性分泌物或规律宫缩(间歇5～6 min,持续30 s),应尽快到医院就诊。若阴道突然有大量液体流出,应嘱孕妇平卧,由家属送往医院,以防脐带脱垂而危及胎儿生命。

【结果评价】

(一)母婴健康、舒适,无并发症发生。

(二)产妇能正确演示育儿技能。

(齐学宏)

第五节　分娩的准备

多数孕妇,尤其是初产妇,由于缺乏有关分娩方面的相关知识,加之对分娩时疼痛和不适的错误理解,对分娩过程中自身和胎儿安全的担忧等,会使其产生焦虑和恐惧心理,而这些心理问题又会影响产程的进展和母婴的安全,因此,帮助孕妇做好分娩的准备非常必要。分娩准备包括:识别先兆临产、分娩物品的准备、分娩时不适的应对技巧等。

一、先兆临产

分娩发动前,出现预示孕妇不久即将临产的症状,称之为先兆临产(threatened labor)。

（一）假临产

孕妇在分娩发动前,常会出现假临产(false labor),其特点为:宫缩持续时间短(＜30s)且不恒定,间歇时间长而不规则;宫缩的强度不加强;不伴随出现宫颈管消失和宫颈口扩张;常在夜间出现,白天消失;给予强镇静剂可以抑制假临产。

（二）胎儿下降感

随着胎先露下降入骨盆,宫底随之下降,多数孕妇会感觉上腹部较前舒适,进食量也增加,呼吸轻快。由于胎先露入盆压迫了膀胱,孕妇常出现尿频症状。

（三）见红

在分娩发动前24～48 h(少数1周内),因宫颈内口附近的胎膜与该处的子宫壁分离,毛细血管破裂经阴道排出少量血液,与宫颈管内的黏液相混排出,称之为见红(show),是分娩即将开始的征象。但若出血量超过月经量,则不应认为是见红,而可能为妊娠晚期出血性疾病。

二、分娩的物品准备

母亲的用物准备包括:足够的消毒卫生巾,内裤和内衣,大小合适的胸罩及吸奶器(以备吸空乳汁用)等。

新生儿的用物包括:柔软、舒适、宽大、便于穿脱的衣物,选用质地柔软、吸水、透气性好的纯棉织品尿布或一次性洁净纸尿裤。此外,还要准备婴儿包被、毛巾、梳子、围嘴、爽身粉、温度计等。对不能进行母乳喂养者,还要准备奶瓶、奶粉、奶嘴等。

三、产前运动

妊娠期间做运动的目的是减轻身体的不适,伸展会阴部肌肉,使分娩得以顺利进行;同时可强化肌肉,以助产后身体迅速有效地恢复。产前运动包括:

（一）腿部运动

以手扶椅背,左腿固定,右腿做360°的转动,做毕后还原,换腿继续做。目的是增进骨盆肌肉的强韧度,增加会阴部肌肉的伸展性。

（二）腰部运动

手扶椅背,慢慢吸气,同时手背用力,使身体重心集中于椅背上,脚尖立起使身体抬高,腰部伸直后使下腹部紧靠椅背,然后慢慢呼气的同时,手背放松,脚还原。目的在于减轻腰背部疼痛,并可在分娩时增加腹压及会阴部肌肉的伸展性。

（一）、（二）两项运动在妊娠早期即可开始做。

（三）盘腿坐式

平坐于床上,两小腿平行交接,一前一后,两膝远远分开,注意两小腿不可重叠。可在看电视或聊天时采用此姿势。目的是强化腹股沟肌肉及关节处韧带张力,预防妊娠末期膨大子宫的压力所产生的痉挛或抽筋;伸展会阴部肌肉。

（四）盘坐运动

平坐于床上,将两跖骨并拢,两膝分开,两手轻放于两膝上,然后用手臂力量,将把膝盖慢慢压下,配合深呼吸运动,再把手放开,持续 2~3 min。目的是加强小腿肌肉张力,避免腓肠肌痉挛。

（三）、（四）两项运动可在妊娠3个月后进行。

（五）骨盆与背摇摆运动

平躺仰卧,双腿屈曲,两腿分开与肩同宽,用足部和肩部的力量,将背部与臀部轻轻抬起,然后并拢双膝,收缩臀部肌肉,再分开双膝,将背部与臀部慢慢放下。重复运动5次。目的在于锻炼骨盆底及腰背部肌肉增加其韧性和张力。

（六）骨盆倾斜运动

孕妇双手和双膝支撑于床上,缓慢弓背,放松复原;取仰卧位,两手背沿肩部伸展,腿部屈膝,双脚支撑,缓慢抬高腰部,放松复原。此项活动可站立式进行。

（七）脊柱伸展运动

平躺仰卧,双手抱住双膝关节下缘使双膝弯曲,头部与上肢向前伸展,使脊柱、背部至臀部弯曲成弓字形,将头与下巴贴近胸部,然后放松,恢复平躺姿势。

（五）至（七）三项运动可以减轻腰背部酸痛,通常在妊娠6个月后可以开始。

（八）双腿抬高运动

平躺仰卧,双腿垂直抬高,足部抵住墙,每次持续 3~5 min。目的在于伸展脊椎骨,锻炼臀部肌肉张力,促进下肢血液循环。

孕妇进行产前运动时,要注意:妊娠3个月后开始锻炼,循序渐进,持之以恒;锻炼之前排空大小便;若有流产、早产现象应停止锻炼,并执行相应的医嘱。

四、减轻分娩不适的方法

目前有多种方式可协助减轻分娩时的疼痛。所有这些方法都依据如下的3个重要的前提:①孕妇在分娩前已获得有关分娩方面的知识,在妊娠后8~9个月时已进行过腹式呼吸运动的练习,且已会应用腹式呼吸运动来减轻分娩时的不适。②临产后子宫阵缩时,保持腹部放松,则阵痛的不适感会减轻。③疼痛会借分散注意力而得到缓解。目前常用的减轻分娩时不适的方法有:

(一)拉梅兹分娩法

拉梅兹分娩法(Lamaze method)又称"精神预防法",由法国医师拉梅兹提出为目前使用较广的预习分娩法。首先,根据巴甫洛夫(Pavlov)条件反射的原理,在分娩过程中训练孕妇。当听到口令"开始收缩"或感觉收缩开始时,使自己自动放松;其次,孕妇要学习集中注意力于自己的呼吸,排斥其他现象,即利用先占据脑中用以识别疼痛的神经细胞,使痛的冲动无法被识别,从而达到减轻疼痛的目的。具体应用方法如下:

1. 廓清式呼吸　所有的呼吸运动在开始和结束前均深吸一口气后再完全吐出。目的在于减少因快速呼吸而造成的过度换气,从而保证胎儿的氧气供应。

2. 放松技巧　首先通过有意识地刻意放松某些肌肉进行练习,然后逐渐放松全身肌肉。孕妇皱眉、握拳或手臂僵直等肌肉紧张现象可通过触摸紧张部位、想象某些美好事物或听轻松愉快的音乐来达到放松目的。使全身肌肉放松,在分娩过程中不至于因不自觉的紧张而造成不必要的肌肉用力和疲倦。

3. 意志控制的呼吸　孕妇平躺于床上,头下、膝下各置一小枕,用很轻的方式吸满气后,再用稍强于吸气的方式吐出,注意控制呼吸的节奏。

在宫缩早期,用缓慢而有节奏的胸式呼吸,频率为正常呼吸的1/2;随着产程进展,宫缩的频率和强度增加,此时用浅式呼吸,频率为正常呼吸的2倍;当宫口开大到7~8 cm时,产妇的不适感最严重,此时选择喘息一吹气式呼吸,方法是先快速地呼吸4次后用力吹气1次,并维持此节奏。此比率也可提升为6:1或8:1,产妇视自己情况调整。注意不要造成过度换气。

4. 划线按摩法　孕妇用双手指尖在腹部做环形运动。做时压力不宜太大,以免引起疼痛,也不宜太小,引起酥痒感。也可以单手在腹部用指尖做横8字形按摩。若腹部有监护仪,则可按摩两侧大腿。

（二）瑞德法

瑞德法（Dick-Read method）由英国医师迪克·瑞德（Dick Read）提出。其原理为：恐惧会导致紧张，因而造成或强化疼痛。若能打破恐惧-紧张-疼痛的链环，便能减轻分娩时收缩引起的疼痛。瑞德法也包括采用放松技巧和腹式呼吸技巧。具体做法为：

1. 放松技巧　孕妇先侧卧，头下垫一小枕，让腹部的重量施于床垫上，身体的任一部位均不交叠。练习方法类似于拉梅兹法。

2. 腹式呼吸　孕妇平卧，集中精神使腹肌提升，缓慢地呼吸，每分钟呼吸1次（30s吸气，30 s呼气）。在分娩末期，当腹式呼吸已不足以应付时，可改用快速的胸式呼吸。此法目的在于转移注意力，减轻全身肌肉的紧张性；迫使腹部肌肉升起，使子宫能在收缩时轻松而不受限制；维持子宫良好的血液供应。

（三）布莱德雷法（丈夫教练法）

布莱德雷法（Bradley method），由罗伯特·布莱德雷（Robert Bradley）医师提出，通常称为"丈夫教练法"。其放松和控制呼吸技巧同前，主要强调丈夫在妊娠、分娩和新生儿出生后最初几天中的重要性。在分娩过程中，丈夫可以鼓励产妇适当活动来促进产程，且可以指导产妇用转移注意力的方法来减轻疼痛。

五、护理程序在分娩准备中的应用

在分娩准备中应用护理程序可以帮助护士识别孕妇对分娩的准备情况，并发现需要指导的问题。

【护理评估】

（一）评估影响孕妇接受分娩准备的影响因素，如受教育程度、既往孕产史、文化及宗教因素等。

（二）评估孕妇缺乏哪些有关分娩方面的知识及实际准备情况。

（三）评估影响孕妇学习的因素，如理解和接受能力、学习态度、环境以及丈夫和主要家庭成员的支持等。

【常见护理诊断/问题】

（一）知识缺乏　缺乏有关分娩方面的知识。

（二）焦虑　与担心分娩不适有关。

【护理目标】

（一）孕妇能叙述与分娩相关的知识。

（二）孕妇能正确示范应对分娩期疼痛的技巧，焦虑减轻或缓解。

【护理措施】

（一）向孕妇系统讲解有关分娩准备方面的知识。可利用上课、看录像、发健康教育处方等形式进行。

（二）讲解有关减轻分娩不适的各种应对技巧。可用示范、反示范、角色扮演等形式进行。

（三）鼓励孕妇提问，并对错误概念加以澄清。

（四）鼓励孕妇说出心中的焦虑，给予针对性的心理支持。

（五）协助其配偶参与分娩准备过程，使妊娠、分娩成为更有意义的家庭经验。

【结果评价】

（一）孕妇能叙述分娩准备的具体内容。

（二）孕妇示范用呼吸控制的技巧来应对分娩时的不适，愉快体验分娩过程。

附：产前筛查

产前筛查（prenatal screening）是通过母血清学、影像学等简便、经济和较少创伤的检测方法，对妊娠妇女进行筛查，从孕妇群体中发现具有某些先天性缺陷和遗传性疾病胎儿的高风险孕妇，对其进行产前诊断，以进一步确诊，是出生缺陷儿二级干预的重要内容。

（一）产前筛查的条件及意义

产前筛查需满足以下条件：①为疾病而筛查，禁止为选择胎儿性别进行性别筛查。②该疾病具有较高的发病率且危害严重。③能为筛查阳性者提供进一步的产前诊断及有效干预措施。④筛查方法无创、价廉，易于被筛查者接受。

产前筛查的结果不是确诊试验，只是风险评估。筛查结果阴性提示低风险，应向孕妇说明此结果并不是完全排除可能性。筛查结果阳性意味着患病的风险增加，应尽快通知孕妇，建议孕妇进行产前诊断，由孕妇知情选择，并有记录可查。染色体疾病高风险孕妇需行胎儿染色体核型分析。

（二）产前筛查的工作程序

产前筛查工作应由经过专门培训的、已取得产前筛查资质的医疗保健机构和医务人员承担。

（三）知情同意书

产前筛查和诊断必须遵循知情选择、孕妇自愿的原则。医务人员应事先告知孕妇或其家属产前筛查的性质。医疗机构只对已签署知情同意书，同意参加产前筛查的孕妇做筛查。

（四）临床常见的产前筛查

目前临床成熟应用的筛查方法有母血清学筛查及超声影像学筛查。常见的产前筛查有：

1. 胎儿非整倍体染色体异常筛查　唐氏综合征即21-三体综合征为代表的染色体疾病是产前筛查的重点。根据筛查时间可分为孕早期筛查和孕中期筛查。

（1）孕早期筛查：孕早期进行唐氏综合征筛查，阳性结果的孕妇有较长的时间进行进一步确诊和处理。筛查的方法包括孕妇血清学检查、超声检查或者两者结合。常用的血清学检查的指标有p-hCG和妊娠相关血浆蛋白-A（pregnancy-associated plasma pro-tein A，PAPP-A）。$11 \sim 13^{+6}$周进行超声检查测量胎儿颈项后透明层厚度，非整倍体胎儿因颈部皮下积水，颈项后透明层厚度增宽，常处于相同孕周胎儿第95百分位数以上。联合应用血清学和胎儿颈项后透明层的方法，对唐氏综合征的检出率在85% ~ 90%。

（2）孕中期筛查：孕中期筛查应在孕$15 \sim 20^{+6}$周进行，血清学筛查常用的指标有：甲胎蛋白（AFP）、绒毛膜促性腺激素（hCG）、游离雌三醇（E_3）。唐氏综合征病人AFP降低、hCG升高、E_3降低，根据三者的变化，结合孕妇年龄、孕龄等情况，计算出唐氏综合征的风险度。血清学筛查的改良方法包括：应用AFP和hCG两项指标；应用β-hCG取代hCG；应用抑制素（inhibin A）作为第四个指标。此外，还可将孕妇血清学检查和超声检测胎儿颈项透明层、长骨长度等指标结合在一起进行筛查。

使胎儿发生染色体疾病风险增加的高危因素：①孕妇年龄＞35岁的单胎妊娠。②孕妇年龄＞31岁的双卵双胎妊娠。③夫妇中一方染色体易位。④夫妇中一方染色体倒置。⑤夫妇非整倍体异常。⑥前胎常染色体三体史。⑦前胎X染色体三体（47，XXX或47，XXY）者。⑧前胎染色体三倍体。⑨妊娠早期反复流产。⑩产前超声检查发现胎儿存在严重的结构畸形等。

2. 胎儿结构畸形筛查　胎儿结构畸形占出生缺陷的60% ~ 70%。超声筛查最常用。多数影像学检查可发现：胎儿较正常解剖结构小；梗阻后导致的扩张；结构缺陷形成的疝；正常结构的位置或轮廓异常；生理测量学异常；胎动消失或异常。临床上神经管畸形较为常见，是一组具有多种不同临床表型的先天畸形，主要包括无脑畸形、脑膨出及脊柱裂等。90%胎儿神经管畸形的孕妇血清和羊水中的AFP水平升高，血清学筛查应在妊娠14 ~ 22周进行；99%的神经管畸形可通过超声检查获得诊断，检测时间通常在妊娠18 ~ 24周，此时胎动活跃，羊水相对多，胎儿骨骼尚未钙化，便于多角度观察胎儿结构。建议所有孕妇在此时期均进行一次系统胎儿超声检查。由于超声检查受孕周、羊水、胎位、母体腹壁薄厚等多种因素的影响，因此，胎儿畸形的产前超声检出率约为50% ~ 70%。

神经管畸形常见高危因素有：①神经管畸形家族史。②妊娠28 d内暴露在特定的环境下：如1型糖尿病病人中的高血糖可能是NTDs的高危因素，高热可使NTDs的发病风险升高6倍，某些药物，如抗惊厥药卡马西平和丙戊酸使畸形的风险明显增加，氨基蝶呤、异维A酸等可能与无脑儿或脑膨出等发病有关。③与NTDs有关的遗传综合征和结构畸形：如Meckel-Gruber综合征、Roberts-SC海豹肢畸形、Jarco-Levin综合征、脑积水–无脑回–视网膜发育不良–脑膨出综合征等。④NTDs高发的地区，如中国东北，印度等地的发病率约为1%，在低发地区为0.2%。饮食中缺乏叶酸–维生素是NTDs的高发因素。⑤在NTDs病人中发现，抗叶酸受体抗体的比例增高。

（五）结果的告知

1. 7个工作日以内，筛查的结果以书面形式告知被筛查者，应通知孕妇和（或）家属及时获取筛查结果。

2. 报告应包括以下信息　孕妇的年龄与预产期分娩的年龄；标本编号；筛查时的孕周与推算方法；各筛查指标的检测值和MOM（multiples of the median）值；经矫正后的筛查目标疾病的风险度；相关的提示与建议。

（六）高风险孕妇的处理

1. 筛查结果为高风险的孕妇，应由产前咨询和（或）遗传咨询人员解释筛查结果，并向其介绍进一步检查或诊断的方法，由孕妇知情选择。

2. 对筛查高风险的孕妇建议行产前诊断，产前诊断率≥80%。

3. 对筛查出的高风险病例，在未进行产前诊断之前，不应为孕妇做终止妊娠的处理。

4. 产前筛查机构应负责产前筛查高风险病例的转诊，产前诊断机构应在孕22周内进行筛查高风险病例的后续诊断。

（七）追踪随访

1. 对所有筛查对象要进行随访，随访率应≥90%，随访时限为产后1～6个月。

2. 随访内容包括妊娠结局、孕期是否顺利及胎儿或新生儿是否正常。

3. 对筛查高风险的孕妇，应随访产前诊断结果、妊娠结局。对流产或终止妊娠者，应尽快争取获取组织标本行遗传学诊断，并了解引产胎儿发育情况。

4. 产前筛查机构应进行随访信息登记，如实登记随访结果，总结统计分析、评估筛查效果，定期上报省级产前检查中心。

（齐学宏）

第四章　分娩期妇女的护理

妊娠满 28 周(196 d)及以上,胎儿及其附属物从临产开始到由母体娩出的全过程,称为分娩(delivery)。妊娠满 28 周至不满 37 足周(196 ~ 258 d)期间分娩,称为早产(preterm delivery);妊娠满 37 周至不满 42 足周(259 ~ 293 d)期间分娩,称为足月产(term de - livery);妊娠满 42 周(294 d)及以后分娩,称为过期产(postt- erm delivery)。

分娩发动机制复杂,分娩动因学说众多。目前认为分娩发动是妊娠晚期炎症细胞因子、机械性刺激等多因素的综合作用使子宫下段形成、促进宫颈成熟,诱发前列腺素及缩宫素释放,子宫肌细胞间隙连接增多、子宫肌细胞内钙离子浓度增加,子宫由妊娠期的稳定状态转变为分娩时的兴奋状态,从而启动分娩。宫颈成熟是分娩发动的必备条件,缩宫素与前列腺素是促进子宫收缩最直接的因素。

第一节　影响分娩的因素

影响分娩的因素包括产力、产道、胎儿及精神心理因素。子宫收缩力是临产后最主要的产力,腹压是第二产程中胎儿娩出的重要辅助力量,肛提肌收缩力是协助胎儿内旋转及胎头仰伸的必需力量。骨盆三个平面的大小与形态、子宫下段形成、宫颈管消失与宫口扩张、会阴体伸展等直接影响胎儿能否顺利通过产道。胎儿大小及胎方位是分娩难易的重要影响因素。精神心理因素会影响分娩的全过程,通过人文关怀以缓解产妇紧张与焦虑已越来越受到关注和重视,是十分重要的护理措施。

一、产力

将胎儿及其附属物从宫腔内逼出的力量称为产力。产力包括子宫收缩力(简称宫缩)、腹壁肌及膈肌收缩力(统称腹压)和肛提肌收缩力。

(一)子宫收缩力

子宫收缩力是临产后的主要产力,贯穿于整个分娩过程。临产后的宫缩可使宫颈管缩短直至消失、宫口扩张、胎先露下降、胎儿和胎盘娩出。正常子宫收缩有节律性、对称性和极性的特点。

1. 节律性 宫缩的节律性是临产的重要标志。正常宫缩是宫体肌不随意、有规律的阵发性收缩并伴有疼痛,每次宫缩由弱渐强(进行期),维持一定时间(极期),随后由强渐弱(退行期),直至消失进入间歇期(图4-1),宫缩如此反复出现,直至分娩全程结束。

临产开始时,宫缩间歇期约5～6 min,持续时间约30 s。随产程进展宫缩间歇期逐渐缩短,持续时间逐渐延长。当宫口开全(10 cm)后,宫缩间歇期短至1～2 min,持续时间长达60 s。宫缩强度也随产程进展逐渐增强,间歇期的宫腔内压力仅为6～12 mmHg,临产初期升至25～30 mmHg,于第一产程末可增至40～60 mmHg,第二产程末可高达100～150 mmHg。宫缩时子宫肌壁血管及胎盘受压,致子宫血流量减少、胎盘绒毛间隙血流量减少;宫缩间歇期,子宫血流量又恢复至原来水平,胎盘绒毛间隙血流重新充盈。因此,宫缩节律性对胎儿有利。

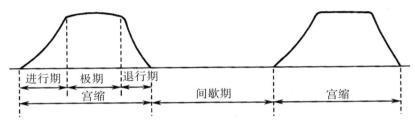

图4-1 临产后正常宫缩节律性示意图

2. 对称性 正常宫缩源自两侧子宫角部(受起搏点控制),迅速以微波形式向子宫底中线集中,左右对称,再以每秒2 cm的速度向子宫下段扩散,约在15 s内均匀协调地扩展至整个子宫,此为子宫收缩的对称性。

3. 极性 宫缩以宫底部最强并最持久,向下逐渐减弱,宫底部收缩力的强度几乎是子宫下段的2倍,此为宫缩的极性。

4. 缩复作用 宫缩时,子宫体部肌纤维短缩变宽,间歇期肌纤维不能恢复到原来的长度,经反复收缩,肌纤维越来越短,此为子宫肌纤维的缩复作用。缩复作用使宫腔内容积逐渐缩小,迫使胎先露部下降、宫颈管逐渐缩短直至消失。

(二)腹壁肌及膈肌收缩力

腹壁肌及膈肌收缩力是第二产程时娩出胎儿的重要辅助力量。宫口开全后,每当宫缩时,前羊水囊或胎先露部压迫盆底组织和直肠,反射性引起排便动作。产妇主动屏气,喉头紧闭向下用力,腹壁肌及膈肌收缩使腹内压增高,促使胎儿娩出。但是,过早使用腹压易使产妇疲劳、宫颈水肿,导致产程延长。第三产程时,腹压还可迫使已剥离的胎盘尽早娩出,减少产后出血。

（三）肛提肌收缩力

肛提肌收缩力可协助胎先露部在骨盆腔进行内旋转。当胎头枕部露于耻骨弓下时,能协助胎头仰伸及娩出。胎儿娩出后,有助于已降至阴道的胎盘娩出。

二、产道

产道是胎儿娩出的通道,分为骨产道与软产道两部分。

（一）骨产道

骨产道又称真骨盆,分为三个平面,每个平面又由多条径线组成。在分娩过程中,骨产道几乎无变化,但其原来的大小、形态与能否顺利分娩有着密切关系。

1. 骨盆入口平面（pelvic inlet plane）　为骨盆腔上口,呈横椭圆形,其前方为耻骨联合上缘,两侧为髂耻线,后方为骶岬上缘。共有4条径线。

（1）入口前后径:又称真结合径。耻骨联合上缘中点至骶岬上缘正中间的距离,正常值平均为11 cm,其长短与胎先露衔接关系密切。

（2）入口横径:左右髂耻缘间的最大距离,正常值平均13 cm。

（3）入口斜径:左右各一,正常值平均12.75 cm。左骶髂关节至右髂耻隆突间的距离为左斜径;右骶髂关节至左髂耻隆突间的距离为右斜径。

2. 中骨盆平面（pelvic mid plane）　中骨盆平面为骨盆最小平面,是骨盆腔最狭窄的部分,呈前后径长的纵椭圆形。其前方为耻骨联合下缘,两侧为坐骨棘,后方为骶骨下端。有2条径线。

（1）中骨盆前后径:耻骨联合下缘中点通过两侧坐骨棘连线中点至骶骨下端间的距离,正常值平均11.5 cm。

（2）中骨盆横径:也称坐骨棘间径。两坐骨棘间的距离,正常值平均10 cm,其长短与胎先露内旋转关系密切。

3. 骨盆出口平面（pelvic outlet plane）　为骨盆腔下口,由两个不在同一平面的三角形所组成,其共同的底边称为坐骨结节间径。前三角平面顶端为耻骨联合下缘,两侧为耻骨降支;后三角平面顶端为骶尾关节,两侧为骶结节韧带。有四条径线。

（1）出口前后径:耻骨联合下缘至骶尾关节间的距离,正常值平均11.5 cm。

（2）出口横径:也称坐骨结节间径。两坐骨结节内侧缘的距离,正常值平均为9 cm,此径线与分娩关系密切。

（3）出口前矢状径：耻骨联合下缘中点至坐骨结节间径中点间的距离，正常值平均为6 cm。

（4）出口后矢状径：骶尾关节至坐骨结节间径中点间的距离，正常值平均为8.5 cm。若出口横径稍短，而出口横径与出口后矢状径之和＞15 cm时，正常大小胎儿可以通过后三角区经阴道娩出。

4. 骨盆轴与骨盆倾斜度

（1）骨盆轴（pelvic axis）：连接骨盆各平面中点的假想曲线，称为骨盆轴。此轴上段向下向后，中段向下，下段向下向前。分娩时，胎儿沿此轴完成一系列分娩机制，助产时也应按此轴方向协助胎儿娩出。

（2）骨盆倾斜度（inclination of pelvis）：指妇女站立时，骨盆入口平面与地平面所形成的角度，一般为60°。若骨盆倾斜度过大，可影响胎头衔接和娩出。

（二）软产道

软产道是由子宫下段、宫颈、阴道及骨盆底软组织构成的弯曲管道。

1. 子宫下段的形成　由非孕时长约1 cm的子宫峡部伸展形成。妊娠12周后的子宫峡部逐渐扩展成宫腔的一部分，至妊娠末期逐渐拉长形成子宫下段。临产后的规律宫缩使子宫下段进一步拉长达7～10 cm，肌壁变薄成为软产道的一部分。由于子宫肌纤维的缩复作用，子宫上段肌壁越来越厚，子宫下段肌壁被牵拉越来越薄，导致子宫上下段的肌壁厚薄不同，在两者间的子宫内面形成一环状隆起，称生理缩复环（physiologic retrac-tion ring），此环在正常情况下难以在腹部见到。

2. 宫颈的变化

（1）宫颈管消失（effacement of cervix）：临产前的宫颈管长约2～3 cm，初产妇较经产妇稍长。临产后的规律宫缩牵拉宫颈内口的子宫肌纤维及周围韧带，加之胎先露部的支撑使前羊水囊呈楔状，使宫颈内口水平的肌纤维向上牵拉，使宫颈管形成漏斗状，此时宫颈外口变化不大，随后宫颈管逐渐变短直至消失。初产妇多是宫颈管先缩短、消失，然后宫口扩张；经产妇多是宫颈管缩短消失与宫口扩张同时进行。

（2）宫口扩张（dilatation of cervix）：临产前，初产妇的宫颈外口仅容一指尖，经产妇能容一指。临产后，子宫收缩及缩复向上牵拉使宫口扩张。子宫下段的蜕膜发育不良，胎膜容易与该处蜕膜分离而向宫颈管突出形成前羊水囊，同时胎先露部衔接使前羊水滞留于前羊膜囊，协同扩张宫口。宫口近开全时，胎膜多自然破裂，破膜后胎先露部直接压迫宫颈，扩张宫口的作用更显著。宫口开全（10 cm）时，足月妊娠的胎头方能通过。

3. 骨盆底组织、阴道及会阴的变化　前羊水囊及胎先露先扩张阴道上部，破膜后的胎先露部下降直接压迫骨盆底,使软产道下段形成一个向前弯的长筒,前壁短后壁长,阴道外口朝向前上方,阴道黏膜皱襞展平加宽腔道。肛提肌向下及向两侧扩展,肌纤维拉长,会阴体变薄,以利胎儿通过。阴道及骨盆底的结缔组织和肌纤维于妊娠期增生肥大、血管变粗、血运丰富、组织变软、伸展性良好。分娩时,会阴体能承受一定压力,但若保护不当,仍易造成会阴裂伤。

三、胎儿

除产力和产道外,胎儿大小、胎位及有无造成分娩困难的胎儿畸形也是影响分娩的因素。

(一)胎儿大小

胎儿过大致胎头径线过大时,尽管骨盆大小正常,也可因相对性骨盆狭窄造成难产。

1. 胎头颅骨　由顶骨、额骨、颞骨各两块及枕骨一块构成。颅骨间膜状缝隙称颅缝,两顶骨之间为矢状缝,顶骨与额骨之间为冠状缝,枕骨与顶骨之间为人字缝,颞骨与顶骨之间为颞缝,两额骨之间为额缝。两颅缝交界处空隙较大称为囟门,位于胎头前方的囟门呈菱形称前囟(大囟门),位于胎头后方的囟门呈三角形称后囟(小囟门)。颅缝与囟门均有软组织覆盖,使骨板有一定活动余地,胎头具有一定可塑性。在分娩过程中,颅骨轻度移位重叠使头颅变形,缩小头颅体积,有利于胎头娩出。但若胎儿过熟,颅骨较硬,胎头不易变形,导致难产。

2. 胎头径线　①双顶径(biparietal diameter,BPD):为两顶骨隆突间的距离,是胎头最大的横径,足月时平均约9.3 cm。②枕额径(occipito frontal diameter):鼻根上方至枕骨隆突间的距离,胎头以此径线衔接,足月时平均约11.3 cm。③枕下前囟径(suboccipito - breg- matic diameter):又称小斜径,为前囟中央至枕骨隆突下方的距离,足月时平均约9.5 cm,胎头俯屈后以此径通过产道。④枕颏径(occipito mental diameter):又称大斜径,为颏骨下方中至后囟门顶部间的距离,足月时平均约为13.3 cm。

(二)胎位

纵产式时,胎体纵轴与骨盆轴一致,容易通过产道。头先露时胎头先通过产道,经颅骨重叠,胎头变形、周径变小,利于胎头娩出,矢状缝和囟门是确定胎位的重要标志。臀先露时,胎臀先娩出,胎臀较胎头周径小且软,软产道未经充分扩张,胎头娩出时又无变形机会,易致胎头娩出困难。肩先露时,胎体纵轴与骨盆轴垂直,妊娠足月活胎不能通过产道,对母儿威胁极大。

（三）胎儿畸形

胎儿某一部分发育异常，如脑积水、联体儿等，致胎头或胎体过大，难以顺利通过产道。

四、精神心理因素

分娩对于孕妇是一种压力源，会引起一系列特征性的心理情绪反应，主要表现为焦虑和恐惧。孕妇出现焦虑和恐惧的原因很多，如担心胎儿畸形、胎儿性别与自己期望的不一致、难产、分娩疼痛、分娩中出血、分娩意外、住院造成的陌生感、医院环境的刺激以及与家人分离的孤独感等。孕妇的这种情绪改变还可能致机体产生一系列的生理变化，如心率加快、呼吸急促、肺内气体交换不足，使子宫缺氧而出现宫缩乏力、宫口扩张缓慢、胎先露下降受阻、产程延长、体力消耗过多等。同时，因交感神经兴奋，释放儿茶酚胺，导致害怕–紧张–疼痛综合征、胎儿缺血缺氧而出现胎儿窒息。

（齐学宏）

第二节 正常分娩妇女的护理

一、枕先露的分娩机制

分娩机制（mechanism of labor）是指胎儿先露部在通过产道时，为适应骨盆各平面的不同形态，被动地进行一连串的适应性转动，以其最小径线通过产道的过程。临床上枕先露占95.55%～97.55%，又以枕左前位为最多见，故以枕左前位的分娩机制为例说明。

（一）衔接（engagement） 胎头双顶径进入骨盆入口平面，颅骨最低点接近或达到坐骨棘水平，称为衔接。胎头取半俯屈状态以枕额径进入骨盆入口，由于枕额径＞骨盆入口前后径，胎头矢状缝坐落在骨盆入口右斜径上，胎头枕骨位于骨盆左前方。部分初产妇可在预产期前1～2周内胎头衔接，经产妇多在分娩开始后胎头衔接。若初产妇已临产而胎头仍未衔接，应警惕有无头盆不称。

（二）下降（descent） 胎头沿骨盆轴前进的动作称为下降，是胎儿娩出的首要条件。下降动作贯穿分娩的全过程，与其他动作相伴随。下降动作呈间歇性，宫缩时胎头下降，间歇时胎头又稍回缩。胎头下降程度可作为判断产程进展的重要标志。促使胎头下降的因素有：①宫缩时通过羊水传导，压力经胎轴传至胎头。②宫缩时宫底直接压迫胎臀。

③宫缩时胎体伸直伸长。④腹肌收缩使腹压增加,压力经子宫传至胎儿。

(三)俯屈(flexion) 当胎头继续下降至骨盆底时,原来处于半俯屈状态的胎头遇肛提肌阻力,借杠杆作用进一步俯屈,使下颏接近胸部,以最小的枕下前囟径取代胎头衔接时的枕额径,以适应产道形态,利于胎头继续下降。

(四)内旋转(internal rotation) 胎头围绕骨盆纵轴向前旋转,使矢状缝与中骨盆及骨盆出口前后相一致的动作称为内旋转。内旋转动作从中骨平面开始至骨盆出口平面完成,以适应中骨盆及骨盆出口前后径＞横径的特点,利于胎头下降,一般在第一产程末完成内旋转动作。枕先露时,胎头枕部到达骨盆底最低位置,肛提肌收缩力将胎头枕部推向阻力小、部位宽的前方,枕左前位的胎头向前旋转45°,后囟转至耻骨弓下。

(五)仰伸(extention) 完成内旋转后,俯曲的胎头下降达阴道外口时,宫缩和腹压继续迫使胎头下降,而肛提肌收缩力又将胎头向前推进,两者的合力作用使胎头沿骨盆轴下段向下向前的方向转向前,胎头枕骨下部达耻骨联合下缘时,以耻骨弓为支点,胎头逐渐仰伸,胎头的顶、额、鼻、口、颏相继娩出。当胎头仰伸时,胎儿双肩径沿左斜径进入骨盆入口。

(六)复位及外旋转(restitution and external rotation) 胎头娩出时,胎儿双肩径沿骨盆入口左斜径下降。胎头娩出后,胎头枕部向母体左侧旋转45°,称复位,恢复胎头与胎肩的垂直关系。胎肩在盆腔内继续下降,前(右)肩向前向中线旋转45°,胎儿双肩径转成与骨盆出口前后径相一致的方向,而胎头枕部需在外继续向母体左侧旋转45°,以保持胎头与胎肩的垂直关系,称外旋转。

(七)胎肩及胎儿娩出 胎头完成外旋转后,胎儿前(右)肩在耻骨弓下先娩出,随即后(左)肩从会阴前缘娩出。胎儿双肩娩出后,胎体及下肢随之娩出,完成分娩全过程。

注意:以上分娩机制各动作虽分别介绍,但却是连续进行的。

二、临产

临产(in labor)的标志为有规律且逐渐增强的子宫收缩,持续30 s或以上,间歇5~6 min,同时伴随进行性子宫颈管消失、宫颈口扩张和胎先露下降。即使使用强镇静药也不能抑制宫缩。

三、总产程及产程分期

总产程(total stage of labor)即分娩全过程。从临产开始至胎儿胎盘完全娩出为止。

临床上分为三个产程:

第一产程(first stage of labor)又称宫颈扩张期。从临产开始至宫口开全。初产妇宫颈口扩张较慢,约需 11 ~ 12 h;经产妇宫颈口扩张较快,约需 6 ~ 8 h。

第二产程(second stage of labor)又称胎儿娩出期。从宫口开全至胎儿娩出。初产妇约需 1 ~ 2 h;经产妇一般数分钟即可完成,也有长达 1 h 者。

第三产程(third stage of labor)又称胎盘娩出期。从胎儿娩出后至胎盘胎膜娩出,约需 5 ~ 15 min,不应超过 30 min。

四、第一产程产妇的护理

第一产程是宫颈扩张期,是产程的开始。在规律宫缩的作用下,宫口扩张、先露下降。但第一产程时间长,可发生各种异常,需严密观察胎心、宫缩,通过阴道检查判断宫口扩张与先露下降及胎方位、产道等有无异常。

【护理评估】

(一)健康史　健康史的评估在入院时进行。通过复习产前检查记录了解孕期情况,重点了解年龄、身高、体重、有无不良孕产史,有无并发症等;孕期是否定期产前检查、有无阴道流血或流液;心理状况;B 型超声等重要辅助检查的结果;询问宫缩开始的时间、强度及频率等。

(二)身心状况

1.全身状况评估

(1)一般状况:观察孕妇的生命体征,评估精神状态、休息与睡眠、饮食与大小便情况等。

(2)疼痛评估:询问孕妇对疼痛的感受,观察孕妇面部表情,了解疼痛的部位及程度;根据孕妇的病情和认知水平选择不同的疼痛评估工具,如数字评分法、文字描述评定法、面部表情疼痛评定法等进行疼痛评估及结果评价。

(3)心理状况:因产房陌生的环境和人员、对分娩结局的未知、宫缩所致的疼痛逐渐增强等,孕妇可表现出焦虑、恐惧,反复询问产程及胎儿情况,或大声喊痛以故意引旁人注意。评估方法包括:①与孕妇交谈,了解其心理状态。②观察孕妇的行为,如身体姿势是放松或紧张,睡眠及饮食情况有无改变,呻吟、尖叫或沉默等。③用心理评估工具,如状态–特质焦虑量表可评估孕妇即刻和经常的心理状况。

2.专科评估

(1)子宫收缩:产程开始时,出现伴有疼痛的子宫收缩,俗称"产痛"或"阵痛"。开始时宫缩持续时间较短(约30 s)且弱,间歇时间较长(5～6 min)。随着产程的进展,持续时间渐长(50～60 s),且宫缩强度不断增强,间歇时间渐短(2～3 min)。当宫口近开全时,宫缩持续时间可长达1 min或1 min以上,间歇时间仅1 min或稍长。

产程中需重视观察并记录子宫收缩的情况,包括宫缩持续时间、间歇时间及强度。临床常用触诊观察法及电子胎儿监护两种方法。①触诊观察法:这是监测宫缩最简单的方法,观察者将手掌放于孕妇腹壁的宫体近宫底处,宫缩时宫体部隆起变硬,间歇期松弛变软。②电子胎儿监护:用电子胎儿监护仪描述宫缩曲线,可以直观的看出宫缩强度、频率和持续时间,是反映宫缩的客观指标。监护仪有外监护及内监护两种。外监护临床应用最广,适用于产程的任何阶段,将宫缩压力探头固定在孕妇腹壁宫体近宫底部即可。宫缩的观察不能完全依赖电子胎儿监护,对做电子胎儿监护的孕妇,护士至少要亲自评估1次宫缩。内监护有宫腔内感染的可能且价格昂贵,临床应用较少。

(2)胎心:胎心率是产程中极为重要的观察指标。正常胎心率为110～160次/min。临产后更应严密监测胎心的频率、规律性和宫缩后胎心有无变异,注意与孕妇的脉搏区分。胎心监测有两种方法。①听诊:临床现多采用电子胎心听诊器。此方法简单,但仅获得每分钟胎心率,不能分辨胎心率变异、瞬间变化及其与宫缩、胎动的关系,需注意同时观察孕妇脉搏,与孕妇脉搏区分。②电子胎儿监护:多用于外监护描记胎心曲线。观察胎心率变异及其与宫缩、胎动的关系。此方法较能准确判断胎儿在宫内的状态。但是,电子胎儿监护可能出现假阳性,不能过度依赖。

(3)宫口扩张和胎头下降:宫口扩张与胎头下降的速度和程度是产程观察的两个重要指标,通过阴道检查可了解宫口扩张及胎头下降情况。

宫口扩张是临产后规律宫缩的结果,当宫缩渐频且不断增强时,宫颈管逐渐缩短至展平。当宫口开全时,宫口边缘消失,与子宫下段及阴道形成产道。根据宫口扩张情况第一产程可分为潜伏期和活跃期。潜伏期(latent phase)是指从出现规律宫缩开始至宫口扩张3 cm。潜伏期宫口扩张速度缓慢,平均2～3 h扩张1 cm,约需8 h,最长时限为16 h,超过16 h称潜伏期延长。活跃期(active phase)是指宫口扩张3 cm至宫口开全。活跃期宫口扩张速度明显加快,约需4 h,最长时限为8 h,超过8 h称活跃期延长。活跃期又划分3个时期:加速期是指宫口扩张3～4 cm,约需1.5 h;最大加速期是指宫口扩张4～9 cm,约需2 h;减速期是指宫口扩张9～10 cm,约需30 h。

胎头下降程度是决定胎儿能否经阴道分娩的重要观察指标。临床上通过阴道检查,能够明确胎头颅骨最低点的位置,并协助判断胎方位。胎头下降的程度以颅骨最低点与坐骨棘平面的关系标示。坐骨棘平面是判断胎头高低的标志。胎头颅骨最低点平坐骨棘平面时,以"0"表示;在坐骨棘平面上1 cm时,以"－1"表示;在坐骨棘平面下1 cm时,以"＋1"表示,其余依此类推。潜伏期胎头下降不明显,活跃期下降加快,平均每小时下降0.86 cm。一般宫口开大致4～5 cm时,胎头应达坐骨棘水平。

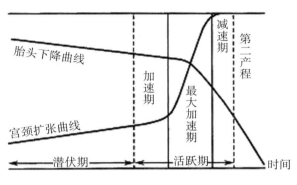

图4-2　产程图

临床多采用产程图(partogram)来描记和反映宫口扩张及胎头下降的情况,并指导产程的处理。美国学者Friedman提出"Friedman产程曲线"。后经不断的修改及完善后形成以横坐标为临产时间(h),纵坐标左侧为宫口扩张程度,纵坐标右侧为胎先露下降程度(cm)的产程图(图4-2)。

(4)胎膜破裂:胎儿先露部衔接后,将羊水阻断为前后两部分。宫缩时,前羊水囊楔入宫颈管内,有助于扩张宫口。随着产程的进展,宫缩的增强,当羊膜腔内压力达到一定程度时,胎膜自然破裂,破膜后羊水冲洗阴道,减少感染机会。正常破膜多发生于宫口近开全时。

评估胎膜是否破裂。若未破,阴道检查时可触及有弹性的水囊。若已破,则推动先露部可见羊水流出。确定破膜时间,羊水颜色、性状及量。也可用pH试纸检测,pH≥7.0时破膜的可能性大。破膜后,宫缩常暂时停止,产妇略感舒适,随后宫缩重现且较前增强。

(三)辅助检查　常用多普勒仪、电子胎儿监护仪监测胎儿宫内情况。

【知识拓展——新产程标准及处理的专家共识(2014年)】

2014年,在综合国内外相关领域文献资料的基础上,结合美国国家儿童保健和人类发育研究所、美国妇产科医师协会、美国母胎医学会等提出的相关指南及专家共识,中华医学会妇产科学分会产科学组专家对新产程的临床处理达成以下共识,以指导临床实践。

(一)第一产程

1.潜伏期:潜伏期延长(初产妇＞20 h,经产妇＞14 h)不作为剖宫产指征;破膜后且至少给予缩宫素静脉滴注12～18 h,方可诊断引产失败;在除外头盆不称及可疑胎儿窘迫的前提下,缓慢但仍然有进展(包括宫口扩张及先露下降的评估)的第一产程不作为剖宫产指征。

2.活跃期:以宫口扩张6 cm作为活跃期的标志。活跃期停滞的诊断标准:当破膜且宫口扩张≥6 cm后,如宫缩正常,而宫口停止扩张≥4 h可诊断活跃期停滞;如宫缩欠佳,宫口停止扩张≥6 h可诊断活跃期停滞。活跃期停滞可作为剖宫产的指征。

(二)第二产程

1.第二产程延长的诊断标准:①对于初产妇,如行硬脊膜外阻滞,第二产程超过4 h,产程无进展(包括胎头下降、旋转)可诊断第二产程延长;如无硬脊膜外阻滞,第二产程超过3 h,产程无进展可诊断。②对于经产妇,如行硬脊膜外阻滞,第二产程超过3 h,产程无进展(包括胎头下降、旋转)可诊断第二产程延长;如无硬脊膜外阻滞,第二产程超过2 h,产程无进展则可以诊断。

2.由经验丰富的医师和助产士进行阴道助产是安全的,鼓励对阴道助产技术进行培训。

3.当胎头下降异常时,在考虑阴道助产或剖宫产之前,应对胎方位进行评估,必要时进行手转胎头到合适的胎方位。

【常见护理诊断/问题】

(一)分娩疼痛　与逐渐增强的宫缩有关。

(二)舒适度减弱　与子宫收缩、膀胱充盈、胎膜破裂等有关。

(三)焦虑　与知识缺乏,担心自己和胎儿的安全有关。

【护理目标】

(一)孕妇能正确对待宫缩痛。

(二)孕妇主动参与和控制分娩过程。

(三)孕妇情绪稳定。

【护理措施】

(一)一般护理

1.生命体征监测:临产后,宫缩频繁致出汗较多,加之阴道血性分泌物及胎膜破裂羊水流出,易导致感染的发生,因此在做好基础护理的同时,应注意体温的监测。宫缩时,血压会升高5～10 mmHg,间歇期复原。产程中应隔4～6 h测量1次,若发现血压升高或高危人群,应增加测量次数并给予相应的处理。

2.饮食指导

(1)正常孕妇的饮食指导:WHO推荐在没有高危因素情况下,在产程中不应该干扰孕妇饮食,鼓励低风险孕妇进食。但是,临产后的孕妇胃肠功能减弱,加之宫缩引起的不适,孕妇多不愿进食,有时还会出现恶心、呕吐等情况。临产过程中,长时间的呼吸运动和流汗,孕妇体力消耗大。为保证分娩的顺利进行,应鼓励孕妇在宫缩间歇期少量多次进食高热量、易消化、清淡的食物。

(2)常见妊娠并发症孕妇的饮食指导:①妊娠期糖尿病孕妇:临产后仍采用糖尿病饮食,产程中密切监测孕妇血糖、宫缩、胎心变化,避免产程过长。②妊娠期高血压疾病孕妇:指导孕妇摄入富含蛋白质和热量的饮食,补充维生素、铁和钙剂。食盐不必严格控制,因为低盐饮食会影响食欲,让临产的孕妇更加厌食,蛋白质及热量摄入不足,对母儿均不利。③妊娠合并肝功能异常孕妇:肝脏是人体最重要的代谢器官,糖、蛋白质、脂肪三大营养物质均需在肝脏内代谢转化,孕妇摄入过多高蛋白、高脂饮食会增加肝脏的负担。因此,临产后的孕妇应进食高碳水化合物、高维生素、低脂饮食。

3.休息与活动:临产后,应鼓励孕妇在室内活动,孕妇采取站、蹲、走等多种方式,更利于产程的进展。初产妇或距前次分娩已多年的经产妇,如果休息欠佳,在临产早期并估计胎儿短期内不会娩出者,可遵医嘱给予肌内注射盐酸哌替啶助其休息。

4.排尿及排便:临产后,鼓励孕妇2~4 h排尿1次,以免膀胱充盈影响宫缩及胎先露下降。过去认为在临产初期为孕妇行温肥皂水灌肠可促进产程的进展,现已被证实是无效的操作。

5.人文关怀:分娩不仅仅是身体的疼痛,很多妇女对分娩的记忆是痛苦的、负面的。孕妇面对陌生的环境、陌生的医务人员,她们可能缺乏安全感。因此,应从孕期即开始对孕妇进行教育和关怀,以改变其对分娩的认知。①孕期健康教育:在孕期进行健康教育,特别是分娩预演,以改变孕妇对分娩的不正确认知,增强她们自然分娩的信心。②陪伴分娩和心理支持:进入分娩室后,不能让孕妇独处一室,陪伴分娩和心理支持非常重要,一个眼神、一次握手、一个拍背、一句鼓励或赞扬的话都可能让孕妇改变对分娩的认知而使分娩经历成为美好的回忆。③自由体位:待产过程中,可以根据胎位、先露下降情况、孕妇自感舒适等采取不同的体位。孕妇怎样舒适、胎儿需要怎样的体位,孕妇就可以采取怎样的体位。在自由体位中,丈夫可以起到很重要的作用,让孕妇感受到爱、安全等。④按摩:按摩是一种很好的非药物镇痛方法,孕妇自行按摩、他人帮助按摩都行,可行全身按摩或局部按摩。

(二)专科护理

1.胎心监测:胎心听诊应在宫缩间歇期完成。潜伏期每小时听胎心1次,活跃期

15～30 min听诊胎心1次,每次听诊1min。

2.观察宫缩:潜伏期应2～4 h观察1次,活跃期1～2 h观察1次,一般需要连续观察至少3次宫缩。根据产程进展情况决定处理方法,若产程进展好则继续观察;若产程进展差,子宫收缩欠佳应及时处理。处理方法:没有破膜的孕妇,可行人工破膜,使胎先露充分压迫宫口,加强子宫收缩;对于已经破膜且宫缩欠佳的孕妇,可以遵医嘱静脉滴注缩宫素以促进宫缩。

3.观察宫颈扩张和胎头下降程度:通过阴道检查判断宫口扩张程度及胎头下降程度。阴道检查的主要内容包括:内骨盆、宫口扩张及胎头下降情况等;如果胎膜已破,则应上推胎头了解羊水和胎方位,若胎方位异常、产程进展好,则可继续观察到宫口开全;若产程进展差,应了解宫缩情况,宫缩好可改变产妇体位以助改变胎方位;宫缩差,应加强宫缩。

4.胎膜破裂的处理:胎膜多在宫口近开全时自然破裂,前羊水流出。一旦胎膜破裂,应立即听诊胎心,并观察羊水性状和流出量、有无宫缩,同时记录破膜时间。正常羊水的颜色随孕周增加而改变。足月以前,羊水是无色、澄清的液体;足月时因有胎脂及胎儿皮肤脱落细胞、毳毛、毛发等小片物混悬其中,羊水则呈轻度乳白色并混有白色的絮状物。若羊水粪染,胎心监测正常,宫口开全或近开全,可继续观察,等待胎儿娩出。若破膜超过12 h未分娩者,应给予抗生素预防感染。

5.疼痛护理:见本章第三节。

【结果评价】

(一)孕妇表示不同程度的疼痛和不适减轻,保持适当的摄入与排泄。

(二)孕妇在分娩过程中情绪稳定,能积极配合,适当休息、活动。

五、第二产程妇女的护理

第二产程是胎儿娩出期,应密切观察胎心、宫缩、先露下降,正确指导孕妇使用腹压是缩短第二产程的关键。

【护理评估】

(一)健康史　了解第一产程的经过与处理、有无妊娠并发症。

(二)身心状况

1.一般状况:观察生命体征,评估精神心理状态、饮食情况等。

2.专科评估

(1)子宫收缩和胎心:进入第二产程后,宫缩的频率和强度达到高峰,宫缩持续约

1 min或以上,宫缩间歇期仅1～2 min。了解子宫收缩和胎心情况,询问孕妇有无便意感,判断是否需要行会阴切开术。

(2)胎儿下降及娩出:当胎头降至骨盆出口压迫骨盆底组织时,孕妇有排便感,不自主地向下屏气用力,会阴逐渐膨隆和变薄,肛门括约肌松弛。随着产程进展,宫缩时胎头露出阴道口,露出部分不断增大,宫缩间歇时胎头又缩回阴道内,称胎头拨露(head visi - ble on vulval gapping)。当胎头双顶径越过骨盆出口,宫缩间歇时胎头也不再回缩,称胎头着冠(crowning of head)。此时会阴极度扩张,产程继续进展,胎头枕骨于耻骨弓下露出,出现仰伸动作,胎儿额、鼻、口、颏部相继娩出,接着出现胎头复位及外旋转,前肩和后肩、胎体相继娩出,后羊水随之涌出。

(三)辅助检查 常用多普勒仪、电子胎儿监护仪监测胎儿宫内情况。

【常见护理诊断/问题】

(一)焦虑 与对分娩结局的不确定有关。

(二)知识缺乏 缺乏正确使用腹压知识。

(三)有受伤的危险 与会阴保护及接生手法不当有关。

【护理目标】

(一)产妇情绪稳定,较好地配合医务人员完成分娩。

(二)产妇能正确使用腹压,分娩顺利。

(三)未发生严重的软产道裂伤及新生儿产伤。

【护理措施】

(一)一般护理 第二产程期间,助产士应陪伴在旁,及时提供产程进展信息,给予安慰、支持和鼓励,缓解其紧张和恐惧,同时协助其饮水、擦汗等生活护理。

(二)专科护理

1.指导产妇屏气用力:正确使用腹压是缩短第二产程的关键。宫口开全后,指导产妇双足蹬在产床上,两手握住产床把手,如解大便样向下用力。

2.观察产程进展:此期宫缩频而强,需密切监测胎心,5～10 min听1次,观察胎儿有无急性缺氧情况。宫口开全后,胎膜多已自然破裂,若仍未破膜,常影响胎头下降应行人工破膜。

3.接产准备:初产妇宫口开全、经产妇宫口扩张4 cm且宫缩规律有力时,应做好接产准备工作。让产妇仰卧于产床(有条件的医院可采取自由体位),两腿屈曲分开,露出外阴部,臀下放便盆或塑料布,用消毒纱布蘸肥皂水擦洗外阴部,顺序是阴阜、大阴唇、小阴唇、大腿内1/3、会阴及肛门周围,然后用温开水冲掉肥皂水。接产者按要求洗手、戴手套、穿手术衣,准备接产。

4.接产

(1)评估是否需行会阴切开术:综合评估胎儿大小、会阴体长度及弹性后,确定是否需行会阴切开术,防止发生严重会阴裂伤。

(2)协助娩出胎头:接产者站在产妇右侧,当胎头拨露使阴唇后联合紧张时开始保护会阴。方法是:在会阴部盖消毒巾,接产者右肘支在产床上,右手拇指与其余四指分开,利用手掌大鱼际肌顶住会阴部。每当宫缩时应向上内方托压,同时左手应轻轻下压胎头枕部,协助胎头俯屈和使胎头缓慢下降。宫缩间歇时,保护会阴的右手稍放松,以免压迫过久引起会阴水肿。当胎头枕部在耻骨弓下方露出时,左手应协助胎头仰伸。此时若宫缩强,应嘱产妇呼气以消除腹压,让产妇在宫缩间歇时稍向下屏气,使胎头缓慢娩出,以免造成会阴裂伤。

(3)脐带绕颈的处理:当胎头娩出见有脐带绕颈一周且较松时,可用手将脐带顺胎肩推下或从胎头滑下。若脐带绕颈过紧或绕颈两周或以上,应用两把血管钳将其一段夹住从中剪断脐带,注意勿伤及胎儿颈部。

(4)协助娩出胎体:胎头娩出后,右手仍应注意保护会阴,不要急于娩出胎肩,而应先以左手自新生儿鼻根向下颌挤压,挤出口鼻内的黏液和羊水。然后协助胎头复位及外旋转,使胎儿双肩径与骨盆出口前后径相一致。接产者左手向下轻压胎儿颈部,使前肩从耻骨弓下先娩出,再托胎颈向上,使后肩从会阴前缘缓慢娩出。双肩娩出后,保护会阴的右手方可放松,然后双手协助胎体及下肢相继以侧位娩出,记录胎儿娩出时间。

注意:保护会阴的同时协助胎头俯屈,让胎头以最小径线在宫缩间歇时缓慢地通过阴道口,是预防会阴撕裂的关键,胎肩娩出时也要注意保护会阴。若有产后出血史或易发生宫缩乏力的产妇,可在胎儿前肩娩出时静注缩宫素 10~20 U,也可在胎儿前肩娩出后立即肌内注射缩宫素 10 U,均能促使胎盘迅速剥离以减少出血。

【结果评价】

(一)孕妇能正确使用腹压,顺利分娩。

(二)新生儿没有发生头颅血肿、锁骨骨折等产伤。

【知识拓展——WHO正常分娩监护实用守则】

1996年WHO总结了10多年各国对产时技术的研究,提出了正常分娩监护实用守则。①有用的、鼓励使用的措施:陪伴分娩、全面支持、自由体位、口服营养、非药物镇痛、心理保健。②常用但不适宜的措施:产程中饮食控制、常规输液、全身镇痛、硬膜外麻醉、电子胎心监护、催产素滴注、严格控制产程、常规侧切、产后冲洗宫腔、家属戴口罩。③无效的措施:剃除阴毛、灌肠、强迫体位、肛查。④需研究的措施:常规人工破膜、加腹压。

六、第三产程妇女的护理

第三产程是胎盘娩出期,正确处理已娩出的新生儿、仔细检查胎盘完整性、检查软产道有无损伤、预防产后出血等是该期的主要内容。

【护理评估】

(一)健康史　了解第一、第二产程的经过及其处理。

(二)身心状况

1.一般状况:观察生命体征,评估精神心理状态、对新生儿性别及外形等是否满意。

2.专科评估

(1)子宫收缩及阴道流血:胎儿娩出后,宫底降至平脐,产妇感到轻松,宫缩暂停数分钟后再现,应注意评估子宫收缩及阴道流血情况。

(2)胎盘剥离征象:胎儿娩出后,由于宫腔容积突然明显缩小,胎盘不能相应缩小,胎盘附着面与子宫壁发生错位而剥离。剥离面出血形成胎盘后血肿,子宫继续收缩,增大剥离的面积,直至胎盘完全剥离而排出。胎盘剥离的征象有:①子宫底变硬呈球形,胎盘剥离后降至子宫下段,下段被扩张,子宫体呈狭长形被推向上,宫底升高达脐上。②剥离的胎盘降至子宫下段,阴道口外露的一段脐带自行延长。③阴道少量流血。④用手掌尺侧在产妇耻骨联合上方轻压子宫下段时,宫体上升而外露的脐带不再回缩。

(3)胎盘排出方式:①胎儿面娩出式:胎盘胎儿面先排出。胎盘从中央开始剥离,而后向周围剥离,其特点是胎盘先排出,随后见少量阴道流血,这种娩出方式多见。②母体面娩出式:胎盘母体面先排出。胎盘边缘先开始剥离,血液沿剥离面流出,其特点是先有较多阴道流血,然后胎盘娩出,这种娩出方式少见。

(4)胎盘、胎膜的完整性:胎盘娩出后,评估胎盘、胎膜是否完整,有无胎盘小叶或胎膜残留,胎盘周边有无断裂的血管残端,判断是否有副胎盘。

(5)会阴伤口:仔细检查软产道,注意有无宫颈裂伤、阴道裂伤及会阴裂伤。

(三)新生儿评估　对新生儿的评估重点包括Apgar评分和一般状况评估。①Apgar评分:用于判断有无新生儿窒息及窒息的严重程度。以出生后1 min内的心率、呼吸、肌张力、喉反射及皮肤颜色5项体征为依据,每项为0~2分,满分为10分(表4-1)。若评分为8~10分,属正常新生儿;4~7分属轻度窒息,又称青紫窒息,需清理呼吸道、人工呼吸、吸氧、用药等措施才能恢复;0~3分属重度窒息,又称苍白窒息,缺氧严重需紧急抢救,在直视下行喉镜气管内插管并给氧。对缺氧严重的新生儿,应在出生后5 min、10 min

时再次评分,直至连续两次评分均≥8分。1 min评分反映胎儿在宫内的情况;5 min及以后评分反映复苏效果,与预后关系密切。新生儿Apgar评分以呼吸为基础,皮肤颜色最灵敏,心率是最终消失的指标。临床恶化顺序为皮肤颜色→呼吸→肌张力→反射→心率。复苏有效顺序为心率→反射→皮肤颜色→呼吸→肌张力。肌张力恢复越快,预后越好。②一般状况:评估新生儿身高、体重、体表有无畸形等。

表4-1 新生儿Apgar评分法

体 征	0分	1分	2分
每分钟心率	0	<100次/min	≥100次/min
呼吸	0	浅慢,且不规则	佳,哭声响
肌张力	松弛	四肢稍屈曲	四肢屈曲,活动好
喉反射	无反射	有些动作	咳嗽、恶心
皮肤颜色	全身苍白	身体红,四肢青紫	全身粉红

(四)辅助检查 根据产妇情况选择必要的检查。

【常见护理诊断/问题】

(一)有关系无效的危险 与疲乏、会阴切口疼痛或新生儿性别不理想有关。

(二)潜在并发症 产后出血、新生儿窒息。

【护理目标】

(一)产妇接受新生儿并开始亲子间互动。

(二)住院期间未发生产后出血及新生儿窒息等。

【护理措施】

(一)新生儿护理

1.清理呼吸道:用吸耳球或新生儿吸痰管轻轻吸出新生儿口、鼻腔黏液和羊水,以免发生吸入性肺炎。当确认呼吸道通畅而仍未啼哭时,可用手轻拍新生儿足底。新生儿大声啼哭后即可处理脐带。

2.处理脐带:结扎脐带可用多种方法,如气门芯、脐带夹、血管钳等。目前常用气门芯套扎法,即将消毒后系有丝线的气门芯套入止血钳,用止血钳夹住距脐根部0.5 cm处的脐带,在其上端的0.5 cm处将脐带剪断,套拉丝线将气门芯拉长套住脐带,取下止血钳,挤出脐带残端血后用5%聚维酮碘溶液或75%乙醇消毒脐带断面,最后脐带断面用无菌纱布覆盖。处理脐带时,应注意新生儿保暖。

3.一般护理:擦净新生儿足底胎脂,打足印及拇指印于新生儿病历上,经仔细体格检查后,系以标明母亲姓名、床号、住院号,新生儿性别、体重和出生时间的手腕带及脚腕带,将新生儿抱给母亲进行母婴皮肤接触及母乳喂养。

（二）协助胎盘娩出 正确处理胎盘娩出，可减少产后出血的发生。接产者切忌在胎盘尚未完全剥离时用手按揉、下压宫底或牵拉脐带，以免引起胎盘部分剥离而出血或拉断脐带，甚至造成子宫内翻。当确认胎盘已完全剥离时，于宫缩时以左手握住宫底（拇指置于子宫前壁，其余4指放于子宫后壁）并按压，同时右手轻拉脐带，协助胎盘娩出。当胎盘娩出至阴道口时，接产者用双手接住胎盘，向一个方向旋转并缓慢向外牵拉，协助胎盘胎膜完整娩出。若在胎盘娩出过程中，发现胎膜有部分断裂，可用血管钳夹住断裂上端的胎膜，再继续向原方向旋转，直至胎膜完全娩出。胎盘胎膜娩出后，按摩子宫以刺激子宫收缩、减少出血，同时注意观察并测量出血量。若胎盘未完全剥离而出血多，或胎儿已娩出30 min胎盘仍未排出，应行人工剥离胎盘术。

（三）检查胎盘、胎膜 将胎盘铺平，先检查胎盘母体面胎盘小叶有无缺损。然后将胎盘提起，检查胎膜是否完整，再检查胎盘胎儿面边缘有无血管断裂，及时发现副胎盘。若有副胎盘、部分胎盘残留或大部分胎膜残留时，应在无菌操作下伸手入宫腔取出残留组织。若确认仅有少量胎膜残留，可给予子宫收缩剂待其自然排出。

（四）检查软产道 胎盘娩出后，应仔细检查会阴、小阴唇内侧、尿道口周围、阴道及宫颈有无裂伤。若有裂伤，应立即缝合。

（五）产后2 h护理 产后2 h的护理要点有：①在产房观察2 h：重点观察血压、脉搏、子宫收缩情况、阴道流血量，膀胱是否充盈，会阴及阴道有无血肿等，发现异常及时处理。②提供舒适：为产妇擦汗更衣，及时更换床单及会阴垫，提供清淡、易消化流质食物，帮助产妇恢复体力。③情感支持：帮助产妇接受新生儿，协助产妇和新生儿进行皮肤接触和早吸吮，建立母子情感。

【结果评价】

（一）产妇出血量＜500 mL。

（二）产妇接受新生儿并开始与新生儿进行互动。

（齐学宏）

第三节 分娩期焦虑与疼痛妇女的护理

一、分娩期焦虑妇女的护理

焦虑是个人在对一个模糊的、非特异性威胁作出反应时所经受的不适感和忧虑感，是应激反应中最常出现的情绪反应。分娩对于产妇是一次强烈的生理心理应激过程。由于分娩过程中存在诸多不测和不适,很多产妇临产后情绪紧张,常常处于焦虑心理状态。而焦虑又可影响分娩进程,甚至导致子宫收缩乏力、产程延长及胎儿窘迫等。因此,减轻焦虑成为产科护理工作的重要环节。

【护理评估】

(一)健康史　评估孕产妇受教育情况、社会经济状况、婚姻、个性特征及家庭关系、孕产史、参与产前教育情况、对分娩相关知识的了解程度,日常生活如睡眠、衣着、饮食等,以往面临问题的态度及应对方式。

(二)身心状况　焦虑的孕产妇表现为坐立不安、对分娩缺乏信心,易于激动、哭泣、自卑或自责等。她们常常提出许多问题,如:我的孩子正常吗?我能顺产吗?分娩时间需多长?是否需要用药?我将要接受哪些检查和治疗等。焦虑的孕产妇甚至出现身体方面的症状和体征,如心悸、血压升高、呼吸加快、出汗、声音变调或颤抖、尿频、恶心或呕吐、头痛、头晕失眠、面部潮红等。

【常见护理诊断/问题】

(一)焦虑　与担心分娩结局有关。

(二)应对无效　与过度焦虑及未能运用应对技巧有关。

【护理目标】

(一)孕产妇情绪稳定,能以正常心态接受分娩。

(二)孕产妇积极运用有效的心理防御机制及应对技巧。

【护理措施】

(一)加强产前健康教育　充分而有效的产前健康教育是减轻分娩期妇女焦虑的最有效措施。在孕期,应通过健康教育使孕妇及其家属充分了解分娩的过程,学会分娩镇痛的非药物镇痛方法,通过实地参观消除对产房环境和工作人员的陌生感和恐惧感。

(二)营造安静而舒适的分娩环境　努力为产妇营造一个安静而舒适的分娩环境,包括房间的家庭化设施、颜色、光线、声音、温湿度等;允许家属陪伴,增加产妇的安全感。

(三)加强心理支持　分娩过程中的心理支持非常重要,一个眼神、一次握手、一个拍背、一句鼓励或赞扬的话都可能让孕妇改变对分娩的认知而使分娩经历成为美好的回忆。尽量陪伴产妇,倾听她们的诉求,给予针对性的心理支持。

(四)指导家属给予支持　家属尤其是丈夫的陪伴是产妇最有力的心理支持。鼓励家人特别是丈夫陪伴产妇,并教会他们通过语言、按摩等表达对产妇的理解、关心和爱。

【结果评价】

（一）产妇能应用有效方法缓解焦虑状态。

（二）产妇的心率、呼吸、血压等在正常范围。

二、分娩期疼痛妇女的护理

疼痛是个体在应对有害刺激过程中所经受的不舒适体验。分娩期疼痛是每一位产妇都要经历的最主要身体不适，大约50%的产妇认为是难以忍受的剧烈疼痛，35%的产妇认为是可以忍受的中等程度疼痛，15%的产妇认为是轻微的疼痛感觉。

（一）分娩期疼痛的特点及发生机制

1. 分娩期疼痛的特点　分娩疼痛是一种很独特的疼痛，有别于其他任何病理性疼痛。①疼痛的性质多为痉挛性、压榨性、撕裂样疼痛。②由轻、中度疼痛开始，随宫缩的增强而逐渐加剧。③分娩疼痛源于宫缩，但不只限于下腹部，会放射至腰骶部、盆腔及大腿根部。

2. 分娩期疼痛产生的机制　分娩疼痛可能与下列因素有关：①宫颈生理性扩张刺激了盆壁神经，引起后背下部疼痛。②宫缩时的子宫移动引起腹部肌肉张力增高。③宫缩时子宫血管收缩引起子宫缺氧。④胎头压迫引起会阴部被动伸展而致会阴部固定性疼痛。⑤会阴切开或裂伤及其修复。⑥分娩过程中膀胱、尿道、直肠受压。⑦产妇紧张、焦虑及恐惧可导致害怕–紧张–疼痛综合征。

（二）影响分娩疼痛的因素

分娩期妇女对疼痛的耐受性因人而异，其影响因素主要有身体、心理、社会及文化等方面。

1. 身体因素　产妇的年龄、产次、既往痛经史、难产、体位等许多因素交互影响分娩疼痛。经产妇的宫颈在分娩发动前开始变软，因而对疼痛的感觉较初产妇轻；既往有痛经者血液中分泌更多的前列腺素，会引起强烈的子宫收缩，产生剧烈疼痛；难产时，宫缩正常而产程停滞，常会伴随更为剧烈的疼痛；产妇如果采用垂直体位（坐位、站立、蹲位），疼痛较轻。

2. 心理因素　产妇分娩时的情绪、情感、态度等可影响分娩疼痛。产妇害怕疼痛、出血、胎儿畸形、难产等，产生焦虑和恐惧心理，结果增加对疼痛的敏感性。如果产妇对分娩有坚定的信心，则有助于缓解分娩疼痛。

3. 社会因素　分娩环境、氛围、对分娩过程的认知、其他产妇的表现、家人的鼓励和支持等可影响分娩疼痛,如产妇感觉备受关爱则可减轻痛感。

4. 文化因素　产妇的家庭文化背景、信仰、风俗和产妇受教育程度等均会影响其对疼痛的耐受性,护理人员应对每个产妇进行全面评估,并制订和实施个性化分娩计划,因人而异采取减轻疼痛的措施。

【护理评估】

(一)健康史　通过产前检查记录了解相关信息如生育史、本次妊娠经过、有无妊娠合并症及并发症、孕期用药情况等;详细询问孕期接受健康教育情况,以往对疼痛的耐受性和应对方法;了解产妇及其家属对分娩和分娩镇痛的态度与需求。

(二)身心状况　通过观察、访谈、量表调查等可对疼痛程度做出评估。大多数产妇会感觉身不由己、失去控制、疲惫不堪,表现为呻吟、愁眉苦脸、咬牙、坐立不安等。一些产妇会浑身发抖、寒战样哆嗦、哭泣、呕吐等。疼痛还可以引起出汗、心率加快、血压升高、呼吸急促等生理反应,与应激生理反应类似。疼痛可影响产妇的情绪,产生烦躁、恐惧,甚至绝望感。

(三)辅助检查　通过实验室检查测定血、尿常规及出凝血时间等。

【常见护理诊断/问题】

(一)恐惧　与疼痛威胁而感到不安有关。

(二)应对无效　与过度疼痛及未能运用应对技巧有关。

【护理目标】

(一)孕产妇表述疼痛程度减轻、舒适感增加。

(二)孕产妇情绪稳定,能以正常心态接受分娩。

(三)孕产妇积极运用有效的应对技巧。

【护理措施】

(一)一般护理　营造温馨、安全、舒适的家庭化产房,提供分娩球等设施协助产妇采取舒适体位,及时补充热量和水分,定时督促排尿,减少不必要的检查。

(二)非药物性分娩镇痛

1. 呼吸技术(breath techniques):指导产妇在分娩过程中采取产前掌握的各种呼吸技术,达到转移注意力、放松肌肉、减少紧张和恐惧,提高产妇的自我控制感,有效减轻分娩疼痛的目的。这些常用的呼吸技术在第一产程可增强腹部肌肉,增加腹腔容量,减少子宫和腹壁的摩擦及不适感;在第二产程应用则能增加腹腔压力,有助于胎儿娩出(具体方法参见第三章第五节)。

2.集中和想象(focusing and imagery)：①集中注意力和分散注意力有益于缓解分娩疼痛。当子宫收缩时,注视图片或固定的物体等方法转移产妇对疼痛的注意,可缓解对疼痛的感知。②分娩过程中让产妇积极地想象过去生活中某件最愉快事情的情景,同时进行联想诱导,让产妇停留在愉快的情景之中。这些技术可以加强放松效果,护士通过提供安静的环境来帮助产妇达到理想的效果。

3.音乐疗法(music therapy)：在产程中聆听音乐,产妇的注意力从宫缩疼痛转移到音乐旋律上,分散对产痛的注意力。音乐唤起喜悦的感觉,引导产妇全身放松,如果同时有效运用呼吸法,则能更好地减轻焦虑和疼痛。在产前就需要进行音乐训练,以便在产程中挑出产妇最喜欢、最熟悉、最能唤起愉快情绪的音乐,起到最佳的镇痛效果。

4.导乐陪伴分娩(doula accompanying delivery)：指在整个分娩过程中有一个富有生育经验的妇女时刻陪伴在旁边,传授分娩经验,不断提供生理上、心理上、感情上的支持,随时给予分娩指导和生理上的帮助,充分调动产妇的主观能动性,使其在轻松、舒适、安全的环境下顺利完成分娩过程。根据产妇的需求和医院的条件可选择家属(丈夫、母亲、姐妹)陪伴、接受专门培训的专职人员陪伴、医护人员陪伴。

5.水中分娩(water birth)：是指分娩时用温水淋浴,或在充满温水的分娩池中利用水的浮力和适宜的温度完成自然分娩的过程。水中分娩通过温热的水温和按摩的水流缓解产妇焦虑紧张的情绪;水的浮力支撑作用使身体及腿部肌肉放松,增加会阴部和软产道的弹性;加上水的向上托力减轻胎儿对会阴部的压迫;适宜的水温还可以阻断或减少疼痛信号向大脑传递;在温水中还便于孕妇休息和翻身,减少孕妇在分娩过程中的阵痛。水中分娩既有其优点,但也存在着一定的风险,因此需要严格掌握适应证,遵守操作流程,遵循无菌操作的原则,在整个分娩过程中实施系统化管理。

6.经皮神经电刺激疗法(transcutaneous electrical nerve stimulation,TENS)：是通过使用表皮层电极神经刺激器,持续刺激背部胸椎和骶椎的两侧,使局部皮肤和子宫的痛阈提高,并传递信息到神经中枢,激活体内抗痛物质和内源性镇痛物质的产生从而达到镇痛目的。此法操作简单,对产妇和胎儿没有危害,产妇还可根据自身耐受程度调节刺激强度和频率。

此外,也可采用芳香疗法、催眠术、穴位按摩、热敷等方法减轻疼痛。

（三）药物性分娩镇痛　非药物性镇痛方法不能有效缓解分娩过程中的疼痛时,可选用药物性镇痛方法。

1.药物性分娩镇痛原则：①对产妇及胎儿不良作用小。②药物起效快,作用可靠,给药方法简便。③对产程无影响或加速产程。④产妇清醒,可参与分娩过程。

2.常用的方法：①吸入法：起效快，苏醒快，但用时需防止产妇缺氧或过度通气。常用的药物有氧化亚氮、氟烷、安氟烷等。②硬膜外镇痛（连续硬膜外镇痛，产妇自控硬膜外镇痛）：镇痛效果较好，常用的药物为布比卡因、芬太尼，其优点为镇痛平面恒定，较少引起运动阻滞。③腰麻–硬膜外联合阻滞：镇痛效果快，用药剂量少，运动阻滞较轻。④连续腰麻镇痛（连续蛛网膜下腔阻滞镇痛）：镇痛效果比硬膜外阻滞或单次腰麻阻滞更具优势，但可能出现腰麻后头痛。

3.注意事项：注意观察药物的不良反应，如恶心、呕吐、呼吸抑制等；严密观察是否有硬膜外麻醉的并发症，如硬膜外感染、硬膜外血肿、神经根损伤、下肢感觉异常等，一旦发现异常，应立即终止镇痛，对症治疗。

疼痛是个人的主观感受，分娩镇痛只能减轻痛感而并不是完全无痛，应对分娩过程有正确的认识，根据产程的进展情况及产妇的不同需求，选择不同的分娩镇痛方法。

【结果评价】

（一）产妇接受缓解疼痛的方法，表述疼痛减轻。

（二）产妇运用有效的非药物性镇痛技巧，应对分娩期疼痛。

（三）产妇主动配合分娩，过程顺利。

（齐学宏）

第五章 产褥期管理

产褥期(puerperium)是指从胎盘娩出至产妇全身各器官(除乳腺外)恢复至正常未孕状态所需要的一段时期,一般为6周。产褥期是产妇各系统恢复的关键时期,因此,了解产褥期管理的相关知识,为产褥期妇女及新生儿提供护理,对促进产妇的康复和新生儿的发育非常重要。

第一节 正常产褥

产褥期产妇全身各系统发生了较大的生理变化,其中生殖系统变化最明显;同时,伴随着新生儿的出生,产妇及其家庭也经历着心理和社会的适应过程。因此,了解正常产褥期的这些变化,对做好产褥期的保健,保证母婴健康有重要意义。

一、产褥期妇女的生理变化

(一)生殖系统的变化

1.子宫:子宫是产褥期生殖系统中变化最大的器官,其主要变化是子宫复旧。子宫复旧(involution of uterus)是指妊娠子宫自胎盘娩出后逐渐恢复至未孕状态的过程,一般为6周,主要变化为子宫体肌纤维缩复、子宫内膜再生、子宫血管变化及子宫颈和子宫下段的复原。

(1)子宫体肌纤维缩复:子宫复旧不是肌细胞数目减少,而是肌浆中蛋白质分解排出,使细胞质减少导致肌细胞缩小。被分解的蛋白质及其代谢产物由肾脏排出体外。随着肌纤维不断缩复,子宫体积和重量均发生变化。胎盘娩出后,子宫逐渐缩小,产后1周子宫缩小至妊娠12周大小,在耻骨联合上方可扪及;产后10 d子宫降至骨盆腔内,在腹部检查摸不到子宫底;产后6周子宫恢复至正常非妊娠前大小。伴随着子宫体积的缩小,子宫重量也逐渐减少,分娩结束时约1 000 g,产后1周约500 g,产后2周约为300 g,产后6周子宫逐渐恢复到50~70 g。

（2）子宫内膜再生：胎盘胎膜娩出后，遗留在宫腔内的表层蜕膜逐渐变性、坏死、脱落，随恶露自阴道排出；接近肌层的子宫内膜基底层逐渐再生出新的功能层，将子宫内膜修复。胎盘附着部位的子宫内膜修复约需至产后6周，其余部位的子宫内膜修复大约需要3周的时间。

（3）子宫血管变化：胎盘娩出后，胎盘附着面缩小为原来的一半，使螺旋动脉和静脉窦压缩变窄，数小时后形成血栓，出血量逐渐减少直到最后停止，最终被机化吸收。在新生的内膜修复期，胎盘附着面因复旧不良出现血栓脱落，可引起晚期产后出血。

（4）子宫下段变化及子宫颈复原：由于产后肌纤维缩复，子宫下段逐渐恢复至非孕时的子宫峡部。胎盘娩出后子宫颈外口呈环状如袖口。产后2~3 d，宫口可容纳2指；产后1周，宫颈内口关闭，宫颈管复原；产后4周，子宫颈完全恢复至非孕时形态。由于分娩时子宫颈外口发生轻度裂伤（多在子宫颈3点、9点处），初产妇子宫颈外口由产前的圆形（未产型）变为产后的"一"字形横裂（已产型）。

2.阴道：分娩后的阴道腔扩大、阴道黏膜及周围组织水肿、黏膜皱襞减少甚至消失，导致阴道壁松弛、肌张力低下。阴道壁肌张力在产褥期逐渐恢复，但不能完全恢复未孕时的张力。阴道腔逐渐缩小，阴道黏膜皱襞在产后3周重新呈现。

3.外阴：分娩后的外阴轻度水肿，于产后2~3 d逐渐消退。因会阴部血液循环丰富，若有轻度撕裂或会阴后一侧切开缝合后，均能在产后3~4 d愈合。处女膜因分娩时撕裂，形成残缺的处女膜痕。

4.盆底组织：分娩过程中，由于胎先露长时间压迫，盆底组织过度伸展导致弹性降低，而且常伴有盆底肌纤维部分撕裂，因此，产褥期应避免过早进行较强的体力劳动。若盆底肌及其筋膜发生严重的断裂造成骨盆底松弛、产褥期过早参加重体力劳动或剧烈运动、分娩次数过多且间隔时间短等因素，可导致阴道壁脱垂、子宫脱垂等。产褥期坚持做产后康复锻炼，有利于盆底肌的恢复。

（二）乳房　乳房的主要变化是泌乳。妊娠期孕妇体内雌激素、孕激素、胎盘生乳素升高，使乳腺发育及初乳形成。分娩后血液中雌激素、孕激素及胎盘生乳素水平急剧下降，抑制了下丘脑分泌的催乳激素抑制因子（prolactin inhibiting factor，PIF）的释放，在催乳素的作用下，乳房腺细胞开始分泌乳汁。当婴儿吸吮乳头时，来自乳头的感觉信号经传入神经纤维抵达下丘脑，通过抑制下丘脑分泌的多巴胺及其他催乳素抑制因子，使腺垂体催乳素呈脉冲式释放，促进乳汁分泌。吸吮乳头反射性地引起神经垂体释放缩宫素（oxytocin）。缩宫素使乳腺腺泡周围的肌上皮收缩，使乳汁从腺泡、小导管进入输乳导管和乳窦而喷出乳汁，此过程称为喷乳反射。吸吮是保持不断泌乳的关键环节；不断排空乳房也是维持泌乳的重要条件。乳汁的分泌还与产妇的营养、睡眠、情绪及健康状况密切相关。因此,保证产妇的休息、足够的睡眠、丰富的饮食,避免精神刺激非常重要。

产妇以自身乳汁哺育婴儿的时期为哺乳期。母乳喂养对母儿均有益处。母乳喂养有利于产妇生殖器官及相关器官组织的恢复。初乳是产后 7 d 内分泌的乳汁,因含 β-胡萝卜素呈淡黄色,含较多有形物质,故性状较稠。初乳中含蛋白质及矿物质较成熟乳多,还含有多种抗体,尤其是免疫球蛋白 IgG 及分泌型 IgA(sIgA)。脂肪和乳糖含量较成熟乳少,因此极易消化,是新生儿早期最理想的天然食物。产后 7 ~ 14 d 分泌的乳汁为过渡乳,14 d 以后分泌的乳汁为成熟乳。从过渡乳到成熟乳,蛋白质含量逐渐减少,脂肪和乳糖含量逐渐增多。初乳和成熟乳均含有大量的免疫抗体,有助于新生儿抵抗疾病的侵袭。母乳中还有矿物质、维生素和各种酶,对新生儿的生长发育非常重要。因多种药物可以经过母体血液渗入乳汁,故哺乳期间用药必须考虑药物对新生儿的影响。

(三)血液及其循环系统　产褥早期血液仍然处于高凝状态,有利于胎盘剥离创面形成血栓,减少产后出血量。纤维蛋白原、凝血酶原于产后 2 ~ 4 周内降到正常。血红蛋白水平于产后 1 周左右回升。白细胞总数于产褥早期较高,可达(15 ~ 30)× 10^9/L,一般于产后 1 ~ 2 周恢复至正常水平。淋巴细胞稍减少,中性粒细胞增多,血小板数增多。红细胞沉降率于产后 3 ~ 4 周降至正常。由于分娩后子宫胎盘血液循环终止和子宫缩复,使大量血液从子宫涌入产妇的血液循环,另外妊娠期潴留的组织液回吸收,产后 72 h 内产妇的血液循环量增加 15% ~ 25%,应注意预防心力衰竭的发生。循环血量于产后 2 ~ 3 周恢复至未孕状态。

(四)消化系统　妊娠期胃肠肌张力及蠕动力均减弱,胃液中盐酸分泌量减少,产后需 1 ~ 2 周逐渐恢复。产妇因分娩时能量的消耗及体液流失,产妇产后 1 ~ 2 d 内常感口渴,喜进流质饮食或半流质饮食,但食欲差,以后逐渐好转。产妇因卧床时间长、缺少运动、腹肌及盆底肌肉松弛、肠蠕动减弱等,容易发生便秘和肠胀气。

(五)泌尿系统　妊娠期体内潴留大量的液体在产褥早期主要由肾脏排出,故产后 1 周内尿量增多。妊娠期发生的肾盂及输尿管生理性扩张,产后 2 ~ 8 周恢复正常。因分娩过程中膀胱受压,导致黏膜水肿、充血及肌张力降低,会阴伤口疼痛、不习惯卧床排尿、器械助产、区域阻滞麻醉等,均可导致尿潴留的发生。

(六)内分泌系统　产后雌激素、孕激素水平急剧下降,产后 1 周降至未孕时水平。胎盘生乳素于产后 6 h 已测不出。催乳素水平受哺乳的影响:若产妇哺乳,催乳素水平于产后下降,但仍高于非孕时水平;若产妇不哺乳,催乳素于产后 2 周降至非孕时水平。月经复潮及排卵恢复时间受哺乳影响:不哺乳产妇一般在产后 6 ~ 10 周月经复潮,产后 10

周左右恢复排卵;哺乳期产妇月经复潮延迟,平均在产后4~6个月恢复排卵。产后月经复潮较晚者,复潮前多有排卵,故哺乳期妇女虽无月经来潮,仍有受孕的可能。

7. 腹壁的变化　腹部皮肤受妊娠子宫增大影响,部分弹力纤维断裂,腹直肌呈不同程度分离,使产后腹壁明显松弛,其紧张度约需产后6~8周恢复。妊娠期出现的下腹正中线色素沉着,在产褥期逐渐消退。初产妇腹部紫红色妊娠纹变为银白色。

二、产褥期妇女的心理调适

产褥期心理调适是指产后产妇从妊娠期和分娩期的不适、疼痛、焦虑中恢复,接纳家庭新成员及新家庭的过程。因为产褥期产妇心理处于脆弱和不稳定状态,面临着潜意识的内在冲突及初为人母的情绪调整,家庭关系改变,经济需求,家庭、社会支持系统的寻求等,故产褥期心理调适指导和支持十分重要。

(一)产褥期妇女的心理变化　产褥期妇女的心理变化与分娩经历、伤口愈合、体态恢复、婴儿性别、哺乳情况和健康问题等变化有关。表现为情绪高涨、希望、高兴、满足感、幸福感、乐观、压抑及焦虑等。有的产妇可因为理想与现实中母亲角色的差距而发生心理冲突;因为胎儿娩出后生理上的排空而感到心里空虚;因为新生儿外貌及性别与理想中的不相吻合而感到失望;因为现实中母亲太多的责任而感到恐惧;因为丈夫注意力转移到新生儿而感到失落等。

(二)影响产褥期妇女心理变化的因素　影响产褥期妇女心理变化的因素很多,包括产妇的年龄、产妇对分娩的感受、产妇身体的恢复情况、是否胜任母亲角色、家庭环境和家庭成员的支持等。

1. 年龄:年龄<18岁的产妇,由于自身在生理、心理及社会等各方面发展尚未成熟,在母亲角色的学习上会遇到很多困难,影响其心理适应。年龄>35岁的产妇,心理及社会等各方面发展都比较成熟,但体力和精力下降,容易出现疲劳感,在事业和母亲角色之间的转换上也会面临更多的冲突,对心理适应有不同程度的影响。

2. 身体状况:产妇在妊娠期的身体健康状况、妊娠过程中有无并发症、是否剖宫产等都会影响产妇的身体状况,从而影响到产妇的心理适应。

3. 产妇对分娩经历的感受:产妇对分娩过程的感受与产妇所具有的分娩知识、对分娩的期望、分娩的方式及分娩过程支持源的获得有关。当产妇对分娩的期望与实际情况有差异时,则会影响其日后的自尊。

4. 社会支持:社会支持系统不但提供心理的支持,同时也提供物质基础。稳定的家庭经济状况、家人的理解与帮助,有助于产妇的心理适应,更能胜任新生儿的照顾角色。

(三)产褥期妇女心理调适　产褥期妇女的心理调适主要表现在两方面:确立家长与孩子的关系和承担母亲角色的责任。根据鲁宾研究结果,产褥期妇女的心理调适过程一般经历3个时期。

1.依赖期:产后前3 d。表现为产妇的很多需要是通过别人来满足,如对孩子的关心、喂奶、沐浴等,同时产妇喜欢用语言表达对孩子的关心,较多地谈论自己妊娠和分娩的感受。较好的妊娠和分娩经历、满意的产后休息、丰富的营养和较早较多地与孩子间的目视及身体接触将有助于产妇较快地进入第二期。在依赖期,丈夫及家人的关心帮助,医务人员的悉心指导极为重要。

2.依赖-独立期:产后3~14 d。产妇表现出较为独立的行为,开始注意周围的人际关系,主动参与活动,学习和练习护理孩子。但这一时期容易产生压抑,可能因为分娩后产妇感情脆弱、太多的母亲责任、新生儿诞生而产生的爱的被剥夺感、痛苦的妊娠和分娩过程、糖皮质激素和甲状腺素处于低水平等因素造成。严重者表现为哭泣,对周围漠不关心,拒绝哺乳和护理新生儿等。此时,应及时提供护理、指导和帮助,促使产妇纠正这种消极情绪。加倍地关心产妇,并督促其家人参与;提供婴儿喂养和护理知识,耐心指导并帮助哺乳和护理新生儿;鼓励产妇表达自己的心情并与其他产妇交流,能提高产妇的自信心和自尊感,促进接纳孩子、接纳自己,缓解抑郁状态,平稳地度过这一时期。

3.独立期:产后2周至1个月。此时,新家庭形成,产妇、家人和婴儿已成为一个完整的系统,形成新的生活形态。夫妇两人共同分享欢乐和责任,开始逐渐恢复分娩前的家庭生活;但是,产妇及丈夫会承受更多的压力,出现兴趣与需要、事业与家庭间的矛盾,哺育孩子、承担家务及维持夫妻关系等各种角色的矛盾。

(齐学宏)

第二节　产褥期妇女的护理

【临床表现】

产妇在产褥期的临床表现属于生理性变化。

(一)生命体征　产妇体温多数在正常范围内。产妇体温在产后24 h内稍升高,一般不超过38 ℃,可能与产程延长导致过度疲劳有关。产后3~4 d出现乳房血管、淋巴管极度充盈,乳房胀大,伴有37.8 ℃~39 ℃发热,称为泌乳热(breast fever),一般持续4~

16 h后降至正常,不属于病态,但需要排除其他原因,尤其是感染引起的发热。产后脉搏在正常范围内,一般略慢,每分钟在60~70次。产后呼吸深慢,一般每分钟14~16次。原因是产后腹压降低,膈肌下降,由妊娠时的胸式呼吸变为腹式呼吸所致。产褥期血压平稳,在正常水平。

(二)子宫复旧　胎盘娩出后子宫圆而硬,宫底在脐下一指,产后第1 d略上升至平脐,以后每日下降1~2 cm,至产后第10 d降入骨盆腔内。剖宫产产妇子宫复旧所需时间略长。子宫复旧可伴有因宫缩而引起的下腹部阵发性剧烈疼痛,称产后宫缩痛(after-pains)。经产妇宫缩痛较初产妇明显,哺乳者较不哺乳者明显。宫缩痛常在产后1~2 d出现,持续2~3 d自然消失,不需特殊用药。

(三)恶露　产后随子宫蜕膜的脱落,含有血液、坏死的蜕膜等组织经阴道排出称为恶露(lochia)。恶露有血腥味,但无臭味,持续4~6周,总量为250~500 mL。正常恶露根据颜色、内容物及出现持续时间不同分为血性恶露、浆液性恶露及白色恶露(表5-1)。

表5-1　正常恶露的特点

恶露的类型	持续时间	颜色	大体与镜下成分
血性恶露	产后3 d内	红色	大量血液、坏死蜕膜及少量胎膜
浆液性恶露	产后4~14 d	淡红色	较多坏死蜕膜组织、宫腔渗出液、宫颈黏液,少量红细胞、白细胞和细菌
白色恶露	产后14 d以后	白色	大量白细胞、坏死蜕膜组织、表皮细胞及细菌

(四)褥汗　产后1周内,产妇体内潴留的液体通过皮肤排泄,在睡眠时明显,醒来满头大汗,习称"褥汗",不属于病态。

【处理原则】

产褥期母体变化很大,属于生理范畴,如果处理不当可转变为病理状态。处理的原则是科学护理产妇,为产妇提供支持和帮助,促进舒适,促进产后生理功能恢复,预防产后出血、感染、中暑、抑郁等并发症发生,促进母乳喂养成功。

【护理评估】

(一)健康史　健康史包括对产妇妊娠前、妊娠过程和分娩过程的全面评估。评估妊娠前产妇的身体健康状况,有无慢性疾病及精神心理疾病;评估妊娠期有无妊娠期并发症病史;评估分娩过程是否顺利、产后出血量、会阴撕裂程度、新生儿出生后的Apgar评分等内容。

(二)身心状况

1.一般情况　体温多在正常范围,产后3~4 d出现的发热可能与泌乳热有关,但需要排除其他原因尤其是感染引起的发热。脉搏每分钟60～70次,脉搏过快应考虑发热及产后出血引起休克的早期症状。呼吸每分钟14～16次,血压平稳,妊娠期高血压疾病产妇产后血压明显降低或恢复正常。产后出血总量一般不超过300 mL,若阴道流血量多或血块＞1 cm,最好用弯盘放于产妇臀下,以准确评估出血量,并查看子宫收缩情况;若阴道流血量不多,但子宫收缩不良、宫底上升者,提示宫腔内有积血;若产妇自觉肛门坠胀感,应注意是否有阴道后壁血肿;若子宫收缩好,但仍有阴道流血,色鲜红,应警惕软产道损伤。

2.生殖系统

(1)子宫:应每日在同一时间评估产妇的子宫底高度。评估前,嘱产妇排尿后平卧,双膝稍屈曲,腹部放松,剖宫产术后产妇应解开腹带,注意遮挡及保暖。先按摩子宫使其收缩后,再测耻骨联合上缘至子宫底的距离。正常子宫圆而硬,位于腹部中央。若子宫质地软,应考虑是否有产后宫缩乏力;子宫偏向一侧应考虑是否有膀胱充盈。子宫不能如期复原常提示异常,了解是否有宫缩痛及程度。

(2)会阴及阴道:阴道分娩后出现的会阴水肿一般在产后2～3 d自行消退。观察会阴伤口愈合情况,若会阴部伤口疼痛加重,局部出现红肿、硬结及并有分泌物,应考虑会阴伤口感染。每日应观察恶露的量、颜色及气味。若子宫复旧不全、胎盘或胎膜残留或感染,可致恶露时间延长,并有臭味,提示有宫腔感染的可能。

3.排泄

(1)排尿:评估膀胱充盈程度,阴道分娩的产妇有尿意应随时排尿。若产后4 h未排尿或第1次排尿尿量少,应再次评估膀胱的充盈情况,防止尿潴留及影响子宫收缩引起子宫收缩乏力,导致产后出血。此外,观察剖宫产术后产妇尿管是否通畅,尿量及性状是否正常。

(2)排便:产妇在产后1～2 d多不排大便,可能与产后卧床时间长,加之进食较少有关,但要注意产后便秘。

4.乳房

(1)乳头:评估有无乳头平坦、内陷及乳头皲裂。产妇在最初几日哺乳后容易出现乳头皲裂,表现为乳头红、裂开,有时有出血,哺乳时疼痛,可能原因是孕期乳房护理不良、哺乳方法不当、在乳头上使用肥皂及干燥剂等。

(2)乳房胀痛:评估乳房胀痛的原因,若触摸乳房时有坚硬感,并有明显触痛,提示产后哺乳延迟或没有及时排空乳房。产后1～3 d若没有及时哺乳或排空乳房,产妇可有乳房胀痛。当产妇乳房出现局部红、肿、热、痛时,或有痛性结节,提示患有乳腺炎。

（3）乳汁的质和量：初乳呈淡黄色，质稠，产后 3 d 每次哺乳可吸出初乳 2～20 mL。过渡乳和成熟乳呈白色。乳量是否充足主要评估两次喂奶之间婴儿是否满足、安静，婴儿尿布 24 h 湿 6 次以上，大便每日几次，体重增长理想等内容。

5.心理状态：产妇在产后 2～3 d 内发生轻度或中度的情绪反应称为产后压抑。产后压抑的发生可能与产妇体内的雌、孕激素水平的急剧下降、产后的心理压力及疲劳等因素有关。因此要注意评估产妇的心理状态，包括：①产妇对分娩经历的感受：产妇在分娩过程中的感受直接影响产后母亲角色的获得。②产妇的自我形象：产妇孕期不适、形体的恢复等均影响其对孩子的接纳。③母亲的行为：评估母亲的行为是否属于适应性行为。母亲能满足孩子的需要并表现出喜悦，积极有效地锻炼身体，学习护理孩子的知识和技能为适应性行为。相反，母亲不愿接触孩子，不亲自喂养孩子，不护理孩子或表现出不悦、不愿交流、食欲差等为不适应性行为。④产妇对孩子行为的看法：评估母亲是否认为孩子吃得好，睡得好又少哭就是好孩子，因而自己是一个好母亲；而常啼哭，哺乳困难，常常需要换尿布的孩子是坏孩子，因而自己是一个坏母亲。母亲能正确理解孩子的行为将有利于建立良好的母子关系。⑤其他影响因素：研究表明，产妇的年龄、健康状况、社会支持系统、经济状况、性格特征、文化背景等因素影响产妇的产后心理状态。

6.社会支持：良好的家庭氛围有助于家庭各成员角色的获得，也有助于建立多种亲情关系。

7.影响母乳喂养因素的评估

（1）生理因素：①患有严重的疾病。②会阴或腹部切口疼痛。③使用某些药物。④乳房胀痛、乳头皲裂、乳头内陷及乳腺炎。

（2）心理因素：①异常的妊娠史。②不良的分娩体验。③分娩及产后的疲劳。④失眠或睡眠不佳。⑤自尊紊乱。⑥缺乏信心。⑦焦虑。⑧压抑。

（3）社会因素：①缺乏医护人员或丈夫及家人的关心、帮助。②工作负担过重或离家工作。③婚姻问题。④青少年母亲或单身母亲。⑤母婴分离。⑥缺乏相关知识与技能。

（三）辅助检查　必要时进行血常规、尿常规等检查。

【常见护理诊断/问题】

（一）尿潴留　与产时损伤、活动减少及不习惯床上排尿有关。

（二）母乳喂养无效　与母乳供给不足或喂养技能不熟有关。

【护理目标】

（一）产妇产后 4 h 内未发生尿潴留。

（二）产妇住院期间母乳喂养成功。

【护理措施】

（一）一般护理　为产妇提供空气清新、通风良好、舒适安静的病室环境；保持床单位的清洁、整齐、干净。保证产妇足够的营养和睡眠,护理活动应不打扰产妇休息。

1.生命体征:每日测体温、脉搏、呼吸及血压,若体温超过38 ℃,应加强观察,查找原因,并向医师汇报。

2.饮食:产后1 h鼓励产妇进流质饮食或清淡半流质饮食,以后可进普通饮食。食物应富含营养、足够热量和水分。哺乳产妇应多进蛋白质和汤汁食物,同时适当补充维生素和铁剂,推荐补充铁剂3个月。

3.排尿与排便

（1）排尿:鼓励产妇尽早自行排尿。若出现排尿困难,首先要解除产妇担心排尿引起疼痛的顾虑,鼓励产妇坐起排尿,必要时可协助排尿:①用热水熏洗外阴或用温开水冲洗尿道外口周围诱导排尿;热敷下腹部、按摩膀胱刺激膀胱肌收缩。②针刺关元、气海、三阴交、阴陵泉等穴位促其排尿。③肌内注射甲硫酸新斯的明1mg兴奋膀胱逼尿肌促其排尿。若上述方法均无效,应给予导尿,留置尿管1～2 d。

（2）排便:产后因卧床休息、食物缺乏纤维素、肠蠕动减弱、盆底肌张力降低等容易发生便秘,因此应该鼓励产妇多吃蔬菜,及早下床活动预防便秘。一旦发生便秘可口服缓泻剂。

4.活动:产后产妇应尽早开始适宜活动。经阴道自然分娩者产后6～12 h可下床轻微活动,产后第2 d可在室内随意走动,按时做产后健身操。会阴后一侧切开或剖宫产的产妇适当推迟活动时间,鼓励产妇床上适当活动,预防下肢静脉血栓形成。待拆线后伤口不感疼痛时做产后健身操。由于产妇产后盆底肌肉松弛,应避免负重劳动或蹲位活动,以防止子宫脱垂。

（二）症状护理

1.产后2 h的护理:产后2 h内极易发生严重并发症,如产后出血、产后心衰、产后子痫等,故产后应严密观察生命体征、子宫收缩情况及阴道出血量,注意宫底高度及膀胱是否充盈。在此期间应该协助产妇首次哺乳。如果产后2 h一切正常,将产妇和新生儿送回病室。

2.观察子宫复旧及恶露:每日在同一时间手测子宫底高度了解子宫复旧情况。测量前嘱产妇排尿。每日观察恶露的量、颜色和气味。红色恶露增多且持续时间延长应考虑子宫复旧不全,应及时给予子宫收缩剂;若合并感染恶露有臭味且子宫有压痛,应遵医嘱给予广谱抗生素控制感染。

3.会阴及会阴伤口护理

(1)会阴及会阴伤口的冲洗:用0.05%聚维酮碘液擦洗外阴,每日2~3次。擦洗的原则为由上到下、从内到外,会阴切口单独擦洗,擦过肛门的棉球和镊子应弃之。大便后用水清洗会阴,保持会阴部清洁。

(2)会阴伤口的观察:会阴部有缝线者,应每日观察伤口周围有无渗血、血肿、红肿、硬结及分泌物,并嘱产妇健侧卧位。

(3)会阴伤口异常的护理:①会阴或会阴伤口水肿者用50%硫酸镁湿热敷,产后24 h红外线照射外阴。②会阴部小血肿者,24 h后可湿热敷或远红外线灯照射,大的血肿应配合医师切开处理。③会阴伤口有硬结者可用大黄、芒硝外敷或用95%乙醇湿热敷。④会阴切口疼痛剧烈或产妇有肛门坠胀感应及时报告医生,以排除阴道壁及会阴部血肿。⑤会阴部伤口缝线于产后3~5 d拆线,伤口感染者,应提前拆线引流,并定时换药。

4.乳房护理:推荐母乳喂养,按需哺乳。母婴同室,做到早接触、早吸吮。重视心理护理的同时,指导正确的哺乳方法。于产后半小时内开始哺乳,刺激泌乳。乳房应经常擦洗,保持清洁、干燥。每次哺乳前柔和地按摩乳房,刺激泌乳反射。哺乳时应让新生儿吸空乳房,若乳汁充足尚有剩余时,应用吸乳器将剩余的乳汁吸出,以免乳汁淤积影响乳汁分泌,并预防乳腺管阻塞及两侧乳房大小不一等情况。

(1)一般护理:哺乳期建议产妇使用棉质乳罩,大小适中,避免过松或过紧。每次哺乳前,产妇应用清水将乳头洗净,并清洗双手。乳头处如有痂垢,应先用油脂浸软后再用温水洗净,切忌用乙醇等擦洗,以免引起局部皮肤干燥、皲裂。若吸吮不成功,则指导产妇挤出乳汁喂养。

(2)平坦及凹陷乳头护理:有些产妇的乳头凹陷,一旦受到刺激乳头呈扁平或向内回缩,婴儿很难吸吮到乳头,可指导产妇做乳头伸展和乳头牵拉。①乳头伸展练习:将两示指平行放在乳头两侧,慢慢地由乳头向两侧外方拉开,牵拉乳晕皮肤及皮下组织,使乳头向外突出。接着将两示指分别放在乳头上侧和下侧,将乳头向上、向下纵向拉开。此练习重复多次,做满15 min,每日2次。②乳头牵拉练习:用一只手托乳房,另一只手的拇指和中、示指抓住乳头向外牵拉重复10~20次,每日2次。另外,指导孕妇从妊娠7个月起佩戴乳头罩,对乳头周围组织起到稳定作用。柔和的压力可使内陷的乳头外翻,乳头经中央小孔保持持续突起。指导产妇改变多种喂奶的姿势和使用假乳套以利婴儿含住乳头,也可利用吸乳器进行吸引。在婴儿饥饿时可先吸吮平坦一侧,因此时婴儿吸吮力强,容易吸住乳头和大部分乳晕。

(3)乳房胀痛护理:可用以下方法缓解:①尽早哺乳:于产后半小时内开始哺乳,促进乳汁畅流。②外敷乳房:哺乳前热敷乳房,可促使乳腺管畅通。在两次哺乳间冷敷乳房,可减少局部充血、肿胀。③按摩乳房:哺乳前按摩乳房,方法为从乳房边缘向乳头中心按摩,可促进乳腺管畅通,减少疼痛。④配戴乳罩:乳房肿胀时,产妇穿戴合适的具有支托性的乳罩,可减轻乳房充盈时的沉重感。⑤服用药物:可口服维生素B_6或散结通乳的中药,常用方剂为柴胡(炒)、当归、王不留行、木通、漏芦各 15 g,水煎服。

(4)乳腺炎护理:轻度乳腺炎在哺乳前湿热敷乳房 3 ~ 5 min,并按摩乳房,轻轻拍打和抖动乳房,哺乳时先喂患侧乳房,因饥饿时婴儿的吸吮力强,有利于吸通乳腺管。每次哺乳时应充分吸空乳汁,同时增加哺乳的次数,每次哺乳至少 20 min。哺乳后充分休息,饮食要清淡。若病情严重,需药物及手术治疗。

(5)乳头皲裂护理:轻者可继续哺乳。哺乳时产妇取舒适的姿势,哺乳前湿热敷乳房 3 ~ 5 min,挤出少许乳汁使乳晕变软,让乳头和大部分乳晕含吮在婴儿口中。哺乳后,挤出少许乳汁涂在乳头和乳晕上,短暂暴露使乳头干燥,因乳汁具有抑菌作用,且含丰富蛋白质,能起到修复表皮的作用。疼痛严重者,可用吸乳器吸出喂给新生儿或用乳头罩间接哺乳,在皲裂处涂抗生素软膏或 10% 复方苯甲酸酊,于下次喂奶时洗净。

(6)催乳护理:对于乳汁分泌不足的产妇,应指导其正确的哺乳方法,按需哺乳,夜间哺乳,调节饮食,同时鼓励产妇树立信心。此外,可选用:①中药涌泉散或通乳丹加减,用猪蹄 2 只炖烂服用。②针刺合谷、外关、少泽、膻中等穴位。

(7)退乳护理:产妇因疾病或其他原因不能哺乳时,应尽早退奶。最简单的方法是停止哺乳,不排空乳房,少进汤汁,但有半数产妇会感到乳房胀痛,可口服镇痛药物,2 ~ 3 d 后疼痛减轻。目前不推荐雌激素或溴隐亭退奶。其他退奶方法:①可用生麦芽 60 ~ 90 g,水煎服,每日 1 剂,连服 3 ~ 5 d。②芒硝 250 g 分装于两个布袋内,敷于两侧乳房并包扎固定,湿硬后及时更换,直至乳房不胀为止。③维生素$B_6$200 mg 口服,每日 3 次,共 5 ~ 7 d。

(三)母乳喂养指导　世界卫生组织及中国均提倡母乳喂养。母乳喂养有利于母婴的健康,因此,对于能够进行母乳喂养的产妇进行正确的喂养指导具有重要的意义。

1.一般护理指导

(1)创造良好的休养环境:为产妇提供一个舒适、温暖的母婴同室环境进行休息。多关心、帮助产妇,使其精神愉快,并树立信心。产后 3 d 内,主动为产妇及孩子提供日常生活护理,以避免产妇劳累。同时指导和鼓励丈夫及家人参与新生儿的护理活动,培养新家庭的观念。

(2)休息:充足的休息对保证乳汁分泌十分重要。嘱产妇学会与婴儿同步休息,生活要有规律。

（3）营养：泌乳所需要的大量能量及新生儿生长发育需要的营养物质是通过产妇的饮食摄入来保证的，因此产妇在产褥期及哺乳期所需要的能量和营养成分较未孕时高。产妇营养供给原则：①热量：每日应多摄取 2 100 kJ（500 kcal），但总量不要超过 8 370 ~ 9 620 kJ/d（2 000 ~ 2 300 kcal/d）。②蛋白质：每日增加蛋白质 20 g。③脂肪：控制食物中总的脂肪摄入量，保持脂肪提供的热量不超过总热量的 25%，每日胆固醇的摄入量应低于 300 mg。④无机盐类：补充足够的钙、铁、硒、碘等必需的无机盐。⑤饮食中应有足够的蔬菜、水果及谷类。⑥锻炼：产妇营养过剩可造成产后肥胖，配合适当的锻炼以维持合理的体重。

2.喂养方法指导：每次喂奶前产妇应用香皂洗净双手，用清水擦洗乳房和乳头，母亲及婴儿均取一个舒适的姿势，最好坐在直背椅子上，若会阴伤口疼痛无法坐起哺乳，可取侧卧位，使母婴紧密相贴。

（1）哺乳时间：原则是按需哺乳。一般产后半小时内开始哺乳，此时乳房内乳量虽少，但通过新生儿吸吮动作可刺激乳汁分泌。产后 1 周内，是母体泌乳的过程，哺乳次数应频繁，1 ~ 3 h 哺乳 1 次，开始每次吸吮时间 3 ~ 5 min，以后逐渐延长，但一般不超过 15 ~ 20 min，以免使乳头浸泽、皲裂而导致乳腺炎。

（2）哺乳方法：哺乳时，先挤压乳晕周围组织，挤出少量乳汁以刺激婴儿吸吮，然后把乳头和大部分乳晕放入婴儿口中，用一只手托扶乳房，防止乳房堵住婴儿鼻孔。哺乳结束时，用示指轻轻向下按压婴儿下颌，避免在口腔负压情况下拉出乳头而引起局部疼痛或皮肤损伤。哺乳后，挤出少许乳汁涂在乳头和乳晕上。

（3）注意事项：①每次哺乳时都应该吸空一侧乳房后，再吸吮另一侧乳房。②每次哺乳后，应将婴儿抱起轻拍背部 1 ~ 2 min，排出胃内空气，以防吐奶。③哺乳后产妇佩戴合适棉制乳罩。④乳汁不足时，应及时补充按比例稀释的牛奶。⑤哺乳期以 10 个月至 1 年为宜。

（四）健康教育

1.一般指导：产妇居室应清洁通风，合理饮食保证充足的营养。注意休息，合理安排家务及婴儿护理，注意个人卫生和会阴部清洁，保持良好的心境，适应新的家庭生活方式。

2.适当活动：经阴道分娩的产妇，产后 6 ~ 12 h 内即可起床轻微活动，于产后第 2 d 可在室内随意走动。行会阴侧切或行剖宫产的产妇，可适当推迟其活动时间。

3.出院后喂养指导：①强调母乳喂养的重要性，评估产妇母乳喂养知识和技能，对知识缺乏的产妇及时进行宣教。②保证合理的睡眠和休息,保持精神愉快并注意乳房的卫生,特别是哺乳母亲上班期间应注意摄取足够的水分和营养。③上班的母亲可于上班前挤出乳汁存放于冰箱内,婴儿需要时由他人哺喂,下班后及节假日坚持自己喂养。④告知产妇及家属如遇到喂养问题时可选用的咨询方法(医院的热线电话、保健人员、社区支持组织的具体联系方法和人员等)。

4. 产后健身操:产后健身操可促进腹壁、盆底肌肉张力的恢复,避免腹壁皮肤过度松弛,预防尿失禁、膀胱直肠膨出及子宫脱垂。根据产妇的情况,运动量由小到大,由弱到强循序渐进练习。一般在产后第2 d开始,1~2 d增加1节,每节做8~16次。出院后继续做产后健身操直至产后6周。

第1节:仰卧,深吸气,收腹部,然后呼气。

第2节:仰卧,两臂直放于身旁,进行缩肛与放松动作。

第3节:仰卧,两臂直放于身旁,双腿轮流上举和并举,与身体呈直角。

第4节:仰卧,髋与腿放松,分开稍屈,足底支撑,尽力抬高臀部及背部。

第5节:仰卧起坐。

第6节:跪姿,双膝分开,肩肘垂直,双手平放床上,腰部进行左右旋转动作。

第7节:全身运动,跪姿,双臂伸直支撑,左右腿交替向背后抬高。

5. 计划生育指导:产后42 d之内禁止性交。根据产后检查情况,恢复正常性生活,并指导产妇选择适当的避孕措施,一般哺乳者宜选用工具避孕,不哺乳者可选用药物避孕。

6. 产后检查:包括产后访视及产后健康检查。

(1)产后访视:由社区医疗保健人员在产妇出院后3 d内、产后14 d、产后28 d分别做3次产后访视;通过访视可了解产妇及新生儿健康状况,内容包括:①了解产妇饮食、睡眠及心理状况。②观察子宫复旧及恶露。③检查乳房,了解哺乳情况。④观察会阴伤口或剖宫产腹部伤口情况,发现异常给予及时指导。

(2)产后健康检查:告知产妇于产后42 d带孩子一起来医院进行一次全面检查,以了解产妇全身情况,特别是生殖器官的恢复情况及新生儿发育情况。产后健康检查包括全身检查和妇科检查。全身检查主要是测血压、脉搏,查血、尿常规等;妇科检查主要了解盆腔内生殖器是否已恢复至非孕状态。

【结果评价】

(一)产妇产后及时排尿、排便,未发生尿潴留。

(二)产妇积极参与新生儿及自我护理,母乳喂养成功,新生儿体重正常增长。

(齐学宏)

第三节　正常新生儿的护理

正常足月新生儿（normal term infant）是指胎龄≥37周＜42周，出生体重≥2 500 g并＜4 000 g，无畸形或疾病的活产婴儿。新生儿期是从胎儿出生后断脐到满28 d的一段时间。

【正常新生儿生理特点】

（一）体温　新生儿体温调节中枢发育不完善，皮下脂肪薄，体表面积相对较大，皮肤表皮角化层差，易散热，因此体温易随外环境温度的变化而波动。

（二）皮肤黏膜　新生儿出生时体表覆盖一层白色乳酪状胎脂，具有保护皮肤、减少散热的作用。新生儿皮肤薄嫩，易受损伤而发生感染。新生儿口腔黏膜血管丰富，两面颊部有较厚的脂肪层，称颊脂体，可帮助吸吮；硬腭中线两旁有黄白色小点称上皮珠，齿龈上有白色韧性小颗粒称牙龈粟粒点。上皮珠和牙龈粟粒点是上皮细胞堆积或黏液腺分泌物蓄积形成，出生后数周自然消失，切勿挑破以防感染。

（三）呼吸系统　新生儿出生后约10 s出现呼吸运动，因其肋间肌薄弱，呼吸主要靠膈肌的升降，呈现腹式呼吸；新生儿呼吸浅而快40～60次/min，2 d后降至每分钟20～40次/min；可有呼吸节律不齐。

（四）循环系统　新生儿耗氧量大，故心率较快，睡眠时平均心率为120次/min，清醒时可增至140～160次/min，且易受啼哭、吸乳等因素影响，波动范围为90～160次/min。新生儿血流多集中分布于躯干及内脏，因此，可触及肝脾，四肢容易发冷、发绀；新生儿红细胞、白细胞计数较高，以后逐渐下降至婴儿正常值。

（五）消化系统　新生儿胃容量较小，肠道容量相对较大，胃肠蠕动较快以适应流质食物的消化；新生儿吞咽功能完善，胃呈水平位，胃贲门括约肌不发达，哺乳后易发生溢乳；新生儿消化道可分泌消化酶（除胰淀粉酶外），因此，新生儿消化蛋白质的能力较强，消化淀粉的能力相对较差。

（六）泌尿系统　新生儿肾单位数量与成人相似，肾小球滤过、浓缩功能较成人低，容易发生水电解质紊乱；输尿管较长，弯曲度大，容易受压或扭转，发生尿潴留或泌尿道感染。

（七）神经系统　新生儿大脑皮层及锥体束尚未发育成熟，故新生儿动作慢而不协调，肌张力稍高，哭闹时可有肌强直；大脑皮层兴奋性低，睡眠时间长；眼肌活动不协调，对明暗有感觉，具有凝视和追视能力，有角膜反射及视听反射；味觉、触觉、温觉较灵敏，痛觉、嗅觉、听觉较迟钝；有吸吮、吞咽、觅食、握持、拥抱等先天性反射活动。

（八）免疫系统　新生儿在胎儿期从母体获得多种免疫球蛋白,主要是IgG、IgM、IgA,故出生后6个月内具有抗传染病的免疫力,如麻疹、风疹、白喉等;新生儿缺乏免疫球蛋白A(IgA)抗体,易患消化道、呼吸道感染;新生儿主动免疫发育不完善,巨噬细胞对抗原的识别能力差,免疫反应迟钝;新生儿自身产生的免疫球蛋白M(IgM)不足,缺少补体及备解素,对革兰阴性菌及真菌的杀灭能力差,易引起败血症。

【临床表现】

（一）体温改变　正常腋下体温为36 ℃～37.2 ℃,体温超过37.5 ℃者见于室温高、保温过度或脱水;体温低于36 ℃者见于室温较低、早产儿或感染等。

（二）皮肤、巩膜发黄　足月新生儿出生后2～3 d出现皮肤、巩膜发黄称生理性黄疸,持续4～10 d消退,最迟不超过2周。原因是新生儿出生后体内红细胞破坏增加,产生大量间接胆红素,而肝脏内葡萄糖醛酸转移酶活性不足,不能使间接胆红素全部结合成直接胆红素,从而导致高胆红素血症。

（三）体重减轻　新生儿出生后2～4 d体重下降,下降范围一般不超过10%,4 d后回升,7～10 d恢复到出生时水平,属生理现象。主要和摄入少,经皮肤及肺部排出的水分相对较多有关。

（四）乳腺肿大及假月经　由于胎儿在母体内受胎盘分泌的雌孕激素影响,新生儿出生后3～4 d可出现乳腺肿胀,2～3周后自行消失;女婴出生后1周内,阴道可有白带及少量血性分泌物,持续1～2 d后自然消失。

【处理原则】

维持新生儿正常生理状态,满足生理需求,防止并发症的发生。

【护理评估】

（一）出生时评估　见第四章第二节正常分娩妇女的护理。

（二）入母婴同室时评估　一般在出生24 h内进行。

1.健康史:①既往史:了解家属的特殊病史,母亲既往妊娠史等。②本次孕产史:本次妊娠的经过,胎儿生长发育及其监测结果,分娩经过,产程中胎儿情况等。③新生儿出生史:出生体重、性别、Apgar评分及出生后检查结果等。④新生儿记录:检查出生记录是否完整,包括床号、住院号、母亲姓名、性别、出生时间,新生儿脚印、母亲手印是否清晰,并与新生儿身上的手圈核对。

2.身体评估:评估时注意保暖,可让母亲在场以便指导。

（1）一般检查:①体重:一般在沐浴后测裸体体重。正常体重儿为2 500 g至不足4 000 g。体重≥4 000 g见于父母身材高大、多胎经产妇、过期妊娠或孕妇有糖尿病等;体重<2 500 g 见于早产儿或足月小样儿。②身高:测量头顶最高点至足跟距离,正常45 ~ 55 cm。③体温:一般测腋下体温,正常为36 ℃ ~ 37.2 ℃,体温可随外界环境温度变化而发生波动。④呼吸:于新生儿安静时测1 min,正常为40 ~ 60次/min。产时母亲使用麻醉剂、镇静剂或新生儿产伤可使新生儿呼吸减慢;室内温度改变过快、早产儿可出现呼吸过快;持续性呼吸过快见于呼吸窘迫综合征、膈疝等。⑤心率:一般通过心脏听诊获得。由于心脏容量小,每次搏血量较少,心率较快,可达120 ~ 140次/min。另外,注意新生儿的发育、反应、皮肤颜色,有无瘀斑、产伤或感染灶等。

(2)头面部:观察头颅大小、形状,有无产瘤、血肿及皮肤破损;检查囟门大小和紧张度,有无颅骨骨折和缺损;巩膜有无黄染或出血点;口腔有无唇腭裂等。

(3)颈部:注意颈部对称性、位置、活动范围和肌张力。

(4)胸部:观察胸廓形态、对称性,有无畸形;呼吸时是否有肋下缘和胸骨上下软组织下陷;通过心脏听诊了解心率、节律,各听诊区有无杂音;通过肺部听诊判断呼吸音是否清晰,有无啰音及啰音的性质和部位。

(5)腹部:出生时腹形平软,以后肠管充满气体,腹略膨出。观察呼吸时胸腹是否协调,外形有无异常;触诊肝脾大小;听诊肠鸣音。

(6)脐带:观察脐带残端有无出血或异常分泌物。若脐部红肿或分泌物有臭味,提示脐部感染。

(7)脊柱、四肢:检查脊柱、四肢发育是否正常,四肢是否对称,有无骨折或关节脱位等情况发生。

(8)肛门、外生殖器:肛门有无闭锁。外生殖器有无异常,男婴睾丸是否已降至阴囊,女婴大阴唇有无完全遮住小阴唇。

(9)大小便:正常新生儿出生后不久排小便,出生后10 ~ 12 h 内排胎便。若24 h 后未排胎便,应检查是否有消化道发育异常。

(10)肌张力、活动情况:新生儿正常时反应灵敏、哭声洪亮、肌张力正常。如中枢神经系统受损可表现为肌张力及哭声异常。睡眠时,刺激引起啼哭后观察。

(11)反射:通过观察各种反射是否存在,了解新生儿神经系统的发育情况。存在有觅食反射、吸吮反射、拥抱、握持等反射,随着小儿的发育逐渐减退,一般于出生数月之后消失。

(12)亲子互动:观察母亲与孩子间沟通的频率、方式及效果,评估母亲是否存在拒绝喂养新生儿行为。

(三)日常评估 如进入母婴同室时评估新生儿无异常,以后改为8 h 评估1次或每日评估1次,同时做好评估记录,如有异常应增加评估次数。

【常见护理诊断/问题】

(一)有窒息的危险　与呛奶、呕吐有关。

(二)有体温失调的危险　与体温调节系统不完善、缺乏体脂及环境温度低有关。

(三)有感染的危险　与新生儿免疫机制发育不完善和其特殊生理状况有关。

【护理目标】

(一)住院期间新生儿不发生窒息。

(二)住院期间新生儿生命体征正常。

(三)住院期间新生儿不发生感染。

【护理措施】

(一)一般护理

1.环境:新生儿居室的温度与湿度应随气候温度变化调节,房间宜向阳,光线充足、空气流通,室温保持在24 ℃ ~ 26 ℃,相对湿度在50% ~ 60%为宜;一张母亲床加一张婴儿床所占面积不少于6 m²。

2.生命体征:定时测新生儿体温,体温过低者加强保暖,过高者采取降温措施。观察呼吸道通畅情况,保持新生儿取侧卧体位,预防窒息。

3.安全措施:新生儿出生后,将其右脚印及其母亲右拇指印印在病历上。新生儿手腕上系上写有母亲姓名、新生儿性别、住院号的手圈。新生儿床应配有床围,床上不放危险物品,如锐角玩具、过烫的热水袋等。

4.预防感染:房间内应配有手消毒液,以备医护人员或探视者接触新生儿前消毒双手用。医护人员必须身体健康,定期体检。若患有呼吸道、皮肤黏膜、肠道传染性疾病,应暂调离新生儿室。新生儿患有脓疱疮、脐部感染等感染性疾病时,应采取相应的消毒隔离措施。

(二)喂养护理　新生儿喂养方法有母乳喂养、人工喂养和混合喂养。

1.母乳喂养:母乳喂养方法见本章第二节"产褥期妇女"的护理。母乳喂养措施包括:①早吸吮:正常分娩、母婴健康状况良好时,生后半小时即可哺乳。②母婴同室:让母亲与婴儿24 h在一起。③按需哺乳:哺乳的次数、间隔和持续时间由母子双方的需要决定,以婴儿吃饱为度。90%以上健康婴儿生后1个月可建立自己的进食规律。一般开始时1 ~ 2 h哺乳1次,以后2 ~ 3 h/次,逐渐延长到3 ~ 4 h/次。母乳喂养的优点:

对婴儿:①提供营养、促进发育:母乳中所含的各种营养物质最有利于婴儿的消化吸收,而且随着婴儿生长发育的需要,母乳的质和量发生相应的改变。②提高免疫力、预防疾病：母乳中含有多种免疫活性细胞和丰富的免疫球蛋白；免疫活性细胞有巨噬细胞、淋巴细胞等；免疫球蛋白包括：分泌型免疫球蛋白、乳铁蛋白、溶菌酶、纤维结合蛋白、双歧因子等。通过母乳喂养可预防婴儿腹泻、呼吸道和皮肤感染。③保护牙齿：呼吸时肌肉运动可促进面部肌肉正常发育，预防奶瓶喂养引起的龋齿。④有利于心理健康：母乳喂养增加了婴儿与母亲皮肤接触的机会，有助于母婴间的情感联系，对婴儿建立健康的心理具有更重要的作用。

对母亲：①预防产后出血：吸吮刺激促使催乳素产生，同时促进缩宫素分泌，后者使子宫收缩，减少产后出血。②避孕：哺乳期推迟月经复潮及排卵，有利于计划生育。③降低女性患癌的危险性：母乳喂养还可能减少哺乳母亲患乳腺癌、卵巢肿瘤的可能性。

2.人工喂养：由于各种原因不能进行母乳喂养，而选用配方奶或其他乳制品，如牛奶、羊奶和马奶等喂哺新生儿，称为人工喂养。一般人工喂养首选配方奶。配方奶是以牛奶为基础的改造奶制品，使营养素成分尽量"接近"人乳，更适合新生儿的消化能力和肾功能。无条件选用配方奶时可选择羊奶等喂养，但是必须经过加热、加糖、加水等改造后才可以喂养新生儿。新生儿人工喂养也要掌握正确的喂养技巧，如喂养姿势、新生儿的觉醒状态，选择适宜的奶瓶和奶嘴、奶液的温度、喂哺时奶瓶的位置等。

【知识拓展——成功母乳喂养的十项措施[WHO/UNICEF联合声明(1989年)]】

①有书面的母乳喂养政策，并常规地传达到所有的保健人员。②对所有的保健人员进行技术培训，使其能实施这一政策。③要把母乳喂养的好处及处理方法告诉所有的孕妇。④帮助母亲在产后半小时内开奶。⑤指导母亲如何喂奶，以及在需与其婴儿分离后的情况下如何保持泌乳。⑥除母乳外，禁止给新生儿喂任何食物和饮料，除非有医学指征。⑦实行母婴同室，让母亲与婴儿24 h在一起。⑧鼓励按需哺乳。⑨不给母乳喂养的婴儿吸橡皮奶头，或使用奶头做安慰物。⑩促使母乳喂养支持组织的建立，并将出院的母亲转给这些组织。

(三)日常护理

1.沐浴：包括淋浴、盆浴，其目的是清洁皮肤、促进舒适。沐浴时室温控制在26 ℃～28 ℃，水温控制在38 ℃～42 ℃(用手腕测试较暖即可)为宜。沐浴前不要喂奶。新生儿体温未稳定者不宜沐浴。每个婴儿用一套沐浴用品，所有用物在婴儿沐浴后用消毒液浸泡消毒，以预防感染。护士的动作宜轻而敏捷，沐浴过程中手始终接触并保护婴儿。

2.脐部护理：保持脐部清洁干燥。每次沐浴后用75%乙醇消毒脐带残端及脐轮周围，然后用无菌纱布覆盖包扎。脐带脱落处如有红色肉芽组织增生，轻者可用乙醇局部擦拭，重者可用硝酸银烧灼局部。如脐部有分泌物则用乙醇消毒后涂2.5%碘酊使其干燥。使用尿布时，注意勿超过脐部，以防尿粪污染脐部。

【知识拓展——新生儿脐带护理】

胎儿出生后采用无菌技术断脐,即等待脐带搏动消失后(或胎盘娩出后)无菌断脐。操作者戴无菌手套,在距新生儿腹部3~4 cm处,用气门芯等方法结扎脐带,然后在结扎处远端用无菌剪刀或刀片切断脐带,使脐带暴露在空气中或覆盖宽松的衣物。注意不需要消毒脐带残端和脐周,不需要在脐带断端涂任何药物,更不需要包扎和包裹脐带残端。日后脐带护理是每日清洁后擦干,不消毒、不包裹脐部。脐带护理中要教会产妇清洁擦干脐窝部,并告知及时进行社区随访。

3.皮肤护理:新生儿娩出后用温软毛巾擦净皮肤上的羊水、血迹,产后6 h内除去胎脂,剪去过长的指(趾)甲。

4.臀部护理:尿布或纸尿裤要松紧适中,及时更换。大便后用温水清洗臀部,揩干后涂上软膏,预防红臀、皮疹或溃疡。红臀可用红外线照射,每次10~20 min,每日2~3次。皮肤糜烂可用植物油或鱼肝油纱布敷于患处。

(四)免疫接种

1.卡介苗:足月正常新生儿出生后12~24 h,难产或异常儿出生后3 d,无异常时可接种卡介苗。方法是将卡介苗0.1 mL注射于左臂三角肌下端偏外侧皮内。禁忌证:①体温高于37.5 ℃。②早产儿。③低体重儿。④产伤或其他疾病者。

2.乙肝疫苗:正常新生儿出生后1 d、1个月、6个月各注射乙肝疫苗1次。

【结果评价】

(一)新生儿哭声洪亮、无发绀,呼吸平稳。

(二)新生儿体温维持正常。

(三)新生儿脐部、皮肤无红肿。

附:婴儿抚触

婴儿抚触是抚触者用双手有技巧地对婴儿皮肤各部位进行的有序抚摸,其目的是:①促进胃液的释放,加快婴儿对食物的消化、吸收。②促进婴儿神经系统的发育。③增加和改善婴儿的睡眠。④促进婴儿血液循环及皮肤的新陈代谢。⑤促进婴儿免疫系统的完善,提高免疫力。⑥促进母子感情交流。

抚触的准备:婴儿润肤油、毛巾、尿布、衣服等。抚触手法包括:①头面部:两拇指指腹从新生儿眉间向两侧推;两拇指从下颌部中央向两侧以上滑行,让上下唇形成微笑状;一手托头,用另一手的指腹从前额发际抚向脑后,最后示、中指分别在耳后乳突部轻压一下;换手同法抚触另半部。②胸部:两手分别从新生儿胸部的外下方(两侧肋下缘)向对侧上方交叉推进到两侧肩部,在胸部划一个大的交叉,避开新生儿的乳腺。③腹部:示、中指依次从新生儿的右下腹至上腹向下腹移动,呈顺时针方向划半圆,避开新生儿的脐部和膀胱。④四肢:两手交替抓住新生儿的一侧上肢从上臂至手腕轻轻滑行,然后在滑行的过程中从近端向远端分段轻轻挤捏。对侧及双下肢方法相同。⑤手和足:用拇指指腹从婴儿掌面/脚跟向手指/脚趾方向推进,并抚触每个手指/脚趾。⑥背部:以脊椎为中分线,双手分别平行放在新生儿脊椎两侧,往相反方向重复移动双手;从背部上端开始逐步向下渐至臀部,最后由头顶沿脊椎摸至骶部、臀部。

抚触的注意事项:抚触在出生后24 h开始,时间选择在沐浴后及哺乳间为宜。每次抚触10～15 min,每日2～3次。室温应在28 ℃以上,全裸时可使用调温的操作台,温度为36 ℃左右。抚触者操作前要洗净双手,用婴儿润肤油揉搓双手至温暖后,再进行抚触。抚触时可播放柔和的音乐,抚触过程中要与婴儿进行语言和情感交流。抚触时要注意观察婴儿的反应,若有哭闹,肌张力提高,神经质,活动兴奋性增加,肤色出现变化或呕吐等,应立即停止对该部位的抚触,如持续1 min以上,应完全停止抚触。

(齐学宏)

第六章　高危妊娠管理

高危妊娠(high risk pregnancy)是指妊娠期具有各种危险因素可能危害孕妇、胎儿及新生儿健康或导致难产的妊娠。护士应对孕妇进行危险因素筛查,及时发现高危孕妇并将其纳入高危妊娠管理系统,以促进良好的妊娠结局。

第一节　高危妊娠妇女的监护

一、概述

高危妊娠的范畴广泛,基本包括了所有的病理产科。具有高危妊娠因素的孕妇称为高危孕妇。

(一)高危妊娠的因素

1. 孕妇自然状况、家庭及社会经济因素　如孕妇年龄<18岁或≥35岁、妊娠前体重过轻或超重、身高<145 cm、受教育时间<6年、先天发育异常、家属中有遗传性疾病。孕妇有吸烟、嗜酒、吸毒等不良嗜好。孕妇职业及稳定性差、收入低、居住条件差、未婚或独居、营养不良、交通不便等。

2. 疾病因素

(1)流产、异位妊娠及异常分娩史:如复发性自然流产、异位妊娠、早产、死产、死胎、难产、新生儿死亡、新生儿溶血性黄疸、新生儿畸形、新生儿有先天性/遗传性疾病、巨大儿等。

(2)妊娠并发症:如妊娠期高血压疾病、前置胎盘、胎盘早剥、羊水过多/过少、胎儿宫内发育迟缓、过期妊娠、母儿血型不合等。如心脏病、糖尿病、高血压、肾脏病、肝炎、甲状腺功能亢进、血液病、病毒感染、性病、恶性肿瘤、生殖器发育异常、智力低下、精神异常等。

(3)可能造成难产的因素:如妊娠早期接触大量放射线或化学性毒物、服用对胎儿有影响的药物、病毒感染、胎位异常、巨大儿、多胎妊娠、骨盆异常、软产道异常等。

3. 心理因素 如焦虑、抑郁、恐惧、沮丧、悲哀等。

（二）高危妊娠评分

为了早期识别高危孕妇，护士应根据修改后的Nesbitt评分指标（表6-1）对孕妇进行评分。该评分指标的总分为100分，当减去孕妇具有的各种危险因素的分值后，若评分低于70分属于高危妊娠范畴。但是，孕妇的情况会随着妊娠进展而出现新的变化，护士应及时发现孕妇出现的高危因素并重新进行评分。

二、监护措施

高危妊娠监护内容主要包括：优生咨询与产前诊断；筛查妊娠并发症或合并症；评估胎儿生长发育及宫内安危；监测胎盘、脐带和羊水等。

（一）确定孕龄

根据末次月经、早孕反应出现的时间、第一次胎动出现的时间、B型超声测量胎儿双顶径和股骨长等推算胎龄。

（二）监测宫高及腹围

测量孕妇的宫高、腹围，以间接了解胎儿宫内的发育情况。将每次产前检查测量的宫高、腹围记录在《围生期保健手册》中，绘制成宫高、腹围曲线，观察其动态变化。

（三）计数胎动

胎动计数是评估胎儿在宫内是否缺氧的方法之一，根据12 h胎动数以判断胎动是否正常。

（四）B型超声检查

B型超声检查不仅能显示胎儿大小（包括胎头双顶径、腹围、股骨长）、数目、胎位、有无胎心搏动、胎盘位置及成熟度，还可以发现胎儿畸形。

（五）监测胎心

1. 胎心听诊 听诊胎心音是判断胎儿宫内安危情况的一种简便方法。可用胎心听诊器或多普勒胎心仪听诊胎心的强弱及节律，判断胎心率是否正常。

2. 电子胎儿监护 电子胎儿监护（electronic fetal monitoring，EFM）不仅可以连续观察并记录胎心率的动态变化，还可以了解胎动、宫缩与胎心的关系。EFM包括内、外监护两种形式。外监护是将宫缩描绘探头和胎心描绘探头直接放在孕妇的腹壁上（具体内容见本章第二节高危妊娠妇女的护理）。

表6-1 修改后的Nesbitt评分指标

1. 孕妇年龄		5. 妇科疾病	
15～19岁	−10	月经失调	−10
20～29岁	0	不育史：少于2年	−10
30～34岁	−5	多于2年	−20
35～39岁	−10	子宫颈不正常或松弛	−20
40岁及以上	−20	子宫肌瘤：>5 cm	−20
2. 婚姻状况		黏膜下	−30
未婚或离婚	−5	卵巢肿瘤（>6 cm）	−20
已婚	0	子宫内膜异位症	−5
3. 产次		6. 内科疾病与营养	
0产	−10	全身性疾病	
1～3产	0	急性：中度	−5
4～7产	−5	重度	−15
8产以上	−10	慢性：非消耗性	−5
4. 过去分娩史		消耗性	−20
流产1次	−5	尿路感染：急性	−5
3次以上	−30	慢性	−25
早产1次	−10	糖尿病	−30
2次以上	−20	肾性高血压：中度	−15
死胎1次	−10	重度	−30
2次以上	−30	合并肾炎	−30
新生儿死亡1次	−10	心脏病：心功能1～2级	−10
2次以上	−30	心功能3～4级	−30
先天性畸形1次	−10	心衰史	−30
2次以上	−20	贫血：Hb 10～11 g	−5
新生儿损伤：骨骼	−10	9～10 g	−10
神经	−20	<9 g	−20
骨盆狭小：临界	−10	血型不合：ABO	−20
狭小	−30	Rh	−30
先露异常史	−10	内分泌疾病	
剖宫产史	−10	垂体，肾上腺，甲状腺疾病	−30
		营养：不适当	−10
		不良	−20
		过度肥胖	−30

（六）胎盘功能检查

通过检测孕妇血液或尿液中的雌三醇、血液中的人胎盘生乳素（HPL）和妊娠特异性β₁糖蛋白等。

（七）胎儿成熟度检查

检测羊水中卵磷脂/鞘磷脂比值（lecithin/sphingomyelin，L/S）、磷脂酰甘油（phos -

phati- dyl glycerol,PG)、泡沫试验(foam stability test)等。

（八）胎儿缺氧程度检查

常用检查方法包括胎儿头皮血血气测定、胎儿血氧饱和度(fetal oxygen satur- ation，FSO$_2$)测定等，或用羊膜镜直接观察羊水的量、颜色、性状。

（九）胎儿先天性/遗传性疾病的检查

对高风险生育先天遗传缺陷患儿的孕妇应进行产前诊断(prenatal diagnosis)，又称宫内诊断(intrauterine diagnosis)或出生前诊断(antenatal diagnosis)，指在胎儿出生之前应用影像学、生物化学、细胞遗传学及分子生物学等技术，了解胎儿在宫内的发育状况，分析胎儿染色体核型，检测胎儿的生化检查项目和基因等，对胎儿的先天性和遗传性疾病作出诊断。产前诊断的方法包括非侵袭性检查和侵袭性检查，前者包括孕妇血清与尿液成分检测、超声检测、X线、CT、磁共振等，后者包括羊膜腔穿刺术(amniocentesis)、绒毛穿刺取样(chorionic villus sampling, CVS)、经皮脐血穿刺术(percutaneous umbilical cord blood sampling,PUBS)、胎儿组织活检(fetal tissue biopsy)等。

（齐学宏）

第二节　高危妊娠妇女的护理

一、一般预防与处理

（一）增加营养　孕妇的健康及营养状态对胎儿的生长发育极为重要。若孕妇存在营养不良、贫血、胎盘功能减退、胎儿宫内发育迟缓，应给予高蛋白、高能量饮食，并补充足够的维生素和铁、钙、碘等矿物质和微量元素。

（二）卧床休息　一般建议孕妇取左侧卧位，改善肾脏及子宫-胎盘血液循环。若孕妇有心脏病、阴道流血、早产、胎膜早破等，必要时绝对卧床。

二、病因预防与处理

（一）遗传性疾病　积极预防、早期发现、及时处理。

（二）妊娠并发症　及时发现高危人群，积极预防，早期发现，避免不良妊娠结局的发生。加强孕期保健，增加产前检查次数和项目，定期检测合并症的病情变化，指导孕妇合理营养、活动与休息，遵医嘱给药，适时终止妊娠。

三、产科疾病的预防与处理

（一）提高胎儿对缺氧的耐受力　如10%葡萄糖500 mL加维生素C 2 g静脉缓慢滴注，每日1次，5～7 d为一个疗程。

（二）间歇吸氧　每日2次，每次30 min，可以改善胎儿的血氧饱和度。

（三）预防早产　指导孕妇避免剧烈运动/活动、精神过度紧张/焦虑等，预防胎膜早破、生殖道感染等。

（四）适时终止妊娠　选择适当时间用引产(odinopoeia)或剖宫产的方式终止妊娠。对需终止妊娠而胎儿成熟度较差者，可用糖皮质激素促进胎儿肺成熟。

（五）分娩期护理　严密观察产程进展、胎心变化，必要时给予电子胎儿监护、吸氧。阴道分娩者应尽量缩短第二产程。做好抢救新生儿窒息的准备。

【护理评估】

（一）健康史

了解孕妇月经史、生育史、既往史、家族史等，妊娠期是否用过可能对胎儿生长发育有不利影响的药物、有无接受过放射线检查、是否有过病毒性感染等。

（二）身心状况

1. 一般情况　了解孕妇年龄、身高、步态、体重，身高<145 cm者容易发生头盆不称；步态异常者应注意骨盆有无不对称；体重过轻或过重者的妊娠危险性也会增加。

2. 血压　若血压≥140/90 mmHg或比基础血压升高30/15 mmHg者为异常。

3. 心脏　评估有无心脏杂音及心功能。

4. 宫高和腹围　判断宫高、腹围是否与停经周数相符。通常在妊娠图中标出正常妊娠情况下人群的第10个百分位线和第90个百分位线检查值，如果每次检查测得孕妇的宫高和腹围所连成的动态曲线在上述两标准线之间，提示基本正常。如果测得孕妇的宫高低于第10个百分位线，连续2次或间断出现3次，提示可能存在胎儿宫内发育不良或羊水过少；若高于第90个百分位线，提示可能存在巨大儿、羊水过多或多胎妊娠。

5. 胎儿大小　根据孕妇的宫高、腹围、B型超声检查等估计胎儿体重。

6. 胎心率　当胎心率<110次/min或>160次/min，提示胎儿缺氧。

7. 胎方位　通过腹部四步触诊法了解胎方位。

8. 胎动　12 h胎动计数<10次或逐日下降超过50%者，或胎动计数明显增加后出现胎动消失，均提示胎儿有宫内窘迫。

9. 心理状态　高危妊娠孕妇常担心自身和胎儿健康,容易产生焦虑、恐惧、悲哀和失落,也会因为妊娠并发症的存在与继续维持妊娠相矛盾而感到烦躁、无助。护士应全面评估高危妊娠孕妇的心理状态、应对机制及社会支持系统。

(三)辅助检查

1. 实验室检查　血、尿常规;肝、肾功能;血糖及糖耐量;出凝血时间、血小板计数等项目。

2. B型超声检查　是产科常用的一种辅助检查方法。妊娠早期常用于诊断早孕,判断是否为宫内妊娠。妊娠中、晚期可以评估:①胎儿:不仅能评估胎产式、胎先露、胎方位,还能估计胎儿大小、是否成熟,如:双顶径达8.5 cm以上,则91%的胎儿体重超过2 500 g。另外,B型超声检查还可以发现部分胎儿先天畸形。②胎盘:评估胎盘大小、厚度、位置,不仅对于分娩方式、分娩时机等临床决策有参考意义,还可以评估是否存在前置胎盘、胎盘早剥、副胎盘等。B型超声检查还可以了解胎盘功能分级:0级:未成熟,多见于中期妊娠;Ⅰ级:开始趋向成熟,多见于妊娠29~36周;Ⅱ级:成熟期,多见于妊娠36周以后;Ⅲ级:胎盘已经成熟,多见于妊娠38周以后。③羊水:不仅可以观察羊水的性状,还可以通过测量羊水最大暗区垂直深度(amniotic fluid volume, AFV)和计算羊水指数(amniotic fluid index, AFI)以评估羊水量是否正常。④脐带:了解脐带是否存在打结、绕颈、过长/过短等异常。

3. 电子胎儿监护　电子胎儿监护不仅可以连续观察和记录胎心率(fetal heart rate, FHR)的动态变化,还可以观察胎心率受胎动、宫缩影响时的动态变化,反映胎心率与胎动、宫缩之间的关系,这些记录可以及时、客观地监测胎心率和预测胎儿宫内储备能力。

(1)监测胎心率:胎心率基线(FHR-baseline, BFHR)指在无胎动、无子宫收缩影响时,10 min以上的胎心率平均值。正常的BFHR由交感神经和副交感神经共同调节,包括每分钟心搏次数及FHR变异。FHR的正常值为110~160次/min,若FHR>160次/min或<110次/min,历时10min,称为心动过速(tachycardia)或心动过缓(bradycardia)。

胎心率基线变异指BFHR在振幅和频率上的不规则波动或小的周期性波动,又称为基线摆动(baseline oscillation),包括胎心率的摆动幅度和摆动频率。摆动幅度指胎心率上下摆动波的高度,振幅变动范围正常为6~25次/min。摆动频率是指1 min内波动的次数,正常为≥6次/min。BFHR变异表示胎儿有一定的储备能力,是胎儿健康的表现。基线波动活跃则频率增高,基线平直则频率降低或消失,BFHR变平即变异消失,提示胎儿储备能力丧失。

胎心率一过性变化:受胎动、宫缩、触诊及声响等刺激,胎心率发生暂时性加快或减慢,随后又能恢复到基线水平,称为胎心率一过性变化,是判断胎儿安危的重要指标。胎心率一过性变化包括加速和减速两种情况。

加速:指宫缩时FHR增加≥15次/min,持续时间≥15 s,是胎儿情况良好的表现,原因可能是胎儿躯干局部或脐静脉暂时受压。散发的、短暂的胎心率加速是无害的。但脐静脉持续受压则发展为减速。

减速:指宫缩时出现FHR减慢,包括以下3种情况:①早期减速(early deceleration,ED):特点是FHR曲线下降几乎与宫缩曲线上升同时开始,FHR曲线最低点与宫缩曲线高峰相一致,即波谷对波峰,下降幅度<50次/min,持续时间<15 s,子宫收缩后迅速恢复正常(图6-1)。不受孕妇体位及吸氧而改变。意义:提示胎儿有缺氧的危险。②变异减速(variable deceleration,VD):特点是FHR减速与宫缩无固定关系,下降迅速,下降幅度>70次/min,持续时间长短不一,但恢复迅速(图6-2)。意义:提示脐带有可能受压。可改变体位继续观察。如果存在变异减速伴有FHR基线变异消失,提示可能存在胎儿宫内缺氧。③晚期减速(late deceleration,LD):特点是FHR减速多在宫缩高峰后开始出现,即波谷落后于波峰,时间差多在30~60 s,下降幅度<50次/min,恢复所需时间较长(图6-3)。意义:提示胎盘功能不良、胎儿有宫内缺氧。

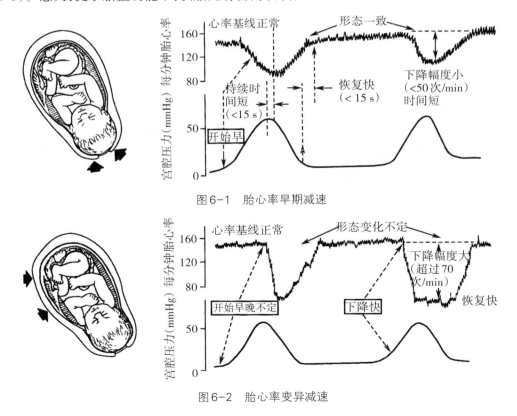

图6-1 胎心率早期减速

图6-2 胎心率变异减速

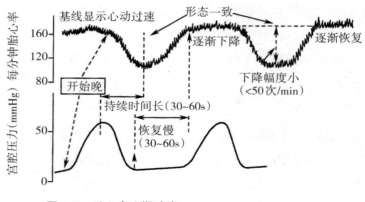

图6-3 胎心率晚期减速

（2）预测胎儿宫内储备能力

①无应激试验（non-stress test，NST）：指在无宫缩、无外界负荷刺激下，用电子胎儿监护仪进行胎心率与胎动的观察和记录，以了解胎儿储备能力。原理：在胎儿不存在酸中毒或神经受压的情况下，胎动时会出现胎心率的短暂上升，预示着正常的自主神经功能。方法：孕妇取坐位或侧卧位，一般监护20 min。由于胎儿存在睡眠周期，NST可能需要监护40 min或更长时间。本试验根据胎心率基线、胎动时胎心率一过性变化（变异、减速和加速）等分为NST反应型和无反应型。NST反应型：指监护时间内出现2次或以上的胎心加速。妊娠32周前，加速在基线水平上≥10次/min、持续时间≥10 s，已证明对胎儿正常宫内状态有足够的预测价值。在FHR基线正常、变异正常且不存在减速的情况下，电子胎儿监护达到NST反应型即可。NST无反应型：指超过40 min没有足够的胎心加速。

②缩宫素激惹试验（oxytocin challenge test，OCT）：又称为宫缩应激试验（contraction stress test，CST），其目的为观察和记录宫缩后胎心率的变化，了解宫缩时胎盘一过性缺氧的负荷变化，评估胎儿的宫内储备能力。原理：在宫缩的应激下，子宫动脉血流减少，可促发胎儿一过性缺氧表现。对已处于亚缺氧状态的胎儿，在宫缩的刺激下缺氧逐渐加重，将诱导出现晚期减速。宫缩的刺激还可引起脐带受压，从而出现变异减速。宫缩的要求：宫缩≥3次/10min，每次持续≥40 s。如果产妇自发的宫缩满足上述要求，无需诱导宫缩，否则可通过刺激乳头或静脉滴注子宫收缩药诱导宫缩。

OCT/CST图形的判读主要基于是否出现晚期减速。结果判断：阴性：无晚期减速或明显的变异减速；阳性：50%以上的宫缩后出现晚期减速；可疑阳性：间断出现晚期减速或明显的变异减速；可疑过度刺激：宫缩＞5次/10 min或每次宫缩持续时间＞90 s时出现胎心减速；不满意的OCT/CST：宫缩频率＜3次/10 min或出现无法解释的图形。

【知识拓展——电子胎心监护应用专家共识】

正确解读 EFM 图形对减少新生儿惊厥、脑性瘫痪的发生，降低分娩期围生儿死亡率，预测新生儿酸中毒，减少不必要的阴道助产或剖宫产术等产科干预措施非常重要。对于高危孕妇，EFM 可从妊娠 32 周开始，但具体开始时间和频率应根据孕妇情况及病情进行个体化应用，如病情需要，EFM 最早可以进入围生期（妊娠 28 周）开始。对 EFM 图形的完整描述应包括基线、基线变异、加速、减速及宫缩。正弦波形是指明显可见的、平滑的、类似正弦波的图形，长变异 3~5 周期/min，持续≥20min。由于正弦波形有非常特殊的临床意义，常常预示胎儿已存在严重缺氧，需要特别引起重视。

（3）胎儿生物物理评分（biophysical profile scoring，BPS）：是应用多项生物物理现象进行综合评定的方法，常用 Manning 评分法，该法通过 NST 联合实时超声检查，前者是对胎儿储备能力和胎盘功能的实时、有效的观察手段，后者可以对胎儿器官发育、功能状况、胎儿血液循环、胎盘循环、胎盘子宫循环的血流动力学状态做出评价。通过观察 NST、胎儿呼吸运动（fetal breath movement，FBM）、胎动（FM）、胎儿张力（fetal tension，FT）、羊水最大暗区垂直深度（AFV）共 5 项指标综合判断胎儿宫内安危。每项指标 2 分，总分为 10 分，观察时间为 30min。具体评分指标与分值见表 6-2。结果判断：8~10 分提示胎儿健康；5~7 分提示可疑胎儿窘迫；4 分及以下应及时终止妊娠。

表 6-2 Manning 评分法

指　标	2分（正常）	0分（异常，缺乏或不足）
NST（20 min）	≥2 次胎动伴 FHR 加速≥15 次/min，持续≥15s	<2 次胎动，FHR 加速<15 次/min，持续<15s
FBM（30 min）	呼吸运动≥1 次，持续≥30s	无或持续<30s
FM（30 min）	≥3 次躯干和肢体活动（连续出现计 1 次）	≤2 次躯干和肢体活动无活动或肢体完全伸展，伸展缓慢，部分恢复到屈曲
FT	≥1 次躯干伸展后恢复到屈曲，或手指摊开合拢	无活动；肢体完全伸展；伸展缓慢，部分屈曲
AFV	≥1 个羊水暗区，最大羊水池垂直直径≥2 cm	无暗区或最大羊水暗区垂直直径<2 cm

4. 胎盘功能检查

（1）孕妇尿雌三醇（E_3）测定：一般测 24 h 尿 E_3 含量。24 h 尿 E_3>15 mg 为正常值，10~15 mg 为警戒值，<10 mg 为危险值。若妊娠晚期连续多次测得此值<10 mg，表示胎盘功能低下。

（2）孕妇血清游离雌三醇测定：正常足月妊娠时临界值为 40 nmol/L，若每周连续测定 2~3 次，E_3 值均在正常范围说明胎儿情况良好；若发现 E_3 值持续缓慢下降可能为过期妊娠;下降较快者可能为重度妊娠期高血压疾病或胎儿宫内发育迟缓;急剧下降或下降 >50%时说明胎儿有宫内死亡危险。

(3)孕妇血清人胎盘生乳素(HPL)测定:足月妊娠时应为4～11 mg/L,若该值于足月妊娠时<4 mg/L或突然降低50%,表示胎盘功能低下。

(4)孕妇血清妊娠特异性β_1糖蛋白测定:若该值于足月妊娠时<100 mg/L,提示胎盘功能障碍。

(5)脐动脉血流S/D值:通过测定妊娠晚期脐动脉收缩末期峰值(S)与舒张末期峰值(D)的比值,可以反映胎盘血流动力学改变,正常妊娠晚期S/D值<3,若S/D值≥3为异常,应及时处理。

5. 胎儿成熟度检查　测定胎儿成熟度的方法,除计算妊娠周数、测量宫高与腹围、B型超声测量胎头双顶径外,还可经腹壁羊膜腔穿刺抽取羊水进行以下检测:①卵磷脂/鞘磷脂(L/S)比值:用于评估胎儿肺成熟度,L/S值>2提示胎儿肺成熟。②磷脂酰甘油(PG)测定:>3%提示肺成熟。③泡沫试验或震荡试验:是一种快速而简便测定羊水中表面活性物质的试验。若两管液面均有完整的泡沫环,提示胎儿肺成熟。

6. 胎儿缺氧程度检查

(1)胎儿头皮血pH测定:通过采集胎儿头皮毛细血管血样测定,正常胎儿头皮血pH为7.25～7.35,pH 7.21～7.24提示可疑酸中毒,pH≤7.20提示有酸中毒。

(2)胎儿血氧饱和度(FSO_2)测定:用于监测胎儿氧合状态和酸碱平衡状态,是诊断胎儿窘迫、预测新生儿酸中毒的重要指标。若FSO_2<30%,应立即采取干预措施。

7. 甲胎蛋白(alpha-fetal protein,AFP)测定　AFP异常增高是胎儿患有开放性神经管缺损的重要指标。多胎妊娠、死胎及胎儿上消化道闭锁等也伴有升高。

【常见护理诊断/问题】

(一)有母体与胎儿双方受干扰的危险　与高危妊娠因素易致胎儿血氧供应和(或)利用异常有关。

(二)知识缺乏　缺乏孕期保健、胎儿评估等知识。

(三)焦虑　与担心自身及胎儿健康、妊娠出现不良结局有关。

【护理目标】

(一)胎儿未出现宫内窘迫。

(二)孕妇学会如何合理膳食、活动与休息、胎动计数等知识。

(三)孕妇对妊娠过程有理性的认知,既不放松警惕,又不过分担心。

【护理措施】

（一）病情观察　指导孕妇加强产前检查,酌情增加检查的项目和次数。严密观察孕妇有无阴道流血、水肿、腹痛等症状和体征,观察胎儿生长发育是否正常、是否有宫内缺氧,及时做好母儿的病情观察与监护记录。

（二）健康教育　指导孕妇定期参加孕妇学校学习,通过有针对性的指导,提供相应的信息,帮助孕妇加强自我监护,提高其自我管理的能力。与孕妇讨论食谱及烹饪方法,尊重其饮食文化,提出恰当的建议,增加营养,保证胎儿发育需要。对胎盘功能减退、胎儿发育迟缓的孕妇给予高蛋白、高能量饮食,补充维生素、铁、钙及多种氨基酸。对胎儿增长过快者则要控制饮食。卧床休息,一般取左侧卧位。注意个人卫生,勤换衣裤。保持室内空气新鲜,通风良好。教会孕妇自测胎动。告知孕妇若出现胎动异常、阴道流血/流液、头晕、心悸等症状时应及时就诊。

（三）心理护理　引导孕妇积极应对健康相关问题,缓解其心理压力与焦虑、紧张的情绪。各种检查和操作之前向孕妇解释,提供指导,告知全过程及注意事项。鼓励和指导孕妇家人参与围产保健,提供有利于孕妇倾诉和休息的环境。

（四）分娩期护理　严密观察产程进展、胎心率及羊水情况。必要时实施产时电子胎儿监护,防止缺氧和酸中毒引起的胎儿不良结局。做好新生儿窒息的抢救准备。如为早产儿或极低体重儿还需准备好暖箱,必要时转入儿科重症监护病房。

【结果评价】

（一）胎儿未发生严重的宫内缺氧。

（二）孕妇能够描述孕期营养要求、合理安排活动与休息、会计数胎动。

（三）孕妇能与护士共同讨论自己及胎儿的安全,积极参与治疗与护理。

（齐学宏）

第七章　妊娠期并发症妇女的护理

受孕与妊娠是极其复杂而又十分协调的生理过程。从受孕至胎儿及其附属物娩出的40周期间,各种内在因素与外界因素的综合作用时常影响着母体和胎儿。若不利因素占优势,妊娠时则会出现一些并发症。妊娠早期可发生流产、异位妊娠,中、晚期可出现妊娠期肝内胆汁淤积症等。

第一节　自然流产

凡妊娠不足28周、胎儿体重不足1 000 g而终止者,称为流产(abortion)。流产发生于妊娠12周以前者称早期流产,发生在妊娠12周至不足28周者称晚期流产。流产又分为自然流产(spontaneous abortion)和人工流产(artificial abortion),本节内容仅阐述自然流产。自然流产的发生率占全部妊娠的10%～15%左右,其中80%以上为早期流产。

【病因】

导致流产的原因很多,除了胚胎本身原因外,还有子宫环境、内分泌状态及其他因素等。主要有以下几方面:

(一)胚胎因素

染色体异常是自然流产最常见的原因。在早期自然流产中约有50%～60%的妊娠产物存在染色体的异常。染色体异常多为数目异常,如X单体、某条染色体出现3条,或者三倍体、多倍体等;其次为结构异常,如染色体断裂、缺失或易位。染色体异常的胚胎多数发生流产,极少数继续发育成胎儿,但出生后也会发生某些功能异常或合并畸形。若已流产,妊娠产物有时仅为一空泡或已经退化了的胚胎。

(二)母体因素

1. 全身性疾病　妊娠期高热可引起子宫收缩而发生流产;细菌毒素或病毒通过胎盘进入胎儿血液循环,导致胎儿死亡而发生流产。孕妇患严重贫血或心力衰竭可致胎儿缺氧,也可能引起流产。此外,内分泌功能失调、身体或精神的创伤也可导致流产。

2. 免疫因素　母体妊娠后母儿双方免疫不适应,导致母体排斥胎儿发生流产;母体内有抗精子抗体也常导致早期流产。

3. 生殖器官异常　子宫发育不良、子宫畸形、子宫肌瘤、宫腔粘连等可影响胎儿的生长发育而导致流产。子宫颈重度裂伤,宫颈内口松弛易因胎膜早破而引起晚期流产。

4. 其他　如母儿血型不合(如 Rh 或 ABO 血型系统等)可能引起晚期流产。另外,妊娠期特别是妊娠早期行腹部手术,劳动过度、性交,或有吸烟、酗酒、吸毒等不良习惯等诱因,均可刺激子宫收缩而引起流产。

(三)胎盘因素

滋养细胞的发育和功能不全是胚胎早期死亡的重要原因。此外,胎盘内巨大梗塞、前置胎盘、胎盘早期剥离而致胎盘血液循环障碍,胎儿死亡等可致流产。

(四)环境因素

过多接触有害的化学物质(如镉、铅、有机汞、DDT 等)和物理因素(如放射性物质、噪声及高温等)可直接或间接对胚胎或胎儿造成损害,引起流产。

【病理】

流产过程是妊娠物逐渐从子宫壁剥离,然后排出子宫。早期流产时胚胎多数先死亡,随后发生底蜕膜出血,造成胚胎的绒毛与蜕膜层分离,已分离的胚胎组织如同异物,引起子宫收缩而被排出。在妊娠早期,胎盘绒毛发育尚不成熟,与子宫蜕膜联系尚不牢固,因此在妊娠8周以内发生的流产,妊娠产物多数可以完整地从子宫壁分离而排出,出血不多。妊娠8~12周时,胎盘绒毛发育茂盛,与底蜕膜联系较牢固,此时若发生流产,妊娠产物往往不易完整分离排出,常有部分组织残留宫腔内影响子宫收缩,致使出血较多,且经久不止。妊娠12周后,胎盘已完全形成,流产时往往先有腹痛,然后排出胎儿、胎盘。有时由于底蜕膜反复出血,凝固的血块包绕胎块,形成血样胎块稽留于宫内,也可吸收血红蛋白形成肉样胎块。偶有胎儿被挤压,形成纸样胎儿,或钙化后形成石胎。

【临床表现】

停经、腹痛及阴道出血是流产的主要临床症状。在流产发展的各个阶段,其症状发生的时间、程度也不同。

一般流产的发展过程如下:

(一)先兆流产　先兆流产(threatened abortion)表现为停经后先出现少量阴道流血,量比月经量少,有时伴有轻微下腹痛、腰痛、腰坠。妇科检查:子宫大小与停经周数相符,宫颈口未开,胎膜未破,妊娠产物未排出。经休息及治疗后,若流血停止或腹痛消失,妊娠可继续进行;若流血增多或腹痛加剧,则可能发展为难免流产。

(二)难免流产　难免流产(inevitable abortion)由先兆流产发展而来,流产已不可避免。表现为阴道流血量增多,阵发性腹痛加重。妇科检查:子宫大小与停经周数相符或略小,宫颈口已扩张,但组织尚未排出;晚期难免流产还可有羊水流出或见胚胎组织或胎囊堵于宫口。

(三)全流产　不全流产(incomplete abortion)由难免流产发展而来,妊娠产物已部分排出体外,尚有部分残留于宫内,从而影响子宫收缩,致使阴道出血持续不止,严重时可引起出血性休克,下腹痛减轻。妇科检查:一般子宫<停经周数,宫颈口已扩张,不断有血液自宫颈口内流出,有时尚可见胎盘组织堵塞于宫颈口或部分妊娠产物已排出于阴道内,而部分仍留在宫腔内,有时宫颈口已关闭。

(四)完全流产　完全流产(complete abortion)妊娠产物已完全排出,阴道出血逐渐停止,腹痛随之消失。妇科检查:子宫接近正常大小或略大,宫颈口已关闭。

(五)稽留流产　稽留流产(missed abortion)又称过期流产,是指胚胎或胎儿已死亡滞留在宫腔内尚未自然排出者。胚胎或胎儿死亡后,子宫不再增大反而缩小,早孕反应消失,若已至妊娠中期,孕妇不感腹部增大,胎动消失。妇科检查子宫<妊娠周数,宫颈口关闭。听诊不能闻及胎心。

(六)复发性流产　复发性流产(recurrent spontaneous abortion,RSA)指同一性伴侣连续发生3次及3次以上的自然流产。复发性流产大多数为早期流产,少数为晚期流产。早期复发性流产常见原因为胚胎染色体异常、免疫功能异常、黄体功能不全、甲状腺功能低下等;晚期复发性流产常见原因为子宫解剖异常、自身免疫异常、血栓前状态等。

(七)流产合并感染　流产过程中,若阴道流血时间过长、有组织残留于宫腔内或非法堕胎等,有可能引起宫腔内感染。严重时感染可扩展到盆腔、腹腔乃至全身,并发盆腔炎、腹膜炎、败血症及感染性休克等,称流产合并感染(septic abartion)。

【处理原则】

不同类型的流产其相应的处理原则亦不同。先兆流产的处理原则是卧床休息,禁止性生活;减少刺激;必要时给予对胎儿危害小的镇静剂;对于黄体功能不足的孕妇,按医嘱每日肌注黄体酮20 mg,以利于保胎;并注意及时进行超声检查,了解胚胎发育情况,避免盲目保胎。难免流产一旦确诊,应尽早使胚胎及胎盘组织完全排出,以防止出血和感染。不全流产的处理原则是一经确诊,应行吸宫术或钳刮术以清除宫腔内残留组织。完全流产的处理原则是若无感染征象,一般不需特殊处理。稽留流产的处理原则是及时促使胎儿和胎盘排出,以防死亡胎儿及胎盘组织在宫腔内稽留日久发生严重的凝血功能障碍及DIC。处理前应做凝血功能检查。对于复发性流产,在明确病因学诊断后有针对性地给予个性化治疗,并重视对保胎治疗成功的病人进行胎儿宫内发育监测以及对所生的婴儿进行出生缺陷筛查。流产合并感染的治疗原则为控制感染的同时尽快清除宫内残留物。

【护理评估】

（一）健康史　停经、阴道流血和腹痛是流产孕妇的主要症状。护士应详细询问孕妇的停经史、早孕反应情况；阴道流血的持续时间与阴道流血量；有无腹痛，腹痛的部位、性质及程度。此外，还应了解阴道有无水样排液、排液的色、量、有无臭味，以及有无妊娠产物排出等。对于既往病史，应全面了解孕妇在妊娠期间有无全身性疾病、生殖器官疾病、内分泌功能失调及有无接触有害物质等，以识别发生流产的诱因。

（二）身心状况

1.一般状况：流产孕妇可因出血过多而出现休克，或因出血时间过长、宫腔内有残留组织而发生感染，因此护士应全面评估孕妇的各项生命体征，判断流产类型，尤其注意与贫血及感染相关的征象。

2.妇科检查：在消毒条件下进行妇科检查，进一步了解宫颈口是否扩张，羊膜是否破裂，有无妊娠产物堵塞于宫颈口内；子宫大小与停经周数是否相符，有无压痛等，并应检查双侧附件有无肿块、增厚及压痛等。

3.心理状况：流产孕妇的心理状况常以焦虑和恐惧为特征。孕妇面对阴道流血往往会不知所措，甚至将其过度严重化，同时胎儿的健康也直接影响孕妇的情绪反应，孕妇可能会表现为伤心、郁闷、烦躁不安等。

（三）辅助检查

1.实验室检查：连续测定血 β-hCG、胎盘生乳素（HPL）、孕激素等动态变化，有助于妊娠诊断和预后判断。

2.B型超声显像：超声显像可显示有无胎囊、胎动、胎心等，从而可诊断并鉴别流产及其类型，指导正确处理。

【常见护理诊断/问题】

（一）有感染的危险　与阴道流血时间过长、宫腔内有残留组织等因素有关。

（二）焦虑　与担心胎儿健康等因素有关。

【护理目标】

（一）出院时，护理对象无感染征象。

（二）先兆流产孕妇能积极配合保胎措施，继续妊娠。

【护理措施】

对于不同类型的流产孕妇，处理原则不同，其护理措施亦有差异。护士在全面评估孕妇身心状况的基础上,综合病史及诊断检查,明确处理原则,认真执行医嘱,积极配合医师为流产孕妇进行诊治,并为之提供相应的护理措施。

(一)先兆流产孕妇的护理 先兆流产孕妇需卧床休息,禁止性生活、禁灌肠等,以减少各种刺激。护士除了为其提供生活护理外,通常遵医嘱给孕妇适量镇静剂、孕激素等。随时评估孕妇的病情变化,如是否腹痛加重、阴道流血量增多等。此外,由于孕妇的情绪状态也会影响其保胎效果,因此护士还应注意观察孕妇的情绪反应,加强心理护理,从而稳定孕妇情绪,增强保胎信心。护士需向孕妇及家属讲明以上保胎措施的必要性,以取得孕妇及家属的理解和配合。

(二)妊娠不能再继续者的护理 护士应积极采取措施,及时做好终止妊娠的准备,协助医师完成手术过程,使妊娠产物完全排出,同时开放静脉,做好输液、输血准备。并严密监测孕妇的体温、血压及脉搏,观察其面色、腹痛、阴道流血及与休克有关征象。有凝血功能障碍者应予以纠正,然后再行引产或手术。

(三)预防感染 护士应监测病人的体温、血象及阴道流血、分泌物的性质、颜色、气味等,并严格执行无菌操作规程,加强会阴部护理。指导孕妇使用消毒会阴垫,保持会阴部清洁,维持良好的卫生习惯。当护士发现感染征象后应及时报告医师,并按医嘱进行抗感染处理。此外,护士还应嘱病人流产后1个月返院复查,确定无禁忌证后,方可开始性生活。

(四)健康教育 妇女由于失去胎儿,往往会出现伤心、悲哀等情绪反应。护士应给予同情和理解,帮助病人及家属接受现实,顺利度过悲伤期。此外,护士还应与孕妇及家属共同讨论此次流产的原因,并向他们讲解流产的相关知识,帮助他们为再次妊娠做好准备。有复发性流产史的孕妇在下一次妊娠确诊后应卧床休息,加强营养,禁止性生活,补充维生素C、B、E等,治疗期必须超过以往发生流产的妊娠月份。病因明确者,应积极接受对因治疗。如黄体功能不足者,按医嘱正确使用黄体酮治疗以预防流产;子宫畸形者需在妊娠前先行矫治手术,例如宫颈内口松弛者应在未妊娠前做宫颈内口松弛修补术,如已妊娠,则可在妊娠14~16周时行子宫内口缝扎术。

【结果评价】

(一)出院时,护理对象体温正常,血红蛋白及白细胞数正常,无出血、感染征象。

(二)先兆流产孕妇配合保胎治疗,继续妊娠。

(齐学宏)

第二节　异位妊娠

正常妊娠时,受精卵着床于子宫体腔内膜。受精卵在子宫体腔外着床发育时,称为异位妊娠(ectopic pregnancy),习称宫外孕(extrauterine pregnancy)。异位妊娠和宫外孕的含义稍有区别。异位妊娠包括输卵管妊娠、卵巢妊娠、腹腔妊娠、宫颈妊娠及阔韧带妊娠等;宫外孕仅指子宫以外的妊娠,宫颈妊娠不包括在内。在异位妊娠中,输卵管妊娠最为常见,占异位妊娠的95%左右。本节主要阐述输卵管妊娠。

输卵管妊娠是妇产科常见急腹症之一,当输卵管妊娠流产或破裂时,可引起腹腔内严重出血,如不及时诊断、处理,可危及生命。输卵管妊娠因其发生部位不同又可分为间质部、峡部、壶腹部和伞部妊娠。以壶腹部妊娠多见,约占78%,其次为峡部,伞部,间质部妊娠少见。

【病因】

任何妨碍受精卵正常进入宫腔的因素均可造成输卵管妊娠。

(一)输卵管炎症　包括输卵管黏膜炎和输卵管周围炎,这是引起输卵管妊娠的主要原因。慢性炎症可以使输卵管管腔黏膜粘连,管腔变窄;或纤毛缺损;或输卵管与周围粘连,输卵管扭曲,管腔狭窄,输卵管壁平滑肌蠕动减弱等,这些因素均妨碍了受精卵的顺利通过和运行。

(二)输卵管发育不良或功能异常　输卵管过长、肌层发育差、黏膜纤毛缺乏等发育不良,均可成为输卵管妊娠的原因。输卵管蠕动、纤毛活动以及上皮细胞的分泌功能异常,也可影响受精卵的正常运行。此外,精神因素也可引起输卵管痉挛和蠕动异常,干扰受精卵的正常运送。

(三)受精卵游走　卵子在一侧输卵管受精,受精卵经宫腔或腹腔进入对侧输卵管称受精卵游走。移行时间过长、受精卵发育增大,即可在对侧输卵管内着床形成输卵管妊娠。

(四)辅助生殖技术　近年由于辅助生育技术的应用,使输卵管妊娠发生率增加,既往少见的异位妊娠,如卵巢妊娠、宫颈妊娠、腹腔妊娠的发生率增加。

(五)其他　内分泌失调、神经精神功能紊乱、输卵管手术以及子宫内膜异位症等都可增加受精卵着床于输卵管的可能性。此外,放置宫内节育器与异位妊娠发生的关系已引起国内外重视。随着宫内节育器的广泛应用,异位妊娠发生率增高,其原因可能是由于使用宫内节育器后的输卵管炎所致。最近相关调查研究表明,宫内节育器本身并不增加异位妊娠的发生率,但若宫内节育器避孕失败而受孕时,则发生异位妊娠的机会较大。

【病理】

输卵管妊娠时,由于输卵管管腔狭窄,管壁薄,蜕膜形成差,受精卵植入后,不能适应孕卵的生长发育,因此当输卵管妊娠发展到一定程度,可出现以下结果:

(一)输卵管妊娠流产　输卵管妊娠流产(tubal abortion)多见于输卵管壶腹部妊娠,发病多在妊娠8~12周。由于输卵管妊娠时管壁形成的蜕膜不完整,发育中的囊胚常向管腔内突出生长,最终突破包膜而出血,导致囊胚与管壁分离,若整个囊胚剥离落入管腔并经输卵管逆蠕动排入腹腔,即形成输卵管完全流产,出血一般不多。若囊胚剥离不完整,有一部分组织仍残留于管腔,则为输卵管不完全流产。此时,管壁肌层收缩力差,血管开放,持续反复出血,量较多,血液凝聚在子宫直肠陷凹,形成盆腔积血。若有大量血液流入腹腔,则出现腹腔刺激症状,同时引起休克。

(二)输卵管妊娠破裂　输卵管妊娠破裂(rupture of tubal pregnancy)多见于输卵管峡部妊娠,发病多在妊娠6周左右。当囊胚生长时绒毛侵蚀管壁的肌层及浆膜,以致穿破浆膜,形成输卵管妊娠破裂。由于输卵管肌层血管丰富,输卵管妊娠破裂所致的出血远较输卵管妊娠流产严重,短期内即可发生大量腹腔内出血使孕妇发生休克,亦可反复出血,形成盆腔及腹腔血肿。

(三)陈旧性异位妊娠　有时发生输卵管妊娠流产或破裂后未及时治疗,或内出血已逐渐停止,病情稳定,时间过久,胚胎死亡或被吸收。但长期反复内出血形成的盆腔血肿可机化变硬,并与周围组织粘连,临床上称为"陈旧性宫外孕"。

(四)继发性腹腔妊娠　发生输卵管妊娠流产或破裂后,胚胎被排入腹腔,大部分死亡,不会再生长发育。但偶尔也有存活者,若存活胚胎的绒毛组织仍附着于原位或排至腹腔后重新种植而获得营养,可继续生长发育形成继发性腹腔妊娠,若破裂口在阔韧带内,可发展为阔韧带妊娠。

(五)持续性异位妊娠　近年来,对输卵管妊娠行保守性手术机会增多,若术中未完全清除妊娠物,或残留有存活滋养细胞而继续生长,致术后β-hCG不下降或反而上升,称为持续性异位妊娠(persistent ectopic pregnancy)。

输卵管妊娠和正常妊娠一样,滋养细胞产生的hCG维持黄体生长,使留体激素分泌增加,因此月经停止来潮。子宫肌纤维增生肥大,子宫增大变软,但子宫增大与停经月份不相符。子宫内膜出现蜕膜反应。蜕膜的存在与孕卵的生存密切相关,若胚胎死亡,滋养细胞活力消失,蜕膜自宫壁剥离而发生阴道流血。有时蜕膜可完整剥离,随阴道流血排出三角形的蜕膜管型;有时则呈碎片排出。排出的组织见不到绒毛,组织学检查无滋养细胞。

【临床表现】

输卵管妊娠的临床表现与受精卵着床部位、有无流产或破裂以及出血量多少与时间长短等有关。

（一）停经　多数病人停经6～8周以后出现不规则阴道流血，但有20%～30%的病人因月经仅过期几天而不认为是停经，或误将异位妊娠时出现的不规则阴道流血误认为月经，可能无停经史主诉。

（二）腹痛　腹痛是输卵管妊娠病人就诊的主要症状。输卵管妊娠未发生流产或破裂前，常表现为一侧下腹隐痛或酸胀感。输卵管妊娠流产或破裂时，病人突感一侧下腹部撕裂样疼痛，常伴有恶心、呕吐。若血液局限于病变区，主要表现为下腹部疼痛，当血液积聚于直肠子宫陷凹处，可出现肛门坠胀感。随着血液由下腹部流向全腹，疼痛亦遍及全腹，血液刺激膈肌，可引起肩胛部放射性疼痛及胸部疼痛。腹痛可出现于阴道流血前或后，也可与阴道流血同时发生。

（三）阴道流血　胚胎死亡后导致血hCG下降，卵巢黄体分泌的激素不能维持蜕膜生长而发生剥离出血，常有不规则阴道流血，色暗红或深褐，量少呈点滴状，一般不超过月经量。少数病人阴道流血量较多，类似月经。阴道流血可伴有蜕膜管型或蜕膜碎片排出，系子宫蜕膜剥离所致。阴道流血常在病灶除去后方能停止。

（四）晕厥与休克　由于腹腔内急性出血及剧烈腹痛，轻者出现晕厥，严重者出现失血性休克。休克程度取决于内出血速度及出血量，出血量愈多，速度愈快，症状出现也愈严重，但与阴道流血量不成正比。

（五）腹部包块　当输卵管妊娠流产或破裂后所形成的血肿时间过久，可因血液凝固，逐渐机化变硬并与周围器官（子宫、输卵管、卵巢、肠管等）发生粘连而形成包块。

【处理原则】

处理原则以手术治疗为主，其次是药物治疗。

（一）手术治疗　应在积极纠正休克的同时，进行手术抢救。根据情况行患侧输卵管切除术或保留患侧输卵管及其功能的保守性手术。近年来，腹腔镜技术的发展，也为异位妊娠的诊断和治疗开创了新的手段。

（二）药物治疗　根据中医辨证论治方法，合理运用中药，或用中西医结合的方法，对输卵管妊娠进行保守治疗已取得显著成果。近年来用化疗药物甲氨蝶呤等方法治疗输卵管妊娠，已有成功的报道。治疗机制是抑制滋养细胞增生、破坏绒毛，使胚胎组织坏死、脱落、吸收。但在治疗中若有严重内出血征象，或疑输卵管间质部妊娠或胚胎继续生长时仍应及时进行手术治疗。

【护理评估】

(一)健康史　应仔细询问月经史,以准确推断停经时间。注意不要将不规则阴道流血误认为末次月经,或由于月经仅过期几天,不认为是停经。此外,对不孕、放置宫内节育器、绝育术、输卵管复通术、盆腔炎等与发病相关的高危因素予以高度重视。

(二)身心状况　输卵管妊娠未发生流产或破裂前,症状及体征不明显。当病人腹腔内出血较多时呈贫血貌,严重者可出现面色苍白,四肢湿冷,脉快、弱、细,血压下降等休克症状。体温一般正常,出现休克时体温略低,腹腔内血液吸收时体温略升高,但不超过38 ℃。

1.腹部检查:输卵管妊娠流产或破裂者,下腹部有明显压痛和反跳痛,尤以患侧为甚,轻度腹肌紧张;出血多时,叩诊有移动性浊音;若出血时间较长,形成血凝块,在下腹可触及软性肿块。

2.盆腔检查:输卵管妊娠未发生流产或破裂者,除子宫略大较软外,仔细检查可能触及胀大的输卵管并轻度压痛。输卵管妊娠流产或破裂者,阴道后穹窿饱满,有触痛。将宫颈轻轻上抬或左右摇动时引起剧烈疼痛,称为宫颈抬举痛或摇摆痛,是输卵管妊娠的主要体征之一。子宫稍大而软,腹腔内出血多时检查子宫呈漂浮感。

由于输卵管妊娠流产或破裂后,腹腔内急性大量出血及剧烈腹痛,以及妊娠终止的现实都将使孕妇出现较为激烈的情绪反应,可表现出哭泣、自责、无助、抑郁和恐惧等行为。

(三)辅助检查

1.阴道后穹窿穿刺:是一种简单可靠的诊断方法,适用于疑有腹腔内出血的病人。由于腹腔内血液易积聚于子宫直肠陷凹,即使血量不多,也能经阴道后穹窿穿刺抽出。用长针头自阴道后穹窿刺入子宫直肠陷凹,抽出暗红色不凝血为阳性;如抽出血液较红,放置10 min内凝固,表明误入血管。无内出血、内出血量少、血肿位置较高或子宫直肠陷凹有粘连时,可能抽不出血液,因而穿刺阴性不能排除输卵管妊娠存在。如有移动性浊音,可做腹腔穿刺。

2.妊娠试验:放射免疫法测血中hCG,尤其是动态观察血β-hCG的变化对诊断异位妊娠极为重要。虽然此方法灵敏度高,测出异位妊娠的阳性率一般可达80%～90%,但β-hCG阴性者仍不能完全排除异位妊娠。

3.超声检查:B型超声显像有助于诊断异位妊娠。阴道B型超声检查较腹部B型超声检查准确性高。诊断早期异位妊娠,单凭B型超声显像有时可能误诊。若能结合临床表现及β-hCG测定等,对诊断的帮助很大。

4.腹腔镜检查:适用于输卵管妊娠尚未流产或破裂的早期病人和诊断有困难的病人,腹腔内大量出血或伴有休克者,禁做腹腔镜检查。早期异位妊娠病人,腹腔镜可见一侧输卵管肿大,表面紫蓝色,腹腔内无出血或有少量出血。

5.子宫内膜病理检查:目前此方法的应用明显减少,主要适用于阴道流血量较多的病人,目的在于排除同时合并宫内妊娠流产。将宫腔排出物或刮出物做病理检查,切片中见到绒毛,可诊断为宫内妊娠,仅见蜕膜未见绒毛者有助于诊断异位妊娠。

【常见护理诊断/问题】

(一)有休克的危险 与出血有关。

(二)恐惧 与担心手术失败有关。

【护理目标】

(一)病人休克症状得以及时发现并缓解。

(二)病人能以正常心态接受此次妊娠失败的现实。

【护理措施】

(一)接受手术治疗病人的护理

1.积极做好术前准备:腹腔镜是近年治疗异位妊娠的主要方法,多数输卵管妊娠可在腹腔镜直视下穿刺输卵管的妊娠囊吸出部分囊液或切开输卵管吸出胚胎,并注入药物;也可以行输卵管切除术。护士在严密监测病人生命体征的同时,配合医师积极纠正病人休克症状,做好术前准备。对于严重内出血并发现休克的病人,护士应立即开放静脉,交叉配血,做好输血输液的准备,以便配合医师积极纠正休克、补充血容量,并按急诊手术要求迅速做好术前准备。术前准备与术后护理的有关内容请参见腹部手术病人的护理及腹腔镜检查章节。

2.提供心理支持:护士于术前简洁明了地向病人及家属讲明手术的必要性,并以亲切的态度和切实的行动赢得病人及家属的信任,保持周围环境安静、有序,减少和消除病人的紧张、恐惧心理,协助病人接受手术治疗方案。术后,护士应帮助病人以正常的心态接受此次妊娠失败的现实,向她们讲述异位妊娠的有关知识,一方面可以减少因害怕再次发生异位妊娠而抵触妊娠的不良情绪,另一方面,也可以增加和提高病人的自我保健意识。

(二)接受非手术治疗病人的护理 对于接受非手术治疗方案的病人,护士应从以下几方面加强护理。

1.严密观察病情:护士需密切观察病人的一般情况、生命体征,并重视病人的主诉,尤应注意阴道流血量与腹腔内出血量不成比例,当阴道流血量不多时,不要误以为腹腔内出血量亦很少。护士应告诉病人病情发展的一些指征,如出血增多、腹痛加剧、肛门坠胀感明显等,以便当病人病情发展时,医患均能及时发现,给予相应处理。

2.加强化学药物治疗的护理:化疗一般采用全身用药,也可采用局部用药。在用药期间,应用B型超声和β-hCG进行严密监护,并注意病人的病情变化及药物毒副反应。常用药物有甲氨蝶呤。其治疗的机制是抑制滋养细胞增生、破坏绒毛,使胚胎组织坏死、脱落、吸收。不良反应较小,常表现为消化道反应,骨髓抑制以白细胞下降为主,有时可出现轻微肝功能异常,药物性皮疹、脱发等,大部分反应是可逆的。

3.指导病人休息与饮食:病人应卧床休息,避免腹部压力增大,从而减少异位妊娠破裂的机会。在病人卧床期间,护士需提供相应的生活护理。此外护士还应指导病人摄取足够的营养物质,尤其是富含铁蛋白的食物,如动物肝脏、鱼肉、豆类、绿叶蔬菜以及黑木耳等,以促进血红蛋白的增加,增强病人的抵抗力。

4.监测治疗效果:护士应协助正确留取血标本,以监测治疗效果。

(三)健康教育　输卵管妊娠的预后在于防止输卵管的损伤和感染,因此护士应做好妇女的健康指导工作,防止发生盆腔感染。教育病人保持良好的卫生习惯,勤洗浴、勤换衣,性伴侣稳定。发生盆腔炎后须立即彻底治疗,以免延误病情。另外,由于输卵管妊娠者中约有10%的再发生率和50%~60%的不孕率。因此,护士需告诫病人,下次妊娠时要及时就医,并且不宜轻易终止妊娠。

【结果评价】

(一)病人的休克症状得以及时发现并纠正。

(二)病人消除了恐惧心理,愿意接受手术治疗。

(陈芳萍)

第三节　早　产

早产(preterm labor,PTL)是指妊娠满28周至不满37足周之间分娩者。此时娩出的新生儿称早产儿,出生体重多在1 000~2 499 g,各器官发育尚不够成熟。据统计,早产儿中约有15%于新生儿期死亡,而且,围生儿死亡中与早产有关者占75%,防止早产是降低围生儿死亡率的重要环节之一。

【病因】

发生早产的常见原因有孕妇、胎儿和胎盘方面的因素。

（一）孕妇因素　孕妇如合并有感染性疾病(尤其性传播疾病)、子宫畸形、子宫肌瘤、急、慢性疾病及妊娠并发症时易诱发早产,而且若孕妇有吸烟、酗酒不良行为或精神受到刺激以及承受巨大压力时也可发生早产。

（二）胎儿、胎盘因素　胎膜早破、绒毛膜羊膜炎最常见,30%～40%早产与此有关。此外,下生殖道及泌尿道感染、妊娠合并症与并发症、子宫过度膨胀及胎盘因素,如前置胎盘、胎盘早期剥离、羊水过多、多胎等,均可致早产。

【临床表现】

早产的临床表现主要是子宫收缩,最初为不规则宫缩,常伴有少许阴道血性分泌物或出血。胎膜早破的发生较足月临产多,继之可发展为规律有效宫缩,与足月临产相似,使宫颈管消失和宫口扩张。

【处理原则】

若胎儿存活,无胎儿窘迫、胎膜未破,通过休息和药物治疗控制宫缩,尽量维持妊娠至足月;若胎膜已破,早产已不可避免时,则应尽可能地预防新生儿合并症以提高早产儿的存活率。

【护理评估】

（一）健康史　详细评估可致早产的高危因素,如孕妇以往有流产、早产史或本次妊娠期有阴道流血则发生早产的可能性大,应详细询问并记录病人既往出现的症状及接受治疗的情况。

（二）身心状况　妊娠满28周后至37周前出现有明显的规律宫缩(至少10 min/次伴有宫颈管缩短,可诊断为先兆早产。如果妊娠28～37周间,出现20 min≥4次且每次持续≥30 s的规律宫缩,并伴随宫颈管缩短≥75%,宫颈进行性扩张2 cm以上者,可诊断为早产临产。

早产已不可避免时,孕妇常会不自觉地把一些相关的事情与早产联系起来而产生自责感;由于怀孕结果的不可预知,恐惧、焦虑、猜疑也是早产孕妇常见的情绪反应。

（三）辅助检查　通过全身检查及产科检查,结合阴道分泌物的生化指标检测,核实孕周,评估胎儿成熟度、胎方位等;观察产程进展,确定早产的进程。

【常见护理诊断/问题】

（一）有窒息的危险　与早产儿发育不成熟有关。

（二）焦虑　与担心早产儿预后有关。

【护理目标】

（一）新生儿不存在因护理不当而发生的并发症。

(二)病人能平静地面对事实,接受治疗及护理。

【护理措施】

(一)预防早产 孕妇良好的身心状况可减少早产的发生,突然的精神创伤亦可诱发早产,因此,应做好孕期保健工作、指导孕妇加强营养,保持平静的心情。避免诱发宫缩的活动,如抬举重物、性生活等。高危孕妇必须多卧床休息,以左侧卧位为宜,以增加子宫血液循环,改善胎儿供氧,慎做肛查和阴道检查等,积极治并发症,宫颈内口松弛者应于孕14~16周或更早些时间做子宫内口缝合术,防止早产的发生。

(二)药物治疗的护理 先兆早产的主要治疗为抑制宫缩,与此同时,还要积极控制感染、治疗并发症。护理人员应能明确具体药物的作用和用法,并能识别药物的副作用,以避免毒性作用的发生,同时,应对病人做相应的健康教育。

常用抑制宫缩的药物有以下几类:

1.β-肾上腺素受体激动剂:其作用为激动子宫平滑肌β受体,从而抑制宫缩。此类药物的副作用为心跳加快、血压下降、血糖增高、血钾降低、恶心、出汗、头痛等。常用药物有:利托君(ritodrine)、沙丁胺醇(salbutamol)等。

2.硫酸镁:镁离子直接作用于肌细胞,使平滑肌松弛,抑制子宫收缩。首次量为5 g,加入25%葡萄糖液20 mL中,在5~10 min内缓慢注入静脉(或稀释后半小时内静脉滴入),以后以每小时2 g静脉滴注,宫缩抑制后继续维持4~6 h后改为每小时1 g,直到宫缩停止后12 h。使用硫酸镁时,应密切观察病人有无中毒迹象。

3.钙通道阻滞剂:阻滞钙离子进入肌细胞而抑制宫缩。常用硝苯地平10 mg舌下含服,6~8 h/次。也可以首次负荷量给予30 mg口服,根据宫缩情况再以10~20 mg口服。用药时必须密切注意孕妇心率及血压的变化,对已用硫酸镁者应慎用,以防血压急剧下降。

4.前列腺素合成酶抑制剂:前列腺素有刺激子宫收缩和软化宫颈的作用,其抑制剂则有减少前列腺素合成的作用,从而抑制宫缩。常用药物有吲哚美辛及阿司匹林等。但此类药物可通过胎盘抑制胎儿前列腺素的合成与释放,使胎儿体内前列腺素减少,而前列腺素有维持胎儿动脉导管开放的作用,缺乏时导管可能过早关闭而导致胎儿血液循环障碍,因此,临床已较少用。必要时仅在孕34周前短期(1周内)选用。

(三)预防新生儿并发症的发生 在保胎过程中,应每日行胎心监护,教会病人自数胎动,有异常时及时采取应对措施。对妊娠35周前的早产者,在分娩前按医嘱给孕妇糖皮质激素如地塞米松、倍他米松等,可促胎肺成熟,明显降低新生儿呼吸窘迫综合征的发病率。

（四）为分娩做准备　若早产已不可避免,应尽早决定合理分娩的方式,如臀位、横位,估计胎儿成熟度低,而产程又需较长时间者,可选用剖宫产术结束分娩;经阴道分娩者,应考虑使用产钳和会阴切开术以缩短产程,从而减少分娩过程中对胎头的压迫。同时,充分做好早产儿保暖和复苏的准备,临产后慎用镇静剂,避免发生新生儿呼吸抑制的情况;产程中应给孕妇吸氧;新生儿出生后,立即结扎脐带,防止过多母血进入胎儿循环造成循环系统负荷过重的状况。

（五）为孕妇提供心理支持　护士可安排时间与孕妇进行开放式的讨论,让病人了解早产的发生并非她的过错,有时甚至是无缘由的。也要避免为减轻孕妇的负疚感而给予过于乐观的保证。由于早产是出乎意料的,孕妇多没有精神和物质准备,对产程中的孤独感、无助感尤为敏感。因此,丈夫、家人和护士在身旁提供支持较足月分娩更显重要,并能帮助孕妇重建自尊,以良好的心态承担早产儿母亲的角色。

【结果评价】

（一）病人能积极配合医护措施。

（二）母婴顺利经历全过程。

（陈芳萍）

第四节　妊娠期高血压疾病

妊娠期高血压疾病(hypertensive disorders in pregnancy)是妊娠期特有的疾病,包括妊娠期高血压、子痫前期、子痫、慢性高血压并发子痫前期以及妊娠合并慢性高血压。其中妊娠期高血压、子痫前期和子痫以往统称为妊娠高血压综合征。中国发病率为9.4% ~ 10.4%,国外报道7% ~ 12%。本病命名强调生育年龄妇女发生高血压、蛋白尿症状与妊娠之间的因果关系。多数病例在妊娠期出现一过性高血压、蛋白尿症状,分娩后随即消失。该病严重影响母婴健康,是孕产妇及围生儿病率及死亡率的主要原因之一。

【病因】

妊娠期高血压疾病的发病原因至今尚未阐明,但是,在临床工作中确实发现有些因素与妊娠期高血压疾病的发病密切相关,称之为易发因素。其易发因素及主要病因学说如下:

（一）易发因素

依据流行病学调查发现,妊娠期高血压疾病可能与以下各因素有关:①初产妇。②年轻孕产妇(年龄≤18岁)或高龄孕产妇(年龄≥35岁)者。③精神过度紧张或受刺激致使中枢神经系统功能紊乱者。④寒冷季节或气温变化过大,特别是气温升高时。⑤有肾性高血压、慢性肾炎、糖尿病等病史的孕妇。⑥营养不良,如贫血、低蛋白血症者。⑦体形矮胖者,即体重指数［体重(kg)/身高(m)^2］>24者。⑧子宫张力过高(如羊水过多、双胎妊娠、糖尿病巨大儿等)者。⑨家族中有高血压史,尤其是孕妇之母有重度妊娠期高血压史者。

(二)病因学说

1. 免疫学说 妊娠被认为是成功的自然同种异体移植。从免疫学观点出发,认为妊娠期高血压疾病病因是胎盘某些抗原物质免疫反应的变态反应,与移植免疫的观点很相似。但与免疫的复杂关系有待进一步证实。

2. 子宫-胎盘缺血缺氧学说 临床发现妊娠期高血压疾病易发生于初产妇、多胎妊娠、羊水过多者。本学说认为是由于子宫张力增高,影响子宫血液供应,造成子宫-胎盘缺血缺氧所致。此外,全身血液循环不能适应子宫-胎盘需要的情况,如孕妇有严重贫血、肾性高血压、糖尿病等亦易伴发本病。

3. 血管内皮功能障碍 研究发现妊娠期高血压疾病者,细胞毒性物质和炎性介质如氧自由基、过氧化脂质、血栓素 A_2 等含量增高,而前列环素、维生素 E、血管内皮素等减少,诱发血小板凝聚,并对血管紧张因子敏感,血管收缩致使血压升高,并且导致一系列病理变化。此外,气候寒冷、精神紧张也是本病的主要诱因。

4. 营养缺乏及其他因素 据流行病学调查,妊娠期高血压疾病的发生可能与钙缺乏有关。妊娠易引起母体缺钙,导致妊娠期高血压疾病发生,而孕期补钙可使妊娠期高血压疾病的发生率下降,但其发生机制尚不完全清楚。另外,以白蛋白缺乏为主的低蛋白血症、锌、硒等的缺乏与子痫前期的发生发展有关。此外,其他因素如胰岛素抵抗、遗传等因素与妊娠期高血压疾病发生的关系亦有所报道。

【病理生理】

本病的基本病理生理变化是全身小动脉痉挛。由于小动脉痉挛,造成管腔狭窄,周围阻力增大,内皮细胞损伤,通透性增加,体液和蛋白质渗漏,表现为血压上升、蛋白尿、水肿和血液浓缩等。全身各组织器官因缺血、缺氧而受到不同程度损害,严重时脑、心、肝、肾及胎盘等的病理生理变化可导致抽搐、昏迷、脑水肿、脑出血、心肾衰竭、肺水肿、肝细胞坏死及被膜下出血,胎盘绒毛退行性变、出血和梗死,胎盘早期剥离以及凝血功能障碍而导致DIC等。主要病理生理变化简示如下:

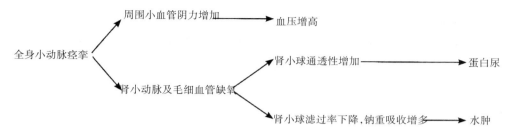

【临床表现及分类】

妊娠期高血压疾病有以下分类：

（一）妊娠期高血压　妊娠期首次出现 BP≥140/90 mmHg,并于产后 12 周内恢复正常;尿蛋白(一);病人可伴有上腹部不适或血小板减少。产后方可确诊。

（二）子痫前期

1. 轻度:妊娠 20 周后出现 BP≥140/90 mmHg;尿蛋白≥0.3 g/24 h 或随机尿蛋白(＋);可伴有上腹部不适、头痛、视力模糊等症状。

2. 重度:BP≥160/110 mmHg;尿蛋白≥2.0 g/24 h 或随机尿蛋白≥(＋＋);血清肌酐＞106 μmol/L,血小板＜100×10⁹/L;出现微血管溶血(LDH 升高);血清 ALT 或 AST 升高;持续性头痛或其他脑神经或视觉障碍;持续性上腹不适。

（三）子痫　在子痫前期的基础上出现抽搐发作,或伴昏迷,称为子痫。子痫多发生于妊娠晚期或临产前,称产前子痫;少数发生于分娩过程中,称产时子痫;个别发生在产后 24 小时内,称产后子痫。

子痫典型发作过程:先是表现为眼球固定,瞳孔散大,头扭向一侧,牙关紧闭,继而口角及面部肌肉颤动,数秒后全身及四肢肌肉强直(背侧强于腹侧),双手紧握,双臂伸直,发生强烈的抽动。抽搐时呼吸暂停,面色青紫。持续 1 min 左右,抽搐强度减弱,全身肌肉松弛,随即深长吸气而恢复呼吸。抽搐期间病人神志丧失。病情转轻时,抽搐次数减少,抽搐后很快苏醒,但有时抽搐频繁且持续时间较长,病人可陷入深昏迷状态。抽搐过程中易发生唇舌咬伤、摔伤甚至骨折等多种创伤,昏迷时呕吐可造成窒息或吸入性肺炎。

（四）肾性高血压并发子痫前期　高血压孕妇于妊娠 20 周以前无蛋白尿,若孕 20 周后出现尿蛋白≥0.3 g/24 h;或妊娠 20 周后突然出现尿蛋白增加、血压进一步升高,或血小板减少(＜100×10⁹/L)。

（五）妊娠合并慢性高血压　妊娠前或妊娠 20 周前血压≥140/90 mmHg,但妊娠期无明显加重;或妊娠 20 周后首次诊断高血压并持续到产后 12 周以后。

【处理原则】

妊娠期高血压疾病的基本处理原则是镇静、解痉、降压、利尿,适时终止妊娠以达到预防子痫发生,降低孕产妇及围生儿病率、病死率及严重后遗症的目的。

(一)轻症　加强孕期检查,密切观察病情变化,注意休息、调节饮食、采取左侧卧位,以防发展为重症。

(二)子痫前期　需住院治疗,积极处理,防止发生子痫及并发症。治疗原则为解痉、降压、镇静,合理扩容及利尿,适时终止妊娠。

常用的药物有:

1. 解痉药物:首选硫酸镁。硫酸镁有预防子痫和控制子痫发作的作用,适用于先兆子痫和子痫。

2. 镇静药物:镇静剂兼有镇静和抗惊厥作用,常用地西泮和冬眠合剂,可用于硫酸镁有禁忌或疗效不明显者,分娩期应慎用,以免药物通过胎盘导致对胎儿的神经系统产生抑制作用。

3. 降压药物:不作为常规,仅用于血压过高,特别是舒张压≥110 mmHg 或平均动脉压≥140 mmHg 者,以及原发性高血压妊娠前已用降血压药者。选用的药物以不影响心搏出量、肾血流量及子宫胎盘灌注量为宜。常用药物有肼屈嗪、卡托普利等。

4. 扩容药物:一般不主张扩容治疗,仅用于低蛋白血症、贫血的病人。采用扩容治疗应严格掌握其适应证和禁忌证,并应严密观察病人的脉搏、呼吸、血压及尿量,防止肺水肿和心力衰竭的发生。常用的扩容剂有:人血白蛋白、全血、平衡液和低分子右旋糖酐。

5. 利尿药物:一般不主张应用,仅用于全身性水肿、急性心力衰竭、肺水肿、脑水肿、或血容量过多且伴有潜在性脑水肿者。用药过程中应严密监测病人的水和电解质平衡情况以及药物的毒副反应。常用药物有呋塞米、甘露醇。

6. 适时终止妊娠:是彻底治疗妊娠期高血压疾病的重要手段。其指征包括:①重度子痫前期孕妇经积极治疗24~48 h 无明显好转者。②重度子痫前期孕妇的孕龄<34周,但胎盘功能减退,胎儿估计已成熟者。③重度子痫前期孕妇的孕龄>34周,经治疗好转者。④子痫控制后2 h 可考虑终止妊娠。终止妊娠的方式,根据具体情况选择剖宫产或阴道分娩。

(三)子痫病人的处理　子痫是本疾病最严重的阶段,直接关系到母儿安危,应积极处理。处理原则为:控制抽搐,纠正缺氧和酸中毒,在控制血压、抽搐的基础上终止妊娠。

【知识拓展——妊娠高血压疾病的诊治】

根据国内外的最新研究进展,参考美国、加拿大、英国、澳大利亚等国家和地区学术组织的最新相关指南并结合中国国情和临床实践经验,中华医学会妇产科学分会妊娠期高血压疾病学组在发表的"妊娠期高血压疾病诊治指南(2012版)"的基础上,经反复讨论修改,最终形成"妊娠期高血压疾病诊治指南(2015)"修订版。本指南遵循循证医学理念,对有关治疗方案给出证据评价(包括证据等级和推荐等级),以进一步规范中国妊娠期高血压疾病的临床诊治。其中,推荐对存在子痫前期复发风险如存在子痫前期史(尤其是较早发生子痫前期史或重度子痫前期史),有胎盘疾病史如胎儿生长受限、胎盘早剥病史,存在肾脏疾病及高凝状况等子痫前期高危因素者,可以在妊娠早中期(妊娠12~16周)开始服用小剂量阿司匹林(50~100 mg),可维持到孕28周。但是,仍需注意对孕妇的基础疾病和前次子痫前期发病因素进行排查;对于存在基础疾病如自身免疫性疾病等的孕妇,不能仅给予小剂量阿司匹林,建议孕前在专科行病情评估,以便能获得针对性药物的及早治疗和子痫前期预防的双重目的。

【护理评估】

(一)健康史　详细询问病人于孕前及妊娠20周前有无高血压、蛋白尿和(或)水肿及抽搐等征象;既往病史中有无原发性高血压、慢性肾炎及糖尿病等;有无家族史。此次妊娠经过,出现异常现象的时间及治疗经过。特别应注意有无头痛、视力改变、上腹不适等症状。

(二)身心状况　典型的病人表现为妊娠20周后出现高血压、水肿、蛋白尿。根据病变程度不同,不同临床类型的病人有相应的临床表现。护士除评估病人一般健康状况外,需重点评估病人的血压、尿蛋白、水肿、自觉症状以及抽搐、昏迷等情况。在评估过程中应注意:

1.初测血压有升高者,需休息1 h后再测,方能正确反映血压情况。同时不要忽略测得血压与其基础血压的比较。而且也可经过翻身试验(roll over test,ROT)进行判断,即在孕妇左侧卧位时测血压直至血压稳定后,嘱其翻身仰卧位5 min再测血压,若仰卧位舒张压较左侧卧位≥20 mmHg,提示有发生子痫前期的倾向,其阳性预测值33%。

2.留取24 h尿进行尿蛋白检查。凡24 h尿蛋白定量≥0.3 g者为异常。由于蛋白尿的出现及量的多少反映了肾小管痉挛的程度以及肾小管细胞缺氧及其功能受损的程度,护士应给予高度重视。

3.妊娠后期水肿发生的原因除妊娠期高血压疾病外,还可由于下腔静脉受增大子宫压迫使血液回流受阻、营养不良性低蛋白血症以及贫血等引起,因此水肿的轻重并不一定反映病情的严重程度。但是水肿不明显者,也有可能迅速发展为子痫,应引起重视。此外,还应注意水肿不明显,但体重于一周内增加超过0.5 kg的隐性水肿。

4.孕妇出现头痛、眼花、胸闷、恶心、呕吐等自觉症状时提示病情的进一步发展,即进入子痫前期阶段,护士应高度重视。

5.抽搐与昏迷是最严重的表现,护士应特别注意发作状态、频率、持续时间、间隔时间,神志情况以及有无唇舌咬伤、摔伤甚至骨折、窒息或吸入性肺炎等。

孕妇的心理状态与病情的轻重、病程的长短、孕妇对疾病的认识、自身的性格特点及社会支持系统的情况有关。孕妇及其家属误认为是高血压或肾病而没有对妊娠期高血压疾病给予足够的重视;有些孕妇对自身及胎儿预后过分担忧和恐惧而终日心神不宁;也有些孕妇则产生否认、愤怒、自责、悲观、失望等情绪。孕妇及家属均需要不同程度的心理疏导。

(三)辅助检查

1.尿常规检查:根据蛋白定量确定病情严重程度;根据镜检出现管型判断肾功能受损情况。

2.血液检查:包括测定血红蛋白、血细胞比容、血浆黏度、全血黏度以了解血液浓缩程度;重症病人应测定血小板计数、凝血时间,必要时测定凝血酶原时间、纤维蛋白原和鱼精蛋白副凝试验(3P试验)等,以了解有无凝血功能异常。测定血电解质及二氧化碳结合力,以及时了解有无电解质紊乱及酸中毒。

3.肝、肾功能测定:如进行丙氨酸氨基转移酶、血尿素氮、肌酐及尿酸等测定。

4.眼底检查:眼底视网膜小动脉变化是反映妊娠期高血压疾病严重程度的一项重要参考指标。眼底检查可见眼底小动脉痉挛,动静脉管径比例可由正常的2:3变为1:2,甚至1:4,或出现视网膜水肿、渗出、出血,甚至视网膜脱离,一时性失明。

5.其他检查:如心电图、超声心动图、胎盘功能、胎儿成熟度检查等,可视病情而定。

【常见护理诊断/问题】

(一)体液过多　与下腔静脉受增大子宫压迫使血液回流受阻或营养不良性低蛋白血症有关。

(二)有受伤的危险　与发生抽搐有关。

(三)潜在并发症　胎盘早期剥离。

【护理目标】

(一)妊娠期高血压疾病孕妇病情缓解,未发生子痫及并发症。

(二)妊娠期高血压疾病孕妇明确孕期保健的重要性,积极配合产前检查及治疗。

【护理措施】

(一)妊娠期高血压疾病的预防指导

1.加强孕期教育:护士应重视孕期健康教育工作,使孕妇及家属了解妊娠期高血压疾病的知识及其对母儿的危害,从而促使孕妇自觉于妊娠早期开始接受产前检查,并主动坚持定期检查,以便及时发现异常,及时得到治疗和指导。

2.进行休息及饮食指导:孕妇应采取左侧卧位休息以增加胎盘绒毛血供,同时保持心情愉快也有助于妊娠期高血压疾病的预防。护士应指导孕妇合理饮食,减少过量脂肪和盐的摄入,增加蛋白质、维生素以及富含铁、钙、锌的食物,对预防妊娠期高血压疾病有一定作用。可从妊娠20周开始,每天补充钙剂1~2 g,可降低妊娠期高血压疾病的发生。

(二)一般护理

1.保证休息:轻度妊娠期高血压疾病孕妇可住院也可在家休息,但建议子痫前期病人住院治疗。保证充分的睡眠,每日休息不少于10 h。在休息和睡眠时,以左侧卧位为宜,左侧卧位可减轻子宫对腹主动脉、下腔静脉的压迫,使回心血量增加,改善子宫胎盘的血供。左侧卧位24 h可使舒张压降低10 mmHg。

2.调整饮食:轻度妊娠期高血压孕妇需摄入足够的蛋白质(100 g/d以上)、蔬菜,补充维生素、铁和钙剂。食盐不必严格限制,因为长期低盐饮食可引起低钠血症,易发生产后血液循环衰竭,而且低盐饮食也会影响食欲,减少蛋白质的摄入,对母儿均不利。但全身水肿的孕妇应限制食盐入量。

3.密切监护母儿状态:护士应询问孕妇是否出现头痛、视力改变、上腹不适等症状。每日测体重及血压,每日或隔日复查尿蛋白。定期监测血压、胎儿发育状况和胎盘功能。

4.间断吸氧:可增加血氧含量,改善全身主要脏器和胎盘的氧供。

(三)用药护理　硫酸镁为目前治疗子痫前期和子痫的首选解痉药物,护士应明确硫酸镁的用药方法、毒性反应以及注意事项。

1.用药方法:硫酸镁可采用肌内注射或静脉用药。

(1)肌内注射:25%硫酸镁溶液20 mL(5 g),臀部深部肌内注射,每日1~2次。通常于用药2 h后血药浓度达高峰,且体内浓度下降缓慢,作用时间长,但局部刺激性强,注射时应使用长针头行深部肌内注射,也可加利多卡因于硫酸镁溶液中,以缓解疼痛刺激,注射后用无菌棉球或创可贴覆盖针孔,防止注射部位感染,必要时可行局部按揉或热敷,促进肌肉组织对药物的吸收。

(2)静脉给药:25%硫酸镁溶液20 mL+10%葡萄糖20 mL,静脉注射,5~10 min内推注;或25%硫酸镁溶液20 mL＋5%葡萄糖200 mL,静脉注射(1～2 g/h),4次/d。静脉用药后可使血中浓度迅速达到有效水平,用药后约1 h血药浓度可达高峰,停药后血浓度下降较快,但可避免肌内注射引起的不适。

基于不同用药途径的特点,临床多采用两种方式来互补长短,以维持体内有效浓度。

(2)毒性反应:硫酸镁的治疗浓度和中毒浓度相近,因此在进行硫酸镁治疗时应严密观察其毒性作用,并认真控制硫酸镁的入量。通常主张硫酸镁的滴注速度以1 g/h为宜,不超过2 g/h。每天用量15～20 g。硫酸镁过量会使呼吸及心肌收缩功能受到抑制甚至危及生命。中毒现象首先表现为膝反射减弱或消失,随着血镁浓度的增加可出现全身肌张力减退及呼吸抑制,严重者心跳可突然停止。

(3)注意事项:护士在用药前及用药过程中均应监测孕妇血压,同时还应检测以下指标:①膝腱反射必须存在。②呼吸不少于16次/min。③尿量每24 h不少于600 mL,或每小时不少于25 mL。尿少提示排泄功能受抑制,镁离子易积蓄而发生中毒。由于钙离子可与镁离子争夺神经细胞上的同一受体,阻止镁离子的继续结合,因此应随时备好10%的葡萄糖酸钙注射液,以便出现毒性作用时及时予以解毒。10%的葡萄糖酸钙10 mL在静脉推注时宜在3 min以上推完,必要时可每小时重复1次,直至呼吸、排尿和神经抑制恢复正常,但24 h内不超过8次。

(四)子痫病人的护理

1.协助医生控制抽搐:病人一旦发生抽搐,应尽快控制。硫酸镁为首选药物,必要时可加用强有力的镇静药物。

2.专人护理,防止受伤:子痫发生后,首先应保持呼吸道通畅,并立即给氧,用开口器或于上、下磨牙间放置一缠好纱布的压舌板,用舌钳固定舌以防咬伤唇舌或致舌后坠的发生。病人取头低侧卧位,以防黏液吸入呼吸道或舌头阻塞呼吸道,也可避免发生低血压综合征。必要时,用吸引器吸出喉部黏液或呕吐物,以免窒息。在病人昏迷或未完全清醒时,禁止给予饮食和口服药,以防误入呼吸道而致吸入性肺炎。

3.减少刺激,以免诱发抽搐:病人应安置于单人暗室,保持绝对安静,以避免声、光刺激;一切治疗活动和护理操作尽量轻柔且相对集中,避免干扰病人。

4.严密监护:密切注意血压、脉搏、呼吸、体温及尿量,记出入量。及时进行必要的血、尿化验和特殊检查,及早发现脑出血、肺水肿、急性肾衰竭等并发症。

5.为终止妊娠做好准备:子痫发作后多自然临产,应严密观察及时发现产兆,并做好母子抢救准备。如经治疗病情得以控制仍未临产者,应在孕妇清醒后24～48 h内引产,或子痫病人经药物控制后6～12 h,考虑终止妊娠。护士应做好终止妊娠的准备。

（五）妊娠期高血压孕妇的产时及产后护理　妊娠期高血压孕妇的分娩方式应根据母儿的情形而定。

1.若决定经阴道分娩,需加强各产程护理:在第一产程中,应密切监测病人的血压、脉搏、尿量、胎心及子宫收缩情况以及有无自觉症状;血压升高时应及时与医师联系。在第二产程中,应尽量缩短产程,避免产妇用力,初产妇可行会阴侧切并用产钳或胎吸助产。在第三产程中,必须预防产后出血,在胎儿娩出前肩后立即静推缩宫素,禁用麦角新碱,及时娩出胎盘并按摩宫底,观察血压变化,重视病人的主诉。

2.开放静脉,测量血压:病情较重者于分娩开始即开放静脉。胎儿娩出后测血压,病情稳定后方可送回病房。在产褥期仍需继续监测血压,产后48 h内应至少4 h观察1次血压。

3.继续硫酸镁治疗,加强用药护理:重症病人产后应继续硫酸镁治疗1~2 d,产后24 h至5 d内仍有发生子痫的可能,故不可放松治疗及护理措施。此外,产前未发生抽搐的病人产后48 h亦有发生的可能,故产后48 h内仍应继续硫酸镁的治疗和护理。使用大量硫酸镁的孕妇,产后易发生子宫收缩乏力,恶露较常人多,因此应严密观察子宫复旧情况,严防产后出血。

（六）健康教育　对轻度妊娠期高血压疾病病人,应进行饮食指导并注意休息,以左侧卧位为主,加强胎儿监护,自数胎动,掌握自觉症状,加强产前检查,定期接受产前保护措施;对重度妊娠期高血压疾病病人,应使病人掌握识别不适症状及用药后的不适反应。还应掌握产后的自我护理方法,加强母乳喂养的指导。同时,注意家属的健康教育,使孕妇得到心理和生理的支持。

【结果评价】

（一）妊娠期高血压疾病的孕妇休息充分、睡眠良好、饮食合理,病情缓解。

（二）妊娠期高血压重度子痫前期的孕妇病情得以控制,未出现子痫及并发症。

（三）妊娠期高血压疾病的孕妇分娩经过顺利。

（四）治疗中,病人未出现硫酸镁的中毒反应。

（陈芳萍）

第五节　妊娠期肝内胆汁淤积症

妊娠期肝内胆汁淤积症(intrahepatic cholestasis of pregnancy, ICP)是一种在妊娠期出现以皮肤瘙痒及黄疸为特点的重要的妊娠期并发症,主要危害胎儿,使围生儿发病率、死亡率以及早产率增高。其发病率为0.8%～12.0%,有明显的地域和种族差异。

【病因及发病机制】

妊娠期肝内胆汁淤积症的发病原因及发病机制尚未十分明确,但大量的流行病学研究以及临床观察和实验室研究提示本病的发病原因可能与雌激素升高以及遗传、环境等因素有关。

(一)雌激素影响　在临床上有很多表现提示雌激素水平过高可能是诱发妊娠期肝内胆汁淤积症的病因,如:ICP多发生在妊娠晚期,正值雌激素分泌的高峰期;ICP在双胎中发生率较单胎高6倍(双胎的胎盘体积明显＞单胎,所分泌的雌激素较单胎多);应用含雌激素及孕激素的避孕药的妇女中发生胆汁淤积症的表现与ICP的症状十分相似;应用避孕药的妇女妊娠时发生ICP者,再次妊娠时复发率一般较高。

基于相关的实验室研究,有学者认为雌激素可能通过如下途径导致胆汁淤积:①雌激素可使钠、钾–三磷酸苷酶活性下降。胆盐在经肝细胞转运过程中,首先是经肝窦间隙靠钠以非离子依赖性载体传递入肝小管,当钠、钾–三磷酸苷酶活性下降时,胆盐转运受到阻碍。②雌激素代谢产物的影响。妊娠期产生大量雌激素,其代谢产物必然增加,其中某些代谢产物,如D环葡萄糖醛酸雌激素与胆酸的结构相似而成为胆酸载体的竞争性抑制物,从而导致胆汁淤积。但是关于这些学说,仍有争议,需进一步研究。

(二)遗传与环境因素　一些文献报道ICP在世界各地的发病率明显不同,智利、瑞典发病率最高,且智利的印第安混血种人的发病率居首,提示该病的发生与种族遗传有关。而且,相关研究发现在母亲或姐妹中有ICP病史的妇女,ICP发病率明显增高,具有完全外显及母婴垂直传播的特性,符合孟德尔优势遗传规律。另外,ICP发病率还与季节有关,在冬季的发病率高于夏季。

【临床表现】

(一)症状

1.**皮肤瘙痒**:是首先出现的症状,常发生于妊娠28～30周,亦有极少数病人在妊娠12周左右出现瘙痒症状。瘙痒常呈持续性,白昼轻,夜间加剧,一般先从手掌和脚掌开始,然后逐渐向肢体近端延伸甚至可发展到面部,但极少侵及黏膜。瘙痒程度不一,可自轻度瘙痒至重度瘙痒,个别因重度瘙痒引起失眠、疲劳、恶心、呕吐、食欲减退及脂肪痢。另外,大多数病人在分娩后数小时或数日内迅速消失,少数在一周或以上消失。

2.**黄疸**:部分病人出现黄疸为轻、中度。通常在瘙痒发生后10 d内出现,发生黄疸时,病人尿色变深,粪便色变浅。

(二)体征　病人四肢皮肤可见抓痕,部分病人在瘙痒发生后的数日至数周内(平均为2周)出现轻度黄疸,有时仅巩膜有轻度黄染。黄疸一般在分娩后数日内消退。同时伴尿色加深等高胆红素血症表现。孕妇有无黄疸与胎儿预后关系密切,有黄疸者羊水粪染、新生儿窒息及围生儿死亡率均较高。病人无急慢性肝病体征,肝大但质地软,有轻度压痛。

【处理原则】

缓解瘙痒症状,恢复肝功能,降低血胆酸水平,加强胎儿宫内状况监护以改善妊娠结局。由于目前尚无特殊治疗方法,临床以对症和保肝治疗为主。

【护理评估】

(一)健康史　孕妇在妊娠中、晚期出现皮肤瘙痒和黄疸是ICP最主要的表现。护士在询问病史时应着重了解病人发生皮肤瘙痒及黄疸开始的时间、持续时间、部位以及伴随症状,如恶心、呕吐、失眠等。另外,护士还应仔细询问病人的家族史,尤其是病人的母亲或姐妹是否有ICP病史,以及病人的用药史,如是否使用过含雌、孕激素的药物。

(二)身心状况　病人多因瘙痒而在四肢皮肤留下抓痕。护士应注意评估病人皮肤是否受损。若病人出现重度瘙痒,护士应特别注意评估病人的全身状况。对于出现黄疸的病人,护士还应评估病人黄疸的程度,以及有无急慢性肝病的体征。

ICP主要危害胎儿及新生儿。由于胆汁酸毒性作用,可引起胎膜早破、胎儿宫内窘迫、自发性早产或孕期羊水胎粪污染。此外,也可导致胎儿生长受限、胎死宫内、新生儿颅内出血、新生儿神经系统后遗症等。但是由于病人自身的症状以皮肤瘙痒为特点,出现或不出现黄疸,且瘙痒程度不一,病人及家属有可能对该病认识不足,尤其是对胎儿的影响估计不足,从而对可能的妊娠结局没有充分的心理准备,出现极端的情绪反应。因此,护士应评估病人及家属对该病的认知,了解他们的情绪波动及心理状况。

(三)辅助检查

1.血清胆酸测定:血清胆酸升高是ICP最主要的特异性实验室证据,在瘙痒症状出现或转氨酶升高前几周血清胆酸就已升高,其水平越高,病情越重,出现瘙痒时间越早,因此测定母血胆酸是早期诊断ICP最敏感的方法,对判断病情严重程度和及时监护、处理均有参考价值。临床上常检测血清甘胆酸值以了解血中胆酸水平。ICP病人血清甘胆酸浓度在妊娠30周时突然升高,可达正常水平100倍左右,并持续至产后下降,5~8周后恢复正常。

2.肝功能测定:大多数ICP病人的门冬氨酸转氨酶(AST)、丙氨酸转氨酶(ALT)轻至中度升高。ALT较AST更敏感。部分病人血清胆红素轻至中度升高。

3.病理检查:毛细胆管胆汁淤积及胆栓形成。电镜切片发现毛细胆管扩张合并微绒毛水肿或消失。

【常见护理诊断/问题】

（一）有皮肤完整性受损的危险　与皮肤瘙痒而致孕妇频繁抓挠有关。

（二）知识缺乏　缺乏有关妊娠期肝内胆汁淤积症对胎儿影响的知识。

【护理目标】

（一）孕妇皮肤瘙痒症状缓解。

（二）孕妇了解有关妊娠期肝内胆汁淤积症对胎儿的影响，并配合治疗。

【护理措施】

（一）一般护理　护士应嘱病人适当卧床休息，取左侧卧位以增加胎盘血流量。给予吸氧、高渗葡萄糖、维生素及能量，既保肝又可提高胎儿对缺氧的耐受性。

（二）产科监护　由于ICP主要危害胎儿，因此护士应加强胎儿监护的管理，及时发现问题，并及时报告医生。适时终止妊娠是降低围生儿发病率的重要措施。因此，当孕妇出现黄疸，胎龄已达36周者；无黄疸、妊娠已足月或胎肺成熟者；有胎儿宫内窘迫者应及时做剖宫产术前准备，及时终止妊娠。同时，积极预防产后出血。

（三）皮肤护理　护士应注意病人因瘙痒而可能造成的皮肤受损。对重度瘙痒病人，护士可采取预防性的皮肤保护，如建议病人勿留长且尖的指甲，戴柔软的棉质手套等。

（四）健康教育　护士应向病人及家属讲解有关妊娠期肝内胆汁淤积症的知识，尤其是其对胎儿的影响，以引起病人及家属足够的重视，从而积极配合治疗。

此外，护士还应配合相关的实验室检查，如检测肝功能、血胆酸以监测病情。

【结果评价】

（一）孕妇的瘙痒症状缓解或消失。

（二）未出现早产或胎儿窘迫。

（陈芳萍）

第八章　胎儿及其附属物异常

妊娠是一个极其复杂而又十分协调的生理过程,妊娠期间各种内在因素与外界因素的综合作用影响着母体和胎儿的健康,甚至会出现妊娠期并发症,影响母儿健康。本章主要介绍临床常见的胎儿及其附属物异常。

第一节　双胎妊娠

一次妊娠子宫腔内同时有两个胎儿时称为双胎妊娠(twin pregnancy)。

【分类】

(一)双卵双胎　由两个卵子分别受精而形成的双胎妊娠。两个胎儿的遗传基因不同,两个胎儿性别、血型可相同或不同。双卵双胎各自形成自己的胎盘和胎囊,两者血液互不相通,有时胎盘紧贴在一起似融合,但两个胎囊之间仍隔有两层羊膜和两层绒毛膜,有时两层绒毛膜可融为一层。

(二)单卵双胎　由一个受精卵分裂而形成的双胎妊娠。两个胎儿的遗传基因相同,两个胎儿性别、血型完全相同。由于受精卵在早期发育阶段发生分裂的时间不同,形成双羊膜囊双绒毛膜单卵双胎、双羊膜囊单绒毛膜单卵双胎、单羊膜囊单绒毛膜单卵双胎、联体双胎四种类型。

【临床表现】

妊娠期早孕反应较重。妊娠中期后体重增加迅速,子宫增大明显。妊娠晚期常有呼吸困难,活动不便;胃部受压、胀满,食欲下降,摄入量减少;孕妇感到极度疲劳和腰背部疼痛;下肢水肿、静脉曲张等压迫症状。

【对母儿的影响】

(一)对孕妇的影响

1.妊娠期并发症:包括流产、妊娠期高血压疾病、羊水过多、妊娠期肝内胆汁淤积症、胎膜早破、胎盘早剥、早产等。

2.异常分娩:常发生原发性宫缩乏力,造成产程延长。第一个胎儿娩出后,宫腔容积骤然缩小,易导致胎盘早剥。

3.产后出血:产后宫缩乏力及胎盘附着面积大,易发生产后出血。

(二)对胎儿的影响　包括双胎输血综合征、胎儿畸形、双胎中某一胎儿死亡、选择性胎儿生长受限、胎头交锁及胎头碰撞、脐带异常缠绕或扭转、脐带脱垂等。

【处理原则】

双胎妊娠应按照高危妊娠进行管理,增加产前检查的次数和项目,积极防治妊娠期并发症。提前住院待产,分娩方式的选择应根据孕妇的健康情况、过去的分娩史、孕周、胎儿大小、胎位、有无并发症、产道情况等综合判断。预防产后出血。

【护理评估】

(一)健康史　询问家族中有无多胎史、孕妇的年龄、胎次,孕前是否使用促排卵药。了解本次妊娠经过及产前检查情况等。

(二)身心评估　评估孕妇的早孕反应、饮食、呼吸、下肢水肿、静脉曲张程度等。评估孕妇是否过度担心影响胎儿及自身的健康、睡眠环境改变、输液等因素,出现焦虑、睡眠质量下降等。产科检查:子宫＞停经周数;妊娠中晚期腹部可触及多个肢体;孕妇腹部不同部位可听到两个胎心音,其间隔有无音区,或同时听诊 1 min,两个胎心率相差 10 次以上。

(三)辅助检查

1.B型超声检查:妊娠早期可发现宫腔内有两个妊娠囊及两个原始心管搏动。妊娠中晚期可筛查胎儿结构畸形和确定两个胎儿的胎位。

2.电子胎儿监护:若两个胎儿同时发生胎心率加速或相差 15 s 以内称为同步加速,是双胎宫内良好的表现之一。若两个胎儿中任一胎儿发生胎心率加速而另一个没有发生,则称为不同步加速,要联合其他检测结果判断胎儿安危。

【常见护理诊断/问题】

(一)营养失调　低于机体需要量与营养摄入不足,不能满足双胎妊娠需要有关。

(二)有出血的危险　与子宫肌纤维弹力下降或断裂有关。

【护理目标】

(一)孕妇摄入足够营养,保证母婴需要。

(二)产妇未发生产后出血或产后出血得到及时处理。

【护理措施】

(一)营养指导　护士应鼓励孕妇少量多餐。指导孕妇多进食含高蛋白质、高维生素、必需脂肪酸的食物,尤其是注意补充铁、钙、叶酸、维生素等,预防贫血、妊娠期高血压疾病、胎儿生长发育受限,满足妊娠需要。

（二）病情观察　护士应动态监测孕妇的宫高、腹围、体重,评估胎儿生长发育、胎心和胎位。加强病情观察,及时发现异常情况并协助处理。

【知识拓展——双胎妊娠临床处理指南（第一部分）——双胎妊娠的孕期监护及处理】

问题:卧床休息可以减少双胎妊娠早产发生吗?

【专家观点或推荐】　没有证据表明卧床休息和住院观察可以改善双胎妊娠的结局（推荐等级A）。

问题:双胎的胎方位影响分娩方式选择吗?

【专家观点或推荐】　双绒毛膜双胎、第一个胎儿为头先露的孕妇,在充分知情同意的基础上可以考虑阴道分娩（推荐等级B）。

问题:宫缩抑制剂可以预防双胎妊娠早产的发生吗?

【专家观点或推荐】　与单胎妊娠类似,宫缩抑制剂在双胎妊娠中的应用可以在较短时间内延长孕周,以争取促胎儿肺成熟（推荐等级B）。

（三）分娩期护理　应保证产妇足够的摄入量及睡眠,保持良好体力。严密观察胎心、胎位、宫缩及产程进展,做好输血、输液、抢救新生儿准备。第一个胎儿娩出后,胎盘侧脐带必须立即夹紧,以防第二个胎儿失血。助手应在腹部固定第二个胎儿为纵产式,并密切观察胎心、宫缩及阴道流血情况,及时阴道检查了解胎位及排除脐带脱垂,及早发现胎盘早剥。通常在20 min左右,第二个胎儿自然娩出。若等待15 min仍无宫缩,可行人工破膜并给予低剂量缩宫素静脉滴注,促进子宫收缩。若发现脐带脱垂、胎盘早剥,立即用产钳助产或臀牵引,迅速娩出胎儿。第二个胎儿娩出后立即使用缩宫素。若发现有宫缩乏力或产程延长,协助医师及时处理。

【结果评价】

（一）孕妇摄入足够营养,能够保证母婴需要。

（二）产妇未发生因护理不当而发生的产后出血。

（陈芳萍）

第二节　胎儿窘迫及新生儿窒息

一、胎儿窘迫

胎儿窘迫（fetal distress）是胎儿在子宫内因急性或慢性缺氧危及胎儿健康和生命的

综合征。

【病因】

（一）母体因素　孕妇存在高血压、慢性肾炎、妊娠期高血压疾病、重度贫血、心脏病、肺心病、高热、产前出血性疾病和创伤、子宫过度膨胀、胎膜早破、长期仰卧位、吸烟等因素；子宫收缩药使用不当、急产或子宫不协调性收缩；镇静剂、麻醉剂使用不当，产程延长等。

（二）胎儿因素　胎儿心血管系统功能障碍，如严重的先天性心血管病；胎儿畸形；母婴血型不合引起的胎儿溶血；胎儿贫血；胎儿宫内感染等。

（三）脐带、胎盘因素　脐带因素有长度异常、缠绕、打结、扭转、狭窄、血肿、帆状附着。胎盘因素有植入异常、形状异常、发育障碍、循环障碍等。

【病理生理】

胎儿窘迫是由于缺血缺氧引起的一系列病理生理变化。缺氧早期或者一过性缺氧，胎儿交感神经兴奋，血压上升，心率加快，体内血流重新分布以维持胎儿重要脏器的血流量正常，而肾的血供减少，胎儿尿液形成减少，羊水量下降；若缺氧状态继续发展，胎儿迷走神经兴奋，动、静脉血管扩张，有效循环血量减少，主要脏器缺血缺氧加重，甚至引起严重的脏器功能损害；中枢神经系统功能抑制，胎动减少，胎心基线变异降低甚至消失。缺血缺氧后肠蠕动加快，肛门括约肌松弛，引起胎粪排出；重度缺氧可导致胎儿呼吸运动加深、羊水吸入，出生后可发生新生儿吸入性肺炎。

【临床表现】

主要表现为胎心率异常、胎动异常、羊水胎粪污染或羊水过少。根据其临床表现，可以分为急性胎儿窘迫和慢性胎儿窘迫。

【处理原则】

急性胎儿窘迫者，积极寻找原因并进行宫内复苏，采取一系列干预措施以提高胎儿的血氧饱和度。病情紧迫或经宫内复苏处理无效者，立即剖宫产。慢性胎儿窘迫者，应根据孕周、胎儿成熟度和胎儿缺氧程度决定处理方案。

【护理评估】

（一）健康史　了解孕妇的年龄、生育史、既往史；本次妊娠经过；产程情况等。

（二）身心状况　包括：①急性胎儿窘迫：多发生在分娩期，主要表现为产时胎心率异常、羊水胎粪污染、胎动异常、酸中毒。在急性胎儿窘迫的早期，可表现为胎动过频，如缺氧未纠正或加重则胎动转弱且次数减少，进而消失。胎儿缺氧，引起迷走神经兴奋，肠蠕动亢进，肛门括约肌松弛，使胎粪排入羊水中，羊水呈绿色、黄绿色，进而呈混浊的棕黄色,即羊水Ⅰ度、Ⅱ度、Ⅲ度污染。破膜后羊水流出,可直接观察羊水的性状。若未破膜可经羊膜镜窥视,透过胎膜以了解羊水的性状。②慢性胎儿窘迫:常发生在妊娠末期,主要表现为胎动减少或消失、电子胎儿监护异常、胎儿生物物理评分低、脐动脉多普勒超声血流异常。胎动减少是慢性胎儿窘迫的一个重要指标,每日监测胎动可预知胎儿的安危。胎动消失后,胎心在24 h内也会消失。胎动过频则往往是胎动消失的前驱症状,也应予以重视。③心理-社会评估:孕妇及其家人因为胎儿的生命遭遇危险而产生焦虑,对需要手术结束分娩产生犹豫、无助感。若胎儿不幸死亡,则更难以接受,情感上受到强烈的创伤。

(三)辅助检查

1.电子胎儿监护:胎心率>160次/min 或<110次/min,出现胎心晚期减速、变异减速或(和)基线缺乏变异,均表示胎儿窘迫。评估胎心改变不能只凭一次而确定,应多次检查并改变体位为侧卧位后,再持续监护数分钟。

2.胎儿生物物理评分:用于判断胎儿宫内安危。8~10分提示胎儿健康;5~7分提示可疑胎儿窘迫(具体内容见第六章第二节高危妊娠妇女的护理)。

3.胎盘功能检查:通过检测孕妇血液或尿液中的雌三醇、血液中的人胎盘生乳素(HPL)和妊娠特异性β_1糖蛋白等(具体内容见第六章第二节高危妊娠妇女的护理)。

4.胎儿头皮血血气分析:若胎儿头皮血 pH<7.20(正常7.25~7.35)、PO_2<10 mmHg(正常15~30 mmHg)、PCO_2>60 mmHg(正常35~55 mmHg),可诊断为胎儿酸中毒。

5.羊膜镜检查:见羊水混浊呈黄染至深褐色,有助于胎儿窘迫诊断。

6.超声多普勒血流测定:包括子宫动脉血流测定、胎儿大脑中动脉血流测定、胎儿脐动脉血流测定。

【常见护理诊断/问题】

(一)气体交换障碍　与子宫-胎盘血流改变/中断(脐带受压)、血流速度减慢有关。

(二)有生育进程无效的危险　与胎儿窘迫未缓解,需要立即终止妊娠有关。

【护理目标】

(一)胎儿缺氧情况改善,胎心率恢复正常。

(二)妊娠维持至足月或接近足月时终止。

【护理措施】

(一)改变体位　指导产妇取侧卧位休息,减少子宫收缩频率,降低子宫内压,改善子宫-胎盘循环,增加胎儿血氧分压。

(二)孕妇吸氧　增加孕妇氧气供给,通过面罩或鼻导管给氧,用以提高胎儿血氧饱和度。

（三）病情观察　密切观察胎心、胎动、产程进展。做好新生儿复苏的准备。

（四）协助治疗　遵医嘱静脉补液,增加子宫-胎盘血液灌注,积极纠正脱水、酸中毒、低血压及电解质紊乱。

（五）分娩期护理　宫口开全,胎先露部已达坐骨棘平面以下3 cm者,应尽快助产娩出胎儿。宫颈尚未完全扩张,胎儿窘迫情况不严重,可给予吸氧,同时指导产妇左侧卧位,观察10 min,若胎心率变为正常,可继续观察。若因使用缩宫素造成胎心率异常者,应立即停止滴注,继续观察能否转为正常。病情紧迫或经上述处理无效者,应立即行剖宫产。

【结果评价】

（一）胎儿缺氧情况得到改善,胎心率转为正常。

（二）未发生因护理不当而导致的早产。

二、新生儿窒息

新生儿窒息(neonatal asphyxia)是指由于分娩过程中的各种原因使新生儿出生后不能建立正常呼吸,引起缺氧、酸中毒,严重时可导致全身多脏器损害的一种病理生理状况。新生儿窒息不仅可以造成新生儿器官和组织不同程度的急性缺血缺氧性损害,甚至造成死亡和严重的神经系统损害及发育障碍、癫痫及认知功能落后,是围生期新生儿死亡和致残的主要原因之一。

【病因】

胎儿窘迫;胎儿吸入羊水、黏液致呼吸道阻塞,造成气体交换受阻;缺氧、滞产、产钳术使胎儿颅内出血致呼吸中枢受损;产妇在分娩过程中不恰当使用麻醉剂、镇静剂;早产、肺发育不良、呼吸道畸形等。

【临床表现】

根据新生儿出生后1 min Apgar评分情况将窒息程度分为轻度窒息和重度窒息。

（一）轻度（青紫）窒息　1 min Apgar评分4~7分,伴脐动脉血pH<7.20。新生儿面部与全身皮肤呈青紫色;呼吸表浅或不规律;心跳规则且有力,心率80~120次/min;对外界刺激有反应;喉反射存在;肌张力好;四肢稍屈。

（二）重度（苍白）窒息　1 min Apgar评分0~3分,伴脐动脉血pH<7.00。新生儿皮肤苍白;口唇暗紫;无呼吸或仅有喘息样微弱呼吸;心跳不规则;心率<80次/min且弱;对外界刺激无反应;喉反射消失;肌张力松弛。

【处理原则】

以预防为主,估计胎儿娩出后有窒息的危险时应做好复苏准备。一旦发生新生儿窒息,应立即实施新生儿复苏计划(neonatal resuscitation program,NRP),以降低新生儿死亡率,预防远期后遗症。

【护理评估】

(一)健康史　了解有无胎儿窘迫和新生儿窒息的高危因素,有无胎儿先天性心脏病、颅内出血、胎儿畸形、脐带脱垂、脐带过长或过短、胎儿窘迫;电子胎儿监护是否出现晚期减速。

(二)身心状况　新生儿娩出前或娩出即刻,应进行第一次评估,以决策新生儿是否需要复苏,评估内容包括:是否孕足月、羊水是否清亮、新生儿是否有哭声(呼吸)、肌张力如何。

(三)辅助检查

1.血气分析:用于了解低氧血症的程度,判断呼吸功能和体液酸碱平衡,指导氧疗和机械通气,是辅助诊断和指导治疗呼吸系统疾病和代谢疾病的重要手段,检测血液 pH(正常7.35~7.45)、PaO_2(正常60~90 mmHg)、$PaCO_2$(正常35~45 mmHg)。

2.影像学检查:头颅B型超声、CT或磁共振有助于缺血缺氧性脑病及颅内出血的评估。

【常见护理诊断/问题】

(一)自主呼吸障碍　与呼吸道内存在羊水、黏液等导致低氧血症和高碳酸血症有关。

(二)有受伤的危险　与抢救操作、脑缺氧有关。

【护理目标】

(一)新生儿呼吸道通畅,呼吸频率正常,血气分析结果在正常范围。

(二)新生儿未发生因护理不当而受伤。

【护理措施】

(一)复苏前准备　分娩前做好新生儿复苏的设备和物品准备,检查新生儿复苏气囊安全阀门是否在工作状态,安装吸痰管并测试是否在工作状态。准备气管插管、喉镜,打开开关检查电量是否充足,旋紧小灯泡。准备肾上腺素 10 mL 和 100 mL 生理盐水、各种型号注射器。

(二)快速评估　新生儿出生后立即快速评估四项指标:①足月吗? ②羊水清吗? ③有哭声或呼吸吗? ④肌张力好吗? 如四项均为"是",应快速彻底擦干新生儿,将其与产妇皮肤接触,进行常规护理。如四项中有一项为"否",则需进行初步复苏。若羊水有胎粪污染,应进行有无活力的评估及决定是否气管插管吸引胎粪。

（三）初步复苏　初步复苏包括五个步骤：保暖（减少氧耗）；摆正体位（打开气道）；清理呼吸道（通畅气道）；擦干全身，撤掉湿巾（进一步保暖），重新摆正体位；触觉刺激诱发呼吸。初步复苏后评估内容为：新生儿呼吸、心率、皮肤颜色。

新生儿复苏成功的关键是建立充分的通气。正压通气的指征：①呼吸暂停或喘息样呼吸。②心率<100次/min。如果新生儿有呼吸，心率>100次/min，但有呼吸困难或持续发绀，应清理气道，监测脉搏血氧饱和度，可常压给氧或给予持续气道正压通气，特别是早产儿。正压通气可以在气囊面罩、T-组合复苏器或气管插管下进行。正压通气的频率为40~60次/min，持续正压通气时间为30 s，然后再次评估新生儿心率。

在有效的30 s正压通气2次后，若新生儿心率低于60次/min，在正压通气的同时插入胸外按压。按压方法：①拇指法：双手拇指的指端按压胸骨，根据新生儿体型不同，双拇指重叠或并列，双手环抱胸廓支撑背部。②双指法：右手食指和中指2个指尖放在胸骨上进行按压，左手支撑背部。按压和放松的比例为按压时间稍短于放松时间，放松时拇指或其他手指应不离开胸壁。由于通气障碍是新生儿窒息的首要原因，因此，胸外按压和正压通气的比例应为3:1，即90次/min按压和30次/min呼吸，达到每分钟约120个动作。每个动作约1/2 s，2 s内3次胸外按压加1次正压通气。45~60 s的正压通气和胸外按压后重新评估心率，若心率持续<60次/min，除继续胸外按压外，应给予1:10 000肾上腺素，给药途径首选脐静脉给药。给药后继续正压通气和胸外按压，30 s后再次评估心率。若心率在60~100次/min，应停止心脏按压，继续正压通气；若心率>100次/min，可停止心脏按压和正压通气，给予新生儿常压吸氧。

（四）复苏后护理　复苏后还需加强新生儿护理，保证呼吸道通畅，密切观察生命体征、血氧饱和度、神志、肌张力、面色及肤色、尿量等。合理给氧，注意喂养，做好重症监护记录。新生儿出生后5 min Apgar评分有利于估计疗效和预后，若5 min Apgar评分仍低于6分，新生儿神经系统受损较明显，应注意观察是否出现神经系统症状。

【结果评价】

（一）新生儿能建立有效呼吸。

（二）新生儿没有因护理不当而受伤。

（陈芳萍）

第三节　胎盘早剥

妊娠20周后或分娩期，正常位置的胎盘在胎儿娩出前部分或全部从子宫壁剥离，称为胎盘早剥(placental abruption)。胎盘早剥是妊娠中晚期出血最常见的原因之一。严重者迅速出现弥散性血管内凝血、急性肾功能衰竭等危及母儿生命,是妊娠期的一种严重并发症。

【病因】

(一)孕妇血管病变 孕妇患有严重的子痫前期、肾性高血压、慢性肾脏疾病或全身血管病变等,底蜕膜螺旋小动脉痉挛或硬化,引起远端毛细血管缺血坏死以致破裂出血,血液流至底蜕膜层形成血肿,导致胎盘剥离。另外,孕妇长时间仰卧位时由于子宫静脉淤血,静脉压升高,导致蜕膜静脉床淤血或破裂,也可导致胎盘剥离。

(二)子宫内压力突然下降 多胎妊娠、羊水过多等发生胎膜早破,或孕妇在破膜时羊水流出过快,或双胎妊娠的孕妇在分娩第一个胎儿后,均可使宫腔压力剧减而发生胎盘早剥。

(三)机械性因素 当孕妇腹部受撞击、挤压或摔伤等均可造成血管破裂而发生胎盘早剥。此外,脐带过短或脐带绕颈时,分娩过程中胎儿下降牵拉脐带也可造成胎盘早剥。

(四)其他高危因素 如高龄多产、胎盘早剥史、剖宫产史、吸烟、营养不良、吸毒、有血栓形成倾向、子宫肌瘤(尤其是胎盘附着部位肌瘤)、接受辅助生殖技术助孕等。

【病理及病理生理】

主要病理改变是底蜕膜出血,形成血肿,使该处胎盘自附着处剥离。分为3种类型:

(一)显性剥离或外出血 剥离面小,出血停止、血液凝固,临床多无症状。若继续出血,血液冲开胎盘边缘及胎膜,沿胎膜与宫壁间经宫颈向外流出。

(二)隐性剥离或内出血 血液在胎盘后形成血肿使剥离面逐渐扩大。当血肿不断增大,胎盘边缘仍附着于子宫壁上,或胎膜与子宫壁未剥离,或胎头固定于骨盆入口时,均使血液不能向外流而积聚在胎盘与子宫壁之间。

(三)混合性出血 当内出血过多时,血液也可冲开胎盘边缘,向宫颈口外流出,形成混合性出血。

内出血严重时,血液向子宫肌层内浸润,引起肌纤维分离、断裂、变性,此时子宫表面呈紫蓝色瘀斑,尤其在胎盘附着处更明显,称为子宫胎盘卒中(uteroplacental apo - plexy)。

【临床表现】

病人的症状和体征与病理类型、剥离时间及出血量有关。根据病情严重程度,将胎盘早剥分为三度:

Ⅰ度:多见于分娩期,以外出血为主。胎盘剥离面积小,可无腹痛或腹痛轻微,贫血体征不明显。子宫软,大小与妊娠周数相符,胎位清楚,胎心正常。产后检查见胎盘母体面有凝血块及压迹即可确诊。

Ⅱ度:多见于有血管病变的孕妇,以隐性出血为主。胎盘剥离面占胎盘面积1/3左右,常有突然发生的持续性腹痛、腰酸或腰背痛,疼痛的程度与胎盘后积血多少成正比。无阴道流血或流血量不多,贫血程度与阴道流血量不相符。子宫>妊娠周数,宫底因胎盘后血肿增大而升高。胎盘附着处压痛明显(胎盘位于后壁则不明显),宫缩有间歇,胎位可扪及,胎儿存活。

Ⅲ度:胎盘剥离面超过胎盘面积1/2,临床表现较Ⅱ度加重。可出现恶心、呕吐、面色苍白、四肢湿冷、脉搏细数、血压下降等休克症状。子宫硬如板状,宫缩间歇时宫体不能松弛,胎位触诊不清,胎心异常或消失。

【对母儿的影响】

(一)对孕妇的影响

1.凝血功能障碍:胎盘早剥是孕妇发生凝血功能障碍最常见的原因。由于从剥离处的胎盘绒毛和蜕膜中释放大量的组织凝血活酶进入孕妇血液循环,激活凝血系统而发生弥散性血管内凝血(DIC)。

2.羊水栓塞:羊水可经剥离面开放的子宫血管进入孕妇血液循环,羊水中的有形成分栓塞肺血管,引起肺动脉高压。

3.急性肾功能衰竭:大量出血使肾脏灌注严重受损,导致肾皮质或肾小管缺血坏死,出现急性肾衰竭。胎盘早剥多伴发妊娠期高血压疾病、肾性高血压、慢性肾脏疾病等,肾脏血管痉挛也影响其血流量。

4.产后出血:子宫胎盘卒中易导致产后出血。若并发DIC,产后出血难以纠正,易引起休克、多脏器功能衰竭、脑垂体及肾上腺皮质坏死,甚至导致产妇发生希恩综合征。

(二)对胎儿/新生儿的影响 胎儿窘迫、早产、新生儿窒息或死亡的发生率高。

【处理原则】

治疗原则为早期识别、积极纠正休克、及时终止妊娠、防止并发症。分娩时机和方式应根据孕周、胎盘剥离的严重程度、有无并发症、宫口开大情况、胎儿宫内状况等决定。

【护理评估】

(一)健康史 孕妇在妊娠晚期或临产时突然发生腹部剧痛,有急性贫血或休克现象,应引起高度重视。护士需全面评估孕妇既往史与产前检查记录。

(二)身心状况 典型症状是阴道出血、腹痛、子宫收缩和子宫压痛。触诊时子宫张力增大,宫底增高,严重者可出现恶心、呕吐,以及面色苍白、出汗、脉弱及血压下降等休克征象,子宫呈板状,压痛明显,胎位触不清楚。孕妇可无阴道流血或少量阴道流血及血性羊水。

胎盘早剥孕妇入院时情况危急,孕妇及其家属常常感到高度紧张和恐惧。

(三)辅助检查

1.实验室检查:包括血常规、凝血功能、肝肾功能、电解质、二氧化碳结合力、血气分析、DIC筛选试验等。

2.B型超声检查:可协助了解胎盘的部位及胎盘早剥的类型,并可明确胎儿大小及存活情况。但是,B型超声检查阴性结果不能完全排除胎盘早剥,尤其位于子宫后壁的胎盘。

3.电子胎儿监护:可出现胎心基线变异消失、变异减速、晚期减速、胎心过缓等。

【常见护理诊断/问题】

(一)有心脏组织灌注不足的危险 与胎盘剥离导致子宫–胎盘循环血量下降有关。

(二)潜在并发症 出血性休克。

(三)母乳喂养中断 与早产儿转至NICU治疗有关。

【护理目标】

(一)胎儿未出现宫内窘迫或出现后得到及时处理。

(二)孕妇血液循环维持在正常范围。

(三)产妇在母婴分离时能保持正常泌乳。

【护理措施】

(一)纠正休克 迅速开放静脉通道,遵医嘱给予红细胞、血浆、血小板等积极补充血容量,改善血液循环。抢救中给予吸氧、保暖等。

(二)心理护理 向孕妇及家人提供相关信息,包括医疗护理措施的目的、操作过程、预期结果及孕产妇需做的配合,说明积极配合治疗与护理的重要性,对他们的疑虑给予适当解释,帮助他们使用合理的压力应对技巧和方法。

(三)病情观察 密切监测孕妇生命体征、阴道流血、腹痛、贫血程度、凝血功能、肝肾功能、电解质等。同时监测胎儿宫内情况。及时发现异常,立即报告医师并配合处理。

(四)分娩期护理 密切观察产妇心率、血压、宫缩、阴道流血情况,监测胎心。做好抢救新生儿和急诊剖宫产的准备。胎儿娩出后,遵医嘱立即给予缩宫素,预防产后出血。

(五)产褥期护理 密切观察生命体征、宫缩、恶露、伤口愈合等情况。保持外阴清洁干燥,预防产褥感染。若发生母婴分离,为了保持泌乳功能,护士应指导和协助产妇在产后6 h后进行挤奶,及时将母乳送至NICU,夜间也要坚持,并及时发现有无乳房肿块。

【结果评价】

(一)胎儿未出现宫内窘迫。

(二)孕妇未发生出血性休克。

(三)产妇维持正常泌乳功能。

(陈芳萍)

第四节 前置胎盘

正常的胎盘附着于子宫体部的前壁、后壁或侧壁。妊娠28周后，若胎盘附着于子宫下段，其下缘达到或覆盖宫颈内口，位置低于胎儿先露部，称为前置胎盘(placenta previa)。前置胎盘是妊娠晚期出血的常见原因。

【病因】

(一)子宫内膜病变与损伤 多次流产、刮宫、分娩、剖宫产、产褥感染等可导致子宫内膜损伤或瘢痕，引起子宫内膜炎和内膜萎缩病变。再次妊娠时子宫蜕膜血管生长不良、营养不足，致使胎盘为摄取足够的营养而伸展到子宫下段，形成前置胎盘。

(二)胎盘异常 由于多胎妊娠或巨大儿而形成的大胎盘伸展至子宫下段或遮盖子宫颈内口；或有副胎盘延伸至子宫下段。

(三)受精卵滋养层发育迟缓 当受精卵到达宫腔时，因滋养层发育迟缓尚未达到植入条件而继续下移植入子宫下段，在该处生长发育形成前置胎盘。

(四)宫腔形态异常 当子宫畸形或子宫肌瘤等原因使宫腔的形态改变致胎盘附着在子宫下段。

(五)其他高危因素 吸烟、吸毒者可引起胎盘血流减少，缺氧使胎盘代偿性增大，也可导致前置胎盘。

【分类】

按胎盘边缘与宫颈内口的关系，前置胎盘可分为三种类型：

(一)完全性前置胎盘(complete placenta previa) 胎盘组织完全覆盖宫颈内口。

(二)部分性前置胎盘(partial placenta previa) 胎盘组织部分覆盖宫颈内口。

(三)边缘性前置胎盘(marginal placenta previa) 胎盘附着于子宫下段，边缘达到宫颈内口，但未超越。

胎盘附着于子宫下段，边缘距宫颈内口的距离<20 mm，称为低置胎盘。妊娠中期超声检查发现胎盘接近或覆盖宫颈内口时，称为胎盘前置状态。

由于胎盘下缘与宫颈内口的关系可因宫颈管消失、宫口扩张而改变,如临产前为完全性前置胎盘,临产后因宫口扩张而成为部分性前置胎盘,所以,前置胎盘的类型可因诊断时期不同而各异。临床上通常按处理前最后一次检查结果决定分类。

凶险型前置胎盘(pernicious placenta previa)指前次妊娠有剖宫产史,此次妊娠为前置胎盘,胎盘覆盖原剖宫产切口,发生胎盘植入的风险增加。

【临床表现】

妊娠晚期或临产时,突发无诱因、无痛性阴道流血是前置胎盘的典型症状。阴道流血发生的时间、反复发生次数、出血量多少与前置胎盘类型有关。

【对母儿的影响】

(一)对孕妇的影响

1.植入性胎盘:子宫下段蜕膜发育不良,胎盘绒毛穿透底蜕膜,侵入子宫肌层,形成植入性胎盘,使胎盘剥离不全而发生产后出血。

2.产时、产后出血:附着于前壁的胎盘行剖宫产时,当子宫切口无法避开胎盘,则出血明显增多。胎儿娩出后,子宫下段肌组织菲薄,收缩力较差,附着于此处的胎盘不易完全剥离,开放的血窦不易关闭,易发生产后出血。

3.产褥感染:前置胎盘剥离面接近宫颈外口,细菌易经阴道上行侵入胎盘剥离面,加之多数产妇因反复失血而致贫血、体质虚弱,容易发生产褥期感染。

(二)对胎儿的影响　反复出血或一次出血量过多可使胎儿宫内缺氧,严重者胎死宫内。早产率和新生儿死亡率也增加。

【处理原则】

治疗原则是止血、纠正贫血、预防感染,降低早产率与围生儿死亡率。根据前置胎盘类型、阴道流血量、妊娠周数、胎儿宫内情况、是否临产等综合考虑,给予相应治疗。期待治疗的目的是在孕妇和胎儿安全的前提下延长妊娠周数,提高胎儿存活率。

【知识拓展——凶险型前置胎盘处理的再认识】

凶险型前置胎盘病人往往有剖宫产史以及腹腔脏器手术史,手术后腹腔粘连和妊娠后胎盘植入增大了再次手术的困难。凶险型前置胎盘病人出血可发生于产前、产时和产后,且出血迅速、出血量大,所以,临床处理往往需要包括产科、泌尿外科、新生儿科、麻醉科、血液科和重症医学科等多学科的团队合作,根据病人阴道出血量、孕周、生命体征以及胎儿宫内存活情况等进行个体化处理包括期待治疗和终止妊娠。建立凶险型前置胎盘病人处置路径,组成多学科团队,进行反复演练,由有经验的上级医师担任术者,同时配置麻醉科、新生儿科、泌尿外科和介入科等专科医师,是减少并发症的关键。建立静脉通道、准备抢救的设备和血源是保障严重产后出血病人安全的有效措施。

【护理评估】

（一）健康史　评估孕妇有无前置胎盘的高危因素;阴道流血的具体经过及产前检查记录等。

（二）身心状况　完全性前置胎盘初次出血时间多在妊娠28周左右,边缘性前置胎盘出血多发生在妊娠晚期或临产后,部分性前置胎盘的初次出血时间、出血量及反复出血次数介于两者之间。孕妇一般情况与出血量、出血速度有关。大量出血可出现贫血貌、面色苍白、脉搏增快、血压下降等休克表现。腹部检查:子宫软,无压痛,轮廓清楚,子宫大小符合妊娠周数。胎位清楚,胎先露高浮,常伴有胎位异常。

孕妇及其家属可因突然阴道流血而感到恐惧或焦虑,既担心孕妇的健康,也担心胎儿的安危,显得恐慌、紧张、手足无措等。

（三）辅助检查

1.B型超声检查:可显示子宫壁、胎盘、胎先露部及宫颈的位置,并根据胎盘下缘与宫颈内口的关系,确定前置胎盘类型。

2.产后检查胎盘胎膜:对产前出血孕妇,产后应仔细检查胎盘胎儿面边缘有无血管断裂,可提示有无副胎盘。若前置部位的胎盘母体面有陈旧性黑紫色血块附着,或胎膜破口距胎盘边缘距离<7 cm,则为前置胎盘。

3.其他:电子胎儿监护、血常规、凝血功能检查等。

【常见护理诊断/问题】

（一）有心脏组织灌注不足的危险　与阴道反复流血导致循环血量下降有关。

（二）有感染的危险　与阴道流血、胎盘剥离面靠近子宫颈口有关。

（三）舒适度减弱　与绝对卧床休息、活动无耐力有关。

【护理目标】

（一）孕妇出血得到控制,循环血容量维持在正常水平。

（二）产前和产后未发生感染。

（三）协助孕妇进行生活护理,提高孕妇自理能力。

【护理措施】

（一）饮食指导　建议孕妇多摄入高蛋白、高热量、高维生素、富含铁的食物,纠正贫血,增加母体储备,保证母儿基本需要。多食粗纤维食物,保证大便通畅。注意饮食卫生,不吃过冷食物,以免腹泻,诱发宫缩。

（二）病情观察　严密观察并记录孕妇生命体征、阴道流血、胎心、胎动等,准确记录阴道出血量,注意识别病情危重的指征如休克表现、胎心/胎动异常等,出现异常及时报告医师并配合处理。

（三）协助治疗　遵医嘱开放静脉通路,采取相应的止血、输血、扩容等措施。根据病情和孕周,遵医嘱给予糖皮质激素促胎肺成熟。做好大出血的抢救准备。

（四）预防感染　保持室内空气流通,指导产妇注意个人卫生,及时更换会阴垫。为产妇进行会阴擦洗每日2次,指导孕妇大小便后保持会阴部清洁、干燥。严密观察产妇生命体征、恶露、子宫复旧、阴道流血、白细胞计数及分类等。

（五）协助自理　鼓励协助病人坚持自我照顾的行为。协助病人入浴、如厕、起居、穿衣、饮食等生活护理,将日常用品放于病人伸手可及处。

【结果评价】

（一）妊娠维持至足月或接近足月终止。

（二）孕妇未发生因护理不当而发生的感染。

（三）孕妇对护士提供的生活护理感到满意,其自我护理能力提高。

（陈芳萍）

第五节　羊水量异常

正常妊娠时羊水的产生与吸收处于动态平衡中。若羊水产生和吸收失衡,会导致羊水量异常。

一、羊水过多

妊娠期间羊水量超过2 000 mL者,称为羊水过多(polyhydramnios)。

【病因】

（一）胎儿疾病　包括胎儿畸形、胎儿肿瘤、神经肌肉发育不良、代谢性疾病、染色体或遗传基因异常等。胎儿畸形以神经系统畸形和消化道畸形最常见。

（二）双胎妊娠　双胎妊娠羊水过多的发生率约是单胎妊娠的10倍。双胎输血综合征也可导致羊水过多。

（三）妊娠并发症　妊娠期糖尿病、母儿Rh血型不合、胎儿免疫性水肿、胎盘绒毛水肿、妊娠期高血压疾病、重度贫血,均可导致羊水过多。

（四）胎盘脐带病变　胎盘绒毛血管瘤直径>1 cm时,15% ~ 30%合并羊水过多。巨大胎盘、脐带帆状附着也可导致羊水过多。

（五）特发性羊水过多　约1/3孕妇存在原因不明的羊水过多。

【临床表现】

（一）急性羊水过多　多发生于妊娠20～24周,由于羊水量急剧增多,在数日内子宫急剧增大,横膈上抬,孕妇出现呼吸困难,不能平卧,甚至出现发绀。孕妇表情痛苦,腹部因张力过大而感到疼痛,食量减少。子宫压迫下腔静脉,影响静脉回流,导致孕妇下肢及外阴部水肿、静脉曲张。子宫明显＞妊娠周数,胎位不清,胎心音遥远或听不清。

（二）慢性羊水过多　较多见,多发生于妊娠晚期,羊水可在数周内逐渐增多,多数孕妇能适应,常在产前检查时发现。孕妇子宫＞妊娠周数,腹部膨隆、腹壁皮肤发亮、变薄,触诊时感到皮肤张力大,胎位不清,胎心音遥远或听不到。

【对母儿的影响】

（一）对孕妇的影响　孕妇易并发妊娠期高血压疾病、胎膜早破、早产、胎盘早剥、子宫收缩乏力、产后出血、产褥感染等。由于腹部增大,自觉呼吸困难。

（二）对胎儿的影响　胎位异常、胎儿窘迫、脐带脱垂的发生率增加。

【处理原则】

羊水过多合并胎儿畸形者,确诊后应尽早终止妊娠。羊水过多合并正常胎儿者,应寻找病因并积极治疗,症状严重者可经腹行羊膜腔穿刺放出适量羊水,缓解压迫症状。

【护理评估】

（一）健康史　详细询问健康史,了解孕妇年龄、有无妊娠合并症、有无先天畸形家族史及生育史等。

（二）身心状况　观察孕妇的生命体征,定期测量宫高、腹围和体重,判断病情进展,了解孕妇有无因羊水过多引发的症状,及时发现并发症。观察胎心、胎动及宫缩,及早发现胎儿宫内窘迫及早产的征象。孕妇及家属因担心胎儿可能会有某种畸形而感到紧张、焦虑不安,甚至产生恐惧。

（三）辅助检查

1.B型超声检查:不仅能测量羊水量,还可了解胎儿畸形(如无脑儿、脊柱裂)、胎儿水肿及双胎等情况。B型超声诊断羊水过多的标准有:①羊水最大暗区垂直深度(AFV):AFV≥8 cm诊断为羊水过多,其中AFV 8～11 cm为轻度羊水过多,12～15 cm为中度羊水过多,＞15 cm为重度羊水过多。②羊水指数(AFI):AFI≥25 cm诊断为羊水过多,其中AFI 25～35 cm为轻度羊水过多,36～45 cm为中度羊水过多,＞45 cm为重度羊水过多。

2.甲胎蛋白(AFP)测定:母血、羊水中AFP值明显增高提示胎儿可能存在神经管畸形、上消化道闭锁等。

【常见护理诊断/问题】

(一)有受伤的危险　与宫腔压力增加易致早产、胎膜早破、脐带脱垂等有关。

(二)自主呼吸障碍　与子宫过度膨胀导致呼吸困难等有关。

【护理目标】

(一)胎儿未发生因护理不当而产生的受伤。

(二)孕妇呼吸困难明显改善,舒适感增加。

【护理措施】

(一)一般护理　指导孕妇摄取低钠饮食,多食蔬菜和水果,防止便秘。减少增加腹压的活动。给予吸氧,每日 2 次,每次 30 min。

(二)病情观察　应动态监测孕妇的宫高、腹围、体重,及时发现胎膜早破、胎盘早剥和脐带脱垂的征象,发现异常情况并协助处理。

(三)增加舒适度　尽量卧床休息,活动以不出现不良反应为宜。指导孕妇采取左侧卧位、半坐卧位、抬高下肢。加强巡视,及时发现孕妇需求,协助孕妇做好日常生活护理。

(四)配合治疗　积极寻找原因。在 B 型超声监测下,避开胎盘部位以 15～18 号腰椎穿刺针穿刺,放羊水的速度不宜过快,每小时约 500 mL,一次放羊水量不超过 1 500 mL。注意严格消毒预防感染。密切观察孕妇血压、心率、呼吸变化,监测胎心。必要时 3～4 周后再次放羊水,以降低宫腔内压力。

【结果评价】

(一)胎儿未发生因护理不当而产生的受伤。

(二)孕妇的呼吸困难得到改善。

二、羊水过少

妊娠晚期羊水量少于 300 mL 者,称为羊水过少(oligohydramnios)。

【病因】

羊水过少主要与羊水产生减少或羊水外漏增加有关。常见原因有:

(一)胎儿畸形　以胎儿泌尿系统畸形为主,引起少尿或无尿,导致羊水过少。染色体异常、脐膨出、膈疝、法洛四联症、水囊状淋巴管瘤、小头畸形、甲状腺功能减低等也可引起羊水过少。

(二)胎盘功能减退　过期妊娠、胎儿生长受限和胎盘退行性变均能导致胎盘功能减退。胎儿慢性缺氧引起胎儿血液重新分配,为保障胎儿脑和心脏血供,肾血流量降低,胎儿尿液生成减少,导致羊水过少。

(三)母体因素 妊娠期高血压疾病可致胎盘血流减少。孕妇脱水、血容量不足时,孕妇血浆渗透压增高,使胎儿血浆渗透压相应增高,尿液生成减少。孕妇长时间服用某些具有抗利尿作用的药物,也可发生羊水过少。

(四)羊膜病变 某些原因不明的羊水过少与羊膜通透性改变、炎症、宫内感染有关。胎膜破裂后羊水外漏速度超过羊水生成速度,也可导致羊水过少。

【临床表现】

孕妇于胎动时感觉腹痛,检查时发现宫高、腹围＜同期正常妊娠孕妇,子宫的敏感度较高,轻微的刺激即可引起宫缩,临产后阵痛剧烈,宫缩不协调,宫口扩张缓慢,产程延长。妊娠早期可导致胎膜与胎体相连,妊娠中晚期可造成胎儿斜颈、屈背、手足畸形等异常。

【对母儿的影响】

(一)对孕妇的影响 手术分娩率和引产率均增加。

(二)对胎儿的影响 胎儿缺氧、胎儿畸形等使围生儿病死率明显增高。

【处理原则】

羊水过少合并胎儿畸形应尽早终止妊娠。羊水过少合并正常胎儿应积极寻找病因,尽量延长孕周,适时终止妊娠。对妊娠未足月,胎肺不成熟者,可采用羊膜腔灌注液体、增加饮水、静脉补液等方法增加羊水量。

【护理评估】

(一)健康史 了解孕妇月经与生育史、用药史、有无妊娠合并症、有无先天畸形家族史等,同时了解孕妇感觉到的胎动情况。

(二)身心状况 测量孕妇宫高、腹围、体重,羊水过少者宫高、腹围增长缓慢。了解孕妇子宫的敏感度,以及胎动情况。孕妇及家属因担心胎儿可能有畸形,常感到焦虑。

(三)辅助检查

1.B型超声检查:妊娠晚期羊水最大暗区垂直深度(AFV)≤2 cm为羊水过少,≤1 cm为严重羊水过少。羊水指数(AFI)≤5 cm诊断为羊水过少,≤8 cm为羊水偏少。B型超声检查还能发现胎儿生长受限、胎儿畸形。

2.羊水量测量:破膜时可以测量羊水量,但不能做到早期发现。

【常见护理诊断/问题】

(一)有母体与胎儿双方受干扰的危险 与羊水过少、异常分娩等有关。

（二）焦虑　与担心胎儿畸形、早产有关。

【护理目标】

（一）胎儿没有发生因护理不当而产生的宫内窘迫。

（二）孕妇焦虑有所改善。

【护理措施】

（一）一般护理　指导孕妇休息时取左侧卧位，改善胎盘血液供应；教会孕妇自我监测宫内胎儿情况的方法和技巧。胎儿出生后应认真全面评估，识别畸形。

（二）病情观察　观察孕妇的生命体征，定期测量宫高、腹围和体重，评估胎盘功能、胎动、胎心和宫缩的变化，及时发现异常并汇报医生。

（三）配合治疗　协助进行羊膜腔灌注治疗，注意严格无菌操作，防止发生感染，同时按医嘱给予抗感染药物。分娩时做好阴道助产或剖宫产、抢救新生儿的准备。

（四）心理护理　鼓励孕妇说出内心的担忧，护士在倾听过程中给以及时、恰当的反馈，了解孕妇的需求，针对孕妇焦虑的原因给予心理疏导，耐心解答其疑问，向孕妇介绍与她同等情况的成功案例，帮助孕妇积极应对病情变化、治疗与护理，增加孕妇信心，减轻孕妇焦虑，乐观地接受治疗与护理，理性对待妊娠和分娩结局。

【结果评价】

（一）胎儿未发生因护理不当而产生的宫内窘迫。

（二）孕妇心态平和，能积极应对治疗和护理。

（陈芳萍）

第六节　胎膜早破

胎膜早破（premature rupture of membrane，PROM）是指胎膜在临产前发生自然破裂。依据发生的孕周分为足月 PROM 和未足月 PROM（preterm premature rupture of membrane，PPROM），后者指在妊娠20周以后、未满37周发生的胎膜破裂。

【病因】

（一）生殖道感染　孕妇存在生殖器官感染，病原微生物上行性感染可引起胎膜炎，使胎膜局部抗张能力下降而破裂。

（二）羊膜腔压力增高　宫内压力增加时，覆盖于宫颈内口处的胎膜成为薄弱环节而容易发生破裂。

（三）胎膜受力不均　头盆不称、胎位异常使胎先露部不能衔接，前羊膜囊所受压力不均,导致胎膜破裂。因手术创伤或先天性宫颈组织结构薄弱,宫颈内口松弛,前羊膜囊楔入,受压不均;宫颈过短或宫颈功能不全,宫颈锥形切除,胎膜接近阴道,缺乏宫颈黏液保护,易受病原微生物感染,导致胎膜早破。

(四)营养因素 缺乏维生素C、钙、锌及铜,可使胎膜抗张能力下降,易引起胎膜早破。

(五)其他高危因素 细胞因子IL-6、IL-8、TNF-α升高,可激活溶酶体酶,破坏羊膜组织;妊娠晚期性生活不当、过度负重及腹部受碰撞等。

【临床表现】

孕妇突感有液体自阴道流出或无控制的"漏尿",不伴有腹痛,少数孕妇仅感到外阴较平时湿润。当腹压增加时,阴道流液增加。阴道窥器检查可见阴道后穹隆有液体聚积,或可见羊水自宫口流出。

【对母儿的影响】

(一)对孕妇的影响 易发生羊膜腔感染、胎盘早剥、羊水过少、产后出血。

(二)对胎儿的影响 易发生绒毛膜羊膜炎、脐带受压、脐带脱垂、早产、新生儿吸入性肺炎,严重者发生败血症、颅内感染、胎儿窘迫、胎肺发育不全、骨骼畸形、新生儿呼吸窘迫综合征等。

【处理原则】

应根据孕周、有无感染、胎儿宫内情况等制订合理的处理方案或及时转诊。对于PPROM的期待治疗包括预防感染、促胎儿肺成熟等。

【护理评估】

(一)健康史 了解诱发胎膜早破的原因,确定胎膜破裂的时间,妊娠周数,是否有宫缩及感染的征象等。

(二)身心状况 评估孕妇阴道液体流出的情况,包括腹压增加后液体流出是否增加,检查触不到前羊膜囊,上推胎儿先露部可见到流液量增多。评估孕妇有无感染。绒毛膜羊膜炎是PROM发生后的主要并发症,临床表现包括孕妇体温升高、脉搏增快、胎心率增快、宫底有压痛、阴道分泌物有异味、外周血白细胞计数升高。但是多数绒毛膜羊膜炎呈亚临床表现,症状不典型,给早期诊断带来困难。评估胎儿宫内情况,包括胎心、胎动、胎儿成熟度、胎儿大小等。评估有无宫缩、脐带脱垂、胎盘早剥。

(三)辅助检查

1.阴道液酸碱度测定:正常女性阴道液pH为4.5~5.5,羊水pH为7.0~7.5。胎膜破裂后,阴道液pH升高。通常采用硝嗪或石蕊试纸测试。值得注意的是,宫颈炎、阴道炎、血液、尿液或精液可能会造成pH试纸测定的假阳性。

2.阴道液涂片检查:阴道液干燥涂片检查有羊齿植物叶状结晶出现为羊水。但是,精液和宫颈黏液可造成假阳性。用苏丹Ⅲ染色见黄色脂肪小粒,确定羊水准确率达95%。

3.羊水培养:超声引导下羊膜腔穿刺抽取羊水检查是产前辅助诊断绒毛膜羊膜炎的重要方法,可行羊水细胞革兰染色、培养、白细胞计数、羊水血糖和乳酸脱氢酶水平测定。

【常见护理诊断/问题】

(一)有感染的危险　与胎膜破裂后易造成羊膜腔内感染有关。

(二)潜在并发症　早产、脐带脱垂、胎盘早剥。

【护理目标】

(一)未发生因护理不当而产生的生殖系统感染。

(二)母儿结局良好。

【护理措施】

(一)注意休息　胎先露尚未衔接的孕妇应绝对卧床,抬高臀部,预防脐带脱垂。积极预防卧床时间过久导致的并发症如血栓形成、肌肉萎缩等。护士应协助做好孕妇的基本生活需求,将呼叫器放在孕妇方便可及的地方,协助孕妇在床上排泄。

(二)减少刺激　避免腹压增加的动作。治疗与护理时,动作应轻柔,减少对腹部的刺激。应尽量减少不必要的肛查和阴道检查。

(三)观察病情　评估胎心、胎动、羊水性质及羊水量、NST及胎儿生物物理评分等。指导孕妇监测胎动情况。

(四)预防感染　监测孕妇的体温、血常规、C-反应蛋白等。指导孕妇保持外阴清洁,每日会阴擦洗2次;使用吸水性好的消毒会阴垫,勤换会阴垫,保持清洁干燥。破膜时间超过12 h,遵医嘱预防性使用抗生素。

(五)协助治疗　如果足月PROM破膜后未临产,在排除其他并发症的情况下,无剖宫产指征者破膜后12 h内行积极引产。对于宫颈条件成熟的足月PROM孕妇,行缩宫素静脉滴注是首选的引产方法;对宫颈条件不成熟且无促宫颈成熟及阴道分娩禁忌证者,可用机械方法(包括低位水囊、Foley管、昆布条、海藻棒等)和药物促进宫颈成熟(主要是前列腺素制剂)。对于PPROM,若妊娠<24周应终止妊娠;若妊娠在24~27^{+6}周符合保胎条件时应根据孕妇和家属的意愿进行保胎或终止妊娠,但保胎过程长、风险大,要充分告知孕妇及家属期待保胎过程中的风险;若妊娠在28~33^{+6}周符合保胎条件时,应保胎、延长孕周至34周,保胎过程中给予糖皮质激素和抗生素治疗,密切监测母胎状况。

【结果评价】

（一）孕妇体温、血象正常，未发生感染。

（二）妊娠结局较好，未发生早产、脐带脱垂、胎盘早剥。

（陈芳萍）

第九章　妊娠并发症妇女的护理

虽然妊娠是一个正常的生理过程,但异常情况随时都可能发生。尤其对于妊娠前已合并某些疾病的孕产妇,由于原有疾病所具有的潜在风险,影响妊娠时的结局和母婴安全。

第一节　心脏病

妊娠合并心脏病(包括妊娠前已患有的心脏病、妊娠后发现或发生的心脏病)是妇女在围生期患有的一种严重的妊娠并发症,中国发病率约为1%。妊娠、分娩及产褥期间心脏及血流动力学的改变,可加重心脏疾病孕产妇的心脏负担而诱发心力衰竭,是孕产妇死亡的重要原因之一,在中国孕产妇死因顺位中高居第二位,为非直接产科死因的首位。

随着心血管外科诊疗技术的发展,先天性心脏病病人可获得早期根治或部分纠正,越来越多的先天性心脏病女性获得妊娠和分娩机会。因此,妊娠合并心脏疾病的类型构成比也随之发生改变。其中,先天性心脏病占35%~50%,位居第一位。其余依次为风湿性心脏病、妊娠期高血压疾病性心脏病、围生期心肌病、贫血性心脏病以及心肌炎等。随着社会经济的发展、广谱抗生素的应用及人们保健意识的增强,风湿性心脏病的发生率呈逐年下降的趋势,但在发展中国家及中国相对贫困落后的边远地区,妊娠合并风湿性心脏病仍较常见。

【妊娠、分娩对心脏病的影响】

(一)妊娠期

妊娠期妇女循环血容量于妊娠第6周开始逐渐增加,32~34周达高峰,较妊娠前增加30%~45%。此后维持在较高水平,产后2~6周逐渐恢复正常。总循环血量的增加可引起心排血量增加和心率加快。妊娠早期主要引起心排血量增加,妊娠4~6个月时增加最多,平均较妊娠前增加30%~50%。孕妇体位对心排血量影响较大,约5%孕妇可因体位改变使心排血量减少而出现不适,如"仰卧位低血压综合征"。妊娠中晚期需增加心率以适应血容量的增多,至妊娠末期孕妇心率每分钟平均约增加10次。随妊娠进展子宫增大、膈肌升高,使心脏向上、向左前发生移位,心尖搏动向左移位2.5~3 cm,导致心脏大血管轻度扭曲;又由于心率增快和心排血量增加,使心脏负荷进一步加重;对于妊娠合并血流限制性损害心脏病孕妇,如二尖瓣狭窄及肥厚型心肌病,易出现明显症状甚至诱发心力衰竭而危及生命。

(二)分娩期

分娩期是孕妇血流动力学变化最显著的阶段,加之机体能量及氧气的消耗增加,是心脏负担最重的时期。每次宫缩时有250~500 mL液体被挤入体循环,回心血流量增多使心排血量增加24%,同时有血压增高、脉压增宽及中心静脉压升高。第二产程中,除子宫收缩外,腹肌和骨骼肌的收缩使外周循环阻力增加,且分娩时产妇屏气使肺循环压力增加,如患有先天性心脏病孕妇可使之前左向右分流转为右向左分流而出现发绀。腹腔压力增高,内脏血液向心脏回流增加,此时心脏前后负荷显著加重。第三产程,胎儿娩出后,腹腔内压力骤减,大量血液流向内脏,回心血量减少;继之胎盘娩出,胎盘循环停止,使回心血量骤增,造成血流动力学急剧变化,妊娠合并心脏病的孕妇极易诱发心力衰竭和心律失常。

(三)产褥期

产后3 d内,子宫收缩使大量血液进入体循环,且产妇体内组织间隙内潴留的液体也开始回流至体循环;而妊娠期出现的一系列心血管系统的变化尚不能立即恢复至非孕状态,加之产妇伤口和宫缩疼痛、分娩疲劳、新生儿哺乳等负担,仍需警惕心力衰竭的发生。

综上所述,妊娠32~34周、分娩期(第一产程末、第二产程)及产褥期的最初3 d内,是患有心脏病孕产妇最危险的时期,护理时应严密监护,确保母婴安全。

【心脏病对妊娠、分娩及胎儿的影响】

心脏病不影响病人受孕。心脏病变较轻、心功能Ⅰ~Ⅱ级、无心力衰竭病史、且无其他并发症者,在密切监护下可以妊娠,必要时给予治疗。但有下列情况者一般不宜妊娠:心脏病变较重、心功能Ⅲ~Ⅳ级、既往有心力衰竭病史、肺动脉高压、严重心律失常、右向左分流型先天性心脏病(法洛四联症等)、围生期心肌病遗留有心脏扩大、并发细菌性心内膜炎、风湿热活动期者,因病人在孕期极易诱发心力衰竭,故不宜妊娠。若已妊娠应在早期终止。

心脏病孕妇心功能状态良好者,母儿相对安全,且多以剖宫产终止妊娠。不宜妊娠的心脏病病人一旦受孕或妊娠后心功能状态不良者,流产、早产、死胎、胎儿生长受限、胎儿宫内窘迫及新生儿窒息的发生率明显增加,围生儿死亡率增高,是正常妊娠的2~3倍。并且部分治疗心脏病的药物对胎儿也存在潜在毒性反应,如地高辛可通过胎盘屏障到达胎儿体内,对胎儿产生影响。多数先天性心脏病为多基因遗传,双亲中任何一方患有先天性心脏病,其后代先天性心脏病及其他畸形的发生机会较对照组增加5倍,如室间隔缺损、肥厚型心肌病、马方综合征等均有较高的遗传性。

【知识拓展——胎儿心脏治疗】

胎儿心脏治疗(fetal cardiac intervention,FCI)指通过药物、手术以及介入治疗对胎儿期心血管疾病进行干预治疗,以避免或减轻胎儿水肿,降低胎儿病死率,避免心脏功能退化,达到治愈目的或为出生后获得满意治疗奠定基础。目前,闭合性FCI主要包括胎儿主动脉瓣球囊成形术、肺动脉瓣球囊成形术及球囊房隔造口术/卵圆孔扩张术,其路径主要是在超声引导下穿刺针经孕妇腹壁/子宫,到达胎儿心前区胸壁后,经穿刺胎儿心室,并递送器械到达介入治疗目标部位进行治疗。阶段性研究结果认为,超声引导经皮/子宫穿刺进行人类胎儿宫内心脏介入手术技术已逐渐成熟,这一技术手段通过减轻心室射血梗阻或者增加通过卵圆孔的左心血供,阻止异常血流持续存在对心肌的进一步损伤,增加心室血流,促进心室发育,逆转、阻止或延缓畸形进展及体/肺血管床发育迟滞的发生,延长孕期使心室得以继续发育,满足负担生后体、肺循环的要求;并能改善异常血流动力学状态及宫内异常低氧状态对胎儿重要脏器灌注及发育的影响,改善胎儿生长发育、提高胎儿及新生儿存活率。

【处理原则】

处理原则是积极防治心力衰竭和感染。建立妊娠合并心脏病孕产妇抢救体系。

(一)非孕期

根据病人所患有的心脏病类型、病情程度及心功能状态,进行妊娠风险咨询和评估,确定是否可以妊娠。对不宜妊娠者,应指导其采取正确的避孕措施。

(二)妊娠期

1. 凡不宜妊娠者应终止妊娠,早期妊娠宜在妊娠12周前行治疗性人工流产术。妊娠超过12周者应根据妊娠风险分级、心功能状态、医院的医疗技术水平和条件、病人及家属的意愿和对疾病风险的了解及承受程度等综合判断和分层管理。密切监护,积极防治心力衰竭。对于顽固性心力衰竭者应与心内、心外、麻醉、重症等科室医师联系,在严密监护下行剖宫产术终止妊娠。

2. 定期产前检查,防治心力衰竭妊娠者应从妊娠早期开始定期进行产前检查。是否进行系统产前检查的心脏病孕妇,心力衰竭发生率和孕产妇死亡率可相差10倍。心脏病高危病人应接受多学科诊治和监测。正确评估母体和胎儿情况,积极预防和治疗各种引起心力衰竭的诱因,动态观察心脏功能,减轻心脏负荷,适时终止妊娠。

（三）分娩期

1.心功能Ⅰ～Ⅱ级,胎儿不大,胎位正常、宫颈条件良好者,在严密监护下可经阴道分娩,第二产程时需给予阴道助产,防止心力衰竭和产后出血发生。

2.心功能Ⅲ～Ⅳ级,胎儿偏大、宫颈条件不佳、合并有其他并发症者,可选择剖宫产终止妊娠。因剖宫产可减少孕产妇长时间子宫收缩而引起的血流动力学改变,从而减轻心脏负担。不宜再次妊娠者,可同时行输卵管结扎术。

（四）产褥期

产后3 d内,尤其是产后24 h内,仍是心力衰竭发生的危险时期,产妇应充分休息且需严密监护。心功能Ⅲ级及以上者不宜哺乳。

【护理评估】

（一）健康史

护士在孕妇就诊时应详细、全面地了解产科病史和既往病史。包括:有无不良孕产史、心脏病诊治史(如心脏矫治术、瓣膜置换术、射频消融术等)、手术时间、手术方式、与心脏病有关的疾病史、相关检查、心功能状态及诊疗经过、有无心衰病史等。了解孕妇和家人对妊娠的适应状况及遵医行为:如药物的使用、日常活动、睡眠与休息、营养与排泄等,动态观察心功能状态及妊娠经过。

（二）身心状况

1.判定心功能状态　根据NYHA分级方案,确定孕产妇的心功能。

美国纽约心脏病协会(NYHA)根据病人生活能力状况,将心脏病孕妇心功能分为四级:

Ⅰ级:一般体力活动不受限制。

Ⅱ级:一般体力活动轻度受限制,活动后心悸、轻度气短,休息时无症状。

Ⅲ级:一般体力活动明显受限制,休息时无不适,轻微日常工作即感不适、心悸、呼吸困难,或既往有心力衰竭史者。

Ⅳ级:一般体力活动严重受限制,不能进行任何体力活动,休息时有心悸、呼吸困难等心力衰竭表现。

此种分级方案简便易行,但主要依据为主观症状,与客观检查有一定的差异性。体力活动的能力受平时训练、体力强弱、感觉敏锐性的影响,个体差异很大。因此,NYHA对心脏病心功能分级进行多次修订,1994年采用并行的两种分级方案,即第一种是上述病人主观功能容量(functional capacity);第二种是根据客观检查手段(心电图、负荷试验、X线、B型超声心动图等)来评估心脏病严重程度。后者将心脏病分为A、B、C、D共四级:

A级:无心血管病的客观依据。

B级:客观检查表明属于轻度心血管病病人。

C级:客观检查表明属于中度心血管病病人。

D级:客观检查表明属于重度心血管病病人。

其中轻、中、重的标准未做出明确规定,由医师根据检查结果进行判断。将病人的两种分级并列。如心功能Ⅱ级C、Ⅰ级B等。

2.评估与心脏病有关的症状和体征　如呼吸、心率、有无活动受限、发绀、心脏增大征、肝大、水肿等。尤其注意评估有无早期心力衰竭的表现。对于存在诱发心力衰竭因素的孕产妇,须及时识别心衰指征。

(1)妊娠期:评估胎儿宫内健康状况,胎心胎动计数。孕妇宫高、腹围及体重的增长是否与停经月份相符。评估病人的睡眠、活动、休息、饮食、出入量等情况。

(2)分娩期:评估宫缩及产程进展情况。

(3)产褥期:评估母体康复及身心适应状况,尤其注意评估与产后出血和产褥感染相关的症状和体征,如生命体征、宫缩、恶露的量、色及性质、疼痛与休息、母乳喂养及出入量等,注意及时识别心衰先兆。

3.心理-社会状况　随着妊娠的进展,心脏负担逐渐加重,由于缺乏相关知识,孕产妇及家属的心理负担较重,甚至产生恐惧心理而不能合作。如产后分娩顺利,母子平安,产妇则逐渐表现出情感性和动作性护理婴儿的技能;如分娩不顺利则心情抑郁,少言寡语。因此,应重点评估孕产妇及家属的相关知识掌握情况、母亲角色的获得及心理状况。

(三)辅助检查

1.心电图　常规12导联心电图帮助诊断心率(律)异常、心肌缺血、心肌梗死及梗死的部位等,有助于判断心脏起搏状况和药物或电解质对心脏的影响。

2.24 h动态心电图　协助阵发性或间歇性心律失常和隐匿性心肌缺血的诊断,提供心律失常的持续时间和频次等,为临床诊治提供依据。

3.超声心动图(UCG)　可精确地反映各心腔大小的变化,心瓣膜结构及功能情况。

4.X线检查　显示有心脏扩大,尤其个别心脏扩大。

5.胎儿电子监护仪、无应激试验、胎动评估、预测宫内胎儿储备能力,评估胎儿健康状况。

6.心肌酶学和肌钙蛋白检测提示有无心肌损伤。脑钠肽的检测可作为有效的心衰筛查和判断预后的指标。血常规、肝肾功能、凝血功能、血气分析等,根据病情酌情选择。

【常见护理诊断/问题】

(一)活动无耐力　与心排血量下降有关。

(二)潜在并发症　心力衰竭、感染。

【护理目标】

(一)孕产妇能结合自身情况,描述可以进行的日常活动。

(二)孕产妇不发生心力衰竭、感染。

【护理措施】

(一)非孕期

根据心脏病的类型、病变程度、心功能状态及是否有手术矫治史等具体情况,进行妊娠风险咨询和评估,综合判断耐受妊娠的能力。对不宜妊娠者,指导病人采取有效措施严格避孕。

【知识拓展——心脏病妇女妊娠风险分级及分层管理】

①妊娠风险分级　依据妊娠是否增加孕妇死亡率和母儿并发症等情况将妊娠风险分为Ⅰ~Ⅴ级。Ⅰ~Ⅲ级:孕妇死亡率未增加或轻、中度增加,母儿并发症未增加或轻、中、重度增加;Ⅳ级指孕妇死亡率明显增加或者母儿并发症重度增加,需要专家咨询;Ⅴ级属妊娠禁忌证。

②疾病种类　Ⅰ级:无并发症的轻度肺动脉狭窄和二尖瓣脱垂,小的动脉导管未闭(≤3 mm)等;Ⅱ级:未手术修补的不伴有肺动脉高压的房室间隔缺损、动脉导管未闭、不伴有心脏结构异常的大多数心律失常等;Ⅲ级:轻度二尖瓣狭窄(瓣口面积>1.5 cm²)、Marfan综合征(无主动脉扩张)等;Ⅳ级:机械瓣膜置换术后、中度二尖瓣狭窄等;Ⅴ级:复杂先天性心脏病、有围生期心肌病病史伴左心功能不全等。

③就诊医院级别　Ⅰ~Ⅱ级:二、三级妇产科专科医院或者二级及以上综合医院;Ⅲ级:三级妇产科专科医院或三级综合医院;Ⅳ~Ⅴ级:有良好心脏专科的三级甲等综合性医院或综合实力强的心脏监护中心。

(二)妊娠期

1. 加强孕期保健

(1)定期产前检查或家庭访视:妊娠20周前每2周行产前检查1次,妊娠20周后,尤其是32周后,需1周检查1次,由产科医师和其他多学科医师共同完成,并根据病情需要调节检查间期。重点评估心脏功能情况及胎儿宫内情况,可早期发现诱发心力衰竭的各种潜在危险因素。有早期心力衰竭征象者,应立即住院。若孕期经过顺利,亦应在36~38周提前住院待产。

(2)识别早期心力衰竭的征象:①轻微活动后就有胸闷、心悸、气短。②休息时心率每分钟超过110次,呼吸每分钟>20次。③夜间常因胸闷而需坐起呼吸,或需到窗口呼吸新鲜空气。④肺底部出现少量持续性湿啰音,咳嗽后不消失。病人出现上述征象时应考虑为早期心衰,需及时处理。

2. 预防心力衰竭

(1)充分休息,避免过劳:每日至少10 h睡眠。避免过劳及情绪激动。休息时应采取左侧卧位或半卧位。提供良好的家庭支持系统,避免因过劳及精神压力诱发心力衰竭。

(2)营养科学合理:限制过度加强营养而导致体重过度增长。以体重每周增长不超过0.5 kg,整个妊娠期不超过12 kg为宜。保证合理的高蛋白、高维生素饮食的摄入及铁剂的补充,20周以后预防性应用铁剂防止贫血。适当限制食盐量,一般每日食盐量不超过4~5 g。宜少量多餐,多食蔬菜和水果,防止便秘加重心脏负担。

(3)预防治疗诱发心力衰竭的各种因素:卧床休息期间注意翻身拍背,协助排痰,保持外阴清洁,加强保暖。必要时持续监测心率、心律、呼吸、血压、血氧饱和度等。使用输液泵严格控制输液滴速。风心病致心衰者,协助病人经常变换体位,活动双下肢,以防血栓的形成。临产后及时加用抗生素以防感染。

(4)健康教育:促进家庭成员适应妊娠造成的压力,协助并提高孕妇自我照顾能力,完善家庭支持系统。指导孕妇及家属掌握妊娠合并心脏病的相关知识,包括如何自我照顾,限制活动程度,诱发心力衰竭的因素及预防;识别早期心衰的常见症状和体征,尤其是遵医嘱服药的重要性,掌握应对措施。及时为家人提供信息,使其了解孕妇目前的身心状况,妊娠的进展情况,监测胎动的方法及产时、产后的护理方法,以减轻孕妇及家人的焦虑心理,安全度过妊娠期。

3. 急性心力衰竭的紧急处理

(1)体位:病人取半卧位或端坐位,双腿下垂,减少静脉血回流。

(2)吸氧:立即高流量鼻导管吸氧,根据动脉血气分析结果进行氧流量调整,严重者采用无创呼吸机持续加压(continuous positive airway pressure,CPAP),增加肺泡内压,加强气体交换,对抗组织液向肺泡内渗透。

(3)开放静脉通道,按医嘱用药:注意观察用药时的毒性反应。对妊娠晚期,有严重心力衰竭者,宜与内科医师联系,在控制心力衰竭的同时,紧急行剖宫产术取出胎儿,以减轻心脏负担,挽救孕妇的生命。

(三)分娩期

1. 严密观察产程进展,防止心力衰竭发生

(1)左侧卧位,避免仰卧,防止仰卧位低血压综合征发生。分娩时采取半卧位,臀部

抬高,下肢放低。密切观察子宫收缩,胎头下降及胎儿宫内情况,随时评估孕妇的心功能状态,正确识别早期心力衰竭的症状及体征。第一产程,15 min测血压、脉搏、呼吸、心率各1次,30 min测胎心率1次。第二产程10 min测1次上述指标,或使用胎儿电子监护仪持续监护。遵医嘱给予高浓度面罩吸氧,药物治疗并注意用药后观察。

(2)缩短第二产程,减少产妇体力消耗。宫缩时不宜用力,指导并鼓励产妇以呼吸及放松技巧减轻不适感,必要时给予硬膜外麻醉。宫口开全后需行产钳术或胎头吸引术缩短产程,以免消耗大量体力,同时应做好抢救新生儿的各种准备工作。

(3)预防产后出血和感染。胎儿娩出后,腹部应立即放置沙袋,持续24 h,以防腹压骤降诱发心力衰竭。为防止产后出血过多,可静脉或肌内注射缩宫素10~20 U,禁用麦角新碱,以防静脉压升高。遵医嘱进行输血、输液时,使用输液泵控制滴速和补液量,以免增加心脏额外负担,并随时评估心脏功能。一切操作严格遵循无菌操作规程,并按医嘱给予抗生素预防感染。

2. 给予生理及情感支持,降低产妇及家属焦虑　医护人员有责任提供并维护安静、舒适无刺激性分娩环境,陪伴产妇给予情感及生理上的支持与鼓励,及时提供信息,协助产妇及家属了解产程进展情况,并取得配合,减轻其焦虑感,保持情绪平稳,维护家庭关系和谐。

(四)产褥期

1. 监测并协助产妇恢复孕前的心功能状态

(1)产后72 h严密监测生命体征:正确识别早期心衰症状,产妇应半卧位或左侧卧位,保证充足的休息,必要时遵医嘱给予镇静剂;在心脏功能允许的情况下,鼓励其早期下床适度活动,以减少血栓的形成。制订循序渐进式的自我照顾计划,逐渐恢复自理能力。

(2)一般护理及用药护理:心功能Ⅰ~Ⅱ级的产妇可以母乳喂养,但应避免过劳;保证充足的睡眠和休息。Ⅲ级或以上者,应及时回乳,指导家属人工喂养的方法。及时评估有无膀胱胀满,保持外阴部清洁;指导摄取清淡饮食,少量多餐,防止便秘,必要时遵医嘱给予缓泻剂。产后按医嘱预防性使用抗生素及协助恢复心功能药物,并严密观察其不良反应。

2. 促进亲子关系建立,避免产后抑郁发生　心脏病产妇通常非常担心新生儿是否有心脏缺陷,同时由于自身原因而不能亲自参与照顾,会产生愧疚、烦躁的心理。因此,护士应详细评估其身心状况及家庭功能,并与家人一起共同制订康复计划,采取渐进式、恢复其自理能力为目的的护理措施。若心功能状态尚可,应鼓励产妇适度地参加照顾婴儿的活动中,若可以母乳喂养,护士应详细予以指导,以增加母子互动。如果新生儿有缺陷或死亡,应允许产妇表述其情感,并给予理解和安慰,减少产后抑郁症的发生。

3. 做好出院指导　制订详细出院计划,包括社区家庭访视相关内容,确保产妇和新生儿得到良好的照顾。指导产妇和家人与心内科医师定期交流,积极治疗原发心脏疾病,根据病情及时复诊。未做绝育术者,应建议采取适宜的避孕措施,严格避孕。

【结果评价】

(一)孕产妇知晓心脏病对身心的影响,掌握自我保健措施。

(二)孕产妇能列举预防心衰和感染的措施,分娩过程顺利,母婴健康。

(陈芳萍)

第二节　糖尿病

妊娠合并糖尿病属高危妊娠,孕妇可增加与之有关的围生期疾病的患病率和病死率。由于胰岛素等药物的应用,糖尿病得到了有效的控制,围生儿死亡率下降至3%,但糖尿病孕妇的临床经过复杂,母婴并发症仍较高,临床须予以重视。妊娠合并糖尿病包括两种类型:①糖尿病合并妊娠为原有糖尿病(diabetes mellitus, DM)的基础上合并妊娠,也称为孕前糖尿病(pre-gestational diabetes mellitus, PGDM),临床该类病人不足10%。②妊娠期糖尿病(gestational diabetes mellitus, GDM)为妊娠前糖代谢正常,妊娠期才出现的糖尿病。糖尿病孕妇中,90%以上为GDM,多数病人血糖于产后恢复正常,但将来患2型糖尿病几率增加。

【妊娠、分娩对糖尿病的影响】

妊娠可使原有糖尿病病人的病情加重,使隐性糖尿病显性化,使既往无糖尿病的孕妇发生GDM。

(一)妊娠期　正常妊娠时,孕妇本身代谢增强,加之胎儿从母体摄取葡萄糖增加,使葡萄糖需要量较非孕时增加;妊娠早期,空腹血糖较低,部分病人可能会出现低血糖。随妊娠进展,拮抗胰岛素样物质增加,胰岛素用量需要不断增加。

(二)分娩期　分娩过程中,子宫收缩消耗大量糖原,产妇进食量减少,若未及时调整胰岛素使用剂量,易发生低血糖。临产后孕妇紧张及疼痛,可能引起血糖发生较大波动,使得胰岛素用量不易掌握。因此,产程中严密观察血糖变化,根据孕妇血糖水平调整胰岛素用量。

(三)产褥期　分娩后,胎盘分泌的抗胰岛素物质迅速消失,胰岛素用量应立即减少。随之,全身内分泌系统逐渐恢复至非孕期水平。

妊娠合并糖尿病的孕产妇,在妊娠期、分娩期、产褥期体内糖代谢复杂多变,应用胰岛素治疗时,若未及时调整胰岛素用量,部分病人可能出现血糖过低或过高,严重者甚至导致低血糖昏迷及酮症酸中毒,护士应注意观察。

【糖尿病对妊娠、分娩的影响】

糖尿病对母儿的危害及其程度取决于糖尿病病情及血糖控制水平。孕前及孕期血糖控制不良者,母儿的近、远期并发症将明显增加。

(一)对孕妇的影响

1. 流产　妊娠合并糖尿病孕妇的流产发生率达15%~30%。糖尿病病人宜在血糖控制正常后妊娠。

2. 妊娠期并发症　糖尿病导致病人血管病变,小血管内皮细胞增厚,管腔狭窄,组织供血不足,存在严重胰岛素抵抗状态及高胰岛素血症,易并发妊娠期高血压疾病,为非糖尿病孕妇的2~4倍。当并发肾脏疾病时,妊娠期高血压及子痫前期发病率高达50%以上,且孕妇及围生儿预后较差。同时,因巨大儿发生率明显增高,故手术产率、产伤及产后出血发生率明显增高。

3. 感染　感染是糖尿病主要的并发症。未能很好控制血糖的孕妇极易发生感染,感染亦可加重糖尿病代谢紊乱,甚至诱发酮症酸中毒等急性并发症。与糖尿病有关的妊娠期感染有:外阴阴道假丝酵母菌病、肾盂肾炎、无症状菌尿症、产褥感染及乳腺炎等。

4. 羊水过多　较非糖尿病孕妇多10倍,可能与胎儿高血糖、高渗性利尿致胎尿排出增多有关。发现糖尿病孕期越晚,孕妇血糖水平越高,羊水过多越常见。血糖得到控制,羊水量也能逐渐转为正常。

5. 糖尿病酮症酸中毒　由于妊娠期复杂的代谢变化,加之高血糖及胰岛素相对或绝对不足,代谢紊乱进一步发展到脂肪分解加速,血清酮体急剧升高,进一步发展为代谢性酸中毒。不仅是孕妇死亡的主要原因,也可导致胎儿畸形,胎儿窘迫及胎死宫内。

6. 增加再次妊娠患GDM的风险　孕妇再次妊娠时,复发率高达30%~50%。远期患糖尿病几率增加,17%~63%将发展为2型糖尿病。同时,远期心血管系统疾病发生概率亦随之增加。

(二)对胎儿的影响

1. 巨大胎儿　发生率高达25%~40%,其原因为胎儿长期处于母体高血糖所致的高胰岛素血症环境中,促进蛋白、脂肪合成和抑制脂解作用,导致躯体过度发育。GDM

孕妇体重指数过大是发生巨大儿的重要危险因素。

2. 流产和早产 妊娠早期导致胚胎死亡而流产。合并羊水过多易发生早产,并发妊娠期高血压疾病、胎儿窘迫等并发症时,常需提前终止妊娠,早产发生率为10%~25%。

3. 胎儿生长受限(fetal growth restriction,FGR) 发生率为21%。妊娠早期高血糖有抑制胚胎发育的作用,导致妊娠早期胚胎发育落后。糖尿病合并微血管病变者,胎盘血管常出现异常,影响胎儿发育。

4. 胎儿畸形 以心血管畸形和神经系统畸形最常见。严重畸形发生率为正常妊娠的7~10倍,与受孕后最初数周高血糖水平密切相关,是构成围生儿死亡的重要原因。孕前患糖尿病者应在妊娠期加强对胎儿畸形的筛查。

(三)对新生儿的影响

1. 新生儿呼吸窘迫综合征(neonatal respiratory distress syndrome,NRDS) 高血糖刺激胎儿胰岛素分泌增加,形成高胰岛素血症,后者具有拮抗糖皮质激素促进肺泡Ⅱ型细胞表面活性物质合成及释放的作用,使胎儿肺表面活性物质产生及分泌减少,胎儿肺成熟延迟,故NRDS发生率增加。

2. 新生儿低血糖 新生儿脱离母体高血糖环境后,高胰岛素血症仍存在,若不及时补充糖,易发生低血糖,严重时危及新生儿生命。

【处理原则】

加强孕期母儿监护,严格控制孕产妇血糖值,选择正确的分娩方式,减少并发症发生。

1. 糖尿病妇女于妊娠前应判断糖尿病的程度,以确定妊娠的可能性。

2. 允许妊娠者,需在内分泌科医师、产科医师及营养师的密切监护指导下,尽可能将孕妇血糖控制在正常或接近正常范围内,并选择正确的分娩方式,防止并发症的发生。

【护理评估】

(一)健康史

评估孕妇糖尿病病史及家族史,有无复杂性外阴阴道假丝酵母菌病、不明原因反复流产、死胎、巨大儿或分娩足月新生儿呼吸窘迫综合征史、胎儿畸形、新生儿死亡等不良孕产史等;本次妊娠经过、病情管理及目前用药情况;有无胎儿偏大或羊水过多等潜在高危因素。同时,注意评估有无肾脏、心血管系统及视网膜病变等合并症的症状及体征。

(二)身心状况

1. 症状与体征 评估孕妇有无三多症状(多饮、多食、多尿),重症者症状明显;妊娠前体重超重或肥胖、糖耐量异常史;孕妇有无皮肤瘙痒,尤其外阴瘙痒;因高血糖可导致眼房水与晶体渗透压改变而引起眼屈光改变,患病孕妇可出现视力模糊;评估糖尿病孕妇有无产科并发症,如低血糖、高血糖、妊娠期高血压疾病、酮症酸中毒、感染等。确定胎儿宫内发育情况,注意有无巨大儿或胎儿生长受限。分娩期重点评估孕妇有无低血糖及酮症酸中毒症状,如心悸、出汗、面色苍白、饥饿感或出现恶心、呕吐、视力模糊、呼吸快且有烂苹果味等;评估静脉输液的性质与速度;监测产程的进展、子宫收缩、胎心率、母体生命体征等有无异常。产褥期主要评估有无低血糖或高血糖症状,有无产后出血及感染征兆,评估新生儿状况。

2. 评估糖尿病的病情及预后 按White分类法,即根据病人糖尿病的发病年龄,病程长短以及有无血管病变进行分期,有助于判断病情的严重程度及预后:

A级:妊娠期诊断的糖尿病。

A1级:经控制饮食,空腹血糖<5.3 mmol/L,餐后2 h血糖<6.7 mmol/L。

A2级:经控制饮食,空腹血糖≥5.3 mmol/L,餐后2 h血糖≥6.7 mmol/L。

B级:显性糖尿病,20岁以后发病,病程<10年。

C级:发病年龄10~19岁,或病程达10~19年。

D级:10岁前发病,或病程≥20年,或合并单纯性视网膜病。

F级:糖尿病性肾病。

R级:眼底有增生性视网膜病变或玻璃体积血。

H级:冠状动脉粥样硬化性心脏病。

T级:有肾移植史。

3. 心理-社会状况 由于糖尿病的特殊性,应评估孕妇及家人对疾病知识的掌握程度,认知态度,有无焦虑、恐惧心理,社会及家庭支持系统是否完善等。

(三)辅助检查

1. 妊娠前未进行过血糖检查的孕妇,尤其存在糖尿病高危因素者,首次产前检查时需明确是否存在糖尿病,妊娠期血糖升高达到以下任何一项标准应诊断为PGDM。

(1)空腹血糖(fasting plasma glucose,FPG)≥7.0 mmol/L(126 mg/dL)。

(2)75 g口服葡萄糖耐量试验(oral glucose tolerance tes,OGTT),服糖后2 h血糖≥11.1 mmol/L(200 mg/dL)。

(3)伴有典型的高血糖症状或高血糖危象,同时随机血糖≥11.1 mmol/L(200 mg/dL)。

(4)糖化血红蛋白(glycosylated hemoglobin,HbA1c)≥6.5%。

2. 推荐医疗机构,在妊娠24~28周及28周后首次就诊时,对所有尚未被诊断为PGDM或GDM的孕妇,进行75 g OGTT检测。

OGTT 的方法：OGTT 前 1 d 晚餐后禁食至少 8 h 至次日晨（最迟不超过上午 9 时）。OGTT 试验前连续 3 d 正常体力活动、正常饮食，即每日进食碳水化合物不少于 150 g，检查期间静坐、禁烟。检查时，5 min 内口服含 75 g 葡萄糖的液体 300 mL，分别抽取服糖前、服糖后 1 h、2 h 的静脉血（从开始饮用葡萄糖水计算时间），放入含有氟化钠的试管中，采用葡萄糖氧化酶法测定血浆葡萄糖水平。

75 g OGTT 的诊断标准：空腹及服糖后 12 h 的血糖值分别为 5.1 mmol/L、10.0 mmol/L、8.5 mmol/L（92、180、153 mg/dL）。任何一点血糖值达到或超过上述标准即诊断为 GDM。

3. 医疗资源缺乏地区或孕妇具有 GDM 高危因素　建议妊娠 24~28 周首先检查空腹血糖（FPG），FPG≥5.1 mmol/L，可以直接诊断为 GDM，不必再做 75 g OGTT；而 4.4 mmol/L≤FPG<5.1 mmol/L 者，应尽早做 75 g OGTT；FPG<4.4mmol/L，可暂不行 75 g OGTT。

4. 胎儿监测

（1）胎儿超声心动图检查：胎儿发育的监测尤其注意检查胎儿中枢神经系统和心脏的发育；妊娠晚期应 4~6 周进行 1 次超声检查，尤其注意监测胎儿腹围和羊水量的变化。

（2）无应激试验（NST）：需要应用胰岛素或口服降糖药物者，应自妊娠 32 周起，每周行 1 次 NST 检查，36 周后每周 2 次，了解胎儿宫内储备能力，可疑胎儿生长受限时尤其应严密监测。

（3）胎盘功能测定：连续动态测定孕妇尿雌三醇及血中 HPL 值，及时判定胎盘功能。

5. 肝肾功能检查　24 h 尿蛋白定量，尿酮体及眼底等相关检查。

【常见护理诊断/问题】

（一）有血糖不稳定的危险　与血糖代谢异常有关。

（二）知识缺乏　缺乏血糖监测、妊娠合并糖尿病自我管理等的相关知识。

【护理目标】

（一）孕妇及家人能够描述个体化饮食方案，体重增长保持正常范围。

（二）孕妇及家人能描述监测血糖的方法，掌握发生高血糖及低血糖的症状及应对措施，维持母儿健康。

【护理措施】

（一）非孕期

为确保母婴健康，减少畸形儿及并发症的发生，显性糖尿病妇女在妊娠前应寻求产前咨询和详细的评估,由内分泌科医师和产科医师共同研究,确定糖尿病的病情程度。按 White 分类法,病情达 D、F、R 级,易造成胎儿畸形、智力障碍、死胎,并可加重孕妇原有病情等严重不良后果,不宜妊娠;对器质性病变较轻者,指导控制血糖水平在正常范围内再妊娠。

(二)妊娠期

由于妊娠期糖代谢复杂多变,为预防并减少孕妇及围生儿的并发症,妊娠合并糖尿病孕妇的产前监护及治疗应由产科医师、内分泌医师、营养师、糖尿病专科护士等多学科成员的密切配合完成,从而确保母婴的健康与安全。

1. 健康教育　通过多媒体授课、手机短信、微信、建立 QQ 群、健康教育短片、床边一对一等多种方式,进行妊娠期糖尿病相关知识宣教。指导孕妇正确控制血糖,提高自我监护和自我护理能力,与家人共同制订有针对性的健康教育干预计划,使孕妇掌握注射胰岛素的正确方法,药物作用的药峰时间,配合饮食及合适的运动和休息,并能自行血糖或尿糖测试。讲解妊娠合并糖尿病对母儿的危害,预防各种感染的方法,指导孕妇听一些优美抒情的音乐,在专业人员指导下,进行孕期瑜伽练习,保持身心愉悦。教会孕妇掌握高血糖及低血糖的症状及紧急处理步骤,鼓励其外出携带糖尿病识别卡及糖果,避免发生不良后果。

2. 孕期母儿监护　孕前患糖尿病孕妇早期应每周产前检查 1 次至第 10 周。妊娠中期 2 周检查 1 次,一般妊娠 20 周时需要依据孕妇的血糖控制水平,及时调整胰岛素的用量,妊娠 32 周后每周检查 1 次。指导孕妇每周测量体重、宫高、腹围;每天监测血压,定期监测胎心音等,确保胎儿安全。

(1)孕妇监护:除常规的产前检查内容外,应对孕妇进行糖尿病相关检查,降低并发症的发生。①血糖监测:包括自我血糖监测(self-monitored blood glucose,SMBG)、连续动态血糖监测(continuous glucose monitoring,CGM)和糖化血红蛋白(HbA1c)监测。SMBG 能反映实时血糖水平,其结果有助于评估糖尿病病人糖代谢紊乱的程度,为病人制订个性化生活方式干预和优化药物干预方案提供依据,提高治疗的有效性和安全性。②肾功能监测及眼底检查:每次产前检查做尿常规监测尿酮体和尿蛋白。每 1~2 个月测定肾功能及眼底检查。

(2)胎儿监测:了解胎儿健康状况:①超声和血清学筛查胎儿畸形。②胎动计数。③无激惹试验。④胎盘功能测定。

3. 营养治疗　通过个体化的饮食方案实现血糖控制,饮食方案的设计应综合考虑个人饮食习惯、体力活动水平、血糖水平及孕妇妊娠期生理学特点,在限制碳水化合物摄入的同时保证充足的营养供给和产妇体重适当增加,并将血糖维持在正常水平,减少酮症的发生。

(1)控制能量摄入:可协助管理体重、控制血糖及避免巨大儿发生。根据孕前体质指数(BMI)决定妊娠期能量摄入量:孕前超重的孕妇,妊娠期每日应摄入能量25～30 kcal/kg,孕前肥胖的孕妇,每日能量摄入应减少30%,但不低于1 600～1 800 kcal/d。每日摄入的碳水化合物应占总能量的35%～45%,且每日碳水化合物的摄入量应≥175 g(非妊娠期女性为130 g/d),并将其分为3份小或中量餐,及2～4份加餐,且睡前适当加餐可避免夜间酮症的发生。

(2)饮食指导:请营养师给予协助制订营养配餐;碳水化合物应多选择血糖生成指数较低的粗粮,如莜麦面、荞麦面、燕麦面、玉米面、薯类等富含维生素B、多种微量元素及食物纤维的主食,长期食用可降低血糖、血脂;鱼、肉、蛋、牛奶、豆类食品等富含蛋白质、无机盐和维生素,且含不饱和脂肪酸,能降低血清胆固醇及甘油三酯;增加含铬丰富及降糖食物的摄入量,如猕猴桃、苦瓜、洋葱、香菇、柚子、南瓜、牡蛎等是糖尿病人理想的食物。同时,指导病人不宜吃各种糖、蜜饯、饮料、果汁、糖制糕点等,食用易出现高血糖;不宜吃含高胆固醇的食物及动物脂肪,如动物的肝、蛋黄、黄油、猪牛羊油等,易使血脂升高,易发生动脉粥样硬化;不宜饮酒。增加含铁、钙维生素等微量元素的食物摄入,适当限制钠盐的摄入。

(3)体重管理:对于孕期体重增长,妊娠前肥胖或超重的女性减轻体重后妊娠。妊娠前BMI 25.0～29.9 kg/m²的孕妇应增重7.0～11.5 kg,中晚孕期平均每周增重0.28 kg(0.23～0.33 kg);妊娠前BMI＞30.0 kg/m²的孕妇,妊娠期应增重5～9 kg。

4.运动干预　安全有效的运动有利于改善妊娠糖尿病病人对葡萄糖的有效利用,改善葡萄糖代谢异常,降低血糖水平。在护理干预中,应充分体现个体化及安全性的特点,指导孕妇结合自身身体条件,科学把握运动的时间和强度,避免在空腹或胰岛素剂量过大的情况下运动,避免做剧烈运动如球类等,运动方式以有氧运动最好,如瑜伽、散步、上臂运动、太极拳、孕妇操、游泳等方式,强度以孕妇自己能够耐受为原则。不宜下床活动的孕妇,可选择在床上活动,如做上肢运动。进食30 min后运动,每次30～40 min的连续有氧运动,休息30 min。对于空腹血糖升高的病人,有氧运动可以降低个别高血糖病人的血糖水平,延缓对胰岛素的用药需求。每日运动时间和量基本不变,通过饮食和适度运动,使孕期体重增加控制在10～12 kg内较为理想。先兆流产者或者合并其他严重并发症者不宜采取运动疗法。

5.合理用药　多数GDM孕妇通过饮食、运动等生活方式的干预,使血糖达标,不能达标的 GDM 病人，为避免低血糖或酮症酸中毒的发生，首选胰岛素进行药物治疗。显性糖尿病孕妇应在孕前即改为胰岛素治疗。

6.心理支持　维护孕妇自尊，积极开展心理疏导。糖尿病孕妇了解糖尿病对母儿的危害后，可能会因无法完成"确保自己及胎儿安全顺利地度过妊娠期和分娩期"而产生焦虑、恐惧及低自尊的反应，严重者造成身体意象紊乱。若妊娠分娩不顺利，胎儿产生不良后果，则孕妇心理压力更大，因此，护士应主动建议病人向有资质的机构咨询和改善心理问题。多学科之间的合作可以有效改善糖尿病管理质量，减轻心理问题造成的不良影响。提供各种交流的机会，对孕产妇及家属介绍妊娠合并糖尿病的相关知识，血糖控制稳定的重要性和降糖治疗的必要性，鼓励其讨论面临的问题及心理感受。以积极的心态面对压力，并协助澄清错误的观念和行为，促进身心健康。

【知识拓展——糖尿病管理之孕妇血糖监测】

①血糖监测方法　自我血糖监测：新确诊的高血糖孕妇、血糖控制不良或不稳定者以及妊娠期应用胰岛素治疗者，应每日监测血糖 7 次，包括三餐前 30 min、三餐后 2 h 和夜间血糖；血糖控制稳定者，每周应至少行血糖轮廓试验 1 次，根据血糖监测结果及时调整胰岛素用量；不需要胰岛素治疗的 GDM 孕妇，在随诊时建议每周至少监测 1 次全天血糖，包括末梢空腹血糖及三餐后 2 h 末梢血糖共 4 次。

②妊娠期血糖控制目标　GDM 病人妊娠期血糖应控制在餐前及餐后 2 h 血糖值分别 ≤5.3、6.7 mmol/L（95、120 mg/dL），特殊情况下可测餐后 1 h 血糖 ≤7.8 mmol/L（140 mg/dL）；夜间血糖不低于 3.3 mmol/L（60 mg/dL）；妊娠期 HbA1c<5.5%。PGDM 病人妊娠期血糖控制应达到下述目标：妊娠早期血糖控制勿过于严格，以防低血糖发生；妊娠期餐前、夜间血糖及 FPG 宜控制在 3.3 ～ 5.6 mmol/L（60 ～ 99 mg/dL），餐后峰值血糖 5.6 ～ 7.1 mmol/L（100 ～ 129 mg/dL），HbA1c<6.0%。无论 GDM 或 PGDM，经过饮食和运动管理，妊娠期血糖达不到上述标准时，应及时加用胰岛素或口服降糖药物进一步控制血糖。

（三）分娩期

1.终止妊娠时机　GDM 孕妇，若血糖控制达标，无母儿并发症，在严密监测下可待预产期，仍未临产者，引产终止妊娠；PGDM 及胰岛素治疗的 GDM 孕妇，若血糖控制良好且无母儿并发症，在严密监测下，妊娠 39 周后可终止妊娠；血糖控制不满意或出现母儿并发症，应及时收入院观察，根据病情决定终止妊娠时机。

2.分娩方式　妊娠合并糖尿病本身不是剖宫产指征，若有胎位异常、巨大儿、糖尿病伴微血管病变及其他产科指征，病情严重需终止妊娠时，常选择剖宫产。若决定阴道分娩者，应制订产程中分娩计划，产程中密切监测孕妇血糖、宫缩、胎心变化，避免产程过长。

3.分娩时护理　严密监测血糖、尿糖和尿酮体。血糖 5.6 ～ 7.8 mmol/L，静滴胰岛素

1.0 U/h；血糖7.8～10.0 mmol/L，静滴胰岛素1.5 U/h；血糖＞10.0 mmol/L，静滴胰岛素2.0 U/h，提供热量，预防低血糖。准备阴道分娩者，鼓励产妇左侧卧位，改善胎盘血液供应。密切监护胎儿状况，产程不宜过长，否则增加酮症酸中毒、胎儿缺氧和感染危险。糖尿病孕妇在分娩过程中，仍需维持身心舒适，给予支持以减缓分娩压力。

4. 新生儿护理

（1）无论体重大小均按高危儿处理，注意保暖和吸氧等。

（2）新生儿出生时取脐血检测血糖，定时滴服葡萄糖液防止低血糖，注意预防低血钙、高胆红素血症及NRDS发生。

（3）糖尿病产妇，即使接受胰岛素治疗，哺乳也不会对新生儿产生不良影响。

（四）产褥期

1. 调整胰岛素用量　由于胎盘娩出，抗胰岛素激素迅速下降，妊娠期应用胰岛素者需重新评估胰岛素的需要量，根据产妇血糖情况调整胰岛素用量。妊娠期无需胰岛素治疗的GDM产妇，产后可恢复正常饮食，但应避免高糖及高脂饮食。

2. 预防产褥感染　糖尿病病人抵抗力下降，易合并感染，应及早识别病人的感染征象，并及时处理。鼓励糖尿病产妇实施母乳喂养，做到尽早吸吮和按需哺乳。

3. 建立亲子关系，提供避孕指导　及时提供有关新生儿的各种信息，积极为母亲创造各种亲子互动机会，促进家庭和谐关系的建立与发展。遵医嘱采取避孕措施。

4. 随访指导　产妇定期接受产科和内科复查，GDM妇女在产后6～12周进行随访，指导其改变生活方式、合理饮食及适当运动，鼓励母乳喂养。随访时建议进行身高、体质指数、腰围及臀围的测定，了解产后血糖的恢复情况，建议所有GDM妇女产后行OGTT测定，如产后正常也需3年复查OGTT 1次，以减少或推迟患有GDM者发展成为2型糖尿病。同时建议对糖尿病病人的子代进行随访以及健康生活方式的指导。

【结果评价】

（一）孕妇及家人掌握饮食治疗原则，营养摄入满足营养需求，母婴健康。

（二）孕妇血糖控制良好，无并发症发生。

（陈芳萍）

第三节　病毒性肝炎

病毒性肝炎是由肝炎病毒引起，以肝细胞变性坏死为主要病变的传染性疾病。根据病毒类型分为甲型、乙型、丙型、丁型、戊型等，其中以乙型最为常见，中国约8%的人群是慢性乙型肝炎病毒(hepatitis B virus,HBV)携带者。HBV 主要经血液传播,但母婴传播是其重要的途径,中国高达50%的慢性HBV 感染者是经母婴传播造成的。乙型病毒性肝炎在妊娠期更容易进展为重型肝炎,是中国孕产妇死亡的主要原因之一。

【妊娠、分娩对病毒性肝炎的影响】

妊娠期某些生理变化可使肝脏负担加重或使原有肝脏疾病的病情复杂化,从而发展为重症肝炎。

(一)由于孕早期妊娠反应,母体摄入减少,体内蛋白质等营养物质相对不足,而妊娠期机体基础代谢率增高,各种营养物质需要量增加,肝内糖原储备降低,使肝脏抗病能力下降。

(二)孕妇体内产生大量内源性雌激素均需在肝内灭活,胎儿代谢产物也需经母体肝内解毒,从而加重肝脏负担。妊娠期内分泌系统变化,可激活体内HBV。

(三)妊娠期某些并发症、分娩期的疲劳、缺氧、出血、手术及麻醉等均加重肝脏负担。

【病毒性肝炎对妊娠、分娩的影响】

(一)对孕产妇的影响

1. 妊娠期并发症增多　妊娠期高血压疾病、产后出血发生率增加。肝功能损害使凝血因子产生减少致凝血功能障碍,重型肝炎常并发弥散性血管内凝血(DIC)。

2. 孕产妇死亡率高　与非妊娠期相比,妊娠合并肝炎易发展为重型肝炎,以乙型、戊型多见。妊娠合并重型肝炎病死率可高达60%。

(二)对胎儿及新生儿的影响

1. 围生儿患病率及死亡率高　妊娠早期患有病毒性肝炎,胎儿畸形发生率高于正常孕妇2倍。肝功能异常的孕产妇流产、早产、死胎、死产和新生儿死亡率明显增加,围生儿死亡率高。

2. 慢性病毒携带状态　妊娠期内,胎儿由于垂直传播而被肝炎病毒感染,以乙型肝炎病毒多见。围生期感染的婴儿,部分转为慢性病毒携带状态,易发展为肝硬化或原发性肝癌。

(三)乙型肝炎病毒母婴传播

1. 垂直传播　HBV通过胎盘引起宫内传播。

2. 产时传播　是母婴传播的主要途径,占40%~60%。胎儿通过产道接触母血、羊水、阴道分泌物或子宫收缩使胎盘绒毛破裂,母血进入胎儿血液循环,导致新生儿感染。

一般认为,母血清 HBV DNA 含量越高,产程越长,感染率越高。目前还没有足够证据支持剖宫产可降低母婴传播风险。

3. 产后传播　可能与新生儿密切接触母亲的唾液和乳汁有关。关于母乳喂养问题,多年来一直争议较多。近年来有证据显示,新生儿经主、被动免疫后,母乳喂养是安全的。

【处理原则】

感染 HBV 的育龄女性在妊娠前应行肝功能、血清 HBV DNA 检测以及肝脏 B 型超声检查。最佳的受孕时机是肝功能正常、血清 HBV DNA 低水平、肝脏 B 型超声无特殊改变。

(一)妊娠期轻型肝炎与非孕期肝炎病人相同,主要采用护肝、对症、支持疗法。有黄疸者立即住院,按重症肝炎处理。

(二)妊娠期重症肝炎应抗炎护肝,预防肝性脑病,预防 DIC 及肾衰竭。妊娠末期重症肝炎者,经积极治疗 24 h 后,以剖宫产结束妊娠。

治疗期间严密监测肝功能、凝血功能等指标。病人经治疗后病情好转,可继续妊娠。治疗效果不好、肝功能及凝血功能继续恶化的孕妇,应考虑终止妊娠。分娩方式以产科指征为主,但是对于病情较严重者或血清胆汁酸明显升高的病人建议剖宫产。

【护理评估】

(一)健康史

评估有无与肝炎病人密切接触史或半年内曾输血、注射血制品史,有无肝炎病家族史及当地流行病史等。重症肝炎应评估其诱发因素,同时评估病人的治疗用药情况及家属对肝炎相关知识的知晓程度。

(二)身心状况

1. 症状与体征　甲型病毒性肝炎的潜伏期 2 ~ 7 周(平均 30 d),起病急、病程短、恢复快。乙型病毒性肝炎潜伏期 1.5 ~ 5 个月(平均 60 d),病程长、恢复慢、易发展成慢性。临床上孕妇常出现不明原因的食欲减退、恶心、呕吐、腹胀、厌油腻、乏力、肝区叩击痛等消化系统症状;重症肝炎多见于妊娠末期,起病急、病情重,表现为畏寒发热、皮肤巩膜黄染迅速、尿色深黄、食欲极度减退、频繁呕吐、腹胀、腹水、肝臭气味、肝脏进行性缩小,急性肾衰竭及不同程度的肝性脑病症状,如嗜睡、烦躁、神志不清、甚至昏迷。

2. 心理-社会状况　评估孕妇及家人对疾病的认知程度及家庭社会支持系统是否完善。由于担心感染胎儿,孕妇会产生焦虑、矛盾及自卑心理,应给予重点评估。

(三)辅助检查

1. 肝功能检查　主要包括丙氨酸转氨酶(ALT)、门冬氨酸转氨酶(AST)等,其中

ALT是反映肝细胞损伤程度最常用的敏感指标。1%的肝细胞发生坏死时,血清ALT水平即可升高1倍。胆红素持续上升而转氨酶下降,称为"胆酶分离",提示重型肝炎的肝细胞坏死严重,预后不良。凝血酶原时间百分活度(prothrombin time activity percentage,PTA)正常值80%~100%,<40%是诊断重型肝炎的重要指标之一。

2. 血清病原学检测及其临床意义

(1)甲型病毒性肝炎:急性期病人血清中抗HAV-IgM阳性有诊断意义。

(2)乙型病毒性肝炎:人感染HBV后血液中可出现一系列有关的血清学标志物(表9-1)。

表9-1 乙型肝炎病毒血清病原学检测及其意义

项　　目	血清学标志物及意义
HBsAg	HBV感染的特异性标志,与乙型病毒性肝炎传染性强弱相关,预测抗病毒治疗效果
HBsAb	是保护性抗体,机体具有免疫力,也是评价接种疫苗效果的指标之一
HBeAg	肝细胞内有HBV活动性复制,具有传染性
HBeAb	血清中病毒颗粒减少或消失,传染性减低
抗HBc-IgM	抗HBc-IgM阳性可确诊为急性乙肝
抗HBc-IgG	肝炎恢复期或慢性感染

(3)丙型病毒性肝炎:血清中检测出HCV抗体多为既往感染,不可作为抗病毒治疗的证据。

(4)丁型病毒性肝炎:急性感染时HDV-IgM出现阳性。慢性感染者HDV-IgM呈持续阳性。

(5)戊型病毒性肝炎:由于HEV抗原检测困难,而抗体出现较晚,需反复进行检测。

3. 影像学检查　主要是B型超声检查,必要时可行磁共振成像(MRI)检查,主要观察肝脾大小,有无肝硬化存在,有无腹腔积液,有无肝脏脂肪变性等。

4. 凝血功能及胎盘功能检查　凝血酶原时间,HPL及孕妇血或尿雌三醇检测等。

【常见护理诊断/问题】

(一)知识缺乏　缺乏有关病毒性肝炎感染途径、传播方式、母儿危害及预防保健等知识。

(二)有复杂性悲伤的危险　与肝炎病毒感染造成的母儿损害有关。

(三)潜在并发症　肝性脑病、产后出血。

【护理目标】

(一)孕产妇及家人能描述病毒性肝炎的病程、感染途径及自我保健应对措施等。

(二)建立良好的家庭支持系统,减轻孕妇负面情绪,促进母亲角色的获得。

(三)母儿在妊娠期、分娩期及产褥期维持良好的健康状态,无并发症发生。

【护理措施】

（一）加强卫生宣教，普及防病知识

重视高危人群，婴幼儿疫苗接种，开展以切断传播途径为重点的综合性预防措施。重视围婚期保健，提倡生殖健康，夫妇一方患有肝炎者应使用避孕套以免交叉感染。已患肝炎的育龄妇女应做好避孕。患急性肝炎者应于痊愈后半年，最好2年后在医师指导下妊娠。

（二）妊娠期

1. **妊娠合并轻型肝炎者护理内容**　与非孕期肝炎病人相同，但更需要注意以下内容：

（1）保证休息，避免体力劳动：加强营养，增加优质蛋白、高维生素、富含碳水化合物、低脂肪食物的摄入，保持大便通畅。详细讲解疾病的相关知识，取得家属的理解和配合。减缓孕妇的自卑心理，提高自我照顾能力，评估孕妇在妊娠期母亲角色获得情况，并及时给予帮助。

（2）定期产前检查，防止交叉感染：医疗机构需开设隔离诊室，所有用物使用2 000 mg/L含氯制剂浸泡，严格执行传染病防治法中的有关规定。定期进行肝功能、肝炎病毒血清病原学标志物的检查。积极治疗各种妊娠并发症，加强基础护理，预防各种感染以免加重肝损害。

（3）为进一步减少HBV母婴传播：妊娠中后期HBV DNA载量>2×10^6 IU/mL，在充分沟通、权衡利弊的情况下，可于妊娠第28周开始给予替诺福韦、替比夫定或拉米夫定，建议于产后1~3个月停药，停药后可以母乳喂养。

2. **妊娠合并重症肝炎者**

（1）保护肝脏，积极防治肝性脑病：遵医嘱给予各种保肝药物。严格限制蛋白质的摄入量，每日应<0.5 g/kg，增加碳水化合物，保持大便通畅。遵医嘱口服新霉素或甲硝唑抑制大肠埃希菌，以减少游离氨及其他毒素的产生及吸收，并严禁肥皂水灌肠。严密观察病人有无性格改变，行为异常、扑翼样震颤等肝性脑病前驱症状。

（2）预防DIC及肝肾综合征：严密监测生命体征，准确严格限制入液量，记录出入量。应用肝素治疗时，应注意观察有无出血倾向。为防产后出血，产前4 h及产后12 h内不宜使用肝素治疗。

（三）分娩期

1. **密切观察产程进展，促进产妇身心舒适**　为产妇及家人提供安全、温馨、舒适的待产分娩环境，注意语言保护，避免各种不良刺激，提供无痛分娩措施。密切观察产程进展，防止并发症发生。

2. 监测凝血功能 为预防 DIC,于分娩前 1 周肌注维生素 $K_1$20 ~ 40 mg/d,配备新鲜血液。密切观察产妇有无口鼻、皮肤黏膜出血倾向,监测出血、凝血时间及凝血酶原等。

3. 正确处理产程,防止母婴传播及产后出血 第二产程给予阴道助产,严格执行操作程序,避免软产道损伤及新生儿产伤等引起的母婴传播。胎儿娩出后,抽脐血做血清病原学检查及肝功能检查。正确应用缩宫素,预防产后出血。

4. 预防感染并严格执行消毒隔离制度 产时严格消毒并应用广谱抗生素。凡病毒性肝炎产妇使用过的医疗用品均需用 2 000 mg/L 的含氯消毒液浸泡后按相关规定处理。

(四)产褥期

1. 预防产后出血 观察子宫收缩及阴道流血,加强基础护理,并继续遵医嘱给予对肝脏损害较小的抗生素预防感染。同时开始评价母亲角色的获得,协助建立良好的亲子关系,提高母亲的自尊心。

2. 指导母乳喂养 新生儿在出生 12 h 内注射乙型肝炎免疫球蛋白(hepatitis B immunoglobulin,HBIG)和乙型肝炎疫苗后,可接受 HBsAg 阳性母亲的哺乳。对不宜哺乳者,应教会产妇和家人人工喂养的知识和技能。

3. 新生儿免疫 中国《慢性乙型病毒性肝炎防治指南 2015 年版》指出,HBsAg 阳性母亲的新生儿,应在出生后 24 h 内尽早(最好在出生后 12 h)注射 HBIG,剂量应≥100 U,同时在不同部位接种 10 μg 重组酵母乙型肝炎疫苗。在 1 个月和 6 个月时分别接种第 2 和第 3 针乙型肝炎疫苗,可显著提高阻断母婴传播的效果。

4. 健康教育 遵医嘱继续为产妇提供保肝治疗指导,加强休息和营养,指导避孕措施,促进产后康复,必要时及时就诊。

【结果评价】

(一)产妇及家属获得有关病毒性肝炎的相关知识,积极地面对现实。

(二)产妇表现出较好的母性行为,母亲角色适应良好。

(三)妊娠及分娩经过顺利,母婴健康。

(陈芳萍)

第四节 缺铁性贫血

贫血(anemia)是由多种病因引起,通过不同的病理过程,使人体外周血红细胞容量减少,低于正常范围下限的一种常见的临床症状。常以血红蛋白(Hb)浓度作为诊断标准。孕妇外周血血红蛋白<110 g/L及血细胞比容<0.33为妊娠期贫血,其中血红蛋白≤60 g/L为重度贫血,以缺铁性贫血最常见。

妊娠期妇女由于血容量增加需铁650~750 mg,胎儿生长发育需铁250~350 mg,仅妊娠期约需铁1 000 mg左右。孕妇每日从饮食中可摄取铁10~15 mg,但机体吸收利用率仅为10%,即1~1.5 mg。因此,每日需从食物中摄取至少4 mg。妊娠晚期,机体对铁的最大吸收率虽已达40%,但仍不能满足母儿需求,如不及时给予补充铁剂,则易耗尽体内储存铁导致贫血。

【贫血与妊娠的相互影响】

(一)对母体的影响

妊娠可使原有贫血病情加重,而贫血则使孕妇妊娠风险增加。由于贫血母体耐受力差,孕妇易产生疲倦感,而长期倦怠感会影响孕妇在妊娠期的心理适应,将妊娠视为一种负担而影响亲子间的感情及产后心理康复。重度贫血可导致贫血性心脏病、妊娠期高血压疾病性心脏病、产后出血、失血性休克、产褥感染等并发症的发生,危及孕产妇生命。

(二)对胎儿影响

孕妇骨髓与胎儿在竞争摄取母体血清铁的过程中,一般以胎儿组织占优势。由于铁通过胎盘的转运为单向性运输,胎儿缺铁程度不会太严重。若孕妇缺铁严重时,会影响骨髓造血功能致重度贫血,则缺乏胎儿生长发育所需的营养物质和胎盘养分,可造成胎儿生长受限、胎儿宫内窘迫、早产、死胎或死产等不良后果。

【处理原则】

补充铁剂、输血、治疗并发症;预防产后出血和感染。

【护理评估】

(一)健康史

评估既往有无月经过多等慢性失血性病史,有无因不良饮食习惯,如长期偏食或胃肠道功能紊乱导致的营养不良病史。

(二)身心状况

1. 症状 轻度贫血者多无明显症状或只有皮肤、口唇黏膜和睑结膜苍白。重者可表现为头晕、乏力、耳鸣、心悸、气短、面色苍白、倦怠、食欲缺乏、腹胀、腹泻等症状,甚至出现贫血性心脏病、妊娠期高血压疾病性心肌病、胎儿生长受限、胎儿窘迫、早产、死胎、死产等并发症的相应症状。同时,由于贫血孕产妇机体抵抗力低下,容易导致各种感染性疾病的发生。

2. 体征 皮肤黏膜苍白、毛发干燥无光泽易脱落、指(趾)甲扁干、脆薄易裂或反甲

(指甲呈勺状),并可伴发口腔炎、舌炎等,部分孕妇出现脾脏轻度肿大。

3. 心理-社会状态　重点评估孕妇因长期疲倦或知识缺乏而引起的倦怠心理。同时评估孕妇及家人对缺铁性贫血疾病的认知情况,以及家庭、社会支持系统是否完善等。

（三）辅助检查

1. 血象　外周血涂片为小红细胞低血红蛋白性贫血。血红蛋白<110 g/L,血细胞比容<0.33,红细胞<3.5×10^{12}/L,白细胞计数及血小板计数均在正常范围。

2. 血清铁测定　孕妇的血清铁<6.5 μmol/L（正常成年妇女的血清铁则为7～27μmol/L）,即可诊断为缺铁性贫血。

3. 骨髓象　骨髓象为红细胞系统呈轻度或中度增生活跃,中、晚幼红细胞增生为主,骨髓铁染色可见细胞内外铁均减少,细胞外铁减少明显。

【常见护理诊断/问题】

（一）有活动无耐力的危险　与贫血引起的乏力有关。

（二）有感染的危险　与血红蛋白低、机体免疫力低下有关。

（三）有受伤的危险　与贫血引起的头晕、眼花等症状有关。

【护理目标】

（一）孕产妇能结合自身情况,描述可以进行的日常活动。

（二）妊娠期、分娩期母婴维持最佳的身心状态,无感染等并发症发生。

（三）孕产妇住院期间得到满意的生活护理,无跌倒、受伤等意外发生。

【护理措施】

（一）预防

妊娠前应积极治疗慢性失血性疾病,改变长期偏食等不良饮食习惯,调整饮食结构,增加营养,必要时补充铁剂,以增加铁的储备。

（二）妊娠期

1. 饮食护理　建议孕妇摄取铁丰富的食物如动物血、肝脏、瘦肉等,同时多摄入富含维生素C的深色蔬菜、水果(如橘子、橙子、柚子、猕猴桃、草莓、鲜枣等),以促进铁的吸收和利用。纠正偏食、挑食等不良习惯。

2. 正确补充铁剂　铁剂的补充应首选口服制剂。每日遵医嘱服用铁剂,同时服维生素C,促进铁的吸收。铁剂对胃黏膜有刺激作用,引起恶心、呕吐、胃部不适等症状,应饭后或餐中服用。服用铁剂后,由于铁与肠内硫化氢作用而形成黑色便,应予以解释。服用抗酸药时须与铁剂交错时间服用。对于妊娠末期重度缺铁性贫血或口服铁剂胃肠道反应较重者,可采用深部肌内注射法补充铁剂,利用率高达90%～100%,常见制剂有右旋糖酐铁及山梨醇铁。

3. 加强母儿监护　产前检查时常规给予血常规检测,妊娠晚期应重点复查。注意胎儿宫内生长发育状况的评估,并积极地预防各种感染。

4. 健康指导　注意劳逸结合,依据贫血的程度安排工作及活动量。轻度贫血病人可下床活动,并适当减轻工作量;重度贫血病人需卧床休息,避免因头晕、乏力引起意外伤害;加强口腔护理:轻度口腔炎病人可于餐前、餐后、睡前、晨起用漱口液漱口;重度口腔炎病人每日应做口腔护理,有溃疡的病人按医嘱可局部用药。

(三)分娩期

重度贫血产妇于临产后应配血备用。输血时监控输血速度和输注总量,遵循少量多次的原则,以防止发生急性左心衰竭。严密观察产程,鼓励产妇进食;加强胎心监护,给予低流量吸氧;防止产程过长,可阴道助产缩短第二产程,但应避免发生产伤。积极预防产后出血,当胎儿前肩娩出后,肌内注射或静脉注射缩宫素 10~20 U。若无禁忌证,胎盘娩出后可应用前列腺素类制剂,同时应用缩宫素 20 U 加于 5% 葡萄糖注射液中静脉滴注,持续至少 2 h。出血多时应及时输血。产程中严格无菌操作,产时及产后应用广谱抗生素预防感染。同时,为产妇提供心理支持。

(四)产褥期

1. 密切观察子宫收缩及阴道流血情况,按医嘱补充铁剂,纠正贫血并继续应用抗生素预防和控制感染。

2. 指导母乳喂养,对于因重度贫血不宜哺乳者,详细讲解原因,并指导产妇及家人掌握人工喂养的方法。采取正确的回奶方法,如口服生麦芽冲剂或芒硝外敷乳房等。

3. 提供家庭支持,增加休息和营养,避免疲劳。加强亲子互动,提供避孕指导,避免产后抑郁。

【结果评价】

(一)孕产妇能够积极地应对缺铁性贫血对身心的影响,掌握自我保健措施,能够完成日常生活所需的活动。

(二)妊娠分娩经过顺利,无并发症发生,母婴健康。

附　急性阑尾炎

【概述】

急性阑尾炎(acute appendicitis)是妊娠期最常见的外科并发症之一,发病率为 0.05%~1%,以妊娠早中期多见。受妊娠反应和增大子宫影响,妊娠期阑尾炎诊断较非妊娠期困难,误诊率较高,加之炎症不易被包裹局限,常发展到阑尾穿孔和弥漫性腹膜炎阶段,导致孕产妇和围生儿病死率增高。早期诊断和及时处理对预后有重要影响。

1. 妊娠期阑尾位置的变化　妊娠初期,阑尾的位置与非孕期相似,阑尾的根部在右髂前上棘至脐连线中外1/3处(麦氏点),随妊娠周数增加,子宫增大,盲肠与阑尾的位置会向上、向外、向后移位。妊娠12周末位于髂嵴下2横指,妊娠满20周达髂嵴水平,满32周上升至髂嵴上2横指,足月时可达胆囊区。随着盲肠向上移位的同时,阑尾呈逆时针方向旋转,子宫将其推向外、上、后方,位置相对较深,常被增大子宫所覆盖。产后14 d才恢复到非孕时位置。

2. 妊娠期阑尾炎特点　妊娠并不诱发阑尾炎,但由于妊娠期阑尾位置的改变,阑尾炎的发生有以下两个特点:一是诊断比较困难,二是炎症容易扩散。

(1)诊断困难的因素:①早孕反应中的呕吐、恶心与阑尾炎的症状相似。②增大的子宫可导致阑尾移位,使腹痛不再局限于右下腹。③易与其他妊娠期腹痛性疾病相混淆,例如肾绞痛、胎盘早剥、子宫肌瘤变性、早产、肾盂肾炎等。④妊娠期的白细胞计数也有升高。⑤妊娠中、晚期阑尾炎的临床体征不典型。

(2)炎症易扩散的原因:①增大的子宫将腹壁与阑尾分开从而使腹壁防卫能力减弱。②孕期盆腔的血液及淋巴循环旺盛,组织蛋白溶解能力与毛细血管通透性增强。③增大的子宫妨碍大网膜游走,致使大网膜不能抵达感染部位发挥防卫作用,炎症被网膜局限包裹的可能性变小。④由于炎症波及子宫可诱发宫缩,宫缩又促使炎症扩散,易导致弥漫性腹膜炎。⑤临床症状及体征不典型,易延误诊疗时机。

【临床表现】

妊娠不同时期,急性阑尾炎临床表现有明显差异。

1. 孕早期　急性阑尾炎症状与体征与非孕期基本相同。表现为:腹痛、恶心、呕吐,急性阑尾炎早期体温正常或轻度升高(<38 ℃);右下腹有压痛、反跳痛或肌紧张,80%的病人有转移性右下腹痛。

2. 孕中、晚期　急性阑尾炎症状与体征与非孕期表现不同,增大的子宫致使阑尾的位置发生改变,临床表现常不典型,腹痛不典型或不明显。常无明显的转移性右下腹痛。当阑尾位于子宫背面时,疼痛有可能位于右侧腰部。增大子宫将壁腹膜向前撑起,因此腹部压痛、反跳痛和肌紧张常不明显。在妊娠期有生理性白细胞增加,当白细胞计数超过$15 \times 10^9/L$才有诊断意义,也存在白细胞升高不明显者。

【辅助检查】

血液检查、B型超声检查等。

【处理原则】

手术治疗并抗感染。妊娠期合并急性阑尾炎时不主张保守治疗,当高度怀疑急性阑尾炎时,应积极抗感染治疗的同时立即行手术治疗,尤其是在妊娠中、晚期。当一时难以明确诊断,并高度怀疑急性阑尾炎时,应剖腹探查,以免延误治疗时机,危及母婴安全。

术后应继续抗感染治疗,需要继续妊娠者,应选择对胎儿影响小、敏感的广谱抗生素,建议使用头孢类或青霉素类药物。阑尾炎病人中75%～90%为厌氧菌感染,需选择针对于厌氧菌敏感的抗生素。若继续妊娠,术后3～4 d内应给予保胎药物。

【护理措施】

1. 心理护理　由于女性对疼痛的耐受性差,在妊娠合并身体疾患这个特殊阶段,应以耐心、细心、和蔼的态度做好解释安抚工作,为病人提供安静舒适的就医环境,缓解因疾病带来的焦虑、紧张情绪,针对胎儿健康状况的担忧,及时提供相关治疗信息,给予帮助。

2. 病情监测　严密观察胎心、胎动、腹痛、宫缩及阴道流血情况。指导孕妇做好胎动的自我监测,出现异常及时通知医师,严密监测生命体征,并做好记录。

3. 手术病人的护理

(1)体位:孕妇宜取左侧卧位或右侧臀部垫高30°~45°,以减少术中对子宫的刺激,防止仰卧位低血压综合征的发生。术后病人一般平卧6 h后改为半卧位,以利于引流,也可减小腹壁张力,减轻切口疼痛。

(2)休息与活动:若胎心率正常,没有产科异常症状,鼓励其早期下床活动,避免肠粘连等并发症的发生。有引流的病人,活动时注意保持引流管的通畅,并妥善固定,防止其脱落和引流液的逆流。

(3)饮食护理:中晚期妊娠的孕妇,腹壁张力较大,肠蠕动恢复后需循序渐进地按照清淡流质、流质、半流质、普食的顺序给予各种营养素齐全的高营养饮食。手术后机体的分解代谢＞合成代谢,出现明显的负氮平衡,又由于妊娠的因素,营养素的需求比一般手术病人多,需按其口味和饮食习惯烹调,确保营养素的摄入,以利于机体的恢复和胎儿的生长。

(4)用药护理:术后遵医嘱继续给予抗感染治疗。对继续妊娠者,术后3~4 d内遵医嘱给予抑制宫缩药及镇静药保胎治疗。静脉用药时严格控制滴速,密切观察胎心及胎动,定时进行胎心监护。

4. 出院指导　详细制订出院后康复计划,提供家庭支持,做好孕产妇围生期保健工作。

（陈芳萍）

第十章　异常分娩妇女的护理

影响产妇分娩的主要因素包括产力、产道、胎儿及产妇精神心理因素。这些因素在分娩过程中相互影响,其中任何一个或一个以上因素发生异常,或几个因素间不能相互协调、适应,而使分娩过程受到阻碍,称为异常分娩(abnormal labor),又称难产(dysto - cia)。护士的主要任务就是正确地认识影响分娩的4个因素,在产程中提供整体护理,及时发现和处理异常分娩,获得产妇的配合,维护母儿安全。

第一节　产力因素

产力是分娩的动力,包括子宫收缩力、腹肌及膈肌收缩力和肛提肌收缩力,其中以子宫收缩力为主,子宫收缩力贯穿于分娩过程的始终。有效的产力能使宫口扩张,胎先露下降,产程不断进展。相反,若产力无效或受到来自胎儿、待产妇产道和(或)精神心理因素的影响会出现产力异常。在分娩过程中,子宫收缩的节律性、对称性及极性不正常或强度、频率有异常,称为子宫收缩力异常(abnormal uterine action),简称产力异常。临床上,子宫收缩力异常分为子宫收缩乏力(uterine inertia)(简称宫缩乏力)和子宫收缩过强(ute- ne hypercontractility)(简称宫缩过强)两类。每类又分为协调性子宫收缩和不协调性子宫收缩(图10-1)。当子宫收缩乏力时,可导致产程延长,甚至发生滞产及一系列影响母儿健康的问题;当子宫收缩过强时,可导致急产或不协调性子宫收缩过强,可出现胎儿宫内缺氧、宫内死亡,甚至新生儿窒息死亡及母体损伤等。

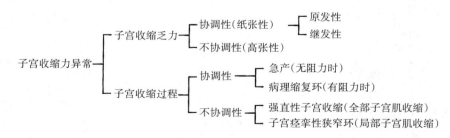

图10-1　子宫收缩力异常的分类

一、子宫收缩乏力

【病因】

（一）头盆不称或胎位异常　临产后，当骨盆异常或胎位异常时，胎儿先露部下降受阻，胎先露不能紧贴子宫下段及子宫颈内口，不能有效刺激子宫阴道神经丛引起有力的反射性子宫收缩，是导致继发性宫缩乏力的最常见原因。

（二）子宫局部因素　子宫壁过度膨胀（如双胎、羊水过多、巨大胎儿等），可使子宫肌纤维过度伸展，失去正常收缩能力；高龄产妇、经产妇或宫内感染者、子宫肌纤维变性、结缔组织增生而影响子宫收缩；子宫肌瘤、子宫发育不良、子宫畸形（如双角子宫）等也能引起原发性宫缩乏力。

（三）精神因素　多见于初产妇，尤其是35岁以上的高龄初产妇。由于初产妇缺少产前健康教育和分娩经历，对分娩知识不甚了解，因此对分娩有恐惧心理，精神过度紧张，干扰了中枢神经系统正常功能，导致大脑皮层功能紊乱，睡眠减少，加之临产后进食不足以及过多体力消耗，水、电解质紊乱，均可导致原发性宫缩乏力。

（四）内分泌失调　临产后，产妇体内雌激素、缩宫素、前列腺素合成及释放减少，一方面使子宫平滑肌间隙连接蛋白数量减少，另一方面缩宫素受体量减少，以上各因素均可直接导致子宫收缩乏力；临产后孕激素下降缓慢，子宫对乙酰胆碱的敏感性降低，从而影响子宫肌兴奋阈，也是导致子宫收缩乏力的原因之一；子宫平滑肌细胞钙离子浓度的降低、肌浆蛋白轻链激酶及ATP酶不足，均可影响肌细胞收缩，导致宫缩乏力。

（五）药物影响　产程中使用大剂量解痉、镇静、镇痛剂及宫缩抑制剂（如硫酸镁、哌替啶、吗啡、盐酸利托君等），可以使宫缩受到抑制。

【临床表现】

（一）协调性子宫收缩乏力　又称低张性子宫收缩乏力（hypotonic uterine inertia），是指子宫收缩具有正常的节律性、对称性和极性，但收缩力弱，宫腔压力低于15 mmHg，持续时间短，间歇期长且不规律，宫缩<2次/10 min。在宫缩的高峰期，宫体隆起不明显，用手指压宫底部肌壁仍可出现凹陷。此种宫缩乏力多属于继发性宫缩乏力，可导致产程延长甚至停滞。

根据宫缩乏力在产程中出现的时间可分为：①原发性宫缩乏力，指产程开始即出现子宫收缩乏力，宫口不能如期扩张，胎先露不能如期下降，产程延长。②继发性宫缩乏力，指产程开始时子宫收缩正常，在产程进行到某一阶段（多在活跃期或第二产程）减弱，常由于中骨盆与骨盆出口平面狭窄,胎先露下降受阻,持续性枕横位或枕后位等头盆不称。发生继发性宫缩乏力,表现为子宫收缩力较弱,产程进展缓慢,甚至停滞。

(二)不协调性子宫收缩乏力　又称高张性子宫收缩乏力(hypertonic uterine inertia),多见于初产妇,临床表现为子宫收缩的极性倒置,宫缩的兴奋点不是起源于两侧子宫角部,而是来自子宫下段某处或宫体多处,子宫收缩波由下向上扩散,收缩波小而不规律,频率高,节律不协调。其特点为宫缩时宫底部不强,而是子宫下段强,宫缩间歇期子宫壁也不能完全松弛,表现为子宫收缩不协调。这种宫缩不能使宫口如期扩张、不能使胎先露如期下降,属无效宫缩。此种宫缩乏力多属于原发性宫缩乏力,需与假临产相鉴别。此种宫缩容易使产妇自觉宫缩强,持续腹痛,拒按,精神紧张,烦躁不安,体力消耗,产程延长或停滞,严重者出现脱水、电解质紊乱、肠胀气、尿潴留;同时因胎儿-胎盘循环障碍,可出现胎儿宫内窘迫。产科检查:下腹部有压痛,胎位触不清,胎心不规律,宫口扩张早期缓慢或停滞,潜伏期延长,胎先露部下降延缓或停滞。

(三)产程异常　产程进展的标志是宫口扩张和胎先露部下降。临床上对以上两个指标监护和识别的重要手段主要依赖于产程图。分娩过程中,将动态监护宫口扩张及胎先露下降的记录连线所形成的曲线图称为产程曲线。观察产程曲线,可以监护产程和及时识别难产。宫缩乏力导致的产程曲线异常有以下七种:

1.潜伏期延长(prolonged latent phase):从临产规律宫缩开始至宫口开大 3 cm 称为潜伏期。初产妇潜伏期正常需约 8 h,最大时限 16 h,超过 16 h 称为潜伏期延长。

2.活跃期延长(prolonged active phase):从宫口开大 3 cm 开始至宫口开全称为活跃期。初产妇活跃期正常需约 4 h,最大时限 8 h,超过 8 h 称为活跃期延长。

3.活跃期停滞(protracted active phase):进入活跃期后,宫口扩张停止超过 4 h 称为活跃期停滞。

4.第二产程延长(prolonged second stage):第二产程初产妇超过 2 h(硬膜外麻醉无痛分娩时以超过 3 h 为标准)、经产妇超过 1 h 尚未分娩,称为第二产程延长。

5.胎头下降延缓(prolonged descent):活跃期晚期及第二产程,胎头下降速度初产妇每小时<1 cm,经产妇每小时<2 cm,称为胎头下降延缓。

6.胎头下降停滞(protracted descent):活跃期晚期胎头停留在原处不下降达 1 h 以上,称为胎头下降停滞。

7.滞产(prolonged labor):指总产程超过 24 h 者。

临产后应密切注意产程进展,认真绘制产程图。当出现产程进展异常情况,积极寻找原因,做出相应的处理。

【对母儿的影响】

（一）对产妇的影响

1.体力损耗：产程延长直接影响产妇休息及进食，同时，由于体力消耗及过度换气，可致产妇精神疲惫、全身疲乏无力、肠胀气、排尿困难等，严重者引起脱水、酸中毒、低钾血症，既增加手术产率，又进一步加重宫缩乏力。

2.产伤：由于第二产程延长，膀胱或尿道较长时间被胎先露（特别是胎头）压迫，被压迫部位组织缺血、缺氧、水肿、坏死脱落，易形成膀胱阴道瘘或尿道阴道瘘。

3.产后出血：因子宫收缩乏力，影响胎盘剥离、娩出和子宫壁的血窦关闭，容易引起产后出血。

4.产后感染：产程延长、滞产、体力消耗、多次肛查或阴道检查、胎膜早破、产后出血等均增加产后感染的机会。

（二）对胎儿、新生儿的影响　不协调性子宫收缩乏力不能使子宫壁完全放松，而致胎盘-胎儿血液循环受阻，从而使胎盘供血、供氧不足，容易发生胎儿宫内窘迫；协调性子宫收缩乏力容易造成胎头在盆腔内旋转异常，使产程延长，导致手术干预及产伤机会增多，进而可致新生儿颅内出血发病率及死亡率增加；胎膜早破容易造成的脐带受压或脱垂易导致胎儿宫内窘迫、新生儿窒息或死亡。

【处理原则】

尽可能做到产前预测，产时及时、准确诊断，针对原因适时处理。无论出现哪种产程异常，均需仔细评估子宫收缩力、胎儿大小与胎位、骨盆以及头盆关系等，综合分析决定分娩方式（图10-2）。

【护理评估】

（一）健康史　首先要评估产前检查的一般资料，了解产妇的身体发育状况、身高与

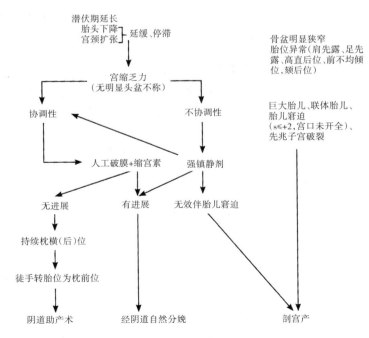

图10-2　异常分娩处理示意图

骨盆测量值、胎儿大小与头盆关系等;同时还要注意既往病史、妊娠及分娩史;评估产妇的社会支持系统情况。

(二)身心状况 临产后,测量产妇的体温、血压、脉搏、呼吸、心率,观察产妇神志、皮肤弹性等。注意评估产妇的精神状态、产妇的休息、进食及排泄情况。评估产程进展情况,用手触摸孕妇腹部监测宫缩的节律性、对称性、极性、强度及频率的变化情况,区别宫缩乏力是协调性还是不协调性。协调性子宫收缩乏力者,产妇无特殊不适,精神好,进食正常,休息好,表现为宫缩软弱无力,持续时间短,间歇时间长,先露下降及子宫颈口扩张缓慢。也有表现为临产开始宫缩正常,宫缩时宫体隆起变硬,有痛感。当产程进展到某一阶段时,产妇自觉子宫收缩转弱,产程进展缓慢。由于产程延长,产妇出现焦虑状态,休息差,进食少,甚至出现肠胀气,排尿困难等。产妇及家属对阴道分娩方式失去信心,通常要求手术分娩。不协调性子宫收缩乏力者,临产后就表现为持续性腹痛,烦躁不安,进食、休息均差,产妇疲乏无力。产妇子宫壁在两次宫缩间歇期不能完全放松,下腹部有压痛,胎位触不清,胎心不规律,严重时可出现产程停滞。产妇及家属显得焦虑、恐惧,担心母儿的安危。

(三)辅助检查

1.多普勒胎心听诊仪监测可及时发现心率减慢、过快或心律不齐。评估宫口开大及先露下降情况,了解产程进展,对产程延长者及时查找原因并进行处理。

2.实验室检查:尿液检查可出现尿酮体阳性,血液生化检查可出现钾、钠、氯及钙等电解质的改变,二氧化碳结合力可降低。

3.Bishop宫颈成熟度评分:可以利用Bishop宫颈成熟度评分法(表10-1),判断引产和加强宫缩的成功率。该评分法满分为13分。若产妇得分≤3分,人工破膜多失败,应该用其他方法;4~6分的成功率约为50%;7~9分的成功率约为80%;≥10分引产成功。

表10-1 Bishop宫颈成熟度评分

指 标	分 数			
	0	1	2	3
宫口开大(cm)	0	1~2	3~4	≥5
宫颈管消退%(未消退为3 cm)	0~30	40~50	60~70	≥80
先露位置(坐骨棘水平=0)	-3	-2	-1~0	+1~+2
宫颈硬度	硬	中	软	
宫口位置	后	中	前	

【知识拓展——促宫颈成熟的方法】

促宫颈成熟的目的是促进宫颈变软、变薄并扩张,能提高引产的成功率,缩短从引产到分娩的时间。评估宫颈成熟度的方法是 Bishop 评分法,评分≥6分提示宫颈成熟,评分越高,引产成功率越高。评分<6分提示宫颈不成熟,需要促宫颈成熟。对于宫颈不成熟而实施引产的初产妇,剖宫产的风险会提高2倍。

　　促进宫颈成熟的方法分为药物方法和机械性方法。常用的促宫颈成熟的药物主要是前列腺素制剂。目前临床常使用的前列腺素制剂有:可控释地诺前列酮栓和米索前列醇。可控释地诺前列酮优点是可以适当控制药物的释放,当宫缩过频时方便取出。缺点是需冷藏,易引起药物敏感者宫缩过频。米索前列醇常规使用每次阴道放药剂量是25 μg。6 h 后没有宫缩,再重复使用米索前列醇前应行阴道检查,重新评估宫颈成熟度。机械性促宫颈成熟包括低位水囊、Foley 导管、海藻棒等。需要在无阴道感染及胎膜完整时才能使用。

【常见护理诊断/问题】

　　(一)疲乏　　与产程延长、孕妇体力消耗有关。

　　(二)有体液不足的危险　　与产程延长、孕妇体力消耗、过度疲乏影响摄入有关。

【护理目标】

　　(一)产妇情绪稳定,安全度过分娩期。

　　(二)产妇体液的问题得到纠正,水电解质达到平衡。

【护理措施】

　　(一)协调性子宫收缩乏力　　无论是原发性还是继发性宫缩乏力,首先应寻找原因,检查有无头盆不称或胎位异常,阴道检查了解宫颈扩张和胎先露下降情况。若发现有头盆不称、胎位异常及骨盆狭窄等,估计不能经阴道分娩者,应及时做好剖宫产术前准备。若估计可经阴道分娩者,应做好以下护理:

　　1.第一产程的护理

　　(1)改善全身情况:①保证休息,心理疏导。产妇进入产程后,护士/助产士要关心和安慰产妇、消除其精神紧张与恐惧心理,使其了解分娩的生理过程,增强对分娩的信心。对产程长、产妇过度疲劳或烦躁不安者按医嘱给予镇静剂,如地西泮(安定)10 mg 缓慢静脉推注或哌替啶100 mg 肌内注射,使其休息后体力和子宫收缩力得以恢复。②补充营养、水分、电解质。鼓励产妇多进易消化、高热量饮食。不能进食者静脉补充营养。按医嘱对酸中毒者根据二氧化碳结合力补充适量5%碳酸氢钠;低钾血症时应给予氯化钾缓慢静脉滴注;补充钙剂可提高子宫肌球蛋白及腺苷酶的活性,增加间隙连接蛋白的数量,增强子宫收缩;同时注意纠正产妇电解质紊乱状态。③开展陪伴分娩。通过医院设置的家庭病房或陪伴分娩室,让有经验助产士陪伴指导,同时家属陪伴在产妇身边,宫缩时家属辅助腰骶部按摩,精神上鼓励,有助于消除产妇紧张的情绪,减少因精神紧张所致的宫缩乏力。④保持膀胱和直肠空虚状态。

（2）加强子宫收缩：无胎儿窘迫、产妇无剖宫产史者，诊断为协调性宫缩乏力，产程无明显进展，则按医嘱加强子宫收缩。常用的加强宫缩方法有：①人工破膜：宫颈扩张≥3 cm，无头盆不称，胎头已衔接而产程延缓者，可行人工破膜，破膜后先露下降紧贴子宫下段和宫颈内口，引起宫缩加强，加速宫口扩张及产程进展。破膜前必须检查有无脐带先露，破膜应在宫缩间歇期进行；破膜后术者手指应停留在阴道内，经过 1～2 次宫缩待胎头入盆后，术者再将手指取出，便于查看和处理脐带脱垂。同时应观察羊水量、性状和胎心变化。②缩宫素静脉滴注：适用于产程延长且协调性宫缩乏力、胎心良好、胎位正常、头盆相称者。原则以最小浓度获得最佳宫缩，一般将缩宫素 2.5 U 加入 0.9% 的生理盐水 500 mL 内，使每滴液含缩宫素 0.33 mU，从 4～5 滴/min 开始，根据宫缩强弱进行调整。每隔 15 分钟观察 1 次子宫收缩、胎心、血压脉搏及产程进展，并予记录。若子宫收缩不强，可逐渐加快滴速，最大剂量通常不超多 60 滴/min（20 mU/min），维持宫缩时宫腔内压力达 50～60 mmHg，以子宫收缩达到持续 40～60 s，间隔 2～3 min 为好。在用缩宫素静脉滴注时，必须专人监护，监测宫缩、胎心、血压及产程进展等状况。通过触诊子宫、电子胎儿监护和宫腔内导管测量子宫收缩力的方法，评估宫缩强度。随时调节剂量、浓度和滴速，若 10 min 内宫缩≥5 次、宫缩持续 1 min 以上或胎心率异常，应立即停止滴注缩宫素。避免因子宫收缩过强而发生子宫破裂或胎儿窘迫等严重并发症。③针刺穴位：通常针刺合谷、三阴交、太冲、关元、中极等穴位，有增强宫缩的效果。④刺激乳头可加强宫缩。⑤地西泮静脉推注：地西泮能使子宫颈平滑肌松弛，软化宫颈，促进宫口扩张，而不影响宫体肌纤维收缩，适用于宫口扩张缓慢及宫颈水肿时。常用剂量为 10 mg，缓慢静脉推注，与缩宫素联合应用效果更佳。

（3）剖宫产术前准备：若经上述处理，试产 2～4 min 产程仍无进展产程，甚至出现胎儿宫内窘迫、产妇体力衰竭等情况时，应立即做好剖宫产术前准备。

2. 第二产程的护理：应做好阴道助产和抢救新生儿的准备，密切观察胎心、宫缩与胎先露下降情况。若无头盆不称，于第二产程期间出现宫缩乏力时，也应加强宫缩，给予缩宫素静脉滴注促进产程进展。若胎头双顶径已通过坐骨棘平面，等待自然分娩或行阴道助产（具体内容见第十五章）结束分娩；若胎头还是未衔接或出现胎儿窘迫征象时，应行剖宫产术。

3. 第三产程的护理：预防产后出血及感染。按医嘱于胎儿前肩娩出时可静脉推注缩宫素 10 U，并同时给予缩宫素 10～20 U 静脉滴注，加强子宫收缩，促使胎盘剥离与娩出及子宫血窦关闭。凡破膜时间超过 12 h、总产程超过 24 h、肛查或阴道助产操作多者，应用抗生素预防感染。密切观察子宫收缩、阴道出血情况及生命体征各项指标。注意产后及时保暖及饮用一些高热量饮品,以利于产妇在产房的2 h观察中得到休息与恢复。

(二)不协调性宫缩乏力　处理原则是调节子宫收缩,恢复正常节律性和极性。医护人员要关心病人,耐心细致地向产妇解释疼痛的原因,指导产妇宫缩时做深呼吸、腹部按摩及放松,稳定其情绪,减轻疼痛,缓解其不适。按医嘱给予适当的镇静剂,如派替啶100 mg、吗啡10 mg肌内注射或地西泮10 mg静脉推注等,确保产妇充分休息。充分休息后不协调性宫缩多能恢复为协调性子宫收缩,产程得以顺利进展。在协调性宫缩恢复之前,严禁应用缩宫素。若宫缩仍不协调或出现胎儿窘迫征象,或伴有头盆不称、胎位异常等,应及时通知医师,并做好剖宫产术和抢救新生儿的准备。若不协调性宫缩已被纠正,但宫缩较弱时,按协调性宫缩乏力处理。

(三)提供心理支持,减少焦虑与恐惧　产妇的心理状态是影响子宫收缩的重要因素,护士/助产士必须重视评估产妇的心理状况,及时给予解释和支持,防止精神紧张。可用语言和非语言性沟通技巧以示关心。指导产妇学会在宫缩间歇期休息,休息时行左侧卧位;适当的室内活动有助于加强宫缩;鼓励产妇及家属表达出他们的担心和不适感,护士/助产士随时向产妇及家属解答问题,不断对分娩进程作出判断并将产程的进展和护理计划告知产妇及家属,使产妇心中有数,对分娩有信心,并鼓励家属为产妇提供持续性心理支持。

【结果评价】

(一)产妇在待产和分娩过程中获得支持,满足了基本需要且舒适度增加。

(二)产妇不存在水电解质失衡与酸中毒问题。

二、子宫收缩过强

【病因】

目前尚不十分明确,但与以下因素有关:

(一)急产几乎都发生于经产妇,其主要原因是软产道阻力小。

(二)缩宫素应用不当,如引产时剂量过大、误注子宫收缩剂或个体对缩宫素过于敏感,分娩发生梗阻或胎盘早剥血液浸润子宫肌层,均可导致强直性子宫收缩。

(三)待产妇精神过度紧张、产程延长、极度疲劳、胎膜早破及粗暴地、多次宫腔内操作等,均可引起子宫壁某部肌肉呈痉挛性不协调性宫缩过强。

【临床表现】

(一)协调性子宫收缩过强　是指子宫收缩的节律性、对称性和极性均正常,仅子宫收缩力过强、过频(10 min内达5次或以上),宫腔压力≥60 mmHg。若产道无阻力、无头盆不称及胎位异常情况,往往产程进展很快,初产妇宫口扩张速度≥5 cm/h,经产妇宫口扩张速度≥10 cm/h,产道无阻力,分娩在短时间内结束,造成急产(precipitate delivery),即总产程<3 h,多见于经产妇。若存在产道梗阻或瘢痕子宫,宫缩过强可能出现病理性缩复环(pathologic retraction ring),甚至子宫破裂。产妇往往有痛苦面容,大声叫喊。宫缩过强、过频易致产道损伤、胎儿缺氧、胎死宫内或新生儿外伤等。

(二)不协调性子宫收缩过强

1.强直性子宫收缩(tetanic contraction of uterus):其特点是子宫强烈收缩,失去节律性,宫缩无间歇。常见于缩宫药物使用不当时,如缩宫素静滴剂量过大、肌内注射缩宫素或米索前列醇引产等。产妇烦躁不安、持续腹痛、拒按。胎方位触诊不清,胎心音听不清。有时可在脐下或平脐处见一环状凹陷,即病理性缩复环,导尿为血尿等先兆子宫破裂的征象。

2.子宫痉挛性狭窄环(constriction ring of uterus):子宫局部平滑肌呈痉挛性不协调性收缩形成的环状狭窄,持续不放松,称为子宫痉挛性狭窄环。狭窄环可发生在宫颈、宫体的任何部位,多在子宫上下段交界处,也可在胎体某一狭窄部,以胎颈、胎腰处常见。多因精神紧张、过度疲劳以及不适当的应用缩宫药物或粗暴地进行阴道内操作所致。产妇持续性腹痛、烦躁、宫颈扩张缓慢、胎先露下降停滞、胎心时快时慢。此环与病理缩复环不同,其特点是不随宫缩上升,阴道检查时在宫腔内可触及较硬而无弹性的狭窄环。

【对母儿的影响】

(一)对母体的影响　子宫收缩过强、过频,产程过快,可致初产妇宫颈、阴道以及会阴撕裂伤,若有梗阻则可发生子宫破裂危及产妇生命。宫缩过强使宫腔内压力增高,增加羊水栓塞的风险。接产时来不及消毒可致产褥感染。胎儿娩出后子宫肌纤维缩复不良易发生胎盘滞留或产后出血。子宫痉挛性狭窄环会导致产程延长,产妇极度痛苦、疲乏无力、衰竭,手术产机会增多。

(二)对胎儿及新生儿的影响　宫缩过强、过频影响子宫胎盘的血液循环,胎儿在子宫内缺氧,易发生胎儿窘迫甚至胎死宫内及新生儿窒息。胎儿娩出过快,胎头在产道内受到的压力突然解除可致新生儿颅内出血。如果来不及消毒即分娩,新生儿易发生感染。若坠地,可致新生儿骨折、外伤等。

【处理原则】

识别发生急产的高危人群和急产征兆,正确处理急产,预防并发症。有急产史孕妇,应提前住院待产。临产后慎用缩宫药物及其他促进宫缩的处理方法,如灌肠、人工破膜等。提前做好待产及抢救新生儿窒息的准备。胎儿娩出时,嘱产妇勿向下屏气。若急产来不及消毒及新生儿坠地者,新生儿应给予维生素K_1 10 mg肌内注射,预防颅内出血,并尽早肌内注射精制破伤风抗毒素1 500 U。产后仔细检查宫颈、阴道、外阴,若有撕裂,应及时缝合。若属未消毒的接产,应给予抗生素预防感染。纠正导致子宫痉挛性狭窄环的原因。

【护理评估】

(一)健康史　认真阅读产前检查记录,包括骨盆测量值、胎儿情况及妊娠并发症等有关资料。经产妇需了解有无急产史。重点评估临产时间、宫缩频率、强度及胎心、胎动情况。

(二)身心状况　应测量身高、体重、体温、脉搏、呼吸、血压及一般情况。密切观察产妇产程进展情况,注意观察宫缩、胎心、血压及产程进展,评估宫缩强度。产妇临产后突感腹部宫缩阵痛难忍,子宫收缩过频、过强。产科检查发现待产妇宫缩持续时间长、宫缩时宫内压很高,宫体硬,间歇时间短,触诊胎方位不清。若产道无梗阻,则产程进展快,胎头下降迅速。若遇产道梗阻,可在腹部见到病理性缩复环,此时子宫下段很薄,压痛明显,膀胱充盈或有血尿等先兆子宫破裂的征象。

由于子宫收缩过频、过强,无喘息之机,产程进展很快,产妇毫无思想准备,尤其周围无医护人员及家属的情况下,产妇有恐惧和极度无助感,担心胎儿与自身的安危。

【常见护理诊断/问题】

(一)急性疼痛　与过频过强子宫收缩有关。

(二)焦虑　与担心自身及胎儿安危有关。

【护理目标】

(一)产妇能应用减轻疼痛的常用技巧。

(二)产妇能描述自己的焦虑和应对方法。

【护理措施】

(一)分娩前护理　有高危妊娠因素或异常分娩史的孕妇在预产期前1~2周不宜外出,以免发生意外,宜提前2周住院待产,以防院外分娩,造成损伤和意外。经常巡视住院的孕妇,嘱其勿远离病房。应卧床休息,最好左侧卧位。待产妇主诉有便意时,先判断宫口大小及胎先露下降情况,以防分娩在厕所造成意外伤害。做好接生及抢救新生儿的准备。做好与孕产妇沟通,让其了解分娩过程,减轻其焦虑与紧张等不良情绪。

(二)分娩期护理　有临产征兆后,提供缓解疼痛、减轻焦虑的支持性措施。鼓励产妇做深呼吸,提供背部按摩,嘱其不要向下屏气,以减慢分娩过程。密切观察产程进展及产妇状况,发现异常及时通知医师并配合处理。宫缩过强时按医嘱给予宫缩抑制剂,如25%硫酸镁 20 mL 加入 5% 葡萄糖注射液 20 mL 内缓慢静脉推注(不少于 5 min),等待异常宫缩自然消失。若属梗阻性原因,应停止一切刺激,如禁止阴道内操作、停用缩宫素等。当子宫收缩恢复正常时,可行阴道助产或等待自然分娩。经上述处理不能缓解,宫口未开全,胎先露较高,或伴有胎儿窘迫征象者,均应行剖宫产。接生时防止会阴撕裂,遇有宫颈、阴道及会阴撕裂伤,应及时发现并予缝合。新生儿按医嘱给维生素 K_1 肌内注射,以预防颅内出血。

(三)产后护理　除观察宫体复旧、会阴伤口、阴道出血、生命体征等情况外,应向产妇进行健康教育及出院指导。若新生儿出现意外,需协助产妇及家属顺利度过哀伤期,并为产妇提供出院后的避孕指导。

【结果评价】

(一)产妇能应用减轻疼痛的技巧,舒适感增加。

(二)产妇分娩经过顺利,母子平安出院。

(陈芳萍)

第二节　产道因素

产道包括骨产道(骨盆腔)及软产道(子宫下段、宫颈、阴道、外阴),是胎儿娩出的通道。产道异常包括骨产道异常及软产道异常,临床上以骨产道异常多见,可使胎儿娩出受阻。由于骨盆径线过短或形态异常,致使骨盆腔<胎先露可通过的限度,阻碍胎先露下降,影响产程顺利进展,称为狭窄骨盆(pelvic contraction)。狭窄骨盆可以为一个径线过短或多个径线过短,也可以一个平面狭窄或多个平面狭窄,临床上需要综合分析,作出判断。常见的狭窄骨盆有扁平骨盆、漏斗骨盆、均小骨盆、畸形骨盆等。

【骨产道异常及临床表现】

(一)骨盆入口平面狭窄(contracted pelvic inlet)　扁平骨盆最常见,以骨盆入口平面前后径狭窄为主,其形态呈横扁圆形。入口平面狭窄分为三级:Ⅰ级为临界性狭窄,对角径 11.5 cm(入口前后径 10 cm),多数可以经阴道分娩;Ⅱ级为相对性狭窄,对角径10.0~11.0 cm(入口前后径 8.5~9.5 cm),阴道分娩的难度明显增加;Ⅲ级为绝对性狭窄,对角径≤9.5 cm(入口前后径≤8.0 cm),必须以剖宫产结束分娩。扁平型骨盆常见有单纯扁平骨盆(simple flat pelvis)和佝偻病性扁平骨盆(rachi-tic flat pelvi)两种。由于骨盆入口平面狭窄,于妊娠末期或临产后影响胎头衔接,不能入盆。一般情况下初产妇在预产期前1~2周胎头已衔接,若骨盆入口狭窄时,即使已经临产胎头仍未入盆,初产妇腹部多呈尖腹,经产妇多呈悬垂腹,经检查胎头跨耻征阳性;若已经临产,骨盆入口临界狭窄时,临床表现为潜伏期及活跃早期延长,活跃晚期产程进展顺利,若胎头迟迟不入盆,此时常出现胎膜破裂及脐带脱垂,其发生率为正常骨盆的4~6倍。胎头又不能紧贴宫颈内口诱发反射性宫缩,常出现继发性宫缩乏力;若已经临产,骨盆入口绝对狭窄,即使产力、胎儿大小及胎位均正常,胎头仍不能入盆,常发生梗阻性难产。产妇出现腹痛拒按、排尿困难,甚至尿潴留等症状。检查可见产妇下腹部压痛明显、耻骨联合分离、宫颈水肿,甚至出现病理性缩复环、肉眼血尿等先兆子宫破裂征象,若未及时处理可发生子宫破裂。若胎先露长时间嵌入骨盆入口平面,血液循环障碍,可形成泌尿生殖道瘘。在强大的宫缩压力下,胎头颅骨重叠,严重时刻出现颅骨骨折及颅内出血。

(二)中骨盆平面狭窄(contracted midpelvis) 中骨盆平面狭窄较入口平面狭窄更常见,主要见于男型骨盆及类人猿型骨盆,以坐骨棘间径及中骨盆后矢状径狭窄为主。中骨盆平面狭窄可分为三级:Ⅰ级为临界性狭窄,坐骨棘间径10 cm,坐骨棘间径加中骨盆后矢状径13.5 cm;Ⅱ级为相对性狭窄,坐骨棘间径8.5~9.5 cm,坐骨棘间径加中骨盆后矢状径12.0~13.0 cm;Ⅲ级为绝对性狭窄,坐骨棘间径≤8.0 cm,坐骨棘间径加中骨盆后矢状径≤11.5 cm。临产后先露入盆不困难,胎头能正常衔接,但胎头下降至中骨盆时,由于内旋转受阻,胎头双顶径被阻于中骨盆狭窄部位以上,常出现持续性枕横位或枕后位,同时出现继发性宫缩乏力,产程进入活跃晚期及第二产程后进展缓慢,甚至停滞。胎头受阻于中骨盆,有一定可塑性的胎头开始发生变形,颅骨重叠,胎头受压,使软组织水肿,产瘤较大,严重时可发生颅内出血及胎儿宫内窘迫。若中骨盆狭窄程度严重,宫缩又较强,可发生先兆子宫破裂及子宫破裂。强行阴道助产,可导致严重软产道裂伤及新生儿产伤。

(三)骨盆出口平面狭窄(contracted pelvi outlet) 常与中骨盆平面狭窄相伴行,主要见于男型骨盆,以坐骨结节间径及骨盆出口后矢状径狭窄为主。骨盆出口狭窄的程度可分为三级:Ⅰ级为临界性狭窄,坐骨结节间径7.5 cm,坐骨结节间径加出口后矢状径15.0 cm;Ⅱ级为相对性狭窄,坐骨结节间径6.0~7.0 cm,坐骨结节间径加出口后矢状径12.0~14.0 cm;Ⅲ级为绝对性狭窄,坐骨结节间径≤5.5 cm,坐骨结节间径加出口后矢状径≤11.0 cm;骨盆出口平面狭窄与中骨盆平面狭窄常同时存在。若单纯骨盆出口平面狭窄者,第一产程进展顺利,胎头达盆底受阻,第二产程停滞,继发宫缩乏力,胎头双顶径不能通过出口横径。强行产道助产,可导致严重软产道裂伤及新生儿产伤。中骨盆平面和出口平面的狭窄常见于以下两种类型:

1.漏斗型骨盆(funnel shaped pelvis)：骨盆入口平面各径线正常,两侧骨盆壁向内收,状似漏斗,其特点是中骨盆及骨盆出口平面均明显狭窄,使坐骨棘间径和坐骨结节间径缩短,坐骨切迹宽度(骶棘韧带宽度)<2横指,耻骨弓角度<90°,坐骨结节间径与出口后矢状径之和<15 cm,常见于男型骨盆。

2.横径狭窄骨盆(transversely contracted pelvis)：与类人猿型骨盆类似。骨盆各平面横径均缩短,入口平面呈纵椭圆形。常因中骨盆及骨盆出口平面横径狭窄导致难产。

(四)骨盆三个平面狭窄　骨盆外形属正常女性骨盆,但骨盆三个平面各径线均比正常值小2 cm或更多,称为均小骨盆(generally contracted pelvis)。多见于身材矮小、体形匀称的妇女。

(五)畸形骨盆　骨盆失去正常形态及对称性,包括跛行及脊柱侧凸所致的偏斜骨盆和骨盆骨折所致的畸形骨盆。偏斜骨盆的特征是骨盆两侧的侧斜径(一侧髂后上棘与对侧髂前上棘间径)或侧直径(同侧髂后上棘与髂前上棘间径)之差>1 cm。骨盆骨折常见于尾骨骨折使尾骨尖前翘或骶尾关节融合使骨盆出口前后径缩短,导致骨盆出口狭窄而影响分娩。

【软产道异常及临床表现】

软产道包括阴道、宫颈、子宫及盆底软组织。软产道异常可由先天发育异常及后天疾病引起。软产道异常所致的异常分娩相对少见,容易被忽视。应在妊娠早期常规行妇科检查,了解软产道有无异常。

(一)阴道异常　临床上常见的阴道异常有阴道纵隔、阴道横膈和阴道包块。阴道横膈影响胎先露部下降,当横膈被撑薄,此时可在直视下自小孔处将横膈做X形切开。若横膈高且坚厚,阻碍胎先露部下降,则需行剖宫产结束分娩。阴道纵隔若伴有双子宫、双宫颈,位于一侧子宫内的胎儿下降,通过该侧阴道分娩时,纵隔被推向对侧,分娩多无阻碍。当阴道纵隔发生于单宫颈时,有时纵隔位于胎先露的前方,胎先露部继续下降,若纵隔薄可自行断裂,分娩无阻碍。若纵隔厚阻碍胎先露部下降时,须在纵隔中间剪断才能分娩。若阴道壁囊肿较大时,阻碍胎先露下降,可行囊肿穿刺抽出其内容物,待产后再选择时机进行处理。阴道内肿瘤影响胎先露部下降而又不能经阴道切除者,应行剖宫产,原有病变待产后再行处理。较大或者范围广的尖锐湿疣可阻塞产道,阴道分娩可造成严重的阴道裂伤,以行剖宫产术为宜。

(二)宫颈异常　宫颈粘连和瘢痕可因损伤性刮宫、感染、手术和物理治疗所致。宫颈粘连和瘢痕易致宫颈性难产。宫颈坚韧,常见于高龄初产妇、宫颈成熟不良、缺乏弹性或精神过度紧张使宫颈挛缩,致宫颈不易扩张。宫颈水肿多见于扁平骨盆、持续性枕后位或滞产,宫口未开全时过早使用腹压,致使宫颈前唇长时间被压于胎头与耻骨联合之间,血液回流受阻引起水肿,影响宫颈扩张。轻者可抬高产妇臀部,减轻胎头对宫颈压力,也可于宫颈两侧各注入0.5%利多卡因5~10 mL或地西泮10 mg静脉推注,待宫口近开全,用手将水肿的宫颈前唇上推,使其逐渐越过胎头,即可经阴道分娩。若上述处理无明显效果,可行剖宫产术。

(三)子宫异常 包括子宫畸形和瘢痕子宫。子宫畸形包括中隔子宫、双子宫、双角子宫等,子宫畸形时难产发生率明显增加,胎位和胎盘位置异常的发生率增加,易出现子宫收缩乏力、产程异常、宫颈扩张慢和子宫破裂。子宫畸形合并妊娠者,临产后应严密观察,适当放宽剖宫产手术指征。瘢痕子宫包括曾经行剖宫产、穿过子宫内膜的肌瘤挖除术、输卵管间质部及宫角切除术、子宫成形术的孕妇,瘢痕子宫再孕分娩时子宫破裂的风险增加。

【知识拓展——剖宫产术后阴道分娩(vaginal birth after caesarean,VBAC)】

中国剖宫产一直排在世界首位,二胎政策开放之后,剖宫产后再次分娩方式的选择成为产科医生面临的主要问题之一。不是全部有剖宫产史的孕妇,再次妊娠都需要通过剖宫产的方式来结束分娩。国内外研究表明通过建立剖宫产后阴道分娩预测模型,利用相对客观指标作为参考:在孕早期、围生期或临产后对VBAC的指征进行把握,能够指导孕妇选择合适的分娩方式成功分娩,提高VBAC的成功率。

VBAC一旦成功,母儿的结局优于重复剖宫产。依人口学和产科学特征不同而异,一般VBAC的成功率为60%~80%。既往有阴道分娩史或成功的VBAC史的产妇是VBAC的最佳人选,VBAC成功率越高,子宫破裂发生率越低。影响VBAC成功的因素主要有:高龄、既往剖宫产子宫切口的位置和类型、先前有子宫破裂史、本次妊娠距离二次剖宫产的时间、分娩孕周>40周、没有阴道分娩或试产史、母亲肥胖、前次剖宫产指征为引产失败、头盆不称、产程无进展、>胎龄儿等。在实施VBAC的过程中病人的意志对结局有重要的影响。鼓励病人试产的同时,应如实说明可能存在的风险,取得知情同意,并做好急诊手术和预防子宫破裂的应急抢救准备。

(四)盆腔肿瘤 包括子宫肌瘤和卵巢肿瘤。子宫肌瘤对分娩的影响主要取决于肌瘤大小、数量和生长部位。黏膜下肌瘤合并妊娠,容易发生流产及早产。肌壁间肌瘤可引起子宫收缩乏力,产程延长。宫颈肌瘤和子宫下段肌瘤或嵌顿于盆腔内的浆膜下肌瘤,均可阻碍胎先露衔接及下降,应行剖宫产术。妊娠合并卵巢肿瘤时,由于卵巢随子宫提升、子宫收缩的激惹和胎儿先露部下降的挤压,卵巢肿瘤容易发生蒂扭转、破裂和感染。卵巢肿瘤位于骨盆入口阻碍胎先露衔接者,应行剖宫产术,并同时切除卵巢肿瘤。

【对母儿的影响】

(一)对母体的影响

1.骨盆入口狭窄:临产后由于胎先露在骨盆入口之上,不能入盆,下降受阻造成继发性子宫收缩乏力,产程延长或停滞;或因子宫收缩过强,出现病理性子宫缩复环,进一步发展可导致子宫破裂,危及产妇生命。

2.中骨盆狭窄:影响胎头内旋转及俯屈,发生持续性枕后位、枕横位造成难产;胎头长时间嵌顿于产道内,压迫软组织致其水肿、坏死,可致生殖道瘘;由于容易发生胎膜早破、产程延长、阴道检查与手术机会增多,使感染发生率高;由于胎头下降受阻,易引起继发性宫缩乏力,导致产程延长或停止,使产后出血以及软产道裂伤增多。

(二)对胎儿和新生儿的影响

1.骨盆入口平面狭窄影响先露部衔接。中骨盆狭窄主要影响胎头俯屈,使内旋转受阻,易发生持续性枕横位或枕后位。胎先露不能紧贴宫颈,羊膜囊受力不均易发生胎膜早破或脐带脱垂,导致发生胎儿窘迫、胎死宫内、新生儿窒息、新生儿死亡等。

2.胎头在下降过程中受阻,极度变形、受压易发生颅内出血。胎头长时间嵌顿于产道内,有一定可塑性的胎头开始变形,颅骨重叠,胎头受压,使软组织水肿,产瘤较大,严重时可发生颅骨骨折,颅内出血及胎儿宫内窘迫。

3.手术产机会增多,致新生儿产伤、感染及围生儿死亡率增加。

【处理原则】

应明确狭窄骨盆的类型和程度,了解产力、胎方位、胎儿大小、胎心率、宫口扩张程度、胎先露下降程度、破膜与否,同时结合年龄、产次、既往史进行综合分析、判断,决定分娩方式。轻度头盆不称者在严密监护下可以试产,试产充分与否的判断,除参考宫缩强度外,应以宫口扩张的程度为衡量标准。骨盆入口狭窄的试产应使宫口扩张3~4 cm以上。胎膜未破者可在宫口扩张≥3 cm时行人工破膜。若破膜后宫缩较强,产程进展顺利,多数能经阴道分娩。试产过程中若出现宫缩乏力,可用缩宫素静脉滴注加强宫缩。试产过程一般不用镇静、镇痛药。少肛查,禁灌肠。试产2~4 h,胎头仍未入盆,宫口扩张缓慢,并伴胎儿窘迫者,则应停止试产,及时行剖宫产术结束分娩。

【护理评估】

(一)健康史　仔细阅读产妇产前检查的有关资料,尤其是骨盆各径线测量值及妇科检查记录、曾经处理情况及身体反应。重点了解既往分娩史,内、外科疾病史,询问产妇有无佝偻病、脊髓灰质炎、脊柱和髋关节结核以及外伤史。若为经产妇,应了解既往有无难产史及新生儿有无产伤等。

（二）身心状况　评估本次妊娠经过及身体反应,了解产妇情绪,妊娠早、中、晚期的经过,是否有病理妊娠问题与妊娠并发症的发生,以及产妇的心理状态及社会支持系统等情况。

1.一般检查:观察腹部形态,尖腹及悬垂腹者应提示可能有盆腔入口平面狭窄。观察产妇的体型、步态有无跛足,有无脊柱及髋关节畸形,米氏菱形窝是否对称等。身高<145 cm者,应警惕均小骨盆。

2.腹部检查

（1）测量子宫底高度和腹围,估计胎儿大小。

（2）腹部四步触诊:了解胎先露、胎方位及胎先露是否衔接。

（3）评估头盆关系:正常情况下,部分初孕妇在预产期前1~2周,经产妇于临产后,胎头已经入盆。若已临产,胎头仍未入盆,则应充分估计头盆关系。检查头盆是否相称的具体方法:产妇排空膀胱后仰卧,两腿伸直。检查者将一手放于耻骨联合上方,另一手将胎头向骨盆腔方向推压。若胎头低于耻骨联合平面,称胎头跨耻征阴性,提示头盆相称;若胎头与耻骨联合在同一平面,表示可疑头盆不称,为跨耻征可疑阳性;若胎头高于耻骨联合平面,则表示头盆明显不称,为跨耻征阳性。对出现跨耻征阳性的孕妇,应让其取两腿屈曲半卧位,再次检查胎头跨耻征,若转为阴性,提示为骨盆倾斜度异常,而不是头盆不称。头盆不称提示可能有骨盆相对性或绝对性狭窄,但是不能单凭胎头跨耻征阳性而轻易做出临床诊断,需要观察产程进展或试产后方可做出最终诊断。此项检查在初产妇预产期前两周或经产妇临产后胎头尚未入盆时有一定的临床意义。

3.骨盆测量:包括骨盆外测量和内测量,具体测量方法详见第三章。

（三）辅助检查

1.B型超声检查:观察胎先露与骨盆的关系,测量胎头双顶径、胸径、腹径、股骨长度,预测胎儿体重,判断胎儿能否通过骨产道。

2.电子胎儿监护仪:监测子宫收缩和胎儿胎心率的情况。

【常见护理诊断/问题】

（一）有感染的危险　与胎膜早破、产程延长、手术操作有关。

（二）有窒息的危险　与产道异常、产程延长有关。

（三）潜在并发症　子宫破裂、胎儿窘迫。

【护理目标】

（一）产妇的感染征象得到预防和控制。

（二）新生儿出生状况良好,Apgar评分>7分。

（三）产妇能平安分娩，无并发症发生。

【护理措施】

（一）有明显头盆不称　不能从阴道分娩者,做好剖宫产术的围手术期护理。

（二）阴道试产的护理

1.心理护理:为产妇及其家属提供心理支持做好产妇心理护理:①向产妇及家属讲清楚阴道分娩的可能性及优点,增强其自信心。②认真解答产妇及家属提出的疑问,使其了解目前产程进展状况。③向产妇及家属讲明产道异常对母儿的影响,使产妇及家属解除对未知的焦虑,以取得良好的合作。④提供人文关怀护理,使他们建立对医护人员的信任感,缓解恐惧,安全度过分娩期。

2.保证良好的产力:关心产妇饮食、营养、水分、休息。必要时按医嘱补充水、电解质、维生素C。

3.观察产程进展:护士用手放于产妇腹部或用胎儿电子监护仪监测子宫收缩及胎心率变化,发现异常时,及时通知医师及早处理。

4.协助处理:中骨盆狭窄者,若宫口已开全,胎头双顶径达坐骨棘水平或更低,可经阴道徒手旋转胎头为枕前位,待其自然分娩,或用胎头吸引、产钳等阴道助产术,并做好抢救新生儿的准备;若胎头双顶径未达坐骨棘水平,或出现胎儿窘迫征象,应做好剖宫产术前准备。骨盆出口狭窄者应在临产前对胎儿大小、头盆关系做充分估计,及早决定分娩方式,出口平面狭窄者不宜试产。临床上常用坐骨结节间径与后矢状径之和估计出口大小。若出口横径与后矢状径之和>15 cm,多数可经阴道分娩,有时需行产钳术或胎头吸引助产术,应做较大的会阴后一侧切开,以免会阴严重撕裂;若出口横径与后矢状径两者之和≤15 cm者,足月胎儿不易经阴道分娩,应行剖宫产术前准备。

（三）预防产后出血和感染　胎儿娩出后,及时按医嘱使用宫缩剂、抗生素,预防产后出血及感染。保持外阴清洁,每日冲(擦)洗会阴2次,使用消毒会阴垫。胎先露长时间压迫阴道或出现血尿时,应及时留置导尿管8~12 d,必须保证导尿管通畅,以防止发生生殖道瘘。做好留置尿管产妇的管道护理,定期更换尿袋,防止感染。

（四）新生儿护理　胎头在产道压迫时间过长或经手术助产的新生儿,应按产伤处理,严密观察颅内出血或其他损伤的症状。

【结果评价】

（一）产妇无感染征象,产后体温、恶露、白细胞计数均正常,伤口愈合良好。

（二）新生儿窒息被及时发现并处理。

（三）产妇能配合实施处理方案,母儿平安度过分娩过程。

（陈芳萍）

第三节　胎儿因素

胎儿的胎位异常(abnormal fetal position)或发育异常均可导致不同程度的异常分娩,造成难产。

【胎位异常及临床表现】

胎位异常包括胎头位置异常、臀先露及肩先露。其中以头先露的胎头位置异常最常见,占妊娠足月分娩总数的6%～7%,常见于持续性枕后位或枕横位。臀先露是产前最常见的一种异常胎位,占妊娠足月分娩总数的3%～4%。肩先露占妊娠足月分娩总数的0.25%,是对母儿最不利的胎位,可造成胎儿宫内窘迫、死胎、围生儿死亡及子宫破裂等威胁母儿生命。

（一）持续性枕后位(persistent occiput posterior position,POPP)或持续性枕横位(per-si-stent occipitotransverse position)　在分娩过程中,胎头多为枕后位或枕横位衔接,枕部在下降过程中,向前旋转成枕前位,以最小径线通过产道自然分娩。若胎头枕骨持续不能转向前方,直至临产后位于母体骨盆后方或侧方,致使分娩发生困难者,称为持续性枕后位或持续性枕横位。多因骨盆异常、胎头俯屈不良等,枕后位的胎先露部不易紧贴宫颈及子宫下段,常导致协调性子宫收缩乏力而致内旋转受阻,而子宫收缩乏力,影响胎头下降、俯屈及内旋转容易造成持续性枕横位或枕后位,两者互为因果关系。另外,头盆不称、前置胎盘、膀胱充盈、子宫下段肌瘤等均可影响胎头内旋转,形成持续性枕横位或枕后位。

临床表现为产程延长,尤其胎儿枕骨持续位于母体骨盆后方,直接压迫直肠,产妇自觉肛门坠胀及排便感,子宫颈口尚未开全时,过早用力屏气使用腹压,使产妇疲劳,宫颈前唇水肿,胎头水肿,影响产程进展。持续性枕后(横)位常致活跃晚期及第二产程延长。若阴道口已见到胎头,但历经多次宫缩屏气却不见胎头继续顺利下降时,应考虑持续性枕后位。

（二）胎头高直位　胎头呈不屈不仰姿势衔接于骨盆入口,其矢状缝与骨盆入口前后径一致,称为高直位(sincipital presentation)。包括高直前位(胎头枕骨向前靠近耻骨联合者,又称枕耻位)和高直后位(胎头枕骨向后靠近骶岬者,又称枕骶位)。

（三）前不均倾位　枕横位入盆的胎头前顶骨先入盆,称为前不均倾位(anterior

asyne- litism)。前不均倾位时,因耻骨联合后面直而无凹陷,前顶骨紧紧嵌顿于耻骨联合后,使后顶骨无法越过骶岬而入盆,需行剖宫产术。

(四)面先露(face presentation)(颜面位) 胎头以颜面为先露称为面先露,多于临产后发现,常由额先露继续仰伸形成,以颏骨为指示点,有六种胎位,颏左(右)前、颏左(右)横、颏左(右)后,以颏左前和颏右后较多见。临床表现为颏前位时,胎儿颜面部不能紧贴子宫下段及宫颈,引起子宫收缩乏力,产程延长。由于颜面部骨质不易变形,容易发生会阴裂伤。颏后位可发生梗阻性难产,处理不及时,可致子宫破裂。

(五)臀先露(breech presentation) 指胎儿以臀、足或膝为先露,以骶骨为指示点,在骨盆的前、侧、后构成六种胎方位(骶左前、骶左横、骶左后;骶右前、骶右横、骶右后)的总称。根据胎儿两下肢所取姿势又可分为单臀先露或腿直臀先露;完全臀先露或混合臀先露;以及不完全臀先露。其中以单臀先露最多见(胎儿双髋关节屈曲,双膝关节伸直,以臀部为先露),其次以完全臀先露或混合臀先露较多见(胎儿双髋关节及膝关节均屈曲呈盘膝坐,以臀部和双足先露)。由于臀围<头围,后出头困难,易发生胎膜早破、脐带脱垂、胎儿窘迫、新生儿产伤等并发症,围生儿死亡率是枕先露的3~8倍。

临床表现为孕妇常感觉肋下或上腹部有圆而硬的胎头,由于胎臀不能紧贴子宫下段及子宫颈,常导致子宫收缩乏力,产程延长,手术产机会增多。胎臀形状不规则,对前羊膜囊压力不均匀,易致胎膜早破。

(六)肩先露(shoulder presentation) 胎儿横卧于骨盆入口以上,其纵轴与母体纵轴垂直,称为横产式(俗称横位),先露为肩称肩先露。临产后由于先露部不能紧贴子宫下段,常出现宫缩乏力和胎膜早破,破膜后可伴有脐带和上肢脱出等情况,可导致胎儿窘迫甚至死亡,足月活胎不可能经阴道娩出。

(七)复合先露(compound presentation) 胎头或胎臀伴有肢体(上肢或下肢)作为先露部同时进入骨盆入口,称为复合先露,常见以一手或一前臂沿胎头脱出。

【胎儿发育异常及临床表现】

(一)巨大胎儿(fetal macrosomia) 指出生体重达到或超过4 000 g者。多见于父母身材高大、孕妇患轻型糖尿病、经产妇、过期妊娠等。临床表现为妊娠期子宫增大较快,妊娠后期孕妇可出现呼吸困难,自觉腹部及肋两侧胀痛等症状。常引起头盆不称、肩性难产、软产道损伤、新生儿产伤等不良后果。

(二)胎儿畸形

1.脑积水(hydrocephalus):指胎头颅腔内、脑室内外有大量脑脊液(500~3 000 mL)潴留,使头颅体积增大,头周径>50 cm,颅缝明显增宽,囟门增大。临床表现为明显头盆不称,跨耻征阳性,若不及时处理可致子宫破裂。

2.联体儿:胎儿颈、胸、腹等处发育异常或发生肿瘤,使局部体积增大致难产,通常于第二产程出现胎先露下降受阻,经阴道检查时被发现。

【对母儿的影响】

(一)对母体的影响

1.可致继发性宫缩乏力,产程延长,常需手术助产。

2.胎头位置异常,长时间压迫软产道造成局部组织缺血、坏死,易形成生殖道瘘。行阴道助产时,易造成宫颈撕裂,严重者甚至可发生子宫破裂。

3.产褥感染、产后出血的发生率增加。

(二)对胎儿、新生儿的影响

1.可致胎膜早破、脐带先露、脐带脱垂,从而引起胎儿窘迫、胎儿或新生儿死亡。

2.早产儿及低体重儿增多。

3.分娩时由于后出胎头,牵出困难,除了可发生新生儿窒息、外伤,还可以发生臂丛神经损伤、胸锁乳突肌损伤及颅内出血等。

【处理原则】

(一)临产前

1.胎位异常者:定期产前检查,妊娠30周以前顺其自然;妊娠30周以后胎位仍不正常者,则根据不同情况予以矫正。若矫治失败,提前1周住院待产,以决定分娩方式。持续性枕后(横)位,若骨盆无异常,胎儿不大时可以试产。试产时应严密观察产程,注意胎头下降、宫口扩张程度、宫缩强弱及胎心有无变化。

2.胎儿发育异常:定期产前检查,一旦发现为巨大胎儿,应及时查明原因,如系糖尿病孕妇则需积极治疗,于孕36周后根据胎儿成熟度、胎盘功能及血糖控制情况择期引产或行剖宫产。各种畸形儿一经确诊,及时终止妊娠。

(二)临产后 根据产妇及胎儿具体情况综合分析,以对产妇和胎儿造成最少的损伤为原则,采用阴道助产或剖宫产术。

【护理评估】

(一)健康史 仔细阅读产前检查的资料,如身高、骨盆测量值、胎方位,估计胎儿大小、羊水量、有无前置胎盘及盆腔肿瘤等。询问既往分娩史,注意有无头盆不称、糖尿病史。了解是否有分娩巨大儿、畸形儿等家族史。评估待产过程中产程进展、胎头下降等情况。

(二)身心状况 胎位异常或胎儿发育异常均可导致产程延长、继发宫缩无力,或出现胎膜早破、脐带先露或脐带脱垂的危险,导致胎心不规则,甚至窒息死亡。产妇因产程时间过长,极度疲乏失去信心而产生急躁情绪,同时也十分担心自身及胎儿的安危。

1.腹部检查:持续性枕后位、臀位时胎体纵轴与母体纵轴一致,子宫呈纵椭圆形。如在宫底部触及胎臀,胎背偏向母体后方或侧方,前腹壁触及胎体,胎心在脐下偏外侧处听得最清楚时,一般为枕后位。如在宫底部触到圆而硬、按压时有浮球感的胎头,在耻骨联合上方触及软而宽、不规则的胎臀,胎心在脐上左(右)侧听得最清楚时,为臀位。

2.肛门检查或阴道检查:当宫颈口部分开大或开全时,行肛查或阴道检查,若感到盆腔后部空虚,胎头矢状缝在骨盆斜径上,前囟在骨盆的右(左)前方,后囟在骨盆的右(左)后方,提示为持续性枕后位;若触及软而宽且不规则的胎臀、胎足或生殖器等可确定为臀位;若感胎头很大,颅缝宽、囟门大且紧张,颅骨骨质薄而软,如乒乓球的感觉,则考虑脑积水。无论肛查或阴道检查,次数不宜过多,阴道检查须严格消毒,防止感染。

(三)辅助检查

1.B型超声检查:于产前检查则可估计头盆是否相称,探测胎头的位置、大小及形态,作出胎位及胎儿发育异常的诊断。

2.实验室检查:可疑为巨大胎儿的孕妇,产前应做血糖、尿糖检查、孕晚期抽羊水作胎儿肺成熟度检查、胎盘功能检查。疑为脑积水合并脊柱裂者,妊娠期可查孕妇血清或羊水中的甲胎蛋白水平。

【常见护理诊断/问题】

(一)有窒息的危险 与分娩因素异常有关。

(二)恐惧 与难产及胎儿发育异常的结果有关。

【护理目标】

(一)新生儿健康。

(二)产妇能正视分娩障碍,与医护合作,分娩过程顺利,无并发症。

【护理措施】

加强孕期及分娩期的监测与护理,减少母儿并发症。

(一)加强孕期保健,通过产前检查及时发现并处理异常情况。胎位异常者于30周前多能自行转为头先露,若30周后仍不纠正,可指导孕妇行胸膝卧位:孕妇排空膀胱,松解裤带,姿势如(图10-3)所示,每日2次,每次15 min,连做1周后复查。还可以采用激光或艾灸"至阴穴"(足小趾外侧,距趾甲角1分)等。

(二)有明显头盆不称、胎位异常或确诊为巨大胎儿的产妇,应做好剖宫产围手术期护理。

（三）阴道分娩的孕妇，应做好如下护理：

1.鼓励待产妇进食，保持待产妇良好的营养状况，按医嘱必要时给予补液，维持水、电解质平衡；指导产妇合理用力，避免体力消耗；枕后位者，嘱其不要过早屏气用力，以防宫颈水肿及疲乏。

2.防止胎膜早破：孕妇在待产过程中应少活动，尽量少做肛查，禁灌肠。一旦胎膜早破，立即观察胎心，抬高床尾，若胎心有改变，及时报告医师，并立即行阴道检查，及早发现脐带脱垂情况。

3.协助医师做好阴道助产及新生儿抢救的准备，必要时为缩短第二产程可行阴道助产。新生儿出生后应仔细检查有无产伤。第三产程应仔细检查胎盘、胎膜的完整性及母体产道的损伤情况。按医嘱及时应用宫缩剂与抗生素，预防产后出血与感染。

（四）心理护理　针对产妇及家属的疑问、焦虑与恐惧，护士在执行医嘱及提供护理照顾时，应给予充分解释，消除产妇与家属的精神紧张状态，并将产妇及胎儿状况及时告诉本人及家属。为待产妇提供分娩过程中增加舒适感的措施，如松弛身心、抚摸腹部等持续的关照。鼓励产妇更好地与医护配合，以增强其对分娩的自信心，安全度过分娩期。

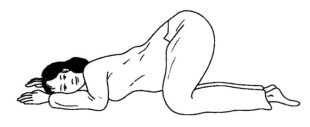

图 10-3　膝胸卧位

【结果评价】

（一）无胎儿宫内窘迫、新生儿健康，母子平安。

（二）产妇能与医护配合，顺利度过分娩期。

（薛　丽）

第十一章　分娩期并发症妇女的护理

分娩虽是一个正常的生理过程,但在该过程中,若由于某些因素发生异常,产妇在分娩期可能出现一些严重威胁母婴生命安全的并发症,如产后出血、子宫破裂、羊水栓塞等,可不同程度地对母儿造成影响甚至威胁生命。

第一节　产后出血

产后出血(postpartum hemorrhage,PPH)是指胎儿娩出后24 h内阴道分娩者出血量超过500 mL,剖宫产者超过1 000 mL。产后出血是分娩期的严重并发症,居中国产妇死亡原因首位。产后出血的发生率占分娩总数的2%~3%,其中80%以上发生在产后2 h之内,其预后随失血量、失血速度及孕产妇的体质不同而异。短时间内大量失血可迅速发生失血性休克、死亡,存活者可因休克时间过长引起垂体缺血坏死,继发严重的腺垂体功能减退–希恩综合征(Sheehan syndrome)。由于精确的测量和收集分娩时失血量有一定困难,主观因素较大,造成估计的失血量往往低于实际出血量,故实际发病率可能更高。因此,应特别重视产后出血的防治与护理,以降低产后出血发生率及孕产妇死亡率。

【病因】

子宫收缩乏力、胎盘因素、软产道损伤及凝血功能障碍是引起产后出血的主要原因。产后出血既可由以上单一因素所致,也可多因素并存,相互影响或互为因果。

(一)子宫收缩乏力　是产后出血最常见的原因,占产后出血总数的70%~80%。正常情况下,胎儿娩出后,由于子宫平滑肌的收缩和缩复作用使胎盘剥离面迅速缩小;同时,子宫平滑肌肌束间血管受压闭合,出血控制。因此,任何影响子宫平滑肌收缩及缩复功能的因素,均可引起子宫收缩乏力性产后出血。常见的因素有:

1.全身因素:产妇精神过度紧张,对分娩过度恐惧,尤其对阴道分娩缺乏足够信心;产程时间过长或难产,造成产妇体力消耗过多乃至衰竭使体质虚弱;临产后过多使用镇静剂、麻醉剂或子宫收缩抑制剂;产妇合并慢性全身性疾病等。

2.局部因素:①子宫肌纤维过度伸展,如多胎妊娠、巨大胎儿、羊水过多使子宫肌纤维过度伸展失去弹性。②子宫肌纤维发育不良,如妊娠合并子宫畸形或子宫肌瘤,影响子宫平滑肌正常收缩。③子宫肌壁损伤,如剖宫产史、子宫肌瘤剔除术后、子宫穿孔等子宫手术史,或产次过多、急产等均可造成子宫肌纤维受损。④子宫肌水肿或渗血,如妊娠期高血压疾病、严重贫血、宫腔感染等产科并发症使子宫平滑肌层水肿或渗血,引起子宫收缩乏力。⑤胎盘早剥所致子宫胎盘卒中以及前置胎盘等均可引起子宫收缩乏力,导致产后出血。

（二）胎盘因素　根据胎盘剥离情况,胎盘因素所致产后出血的类型包括:

1. 胎盘滞留(retained placenta):胎儿娩出后,胎盘多在15 min内排出。若超过30 min仍未排出,胎盘剥离面血窦不能正常关闭,导致产后出血。常见原因有:①膀胱充盈:阻碍已剥离胎盘下降,使其滞留于宫腔,影响子宫收缩而出血。②胎盘嵌顿:使用宫缩剂不当,宫颈内口附近子宫平滑肌出现环形收缩,使已剥离的胎盘嵌顿于宫腔内,多为隐性出血。③胎盘剥离不全:第三产程胎盘完全剥离前过早牵拉脐带或按压子宫,影响胎盘正常剥离,导致胎盘剥离不全,已剥离部分血窦开放致出血。

2. 胎盘植入:指胎盘绒毛在其附着部位与子宫肌层紧密相连。根据胎盘绒毛侵入子宫肌层的深度分为胎盘粘连、胎盘植入和穿透性胎盘植入。胎盘绒毛全部或部分黏附于子宫肌层表面,不能自行剥离者称为胎盘粘连(placenta accreta)。绒毛穿透子宫壁表层,植入子宫肌层者称为胎盘植入(placenta increta)。绒毛穿透子宫肌层到达或超过子宫浆膜面为穿透性胎盘植入(placenta percreta)。完全性胎盘粘连或植入者因胎盘未剥离而出血不多;部分胎盘粘连或植入者因胎盘部分剥离导致子宫收缩不良,已剥离面血窦开放,可能引发致命性出血。胎盘植入可引起产时出血、产后出血、子宫破裂和感染等并发症,穿透性胎盘植入也可导致膀胱或直肠损伤。引起胎盘植入的常见原因有:①子宫内膜损伤,如多次人工流产史、宫腔感染等。②胎盘附着部位异常,如胎盘附着于内膜菲薄的子宫下段、子宫颈或子宫角部,使绒毛容易侵入宫壁肌层。③子宫手术史,如剖宫产史、子宫肌瘤剔除术后。④经产妇发生子宫内膜损伤及炎症的机会增多,易引起蜕膜发育不良而发生植入。

3. 胎盘部分残留(retained placenta fragment):部分胎盘小叶、副胎盘或胎膜残留于宫腔,影响子宫收缩导致产后出血。

（三）软产道裂伤　分娩过程中软产道裂伤,尤其未及时发现者,可导致产后出血。常与下列因素有关:①外阴组织弹性差,子宫收缩过强、产程进展过快、软产道未经充分扩张。②急产、产力过强、巨大胎儿。③阴道手术助产(如产钳、胎吸、臀牵引术等)操作不规范。④会阴切口缝合时止血不彻底,宫颈或阴道穹窿部裂伤未能及时发现等。常见的软产道裂伤有会阴、阴道、宫颈裂伤,严重者裂伤可深达阴道穹窿、子宫下段甚至盆壁,形成腹膜后血肿、阔韧带内血肿而致大量出血。

(四)凝血功能障碍(coagulation defects) 任何原发或继发的凝血功能异常均可引起产后出血。临床包括两种情况:①妊娠合并凝血功能障碍性疾病,如原发性血小板减少、白血病、再生障碍性贫血、重症肝炎等,因凝血功能障碍可引起手术创面及子宫剥离面出血。②妊娠并发症所致凝血功能障碍,如重度子痫前期、重度胎盘早剥、羊水栓塞、死胎滞留过久等均可影响凝血功能,引起弥散性血管内凝血(DIC)。凝血功能障碍所致的产后出血常为难以控制的大量出血,特征为血液不凝。

【知识拓展——产后出血高危因素】

有学者用4个"T"概括产后出血高危因素:Tone(张力):主要指子宫收缩乏力,包括全身、子宫、产科和医源性因素所致的子宫收缩乏力;Tissue(组织):指胎盘因素如胎盘滞留、剥离不全、嵌顿、粘连、植入和残留等;Trauma(损伤):指会阴、阴道、宫颈等软产道裂伤、盆腔血肿、子宫破裂等;Thrombin(凝血):指凝血功能障碍性疾病。对具备这些高危因素的孕产妇,应及时采取针对性的防范措施,以降低产后出血的发生率。

【临床表现】

产后出血主要表现为胎儿娩出后阴道流血量过多及(或)伴有因失血而引起的相应症状。

(一)阴道流血 不同原因所致的产后出血临床表现不同。①子宫收缩乏力所致出血:常表现为胎盘娩出后阴道大量出血,色暗红,子宫软,轮廓不清。②胎盘因素所致出血:多在胎儿娩出数分钟后出现大量阴道流血,色暗红。③软产道裂伤所致出血:多表现为胎儿娩出后立即出现阴道流血,色鲜红。隐匿性软产道损伤时,常伴阴道疼痛或肛门坠胀感,而阴道流血不多。④凝血功能障碍性出血:胎儿娩出后阴道流血呈持续性,且血液不凝。

(二)低血压症状 阴道出血量多时,产妇可出现面色苍白、出冷汗,诉口渴、心慌、头晕,出现脉搏细数、血压下降等低血压甚至休克的临床表现。

【处理原则】

产后出血的处理原则为:针对出血原因,迅速止血;补充血容量,纠正失血性休克;防治感染。

【护理评估】

(一)健康史 除收集一般健康史外,尤其应注意收集与产后出血病因相关的健康史,如孕前是否患有出血性疾病、重症肝炎、子宫肌壁损伤史;有无多次人工流产史及产后出血史;有无妊娠期高血压疾病、前置胎盘、胎盘早剥、多胎妊娠、羊水过多;产妇是否分娩期精神过度紧张,有无体力消耗过多致产妇衰竭;镇静剂、麻醉剂的使用情况;有无产程过长、急产以及软产道裂伤等导致产后出血的相关因素。

(二)身心状况　注意评估由于产后出血所致症状和体征的严重程度。一般情况下,出血早期,由于机体自身的代偿功能,失血的症状、体征可不明显。若出现失血代偿状况,则很快进入休克,表现出相应的症状和体征。当产妇全身状况较差或合并有内科、产科等易致产后出血的相关高危因素时,即使出血量不多,也可能发生休克。发生产后出血后,产妇和家属常常表现出惊慌、焦虑、恐惧,产妇更是担心自己的生命安危,迫切希望能得到医护人员的全力救治,应注意密切观察产妇的表现和倾听其主诉。

1.评估产后出血量:临床上目测估计的阴道流血量往往低于实际失血量。目前常用的评估出血量的方法有以下几种:

(1)称重法:失血量(mL)=[胎儿娩出后所有敷料湿重(g)−胎儿娩出前所有敷料干重(g)]/1.05(血液比重 g/mL)。此法可较准确的评估出血量,但操作烦琐,分娩过程中操作可行性小,而且当敷料被羊水浸湿时无法准确估计。但对于产后的产妇,可通过称量产垫的重量变化评估产后出血量。

(2)容积法:用专用的产后接血容器收集阴道出血,放入量杯测量。此法可简便准确地了解出血量,但与称重法一样,当容器中混入羊水时,其测值不准确。临床上主要用于阴道分娩过程中,第二产程结束后在产妇臀下置接血器,以计量产时出血量。

(3)面积法:根据接血纱布血湿面积粗略估计,将血液浸湿的面积按 10 cm × 10 cm(4层纱布)为 10 mL 计算。该法简便易行,但不同估计者对于纱布浸湿程度的掌握不尽相同,导致估计的出血量不准确。

(4)休克指数法(shock index,SI):休克指数=脉率/收缩压(mmHg)。SI=0.5 为正常;SI=1.0 时为轻度休克;若为 2.0 以上,则为重度休克。此法方便、快捷,可第一时间粗略估计出血量。休克指数与估计出血量见表11-1。

表11-1　休克指数与估计出血量

休克指数	估计出血量(mL)	占总血容量的百分比(%)
<0.9	<500	<20
1.0	1 000	20
1.5	1 500	30
2.0	≥2 500	≥50

上述评估方法可因操作者不同而有一定的误差。值得注意的是,有些产妇即使未达到产后出血的诊断标准,也可能会出现严重的病理、生理改变,如合并妊娠期高血压疾病、贫血、脱水或身材矮小等血容量本身储备不足的产妇,对失血的耐受性差,极易发生失血性休克。因此,建议同时结合监测产妇的生命体征、尿量和精神状态等估算失血量。同时,需注意出血速度也是反映病情轻重的重要指标,若出血速度>150 mL/min;3 h 内出血量超过总血容量的50%;24 h 内出血量超过全身总血容量,为重症产后出血。

2.初步评估产后出血的原因:结合不同原因所致产后出血的临床表现,初步评估出血原因。子宫收缩乏力及胎盘因素所致出血者,子宫轮廓不清,触不到宫底,按摩后子宫收缩变硬,停止按摩又变软,按摩子宫时阴道有大量出血,尤其子宫收缩乏力者宫腔内常有血凝块积存。血液积存或胎盘已剥离而滞留于子宫腔内者,宫底可升高,按摩子宫并挤压宫底部刺激宫缩,可促使胎盘和血凝块排出。因软产道裂伤或凝血功能障碍所致的出血,腹部检查宫缩较好,子宫轮廓清晰。

(三)辅助检查

1.实验室检查:抽血查血常规,出、凝血时间,纤维蛋白原,凝血酶原时间等。其中血红蛋白每下降 10 g/L,估计出血量约 400~500 mL。但需注意产后出血早期,由于血液浓缩,血红蛋白值常不能准确反映实际出血量。

2.测量中心静脉压:若中心静脉压低于 2 cmH$_2$O,常提示右心房充盈压力不足,即静脉回流不足,血容量不足。

【常见护理诊断/问题】

(一)恐惧　与大量失血担心自身安危有关。

(二)潜在并发症　出血性休克。

(三)有感染的危险　与失血后抵抗力降低及手术操作有关。

【护理目标】

(一)产妇的血容量能尽快得到恢复,血压、脉搏、尿量正常。

(二)产妇体温正常,恶露、伤口无异常,白细胞总数和中性粒细胞分类正常。无感染症状。

(三)产妇情绪稳定,积极配合治疗和护理。

【护理措施】

(一)积极预防产后出血

1.妊娠期

(1)加强孕期保健,定期接受产前检查,及时治疗高危妊娠或必要时及早终止妊娠。

(2)对具有产后出血高危因素的孕妇,如妊娠期高血压疾病、妊娠合并血液系统疾病及肝病、贫血、多胎妊娠、巨大胎儿、羊水过多、子宫手术史等的孕妇,要加强产前检查,建议孕妇提前入院。

(3)提供积极的心理支持。精神因素是决定分娩的四大要素之一,为孕妇提供积极的心理和情感上的支持,让其了解分娩的相关知识,使孕妇感到舒适安全,树立分娩自信心。

2. 分娩期　严密观察及正确处理产程。

(1)第一产程:密切观察产程进展;合理使用子宫收缩药物,防止产程延长;注意水和营养的补充,防止产妇疲劳;消除产妇紧张情绪,必要时给予镇静剂以保证良好的休息。

(2)第二产程:对于有高危因素的产妇,应建立静脉通道;正确掌握会阴切开指征并熟练助产;指导产妇正确使用腹压,避免胎儿娩出过急过快;阴道检查及手术助产时动作轻柔、规范;严格执行无菌技术操作。

(3)第三产程:胎肩娩出后立即肌注或静脉滴注缩宫素,以加强子宫收缩,减少出血;正确处理胎盘娩出,胎盘未剥离前,不可过早牵拉脐带或按摩、挤压子宫,见胎盘剥离征象后,及时协助胎盘娩出,并仔细检查胎盘、胎膜是否完整,检查软产道有无裂伤及血肿;准确收集和测量出血量。

3. 产褥期

(1)产后2 h是发生产后出血的高峰期,约80%的产后出血发生在这一时期。产妇应留在产房接受严密观察:注意观察产妇的子宫收缩、阴道出血及会阴伤口情况,定时测量生命体征,发现异常及时处理。

(2)督促产妇及时排空膀胱,以免影响子宫收缩致产后出血。

(3)若无特殊情况,应尽早实施母乳喂养,以刺激子宫收缩,减少阴道出血。

(4)对可能发生大出血的高危产妇,注意保持静脉通道,充分做好输血和急救的准备,并为产妇做好保暖。

(二)针对原因迅速止血,纠正失血性休克,控制感染

1. 子宫收缩乏力所致出血　加强宫缩是最迅速、有效的止血方法。另外,还可通过宫腔内填塞纱布条或结扎血管等方法达到止血的目的。

(1)按摩子宫:①腹壁单手按摩宫底:是最常用的方法。助产者一手置于产妇腹部(拇指在子宫前壁,其余四指在子宫后壁),触摸子宫底部,均匀而有节律地按摩子宫,促使子宫收缩。②腹壁双手按摩子宫:助产者一手在产妇耻骨联合上缘按压下腹中部,将

子宫向上托起,另一手握住宫体,使其高出盆腔,在子宫底部有节律地按摩,同时间断用力挤压子宫,使积存在子宫腔内的血块及时排出。③腹壁-阴道双手按摩子宫:助产者一手戴无菌手套伸入阴道,握拳置于阴道前穹窿顶住子宫前壁,另一手在腹部按压子宫后壁使宫体前屈,两手相对紧压子宫,均匀有节律地进行按摩,此法不仅可刺激子宫收缩,还可压迫子宫内血窦,减少出血。

(2)应用宫缩剂:根据产妇情况,可采用肌内注射、静脉滴注、舌下含服、阴道上药等方式给药,达到促进子宫收缩而止血的目的。①缩宫素:预防和治疗产后出血的一线药物。常用10 U加于0.9%生理盐水500 mL中静脉滴注,必要时根据医嘱给予缩宫素10 U直接宫体注射。②前列腺素类药物:米索前列醇200 μg舌下含化,或地诺前列酮0.5 ~ 1 mg经腹或直接宫体注射,注入子宫肌层。缩宫素无效时,应尽早使用前列腺素类药物。

(3)宫腔纱条填塞:适用于子宫松弛无力,虽经按摩及宫缩剂等处理仍无效者。由助手在腹部固定子宫,术者用卵圆钳将无菌特制的长1.5 ~ 2 m,宽6 ~ 8 cm的4 ~ 6层无菌脱脂棉纱布条送入宫腔,子宫底由内向外填紧,达到压迫止血的目的。若填塞不紧,留有空隙,可造成隐性出血。宫腔填塞纱布条后应密切观察生命体征及宫底高度和子宫大小,警惕因填塞不紧,宫腔内继续出血、积血而阴道不出血的止血假象。24 h后取出纱布条,取出前应先使用宫缩剂,并给予抗生素预防感染。由于宫腔内填塞纱布条可增加感染的机会,故只有在缺乏输血条件、病情危急时考虑使用。也可采用宫腔放置球囊的方法代替宫腔填塞止血。

(4)结扎盆腔血管:经上述积极处理无效,仍出血不止时,为抢救产妇生命,可经阴道结扎子宫动脉上行支。若仍无效,则经腹结扎子宫动脉或髂内动脉。

(5)髂内动脉或子宫动脉栓塞:适用于经保守治疗无效的难治性产后出血,需在产妇生命体征稳定时进行。行股动脉穿刺插入导管至髂内动脉或子宫动脉,注入吸收性明胶海绵颗粒栓塞动脉。通常栓塞剂可于2 ~ 3周后吸收,血管复通。

(6)切除子宫:经积极抢救无效,危及产妇生命时,需行子宫次全切除或子宫全切除术,按医嘱做好切除子宫的术前准备。

2. 胎盘因素所致出血　正确处理第三产程,胎盘剥离后及时将胎盘取出,并检查胎盘、胎膜是否完整,必要时做好刮宫准备。胎盘已剥离尚未娩出者,可协助产妇排空膀胱,然后牵拉脐带,按压宫底协助胎盘娩出;胎盘粘连者,可行徒手剥离胎盘后协助娩出;胎盘、胎膜残留者,可行钳刮术或刮宫术;胎盘植入者,应及时做好子宫切除术的术前准备;若为子宫狭窄环所致胎盘嵌顿,应配合麻醉师使用麻醉剂,待环松解后徒手协助胎盘娩出。

3. 软产道损伤所致出血　按解剖层次逐层缝合,彻底止血。宫颈裂伤<1 cm且无活动性出血者,通常无需缝合;若裂伤>1 cm且有活动性出血,应立即予以缝合。缝合时第一针需超过裂口顶端0.5 cm,避免止血不彻底造成继续出血。缝合阴道及会阴裂伤时,对齐解剖层次,逐层缝合,第一针均需超过裂伤顶端,不留死腔,同时注意避免缝线穿透直肠黏膜。软产道血肿应切开血肿、清除积血、彻底止血、缝合,必要时可放置橡皮引流条。

4. 凝血功能障碍所致出血　首先应排除子宫收缩乏力、胎盘因素、软产道损伤等原因所致的出血。尽快输新鲜全血,补充血小板、纤维蛋白原或凝血酶原复合物、凝血因子等。若并发DIC,则按DIC处理。

5. 失血性休克的护理　休克程度与出血量、出血速度及产妇自身状况有关。应严密观察并详细记录病人的意识状态、皮肤颜色、血压、脉搏、呼吸及尿量,发现早期休克,迅速建立静脉通道,纠正低血压;对失血过多尚未有休克征象者,应及早补充血容量;对失血多,甚至休克者应输血,以补充同等血量为原则;去枕平卧、吸氧、保暖;观察子宫收缩情况、有无压痛,恶露量、色、气味;观察会阴伤口情况并严格会阴护理;抢救过程中,注意无菌操作,按医嘱给予抗生素防治感染;注意为产妇提供安静的休养环境。

【知识拓展——产后出血防治流程】

产后出血预防与处理指南(2014年)将产后出血的处理分为预警期、处理期和危重期。产后2小时出血量达到400 mL且出血尚未控制者为预警线,应迅速启动一级急救处理,包括迅速建立两条静脉通道、吸氧、监测生命体征和尿量、向上级医护人员求助、交叉配血,同时积极寻找出血原因并进行处理;若继续出血,出血量达到500～1 500 mL或≥1 500 mL时,应分别启动相应的二、三级急救处理方案。

(三)心理护理与健康教育

1. 积极做好产妇及家属的安慰、解释工作,避免精神紧张。

2. 大量失血后,产妇抵抗力低下,体质虚弱,医护人员应更加主动关心并为其提供帮助,使其增加安全感。

3. 鼓励产妇进食营养丰富易消化饮食,多进食含铁、蛋白质、维生素的食物。

4. 出院时,告知继续观察子宫复旧及恶露的变化情况,发现异常,及时就诊。

5. 做好产褥期卫生指导及产后避孕指导,告知产妇产褥期禁止盆浴及性生活。

6. 做好产后复查指导,告知产后复查的时间、目的和意义,使产妇能按时接受检查。部分产妇分娩24 h后,于产褥期内发生子宫大量出血,称为晚期产后出血(late postpar-tum hemorrhage),以产后1～2周内发生最常见,也有迟至产后6周左右发病者,应予以高度警惕,以免导致严重后果。

【结果评价】

(一)产妇生命体征稳定,尿量、血红蛋白正常,全身状况改善。

(二)产妇体温、白细胞数正常,恶露、伤口无异常,无感染征象。

(三)产妇焦虑、疲劳感减轻,情绪稳定。

(薛　丽)

第二节　子宫破裂

子宫破裂(rupture of uterus)是指妊娠晚期或分娩期发生的子宫体部或子宫下段的破裂。子宫破裂直接危及产妇及胎儿生命,是导致母婴死亡最严重的产科并发症之一。子宫破裂的发生率约在1:18 50~1:3 000,多发生于经产妇,尤其是瘢痕子宫的孕妇。随着剖宫产率的增加及中国人口政策的调整,子宫破裂的发生率有上升的趋势。

【病因】

根据子宫破裂原因分为自然破裂和损伤性破裂。自然破裂可发生在梗阻性难产致子宫下段过度延伸而破裂,也可发生在子宫手术后的切口瘢痕处;损伤性破裂是指难产手术操作不规范所致。

(一)瘢痕子宫　是近年来导致子宫破裂的常见原因。如既往剖宫产史、子宫肌瘤剔除术史、子宫穿孔史、宫角切除术后等,因子宫肌壁留有瘢痕,在妊娠晚期或分娩期由于子宫收缩的牵拉及宫腔内压力升高而致瘢痕破裂。前次手术后伤口愈合不良、剖宫产后间隔时间过短或伴感染者,妊娠晚期或临产后发生子宫破裂的危险性更大。宫体部瘢痕常在妊娠晚期自发破裂,多为完全性破裂;子宫下段瘢痕破裂多发生于临产后,多为不完全性破裂。

(二)梗阻性难产　常见于骨盆狭窄、头盆不称、胎位异常、胎儿畸形、软产道阻塞(宫颈瘢痕、肿瘤或阴道横膈)等,由于胎先露下降受阻,子宫为克服阻力而强烈收缩,使子宫下段过度伸展变薄而发生子宫破裂。

(三)子宫收缩药物使用不当　胎儿娩出前缩宫素使用指征或使用剂量不当,或前列腺素类制剂使用不当,导致子宫收缩过强,加之先露下降受阻或瘢痕子宫等原因,最终造成子宫破裂。

(四)产科手术创伤　多发生于不恰当或粗暴的阴道助产手术,如宫口未开全时行产钳或臀牵引术,中-高位产钳牵引时可发生宫颈撕裂,严重时延及子宫下段,发生子宫下段破裂;穿颅术、毁胎术可因器械、胎儿骨片损伤子宫导致破裂;肩先露无麻醉条件下的内倒转术、强行剥离植入性胎盘或严重粘连胎盘时,因操作不慎,也可造成子宫破裂。

【临床表现】

子宫破裂多发生在分娩过程中,也可发生在妊娠晚期尚未临产时,通常为一渐进的发展过程,多数可分为先兆子宫破裂和子宫破裂两个阶段。子宫破裂根据发生的时间、部位、原因、程度分为妊娠期破裂和分娩期破裂;子宫体部破裂和子宫下段破裂;自然破裂和损伤性破裂;完全性破裂和不完全性破裂。

(一)先兆子宫破裂　子宫病理性缩复环、子宫压痛、胎心率改变及血尿是先兆子宫破裂的主要临床表现。常见于产程长、有梗阻性难产因素的产妇。

1.子宫病理性缩复环:因胎先露部下降受阻,子宫收缩过强,强有力的宫缩使子宫下段肌肉拉长变薄,而子宫体部肌肉增厚变短,两者间形成明显的环状凹陷,此凹陷逐渐上升达脐部或脐部以上,压痛明显,称为病理性缩复环。

2.下腹部疼痛:子宫呈强直性或痉挛性收缩,产妇烦躁不安、呼吸急促、心率加快,下腹剧痛难忍,拒按。

3.血尿:由于胎先露部紧压膀胱使其充血,出现排尿困难及血尿。

4.胎心率改变:由于宫缩过强、过频,胎儿供血受阻,胎心率加快、减慢或听不清。

(二)子宫破裂

1.不完全性子宫破裂:子宫浆膜层完整,肌层部分或全层破裂,宫腔与腹腔不相通,胎儿及其附属物位于宫腔内,称不完全性子宫破裂。多见于子宫下段剖宫产切口瘢痕破裂,仅在子宫不全破裂口处有压痛,常无先兆子宫破裂症状,体征也不明显。若破裂口累及子宫动脉,可导致急性大出血或形成阔韧带内血肿,此时常伴胎心率异常,查体可在子宫一侧扪及逐渐增大的包块,有压痛。

2.完全性子宫破裂:子宫肌层全层破裂,宫腔与腹腔相通,称完全性子宫破裂。继先兆子宫破裂症状后,产妇突感下腹部撕裂样剧痛,子宫收缩骤然停止。腹痛稍缓解后,待羊水、血液进入腹腔,又出现持续性全腹疼痛,伴面色苍白、出冷汗、脉搏细数、呼吸急促、血压下降等休克征象。全腹压痛明显,反跳痛,腹壁可清楚扪及胎体,子宫缩小位于侧方,胎心、胎动消失。阴道检查可见鲜血流出,曾扩张的宫颈口缩小,下降中的胎先露升高甚至消失(胎儿进入腹腔内),部分产妇可扪及宫颈及子宫下段裂口。子宫体部瘢痕破裂多为完全性破裂,常无先兆破裂典型症状。

【知识拓展——子宫破裂的潜在危险信号:胎心率异常】

现代研究表明,虽然子宫破裂有其典型的症状和体征:如伴随着"撕裂感"的宫缩突然停止;子宫张力基线下降;胎先露退回(腹腔)或消失;阴道出血或血尿;休克等。然而,其中一些症状和体征罕见,且与生理产科过程中的一些表现很难鉴别。持续、晚期或复发性可变减速,或胎儿心动过缓也许是唯一的子宫破裂征象。Bujold等发现87%的子宫破裂病人首要的临床表现是出现异常胎心率波形,Leung等报道有79%的子宫破裂病例出现胎心率持续减速,Rodriguez等也发现78%的子宫破裂病例出现胎儿窘迫,因此,应警惕分娩过程中突然出现的胎心率异常,它可能是子宫破裂一个潜在的危险信号。

【处理原则】

(一)先兆子宫破裂 立即采取有效措施抑制子宫收缩,如全身麻醉或肌注哌替啶100 mg,之后立即剖宫产结束分娩。

(二)子宫破裂 在积极输液、输血、吸氧,抢救休克的同时,无论胎儿是否存活均应尽快剖宫产终止妊娠。手术方式应根据产妇全身情况、破裂部位、程度以及有无严重感染而定,手术前后给予大剂量广谱抗生素控制感染。

【护理评估】

(一)健康史 在收集一般健康史的同时,注意收集与子宫破裂相关的既往史与现病史,如是否有既往剖宫产史、子宫肌瘤剔除术史、子宫穿孔史;是否有骨盆狭窄、头盆不称、胎位异常;是否有子宫收缩药物使用不当或阴道助产手术操作史等。

(二)身心状况 主要评估产妇的临床表现及情绪变化。评估产妇宫缩强度、宫缩持续时间、间隔时间,腹部疼痛的部位、性质、程度;有无排尿困难、血尿;有无出现病理性缩复环;监测胎心、胎动情况,评估有无胎儿宫内窘迫表现;产妇有无烦躁不安、疼痛难忍、恐惧、焦虑等。腹部检查可发现子宫破裂不同阶段相应的临床症状和体征。

(三)辅助检查

1.实验室检查:血常规检查可见血红蛋白值下降,白细胞计数增加。尿常规检查可见红细胞或肉眼血尿。

2.其他:B型超声检查可协助确定子宫破裂的部位及胎儿与子宫的关系;腹腔穿刺可证实腹腔内出血。

【常见护理诊断/问题】

(一)急性疼痛 与强直性子宫收缩、病理性缩复环或子宫破裂血液刺激腹膜等情况有关。

(二)心输出量减少的危险 与子宫破裂后大量出血有关。

(三)有感染的危险 与多次阴道检查、宫腔内损伤、大量出血等有关。

(四)悲伤 与切除子宫及胎儿死亡有关。

【护理目标】

(一)强直性子宫收缩得到抑制,产妇疼痛减轻。

（二）产妇低血容量得到纠正和控制。

（三）产妇无感染症状，白细胞总数和中性粒细胞分类正常。

（四）产妇情绪得到调整，哀伤程度减轻。

【护理措施】

（一）预防子宫破裂

1.建立健全三级保健网，宣传孕妇保健知识，加强产前检查。

2.有瘢痕子宫、产道异常等高危因素者，应提前住院待产。对有剖宫产史的孕妇，应详细了解上次分娩情况，如手术适应证、手术方式及术中、术后、新生儿情况等。

3.严密观察产程进展，警惕并尽早发现先兆子宫破裂征象，及时处理。

4.严格掌握缩宫素、前列腺素制剂等子宫收缩剂的使用指征和方法，避免滥用。

5.正确掌握产科手术助产指征及操作常规，阴道助产术后仔细检查软产道，及时发现宫颈损伤并予修补。

（二）先兆子宫破裂病人的护理

1.密切观察产程进展，及时发现导致难产的诱因，注意胎心变化。

2.待产过程中，出现宫缩过强及下腹部压痛或腹部出现病理性缩复环时，应立即报告医师并停止缩宫素使用和一切操作，同时密切监测产妇生命体征，按医嘱给予抑制宫缩、吸氧并做好剖宫产的术前准备。

3.做好心理护理，安抚产妇及家属的紧张、恐惧情绪。

（三）子宫破裂病人的护理

1.遵医嘱迅速给予输液、输血、吸氧等处理，短时间内补足血容量；同时补充电解质及碱性药物，纠正酸中毒；积极进行抗休克处理。

2.快速做好术前准备。

3.术中、术后按医嘱应用大剂量抗生素以防感染。

4.严密观察并记录生命体征、出入量。

（四）提供心理支持

1.耐心安慰产妇，向产妇及家属解释子宫破裂的治疗计划及对再次妊娠的影响。

2.对胎儿已死亡的产妇，认真倾听产妇诉说内心感受，帮助其尽快调整情绪，接受现实，度过悲伤阶段。

3.为产妇及其家属提供舒适的环境，给予生活上的护理和更多的陪伴，鼓励其进食，以更好地恢复体力。

4.为产妇提供产褥期休养计划，并做好避孕指导。

【结果评价】

（一）住院期间产妇的低血容量状态得到及时纠正和控制，手术经过顺利。

（二）出院时产妇白细胞计数、血红蛋白正常，伤口愈合良好，无并发症。

（三）出院时产妇情绪较为稳定，饮食、睡眠基本恢复正常。

（薛　丽）

第三节　羊水栓塞

羊水栓塞（amniotic fluid embolism，AFE）是指羊水突然进入母体血液循环引起的急性肺栓塞、过敏性休克、弥散性血管内凝血（DIC）、多器官功能衰竭或猝死等一系列严重症状的综合征。其发病急、病情凶险，是造成孕产妇死亡的重要原因之一。发生在足月分娩者，产妇死亡率可高达60%～70%以上。也可发生在妊娠早、中期的流产、引产或钳刮术中，但情况较为缓和，极少造成产妇死亡。近年研究认为，羊水栓塞主要是过敏反应，建议将其命名为"妊娠过敏反应综合征"。

【病因】

一般认为，羊水栓塞是由羊水中的有形物质（胎儿毳毛、角化上皮、胎脂、胎粪）进入母体血液循环引起。目前认为与下列因素有关：①羊膜腔内压力过高（子宫收缩过强），临产后，尤其是第二产程子宫收缩时，羊膜腔压力升高可达100～175 mmHg，羊水被挤入破损的微血管而进入母体血液循环。②血窦开放，分娩过程中，胎膜与宫颈壁分离或宫颈口扩张引起宫颈黏膜损伤处有开放的静脉或血窦，羊水进入母体血液循环；宫颈裂伤、子宫破裂、前置胎盘、胎盘早剥或剖宫产术中羊水通过病理性开放的子宫血窦进入母体血液循环。③胎膜破裂，大部分羊水栓塞发生于胎膜破裂之后，羊水可从子宫蜕膜或宫颈管破损处的小血管进入母体血液循环；羊膜腔穿刺或钳刮术时子宫壁损伤处静脉窦亦可成为羊水进入母体的通道。

综上所述，羊膜腔内压力过高、胎膜破裂、宫颈或宫体损伤处有开放的静脉或血窦，是导致羊水栓塞发生的基本条件。高龄初产妇、多产妇（易发生子宫损伤）、子宫收缩过强、急产、胎膜早破、前置胎盘、胎盘早剥、剖宫产术、子宫不全破裂等，是羊水栓塞的诱发因素。

【病理生理】

研究资料提示，羊水栓塞的核心问题是过敏性变态反应。由于羊水进入母体血液循环后，通过阻塞肺小动脉引起过敏反应和凝血机制异常而导致机体发生一系列复杂而严重的病理生理变化。

（一）肺动脉高压　羊水进入母体血液循环后,其中的有形成分如胎儿毳毛、上皮细胞、胎脂、胎粪等直接形成栓子,经肺动脉进入肺循环,阻塞小血管并刺激血小板和肺间质细胞释放5-羟色胺等血管活性物质,引起肺小血管痉挛;同时,羊水中有形物质还可激活凝血过程,使肺毛细血管内形成广泛的血栓,进一步阻塞肺小血管,反射性引起迷走神经兴奋,引起小支气管痉挛和支气管分泌物增多,使肺通气、换气量减少。肺小血管阻塞引起的肺动脉高压导致急性右心衰竭,继而呼吸循环功能衰竭,出现休克,甚至死亡。

（二）过敏性休克　羊水中有形成分作为致敏原,作用于母体引起Ⅰ型变态反应,导致过敏性休克。多在羊水栓塞后立即发生,表现为血压骤降甚至消失。休克后出现心肺功能衰竭。

（三）弥散性血管内凝血（DIC）　妊娠时母体血液呈高凝状态,由多种凝血因子及纤维蛋白原增加所致,羊水中所含大量促凝物质可激活凝血系统,在血管内产生大量的微血栓,消耗大量凝血因子及纤维蛋白原而发生DIC。同时羊水中也含有纤溶激活酶,当纤维蛋白原下降时可激活纤溶系统,由于大量凝血物质的消耗和纤溶系统的激活,产妇血液由高凝状态迅速转变为纤溶亢进,血液不凝,极易发生严重产后出血及失血性休克。

（四）急性肾功能衰竭　由于休克和DIC的发生,母体多脏器受累,常见为肾急性缺血,进一步发展为肾功能障碍和衰竭。

【临床表现】

羊水栓塞起病急骤,来势凶险,临床表现复杂。典型的羊水栓塞以骤然血压下降（血压下降程度与失血量不符）、组织缺氧和消耗性凝血病（consumptive coagulo- pathy）为特征。多发生于分娩过程中,尤其是胎儿娩出前后的短时间内,也有极少数病例发生在外伤时、羊膜腔穿刺术中或羊膜腔灌注等情况下。典型临床表现可分为三个阶段:

（一）休克期　主要表现为心肺功能衰竭和休克。发生于分娩过程中或分娩前后一段时间内,尤其是刚破膜不久,产妇突然出现寒战、呛咳、气急、烦躁不安、恶心、呕吐等前驱症状,继而出现呼吸困难、发绀、抽搐、昏迷、脉搏细数、血压急剧下降、心率加快、肺底湿啰音,短时间内迅即进入休克状态,约1/3病人可在数分钟内死亡,少数出现右心衰竭症状。病情严重者,产妇仅在惊叫一声或打一个哈欠或抽搐一下后,即发生呼吸心搏骤停,于数分钟内死亡。

（二）出血期　度过休克期后,便进入凝血功能障碍阶段,临床表现为难以控制的大量阴道流血、切口渗血、全身皮肤黏膜出血、针眼渗血、血尿及消化道大出血等。产妇可死于出血性休克。

（三）肾功能衰竭期　由于循环功能衰竭引起肾缺血及DIC前期形成的血栓堵塞肾

内小血管,引起肾脏缺血、缺氧,病人出现少尿(或无尿)和尿毒症的表现。部分病人在休克、出血控制后亦可因肾功能衰竭而死亡。

上述三个阶段的典型临床表现通常按顺序出现,有时也可不完全出现。部分不典型羊水栓塞病例病情发展缓慢,症状隐匿。如缺乏急性呼吸循环系统症状或症状较轻;胎膜破裂时突然出现一阵呛咳,之后缓解;或者仅表现为分娩或剖宫产过程中的一次寒战,几小时后才出现大量阴道出血,伤口渗血、血尿等,并出现休克表现。

分娩期常以肺动脉高压、心功能衰竭和中枢神经系统严重损害为主要表现,而产后则以出血和凝血功能障碍为主要特征。

【处理原则】

一旦怀疑或确诊羊水栓塞,应立即抢救。主要原则是抗过敏、纠正呼吸循环功能衰竭、改善低氧血症、抗休克、防止DIC和肾功能衰竭。

【护理评估】

(一)健康史 评估发生羊水栓塞的各种诱因,如胎膜是否破裂(胎膜早破或人工破膜)、有无宫缩过强或强直性子宫收缩、有无前置胎盘或胎盘早剥、是否中期妊娠引产或钳刮术、有无羊膜腔穿刺术等病史。

(二)身心状况 结合羊水栓塞的诱发因素、临床症状和体征进行评估。处于不同临床阶段的羊水栓塞病人,临床表现特点不同。常见病人于破膜后、第一产程末、第二产程宫缩较强时或在胎儿娩出后的短时间内,突然出现烦躁不安、呛咳、气促、呼吸困难、发绀、面色苍白、四肢厥冷、心率加快,并迅速出现循环衰竭,进入休克及昏迷状态;还可能表现有全身皮肤黏膜出血点及瘀斑,切口、针眼渗血,消化道出血,阴道大量流血且不凝等难以控制的出血倾向,继而出现少尿、无尿等肾功能衰竭表现。少数病人可无任何先兆症状,产妇窒息样惊叫一声或打一哈欠后即进入昏迷状态,呼吸心跳停止。

(三)辅助检查

1.实验室检查:采集下腔静脉血,镜检可见羊水有形物质;DIC各项血液检查指标呈阳性。

2.床旁胸部X线摄片:约90%的病人可见双侧肺部弥漫性点状、片状浸润影,沿肺门周围分布,伴轻度肺不张及心脏扩大。

3.床旁心电图或心脏彩色多普勒超声检查:提示ST段下降,右心房、右心室扩大,左心室缩小。

4.尸检:可见肺水肿、肺泡出血,主要脏器如肺、胃、心、脑等血管及组织中或心内血液经离心处理后,镜检找到羊水有形物质。

【常见护理诊断/问题】

(一)气体交换受损 与肺动脉高压致肺血管阻力增加及肺水肿有关。

(二)外周组织灌注无效 与弥散性血管内凝血及失血有关。

(三)有窒息的危险 与羊水栓塞、母体呼吸循环功能衰竭有关。

(四)恐惧 与病情危重、濒死感有关。

(五)潜在并发症 休克、肾衰竭、DIC。

【护理目标】

(一)产妇胸闷、呼吸困难症状有所改善。

(二)产妇能维持体液平衡,并维持最基本的生理功能。

(三)胎儿或新生儿安全。

(四)产妇病情平稳,恐惧感减轻。

【护理措施】

(一)羊水栓塞的预防

1.密切观察产程进展,严格掌握子宫收缩药物的使用指征及方法,防止宫缩过强。

2.人工破膜时不兼行剥膜,以减少子宫颈管部位的小血管破损;不在宫缩时行人工破膜。

3.剖宫产术中刺破羊膜前保护好子宫切口,避免羊水进入切口处开放性血管。

4.及时发现前置胎盘、胎盘早剥等并发症并及时处理,对死胎、胎盘早剥的孕产妇,应密切观察出凝血等情况。

5.中期妊娠引产者,羊膜穿刺次数不应超过3次;行钳刮术时应先刺破胎膜,待羊水流尽后再钳夹胎块。

(二)羊水栓塞病人的处理与配合 一旦出现羊水栓塞的临床表现,应及时识别并立即给予紧急处理。

1.改善低氧血症

(1)吸氧:出现呼吸困难、发绀者,立即面罩给氧,必要时行气管插管或气管切开正压给氧。保持呼吸道通畅,保证氧气的有效供给,可有效改善肺泡毛细血管缺氧,减轻肺水肿。同时,也可改善心、脑、肾等重要脏器的缺氧状态。

(2)解痉:按医嘱使用阿托品、罂粟碱、氨茶碱等药物,以缓解肺动脉高压、改善肺血流灌注,预防呼吸、循环衰竭。

2.抗过敏:在给氧的同时,按医嘱立即予肾上腺皮质激素静脉推注,以改善和稳定溶酶体,保护细胞,对抗过敏反应。通常首选氢化可的松 100～200 mg 加于 5%～10% 葡萄糖液 50~100 mL 快速静脉滴注，随后 300~800 mg 加入 5% 葡萄糖液 250~500 mL 静脉滴注。也可用地塞米松 20 mg 加 25% 葡萄糖液静脉推注，随后 20 mg+5%~10% 葡萄糖液静脉滴注。

3. 抗休克：按医嘱使用低分子右旋糖酐扩容，多巴胺或间羟胺升压，毛花苷丙纠正心衰，5% 碳酸氢钠纠正酸中毒等处理。

4. 防治 DIC：早期抗凝，按医嘱使用肝素钠，用以对抗羊水栓塞早期的高凝状态；及时输新鲜全血或血浆、纤维蛋白原，补充凝血因子；晚期抗纤溶，防止大出血。

5. 预防肾功能衰竭：补足血容量仍少尿者，按医嘱给予 20% 甘露醇或呋塞米等利尿剂。

6. 预防感染：严格无菌操作，按医嘱使用广谱抗生素预防感染。

7. 产科处理：原则上应在产妇呼吸循环功能得到明显改善，并已纠正凝血功能障碍后再处理分娩。

(1) 临产者密切观察产程进展、宫缩强度与胎儿情况。在第一产程发病者待产妇病情平稳后立即行剖宫产结束分娩，以去除病因；若在第二产程发病，可在条件允许的情况下经阴道助产结束分娩；密切观察出血量、血凝情况，若子宫出血不止，应及时报告医师做好子宫切除术的术前准备。

(2) 中期妊娠钳刮术中或于羊膜腔穿刺时发病者，应立即终止手术，并积极实施抢救。

(3) 发生羊水栓塞时，若正在滴注缩宫素，应立即停止，同时严密监测病人的生命体征变化，同时做好出入量记录。

(三) 提供心理支持　对于神志清醒的病人，应给予安慰和鼓励，使其放松心情，配合治疗和护理。对于家属的恐惧情绪表示理解和安慰，适当的时候允许家属陪伴病人，向家属介绍病人病情的严重性，以取得配合。待病情稳定后与其共同制订康复计划，针对病人具体情况提供健康教育与出院指导。

【结果评价】

(一) 产妇胸闷、呼吸困难症状改善。

(二) 血压稳定、尿量正常，阴道流血量减少，全身皮肤、黏膜出血停止。

(三) 胎儿或新生儿无生命危险，产妇出院时无并发症。

(四) 产妇情绪稳定。

（薛　丽）

第十二章　产褥期疾病妇女的护理

产褥期母体各系统发生很大变化,是身体和心理恢复的关键期。产褥期由于个体因素或其他原因,可导致产褥期感染、出血、精神心理改变等异常情况出现,影响母体健康。因此,护士应该掌握产褥期常见疾病的知识,为产褥期妇女提供整体护理,避免产褥期疾病的发生和发展,保证产褥期妇女的康复。

第一节　产褥感染

产褥感染(puerperal infection)是指分娩及产褥期内生殖道受病原体侵袭引起的局部和全身感染。产褥病率(puerperal morbidity)是指分娩24 h以后的10 d内,每日测量体温4次,间隔时间4 h,有2次体温≥38 ℃(口表)。产褥病率的常见原因是产褥感染,也可由生殖道以外感染所致(如泌尿系感染、上呼吸道感染、急性乳腺炎、血栓静脉炎等)。产褥感染是常见的产褥期并发症,其发病率约为6%,是产妇死亡的四大原因之一(另外3种是产后出血、妊娠合并心脏病和严重的妊娠高血压疾病)。

【病因】

(一)诱发因素　正常女性生殖道对外界致病因子有一定的防御功能。其对入侵病原体的反应与病原体的种类、数量、毒力和机体免疫力有关。正常妊娠和分娩通常不会增加感染的机会。只有在机体免疫力、细菌毒力、细菌数量三者平衡失调时,才会增加感染的机会,导致感染发生。产褥感染的诱因有胎膜早破、羊膜腔感染、产程延长、产前产后出血、产科手术操作,慢性疾病、孕期贫血、营养不良、体质虚弱及妊娠晚期性生活等。

(二)感染途径

1.内源性感染:寄生于正常孕妇生殖道内的微生物多数不致病,当机体抵抗力降低和(或)病原体数量、毒力增加时,非致病微生物转化为致病微生物引起感染。研究表明,内源性感染更重要,因孕妇生殖道内的病原体不仅可以导致产褥感染,还能够通过胎盘、胎膜、羊水间接感染胎儿,引起流产、早产、胎儿生长受限、胎膜早破及死胎等。

2.外源性感染:指外界病原体侵入生殖道引起的感染。病原体可通过消毒不严格或被污染的衣物、用具、各种手术器械及临产前性生活等途径侵入机体。

（三）病原体 正常女性生殖道内寄生大量的微生物,包括需氧菌、厌氧菌、假丝酵母菌及衣原体、支原体,可分为致病微生物和非致病微生物两类。有些非致病的微生物在一定条件下可以致病,称为条件致病菌。

1.需氧菌

（1）链球菌:是外源性产褥感染的主要致病菌,以β-溶血性链球菌致病性最强,能产生致热外毒素与溶组织酶,使病变迅速扩散导致严重感染。链球菌可以寄生在女性生殖道内,也可以通过医务人员或产妇其他部位感染进入生殖道。

（2）杆菌:以大肠埃希菌、克雷伯菌属、变形杆菌属多见。这些细菌平时寄生在阴道、会阴、尿道口周围,能产生内毒素,是引起菌血症或感染性休克的最常见致病菌。

（3）葡萄球菌:主要包括金黄色葡萄球菌和表皮葡萄球菌。金黄色葡萄球菌多为外源性感染,容易引起伤口严重感染;因其能产生青霉素酶,易对青霉素产生耐药性。表皮葡萄球菌存在于阴道菌群中,引起的感染较轻。

2.厌氧菌

（1）革兰阳性球菌:消化球菌和消化链球菌存在于阴道中,当产道损伤、胎盘残留、局部组织坏死等造成缺氧时,细菌迅速繁殖引起感染。如果合并大肠埃希菌混合感染,发出异常恶臭味。

（2）杆菌属:脆弱类杆菌是常见的厌氧性杆菌。这类杆菌多与需氧菌和厌氧性链球菌混合感染,形成局部脓肿,产生大量脓液,有恶臭味;还可以引起化脓性血栓性静脉炎,形成感染血栓,血栓脱落后随血液循环到全身各器官形成脓肿。

（3）芽孢梭菌:主要是产气荚膜梭菌。该菌能产生外毒素溶解蛋白质而产气及溶血。产气荚膜梭菌感染轻者引起子宫内膜炎、腹膜炎、败血症;严重者引起溶血、黄疸、血红蛋白尿、急性肾衰竭、循环衰竭、气性坏疽而死亡。

3.支原体与衣原体:溶脲支原体、人型支原体均可在女性生殖道内寄生,引起生殖道感染,其感染多无明显症状。

【临床表现】

产褥感染的三大主要症状是发热、疼痛、异常恶露。由于感染部位、程度、扩散范围不同,产褥感染的临床表现也不同。根据感染部位分为会阴、阴道、宫颈、腹部伤口、子宫切口局部感染,急性子宫内膜炎、急性盆腔结缔组织炎、腹膜炎、血栓静脉炎、脓毒血症及败血症等。

（一）急性外阴、阴道、宫颈炎 分娩时会阴损伤或手术导致感染,以葡萄球菌和大肠埃希菌感染为主。会阴裂伤或会阴后一侧切开伤口感染,表现为会阴部疼痛,坐位困难。局部伤口红肿、发硬、伤口裂开,有脓性分泌物流出、压痛明显,较重时可伴有低热。阴道裂伤及挫伤感染表现为阴道黏膜充血、水肿、溃疡,脓性分泌物增多。感染部位较深时,可以引起阴道旁结缔组织炎。宫颈裂伤向深部蔓延达宫旁组织,引起盆腔结缔组织炎。

（二）子宫感染　子宫感染包括急性子宫内膜炎、子宫肌炎。病原体经胎盘剥离面侵入,扩散至子宫蜕膜层称子宫内膜炎,侵入子宫肌层称子宫肌炎,两者常伴发。子宫内膜炎表现为子宫内膜充血、坏死,阴道内有大量脓性分泌物,而且有臭味。子宫肌炎表现为腹痛,恶露量多,呈脓性,子宫压痛明显,子宫复旧不良,可以伴有高热、寒战、头痛、心率增快、白细胞增多等全身感染的症状。

（三）急性盆腔结缔组织炎、急性输卵管炎　病原体沿宫旁淋巴和血行达宫旁组织引起盆腔结缔组织炎,形成炎性包块,同时累及输卵管时可引起输卵管炎。表现为下腹痛伴肛门坠胀,伴有持续高热、寒战、脉速、头痛等全身症状。体征有下腹明显压痛、反跳痛、肌紧张,子宫复旧差,宫旁一侧或两侧结缔组织增厚、触及炎性包块,严重者累及整个盆腔形成"冰冻骨盆"。

（四）急性盆腔腹膜炎及弥漫性腹膜炎　炎症进一步扩散至子宫浆膜层形成盆腔腹膜炎;继而发展成弥漫性腹膜炎。全身中毒症状明显,如高热、恶心、呕吐、腹胀等,检查腹部压痛、反跳痛、肌紧张。腹膜面分泌大量渗出液,纤维蛋白覆盖引起肠粘连,可以在直肠子宫陷凹形成局限性脓肿,若脓肿波及肠管及膀胱,可有腹泻、里急后重和排尿困难。

（五）血栓性静脉炎　来自胎盘剥离处的感染性栓子,经血行播散可引起盆腔血栓性静脉炎,可以累及子宫静脉、卵巢静脉、髂内静脉、髂总静脉及阴道静脉。病变单侧居多,产后1~2周多见。表现为寒战、高热,症状可持续数周或反复发作。临床表现随静脉血栓形成的部位不同而有所不同。病变多在股静脉、腘静脉及大隐静脉处,当髂总静脉或股静脉栓塞时影响下肢静脉回流,出现下肢水肿、皮肤发白和疼痛（称股白肿）。小腿深静脉栓塞时可出现腓肠肌及足底部疼痛和压痛。

（六）脓毒血症及败血症　当感染血栓脱落进入血液循环可引起脓毒血症,出现肺、脑、肾脓肿或肺栓塞。当侵入血液循环的细菌大量繁殖引起败血症时,可出现严重全身症状及感染性休克症状,如寒战、高热、脉细数、血压下降、呼吸急促、尿量减少等,可危及生命。

【处理原则】

积极控制感染并纠正全身状况。

（一）支持疗法　纠正贫血和水电解质紊乱。病情严重者多次、少量输注新鲜血液及血浆。

（二）切开引流　会阴伤口或腹部切口感染应及时行切开引流术；盆腔脓肿可经腹或阴道后穹窿切开引流。

（三）胎盘胎膜残留处理　有效抗感染的同时，清除宫腔内残留物。病人如果为急性感染伴发热，应控制感染和体温下降后再彻底清宫，避免刮宫引起感染扩散和子宫穿孔。

（四）应用抗生素　未确定病原体时，根据临床表现和临床经验选择广谱高效的抗生素；然后根据细菌培养和药敏实验结果调整抗生素的种类和剂量。中毒症状严重时可短期应用肾上腺皮质激素。

（五）肝素治疗　血栓性静脉炎在应用大量抗生素的同时，可加用肝素钠、尿激酶，或者口服双香豆素、阿司匹林等，活血化瘀的中药也可以应用。

（六）手术治疗　严重子宫感染经积极治疗无效，炎症扩展出现不能控制的出血、败血症或脓毒血症时应及时行子宫切除术清除感染源，挽救生命。

【护理评估】

（一）健康史　评估产褥感染的诱发因素，如是否有贫血、营养不良或生殖道、泌尿道感染的病史；了解本次妊娠有无妊娠并发症、分娩时是否有胎膜早破、产程延长、手术助产、软产道损伤、产前出血、产后出血史及产妇的个人卫生习惯等。

（二）身心状况　评估病人的体温、脉搏等基本生命体征，子宫复旧及伤口愈合情况；检查宫底高度、子宫软硬度、有无压痛及其程度；观察会阴部有无疼痛、局部红肿、硬结及脓性分泌物；观察恶露量、颜色、性状、气味等；窥阴器检查阴道、宫颈及分泌物的情况，双合诊检查宫颈有无举痛、子宫一侧或双侧是否扪及包块；另外，还应注意病人有无排便或排尿异常及乳腺炎、泌尿系统感染的症状和体征。评估观察病人的情绪与心理状态，是否存在心理沮丧、烦躁与焦虑情绪。

（三）辅助检查

1.血液检查：白细胞计数增高，尤其是中性白细胞计数升高明显，血沉加快。血清C-反应蛋白>8 mg/L有助于早期感染的诊断。

2.病原体：取宫腔分泌物、脓肿穿刺物、后穹窿穿刺物做细菌培养和药物敏感试验，确定病原体及敏感的抗生素，必要时做血培养和厌氧菌培养。病原体抗原和特异抗体检测可以作为快速确定病原体的方法。

3.影像学检查：B型超声、彩色多普勒超声、CT及磁共振成像等检查手段，能够对产褥感染形成的炎性包块、脓肿做出定位及定性诊断。

【常见护理诊断/问题】

(一)体温过高　与病原体感染及产后机体抵抗力降低有关。

(二)急性疼痛　与感染有关。

【护理目标】

(一)产妇感染得到控制,体温正常,舒适感增加。

(二)产妇疼痛减轻至缓解。

【护理措施】

(一)一般护理　注意保暖,保持病室安静、清洁、空气新鲜。保持床单、衣物及用物清洁。保证产妇休息。加强营养,给予高蛋白、高热量、高维生素易消化饮食。鼓励产妇多饮水,保证足够的液体摄入。产妇出现高热、疼痛、呕吐时做好症状护理,解除或减轻不适。产妇取半卧位以利恶露引流。

(二)心理护理　耐心解答家属及病人的疑虑,向其讲解疾病的知识,让其了解病情和治疗护理情况,增加治疗信心,缓解疑虑情绪。

(三)病情观察　密切观察产后生命体征的变化,尤其体温4 h测1次。观察是否有恶心、呕吐、全身乏力、腹胀、腹痛等症状。同时观察记录恶露的颜色、性状与气味,子宫复旧情况及会阴伤口情况。

(四)治疗配合　根据医嘱进行支持治疗,增强抵抗力。配合做好脓肿引流术、清宫术、后穹窿穿刺术、子宫切除术的术前准备及护理。遵医嘱应用抗生素及肝素。应用抗生素时注意抗生素使用的间隔时间,维持血液中有效浓度。应用肝素期间要注意监测凝血功能。严重病例有感染性休克或肾功能衰竭者,应积极配合抢救。

(五)健康教育与出院指导　加强孕期卫生,临产前2个月避免性生活及盆浴,加强营养,增强体质。及时治疗外阴炎、阴道炎、宫颈炎症等慢性疾病。避免胎膜早破、滞产、产道损伤、产后出血等。消毒产妇用物,接产严格无菌操作,正确掌握手术指征。必要时应用广谱抗生素预防感染。教会产妇自我观察,会阴部要保持清洁干净,及时更换会阴垫;治疗期间不要盆浴,可采用淋浴。指导病人采取半卧位或抬高床头,促进恶露引流,防止感染扩散。产褥期结束返院复查。

【结果评价】

(一)出院时,产妇体温正常、疼痛减轻、舒适感增加。

(二)出院时,产妇产褥感染症状消失,无并发症发生。

(薛　丽)

第二节　产后抑郁症

产后抑郁症(postpartum depression,PPD)是指产妇在产褥期出现抑郁症状,是产褥期非精神病性精神综合征中最常见的一种类型。产后抑郁症的发生率有很大差异。流行病学资料显示:西方发达国家的发生率为7%~40%,亚洲国家发生率为3.5%~63.3%。中国报道的发生率为1.1%~52.1%,平均14.7%,与目前国际上公认的发生率10%~15%基本一致。产后抑郁症不仅影响产妇的生活质量,还影响家庭功能和产妇的亲子行为,影响婴儿认知能力和情感的发展。

【病因】

病因不明,可能与下列因素有关:

(一)分娩因素　分娩经历给产妇带来紧张与恐惧心理,尤其产时和产后并发症、难产、手术产等,导致内分泌功能状态不稳定。

(二)心理因素　最主要的是产妇的个性特征。敏感(神经质)、自我为中心、情绪不稳定、社交能力不良、好强求全、固执、内向性格等个性特点的产妇容易发生产后心理障碍。

(三)内分泌因素　分娩后产妇体内人绒毛膜促性腺激素(hCG)、人胎盘生乳素(HPL)、孕激素、雌激素含量急剧下降,可能在产后抑郁症和精神方面起重要的作用。

(四)社会因素　孕期发生不良生活事件,如失业、夫妻分离、亲人病丧、家庭不和睦、家庭经济条件差、居住环境低劣、缺少家庭和社会的支持与帮助,特别是缺乏来自丈夫与长辈的理解、支持与帮助等,是影响产后抑郁症发生和恢复的重要因素。

(五)遗传因素　有精神病家族史,特别是家族抑郁症病史的产妇发病率高。

【临床表现】

产后抑郁症多在产后2周内发病,产后4~6周症状明显,病程可持续3~6个月。主要表现:

(一)情绪改变　心情压抑、情绪淡漠,甚至焦虑、恐惧、易怒,夜间加重;有时表现为孤独、不愿见人或伤心、流泪。

(二)自我评价降低　自暴自弃、负罪感、对身边的人充满敌意,与丈夫及其他家庭成员关系不协调。

(三)创新性思维受损,主动性降低。

(四)对生活缺乏信心,觉得生活无意义,出现厌食、睡眠障碍、易疲倦、性欲减退。严重者出现绝望、自杀或杀婴倾向,有时陷入错乱或昏迷状态。

【处理原则】

心理治疗是产后抑郁症的重要治疗手段,包括心理支持、咨询和社会干预等。药物治疗为辅,适用于中度抑郁症及心理治疗无效者。尽量选用不进入乳汁的抗抑郁药。首选5-羟色胺再吸收抑制剂,如常用药物有盐酸帕罗西汀、盐酸舍曲林。

【护理评估】

(一)健康史 询问有无抑郁症、精神病个人史和家族史,有无重大精神创伤史。了解本次妊娠过程及分娩情况是否顺利、有无难产、滞产、手术产以及产时产后的并发症、婴儿健康状况、婚姻家庭关系及社会支持系统等因素并识别诱因。

(二)身心状况 观察产妇的情绪变化、食欲、睡眠、疲劳程度及集中能力。观察产妇的日常活动和行为,如自我照顾能力与照顾婴儿的能力。观察母婴之间接触和交流的情况,了解产妇对婴儿的喜恶程度及对分娩的体验与感受。评估产妇的人际交往能力与社会支持系统,判断病情的严重程度。

(三)辅助检查 产褥期抑郁症临床诊断困难,产后问卷调查对早期发现和诊断很有帮助。

1.爱丁堡产后抑郁量表(Edinburgh postnatal depression scale,EPDS):是目前常用的筛选工具,包括10项内容,4级评分。最佳筛查时间在产后2~6周。当产妇总分≥13时需要进一步确诊(表12-1)。

表12-1 Edinburgh产后抑郁量表

序 号	测评项目及评分标准			
	在过去的7 d			
1	我能够笑并观看事物有趣的方面			
	如我总能做到那样多	0分	现在不是那样多	1分
	现在肯定不多	2分	根本不	3分
2	我期待着享受事态			
	如我做到那样多	0分	较我原来做得少	1分
	肯定较原来做得少	2分	全然难得有	3分
3	当事情做错,我多会责备自己			
	是,大多时间如此	3分	是,有时如此	2分
	并不经常	1分	不,永远不	0分
4	没有充分的原因我会焦虑或苦恼			

续表

	不,总不	0分	极难得	1分
	是,有时	2分	是,非常多	3分
5	没有充分理由我感到惊吓或恐慌			
	是,相当多	3分	是,有时	2分
	不,不多	1分	不,总不	0分
6	事情对我来说总是发展到顶点			
	是,大多情况下我全然不能应付	3分	是,有时我不能像平时那样应付	2分
	不,大多数时间我应付得相当好	1分	我应付与过去一样好	0分
7	我难以入睡,很不愉快			
	是,大多数时间如此	3分	是,有时	2分
	并不经常	1分	不,全然不	0分
8	我感到悲伤或痛苦			
	是,大多数时间如此	3分	是,相当经常	2分
	并不经常	1分	不,根本不	0分
9	我很不愉快,我哭泣			
	是,大多数时间	3分	是,相当常见	2分
	偶然有	1分	不,根本不	0分
10	出现自伤想法			
	是,相当经常	3分	有时	2分
	极难得	1分	永不	0分

2.产后抑郁筛查量表(postpartum depression screening scale,PDSS):包括睡眠/饮食失调、焦虑/担心、情绪不稳定、精神错乱、丢失自我、内疚/羞耻及自杀想法7个因素,共35个条目,分5级评分,一般以总分≥60分作为筛查产后抑郁症的临界值。

【常见护理诊断/问题】

(一)家庭运作过程失常　与无法承担母亲角色有关。

(二)有对自己实行暴力的危险　与产后严重的心理障碍有关。

【护理目标】

(一)产妇情绪稳定,能配合护理人员与家人采取有效应对措施。

(二)产妇能进入母亲角色,能关心爱护婴儿。

(三)产妇的生理、心理行为正常。

【护理措施】

（一）一般护理　提供温暖、舒适的环境。注意休息，入睡前喝热牛奶、洗热水澡等协助产妇入睡，保证足够的睡眠。合理安排饮食，保证产妇的营养摄入。鼓励、协助产妇哺乳，使其有良好的哺乳能力。鼓励产妇白天从事多次短暂的活动，必要时陪伴。

（二）心理护理　心理护理对产后抑郁症非常重要，使产妇感到被支持、尊重、理解，信心增强，加强自我控制，建立与他人良好交流的能力，激发内在动力去应对自身问题。护理人员要具备温和、接受的态度，鼓励产妇宣泄、抒发自身的感受，耐心倾听产妇诉说的心理问题，做好心理疏通工作。同时，让家人给予更多的关心和爱护，减少或避免不良的精神刺激和压力。

（三）协助并促进产妇适应母亲角色　帮助产妇适应角色的转换，指导产妇与婴儿进行交流、接触，并鼓励多参与照顾婴儿，培养产妇的自信心。

（四）防止暴力行为发生　注意安全保护，谨慎地安排产妇生活和居住环境，产后抑郁症产妇的睡眠障碍主要表现为早醒，而自杀、自伤等意外事件就发生在这种时候，应特别注意。

（五）治疗配合　药物治疗是产后抑郁症的重要治疗手段，适用于中重度抑郁症病人和心理治疗无效者。药物治疗应该在专科医生指导下用药，根据以往疗效和个体情况选择药物。护理人员应该遵医嘱指导产妇正确应用抗抑郁症药，并注意观察药物疗效及不良反应。

（六）出院指导　本病预后良好，约70%病人1年内治愈，极少数持续1年以上，再次妊娠复发率20%，其下一代认知能力可能受影响，因此，应该为产妇提供心理咨询机会。

（七）预防　产后抑郁症的发生受社会因素、心理因素及妊娠因素的影响，因此应该加强对孕产妇的精神关怀，利用孕妇学校等多种途径宣传普及有关妊娠、分娩常识，减轻孕产妇对妊娠、分娩的紧张、恐惧心理，提高自我保健能力。在分娩过程中，运用医学心理学、社会学知识对产妇多加关心和爱护，对产后抑郁症的预防非常重要。产褥期抑郁症早期诊断困难，可以利用心理量表进行筛查。

【结果评价】

（一）住院期间产妇的情绪稳定，能配合诊治方案。

（二）产妇与婴儿健康安全。

（三）产妇能示范正确护理新生儿的技巧。

【知识拓展——产后抑郁障碍管理流程】

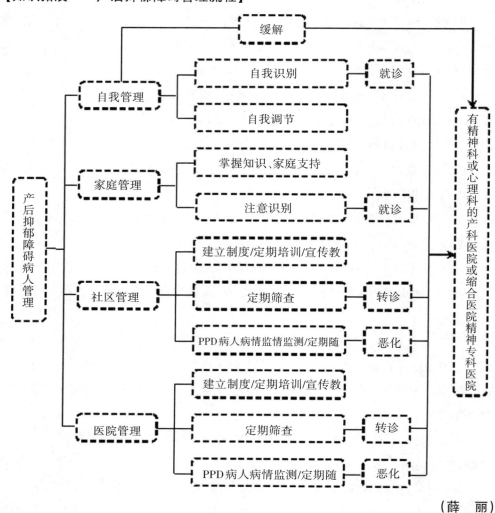

（薛　丽）

第十三章　女性生殖系统炎症护理

第一节　概　述

女性生殖系统炎症是妇科常见病、多发病,可发生于各年龄阶段,但以生育期妇女多见。

一、女性生殖系统自然防御功能

女性生殖系统具有比较完善的自然防御功能,包括:①双侧大阴唇自然合拢,遮盖阴道口、尿道口。②盆底肌肉的作用使阴道口闭合,阴道前后壁紧贴,可以防止外界感染。③阴道复层鳞状上皮在雌激素作用下增生变厚,上皮细胞内糖原含量增加,糖原在阴道乳杆菌的作用下分解产生乳酸,使阴道维持酸性环境(pH≤4.5),可抑制适应于弱碱性环境中生长繁殖的病原体,称为阴道自净作用。④宫颈阴道部覆盖复层鳞状上皮,具有较强的防御损伤和抗感染能力。⑤宫颈内口紧闭,宫颈黏膜分泌碱性黏液栓堵塞宫颈管,可防止病原体侵入。⑥生育期妇女子宫内膜周期性剥脱,有利于及时清除宫腔内的感染。⑦输卵管蠕动及黏膜上皮细胞的纤毛向子宫腔方向摆动,有利于阻止病原体的入侵和生长繁殖。

虽然女性生殖系统在解剖和生理方面具有较强的自然防御功能,但由于外阴前与尿道、后与肛门毗邻,生育年龄性活动频繁,且阴道是性交、分娩及各种宫腔操作的必经之道,容易受到损伤及病原菌感染。绝经后妇女和婴幼儿雌激素水平低下,或在女性特殊的生理时期如月经期、妊娠期、分娩期及产褥期自身防御功能下降,病原体容易侵入生殖道造成炎症。常见女性生殖系统炎症有外阴炎、阴道炎、子宫颈炎、盆腔炎等,其中以阴道炎和子宫颈炎最为多见。

二、病原体

正常阴道内兼有需氧菌与厌氧菌,两者共同形成阴道正常菌群。需氧菌包括棒状杆菌、非溶血性链球菌、表皮葡萄球菌等;厌氧菌主要有革兰阳性消化链球菌、消化球菌、类杆菌、梭杆菌等;兼性厌氧菌主要有阴道乳杆菌(优势菌)、加德纳菌和大肠埃希菌。此外,阴道内还寄居有支原体和假丝酵母菌。正常情况下,这些菌群在阴道内形成一种菌群平衡。

临床上,引起女性生殖系统感染的病原体可单独存在,亦可混合感染。常见的病原体有:①细菌:大多为化脓菌,如葡萄球菌、链球菌、厌氧菌、大肠埃希菌、淋病奈瑟菌、结核分枝杆菌等。②原虫:以阴道毛滴虫最为常见,其次是阿米巴原虫。③真菌:以假丝酵母菌(白色念珠菌)为主。④病毒:以人乳头瘤病毒(HPV)和疱疹病毒为多见。⑤螺旋体:以苍白密螺旋体多见。⑥衣原体:以沙眼衣原体常见。⑦支原体:以人型支原体和解脲支原体多见。

三、传播途径

女性生殖系统感染有四种常见的传播途径。

(一)沿生殖道黏膜上行蔓延　病原体侵入外阴、阴道后,沿生殖器黏膜上行,经子宫颈管、子宫内膜、输卵管黏膜至卵巢及盆腔。淋病奈瑟菌、沙眼衣原体及葡萄球菌多沿此途径蔓延。

(二)经淋巴系统蔓延　病原体经生殖道创伤处的淋巴管侵入盆腔结缔组织及内生殖器的其他部分,是产褥感染、流产后感染和宫内节育器放置术后感染的主要感染途径,多见于链球菌、大肠埃希菌、厌氧菌感染。

(三)经血液循环播散　病原体先侵入人体的其他器官组织,再经血液循环感染生殖器官,多见于结核分枝杆菌感染。

(四)直接蔓延　盆、腹腔其他脏器感染可直接蔓延到内生殖器官,如阑尾炎可引起右侧输卵管炎。

四、炎症的发展与转归

女性生殖系统炎症通常有三种发展与转归:①痊愈:患者的机体抵抗力强,病原体的致病力较弱,或抗生素应用恰当,病原体被完全消灭,坏死的组织及炎性渗出物被吸收,则为痊愈。若炎症轻微,破坏不大,坏死组织及炎性渗出物完全被吸收,组织的结构及功能都可恢复正常,可不留任何痕迹。如果炎症反应的坏死组织及炎性渗出物发生机化,形成瘢痕或粘连,使组织结构及功能不能完全恢复正常。②转为慢性:炎症未治疗或治疗不及时、不彻底,或病原体对药物不敏感,身体的防御功能与病原体的作用处于相持状态,使得炎症长期存在。如机体的抵抗力增强,病原体可逐渐被消灭,炎症被控制并逐渐好转;一旦机体抵抗力降低,慢性炎症可急性发作。③扩散与蔓延:患者的机体抵抗力下降或病原体的致病力强,则炎症可沿淋巴和血液循环扩散,或蔓延到邻近器官。严重时可形成败血症或脓毒血症而危及生命。

(薛　丽)

第二节　外阴部炎症

外阴部炎症是妇科常见病,可发生于任何年龄。常见有非特异性外阴炎、前庭大腺炎。

一、非特异性外阴炎

非特异性外阴炎(non-specific vulvitis)是指外阴部皮肤与黏膜的炎症,其中以大、小阴唇最多见。阴道分泌物增多或炎性分泌物、大小便刺激外阴皮肤,糖尿病患者糖尿刺激,穿化纤内裤或紧身衣致局部透气性差,局部使用药物过敏,外阴不洁致病菌感染等均可引起外阴炎。

【护理评估】

(一)健康史　询问患者的年龄、可能的诱因,有无白带增多、粪便刺激皮肤等。

(二)身体状况

1.症状:外阴部瘙痒、灼热感、疼痛,在排尿、排便、性交、活动时加重。

2.体征:检查外阴充血、肿胀、糜烂,常有抓痕,严重时形成溃疡或湿疹。慢性炎症时,外阴局部皮肤增厚、粗糙、皲裂,可有苔藓样改变。

(三)心理-社会支持状况　因外阴局部不适影响工作、睡眠和性生活而产生情绪低落、焦虑、烦躁不安等。

(四)辅助检查　应常规行阴道分泌物检查了解有无特殊感染,如滴虫、假丝酵母菌、阿米巴原虫等。必要时查尿糖、寄生虫卵等,以明确引起外阴炎的病因。

(五)治疗原则及主要措施

1.病因治疗:除去病因,消除刺激来源。如治疗糖尿病、肠道蛲虫病等。

2.局部治疗:可选用1∶5 000高锰酸钾溶液坐浴,每日2次,每次15～30 min,也可用清热解毒、杀虫止痒的中草药煎水熏洗、坐浴。若有皮肤黏膜破溃可涂抗生素软膏。

【常见护理诊断/问题】

(一)皮肤完整性受损　与炎症刺激引起的局部瘙痒有关。

(二)舒适度减弱　与外阴瘙痒、疼痛、分泌物增多有关。

【护理措施】

(一)治疗配合　告知患者坐浴的目的,教会其坐浴的方法。注意药液的浓度和温度,月经期和分娩后10 d内禁止坐浴。

(二)提供心理支持　炎症位于患者的隐私处,患者常因羞怯心理不愿及时就医。因此要关心体贴患者,了解患者心理变化,耐心倾听其诉说,鼓励患者及其家属参与制订治疗与护理方案,减轻其焦虑情绪。

(三)健康指导　加强卫生知识宣教,使患者了解外阴炎的发病特点,纠正不良卫生习惯,保持外阴清洁、干燥,穿透气性好的棉质内裤。急性期卧床休息,减少活动时的摩擦。治疗期间忌饮酒及进食辛辣刺激性的食物。局部严禁搔抓、热水洗烫等,勿用刺激性药物,避免外阴破溃合并细菌感染。

二、前庭大腺炎

前庭大腺炎(bartholinitis)是指病原体侵入前庭大腺而引起的炎症。前庭大腺位于两侧大阴唇后1/3深部(阴道口两侧黏膜深部,左右各一),腺体大小似黄豆粒。前庭大腺腺管细长(1～2 cm),向内侧开口于小阴唇与处女膜之间的沟内。在性交、月经、分娩等情况污染外阴部时易发生炎症。本病多见于育龄妇女。病原体多为化脓菌混合感染,如葡萄球菌、链球菌、大肠埃希菌等,目前淋病奈瑟菌、沙眼衣原体感染亦见增多。前庭大腺感染时常累及腺管,腺管口因炎症充血水肿而阻塞,脓液积存形成前庭大腺脓肿(abscess of bartholin gland)。急性炎症消退后,腺管口粘连堵塞,分泌物不能排出,脓液逐渐转清则形成前庭大腺囊肿(bartholin cyst)。

【护理评估】

(一)健康史　询问月经期卫生情况,了解有无不洁的性生活史。

(二)身体状况

1.症状:急性期可有发热、全身不适,患侧外阴部疼痛引起行走不便。初期大阴唇下1/3处红肿、灼热、疼痛明显;形成脓肿时,局部包块触之具波动感,可自行破溃,引流畅则自愈,引流不畅则反复发作。前庭大腺囊肿是因炎症后腺管堵塞,分泌物排出不畅或前庭大腺脓肿脓液吸收而形成,局部触及椭圆形囊性包块。囊肿小者无症状,大者外阴坠胀、性交不适、行走不便。

2.体征:妇科检查见局部皮肤红肿,压痛明显,患侧前庭大腺开口处有时可见白色脓点,脓肿形成时,局部可触及波动感。

(三)心理–社会支持状况　因外阴疼痛不适影响工作、睡眠和性生活而产生情绪低落、焦虑。患者因前庭大腺脓肿易复发,久治不愈,担心被人歧视而忧虑。

(四)治疗原则和主要措施

1.急性期应卧床休息,保持外阴部清洁,根据细菌学检查选用敏感抗生素治疗。未形成脓肿时,局部可热敷或坐浴、涂抗生素软膏。

2.脓肿形成或囊肿较大时可切开引流或行造口术,囊肿小无症状者不需处理。

【常见护理诊断/问题】

(一)疼痛　与局部炎性刺激、前庭大腺脓肿形成有关。

(二)皮肤完整性受损　与手术或脓肿破溃有关。

(三)焦虑　与脓肿易复发、久治不愈有关。

【护理措施】

(一)一般护理　急性炎症期卧床休息,健侧卧位,减少活动时的摩擦。监测体温,观察外阴局部皮肤颜色、有无脓肿形成等,及时给药并做好局部护理,减轻患者疼痛。

(二)协助患者用药　告知坐浴的目的,指导其坐浴液的配制、坐浴的方法及注意事项。

(三)手术护理　需行脓肿切开引流者,做好术前准备、术中配合和术后护理。术后每日更换引流条,擦洗外阴,每日2次,伤口愈合后可坐浴。

(四)提供心理支持　关心理解患者,了解患者心理变化,耐心安抚,消除其焦虑情绪。

(五)健康指导　加强卫生知识宣教,使患者了解前庭大腺炎的发病特点,纠正不良的卫生习惯。保持外阴清洁、干燥,穿透气性好的棉质内裤;外阴瘙痒时禁用刺激性药物或肥皂擦洗,避免搔抓、热水洗烫等。注意月经期、妊娠期、分娩期及产褥期卫生,月经期使用消毒透气的会阴垫;注意性生活时的卫生,增强预防意识。

(薛　丽)

第三节　阴道炎症

常见的阴道炎症有滴虫阴道炎、外阴阴道假丝酵母菌病、萎缩性阴道炎、细菌性阴道病。以前两者最为多见,且多见于生育年龄妇女。

一、滴虫阴道炎

滴虫阴道炎(trichomonal vaginitis)由阴道毛滴虫引起。阴道毛滴虫是厌氧性原虫,适宜在温度为25 ℃~40 ℃,pH为5.2~6.6的潮湿环境中生长。阴道毛滴虫不仅寄生于阴道,还可侵入尿道、尿道旁腺、膀胱、肾盂以及男性的包皮皱襞、尿道及前列腺中。月经前后、产后等引起阴道酸性减弱,隐藏在腺体及阴道皱襞中的滴虫易生长繁殖导致炎症发生。

传播途径主要有:①经性生活直接传播。②通过公共浴池、浴具、游泳池、坐式马桶,或通过污染的妇科检查器具、敷料等间接传播。

【护理评估】

(一)健康史　询问既往病史,发作与月经周期的关系;了解既往治疗经过、个人卫生习惯;询问性伴侣的健康状况及有无不洁性生活史。

(二)身体状况

1.症状:主要症状是白带增多及外阴瘙痒,伴外阴灼痛、性交痛或有蚁行感。若泌尿系感染,可有下腹痛、尿频、尿急、尿痛;阴道毛滴虫能吞噬精子,影响精子在阴道内存活,可导致不孕。少数患者检查有滴虫存在,但无明显临床症状称为带虫者。

2.体征:阴道检查时可见阴道壁充血,严重者有散在出血点,外观似草莓样;后穹窿有大量的分泌物,典型的分泌物为灰黄色、稀薄泡沫状,可有腥臭味,当合并化脓菌感染时呈黄色脓性白带,严重者阴道黏膜出血为血性白带。

(三)心理-社会支持状况　患者有接受盆腔检查的顾虑,如治疗效果不佳致反复发作易生烦恼,出现无助感。了解性伴侣是否愿意同时治疗。

(四)辅助检查

1.悬滴法:在载玻片上滴一滴温生理盐水,自阴道后穹窿取少许分泌物混于生理盐水中,立即在低倍镜下检查,可见到呈波状运动的滴虫及增多的白细胞被推移。阳性率达60%~70%。

2.培养法:适于有典型症状而悬滴法未找到滴虫者,可进行阴道分泌物培养,其准确率可达98%。

(五)治疗原则及主要措施　切断传播途径,提高阴道酸度,给予全身和局部抗滴虫治疗。

1.全身用药:口服甲硝唑每次200 mg,每日3次,7 d为一个疗程。性伴侣同时治疗。

2.局部用药：先用1%乳酸或0.1%～0.5%醋酸阴道灌洗或坐浴，改善阴道内环境，然后阴道用药，如甲硝唑泡腾片200 mg置阴道后穹窿每日1次，7～10次为一疗程。

【常见护理诊断/问题】

（一）皮肤黏膜完整性受损　与阴道炎症刺激有关。

（二）舒适度减弱　与外阴、阴道瘙痒，分泌物增多有关。

（三）知识缺乏　缺乏性卫生的相关知识。

【护理目标】

（一）患者局部炎症消退，受损组织痊愈，黏膜完整。

（二）患者阴道分泌物转为正常性状，瘙痒症状减轻。

（三）患者能叙述该病的有关知识并积极配合治疗，配偶同时接受治疗。

【护理措施】

（一）一般护理　注意个人卫生，保持外阴清洁、干燥，避免搔抓外阴部致皮肤破损。治疗期间禁止性交、勤换内裤。内裤、擦洗外阴的毛巾、浴巾应煮沸消毒5～10 min以消灭病原体，避免交叉和重复感染。坐便器和外阴用盆应注意隔离消毒。

（二）指导患者配合检查　告知患者做分泌物检查之前24～48 h避免性交、阴道灌洗以及局部用药。分泌物取出后应及时送检并注意保暖，否则滴虫活动力减弱，造成辨认困难。

（三）指导患者正确阴道用药　告知患者阴道灌洗要注意温度、浓度、方法，酸性药液冲洗阴道后再放药，各种剂型阴道用药的使用方法。月经期间应暂停坐浴、阴道灌洗及阴道用药。

（四）观察用药反应　口服甲硝唑后可出现胃肠道反应，如食欲缺乏、恶心、呕吐，偶见头痛、皮疹、白细胞减少等，一旦发现应立即报告医生并停药。甲硝唑可透过胎盘到达胎儿体内，亦可从乳汁中排泄，故孕20周前或哺乳期妇女禁用。甲硝唑用药期间及停药24 h内、替硝唑用药期间及停药72 h内禁止饮酒。

（五）健康指导

1.强调治愈标准：滴虫阴道炎常于月经后复发，应向患者解释坚持按照医嘱规范治疗的重要性，故治疗后滴虫检查阴性者仍应每次月经后复查白带，连续3个月检查均阴性为治愈。

2.滴虫阴道炎主要是由性行为传播，性伴侣应同时进行治疗，治疗期间禁止性交。

【护理评价】

（一）患者局部炎症是否消退，受损组织是否痊愈，黏膜是否完整。

（二）患者瘙痒是否缓解。

（三）患者能否正确叙述预防及治疗滴虫阴道炎的知识和配合治疗。

二、外阴阴道假丝酵母菌病

外阴阴道假丝酵母菌病（vulvovaginal candidiasis，VVC）亦称外阴阴道念珠菌病，80%～90%病原体为白假丝酵母菌，其发病率仅次于滴虫阴道炎。白假丝酵母菌适宜在酸性环境下生长，对热的抵抗力不强，加热至60 ℃，1 h即死亡，但对干燥、日光、紫外线及化学制剂等抵抗力较强。白假丝酵母菌属条件致病菌，正常情况下存在于人体口腔、肠道、阴道黏膜，因菌量极少，并不引起症状。当机体免疫力下降或阴道酸性增强时发病。常见诱因有：①妊娠、糖尿病及大量雌激素治疗时。②长期应用广谱抗生素改变了阴道内微生物环境。③使用免疫抑制剂（器官移植患者）、皮质激素治疗致机体抵抗力下降。④其他诱因如肥胖、穿紧身化纤内裤可使会阴局部的温度及湿度增加。

主要传播途径有：①自身感染：为主要感染方式，寄生于阴道、口腔、肠道的假丝酵母菌可自身传播，一旦局部环境条件适宜可引起感染。②直接传播：少数患者可通过性交直接感染。③间接传播：极少通过接触感染的衣物间接感染。

【护理评估】

（一）健康史　询问发病与月经周期的关系，了解既往阴道炎病史，了解患者有无糖尿病史、是否使用抗生素与激素类药物。

（二）身体状况

1.症状：主要症状是外阴奇痒、灼痛，严重时坐卧不安，可伴有尿频、尿痛及性交痛。急性期阴道分泌物增多，典型的分泌物为白色凝乳状或豆渣样。

2.体征：妇科检查可见外阴抓痕，小阴唇内侧及阴道黏膜红肿并附有白色膜状物，擦除后露出红肿、糜烂或溃疡的黏膜。

（三）心理-社会支持状况　了解疾患对其生活质量的影响。外阴严重瘙痒不适使患者痛苦不堪.影响其休息睡眠而感精神压力，反复发作心理负担加重。

（四）辅助检查

1.阴道分泌物悬滴法：阴道后穹窿取少许分泌物，玻片滴1滴10%氢氧化钾溶液或0.9%氯化钠溶液，置显微镜下观察，找到假丝酵母菌的孢子和假菌丝即可确诊。

2.培养法：若有症状而多次阴道分泌物悬滴法检查为阴性，或为顽固病例，可采用培养法。

3. 阴道 pH 测定：如阴道 pH<4.5，可能为单纯假丝酵母菌感染；若 pH>4.5，且涂片中有大量白细胞，可能存在混合感染。

（五）治疗原则及主要措施　消除诱因，改变阴道酸碱度，杀灭致病菌。

1. 消除诱因：应积极治疗糖尿病，及时停用广谱抗生素、皮质激素、雌激素及免疫抑制剂。

2. 局部用药：用 2%~4% 碳酸氢钠溶液坐浴或阴道灌洗后，选用咪康唑、克霉唑或制霉菌素栓剂塞入阴道深处，每晚 1 次，连用 7~10 d。

3. 全身用药：适用于局部治疗效果差，未婚女性及反复发作者。常用药物有氟康唑、伊曲康唑、酮康唑等。如氟康唑 150 mg 顿服；伊曲康唑每次 200 mg，每日 1 次，连用 3~5 d。

【常见护理诊断/问题】

（一）皮肤黏膜完整性受损　与阴道炎症刺激有关。

（二）舒适度减弱　与外阴、阴道瘙痒，分泌物增多有关。

（三）知识缺乏　缺乏外阴阴道假丝酵母菌病的相关知识。

【护理目标】

（一）患者阴道分泌物正常，瘙痒症状减轻。

（二）患者能叙述该病的相关知识并积极配合治疗。

（三）患者局部炎症消退，受损组织痊愈，黏膜完整。

【护理措施】

（一）一般护理　保持外阴清洁、干燥，着棉质内裤，尽量避免搔抓外阴。勤换内衣裤，内裤、外阴用盆及毛巾用开水烫洗。消除诱因，如治疗糖尿病，停用广谱抗生素及免疫抑制剂等。

（二）治疗配合

1. 阴道灌洗：注意阴道灌洗药液的浓度，灌洗药物要充分溶解，温度一般 41 ℃~43 ℃，切忌温度过高，以免烫伤。

2. 局部用药：指导患者不同剂型阴道用药的方法，坐浴或阴道灌洗后将药物放置于阴道后穹隆效果更好。

3. 全身用药：局部治疗效果差、未婚女性、拒绝局部用药者、性伴侣可选用口服药物治疗，指导患者遵医嘱服药。

4. 复发性外阴阴道假丝酵母菌病（recurrent vulvovaginal candidiasis，RVVC）治疗：1 年内有症状并经真菌学证实的 VVC 发作 4 次或以上，称为 RVVC。抗真菌治疗分为初始治疗和巩固治疗。①初始治疗：若为局部治疗，延长治疗时间7~14日；如口服氟康唑150 mg，则第4 d、第7 d各加服1次。②巩固治疗：氟康唑150 mg，每周1次，共6个月；克霉唑栓剂500 mg或酮康唑栓剂200 mg，每周1次，连用6个月。治疗期间定期监测药物疗效及副作用。

5.妊娠合并感染：以局部治疗为主，以7 d疗法效果为佳。禁用口服康唑类药物。

（三）心理护理　耐心解释疾病的原因及预防措施，鼓励患者积极配合并坚持治疗，解答患者及家属的疑问，减轻其思想顾虑，增强其战胜疾病的信心。

（四）健康指导

1.养成良好的卫生习惯，保持外阴清洁、干燥，每日清洗外阴、更换内裤。

2.加强健康宣教，积极治疗糖尿病，正确合理使用抗生素、皮质激素、雌激素等。

3.对性伴侣无需进行常规治疗，但对有症状男性应进行假丝酵母菌检查，阳性者应积极治疗。性交时使用避孕套，以防疾病传播。

4.向患者解释坚持按照医嘱规范治疗的重要性。治疗后检查假丝酵母菌阴性者仍应每次月经后复查白带，连续3个月检查均阴性为治愈。若症状持续存在或诊断后2个月内复发，需再次就诊。

【护理评价】

（一）患者外阴瘙痒是否缓解。

（二）患者能否正确叙述预防及治疗外阴阴道假丝酵母菌病的知识并配合治疗。

（三）患者局部炎症是否消退，受损组织是否痊愈，黏膜是否完整。

三、萎缩性阴道炎

萎缩性阴道炎（atrophic vaginitis）亦称老年性阴道炎，常见于自然绝经及卵巢去势后妇女。因雌激素水平低下，阴道黏膜变薄，嗜酸性的乳杆菌不再为优势菌，阴道酸度减弱，局部抵抗力降低，其他病原菌大量繁殖或入侵引起炎症。

【护理评估】

（一）健康史　了解患者的年龄、月经史，是否绝经、绝经时间。询问患者有无卵巢手术史或盆腔放射治疗史。

（二）身体状况

1.症状：主要症状为外阴灼热不适、瘙痒及阴道分泌物增多。阴道分泌物呈稀薄、淡黄色，感染严重时呈脓血性白带，有臭味。可伴尿频、尿痛、尿失禁。

2.体征:阴道检查可见阴道呈萎缩性改变,上皮皱襞变薄、消失。阴道黏膜充血、伴有散在小出血点或浅表溃疡。慢性炎症、溃疡可导致阴道粘连、狭窄甚至闭锁。

(三)心理-社会支持状况　患者因外阴局部不适影响生活而产生情绪低落、焦虑,血性白带常引起紧张恐惧。

(四)辅助检查

1.阴道分泌物检查:排除滴虫阴道炎和外阴阴道假丝酵母菌,清洁度多为Ⅲ度或Ⅳ度,正常乳杆菌减少。

2.宫颈刮片细胞学检查或分段诊刮:排除生殖道恶性肿瘤。

(五)治疗原则及主要措施　增强阴道抵抗力,抑制细菌生长。

1.增加阴道的酸度:用1%乳酸或0.5%醋酸液灌洗阴道,增强阴道酸度后局部用抗生素,如甲硝唑200 mg或诺氟沙星100 mg置于阴道深部,每日1次,7~10 d为1个疗程。

2.增强局部抵抗力:补充雌激素是治疗萎缩性阴道炎主要方法。雌激素制剂可局部给药,也可全身用药。可用雌激素软膏局部涂抹,每日1~2次,连用14 d。全身用药可口服尼尔雌醇或小剂量的己烯雌酚。

【常见护理诊断/问题】

(一)舒适度减弱　与外阴、阴道瘙痒,分泌物增多有关。

(二)焦虑　与病变部位为隐私部位和治疗效果不佳有关。

(三)知识缺乏　缺乏围绝经期保健知识。

【护理措施】

(一)一般护理　保持外阴清洁、干燥,勤换内衣裤,着棉质内裤,严禁搔抓外阴部。

(二)治疗配合　告知患者严格遵医嘱规范用药,并教会患者阴道灌洗和阴道放药的方法;自己用药有困难者指导其家属协助用药或由医务人员帮助使用。用药前注意洗净双手和消毒器具,使用酸性洗液灌洗阴道。

(三)耐心给患者讲解围绝经期保健知识,鼓励其积极配合治疗。告知患者坚持治疗后症状会逐渐减轻,消除其焦虑、恐惧心理。

(四)健康指导

1.向患者讲解围绝经期的生理变化和卫生常识,使其掌握相应的应对技巧。

2.告知患者雌激素治疗的适应证和禁忌证,如不正确使用会增加子宫内膜癌和乳腺癌发生的危险,指导患者遵医嘱规范用药。

3.年轻患者卵巢切除或盆腔放射治疗后,及时给予激素替代治疗的指导。

四、细菌性阴道病

细菌性阴道病(bacterial vaginosis,BV)是阴道内正常菌群失调所致的一种混合感染,主要表现为阴道分泌物增多,有鱼腥臭味,但临床及病理特征无炎症变化。引起阴道菌群失调的原因不清,可能与频繁性交、多个性伴侣、频繁的阴道灌洗使阴道碱化有关。细菌性阴道病时,阴道内的乳酸杆菌减少,其他细菌如加德纳菌、厌氧菌及人型支原体等大量繁殖,破坏了正常阴道菌群之间的相互平衡。妊娠期细菌性阴道病可引起绒毛膜羊膜炎、胎膜早破、早产;非孕妇女可引起子宫内膜炎、盆腔炎、子宫切除术后阴道残端感染。

【护理评估】

(一)健康史　询问患者个人卫生习惯及性生活情况,使用女性护理液者应了解护理液的酸碱性及使用方法。

(二)身体状况

1.症状:10%~40%患者无临床症状,有症状者主要表现为阴道分泌物增多并有难闻的臭味或鱼腥味,尤其在性交后加重,可伴有轻度外阴瘙痒或烧灼感。

2.体征:分泌物特点为均匀一致,稀薄,灰白色,常黏附于阴道壁,容易将分泌物从阴道壁拭去,阴道黏膜无红肿、充血等炎症表现。

(三)心理-社会支持状况　阴道分泌物可致患者局部不适,影响工作、生活及睡眠,性生活受影响时可导致夫妻关系紧张,患者常出现明显的焦虑、烦躁不安。

(四)辅助检查

1.线索细胞(clue cell)阳性:取少许阴道分泌物涂在玻片上,滴1滴0.9%氯化钠溶液混合后,高倍显微镜下寻找线索细胞,当线索细胞>20%时为阳性。线索细胞是阴道脱落的表层细胞边缘贴附颗粒状物,即各种厌氧菌、加德纳菌,细胞边缘不清。

2.氨臭味试验(whiff test)阳性:取少许阴道分泌物涂在玻片上,滴1~2滴10%氢氧化钾溶液,产生烂鱼样腥臭味,系胺遇碱释放氨所致。

3.阴道pH检查:pH>4.5。

(五)治疗原则和主要措施　恢复并维持阴道内的酸性环境,抑制阴道内致病菌的生长。

1.全身用药:首选甲硝唑400 mg,每日2次,7 d为一疗程。甲硝唑可抑制厌氧菌生长,但对支原体效果差。克林霉素300 mg,每日2次,连服7 d。

2.局部用药:用1%乳酸溶液或0.5%醋酸溶液灌洗阴道或坐浴,以改善阴道内环境,然后将甲硝唑栓剂置于阴道内,每晚1次,连用7 d。

【常见护理诊断/问题】

(一)舒适度减弱　与外阴、阴道瘙痒,分泌物增多有关。

(二)知识缺乏　缺乏生殖卫生的相关知识。

【护理措施】

(一)治疗配合

1.协助患者做阴道分泌物检查,告知患者取分泌物前24~48小时避免性生活、阴道灌洗和局部用药。

2.告知患者坐浴液体的配制、温度、浓度、坐浴时间及注意事项;阴道灌洗后,把药物放入阴道后穹窿处,月经期暂停用药。

3.指导患者遵医嘱规范用药。服用甲硝唑后部分患者会出现胃肠道反应,偶见头痛、白细胞减少,应立即报告医生并停药。任何有症状的细菌性阴道病孕妇及无症状的高危孕妇(有胎膜早破、早产史者)应指导其配合治疗。性伴侣不需常规治疗。

(二)耐心解释疾病的原因及治疗方法,减轻患者的思想顾虑,积极配合治疗。

(三)健康指导

1.指导患者注意个人卫生,外阴清洁干燥,不穿化纤内裤,勿用刺激性或碱性药液频繁清洗外阴、阴道。

2.注意性卫生,避免不洁的性行为。

3.治疗后无症状者不需常规随访,对症状持续或重复出现者应告知患者复诊、接受治疗,可选择与初次治疗不同的药物。

(薛　丽)

第四节　子宫颈炎症

【概述】

子宫颈炎症(cervicitis)多见于生育年龄妇女,是常见的女性生殖道炎症,可呈急性和慢性。临床多见慢性子宫颈炎,本节仅叙述慢性子宫颈炎。

子宫颈炎症的病原体主要为葡萄球菌、链球菌、大肠埃希菌和厌氧菌,其次为性传播疾病的病原体,如淋病奈瑟菌、沙眼衣原体。由于宫颈黏膜皱襞和腺体多,病原体侵入宫颈黏膜并在此处隐藏,不易彻底清除,易形成慢性炎症。慢性子宫颈炎症常见的病理改变有:①慢性子宫颈管黏膜炎:表现为子宫颈管黏液增多及出现脓性分泌物,且反复发作。②子宫颈肥大(cervical hypertrophy):慢性炎症的长期刺激导致宫颈组织充血、水肿,腺体和间质增生,使宫颈呈不同程度的肥大,硬度增加,但表面多光滑。③宫颈息肉(cervical polyp):慢性炎症的长期刺激可使宫颈管局部黏膜增生,子宫有排除异物的倾向,使增生的黏膜逐渐自基底部向宫颈外口突出而形成息肉,息肉可为一个或多个、大小不等,呈舌形、蒂部细长、直径约1 cm,色红、质脆,易出血。由于炎症存在,息肉摘除后常有复发。

【知识拓展——宫颈柱状上皮异位】

宫颈柱状上皮异位(cervical ectropion),也称宫颈柱状上皮外翻,过去被称作"宫颈糜烂",属于宫颈柱状上皮外翻的生理现象。虽然宫颈柱状上皮异位并非异常,但它很难与早期的宫颈癌相区分,因此必须进一步检查(如阴道镜及活组织检查)才能进行鉴别诊断。2008年之前的《妇产科学》教材中"宫颈糜烂"一直是作为一个标准的疾病存在的,在此之前把宫颈柱状上皮异位当作是一种病理现象。2008年乐杰主编的第7版《妇产科学》教材开始取消"宫颈糜烂"病名,以"宫颈柱状上皮异位"取代。宫颈糜烂样改变只是一种临床征象,可为生理性改变,也可为病理性改变。

【护理评估】

(一)健康史　了解患者婚育史、阴道分娩史;询问有无感染性流产、产褥感染、宫颈损伤等病史;了解性伴侣有无性传播疾病史;评估患者的日常卫生习惯。

(二)身体状况

1.症状:主要症状是白带增多,呈乳白色黏液状或呈淡黄色脓性。患者可有腰骶部酸痛、下腹坠痛,常于月经期、排便或性交后加重。黏稠脓性白带不利于精子穿透而致不孕。若有宫颈息肉可为血性白带或接触性出血,即性交后或妇科检查后出血。

2.体征:妇科检查可见宫颈有不同程度的肥大、息肉、裂伤,部分患者可见宫颈充血、水肿及黏膜外翻。

(三)心理-社会支持状况　患者因害怕而拒绝性生活,影响夫妻感情;有不洁性生活史者担心失去家庭和社会支持,常出现明显的焦虑、烦躁不安等心理反应;病程长、年长患者因担心癌变出现焦虑;出现血性白带或接触性出血易引起患者及家属的恐惧心理。

(四)辅助检查

1.清洁度检查:阴道分泌物悬滴法检查,每个高倍视野白细胞数十个以上。

2.宫颈黏膜涂片检查:取宫颈管内分泌物行革兰染色涂片检查,每个高倍视野有30个以上中性多核白细胞提示宫颈炎症的存在;在多个多核白细胞内找到典型肾形革兰阴性双球菌,提示淋病奈瑟菌感染。

3.宫颈分泌物培养:宫颈分泌物培养并行药敏试验。淋病奈瑟菌感染者阳性率可达80%~90%。

4.宫颈刮片细胞学检查:宫颈炎症患者常规做宫颈刮片细胞学检查,必要时可行宫颈活组织检查,以排除宫颈癌。

(五)治疗原则及主要措施 对表现为"糜烂样"改变无症状的生理性柱状上皮异位无需处理。对伴有分泌物增多、乳头状增生或接触性出血者可给予局部治疗,根据病理类型选择不同的治疗方法,可采用物理治疗、药物治疗及手术治疗,以物理治疗最常用。进行治疗前先做宫颈细胞学检查,排除早期宫颈癌。

1.物理治疗:是最常用的有效治疗方法。临床常用的方法有:激光治疗、冷冻治疗、微波治疗和红外线凝结等。

2.药物治疗:临床多用爱宝疗栓剂、保妇康栓剂等,每日放入阴道深部1枚,连用7~10 d,简便易行,疗效满意。

3.手术治疗:有宫颈息肉行息肉摘除术并送病检。

【常见护理诊断/问题】

(一)组织完整性受损 与慢性宫颈炎性刺激或物理治疗有关。

(二)舒适度减弱 与白带增多有关。

(三)焦虑 与病程长、担心癌变有关。

【护理目标】

(一)患者不适感减轻或缓解。

(二)患者焦虑减轻。

(三)患者子宫颈表面组织黏膜得到修复。

【护理措施】

(一)向患者说明物理治疗注意事项 ①治疗前患者应常规做宫颈细胞学检查以排除宫颈癌。②有急性生殖器炎症者禁忌物理治疗。③治疗时间应选择在月经干净后3~7 d内进行。④物理治疗后炎症组织坏死,阴道分泌物增多,嘱患者每日清洗外阴2次,保持外阴清洁,禁止性交和盆浴2个月。⑤术后1~2周脱痂时可有少量血水或少许流血,如出血量多者需急诊处理。⑥物理治疗后常规于两次月经干净后3~7 d复查,观察创面愈合情况,并注意有无宫颈管狭窄。

(二)协助患者用药 指导协助患者局部用药,应在月经干净后用药,用药前清洗双手及外阴,药物置入阴道深部,用药1~2个月后来门诊复查。

(三)提供心理支持 慢性子宫颈炎病程长,应耐心向患者及家属解释疾病的病因及防治措施,解释治疗的方法和必要性,使患者树立信心,积极主动配合治疗。

(四)健康指导 积极治疗急性子宫颈炎;定期做妇科检查,指导已婚妇女每年进行

1～2次妇科检查,发现宫颈炎症积极接受治疗;避免分娩时或宫腔手术操作时损伤宫颈;产后发现宫颈裂伤应及时缝合。

【护理评价】

(一)患者是否感觉舒适。

(二)患者焦虑情绪是否减轻。

(三)患者子宫颈组织黏膜是否修复。

(薛　丽)

第五节　盆腔炎症

盆腔炎(pelvic inflammatory disease,PID)是指女性内生殖器及其周围的结缔组织、盆腔腹膜发生的炎症。包括子宫内膜炎、输卵管炎、输卵管卵巢脓肿或囊肿、盆腔腹膜炎,最常见的是输卵管炎及输卵管卵巢炎。引起盆腔炎的外源性病原体如淋病奈瑟菌、沙眼衣原体、结核分枝杆菌、铜绿假单胞菌等;内源性病原体主要来自寄居于阴道内的菌群,包括需氧菌和厌氧菌。盆腔炎多发生在生育期。

一、急性盆腔炎

急性盆腔炎(acute pelvic inflammatory disease,APID)多发生于产后或流产后、宫腔内手术操作后、经期卫生不良、感染性传播疾病、邻近器官炎症蔓延等,主要表现为下腹痛伴发热,若治疗不及时炎症扩散可引起弥漫性腹膜炎、败血症、感染性休克,严重者可危及生命。

【护理评估】

(一)健康史　了解患者月经史、生育史、手术史,月经期卫生习惯及性伴侣健康状况。

(二)身体状况

1.症状:主要症状为急性下腹疼痛伴发热,阴道分泌物增多、呈脓性。重者可有寒战、高热。经期发病可出现经量增多、经期延长;伴发腹膜炎时可有消化系统症状,如恶心、呕吐、腹胀、腹泻等。

2.体征:患者呈急性病容,体温升高,心率加快,下腹部有压痛、反跳痛及肌紧张,肠鸣音减弱或消失。妇科检查:阴道壁充血,有大量脓性分泌物自宫颈口流出、有臭味;穹窿有明显触痛,宫颈充血、水肿、举痛明显;子宫体增大、有压痛、活动受限;一侧或双侧附件可有条索状或片状增厚,压痛明显,若有脓肿形成则可在附件区或盆腔后方触及肿块且有波动感。

(三)心理-社会支持状况　患者因发热、疼痛而烦躁不安,因起病急、病程发展快、或需手术而产生恐惧,因担心治疗效果不佳或转为慢性炎症而焦虑。

(四)辅助检查

1.血常规检查:急性感染者可见白细胞总数及中性粒细胞数均有增加,血沉增快。

2.宫颈分泌物检查:取宫颈管分泌物行涂片检查、细菌培养及药敏试验。

3.后穹窿穿刺检查:临床怀疑子宫直肠陷凹脓肿形成者行阴道后穹窿穿刺检查,抽出脓液即可确诊。

4.B超:对盆腔脓肿有较好的诊断价值,并可初步排除其他疾病,如子宫内膜异位症、生殖道恶性肿瘤等。

(五)治疗原则及主要措施　积极控制炎症,防止炎症扩散。

1.支持疗法:患者取半卧位有利于脓液积聚于子宫直肠陷凹而使炎症局限。给予高热量、高蛋白、高维生素流质或半流质饮食。高热时采用物理降温,尽量避免不必要的妇科检查以免引起炎症扩散。

2.抗生素治疗:根据细菌培养及药敏试验选择敏感抗生素,给药途径以静脉滴注效果最好。

3.手术治疗:主要用于抗生素治疗炎症控制不满意的输卵管卵巢脓肿和盆腔脓肿。

【常见护理诊断/问题】

(一)体温过高　与盆腔急性炎症有关。

(二)急性疼痛　与盆腔急性炎症有关。

(三)焦虑　因病情严重或治疗效果不佳及担心预后有关。

【护理措施】

(一)一般护理　指导患者卧床休息,取半卧位,利于炎症局限和吸收。做好床边消毒隔离,保持会阴清洁干燥。

(二)观察病情　4 h测体温、脉搏、呼吸1次,严密观察病情变化,患者出现高热时宜采用物理降温。鼓励患者多饮水以促使毒素的排泄。注意观察恶心、呕吐及腹胀情况,若有腹胀可行胃肠减压。

(三)治疗配合　遵医嘱输液并给予足量有效抗生素,注意观察输液反应和药物副作用。对抗生素治疗炎症控制不满意的输卵管卵巢脓肿和盆腔脓肿的手术患者,做好术前准备、术中配合和术后护理。

（四）提供心理支持　关心患者,耐心倾听患者的诉说,了解患者需求并提供必要的帮助,耐心解释疾病的病因、发展、预后及治疗措施,解除患者的困惑和焦虑。

（五）健康指导

1.嘱患者养成良好的个人卫生习惯,指导性生活卫生减少性传播疾病,避免经期性交和使用不洁月经垫。

2.注意孕期及产褥期卫生,减少流产、分娩引起的感染。

二、盆腔炎性疾病后遗症

若急性盆腔炎未得到及时彻底治疗,可能会引起一系列后遗症,即盆腔炎性疾病后遗症(sequelae of pelvic inflammatory disease)。主要病理改变为组织破坏,广泛粘连、增生及瘢痕形成,可引起:①输卵管增粗、输卵管阻塞。②输卵管伞端闭锁、浆液性渗出液积聚形成输卵管积水或输卵管积脓。③输卵管卵巢炎及输卵管卵巢囊肿。④炎症蔓延至宫骶韧带处,盆腔结缔组织增生、变硬,子宫被牵向一侧,固定不活动。宫旁结缔组织也增厚,形成"冷冻骨盆"。

【护理评估】

（一）健康史　了解患者年龄,孕产史,宫腔手术史,发病的诱因,急性盆腔炎治疗史、治疗方法、使用的药物及效果。腹痛发作的时间和程度。

（二）身体状况

1.症状:全身症状多不明显,有时出现低热、乏力,部分患者由于病程长而出现神经衰弱症状,如失眠、精神不振、全身不适等。炎症形成的粘连、盆腔充血可引起下腹部坠胀、疼痛及腰骶部酸痛,常在劳累、月经前后、性交后症状加重。慢性炎症导致盆腔淤血,患者可出现月经量增多,输卵管粘连堵塞可致不孕或异位妊娠。

2.体征:若为输卵管病变,则在子宫一侧或两侧可触及增粗的输卵管,呈条索状,有轻压痛;若为输卵管积水或输卵管卵巢囊肿,则盆腔一侧或两侧可触及囊性包块,活动受限。若为盆腔结缔组织病变,则子宫多呈后倾后屈、活动受限或粘连固定,宫旁组织增厚,有触痛。

（三）心理–社会支持状况　由于病程长、反复发作,患者出现焦虑、精神抑郁、失眠、对治疗缺乏信心等,产生无助感。引起不孕后,患者身心痛苦,甚至影响到家庭关系。

（四）辅助检查　B超对输卵管积水、输卵管卵巢囊肿有较好的诊断价值。

（五）治疗原则及主要措施　采用综合性治疗方案,包括物理治疗、药物(中药)治疗和手术治疗,同时注意增加局部和全身的抵抗力。

1.物理治疗:可增加盆腔局部血液循环,改善组织的灌流状态,利于炎症的吸收和消退。常用方法有超短波、离子透入(可加入各种药物)、热敷等。

2.药物治疗:在应用抗生素同时使用松解粘连药物,如α-糜蛋白酶、透明质酸酶、地塞米松,以利粘连分解和炎症吸收。

3.中药治疗:以清热利湿、活血化瘀为主,常用中药外敷腹部或小剂量保留灌肠。

4.手术治疗:输卵管积水或输卵管卵巢囊肿可行手术治疗。

【常见护理诊断/问题】

(一)慢性疼痛　与炎症引起下腹疼痛、肛门坠痛有关。

(二)睡眠形态紊乱　与病程长、疼痛引起的心理障碍有关。

(三)焦虑　与治疗效果不明显或不孕有关。

【护理目标】

(一)患者疼痛症状减轻或消失。

(二)患者能保证足够睡眠,睡眠质量好。

(三)患者接受慢性疾病的过程,焦虑减轻,无心理负担。

【护理措施】

(一)减轻不适　疼痛时注意休息,防止受凉,必要时按医嘱给予镇静止痛药以缓解症状。

(二)指导规范用药　交代清楚用药的剂量、方法及注意事项,观察用药反应。抗生素不宜长期使用,地塞米松需停药时应逐渐减量。指导患者配合超短波、离子透入、热敷等物理疗法。

(三)提供心理支持　耐心倾听患者诉说,了解其对疾病的心理感受;向患者解释引起疼痛的原因及缓解方法,与患者共同讨论制定治疗方案,增加患者的参与意识。解除患者顾虑,增强其战胜疾病的信心。

(四)健康指导

1.做好卫生宣教,养成良好的卫生习惯,特别注意经期卫生和性生活卫生,节制性生活,以防反复感染加重病情。

2.加强营养,注意劳逸结合,推荐和指导锻炼身体的方法,如瑜伽、跳绳、散步、打太极拳等,以增强体质和免疫力。

3.及时治疗盆腔炎性疾病,防止后遗症发生。

【护理评价】

(一)患者疼痛症状是否减轻或消失。

(二)患者睡眠质量是否提高。

(三)患者焦虑情绪是否缓解。

三、生殖器结核

【概述】

由结核分枝杆菌引起的女性生殖系统炎症称为生殖器结核(genital tubercul- osis),又称结核性盆腔炎,多见于20～40岁妇女。

生殖器结核可以是全身结核的表现之一,常继发于身体其他部位结核,如肺结核、肠结核、腹膜结核等,约10%肺结核患者伴有生殖器结核。生殖器结核常见的传播途径有:①血行传播,为最主要的传播途径。青春期女性多见,青春期正值生殖器发育时期,血供丰富,结核菌易借血行传播。②直接蔓延:腹膜结核、肠结核可直接蔓延到内生殖器。③淋巴传播:较少见。④性交传播:极为罕见。

生殖器结核的病理类型有:①输卵管结核,占女性生殖器结核的90%～100%,几乎所有的生殖器结核均累及输卵管,双侧居多,但双侧的病变程度可能不同,输卵管常与其邻近器官如卵巢、子宫、肠管广泛粘连。②子宫内膜结核,由输卵管结核蔓延而来,占生殖器官结核的50%～80%,输卵管结核患者约半数同时合并子宫内膜结核。③卵巢结核,亦由输卵管结核蔓延而来,占生殖器结核的20%～30%。④宫颈结核,常由子宫内膜结核蔓延而来,或经淋巴或血液循环传播所致,较少见,占生殖器官结核的1%～2%。⑤盆腔腹膜结核,多合并输卵管结核。

【护理评估】

(一)健康史　详细询问既往有无结核病接触史或本人是否曾患肺结核、胸膜炎、肠结核等病史。

(二)身体状况

1.症状:①不孕:在原发性不孕患者中由于输卵管黏膜破坏与粘连,管腔阻塞,子宫内膜结核妨碍受精卵的着床与发育,可导致不孕。②月经失调:早期因子宫内膜充血及溃疡,可有经量过多,晚期因子宫内膜已遭受不同程度破坏,表现为月经稀少或闭经。③下腹坠痛:由于盆腔组织粘连,可有不同程度的下腹坠痛,经期加重。④全身症状:结核活动期可有发热、盗汗、乏力、食欲缺乏、体重减轻等结核病的一般症状。轻者全身症状不明显,有时仅有经期发热,重者可有高热等全身中毒症状。

2.体征:因病变程度与范围不同而有较大的差异,部分患者因不孕行子宫输卵管碘油造影、诊断性刮宫等检查才发现患有盆腔结核,而无明显的自觉症状和阳性体征。严重盆腔结核合并腹膜结核时,检查腹部有柔韧感或腹水征,形成包裹性积液时可触及囊性肿块;子宫因周围组织粘连而活动受限,子宫两侧可触及条索状的输卵管或输卵管与卵巢粘连形成的大小不等及形状不规则的肿块,质硬、表面不平,呈结节状。

(三)心理-社会支持状况　患者因疗程长,药物不良反应重,担心能否恢复身体健康及生育能力,易产生悲观情绪。此外,担心、害怕传染给家人。

(四)辅助检查

1.子宫内膜病理检查:是诊断子宫内膜结核最可靠的方法。经前子宫内膜较厚,若有结核感染,选择在经前1周或月经来潮6 h内行刮宫术阳性率较高。若考虑宫颈结核,应做活组织检查确诊。

2.X线检查:①胸部X线摄片,必要时做消化道或泌尿系统X线检查,以便发现原发病灶。②盆腔X线摄片,发现孤立钙化点,提示曾有盆腔淋巴结核病灶。③子宫输卵管碘油造影,对生殖器结核的诊断有较大的帮助。

3.腹腔镜检查:能直接观察子宫、输卵管浆膜面有无粟粒状结节,也可取腹腔液行结核菌培养或在病变处做活组织检查。

(五)治疗原则及主要措施　以抗结核药物治疗为主,休息、营养为辅,必要时手术治疗。

1.抗结核治疗:药物治疗应遵循早期、联合、规律、足量、全程的原则。常用异烟肼、利福平、链霉素、乙胺丁醇及吡嗪酰胺等抗结核药物联合治疗。目前,一般采用两阶段疗程治疗方案,即前2~3个月为强化治疗期,后4~6个月为巩固治疗期。常用的治疗方案有:①强化期2个月,每日异烟肼、利福平、吡嗪酰胺及乙胺丁醇4种药物联合应用,后4个月巩固期每日连续应用异烟肼、利福平,简称为(2HRZE/4HR)。②强化期每日异烟肼、利福平、吡嗪酰胺及乙胺丁醇4种药物联合应用2个月,巩固期每日应用异烟肼、利福平、乙胺丁醇连续4个月,简称为(2HRZE/4HRE)。

2.手术治疗:以下情况应考虑手术治疗。①盆腔包块经药物治疗后缩小,但不能完全消退。②药物治疗无效或治疗后又反复发作者。③盆腔结核形成较大的包块或较大的包裹性积液者。手术以全子宫及双侧附件切除术为宜,对年轻妇女应尽量保留卵巢功能,手术前后给予抗结核药物治疗。

【常见护理诊断/问题】

(一)焦虑 与担心疾病的预后有关。

(二)营养失调 低于机体需要量与疾病消耗有关。

(三)依从性不足 与慢性病用药疗程长有关。

(四)知识缺乏 缺乏结核性疾病的有关知识。

【护理措施】

(一)一般护理 急性患者需卧床休息至少3个月;慢性患者可以从事部分工作和学习,但要注意劳逸结合,适当参加体育锻炼,增强体质。协助患者及家属做好消毒隔离工作,避免交叉感染。

(二)病情观察 观察患者的营养及休息情况,有无发热、盗汗、乏力、食欲缺乏、体重减轻等,有无月经失调,下腹坠痛。

(三)治疗配合 详细讲解结核病的发生、发展过程,治疗措施,增加患者的参与意识,因用药时间长,指导患者遵医嘱按时按量按疗程用药。注意观察药物毒副作用:肝肾功能损害、高尿酸血症、关节痛和胃肠道反应等,指导患者定期复查肝、肾功能等,发现异常立即报告医生。利福平可引起胎儿畸形,早孕孕妇禁用;乙胺丁醇可致球后视神经炎。

(四)营养支持 鼓励患者进食高蛋白、高维生素、易于消化的食物。

(五)心理护理 耐心倾听患者的诉说,尽可能满足患者的需求;耐心讲解结核病治疗措施、消毒隔离措施、疾病的预后,解除患者思想顾虑,增强对治疗的信心。

(六)健康指导 增强体质,劳逸结合;做好卡介苗接种,积极治疗肺结核、淋巴结核和肠结核等;指导消毒隔离方法,正确处理阴道分泌物、月经血等,避免传染。

(薛 丽)

第十四章 性传播疾病护理

性传播疾病(sexually transmitted disease,STD)是指以性行为接触为主要传播途径的一组传染性疾病,近年在中国发病率呈上升趋势。病原体包括细菌、病毒、螺旋体、衣原体、支原体、真菌、原虫及寄生虫8类。中国重点监测8种性病:淋病、梅毒、非淋球菌性尿道炎、尖锐湿疣、生殖器疱疹、软下疳、性病性淋巴肉芽肿和艾滋病。

第一节 淋 病

【概述】

淋病(gonorrhea)是由淋病奈瑟菌(简称淋菌)感染引起,主要侵犯泌尿生殖系统黏膜的性传播疾病,以泌尿生殖系统化脓性感染为主要临床表现。近年其发病率居中国性传播疾病首位。淋菌为革兰染色阴性双球菌,呈肾形,成双排列,离开人体不易生存,一般消毒剂易将其杀灭。淋病奈瑟菌对柱状上皮及移行上皮亲和力强,常隐匿于女性泌尿生殖道引起感染。本病的主要传染源是患者。绝大多数通过性交直接传染,多为男性感染淋菌后再传染给女性,可波及尿道、尿道旁腺、前庭大腺等处,以宫颈管感染最多见,病情继续发展可引起子宫内膜炎、输卵管黏膜炎、盆腔腹膜炎等。幼女可通过间接途径如接触被污染的衣物、被褥、浴盆等感染。新生儿、婴儿淋病多系母亲分娩时经软产道感染,所占比例很小。

【护理评估】

(一)健康史 详细询问患者的性生活史及性伴侣的情况,了解有无不洁性生活。询问发病时间、病情发展经过、程度、治疗经过及疗效等。

(二)身体状况 淋病的潜伏期为3~7 d,60%~70%患者无症状,易被忽视或引起他人感染。感染初期病变局限于下生殖道、泌尿道,随病情发展可累及生殖道。按病理过程分为急性淋病和慢性淋病。

1.急性淋病:早期症状为尿频、尿急、尿痛、排尿困难等急性尿道炎症状,白带增多呈脓性,外阴部红肿、有烧灼样痛。如病程继续发展,出现前庭大腺炎、急性宫颈炎、子宫内膜炎、急性输卵管炎及积脓、输卵管卵巢脓肿、盆腔脓肿、弥漫性腹膜炎,甚至中毒性休克。淋菌侵入宫颈及卵巢后可致急性盆腔炎,患者表现为寒战、高热、恶心、呕吐、下腹两侧剧痛等。

2.慢性淋病:急性淋病未治疗或者治疗不彻底可转为慢性淋病。患者表现为慢性尿道炎、慢性宫颈炎、慢性输卵管炎及输卵管积水等。淋菌可长期潜伏在尿道旁腺、前庭大腺及宫颈腺体深处,导致病情迁延,反复发作。

3.妊娠合并淋病:孕产妇感染淋菌占1%~8%。妊娠早期淋菌性宫颈管炎可导致感染性流产与人工流产后感染;妊娠晚期易因淋菌性宫颈炎使胎膜脆性增加,易发生胎膜早破,使孕妇发生羊膜腔感染综合征,导致滞产;分娩后产妇抵抗力低,若有损伤易发生淋菌播散,引起子宫内膜炎、输卵管炎,严重者可致播散性淋病。对胎儿的影响则是早产和胎儿宫内感染。早产发病率约为17%,胎儿宫内感染易发生胎儿窘迫、胎儿生长受限,甚至导致死胎、死产。未治疗产妇分娩时约1/3新生儿经软产道感染淋菌,发生新生儿淋菌性结膜炎、肺炎,甚至出现淋菌败血症,使围生儿死亡率明显增加。

(三)心理-社会支持状况　淋病多因不洁性生活引起,患者易出现紧张、焦虑,不敢或延迟就医,失去了治疗时机而使疾病由急性转为慢性,迁延不愈,影响家庭关系,导致患者心理负担加重。

(四)辅助检查　取宫颈管分泌涂片检查发现革兰阴性双球菌,可初步诊断;对临床表现可疑者,必要时行分泌物培养及药敏试验;有条件者可做淋菌核酸检测;聚合酶链反应检测(PCR检测),淋病奈瑟菌DNA具有较高的敏感及特异性。

(五)治疗要点　治疗应尽早、彻底,遵循及时、足量、规范用药原则。

1.急性淋病:急性淋病患者以药物治疗为主,首选药物头孢曲松钠250 mg单次肌注或头孢噻肟钠1 g单次肌注,加用红霉素或阿奇霉素。性伴侣应同时治疗。

2.慢性淋病:慢性淋病患者单纯药物治疗效果差,需要采用综合治疗方案,包括对症治疗、支持疗法、物理治疗、手术治疗等。

3.妊娠合并淋病:妊娠期淋病严重影响母儿健康,应及时治疗,首选头孢曲松钠1 g,单次肌注,加用红霉素0.5 g,每日4次口服,连用7~10 d。淋病产妇娩出的新生儿,均用1%硝酸银溶液滴眼,预防淋菌眼炎,并应预防用药,头孢曲松钠25~50 mg/kg(最大剂量不超过125 mg)肌注或静脉注射,单次给药。

【常见护理诊断/护理】

(一)有个人尊严受损的危险　与社会对性传播疾病的不认同有关。

(二)舒适度减弱　与分泌物增多、尿频、尿急、尿痛有关。

（三）焦虑 与担心疾病的预后有关。

【护理目标】

（一）自尊恢复。

（二）患者阴道分泌物转为正常,感觉舒适。

（三）焦虑减轻或消失。

【护理措施】

（一）一般护理 嘱患者卧床休息,严格床边隔离。将患者接触过的生活用品进行严格的消毒灭菌,污染的手需经消毒液消毒,防止交叉感染等。

（二）治疗配合 遵医嘱给予急性淋病患者有效的抗生素治疗,指导患者及时、足量、规范用药,同时做好用药指导,提高患者的依从性,彻底控制急性炎症。

（三）妊娠合并淋病护理 在淋病高发地区,指导孕妇应于产前常规筛查淋菌,最好在妊娠早、中、晚期各做1次宫颈分泌物涂片镜检淋菌,进行淋菌培养,以便及早确诊并得到彻底治疗。妊娠合并淋病者应及时给予有效抗生素彻底治疗,淋病孕妇娩出的新生儿应给予1%硝酸银溶液滴眼,预防淋菌眼炎并应预防性使用头孢曲松钠肌注或静脉注射。

（四）心理护理 尊重患者,给予适当的关心、安慰,解除患者求医的顾虑。用通俗易懂的语言与患者沟通,向患者强调急性期及时、彻底治疗的重要性和必要性,解释药物治疗的效果,以防疾病转为慢性,帮助患者树立治愈的信心。

（五）健康指导 教会患者做好消毒隔离,患者内裤、浴盆、毛巾应煮沸5~10 min,患者所接触的物品及器具用1%苯酚溶液浸泡。治疗后7 d复查分泌物,以后每月复查1次,连续3次阴性,方能确定治愈。性伴侣做淋病相关检查,并同时治疗。

【护理评价】

（一）患者自尊是否恢复。

（二）患者不适症状是否消失。

（三）患者焦虑感是否减轻或消失。

（薛 丽）

第二节 梅 毒

【概述】

梅毒(syphilis)是由苍白密螺旋体引起的慢性全身性的性传播疾病。苍白密螺旋体在体外干燥环境下不易生存,一般消毒剂及肥皂水可将其杀灭。性接触是最主要的传播途径,占95%。未经治疗的患者在感染后1年内最具传染性,随病程延长,传染性逐渐减弱,病程超过4年者基本无传染性。梅毒孕妇即使病程超过4年,苍白密螺旋体仍可通过胎盘感染给胎儿,引起先天梅毒。新生儿也可在分娩时通过产道感染。此外,少数患者可通过污染衣物、浴具、哺乳、输血等间接感染。

【护理评估】

(一)健康史　详细询问患者的性接触史,评估患者的感染途径,了解疾病的发病时间、病情发展及诊治经过。先天梅毒患者应询问其母亲的患病情况及妊娠、分娩过程。

(二)身体状况　梅毒的潜伏期为2~4周,早期主要表现为皮肤黏膜损害,晚期侵犯心血管、神经系统等重要器官,产生各种严重症状及体征,造成劳动能力丧失或死亡。患梅毒的孕妇可通过胎盘将螺旋体传给胎儿引起早产、晚期流产、死产;若胎儿幸存,娩出先天梅毒儿,早期表现有皮肤大疱、皮疹、肝脾肿大等;晚期先天性梅毒多出现在2岁以后,表现为楔状齿、鞍鼻、间质性角膜炎、神经性耳聋等,病死率及致残率明显升高。

(三)心理-社会支持状况　梅毒进行性发展最终会累及全身,导致劳动力丧失甚至死亡,因此患者易出现焦虑、恐惧等心理反应,得不到家庭和社会的理解和帮助时可有绝望等。

(四)辅助检查

1.病原体检查:暗视野镜检:一期梅毒在硬下疳部位取少许血清渗出液或淋巴穿刺液放于玻片上,滴加生理盐水后置暗视野显微镜下观察,依据螺旋体强折光性和运动方式进行判断,可以确诊。

2.梅毒血清学检查:包括密螺旋体抗原血清试验和非密螺旋体抗原血清试验。如荧光密螺旋体抗体吸收试验(FTA-ABS)、苍白密螺旋体血凝试验(TPHA)、快速血浆反应素环状卡片试验(RPR)等。

3.脑脊液检查:淋巴细胞$\geqslant 10 \times 10^6$/L,蛋白>50 g/L。性病研究实验室试验(VDRL)阳性为神经梅毒。

(五)治疗要点　早期明确诊断,及时治疗,用药足量,疗程规范。

1.梅毒孕妇:首选青霉素治疗。①普鲁卡因青霉素80万U,肌内注射,每日1次,连用15~20 d。②苄星青霉素240万U,两侧臀部肌内注射,每周1次,连续3次。若青霉素过敏,应改用红霉素0.5 g,6h/次,连服15~30 d。

2.先天梅毒儿:已确诊先天梅毒的新生儿需及时进行治疗。普鲁卡因青霉素5万U/(kg·d),肌内注射,连用10~15 d。若患者青霉素过敏,应改用红霉素7.5~12.5mg/(kg·d),

分4次口服,连服30 d。

【常见护理诊断/护理】

(一)有个人尊严受损的危险 与社会对性传播疾病的不认同有关。

(二)恐惧 与担心疾病发展与预后有关。

【护理措施】

(一)一般护理 教会患者做好消毒隔离,内裤、毛巾应煮沸消毒5~10 min,所接触的物品、器具用肥皂液及一般消毒剂浸泡。治疗期间禁止性生活,性伴侣也应进行梅毒检查及治疗。

(二)治疗配合 向患者讲解规范治疗的必要性,首选青霉素治疗,若青霉素过敏,改用红霉素,禁用四环素类药物。抗梅毒治疗2年内梅毒血清学试验转为阴性,脑脊液检查阴性者为血清学治愈。

(三)心理护理 尊重患者,给予适当的关心、安慰,向患者强调彻底治疗的重要性,帮助患者树立治愈疾病的信心和生活的勇气。

(四)健康指导 治疗期间禁止性交,性伴侣同时进行检查和治疗,治疗后进行随访。第1年3个月复查1次,以后每半年复查1次,连续2~3年,如发现血清由阴性变为阳性或滴定度升高4倍或症状复发,应加倍量治疗。

(薛 丽)

第三节 尖锐湿疣

【概述】

尖锐湿疣(condyloma acuminata)是由人乳头状瘤病毒(human papilloma virus,HPV)感染引起的鳞状上皮疣状增生病变的性传播疾病。近年发病率仅次于淋病,居第二位,常与多种性传播疾病同时存在。HPV属环状双链DNA病毒,目前已分离出100多个型别,其中有30多个型别与生殖道感染和恶性肿瘤有关。HPV感染的危险因素有过早性交,多个性伴侣,免疫力低下,高性激素水平和吸烟等。温暖和潮湿环境有利于HPV的生长,阴道分泌物增多、外阴湿热容易患尖锐湿疣。

HPV主要经性交直接传播,患者性伴侣中约60%发生HPV感染;也可通过污染的衣物、器械间接传播。新生儿可通过患病母亲的产道感染。

【护理评估】

(一)健康史 详细询问患者的性生活情况,评估其性伴侣的健康状态,是否存在

HPV的感染;询问HPV的发病时间、病情发展及诊治经过。

（二）身体状况 尖锐湿疣潜伏期2周至8个月,平均3个月。患者以年轻女性居多。临床症状常不明显,部分患者表现为外阴瘙痒、烧灼痛或性交后疼痛。病灶特征为在外阴、阴道壁及宫颈等处可见散在或呈簇状增生的粉色或白色乳头状疣,柔软,其上有细小的指样突起。病灶增大后互相融合形成鸡冠状或菜花状,顶端可有角化和溃烂。妊娠期尖锐湿疣生长迅速,数目多,体积大,巨大尖锐湿疣可阻塞产道。此外,妊娠期尖锐湿疣组织脆弱,阴道分娩时容易引起大出血。孕妇患尖锐湿疣有垂直传播的危险。胎儿宫内感染极罕见,绝大多数是通过产道感染,在幼儿期有发生喉乳头瘤的可能。

（三）心理-社会支持状况 患者多因不洁性生活而发病,易出现紧张和焦虑,年轻患者多担心疾病迁延,影响家庭关系及生育功能。

（四）辅助检查

1.病理学检查:疣体的病理检查表现为鳞状上皮增生,呈乳头状生长,可见挖空细胞,角化不良细胞或角化不全细胞及湿疣外基底层细胞。

2.醋酸试验:在病变区域涂以3%~5%醋酸液,3~5 min后局部组织变白为阳性。

3.核酸检测:可采用PCR及核酸DNA探针杂交检测HPV。

（五）治疗要点

1.非孕期和妊娠36周前:病灶小、位于外阴者,选用局部药物治疗,如安息香酸酊、50%三氯醋酸或5-氟尿嘧啶等;若病灶大、有蒂,可行物理及手术治疗,如激光、微波、冷冻、电灼等;巨大尖锐湿疣可直接行手术切除疣体,待创面愈合后再采用药物局部治疗。

2.妊娠近足月或足月:病灶局限于外阴者,可行物理治疗或手术切除病灶,临产后可经阴道分娩;若病灶广泛,存在于外阴、阴道、宫颈时,经阴道分娩易发生软产道裂伤引起大出血;巨大病灶堵塞软产道,应行剖宫产术结束分娩。

【常见护理诊断/护理】

（一）舒适度减弱 与外阴、阴道瘙痒有关。

（二）焦虑 与担心疾病发展与预后有关。

【护理措施】

（一）一般护理 保持外阴清洁,禁止性生活。患者使用的物品应严格消毒。严密隔离,防止交叉感染。瘙痒严重者可局部涂止痒药膏,避免搔抓引起局部感染。

（二）治疗配合 妊娠期做好外阴护理,足月或近足月孕妇病灶大,影响阴道分娩者选择剖宫产术,并为其提供相应的手术护理。

（三）心理护理 尊重患者,以耐心、热情、诚恳的态度对待患者,了解并解除其思想顾虑、负担,使患者做到患病后及早到医院接受正规诊断和治疗。

(四)健康指导 加强性知识教育,避免混乱的性关系,注意性生活卫生。患者接触过的衣物、生活用品要及时消毒,严格隔离,防止交叉感染。WHO推荐性伴侣进行尖锐湿疣检查及治疗,性生活推荐使用避孕套。

(薛　丽)

第四节　生殖器疱疹

【概述】

生殖器疱疹(genital herpes)是由单纯疱疹病毒(herpes simplex virus,HSV)引起的性传播疾病。生殖器疱疹病毒属于双链DNA病毒,分为HSV-Ⅰ和HSV-Ⅱ两型,均可致人类感染。HSV-Ⅱ称为生殖型,主要引起生殖器(阴唇、阴蒂、宫颈等)、肛门及腰以下皮肤疱疹,性接触传播占70%~90%,以青年女性居多。HSV在体外不宜存活,其主要传播途径是性交传播。孕妇合并HSV感染,传染胎儿的方式以通过软产道感染多见,少数可通过胎盘传染给胎儿。

【护理评估】

(一)健康史 询问患者有无不洁性生活史,评估有无机体免疫力下降等因素,反复发作者询问疾病的发生发展过程及诊治经过。

(二)身体状况

1.原发性疱疹:潜伏期为3~14 d,一般2~3周缓慢消退,多数无症状的HSV-Ⅱ感染者成为病毒携带者。患者通常在不洁的性生活后感到外阴不适,多为明显的烧灼感和刺痛。检查可发现外阴及肛周丘疹,单簇或散在多簇,继之形成水疱(疱液中含病毒)。原发性疱疹发病部位为大阴唇、阴道口、尿道口、阴道肛门周围、大腿或臀部,约90%累及宫颈。也有原发疱疹仅累及宫颈者,表现为宫颈表面溃烂而产生大量排液。发病前可有全身症状如发热、头痛或全身不适等。几乎所有患者均出现腹股沟淋巴结肿大、触痛。部分患者出现尿急、尿频、尿痛等尿道刺激征。

2.复发性疱疹:50%~60%原发性感染患者在半年内复发。发病前局部烧灼感、针刺感或感觉异常,随后群簇小水疱很快破溃形成糜烂或浅溃疡。复发患者症状较轻,水疱和溃疡数量少、面积小,愈合时间短,病程7~10 d,较少累及宫颈,腹股沟淋巴结一般不肿大,无明显全身症状。

3.妊娠合并生殖器疱疹:妊娠20周前患生殖器疱疹可感染胎儿,流产率高达34%。

妊娠20周后患病感染胎儿,以低体重居多,也可发生早产。宫内感染、严重病例罕见,极少发生先天发育异常儿。产道感染常见占80%以上,由于新生儿细胞免疫功能未成熟,病变常扩散全身,多于出生后4~7 d发病,表现为发热、出血倾向、吸吮能力差、黄疸、水疱疹等,新生儿病死率高达70%以上。

(三)心理-社会支持状况　生殖器疱疹多由不洁性生活引起,疼痛明显,患者易出现紧张、恐惧等心理反应,病程较长、反复发作者心理负担更为明显。

(四)辅助检查

1.细胞学检查:以玻片在疱疹基底部做印片,采用Wright Giemsa染色,显微镜下见到特征性的多核巨细胞或核内嗜酸性包涵体。此种方法敏感性低。

2.病毒抗原检测:从皮损处取标本,以单克隆抗体直接免疫荧光试验或酶联免疫吸附试验检测HSV抗原,是临床快速诊断方法。

3.病毒培养:取皮损处标本进行病毒培养、分离、鉴定、分型,是诊断HSV感染的标准。

4.核酸检测:已有报道应用核酸杂交技术PCR诊断生殖器疱疹,可提高诊断的敏感性并进行分型。

(五)治疗要点　目前尚无彻底治愈方法,治疗原则是减轻症状、缩短病程,以对症和抗病毒治疗为主。

1.抗病毒治疗:以全身抗病毒药物为主,选用阿昔洛韦干扰其DNA聚合酶,抑制HSV-DNA合成。阿昔洛韦口服,每日5~6次,每次200 mg,连用7~10 d,复发者同样剂量,连用5 d。

2.局部治疗:保持患部清洁干燥,皮损处涂1%阿昔洛韦乳膏或酞丁胺霜等。

3.妊娠合并疱疹感染:疱疹病毒可通过胎盘导致宫内感染,妊娠早期患生殖器疱疹应终止妊娠;妊娠晚期感染HSV者宜行剖宫产手术;新生儿出生后应监护7 d以上。

【常见护理诊断/护理】

(一)有个人尊严受损的危险　与社会对性传播疾病的不认同有关。

(二)舒适度减弱　与外阴疼痛有关。

【护理措施】

(二)一般护理　加强休息,避免劳累,保持外阴清洁、干燥,必要时可选择特殊护理液清洗外阴,避免搔抓,禁用刺激性强的药品。治疗期间禁止性交。复发性生殖器疱疹患者性生活时使用避孕套。

(二)治疗配合　遵医嘱给予抗病毒药物,指导患者正确的用药方法,用药后应注意药物疗效和不良反应。

（三）心理护理 向患者讲解疾病相关知识，介绍病毒感染病程特点，尊重患者，解除患者心理负担。

（四）健康指导 开展与疾病相关知识的宣传，向育龄患者解释新生儿HSV感染的危险性，加强孕前指导。给予患者性伴侣正确咨询和指导，并教会安全套的使用方法及注意点。

（薛　丽）

第五节　获得性免疫缺陷综合征

获得性免疫缺陷综合征（acquired immune deficiency syndrome，AIDS）又称艾滋病，是由人类免疫缺陷病毒（human immunodeficiency virus，HIV）引起的性传播疾病。HIV可引起T淋巴细胞损害，导致持续性免疫缺陷，多个器官出现机会性感染及罕见恶性肿瘤，最后导致死亡。HIV属逆转录RNA病毒，有HIV–Ⅰ和HIV–Ⅱ两型。

HIV存在于感染者的血液、精液、阴道分泌物、眼泪、尿液、乳汁和脑脊液中。艾滋病患者及HIV携带者均有传染性。其传播途径有：①主要经性接触直接传播，包括同性接触及异性接触。②经血液传播，见于吸毒者共用注射器，接受HIV感染的血液、血制品、体液等。③垂直传播，孕妇感染HIV能通过胎盘传染给胎儿，或分娩时经软产道及出生后母乳喂养感染新生儿。

【护理评估】

（一）健康史 询问患者有无不洁性生活史，输血史，评估有无机体免疫力下降等因素，反复发作者询问疾病的发生发展过程及诊治经过。

（二）身体状况 潜伏期不等，6个月至5年或更长，儿童最短，妇女最长。艾滋病患者早期常无明显异常，部分患者有原因不明的淋巴结肿大，颈、腋窝最明显。发病后表现为全身性、进行性病变，主要表现为：

1.机会性感染：感染范围广，发生率高，病原体多为正常宿主中罕见的、对生命威胁大的病原体。主要病原体为肺孢子菌、弓形虫、隐球菌、假丝酵母菌、巨细胞病毒、疱疹病毒等。患者起病缓慢，全身表现为原因不明的发热、乏力、不适、消瘦；呼吸系统表现为发热、咳嗽、胸痛、呼吸困难等；中枢神经系统表现为头痛、人格改变、意识障碍及运动神经障碍；消化系统表现为慢性腹泻、体重下降，严重者电解质紊乱，酸中毒死亡。

2.恶性肿瘤：卡波西肉瘤最常见，多见于青壮年，肉瘤呈多灶性，除皮肤广泛损害外,常累及口腔、直肠和淋巴。

3.皮肤表现:口腔、咽喉、食管、腹股沟、肛周等部位感染。

4.妊娠合并 HIV 感染:约82%的 HIV 感染孕妇无临床症状,12%有 HIV 相关症状,仅6%为艾滋病。宫内感染为 HIV 垂直传播的主要方式。孕妇感染 HIV 可通过胎盘传染给胎儿。无论分娩方式为剖宫产或经阴道分娩的新生儿,25%~33%受 HIV 感染,HIV 感染的儿童中有85%为受 HIV 感染母亲传播。

(三)心理-社会支持状况 HIV 感染目前尚无有效的治疗方法,患者易出现恐惧、悲观,甚至绝望的心理。部分患者不敢及时去医院治疗,担心遭到社会和家人的歧视,致使病情恶化、心理负担加重。

(四)辅助检查

1.HIV 抗体检测:初筛试验酶联免疫吸附和颗粒凝集试验,确认试验有免疫印迹试验。

2.病毒培养:病毒分离培养是诊断 HIV 感染最可靠的方法,但敏感度低。

3.核酸检测:PCR 技术检测血浆中 HIV-RNA。

(五)治疗要点 目前尚无治愈方法,多为对症治疗,目的是攻击和破坏 HIV 及改善宿主的免疫缺陷。

1.抗病毒治疗:核苷酸转录酶抑制剂,如齐多夫定(ZDV)200 mg 每日3次,或300 mg 每日2次,或司他夫定40 mg 每日3次。

2.免疫调节药物:干扰素300万 U,皮下注射或肌注,每周3次,3~6个月一疗程。丙种球蛋白定期使用,减少细菌性感染的发生。

3.妊娠合并 HIV 感染:HIV 阳性孕妇应定期产前检查,注意有无生殖道感染,给予积极的预防和治疗。进行胎儿宫内情况检测和艾滋病病情监测等;HIV 感染的孕妇若在产前、产时或产后正确应用抗病毒药物治疗,其新生儿 HIV 感染率有可能显著下降(<8%);关注孕妇及其家人的心理问题,提供健康教育和咨询。

【常见护理诊断/护理】

(一)有个人尊严受损的危险 与社会对性传播疾病的不认同有关。

(二)恐惧 与担心疾病发展与预后有关。

【护理措施】

(一)一般护理 嘱患者加强休息和营养,劳逸结合,加强保护性隔离措施,避免传染给他人,根据患者的病情对症处理,如发热患者给予物理降温,抗生素控制感染等。

(二)治疗配合 积极配合医生,根据患者的病情给予有效的处理。观察患者的病情变化情况,注意免疫功能检查及病毒载量的测定。

(三)心理护理 解释艾滋病的相关知识,满足患者的合理需求,理解、尊重患者,开展心理疏导,消除其恐惧感,帮助患者正确认识和面对艾滋病,建立自尊。

(四)健康指导

1.健康行为的宣传教育被认为是当今艾滋病最有效的预防方法。科学地宣传艾滋病的防治知识,针对普通人群、高危人群、患者及家属开展健康教育和行为干预工作,帮助人们建立健康的生活方式,遏止艾滋病的传播。

2.谨慎使用血制品,供使用的血液制品须经 HIV 检测,高危人群禁止献血,对供血者进行 HIV 抗体检测,抗体阳性者禁止供血。

3.采取自我保护措施,用 1:10~1:100 次氯酸钠溶液擦拭物品表面。医护人员避免针头、器械刺伤皮肤。

4.艾滋病患者和 HIV 抗体阳性者均不宜妊娠;妊娠早期感染者应终止妊娠;HIV 感染者禁止哺乳,采取人工喂养,以减少 HIV 母婴传播的危险性。

(薛 丽)

第十五章　妇科手术配合及护理

妇科手术是妇科疾病尤其是妇科肿瘤的主要治疗方法,手术既是治疗手段也是创伤过程,做好术前准备和术后护理是手术顺利进行、患者如期康复的有力保证。

第一节　妇科腹部手术的配合及护理

妇科腹部手术依据急缓程度可分为择期手术、限期手术和急症手术3种。按手术范围区分主要有剖腹探查术、附件切除术、次全子宫切除术、全子宫切除术、次全子宫及附件切除术、全子宫及附件切除术、广泛性子宫切除术及盆腔淋巴结清扫术以及卵巢肿瘤细胞减灭术等。其中子宫切除术也可经由阴道实施。

近20年来,随着手术技术的提高,微创理念的普及,腔镜技术的广泛应用,机器人手术也逐渐在临床实施。采用微创技术保护组织,减少术中创伤与出血,手术中精准操作,控制效果满意,为患者的快速康复提供了基础,作为护理人员应具备新业务、新技术的知识,做好患者的术前评估、宣教及术后的护理工作。

一、腹部手术术前准备及护理配合

【护理评估】

(一)健康史　了解患者的一般情况、月经史、性生活史、婚育史,既往疾病史、手术史、过敏史,饮食及生活习惯等。

(二)身体状况

1.症状:依据疾病种类、发生部位、疾病的发展和转归评估患者出现的不同症状。如子宫肌瘤患者可出现的症状有月经改变、腹部包块和继发性贫血等;而子宫颈癌患者可出现的症状有接触性出血、月经改变和恶病质等。具体详见本书相关章节。

2.体征:评估患者生命体征,一般状况,心、肺、肝、肾等重要器官的功能,了解子宫附件情况,评估宫颈有无肥大、子宫软硬度、有无硬结、包块等改变。

（三）心理–社会支持状况　住院及手术疼痛可使患者日常生活方式发生改变，由于手术部位涉及女性生殖器官，可能对女性特征造成一定影响。而使患者对手术产生焦虑、恐惧、自卑等悲观情绪，对未来生活失去信心。

（四）辅助检查　血、尿常规，肝、肾功能测定，血型鉴定及交叉配血试验，病毒（HIV、HCV、TP、HBsAg）检测，心电图、B超、X线检查等。依据病情选择其他特殊辅助检查。

【常见护理诊断/问题】

（一）焦虑、恐惧　与担心手术危险及手术效果有关。

（二）知识缺乏　缺乏对手术方式及生殖器官功能的认识。

【护理措施】

（一）心理护理　妇科患者有其疾病的特殊性，因此护理人员需要提供专业性指导，应主动与患者及家属沟通，了解患者的心理状态，耐心解答患者及家属的疑问，减轻他们的思想顾虑、消除其恐惧心理。可通过个别谈话或集体谈话的方式，向患者讲解疾病的相关知识，说明手术的必要性，介绍手术、麻醉方式及手术过程、手术中可能遇到的情况，术前、术后的注意事项及护理配合等，消除患者的紧张情绪，保证患者充分的休息和睡眠。

（二）术前准备　术前监测体温、脉搏、呼吸、血压，每日3次，如发现患者有发热，体温超过37.5 ℃应及时报告医生。遵医嘱做好术前各项检查，密切观察生命体征。协助医生告知患者及家属麻醉及手术方式，以及术中、术后可能出现的相关问题，争取家属的理解、配合，并签署手术知情同意书。手术当日再次了解患者是否月经来潮、体温升高等情况变化。完成药物过敏试验并做好记录。遵医嘱术前半小时注射基础性麻醉药，常用苯巴比妥和阿托品，术前让患者取下义齿、发夹、首饰等物品。依据手术类型和麻醉方式铺好麻醉床及做好相关准备。核查交叉配血结果，术前1 d备好血源。当患者有贫血、营养不良、高血压、糖尿病等并发症时，应在术前积极纠正，使患者术前具备良好的生理条件来迎接手术。同时术前也针对术后可能发生的并发症进行积极的预防指导工作，包括床上主动运动、早期下床活动，促进肠道功能恢复及预防下肢深静脉血栓，术后深呼吸、有效咳嗽、床上使用便器等的指导，提高患者术后的依从性，促进早期康复。

（三）手术配合

1.皮肤准备：保持局部皮肤清洁干燥，术前1 d备皮，范围为上自剑突下，两侧至腋中线，下至大腿上1/3及外阴部皮肤，特别注意脐部清洁，因为腹腔镜手术器械需经脐孔进入腹腔，如脐部清洁不良可能使脐部积存的污物带入腹腔。

2.肠道准备：妇科腹部手术部位位于盆腔，与肠道相邻，肠道准备的目的在于有利于暴露手术视野，防止术中肠道膨胀而误伤，防止术中患者排便，污染手术。方式有：①

一般妇科腹部手术(如全子宫切除术、附件切除术等),术前1 d灌肠1~2次或口服缓泻剂。灌肠后排便至少3次或排出的灌肠液中无粪便残渣即可。术前禁食8 h、禁饮4 h。②可能涉及肠道的手术(如卵巢癌细胞减灭术)术前3 d进食少渣半流质饮食,口服肠道抗生素;术前2 d进流质饮食,术前1 d晚及手术当日清洁灌肠,直至排出的灌肠液中无粪便残渣。

3.阴道准备:经腹子宫切除术的患者,术前3 d阴道冲洗,每日1次。常用的消毒液有1:5 000高锰酸钾、0.2‰的聚维酮碘(碘伏)或1:1 000苯扎溴铵。手术当日用消毒液行阴道冲洗(尤其注意宫颈和穹窿部),于宫颈和穹窿部涂1%甲紫作为标记。

4.膀胱准备:预防尿潴留,术前指导患者练习床上大小便,以免术后排尿困难;术前安置无菌导尿管,妥善固定,保持引流通畅,防止术中损伤膀胱。为减轻患者的不适,近年来逐渐实行在手术室患者麻醉后放置硅胶尿管,患者麻醉后肌肉放松,无插管痛苦。

5.镇静剂:为缓解患者术前焦虑,保证休息,术前一晚按医嘱给予患者适量镇静剂,如地西泮、异戊巴比妥等药物口服。如患者服药后仍难以入睡,可按照医嘱给予第二次镇静剂,但应在手术基础麻醉给药前4 h,减轻药物的协同作用,防止呼吸抑制等不良反应的发生。

二、腹部手术术后护理

【护理评估】

(一)术中情况　患者术后由麻醉师和参加手术的护士一同送回恢复室,责任护士应与其进行床边交接班并记录,了解术中情况。包括麻醉方法、手术方式、手术经过、术中有无出现异常情况,输血、输液、用药情况,尿量情况,是否安置引流管及引流情况等。

(二)身体状况　评估基本生命体征;观察患者神志是否清醒;了解导尿管及引流管位置是否正常、引流是否通畅,评估引流液的量、性状和颜色;观察手术部位伤口敷料是否干燥、有无渗血、渗液;评估阴道出血情况。一般术后4~6 h可出现伤口疼痛,术后24 h内最明显,及时评估患者术后疼痛的部位、性质、程度及使用止痛剂后疼痛的缓解程度。

(三)心理-社会支持状况　患者在麻醉作用消除后往往因术后疼痛和其他不适产生不安、焦虑、恐惧、失眠等反应。也常因为担心术后效果、有无并发症而产生焦虑等心理反应。

(四)辅助检查　依据病情选择相应检查。

【常见护理诊断/问题】

(一)自理缺陷　与手术后伤口疼痛、留置尿管及引流管有关。

(二)急性疼痛　与手术创伤有关。

(三)有感染的危险　与手术创伤及机体抵抗力降低有关。

(四)焦虑　与担心手术效果及术后康复有关。

(五)体象紊乱　与手术切除部分生殖器官有关。

【护理措施】

(一)病情观察

1.体位:遵医嘱安置患者体位。如硬膜外麻醉术后应去枕平卧6～8 h;蛛网膜下腔麻醉去枕平卧12 h;全身麻醉未清醒前专人守护、去枕平卧,头偏向一侧,防止呕吐物、分泌物进入气管引起窒息或吸入性肺炎。患者情况稳定后,术后第2 d取半卧位。

2.病情监测:手术后24 h内病情变化较快,需要严密监测并记录生命体征。一般术后0.5～1 h监测血压、脉搏、呼吸1次并记录,直到病情稳定后改4 h监测1次,24 h后每日2次。术后至少每日监测基本生命体征4次,直至正常后3 d。注意观察患者的意识、面色、末梢循环及切口情况、阴道有无出血等,发现异常应当及时通知医生。

(二)留置管的护理

1.引流管的护理:术后若有腹腔引流管或盆腔引流管者,观察引流管位置、固定情况,引流管是否通畅及引流液的量、颜色、性状并做好记录。一般负压引流液24 h不超过200 mL。引流液应为淡血性或淡黄色浆液性,引流液的颜色应逐渐变浅,量逐渐减少。

2.导尿管的护理:患者术后每小时尿量应＞50 mL,若每小时尿量＜30 mL,伴烦躁不安、血压下降、脉搏细数、自述肛门坠胀感,应考虑有腹腔内出血的可能,需及时与医师沟通。患者在留置导尿期间需注意保持外阴清洁、干燥,每日擦洗会阴2次。术后一般留置导尿管24～48 h,注意保持尿管引流通畅,观察并记录尿量及性状。若为子宫切除加盆腔淋巴结清扫术术后留置导尿管时间为7～14 d,在拔尿管前3 d开始试行夹管,3～4 h放尿1次,锻炼膀胱功能,促使恢复正常排尿功能,防止尿潴留发生。导尿管拔除后注意观察患者能否自行排尿,长期导尿的患者必要时在排尿后做膀胱残余尿测定,若残余尿量＞100 mL应重新留置尿管。

(三)饮食护理　手术当日禁食,术后24 h可进流质饮食,应避免牛奶、豆浆等产气食物,防止肠胀气。待肛门排气后予半流质饮食,再逐渐过渡到普食。涉及肠道手术者,术后禁食至肛门排气后进流质饮食,逐渐过渡到半流质、普食。术后患者应加强营养,进食高热量、高蛋白、高维生素的食物,以促进伤口愈合。

（四）活动与休息　术后患者因身体虚弱及有各种导管不能下床活动。鼓励其多翻身、多进行肢体的活动,防止下肢深静脉血栓形成。在减轻疼痛的前提下尽早下床活动,增加血液循环,减少肺部并发症,促进肠功能恢复,增进食欲,帮助伤口愈合。患者术后首次下床应做好跌倒、坠床的风险评估,指导患者进食后、在护士或家属的陪伴下按照"下床三部曲"下床活动,避免因体位性低血压等原因发生跌倒、坠床事件。

（五）腹胀的护理　通常术后12～24 h肠蠕动开始恢复。约48 h可见肠道排气。若术后48 h腹胀仍未减轻者,应及时查找原因,给予相应措施。如遵医嘱用新斯的明0.5 mg肌内注射,针刺足三里或服用理气中药;必要时行肛管排气等刺激肠蠕动、缓解腹胀,也可鼓励患者勤翻身、早下床活动刺激肠道蠕动。

（六）疼痛的护理　疼痛是术后常见的问题,在术后24 h内最明显。持续的疼痛会使患者焦虑不安,失眠、食欲缺乏甚至保持被动体位,拒绝翻身、下床等。护理人员应在评估患者疼痛的基础上给予适当止痛处理。手术次日可取半卧位,有利于呼吸及腹腔、盆腔引流;可使腹壁肌肉松弛,缓解伤口疼痛。各项护理操作应集中,动作应轻柔,减少移动患者。遵医嘱适当地给予止痛剂。

（七）预防感染　注意腹部切口有无渗血、渗液及红、肿、热、痛等,保持切口敷料清洁、干燥,及时更换敷料。子宫全切的患者应观察阴道有无出血,阴道分泌物的量、颜色、性状、有无异味等以判断阴道伤口有无感染。手术后1～3 d体温可稍有升高,一般不超过38 ℃,此为术后正常反应。若术后持续出现体温升高或体温正常后再次升高,则提示可能有感染存在。

（八）心理护理　术后3 d患者的疼痛和不适是引起不良心理反应的主要原因,护士应积极采取措施,减轻患者疼痛,缓解不适。告知患者手术情况及术后恢复情况,应用医学知识耐心解答患者及家属的疑问,解除其思想顾虑。

（九）健康指导

1.可与患者共同制订术后康复指导计划,进行术后日常生活料理、饮食、用药、门诊复诊时间等健康指导。

2.指导患者观察可能出现的异常情况,如子宫颈癌患者术后出现不明原因的阴道流血应及时就诊。

3.若术后有定期放疗、化疗、随访的患者,也需做好相应健康指导。

（薛　丽）

第二节　外阴、阴道手术的配合及护理

外阴、阴道手术是妇科常用手术,如外阴癌根治术、前庭大腺胺肿切开引流术、处女膜切开术、会阴裂伤修补术、经阴道子宫切除术、阴道成形术、尿瘘修补术等。其与腹部手术不同在于其手术部位神经血管较为丰富,前方有尿道,后方邻近肛门等特点,导致患者容易出现与疼痛、感染和出血等相关的护理问题,由于手术部位涉及女性生殖系统,隐私性强,故对患者的心理问题也应予重视。

一、外阴、阴道手术术前准备和护理配合

【护理评估】

(一)健康史　了解患者的一般情况,月经史、性生活史、婚育史、既往疾病史、手术产史,以及其他手术史、过敏史等,饮食及有无吸烟或酗酒等生活习惯等;评估患病的部位,拟施行的麻醉方法、手术方式、手术范围及手术时间等。

(二)身体状况　临床表现评估方式同腹部手术。

(三)心理-社会支持状况　手术涉及区域神经血管丰富且为较隐私部位,患者可能因为担心暴露身体的隐私部位、手术顺利与否及术后疼痛而产生焦虑心理。其家属也可能对手术康复及性生活的恢复表示担忧。

(四)辅助检查　血、尿常规,肝、肾功能、病毒四项的测定,血型鉴定及交叉配血试验,B超、心电图、X线检查等。

【常见护理诊断/问题】

(一)恐惧与焦虑　与担心手术及治疗效果有关。

(二)知识缺乏　缺乏疾病及手术相关知识。

【护理措施】

(一)心理护理　护理人员应理解患者对保护隐私的要求,尽可能提供有利于保护患者隐私的环境,在进行术前准备、检查和手术时注意用屏风遮挡,尽量减少暴露部位,减轻患者羞怯感。做好家属,特别是丈夫的心理疏导工作,让其充分理解患者,给患者提供心理支持积极配合治疗和护理。可通过个别谈话或集体谈话等方式,向患者讲解疾病的有关知识,说明手术的必要性和重要性,介绍手术方式、麻醉方式、手术过程、手术中可能遇到的情况,术前术后的注意事项和护理配合。让患者在术前心理上做好充分的准

备,消除其紧张情绪。

（二）术前准备

1. 皮肤准备：保持局部皮肤清洁干燥,每日清洗外阴。若皮肤有破溃、炎症者应治愈后再行手术。术前1 d备皮,范围为上自耻骨联合上10 cm,下至会阴部、肛门周围、腹股沟和大腿上1/3处。去除阴毛并洗净皮肤,会阴部宜采用剪毛的方法替代剃毛,避免皮肤的损伤及细菌的入侵。

2. 肠道准备：术前3 d开始进食无渣饮食,并按医嘱口服抗生素。手术前晚或手术当日清洁灌肠,术前禁食8 h,禁饮4 h。

3. 阴道准备：术前3日开始阴道准备,一般行阴道冲洗或坐浴,每日2次。常用1:5 000高锰酸钾、0.2‰的聚维酮碘液或1:1 000苯扎溴铵。手术当日用消毒液行阴道消毒,特别注意消毒阴道穹窿部。

4. 膀胱准备：患者术前一般不留置尿管,嘱其术前排空膀胱。根据需要,术中或术后留置导尿管。

5. 特殊物品准备：根据手术类型做好物品准备,如支架、软垫、绷带等。

二、外阴、阴道手术术后护理

【护理评估】

同妇科腹部手术患者。

【常见护理诊断/问题】

（一）急性疼痛　与手术创伤有关。

（二）有感染的危险　与伤口部位特殊、留置导尿等有关。

（三）焦虑　与担心手术效果及术后康复有关。

（四）身体意象紊乱　与手术切除外阴或对阴道疾病的认识不足有关。

【护理措施】

（一）术后体位　术后根据不同手术采取不同的体位。处女膜闭锁及有子宫的先天性无阴道患者,术后应采取半卧位,利于引流;而外阴癌根治术的患者术后采取平卧位,双腿外展屈膝,膝下垫软枕,减少腹股沟及外阴部的张力,有利于伤口愈合;尿瘘修补术的患者采取健侧卧位,使瘘孔居于高位,以减少尿液对伤口的浸泡。

（二）防止感染　注意保持外阴部清洁、干燥,每日擦洗外阴2次,便后清洁外阴。手术时阴道内填塞止血纱条或纱布应在术后12～24 h内取出,核对纱布数目,并观察有无出血。严密观察切口的情况,有无渗血、红肿、化脓等炎症反应,注意阴道分泌物的量、色和气味。

（三）伤口的护理　外阴、阴道手术由于切口位置邻近肛门,术后排便易污染伤口,因此需控制首次排便的时间。尿瘘及会阴Ⅲ度裂伤修补术后,5 d内进少渣半流质饮食,一般控制5~7 d内不解大便。患者肛门排气后遵医嘱口服复方樟脑酊,抑制肠蠕动,控制排便。术后第5 d可给予液状石蜡,软化大便,避免排便困难。

（四）导尿管的护理　术后一般需留置导尿管,应注意保持导尿管通畅,观察并记录尿量,特别是尿瘘修补术患者,注意有无阴道漏尿。拔除导尿管前帮助患者训练膀胱功能,如有排尿困难者,给予诱导、热敷等措施帮助其排尿,必要时可重新留置导尿管。

（五）疼痛管理　会阴部血管神经丰富,受损时疼痛明显。当患者疼痛时不能主动配合治疗与护理操作,护理人员应在尊重理解患者的基础上,正确评估患者的疼痛评分,指导患者采取有效的方法控制疼痛,如:改变卧位,分散注意力,指导自控式镇痛泵的使用方法以及按照医嘱给予镇痛药物来帮助患者缓解疼痛。

（六）健康指导　外阴部伤口常需间断拆线,回家后应保持外阴部清洁,应注意休息,避免重体力劳动,预防便秘、慢性咳嗽、久蹲等增加腹压的危险因素。出院1个月后回院复查了解术后康复情况及伤口愈合情况。3个月内禁止性生活。若发现会阴部出现异常出血或分泌物异常等情况应及时就诊。

（薛　丽）

第十六章　外阴上皮内非瘤样病变护理

第一节　概　述

外阴上皮内非瘤样病变是一组好发于女性外阴部的慢性疾病。典型表现为外阴皮肤和黏膜组织发生变性及色素改变。它包括外阴鳞状上皮增生、外阴硬化性苔藓以及两者同时存在的混合性外阴白色病变,该病常常引起剧烈的、难以忍受的外阴瘙痒从而对患者生活质量产生严重影响。鳞状上皮增生和外阴硬化性苔藓多伴有外阴皮肤和黏膜的色素减退,也称外阴白色病变。该病依靠组织学检查确诊,主要治疗手段为局部药物治疗结合物理治疗。

一、外阴鳞状上皮增生

外阴鳞状上皮增生(squamous hyperplasia of vulva)是鳞状上皮细胞良性增生为主的外阴疾病,以外阴瘙痒为主要症状,是最常见的外阴上皮内非瘤样病变。常见于50岁左右的妇女,恶变率为2%~5%。

该病病因不明,可能与外阴局部潮湿、分泌物刺激和摩擦出现外阴瘙痒等因素有关。镜下可见病变部位表皮层角化过度和角化不全,棘细胞层不规则增厚,上皮脚向下延伸,末端钝圆或较尖。上皮脚之间的真皮层乳头明显,有轻度水肿,并可见淋巴细胞和少量浆细胞浸润。上皮细胞层次排列整齐,极性保持,细胞大小及核形、染色正常。

该病主要表现为外阴奇痒难忍,严重者坐卧不安,影响生活。搔抓虽使瘙痒症状暂时得到缓解,但同时可加重皮损反使瘙痒加重,造成恶性循环。病变主要累及阴蒂包皮、大阴唇、阴唇间沟、阴唇后联合等处,常呈多发性、局灶性和对称性。早期病变较轻时,外阴多为暗红或粉红,角化过度的部位则呈现白色。病变晚期皮肤增厚似皮革,隆起有皱褶或有鳞屑、出现苔藓样变、色素沉着。严重者可见表皮抓痕、皲裂、溃疡。

二、外阴硬化性苔藓

外阴硬化性苔藓(lichen sclerosus)是以外阴及肛周皮肤萎缩变薄、色素减退呈白色病变为主要特征的疾病,其病因尚未明确,可能与以下因素有关:①自身免疫疾病。②性激素缺乏,如睾酮不足。③基因遗传疾病。④局部组织自由基作用。

该病主要病理特征为表皮萎缩,角化过度,上皮增厚和上皮脚变钝,毛囊角质栓塞,基底层细胞的胞质空泡化。病变早期真皮乳头层水肿,晚期出现均质化,表皮过度角化及黑色素细胞减少,使皮肤外观呈白色。

该病可发生于任何年龄,以绝经后妇女及幼女多见。主要表现为外阴瘙痒及外阴烧灼感,个别患者无瘙痒不适。晚期出现性交困难。病损常位于大阴唇、小阴唇、阴蒂包皮、阴唇后联合及肛周,多呈对称性。早期可见皮肤发红肿胀,出现粉红、白色小丘疹;进一步发展可见外阴萎缩,大阴唇变薄,小阴唇变小甚至消失,皮肤颜色变白、发亮、皱缩、弹性差,常伴有皲裂及脱皮,皮肤菲薄,阴道口挛缩狭窄。幼女瘙痒症状多不明显,可能仅在排尿或排便后外阴及肛周有不适感,至青春期多数病变可自行消失。

(薛　丽)

第二节　外阴上皮内非瘤样病变患者的护理

【护理评估】

(一)健康史　了解有无外阴瘙痒、分泌物增多等症状,同时询问患者的个人卫生习惯,详细询问治疗过程。另外需了解有无其他如性激素水平不足等相关病史。

(二)身体状况　患者主要表现为严重瘙痒、烧灼感,早期皮肤发红肿胀,出现粉红或白色有光泽的小丘疹,丘疹融合成片后呈紫癜状。进一步发展,皮肤和黏膜变白、变薄,干燥易皲裂。硬化性苔藓极少发展为浸润癌。

【常见护理诊断/问题】

(一)皮肤完整性受损　与病灶局部瘙痒及搔抓有关。

(二)舒适度减弱　与外阴严重瘙痒影响生活有关。

(三)焦虑　与疾病影响性生活及长期治疗效果不佳有关。

(四)知识缺乏　与缺乏外阴非瘤样病变的相关知识有关。

【护理措施】

（一）生活护理　注意保持外阴皮肤干燥清洁，禁用肥皂或其他刺激性药物擦洗外阴，避免用手或器械搔抓患处。衣着宜宽大舒适，忌穿紧身不透气的化纤内裤。饮食忌辛辣，忌酒，避免食用过敏食物。对部分精神紧张或瘙痒明显以致失眠的患者，可加用镇静、安眠和抗过敏药物。

（二）用药护理

1.外阴鳞状上皮增生：以控制外阴局部瘙痒为目的。可先用温水坐浴，促进血液循环有利于药物的吸收，并可以暂时缓解瘙痒症状，每日 2～3 次，每次 10～15 min。坐浴后切忌用毛巾擦拭患处，避免机械性摩擦或刺激加重病损。坐浴后可局部应用糖皮质激素。可用 0.01% 曲安奈德软膏、0.025% 氟轻松软膏或 1%～2% 氢化可的松软膏或霜剂，局部涂擦患处，每日 3～4 次。长期连续使用高效糖皮质激素类药物可致局部皮肤萎缩，所以瘙痒症状控制后应停用高效糖皮质激素，改为影响较小的氢化可的松软膏继续治疗，每日 1～2 次，连用 6 周。待瘙痒症状消失后，增生变厚的皮肤仍需经过较长时间的恢复，才有明显改善，有些可能完全恢复正常。痊愈后镜下检查可见原有的组织病理变化消失。

2.外阴硬化性苔藓：可选用 2% 丙酸睾酮油膏或水剂，或 0.3% 黄体酮油膏涂擦患部，每日 3～4 次，用药达 1 个月左右始出现疗效，症状缓解后逐渐减少用药次数。可根据治疗反应及症状持续情况决定用药次数及时间。一般需长期用药，次数可逐渐减少至每周 1～2 次的维持量。若瘙痒症状较重，亦可将上述丙酸睾酮制剂与 1% 或 2.5% 氢化可的松软膏混合涂擦，瘙痒缓解后停用氢化可的松软膏。瘙痒顽固、局部药物治疗无效者可用曲安奈德混悬液皮下注射。使用睾酮无效的患者可用丙酸倍他米松每日 2 次，连用 1 个月后改为每日 1 次，共 2 个月。

幼女至青春期可能自愈，不宜采用丙酸睾酮制剂以免引起男性化。可局部应用 1% 氢化可的松软膏或 0.3% 黄体酮。

（三）心理护理　耐心与患者交流，向患者及家属介绍相关知识、目前病情及所采取治疗及护理措施的目的，解除患者的顾虑，给予安慰并告知遵医嘱坚持治疗可以改善病情，帮助患者树立治愈该病的信心。

【护理评价】

（一）患者是否在接受治疗后诉说局部瘙痒、灼痛感减轻。

（二）患者的焦虑感是否缓解或消失。

（三）患者是否能说出疾病的相关知识。

（薛　丽）

第十七章　外阴肿瘤护理

第一节　外阴良性肿瘤

外阴良性肿瘤发病率较低。临床病例类型主要有上皮来源的外阴乳头瘤、汗腺瘤及来源于中胚叶的纤维瘤、平滑肌瘤、神经纤维瘤、脂肪瘤等。淋巴管瘤及血管瘤等更为罕见。肉眼观多呈小结节状,临床症状多不显著,但为避免恶变,均应及时切除并做病理活检。

(一)乳头瘤(vulvar papilloma)　常见于围绝经及绝经后妇女,是一种以上皮增生为主的病变。病变多发生在两侧大阴唇,呈指状或乳头状凸出于皮肤表面,需与尖锐湿疣、外阴癌等鉴别。由于瘙痒病变处常伴有破溃可合并出血或感染。由于2%~3%可发生癌变,故应手术切除,术中行冷冻切片病理检查,若有恶变则应扩大手术范围。

(二)纤维瘤(fibroma)　为外阴最常见的良性肿瘤。由成纤维细胞增生而成,恶变率低。常累及大阴唇,病变初期多为单发的皮下硬结,生长缓慢,后期可增大,形成带蒂的实质肿块,大小不一。临床症状常不明显,仅在摩擦时出现可导致表面坏死或溃疡。治疗常选用沿肿瘤根部切除术。

(三)汗腺肿瘤(hidradenoma)　常见于青春期以后,是一种由汗腺上皮增生而成的表皮内的汗腺肿瘤,少见,可伴有下眼睑或颧骨部位病变。病变常隆起于皮肤表面,直径常在1~2cm内,生长缓慢,活动度好。确诊需活检,恶变率极低。病变不大时,可行激光治疗,较大时病灶可行局部手术切除。

(四)脂肪瘤(lipoma)　发病率低,病变来自大阴唇或阴阜脂肪组织,为大小不等、质软的肿块。位于皮下组织内,边界清晰,有包膜,可呈分叶状,也可形成带蒂肿物。由于恶变率低,临床症状轻,故病变较小时无需切除,病变较大时影响日常行动及性生活,常需手术切除。

(五)平滑肌瘤(leiomyoma)　为来源于外阴平滑肌、毛囊立毛肌或血管平滑肌的良性肿瘤。好发于育龄期妇女。病变多累及大阴唇、阴蒂及小阴唇。病灶质硬,表面光滑,有蒂或突出于皮肤表面。治疗常选择肌瘤切除术。

（薛　丽）

第二节　外阴上皮内瘤变

外阴上皮内瘤样病变(vulvar intraepithelial neoplasia,VIN)是外阴部病变的一组病理学诊断名称,它包含外阴鳞状上皮内瘤变和外阴非鳞状上皮内瘤变(Paget病和非浸润性黑色素瘤)。此病常见于45岁左右妇女,但近年来VIN有年轻化趋势,并且发病率也有所增加。VIN发展成为浸润癌的概率极低,但发病年龄在60岁以上或伴有免疫抑制的患者,仍有转为浸润癌的风险。

【病因】

不完全清楚。现代分子生物技术检测发现80%VIN伴有HPV(16型)感染。也可能与性传播疾病、肛门−生殖道瘤样病变、免疫抑制以及吸烟等因素有关。

【病理】

外阴上皮内瘤变的病理特征为上皮层细胞分化不良,核异常及核分裂象增加。病变源于基底层细胞,病变加重时可向上扩展,甚至占据上皮全层。随着对VIN病程认识的深入,2004年国际外阴疾病研究协会(International Society for the Study of Vulvar Disease,ISSVD)对VIN定义分类进行了修正,ISSVD认为VIN I 主要是HPV感染的反应性改变,VIN仅指高级别VIN病变(Ⅱ～Ⅲ)。ISSVD VIN分类见表17-1。

表17-1　外阴上皮内瘤样病变分类及特征(ISSVD 2004年)

分　类	特　征	
	大体观	镜下观
普通型	皮肤病损界限清晰(与HPV感染有关)	
疣型	呈湿疣样外观	见挖空细胞,角化不全及角化过度细胞,上皮棘层肥厚,细胞异型明显
基底细胞型	呈扁平样增生改变或非乳头瘤病变	挖空细胞少于疣型,上皮层增厚,内见呈基底细胞样未分化细胞从基底向上扩展
混合型	兼有上述两种类型的表现(与HPV感染无关)	
分化型	局部隆起,溃疡,疣状丘疹或过度角化斑片	细胞分化好,细胞异型限于上皮基底层,基底细胞角化不良,表皮网脊,内常有角化蛋白形成
未分化型	其他不能归入普通型或分化型,如Paget病,其病理特征为基底层见大而不规则的圆形、卵圆形或多边形细胞,细胞质空而透亮,核大小、形态、染色不一(Paget细胞),表皮基底膜完整	

【临床表现】

（一）症状　与外阴上皮非瘤样病变相似，无特异性，常表现为外阴部瘙痒、皮肤破损、烧灼感及溃疡等。

（二）体征　病变可发生在外阴的任何部位，常表现为外阴丘疹、斑点、斑块或乳头状赘疣，可单发或多发，融合或散在，呈灰白色或粉红色；少数表现为隆起于皮肤表面的色素沉着。

【治疗】

治理原则为清除病灶、缓解症状及预防恶变。临床需根据患者年龄、病变大小、病变程度、恶变风险、对外阴形态及功能的影响而制定个性化的治疗方案。为明确诊断和排除早期浸润癌，治疗前应进行活组织病理检查。

（一）局部治疗　适用范围为年轻、病灶局限的普通型患者。可采用：①药物治疗：局部免疫调节剂咪喹莫特（imiquimod）或5%氟尿嘧啶软膏等涂抹于外阴病灶。②物理治疗：常用的物理治疗方法有冷冻、电灼、激光或光动力学治疗，其中以激光汽化治疗效果最佳。

（二）手术治疗　手术方案需根据病灶大小、病变程度及患者年龄决定。①对局限的分化型病灶可选用外阴上皮局部表浅切除术，切除范围为超过病变外缘0.5～1.0 cm即可。②对大的病变可选用表浅外阴切除术（外阴皮肤剥除）和薄层皮片植皮术。③对于老年女性及广泛性VIN，尤其是分化型患者可选用单纯外阴切除，切除范围为外阴皮肤及部分皮下组织，但不切除会阴筋膜；对Paget病应行较广泛局部病灶切除术或单纯外阴切除术，此病变范围多超越肉眼所见病灶边缘，且偶有浸润发生；对病变已出现浸润或合并汗腺癌时，应行广泛性外阴切除及双侧腹股沟淋巴结切除术。

（薛　丽）

第三节　外阴恶性肿瘤

【概述】

外阴恶性肿瘤相对妇科其他肿瘤而言发病率低，但近年来发病率有逐渐增高的趋势，约占女性生殖道恶性肿瘤3%～5%。发于60岁以上妇女。本病组织学类型较多，其中90%为外阴鳞状细胞癌，此外还有恶性黑色素瘤、基底细胞癌、腺癌、疣状癌、肉癌及其他罕见的外阴恶性肿瘤。约2/3外阴癌发生在大阴唇，其余的1/3发生在小阴唇、阴蒂及会阴等部位。

一、外阴鳞状细胞癌

外阴鳞状细胞癌(vulvar squamous cell carcinoma)是最常见的外阴恶性肿瘤,好发于绝经后妇女,发病率与患者的年龄呈正相关。近年来发病率有增高趋势。

【病因】

尚不清楚。可能与以下因素相关:①与HPV(HPV16、18、31型)感染或吸烟相关,来自VIN,多表现为多灶性,常见于年轻女性。②与慢性非瘤性皮肤病变相关,如外阴鳞状上皮增生及外阴硬化性苔藓,多表现为单灶性,常见于老年女性。

【知识拓展——防癌新方法】

HPV病毒即人乳头瘤病毒,与外阴癌、宫颈癌等妇科常见恶性肿瘤有着密切的联系。HPV疫苗即"宫颈癌疫苗"是世界上第一个癌症疫苗,自2006年问世以来,已在全球160多个国家和地区使用,并对外阴癌及宫颈癌有着显著的预防效果。但是此疫苗2016年以前在中国大陆并未获批上市。2016年7月18日,英国最大制药公司葛兰素史克(GSK)宣布CervarixTM获国家食药监总局(CFDA)的上市许可,成为中国首个获批的预防HPV(人乳头瘤病毒)感染的疫苗。这为中国大陆妇女提供了一个更加便捷的防癌手段——接种HPV疫苗。

【病理】

多数外阴鳞状细胞癌分化好,镜下可见角化珠和细胞间桥。但阴道前庭及阴蒂的病灶常分化差或未分化,常伴淋巴管和神经周围的侵犯。必要时可进行电镜或免疫组化染色以确定组织学来源。

【临床表现】

(一)症状　主要表现为难以治愈的外阴瘙痒及如结节状、菜花状、溃疡状等不同形态的肿物。较晚期癌或肿物合并感染时,可发生疼痛、渗血及渗液。晚期癌肿侵犯神经组织时,常出现明显的持续性疼痛。癌肿侵犯血管时,有出血的风险;癌肿侵犯直肠或尿道时,可出现尿频、尿急、尿痛、血尿、便秘、便血等症状。

(二)体征　癌肿可生长在外阴的任何部位,常侵犯大阴唇,也可发生于小阴唇、阴蒂及会阴部。

【转移途径】

直接浸润和淋巴转移为主,极少血行转移。

(一)直接浸润　由于癌肿逐渐增大,可沿皮肤及邻近黏膜直接浸润至尿道、阴道、肛门,晚期可累及膀胱、直肠等。

(二)淋巴转移　外阴部有丰富的淋巴管,且两侧淋巴管相互交织呈网状,癌细胞常沿淋巴管扩散,汇至腹股沟浅淋巴结,再至腹股沟深淋巴结,并经此汇入盆腔内髂外、闭孔及髂内淋巴结,最终转移至主动脉旁淋巴结及锁骨下淋巴结。外阴癌盆腔淋巴结转移较少见,发生率约为9%,常发生在腹股沟淋巴结转移后。

(三)血行转移 极少见,仅发生于晚期,引起骨转移、肺转移较多见。

【临床分期】

目前采用国际妇产科联盟(International Federation of Gynecology and Obstetrics, FIGO,2009年)分期法(表17-2)。

表17-2 外阴癌分期(FIGO,2009年)

FIGO	肿瘤累及范围
Ⅰ期	肿瘤局限于外阴
ⅠA期	肿瘤最大径线≤2 cm,局限于外阴或会阴且间质浸润≤1.0 mm*,无淋巴结转移
ⅠB期	肿瘤最大径线>2 cm,或间质浸润>1.0 mm*,无淋巴结转移
Ⅱ期	任何大小的肿瘤侵犯至会阴邻近结构(下1/3尿道、肛门),无淋巴结转移
Ⅲ期	任何大小的肿瘤,有或无侵犯至会阴邻近结构(下1/3尿道、肛门),有腹股沟-股淋巴结转移
ⅢA期	(i)1个淋巴结转移(≥5 mm);或(ii)1~2个淋巴结转移(<5 mm)
ⅢB期	(i)≥2个淋巴结转移(≥5 mm);或(ii)≥3个淋巴结转移(<5 mm)
ⅢC期	阳性淋巴结伴囊外扩散
Ⅳ期	肿瘤侵犯其他区域(上2/3尿道,上2/3阴道),或远处转移
ⅣA期	肿瘤侵犯至下列任何部位:(i)上尿道和(或)引导黏膜、膀胱黏膜、直肠黏膜,或固定于骨盆壁;或(ii)腹股沟-股淋巴结出现固定或溃疡形成
ⅣB期	包括盆腔淋巴结的任何远处转移

*浸润深度指从肿瘤邻近的最表浅真皮乳头的表皮-间质连接处至浸润最深点之间的距离

【治疗原则】

治疗方式以手术治疗为主,辅以放射治疗及化学药物综合治疗。

(一)手术治疗 手术范围及方式的选择取决于患者的临床分期、病变部位、肿瘤细胞的分化程度、浸润深度、身体状况及年龄等因素,强调个体化原则,即在不影响患者预后的前提下,最大限度地缩小手术范围,以保留外阴部的解剖结构,达到改善生活质量的目的。常采用外阴根治术及双侧腹股沟深浅淋巴结清扫术。

(二)放射治疗 因外阴部正常皮肤组织对放射线耐受能力差,易产生严重放射反应,故放射治疗仅为辅助治疗手段。适用于:①不能手术者。②术前局部照射,旨在缩小病灶再行手术治疗。③腹股沟淋巴结转移的补充治疗。④术后原发病灶的补充治疗。⑤复发癌。

(三)化学药物治疗 常用于晚期癌或复发癌的综合治疗。

【护理评估】

（一）健康史　评估患者年龄、是否有高血压、糖尿病等相关疾病史,既往有无外阴瘙痒及外阴赘生物。应注意收集与发病相关的高危因素,如既往是否有性传播疾病感染史,相关疾病家族史,既往是否吸烟及有无引起免疫抑制的诱因等。

（二）身体状况

1.症状:无特异性,早期可表现为不易治愈的外阴瘙痒,晚期可出现疼痛,侵犯直肠、尿道或膀胱时可出现大小便异常。

2.体征:外阴肿物,形如结节状、菜花状或溃疡状,若搔抓后破溃、出血,则易合并感染,常累及大阴唇。发生腹股沟淋巴结转移时,可扪及肿大、质硬、固定的肿块。

（三）心理-社会支持状况　外阴瘙痒、破溃及晚期的疼痛症状常常困扰患者的日常生活。患者往往出现悲观、抑郁甚至绝望的情绪,以及因手术可能造成的身体结构的变化而出现预感性悲哀的负面心理。

（四）辅助检查

1.细胞学检查:病灶出现糜烂、溃疡或色素沉着者,可做细胞学涂片或印片,阳性检出率约为50%。

2.活体组织学检查:对可疑病变处作外阴多点活组织检查。为提高准确性,避免因取材不准而发生误诊,可先用1%甲苯胺蓝染色病变部位,待干后用1%醋酸液擦洗脱色,在蓝染部位取材活检,或用阴道镜观察外阴皮肤定位活检,以提高活检阳性率。

3.其他:B超、CT、MRI、膀胱镜检查及直肠镜检查等有助于判断是否有局部或远处转移。

【常见护理诊断/问题】

（一）舒适性改变　与难以治愈的外阴瘙痒有关。

（二）疼痛　与恶性肿瘤晚期侵犯神经及手术创伤有关。

（三）自我形象紊乱　与外阴部手术有关。

（四）有感染的危险　与患者年龄大、抵抗力差、手术创面大且邻近肛门、尿道等有关。

【护理措施】

（一）皮肤护理

1.局部用药:指导患者涂抹氧化锌软膏或凡士林软膏,以保护局部组织。教育患者尽量避免搔抓癌肿部位。

2.放疗患者皮肤护理:放疗患者常在治疗后8～10 d出现皮肤反应。若皮肤出现红斑或脱屑可在观察下继续放疗；若皮肤出现水疱或溃疡应立即停止放疗，保持局部皮肤干燥、清洁，避免刺激，必要时遵医嘱涂抹1%甲紫或抗生素软膏。

（二）预防感染

1.手术部位皮肤伴炎症或溃疡的患者，应在治愈后方可进行手术。伴高血压、冠心病或糖尿病患者，应协助做好相关的检查和治疗。

2.按外阴、阴道手术护理常规进行术前准备及术后护理，具体护理措施详见本教材第十五章"妇科手术配合及护理"相关内容。需进行外阴植皮患者，应将供皮区备皮、消毒并用治疗巾包裹。

（三）缓解疼痛　　向患者及家属解释疼痛的原因，教会患者缓解疼痛的方法。必要时遵医嘱给予镇痛药。

（四）心理护理　　术前与患者沟通，帮助患者表达自己的不适，针对具体问题给予耐心的解答、帮助及支持；指导患者采取积极的应对方式；给患者及家属讲解疾病的相关知识，让患者体会到家庭的温暖；做好患者的术前指导，增加患者对手术的信心，积极配合治疗。

（五）健康指导

1.保持外阴清洁，避免长期使用刺激性的药液清洗外阴。养成良好的生活习惯，戒烟限酒。

2.及时发现病变，外阴瘙痒难以治愈时或发现外阴赘生物或白色病变时，应及时就医。

3.指导患者出院后定期随访并告知随访时间。

【护理评价】

（一）患者瘙痒症状是否得到控制，舒适度是否增加，溃疡处是否好转。

（二）患者疼痛感是否减轻。

（三）患者手术创面有无红、肿、热、痛等感染征象，体温、白细胞计数及分类是否维持在正常范围内。

（四）患者术后是否能接受身体的变化。

（五）患者是否了解外阴肿瘤术后康复相关知识，是否了解术后随访内容及时间。

（六）患者恐惧情绪是否缓解。

二、外阴恶性黑色素瘤

外阴恶性黑色素瘤(vulvar melanoma)较少见,常见于成年女性,常侵犯阴蒂及小阴唇,其发病率居外阴恶性肿瘤第2位(2%～3%),恶性程度高,五年生存率仅为36%～54%。本病的主要临床表现为外阴部瘙痒、出血及色素沉着范围增大。妇科检查时可见病灶稍隆起,伴色素沉着(肿瘤多为棕褐色或蓝黑色),呈平坦状或结节状,可伴溃疡,为单病灶或多病灶。典型患者诊断无困难,但需根据病理检查结果区别良恶性。治疗方法:①手术治疗:确诊后应立刻根据肿瘤浸润深度及生长、扩散范围选择合适的手术方式,早期或低危患者常选用局部病灶扩大切除(切缘距肿瘤＞2～3 cm),晚期或高危患者常选用广泛性外阴切除及腹股沟淋巴结清扫。②免疫治疗:是首选的术后辅助治疗方法。常选用α-干扰素、白介素-2(IL-2)等。③化疗:一般用于晚期患者的姑息治疗或综合治疗。

(薛　丽)

第十八章　子宫颈肿瘤护理

第一节　宫颈上皮内瘤变

子宫颈上皮内瘤变（cervical intraepithelial neoplasia，CIN）是与子宫颈癌密切相关的一组癌前病变，它反应宫颈癌发生发展中的连续过程，较常发生于25～35岁女性。CIN有两种不同的结局：一是病变自然消退，较少发展为浸润癌；二是具有癌变潜能，可能发展为浸润癌。

【概述】

（一）病因

病因尚不明确，流行病学调查发现CIN与性生活过早（<16岁）、HPV（人乳头瘤病毒）感染、性传播疾病、吸烟、经济状况低下、口服避孕药及免疫抑制有关。

HPV是非常常见的性传播病毒，分型多，但大部分与宫颈癌及其癌前病变无关，属低危型。低危型HPV感染在有性生活的男性及女性中均很常见，但大部分都是暂时的，一般两年内可自然消失。只有少数女性会有持续性的高危型HPV感染，其中更少部分会继续发展成CIN和子宫颈癌。HPV16和HPV18属最常见的高危型，流行病学调查显示70%的子宫颈癌和这两种亚型有关。一种或多种高危型人乳头瘤病毒（HPV）感染是子宫颈上皮内瘤变和子宫颈鳞癌的主要致病因素。

【知识拓展——HPV预防性疫苗】

HPV预防性疫苗主要通过体液免疫表达HPV L1蛋白。因HPV L1蛋白在细胞表面可组装成无毒性的病毒样颗粒（virus like particles，VLPs），VLPs具有高度的免疫原性，使机体产生高浓度血清中和抗体，从而建立免疫保护，防止机体感染HPV。

迄今，美国FDA批准进入临床应用的HPV疫苗有两种，即针对HPV16/18的双价苗Cervarix和针对HPV6/11/16/18的四价重组疫苗Gardasil。两种疫苗均可有效预防HPV相关型别感染及其所致疾病的风险，女性在性生活之前接种疫苗可获得最大收益，但HPV预防性疫苗只能预防HPV感染，不能清除现有的感染，也不能改变宫颈细胞的异常。

（二）发病机制

子宫颈上皮由子宫颈阴道部的鳞状上皮和子宫颈管柱状上皮共同组成,两者交接部位于子宫颈外口,称为原始鳞-柱状交接部(或鳞-柱交接部)。此交接部并非固定不变,雌激素水平的变化可以改变交接部的范围。这种随着体内雌激素水平变化而移位的鳞-柱状交接部称为生理性鳞-柱交接部,在原始鳞-柱状交接部和生理性鳞-柱状交接部之间所形成的区域,称为移行带区(也称转化区)。

子宫颈的移行带区是子宫颈癌的好发部位,在移行带形成的过程中,子宫颈上皮化生过度活跃,在病毒或精液蛋白及其他致癌物质的刺激下,即可发生不同程度的细胞分化不良、细胞核异常、排列紊乱、有丝分裂增加,最终形成子宫颈上皮内瘤变。CIN是一组与子宫颈癌密切相关的癌前期病变的统称,随着CIN的继续发展,有以下不同结局:①病变自然消退(或逆转)。②病情稳定(持续不变)。③病变发展(或癌变),突破上皮下基底膜,浸润间质,形成浸润癌。

（三）病理及分级

子宫颈上皮内瘤变分为三级(图18-1):

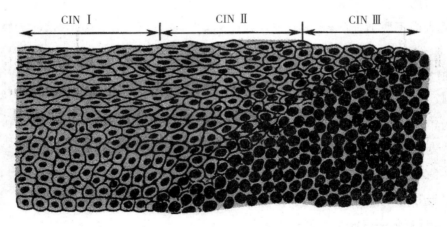

图18-1　CIN分级

Ⅰ级:即轻度异型("异型"又称"不典型增生")。上皮下1/3层细胞核增大,核质比例略微增大,核染色稍加深,核分裂象少,细胞极性正常。

Ⅱ级:即中度异型。上皮下1/3～2/3层细胞核明显增大,核质比例增大,核深染,核分裂象较多,细胞数量明显增多,细胞极性尚存在。

Ⅲ级:即重度异型和原位癌。病变细胞几乎或全部占据上皮全层,细胞核异常增大,核形不规则,核质比例明显增大,染色较深,核分裂象增多,细胞排列紊乱,细胞拥挤,极性消失。原位癌的基本特点是癌细胞仅局限于上皮内,基底膜完整,无间质浸润。

【护理评估】

（一）健康史　几乎所有有性生活的女性都有发生子宫颈上皮内瘤变的可能，故在询问患者时要注意了解患者的不良生育史、性生活史、吸烟史、性病史以及是否应用避孕药，同时应详细记录既往妇科检查阳性发现、子宫颈刮片细胞学检查情况及治疗经过。

（二）身体状况　患者常无自觉症状，偶有阴道分泌物增多，伴或不伴异味。亦可在性交后或妇科检查后出现接触性出血。妇科检查：子宫颈表面可光滑，或见子宫颈柱状上皮异位表现，或见局部红斑、白色上皮，但未见明显病灶。

（三）心理-社会支持状况　由于对子宫颈上皮内瘤变缺乏了解，故几乎所有女性在接到检查报告时都会出现紧张、恐惧的心理，并往往认为自己已患有"子宫颈癌"。其家庭成员也会出现担忧、悲哀的心理表现。

（四）辅助检查

1.子宫颈细胞学检查：为子宫颈上皮内瘤变和早期宫颈癌筛查的基本方法。相对于 HPV DNA 检查，特异性高而敏感性小。可选用传统巴氏图片或液基细胞学检测。报告形式主要有巴氏分类法和 TBS 分类系统（the Bethesda system）。近年来更推荐应用 TBS 分类系统。婚后及有性生活的女性均应常规做子宫颈刮片细胞学检查，并每1~2年定期复查。中国过去对子宫颈细胞学检查采用巴氏5级分类法，虽然巴氏分级方法简单，但其各级之间的区别没有严格客观的标准，也无法客观地反映癌前病变。目前国外普遍采用 TBS 分类系统（TBS 诊断内容包括四部分：①对涂片的满意程度。②良性细胞改变。③上皮细胞的异常改变。④雌激素水平评估），国内正在推广使用。

2.高危 HPV-DNA 检测：目前国内外已将高危型 HPV DNA 检测作为常规的宫颈癌筛查手段，可与细胞学检查联合用于宫颈癌的筛查。相对于宫颈细胞学检查，敏感性高而特异性小。TBS 细胞学分类若为意义不明的不典型鳞状细胞（ASCUS）者，可进行此检查。若检测为阳性，进行阴道镜检查；若检测为阴性，12个月后进行子宫颈刮片细胞学检查。

3.阴道镜检查：若细胞学巴氏分类Ⅲ级及Ⅲ级以上者或 TBS 低度鳞状上皮内病变或以上者，需做阴道镜检查。

4.子宫颈活组织检查：此为确诊子宫颈上皮内瘤变和宫颈癌最可靠方法。任何肉眼可见病灶均应作单点或多点活检。若无明显病变，可在子宫颈转化区3、6、9、12点处活检，或在碘试验不染色区进行取材，亦可在阴道镜下进行取材以提高确诊率。

（五）治疗原则

1.CINⅠ：60%~80% CINⅠ会自然消退，故对阴道镜检查者活检证实的 CINⅠ并能6

个月复查一次细胞学检查或高危型HPV-DNA者可进行观察随访。若在随访过程中病变发展持续存在两年或两年以上，应进行治疗。可采用物理治疗方法。

2.CIN Ⅱ 和 CIN Ⅲ：约20% CIN Ⅱ会发展为原位癌，5%发展为浸润癌，故所有的CIN Ⅱ和CIN Ⅲ必须彻底治疗。较好的治疗方法是子宫颈环形电切除术(loop electrosurgical excision procedure，LEEP)和冷刀锥切术。经子宫颈锥切确诊、年龄较大、无生育要求、合并有其他手术指征的良性疾病的CIN Ⅲ也可行全子宫切除术。治疗后需随访1年。

【常见护理诊断/问题】

(一)焦虑　与担心恶变有关。

(二)知识缺乏　缺乏子宫颈上皮内瘤变的相关知识。

【护理措施】

(一)诊疗配合　对确诊为CIN Ⅰ级者，可按一般炎症处理，每6个月随访子宫颈刮片检查结果，必要时可再次活检。确诊为CIN Ⅱ级者，应选用LEEP刀等物理疗法(子宫颈物理治疗的护理详见第十三章第四节子宫颈炎症)。确诊为CIN Ⅲ级者，多主张全子宫切除术；对有生育要求的年轻患者，可行子宫颈锥形切除术，术后随访1年。

(二)心理护理　与护理对象共同讨论健康问题，解除其疑虑，缓解其不安情绪，使患者能以积极态度接受诊治过程。

【知识拓展——妊娠合并子宫颈鳞状上皮内瘤变】

妊娠期间，增多的雌激素使柱状上皮外移至子宫颈阴道部，转化区的基底细胞出现不典型增生类似原位癌改变；妊娠期免疫功能可能低下，易患HPV感染。但大部分患者为CIN Ⅰ，仅约14%为CIN Ⅱ或CIN Ⅲ。一般认为妊娠期CIN可行观察，产后复查后再处理。

(三)预防和筛查

1.一级预防：HPV疫苗的使用。

2.二级预防：宫颈病变的筛查。

【护理评价】

(一)患者能否以积极态度配合诊治全过程。

(二)患者能否按要求进行复查。

(马振荣)

第二节　子宫颈癌

子宫颈癌(cervical cancer)是最常见的妇科恶性肿瘤。高发年龄为50~55岁,严重威胁女性的健康及生命。近40年来由于子宫颈刮片细胞学检查的普遍应用,对患病女性基本可以做到早期发现、早期诊断及早期治疗,有效地控制了子宫颈癌的发生和发展。如今,子宫颈癌的发病率和死亡率已有明显的下降。

【概述】

(一)病因

和子宫颈上皮内瘤变相同。

(二)病理

1. 鳞状细胞浸润癌　占宫颈癌的75%~80%。

(1)巨检:微小浸润癌经肉眼观察无明显异常,或类似子宫颈柱状上皮异位。随着病变的发展,可形成四种类型。

①外生型:此型最常见,癌组织向外生长,常呈乳头状或菜花样,质脆、触之易出血。常累及阴道,较少浸润子宫颈深部组织及宫旁组织。

②内生型:癌组织向子宫颈深部组织浸润,子宫颈肥大、质硬,表面光滑或仅有柱状上皮异位,整个子宫颈膨大如桶状,常累及宫旁组织。

③溃疡型:外生型或内生型病变进一步发展常合并感染,癌组织坏死脱落,可形成溃疡或空洞,如火山口状。

④颈管型:癌灶发生在子宫颈管内,常侵入子宫颈管及子宫峡部的供血层,并常转移到盆腔淋巴结。

(2)显微镜检

①微小浸润癌:指在原位癌的基础上镜检发现小滴状、锯齿状癌细胞团突破基底膜浸润间质。

②浸润癌:指癌灶浸润间质的范围已超过微小浸润癌,多呈网状或团块浸润间质。根据癌细胞分化程度可分为:Ⅰ级,高分化鳞癌(角化性大细胞型);Ⅱ级,中分化鳞癌(非角化性大细胞型);Ⅲ级,低分化鳞癌(小细胞型)。

2. 腺癌　有上升趋势,占20%~25%。

(1)巨检:来自子宫颈管内,浸润管壁;或自子宫颈管内向子宫颈外口突出生长,常侵犯宫旁组织;病灶向子宫颈管内生长时,子宫颈外观常正常,但因子宫颈管膨大,形状如桶状。

（2）显微镜检：主要有两种组织学类型。

①黏液腺癌：最常见，来源于子宫颈管柱状黏液细胞，镜下可见腺体结构，腺上皮细胞增生呈多层，异型性明显，可见核分裂象，癌细胞呈乳突状突入腺腔，可分为高、中、低分化腺癌。

②恶性腺瘤：属高分化子宫颈管黏膜腺癌。癌性腺体多，大小不一，形态多变，腺上皮细胞无异型性，常有淋巴结转移。

3. 腺鳞癌　癌组织中含有腺癌和鳞癌两种成分。少见，占3%～5%。

（三）转移途径

以直接蔓延和淋巴转移为主，血行转移极少见。

1. 直接蔓延　是最常见的转移途径，癌组织直接侵犯邻近组织，向下波及阴道壁；向上累及子宫下段及宫腔，向两侧可扩散至主韧带及子宫颈旁、阴道旁组织，甚至延伸至骨盆壁；晚期可向前、后蔓延，侵犯膀胱或直肠，甚至造成膀胱阴道瘘或直肠阴道瘘。

2. 淋巴转移　癌组织局部浸润后可侵入淋巴管形成瘤栓，随淋巴液引流进入局部淋巴结，并在淋巴管内扩散。盆腔淋巴结受累者五年生存率明显下降，腹主动脉旁淋巴结转移阳性者预后更差，且不宜手术治疗。

3. 血行转移　极少见，多发生在晚期，可转移到肺、肝或骨骼等。

（四）临床分期

根据国际妇产科联盟（FIGO，2009年）的临床分期标准（表18-1）。临床分期（图18-2）在治疗前进行，治疗后不再更改。

【护理评估】

（一）健康史　在询问病史中应注意患者是否有不良婚育史、性生活史或与高危男子有性接触史。详细记录既往妇科检查发现、子宫颈刮片细胞学检查结果及处理经过。认真聆听并记录患者主诉，了解有无阴道不规则流血或接触性出血。注意识别与发病有关的高危因素及高危人群。

（二）身体状况　早期子宫颈癌常无明显症状和体征，多在普查时发现。随病情发展，可出现下述表现。

1. 症状：早期患者一般无自觉症状，多在妇科普查中发现异常的子宫颈刮片报告。患者随病程进展出现临床症状：

（1）阴道流血：早期多为接触性出血，常于性交后或妇科检查后出现；晚期为不规则阴道流血。出血量根据病灶大小及浸润部位的血管情况而不同，若侵犯大血管可引起大出血,甚至威胁生命。年轻患者可表现为经期延长、经量增多等;老年患者常出现绝经后不规则阴道流血。

(2)阴道排液:往往发生在阴道流血之后,患者阴道有白色或血性、稀薄如水样或米泔状排液,伴腥臭味。晚期癌组织坏死继发感染时,可出现大量脓性或米汤样恶臭白带。

(3)晚期症状:根据癌灶累及范围可出现不同的继发症状。病变累及盆壁、闭孔神经、腰骶神经等,可出现严重的持续性腰骶部或坐骨神经痛;当盆腔广泛病变时,可因静脉和淋巴回流受阻,导致下肢肿痛;癌肿压迫或累及输尿管时,会引起输尿管梗阻、肾盂积水,甚至尿毒症;晚期可出现贫血、恶病质等全身衰竭的症状。

2.体征:早期常无明显体征,原位癌及微小浸润癌可无明显病灶,妇科检查见子宫颈光滑或仅见柱状上皮异位。随病情发展可出现不同体征。外生型子宫颈癌可见息肉状或菜花状赘生物,常伴随感染,质地较脆、易出血;内生型子宫颈癌则表现为子宫颈肥大、子宫颈管膨大、质硬;晚期癌组织坏死脱落,形成溃疡或空洞,并伴有恶臭;宫旁组织受累时,双合诊、三合诊检查可扪及宫旁结缔组织增厚、结节状、质硬或形成"冷冻骨盆"。

表18-1 子宫颈癌临床分期(FIGO,2009年)

Ⅰ期	肿瘤局限在子宫颈(扩展至宫体将被忽略)
ⅠA	镜下浸润癌(所有肉眼可见的病灶,包括浅表浸润,均为ⅠB期)
	间质浸润深度<5 mm,宽度≤7 mm
ⅠA1	间质浸润深度≤3 mm,宽度≤7 mm
ⅠA2	间质浸润深度>3 mm且<5 mm,宽度≤7 mm
ⅠB	临床癌灶局限于子宫颈,或者镜下病灶>ⅠA
ⅠB1	临床病灶≤4 cm
ⅠB2	临床病灶>4 cm
Ⅱ期	肿瘤超越子宫,但未达骨盆壁或未达阴道下1/3
ⅡA	肿瘤侵犯阴道上2/3,无明显宫旁浸润
ⅡA1	临床可见癌灶≤4 cm
ⅡA2	临床可见癌灶>4 cm
ⅡB	有明显宫旁浸润,但未达到盆壁
Ⅲ期	肿瘤已扩展到骨盆壁,在进行直肠指诊时,在肿瘤和盆壁之间无间隙。肿瘤累及阴道下1/3,由肿瘤引起的肾盂积水或肾无功能的所有病例,除非已知由其他原因所引起
ⅢA	肿瘤累及阴道下1/3,没有扩展到骨盆壁
ⅢB	肿瘤扩展到骨盆壁,或引起肾盂积水或肾无功能
Ⅳ期	肿瘤超出了真骨盆范围,或侵犯膀胱和(或)直肠黏膜
ⅣA	肿瘤侵犯邻近的盆腔器官
ⅣB	远处转移

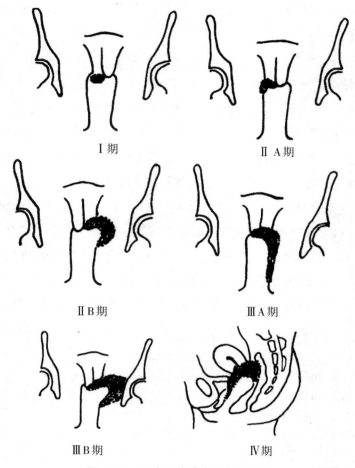

Ⅰ期　　　　　　　　　　ⅡA期

ⅡB期　　　　　　　　　ⅢA期

ⅢB期　　　　　　　　　Ⅳ期

图18-2　子宫颈癌临床分期示意图

（三）心理-社会支持状况　早期子宫颈癌患者在普查中发现子宫颈刮片报告异常时往往会感到震惊，常表现为发呆或出现一些令人难以理解的自发性行为。几乎所有的患者都会产生恐惧感，会害怕疼痛、被家人遗弃和预感死亡等。当确定诊断后，会与其他恶性肿瘤患者一样，经历否认、愤怒、妥协、忧郁、接受等心理反应。

（四）辅助检查　同上皮内瘤病变。

（五）治疗要点　根据子宫颈癌临床分期、患者年龄、生育要求及全身情况，医院设备和医护技术水平条件等综合分析后制订适合的个体化治疗方案。采用以手术和放疗为主、化疗为辅的综合治疗方案。

1.手术治疗：主要适用于ⅠA～ⅡA早期患者，无严重内、外科合并症，无手术禁忌证者。根据病情选择不同术式，如子宫颈锥切术、全子宫切除术或根治性子宫切除术及盆腔淋巴结切除术等。手术治疗的优点是年轻的患者可以保留卵巢和阴道的功能。

2.放射治疗:一般而言,放射治疗适用于各期患者,包括腔内照射和体外照射。腔内照射采用后装治疗机,放射源为^{137}铯(Cs)、^{192}铱(Ir)等,以控制局部原发病灶;体外照射多用直线加速器、^{60}钴(Co)等,以治疗子宫颈旁及盆腔淋巴结转移灶。早期病例以局部腔内照射为主,体外照射为辅;晚期病例则以体外照射为主,腔内照射为辅。

3.化学药物治疗:适用于晚期或复发转移的子宫颈癌患者。近年也有采用化疗作为手术或放疗的辅助治疗以缩小病灶,也用于放疗增敏。常用的抗癌药物有顺铂、卡铂、丝裂霉素、博来霉素、异环磷酰胺、氟尿嘧啶等。常采用以铂类为基础的联合化疗方案,采用静脉或动脉灌注的用药途径进行化疗。

【常见护理诊断/问题】

(一)恐惧 与确诊子宫颈癌需要进行手术治疗,病变恶性程度威胁生命有关。

(二)潜在并发症 感染、失血性休克、术后排尿障碍等。

(三)体象紊乱 与手术切除部分生殖器官有关。

【护理目标】

(一)患者情绪稳定能接受与本疾病有关的各种诊断、检查和治疗方案,并能积极配合治疗。

(二)患者术后恢复排尿功能,未发生感染和大出血。

(三)患者出院后能适应术后生活方式。

【护理措施】

(一)配合治疗,预防并发症

1.一般护理:①指导患者摄入足够的营养,纠正患者的不良饮食习惯。②保持床单位清洁,注意室内空气流通,协助患者勤擦身、更衣,促进舒适。③指导患者勤换会阴垫,每日冲洗会阴2次,保持会阴清洁干燥。

2.病情观察:密切观察病情及患者的生命体征,注意阴道流血、阴道排液及全身情况。若发生阴道大出血要及时报告医生,协助医生急救及止血。

3.手术患者的护理

(1)术前准备:手术前3 d选用消毒剂如氯己定等消毒子宫颈及阴道。外生型子宫颈癌患者有活动性出血可能,需用消毒纱条填塞止血,手术前1 d夜晚认真做好清洁灌肠,保证肠道呈清洁、空虚状态。其余准备同腹部手术。

(2)术后护理:①子宫颈癌根治术涉及范围广,患者术后反应也较一般腹部手术者明显,故按照腹部手术患者的护理常规进行护理的同时,要求15~30 min观察并记录患者的生命体征及出入量,病情稳定后再改为4 h/次。②协助患者术后康复,术后要注意保持导尿管、腹腔及盆腔各种引流管、阴道引流的通畅,认真观察引流液性状及量。通常于术后48~72 h取出引流管,术后7~14 d拔除尿管。③促使术后恢复膀胱功能,拔除尿管前3 d开始夹管,2 h开放1次,训练膀胱功能,以促使恢复正常排尿功能。督促患者于拔管后1~2 h自行排尿1次,如不能自解应及时报告医生处理,必要时需重新留置尿管。排尿后测残余尿量如超过100 mL则需继续留置尿管;若连续2~4次均在100 mL以内者说明膀胱功能已恢复。④指导卧床患者进行床上肢体活动,以预防长期卧床并发症的发生。

4.放疗、化疗患者的护理:术后需接受放疗、化疗者应注意并发症的监测及护理。

(二)缓解疼痛 向患者及家属解释疼痛的原因,教会其缓解疼痛的方法,可通过选择舒适的体位、深呼吸、聊天、看书等方式转移患者的注意力来缓解疼痛,必要时遵医嘱给予镇痛药。

(三)心理护理 评估患者目前的身心状况及接受诊治方案的反应,介绍各种诊治过程、可能出现的不适及有效的应对措施。关心体贴患者,鼓励其宣泄内心感受;与护理对象共同讨论健康问题,解除其疑虑,缓解其心理压力及不安情绪,使患者能以积极态度接受诊治过程。向患者家属介绍子宫颈癌的相关知识及护理要点,取得家属的配合,使家属能充分理解并照顾患者的生理及心理反应。

(四)健康指导

出院指导:向出院患者说明认真随访的重要性,通常情况:出院后第1年,出院后1个月行首次随访,以后2~3个月复查1次;出院后第2年,3~6个月复查1次;出院后第3~5年,每半年复查1次;第6年开始,每年复查1次。患者出现任何症状均应及时随诊。遵医嘱按期完成治疗方案。

【护理评价】

(一)患者住院期间能否以积极态度配合诊治全过程。

(二)患者术后是否恢复正常排尿功能,有无发生感染和大出血。

(三)患者出院后是否适应术后生活方式。

(马振荣)

第十九章　子宫肿瘤护理

第一节　子宫肌瘤

【概述】

子宫肌瘤(uterine myoma)是女性生殖系统最常见的良性肿瘤。由子宫平滑肌组织增生而成,其间有少量纤维结缔组织。多见于30~50岁女性,以40~50岁最多见,20岁以下少见。据尸检资料统计30岁以上妇女中20%有子宫肌瘤,因很多患者无症状或症状轻,故临床报道的发病率远低于肌瘤的真实发病率。

(一)发病原因　子宫肌瘤发生的确切病因尚未明了,根据好发于生育年龄妇女,绝经后肌瘤停止生长,甚至萎缩、消失等,提示子宫肌瘤的发生可能与女性激素有关。另研究还显示子宫肌瘤存在细胞遗传学的异常。

(二)分类　根据肌瘤生长部位可分为宫体肌瘤(占92%)和宫颈肌瘤(占8%)。按肌瘤发展过程中与子宫肌壁的关系可分为以下3类。

1.肌壁间肌瘤(intramural myoma):占60%~70%,是最多见的一种类型。肌瘤位于子宫肌壁间,周围被肌层包围。

2.浆膜下肌瘤(subserous myoma):约占20%。肌瘤向子宫浆膜面生长,突出于子宫表面,肌瘤表面仅由子宫浆膜覆盖。当瘤体继续向浆膜外生长,仅有一蒂与子宫肌壁相连,成为带蒂浆膜下肌瘤,营养由蒂部血管供应,因血供不足可变性、坏死。若蒂部扭转断裂,肌瘤脱落至腹腔或盆腔,则形成游离性肌瘤。若肌瘤位于宫体侧壁向宫旁生长,突入阔韧带两叶之间,则称为阔韧带肌瘤。

3.黏膜下肌瘤(submucous myoma):占10%~15%。肌瘤向宫腔方向生长,突出于宫腔,表面仅由黏膜层覆盖。黏膜下肌瘤多有蒂,在宫腔内犹如异物,使宫腔变形增大,子宫外形无明显变化,其常引起子宫收缩,易被挤出宫颈并突入阴道。

子宫肌瘤常多个发生。若各种类型的肌瘤发生在同一子宫,则称为多发性子宫肌瘤。

（三）病理

1.巨检：多为球形实质性结节,表面光滑,质地较子宫肌层硬;单个或多个,大小不一,与周围组织有明显界限。虽无包膜,但肌瘤周围的子宫肌层受压形成假包膜,其与肌瘤间有一层疏松网状间隙区域,切开假包膜后肿瘤会跃出,故易剥出。肌瘤呈灰白色,质硬,切面呈漩涡状或编织状结构。肌瘤颜色与硬度因纤维组织多少而有变化,含平滑肌多色略红、质较软,纤维组织多则色较白、质较硬。

2.镜检：肌瘤主要由梭形平滑肌细胞和不等量的纤维结缔组织相互交叉组成。肌细胞大小均匀,成漩涡状或栅状,核为杆状,染色较深。

（四）肌瘤变性 当肌瘤生长快,局部供血不足时,肌瘤失去原来的典型结构,称为肌瘤变性,常见的变性有：

1.玻璃样变(hyaline degeneration)：也叫透明变性,最常见。肌瘤剖面漩涡状结构消失,被均匀的透明样物质取代,色苍白。镜下见病变区肌细胞消失,成为均匀透明无结构区,与无变性区边界明显。

2.囊性变(cystic degeneration)：常继发于玻璃样变,组织坏死液化即可发生囊性变。肌瘤内形成多个囊腔,其间有结缔组织相隔,也可融合成大囊腔,腔内含清亮无色液体,可自然凝固成胶冻状。此时子宫肌瘤变软,需与妊娠子宫或卵巢囊肿相鉴别。镜下见囊腔由玻璃样变的肌瘤组织构成,内壁无上皮覆盖。

3.红色样变(red degeneration)：多见于妊娠期或产褥期,是一种特殊类型的坏死,其发生原因尚不清楚。肌瘤体积迅速改变,发生血管破裂,出血弥散于组织内。肌瘤剖面呈暗红色,腥臭味,如半熟的牛肉,质软,漩涡状结构消失。肌瘤镜下见假包膜内大静脉及瘤体内小静脉有栓塞,组织高度水肿,并伴溶血,肌细胞减少,细胞核溶解消失,有较多脂肪小球沉积。临床上因肌瘤增长迅速患者可有剧烈腹痛,并伴恶心呕吐、发热、白细胞计数增加等表现。

4.肉瘤样变(sarcomatous change)：是肌瘤恶变的表现,多见于年龄较大妇女,发病率低仅为0.4%～0.8%。检查见组织软且脆,似生鱼肉状,切面灰黄色,与周围组织分界不明显。镜下的平滑肌细胞增生明显,排列紊乱,细胞有异型性。临床上肌瘤在短期内迅速增大或伴不规则阴道流血者,尤其是绝经后妇女肌瘤增大,更应警惕恶变的可能。

5.钙化(degeneration with calcification)：多见于蒂部细小、血供不足的浆膜下肌瘤及绝经后妇女的肌瘤,常在脂肪变性后分解成三酰甘油,与钙盐结合后沉积,形成营养不良性钙化。镜下见钙化区为层状沉积,呈圆形或不规则形,苏木素染色有深蓝色微细颗粒浸润。X线摄片清晰可见钙化阴影。

【护理评估】

（一）健康史　注意询问患者年龄、月经史及生育史；有无因肌瘤导致的不孕或流产史；是否存在长期使用雌激素如避孕药等诱发因素；发现肌瘤后月经变化情况，有无压迫症状，肌瘤增长的速度及其他伴随症状；曾接受的治疗、疗效及用药后机体的反应等。

（二）身体状况　患者的身体状况与其生长部位和有无变性有关，与肌瘤的大小和数目关系不大。

1.症状：多数患者无明显症状，仅在体检时偶然发现。

（1）经量增多及经期延长：是子宫肌瘤最常见的症状，多见于较大的肌壁间肌瘤及黏膜下肌瘤。肌瘤可致宫腔增大，子宫内膜面积增大，并影响子宫收缩。另外，肌瘤压迫使子宫内膜静脉丛充血扩张，致使经量增多，经期延长。黏膜下肌瘤发生坏死、溃疡、感染时，则有持续性或不规则阴道流血，也可出现脓血性排液。浆膜下肌瘤及肌壁间小肌瘤常无明显月经改变。

（2）下腹包块：当肌瘤增大使子宫超过妊娠3个月大小时，可于患者下腹正中触及包块，尤其膀胱充盈将子宫推向上方时更容易触及。而带蒂的黏膜下肌瘤则可脱出于阴道口，患者因此而就诊。

（3）白带增多：肌瘤使宫腔内膜面积增大，内膜腺体分泌增加，并伴盆腔充血使白带增多；脱出于阴道内的黏膜下肌瘤表面感染、坏死，可有大量脓性白带，出现溃烂、坏死，出血时会有血性或脓血性且恶臭的阴道排液。

（4）压迫症状：肌瘤增大时可压迫邻近器官，出现相应症状。子宫前壁下段肌瘤压迫膀胱引起尿频、尿急，宫颈肌瘤可致排尿困难，尿潴留；子宫后壁肌瘤引起下腹坠胀、便秘等症状。子宫两侧的子宫肌瘤（如阔韧带肌瘤）若压迫输尿管可引起输尿管扩张甚至肾盂积水。

（5）其他：常为腰酸、下腹坠胀，月经期加重，偶见不孕或流产。出现盆腔神经受压可引起下腹疼痛，浆膜下肌瘤发生蒂扭转则可引起急性腹痛，肌瘤红色样变则引起腹痛、发热。当长期月经量过多可引起不同程度的贫血、倦怠、嗜睡等症状。

2.体征：双合诊/三合诊检查可发现子宫均匀或不规则增大，表面可触及单个或多个结节状突起，质硬，无压痛。浆膜下肌瘤可扪及质硬、球状块物与子宫有蒂相连，活动好。黏膜下肌瘤位于宫腔内者子宫呈均匀增大，突出宫颈口或阴道内者阴道窥器检查可看到宫颈四周边缘清楚，颈口处或阴道内有肿物，红色，表面光滑，伴有感染时表面可有坏死、出血及脓性分泌物覆盖或形成溃疡。

（三）心理-社会支持状况　当患者得知病情后，首先担心是否为恶性肿瘤，随后出现对选择治疗方案的犹豫和无助。选择药物治疗者则对疗效及副作用表示担心,而选择手术治疗者则会感到焦虑,甚至恐惧不安。

（四）辅助检查

1.B超检查:最常用,可明确肌瘤的大小、位置和数目。

2.内镜检查:宫腔镜、腹腔镜直视下可分别查清黏膜下肌瘤、浆膜下肌瘤的位置、大小、形状,并可在镜下剔除肌瘤达到治疗的目的。

3.其他检查:MRI、子宫输卵管造影等协助诊断。

（五）治疗要点　根据患者的年龄、生育要求、症状以及肌瘤的类型、数目、大小等因素制订适宜的治疗方案,主要有药物治疗和手术治疗两种方式。

（六）子宫肌瘤合并妊娠　子宫肌瘤合并妊娠的发病率占肌瘤患者的0.5%～1%,占妊娠的0.3%～0.5%。因肌瘤小又无症状,在妊娠分娩过程中易被忽略,所以实际发病率远较上述数据高。

子宫肌瘤合并妊娠对妊娠、分娩的影响与肌瘤大小、数目有关。黏膜下肌瘤或较大肌壁间肌瘤可致不孕或流产。妊娠期或产褥期肌瘤迅速增大可发生红色样变。并且较大肌瘤可导致胎位异常、胎儿宫内发育迟缓、胎盘低置或前置。在分娩过程中可发生产道阻塞、胎儿先露部下降困难造成难产并致产程延长、产后出血等。

【常见护理诊断/问题】

（一）知识缺乏　缺乏子宫肌瘤的防治知识。

（二）活动无耐力　与月经过多导致继发贫血有关。

（三）有感染的危险　与长期阴道流血及手术创伤有关。

（四）个人应对无效　与选择治疗方案的无助感有关。

（五）焦虑　与担心子宫肌瘤恶变及手术切除子宫会产生后遗症有关。

【护理目标】

（一）患者能陈述子宫肌瘤的相关知识,主动配合治疗。

（二）患者贫血得到缓解,头晕乏力明显改善。

（三）患者治疗期间无感染发生。

（四）患者理解并接受治疗方案。

（五）患者出院时具有适应术后生活的能力和信心。

【护理措施】

（一）提供信息,增强信心　引导患者熟悉环境、医院设施、有关制度以及经管医生、责任护士。帮助患者分析住院期间及出院后可能利用的支持系统,减轻无助感。与患者建立良好的护患关系,详细评估患者所具备的子宫肌瘤相关知识,讲解有关疾病知识,纠正错误认识,为患者提供表达内心焦虑、恐惧、感受和期望的机会。使患者确信子宫肌瘤属于良性肿瘤,消除其不必要的顾虑,增强康复信心,允许患者参与决定自己的护理和治疗方案,并帮助患者了解接受治疗的结果。

(二)病情观察

1.阴道流血:严密观察并记录其生命体征,了解有无头晕、乏力、眼花、面色苍白等症状;观察阴道流血的时间、量、色、性状,正确评估阴道出血量。

2.腹痛:注意观察腹痛的部位、性质、程度。出现剧烈腹痛时,应及时报告医生处理,必要时做好急诊手术准备。

3.压迫症状:观察有无肿瘤压迫邻近器官出现的相应症状。肿瘤压迫膀胱出现排尿障碍、尿潴留时应给予导尿;压迫直肠引起便秘者,可给缓泻剂软化粪便或灌肠等。

(三)纠正贫血,预防感染

1.注意休息,保证睡眠,加强营养,避免过度劳累和剧烈运动。观察阴道流血情况及继发性贫血等症状。贫血的患者给予高蛋白、高维生素、富含铁的食物,遵医嘱使用铁剂、止血药和子宫收缩剂,必要时输血、补液或实施刮宫止血,并监测治疗效果。

2.监测体温和血象,保持外阴清洁,每日擦洗会阴2次,阴道出血期间禁止盆浴及性生活。黏膜下肌瘤如脱出阴道者,每日用消毒液行阴道冲洗。

(四)精心指导,全面护理

1.随访观察:适用于无症状患者或近绝经年龄妇女。3~6个月随访1次。若肌瘤继续增大或出现明显症状应调整治疗方案。

2.药物治疗:适用于症状轻、近绝经年龄或全身情况不宜手术者。药物治疗期间注意观察肌瘤的大小和症状的改变。

(1)促性腺激素释放激素类似物(GnRH-α):可采取大剂量连续或长期非脉冲式给药,可抑制FSH和LH分泌,降低雌二醇近似绝经水平,从而缓解症状并抑制肌瘤生长致其萎缩,但是停药后肌瘤会复发或再次增大。连续用药6个月以上可出现围绝经期综合征,所以长期用药受限制。常用药物是亮丙瑞林或戈舍瑞林。用药指征是:①为了顺利妊娠而缩小肌瘤。②为了手术控制症状,改善贫血。③为了降低手术难度,术前用药可缩小肌瘤,使阴式手术或腹腔镜手术成为可能。④为了避免手术,帮助近绝经期妇女提前过渡到自然绝经。

(2)米非司酮(mifepristone):与孕激素竞争受体,拮抗孕激素。可作为提前绝经或术前使用。但不宜长期服用,避免增加子宫内膜增生的风险。

应根据适应证选择适合药物,向患者讲明药物名称、用药目的、剂量、方法、可能出现的副反应及应对措施,告知服药过程中不能擅自停药或加量。

3.手术治疗:适应证有:①月经过多致继发贫血,经药物治疗无效。②平素有严重腹痛、性交痛或有蒂扭转引起的急性腹痛。③肌瘤大或有膀胱、直肠压迫症状。④肌瘤是患者不孕或反复流产的唯一原因。⑤怀疑肌瘤有恶变。

(1)手术方式有:①肌瘤切除术:适用于希望保留生育功能的患者。多经腹或腹腔镜下切除肌瘤,黏膜下肌瘤可经阴道或宫腔镜下切除,50%患者术后有复发机会,视情况需再次手术。②子宫切除术:不需保留生育功能或疑有恶变者,行子宫次全切除术或子宫全切除术,50岁以下、卵巢外观正常者保留卵巢。术前应行宫颈刮片细胞学检查,排除宫颈恶性病变。

(2)手术患者的主要护理措施有:①术前做好腹部和阴道准备。②术前严重贫血患者遵医嘱少量多次输血,快速提升血红蛋白值达到手术要求。③术后观察腹部伤口和阴道残端伤口有无渗血、红肿及异常分泌物。阴道残端在术后6~7 d肠线吸收时有少量出血,若出血多,及时报告医生。

目前,临床上也行子宫动脉栓塞术、宫腔镜子宫内膜切除术以达到治疗目的。

【知识拓展——子宫动脉栓塞术治疗子宫肌瘤】

子宫动脉栓塞(UAE)是一种微创治疗子宫肌瘤的方法。常采用Seldinger法,即在局部麻醉下行股动脉穿刺,置入4F或5F的cobra导管,在X线数字减影血管造影(DSA)下通过同轴导丝的引导,超选择性插管至子宫动脉并注入栓塞剂的一种介入性治疗技术。该方法安全、创伤小、并发症少。主要适于有症状的子宫肌瘤,患者要求保留子宫或希望避免手术的绝经前妇女。但对有子宫动脉栓塞禁忌证、瘤蒂细长的浆膜下肌瘤、巨大的肌壁间肌瘤、年轻患者要求保留生育能力者不宜使用。

要注意行子宫动脉栓塞术后患者应绝对卧床24 h,穿刺部位加压包扎并置沙袋压迫12 h,穿刺侧肢体制动12 h;给予抗生素预防感染;术后严密观察生命体征,穿刺部位是否出血;注意有无栓塞后综合征、不规则阴道流血、穿刺部位血肿等副反应和并发症发生。

(五)子宫肌瘤合并妊娠的护理

1.子宫肌瘤合并妊娠,无症状者,应定期产检,随时观察情况。①孕期子宫肌瘤切忌手术切除,以免造成盆腔器官粘连,导致大出血。②妊娠满37周后,根据肌瘤的生长部位、胎儿和孕妇的健康状况,选择分娩方式。经阴道试产者产时应密切注意胎心、宫缩、产程进展,并备好抢救药物和仪器;术后应警惕产后出血。若肌瘤处于子宫下段,阻碍胎头入盆则应选择剖宫产手术。

2.孕期肌瘤发生红色变时,原则上应以保守治疗为主。具体的护理措施为:①卧床休息为主。②支持疗法,包括补液,纠正水电解质紊乱,纠正贫血。③冰袋冷敷下腹部,减轻疼痛。④遵医嘱给予止痛剂和镇静剂,应尽量避免应用麻醉剂。⑤有宫缩者,按医嘱应用宫缩抑制剂。⑥合理应用抗生素预防感染。

(六)健康指导

1.随访观察者:①护士应告知随访的时间、目的及按时接受随访的重要性。②随访期间应加强营养,按时服药,定期随访。③告知患者避免使用雌、孕激素类药物,注意观察月经的变化及大小便有无异常等。④对患者需详细说明用药目的、剂量、方法及用药后雌激素减少的不良反应(潮热、出汗、阴道干燥等)。

2.手术患者:①术后应注意休息,继续纠正贫血。②术后1个月回院复查,3个月禁止性生活,6个月内避免重体力劳动。③肌瘤切除术患者应避孕2年再妊娠。④如若出现不适或异常症状,可随时就诊。

【护理评价】

(一)患者是否了解子宫肌瘤的相关知识。

(二)患者贫血及月经过多是否得到有效改善。

(三)患者治疗期间有无感染发生。

(四)患者是否理解并接受了治疗方案。

(五)患者出院时是否具有适应术后生活的能力和信心。

(马振荣)

第二节 子宫内膜癌

子宫内膜癌(endometrial carcinoma)简称内膜癌,是指发生于子宫内膜的一组上皮性恶性肿瘤,以腺癌最常见。子宫内膜癌为女性生殖道常见三大恶性肿瘤之一,约占女性全身恶性肿瘤的7%,占女性生殖道恶性肿瘤的20%~30%。近年发病率有上升趋势,75%以上发生在50岁以上妇女,平均发病年龄为60岁。

【概述】

(一)病因 确切病因仍不清楚,可能与下列因素有关:

1.雌激素对子宫内膜的长期持续刺激:与闭经、多囊卵巢综合征、无排卵性功血、功能性卵巢肿瘤、绝经后长期服用雌激素而无孕酮拮抗有关。

2.与子宫内膜增生过长有关:国际妇科病理学协会(ISGP,1987)将子宫内膜增生过长分为单纯型、复杂型与非典型增生过长3类。单纯型增生过长发展为子宫内膜癌约为1%,复杂型增生过长约为3%,而不典型增生过长发展为子宫内膜癌约为30%。

3.体质因素:内膜癌易发生在肥胖、高血压、糖尿病、未婚、不孕、少产的妇女,以上为内膜癌高危因素。

4.绝经后延:绝经后延妇女发生内膜癌的危险性增加4倍,内膜癌患者的绝经年龄比一般妇女平均晚6年。

5.遗传因素:约20%内膜癌患者有家族史。

(二)分型 目前认为其有两种类型:

1.雌激素依赖型(estrogen-dependent):多见,组织类型以腺癌为主,多为浅肌层浸润,肿瘤细胞分化较好,对孕激素治疗反应好,预后好。与雌激素长期刺激而无孕激素拮抗有关,子宫内膜过度增生,甚至癌变。患者大多较年轻,常伴有肥胖、高血压、糖尿病、不孕或绝经延迟。

2.非雌激素依赖型(estrogen-independent):少见,主要是子宫内膜浆液性乳头状癌,少部分为透明细胞癌、腺鳞癌、黏液腺癌等,多为深肌层浸润,肿瘤细胞分化差,恶性程度高。其发生与雌激素无明确关系,无内分泌紊乱,对孕激素无反应,易复发和转移,预后差。多见于老年体瘦妇女。

(三)病理

1.巨检:大体分为弥散型和局灶型,但是肉眼观察无明显区别。

(1)弥散型:子宫内膜大部或全部为癌组织侵犯,癌灶呈菜花样物从内膜表层长出并突向宫腔,表面有出血、坏死,但较少浸润肌层,晚期侵犯肌壁全层并扩展至宫颈管,若阻塞宫颈管可导致宫腔积脓。

(2)局灶型:癌灶小,局限于宫腔某部位,多见于宫底部或宫角部,呈息肉或小菜花状,易侵犯肌层。

2.镜检及病理类型:

(1)内膜样腺癌:占80%~90%。内膜腺体高度异常增生,上皮复层,形成筛孔状结构。癌细胞异型明显,核大、不规则、深染,核分裂活跃,分化差的腺癌腺体少,腺结构消失,成实性癌块。国际妇产科联盟(International Federation of Gynecology and Obstetrics,FIGO)提出按腺癌分化程度分为Ⅰ级(高分化,G1)、Ⅱ级(中分化,G2)、Ⅲ级(低分化,G3),级别越高,恶性程度越高。

(2)腺癌伴鳞状上皮分化:腺癌组织中含有鳞状上皮成分,伴鳞癌称为鳞腺癌,伴鳞状上皮化生成分称为棘腺癌(腺角化癌),介于两者之间称为腺癌伴鳞状上皮不典型增生。

(3)浆液性癌:又称子宫乳头状浆液性腺癌(UPSC),占1%~9%。癌细胞异型性明显,不规则复层排列,乳头状或簇状,约1/3患者可伴砂粒体。恶性程度很高,易广泛侵及肌层、腹腔及淋巴至远处转移。预后极差。

(4)黏液性癌:约占5%,大多数肿瘤由胞质内充满黏液的细胞组成,大部分腺体结构分化良好,病理所见与内膜样腺癌相似,预后较好。

(5)透明细胞癌:约占1%,癌细胞呈实性片状、腺管样或乳头状排列,癌细胞胞浆丰富、透亮、核异型,或由靴钉状细胞组成。恶性程度较高,易早期转移。

(四)转移途径 子宫内膜癌多数生长缓慢,局限在内膜和宫腔时间较长,极少数(浆液性乳头状腺癌、鳞腺癌)发展较快,短期内发生转移。其转移途径有:

1.直接蔓延:癌灶沿子宫内膜生长蔓延,向上经宫角至输卵管、卵巢,向下累及宫颈及阴道。癌灶也可穿透肌层浸润至子宫浆膜面而广泛种植在盆腹膜、直肠子宫陷凹及大网膜。

2.淋巴转移:是子宫内膜癌的主要转移途径。当癌组织分化不良、癌肿浸润至深肌层、或扩散至宫颈,易早期发生淋巴转移。其转移途径与癌灶生长部位有关:宫底部癌灶沿阔韧带上部淋巴管网转移至卵巢,向上至腹主动脉旁淋巴结;子宫角或前壁上部病灶沿圆韧带淋巴管转移至腹股沟淋巴结;子宫下段淋巴转移同宫颈癌,可累及宫旁、闭孔、髂内、髂外及髂总淋巴结;子宫后壁癌灶沿宫骶韧带扩散到直肠淋巴结;约10%内膜癌淋巴管逆行引流至阴道前壁。

3.血行转移:为晚期癌灶转移途径,常见转移部位为肺、肝、骨等。

(五)分期 子宫内膜癌分期,采用国际妇产科联盟(FIGO,2014年)制定的子宫内膜癌分期(表19-1)。

(六)鉴别诊断 子宫内膜癌主要临床表现是阴道流血,诊断时应与绝经过渡期阴道流血、萎缩性阴道炎等疾病相鉴别。

【护理评估】

(一)健康史 详细询问患者的年龄、月经史、生育史、家族史及既往健康状况。应高度重视患者有无高危因素如高血压、糖尿病、肥胖等,高度警惕激素应用史,并询问发病经过、检查治疗过程及目前治疗的效果。

表19-1　子宫内膜癌手术-病理分期(FIGO,2014年)

分　期	肿瘤范围
Ⅰ^a期	肿瘤局限于宫体
Ⅰ A^a	肿瘤无浸润或浸润<1/2肌层
Ⅰ B^a	肿瘤浸润≥1/2肌层浸润
Ⅱ^a期	肿瘤累及宫颈间质,未超出子宫体^b
Ⅲ^a期	肿瘤局限扩散/区域扩散
Ⅲ A^a	肿瘤累及子宫浆膜层和(或)附件^c
Ⅲ B^a	阴道和(或)宫旁受累
Ⅲ C^a	盆腔和(或)腹主动脉旁淋巴结转移^c
Ⅲ C1^a	盆腔淋巴结转移
Ⅲ C2^a	腹主动脉旁淋巴结转移有/无盆腔淋巴结转移
Ⅳ^a期	肿瘤侵及膀胱和(或)直肠黏膜转移,和(或)远处转移
Ⅳ A^a	肿瘤侵及膀胱和(或)直肠黏膜转移
Ⅳ B^a	远处转移,包括腹腔内和(或)腹股沟淋巴结转移

a:G1,G2或G3级。

b:宫颈管内膜腺体受累仅限于Ⅰ期,不再是Ⅱ期。

c:细胞学检查阳性应单独报告,但不影响分期。

(二)身体状况

1.症状:约90%的患者有阴道流血和阴道排液。

(1)阴道流血:最常见症状,因多发生于绝经后,故绝经后不规则阴道流血为本病典型表现,量一般不多,大出血者少见。尚未绝经者表现为经量增多,经期延长或经期间出血等。

(2)阴道排液:有25%的患者因阴道排液就诊,多为浆液性分泌物或血性液体,合并感染则有脓血性排液,并有恶臭。

(3)下腹疼痛:晚期癌肿浸润周围组织或压迫神经可引起下腹及腰骶部疼痛;累及宫颈,堵塞宫颈管导致宫腔积脓时,出现下腹胀痛及痉挛样疼痛。

(4)全身症状:晚期可出现贫血、消瘦、恶病质、发热及全身衰竭等表现。

2.体征:早期时妇科检查常无明显异常。随病情发展,子宫明显>患者相应年龄应有的大小,质稍软;偶有癌组织自宫颈口脱出,质脆,触之易出血。出现宫腔积脓者,子宫明显增大,极软。癌组织向周围浸润时,子宫固定,在宫旁或盆腔内可触及不规则结节状肿物。

(三)心理-社会支持状况　　患者就诊后,面对各种检查充满恐惧和焦虑,担心检查过程的不适和检查结果的不利。当确诊是内膜癌时,患者会经历否认、愤怒、妥协、忧郁、接受等一系列心理反应。

（四）辅助检查

1.B型超声检查：子宫增大，宫腔线紊乱、中断或消失。宫腔内见实质不均的回声区，有时见肌层内不规则回声紊乱区，边界不清，可提示肌层浸润的程度。彩色多普勒还能检查血流信号，协助诊断。

2.分段刮宫（fractional curettage）：是确诊内膜癌最常用、最有价值的方法。要求先环刮宫颈管，再探宫腔，最后行宫腔搔刮，标本分瓶装好，注明部位，送病理检查。病理检查结果是确诊子宫内膜癌的依据，既能鉴别子宫内膜癌和宫颈管腺癌，还可以明确宫颈管是否受累。

3.宫腔镜检查：可直视宫腔及宫颈管内有无癌灶、其大小及部位，并在直视下取可疑病灶送病理检查，阳性率高，对局灶型子宫内膜癌的诊断有帮助。

4.细胞学检查：用特制的宫腔吸管或宫腔刷放入宫腔，吸取内容物做细胞学检查，准确率高，但是国内尚未普遍开展。

5.血清CA_{125}测定：明显升高提示癌肿有子宫外播散，也可作为疗效观察的指标。

6.其他检查：MRI、CT/PET、淋巴造影等协助诊断。

（五）治疗要点　应根据子宫体大小、分期、癌细胞分化程度及患者全身情况而定。主要的治疗为手术、放疗及药物治疗，可单用或综合应用。其中手术是治疗内膜癌的主要方法，通过手术可以进行手术–病理分期，确定病变范围及与预后相关因素，也可以切除癌变的子宫及转移病灶。术中切除的病灶既做病理学检查，还需做雌、孕激素受体检测，为下一步选用辅助治疗提供依据。

【常见护理诊断/问题】

（一）焦虑　与住院、需要接受的诊治方案及担心癌瘤会影响生命安全有关。

（二）知识缺乏　缺乏内膜癌治疗和预后的相关知识。

（三）睡眠形态紊乱　与环境改变有关。

【护理目标】

（一）患者焦虑减轻，并能理解和配合拟行检查和治疗。

（二）患者能描述内膜癌诊治及预后等相关知识。

（三）患者能叙述妨碍睡眠的因素，并列举应对措施。

【护理措施】

（一）一般护理　合理饮食，加强营养，鼓励患者进食高蛋白、高维生素和高热量食物，增强机体的抵抗力。为患者提供安静舒适的睡眠环境，教会患者应用放松等技巧促进睡眠,保证患者夜间连续睡眠7~8 h。保持外阴清洁,预防感染。

(二)心理护理 了解患者对疾病及有关诊治过程的认知程度,鼓励患者及其家属讨论有关疾病及诊治的疑虑,耐心解答。向患者介绍诊断性检查、治疗过程、可能出现的不适、副反应及应对措施,使患者主动积极配合。针对病情分析其预后,告知子宫内膜癌生长缓慢、转移较晚,是女性生殖器官恶性肿瘤中预后较好的一种,既树立患者疾病治疗的信心,又有效缓解患者恐惧和焦虑的心理。

(三)治疗配合 治疗方案应根据患者年龄、全身状况、癌灶累及范围及组织学类型选择。

1.手术治疗:主要适用于不需要保留生育能力患者,手术是治疗子宫内膜癌的主要方法,尤其对早期患者。Ⅰ期应行全子宫＋双侧附件切除术,必要时还应行盆腔淋巴结清扫术。Ⅱ期行广泛子宫切除＋盆腔淋巴结清扫术＋腹主动脉旁淋巴结取样术。Ⅲ期和Ⅳ期的手术应根据患者的具体情况,尽可能切除肉眼可见病灶,手术范围同卵巢癌,行肿瘤细胞减灭术。术前除了按腹部手术常规护理外,护士应按照涉及肠道的手术进行术前准备。术中密切观察患者情况,注意术中切除的病灶既做病理学检查,还需做雌、孕激素受体检测。术后除了按腹部手术常规护理外,还应注意术后6~7 d阴道残端肠线吸收或感染可致残端出血,需严密观察并记录出血情况。此期间患者应减少活动。

2.放疗:是治疗内膜癌的有效方法之一,包括腔内照射和体外照射两种。单纯放疗适用于有手术禁忌证或不能接受手术治疗的晚期患者。术后放疗是手术后的主要辅助治疗,适用于有肌层深部浸润、淋巴结转移、盆腔及阴道残留病灶的患者,能有效降低复发率,提高生存率。具体措施参考宫颈癌放疗护理内容。

3.化疗:是晚期或复发子宫内膜癌的综合治疗措施之一,也可用于术后有复发高危因素患者的治疗,减少盆腔外的远处转移。

4.孕激素治疗:适用于晚期癌或复发癌者、不能手术切除或早期要求保留生育功能者。常用药物醋酸甲羟孕酮、己酸孕酮,其可能的治疗机制为孕激素作用于癌细胞并与孕激素受体结合形成复合物进入细胞核,延缓DNA和RNA的复制,抑制癌细胞的生长。因为用量大,应注意副作用可引起水钠潴留、水肿或药物性肝炎等,停药后逐渐好转。治疗时应告知患者部分病例可能出现病情进展甚至死亡,并且药物治疗一般要10~12周方能初见疗效。

5.其他药物治疗:对于雌激素依赖型内膜癌可以应用非甾体抗雌激素类抗癌药他莫昔芬或三苯氧胺进行治疗,但应注意观察病情的变化和药物副作用,如围绝经期综合征,恶心呕吐等胃肠道反应,血小板、白细胞减少及贫血等血液系统不良反应及肝损伤等。

【知识拓展——子宫内膜癌保留生育功能指征和方法】

①分段诊刮标本病理类型为子宫内膜样腺癌,高分化(G1级)。②MRI检查(首选)或经阴道超声检查发现病灶局限于子宫内膜。③影像学检查未发现可疑的转移病灶。④无药物治疗或妊娠的禁忌证。⑤经充分咨询了解保留生育功能并非子宫内膜癌的标准治疗方式,患者在治疗前需咨询生育专家。⑥对合适的患者进行遗传咨询或基因检测。⑦可选择甲地孕酮、醋酸甲羟孕酮或左炔诺孕酮宫内缓释系统。⑧治疗期间3~6个月分段诊刮或取子宫内膜活检,若6个月后病变完全缓解,鼓励患者受孕,受孕前持续3~6个月进行内膜活检,若患者暂无生育计划则给予孕激素维持治疗及定期监测;若内膜癌持续6~9月持续存在,则需要改行手术治疗。⑨完成生育后或内膜活检发现疾病发展,即行手术治疗。⑩特殊类型的子宫内膜癌和肉瘤不能保留生育功能。

(四)健康指导 了解患者掌握内膜癌的知识量,使患者明确术前常规准备、术后锻炼活动的方法、复诊的时间和内容等。

1.普及防癌知识:①正确使用雌激素,并加强用药期间的监护。②围绝经妇女月经紊乱、绝经后不规则阴道流血者,应排除癌变。③对于肥胖、不育、绝经延迟、长期服用雌激素或他莫昔芬等高危人群应密切随访检测。④定期体检,已婚妇女1~2年做妇科防癌普查1次。

2.出院指导:子宫内膜癌患者术后2~3年内复发率高,应定期随访。①随访时间:术后2~3年内,3个月1次;3~5年,6个月1次;以后每年1次。②随访内容包括:病史、可能的复发症状、盆腔检查、阴道细胞学涂片、胸部X线摄片、血清CA_{125}等。并注意生活方式、运动、阴道润滑剂使用等的指导。

【护理评价】

(一)患者是否能列举缓解心理压力的方法,能否理解和配合拟行检查和治疗。

(二)患者能否陈述子宫内膜癌的相关知识。

(三)患者睡眠质量有无提高。

(马振荣)

第三节 子宫肉瘤

子宫肉瘤(uterine sarcoma)罕见,恶性程度高,来源于子宫肌层、肌层内结缔组织和子宫内膜间质,也可继发于子宫平滑肌瘤。发生率占子宫恶性肿瘤的2%~4%,占生殖道恶性肿瘤的1%。多发于40~60岁妇女。

【概述】

(一)病因 子宫肉瘤的病因迄今尚不明确,有研究认为,与癌基因和抑癌基因有关。

(二)组织发生及病理 根据不同的组织来源,主要有三种类型:

1.子宫平滑肌肉瘤(leiomyosarcoma):最多见,占45%,常发生盆腔血管、淋巴结及肺转移,分为原发性和继发性两种。原发性平滑肌肉瘤来自子宫肌层或肌壁间血管壁平滑肌组织,与子宫壁无明显界限,无包膜,呈弥漫性生长。继发性平滑肌肉瘤为原有平滑肌瘤恶变,其预后较原发性好。大体切面见鱼肉状或豆渣样均匀一致的黄色或红色结构,镜下见瘤细胞呈梭形,大小不一,排列紊乱,核异型,核仁明显,染色质深,偶有巨细胞出现,核分裂象>5/10 HP。

2.子宫内膜间质肉瘤(endometrial stromal sarcoma):来自子宫内膜间质细胞。分为3类。

(1)子宫内膜间质结节:病灶局限于子宫,边界清,质硬,无浸润。核分裂象<5/10 HP。

(2)子宫内膜间质肉瘤:又称低度恶性子宫内膜间质肉瘤。有宫旁组织转移倾向,较少发生淋巴及肺转移,平均在初始治疗后5年复发。大体见子宫球状增大,有多发的颗粒样或小团状突起,质如橡皮富弹性。切面见癌组织似鱼肉状,黄色均匀一致,有长蒂的息肉可达宫颈口外。镜下见子宫内膜间质细胞大小一致,侵入肌层肌束间,细胞质少,核分裂象<10/10 HP。

(3)高度或未分化子宫内膜肉瘤:恶性程度较高,预后差。大体见肿瘤多发生于子宫底部,向腔内突起呈息肉状,质软且脆,常有出血坏死。切面灰黄色,鱼肉状,有肌层浸润时肌壁呈局限性或弥漫性增厚。镜下见瘤细胞大小不一,分化差,核深染,异型性明显,核分裂象>10/10 HP。

3.上皮和间叶混合性肉瘤:由上皮和间叶两种成分组成的恶性肿瘤。根据上皮成分的良恶性,又分为腺肉瘤和癌肉瘤。

(三)转移途径 有以下三种:

1.血行播散:是平滑肌肉瘤的主要转移途径。低度恶性子宫内膜间质肉瘤的宫旁血管内瘤栓较为多见。

2.直接蔓延:可直接蔓延到子宫肌层甚至浆膜层。

3.淋巴转移:子宫上皮和间叶混合性肉瘤及恶性子宫内膜间质肉瘤较易发生淋巴结转移。

(四)分期 子宫肉瘤分期,采用国际妇产科联盟(FIGO,2009年)制定的子宫肉瘤分期见表19-2。

表19-2　子宫肉瘤手术病理分期(FIGO,2009年)

(1)子宫平滑肌肉瘤	
Ⅰ期	肿瘤局限于子宫体
ⅠA	肿瘤＜5 cm
ⅠB	肿瘤＞5 cm
Ⅱ期	肿瘤侵及盆腔
ⅡA	附件受累
ⅡB	子宫外盆腔内组织受累
Ⅲ期	肿瘤侵及腹腔组织(不高阔子宫肿瘤突入腹腔)
ⅢA	一个病灶
ⅢB	一个以上病灶
ⅢC	盆腔淋巴结和(或)腹主动脉旁淋巴结转移
Ⅳ期	膀胱和(或)直肠或有远处转移
ⅣA	肿瘤侵及膀胱和(或)直肠
ⅣB	远处转移,包括腹腔内和(或)腹股沟淋巴结转移
(2)子宫内膜间质肉瘤和腺肉瘤	
Ⅰ期	肿瘤局限于子宫体
ⅠA	肿瘤局限于子宫内膜或宫颈内膜、无肌层浸润
ⅠB	肌层浸润≤1/2
ⅠC	肌层浸润＞1/2
Ⅱ期	肿瘤侵及盆腔
ⅡA	附件受累
ⅡB	子宫外盆腔内组织受累
Ⅲ期	肿瘤侵及腹腔组织(不包括子宫肿瘤突入腹腔)
ⅢA	一个病灶
ⅢB	一个以上病灶
ⅢC	盆腔淋巴结和(或)腹主动脉旁淋巴结转移
Ⅳ期	膀胱和(或)直肠或有远处转移
ⅣA	肿瘤侵及膀胱和(或)直肠
ⅣB	远处转移
(3)癌肉瘤	癌肉瘤分期同子宫内膜癌分期(FIGO,2009)

（五）鉴别诊断　子宫肉瘤应与子宫肌瘤、子宫内膜息肉、子宫内膜癌等疾病鉴别,最终鉴别依靠病理检查。

【护理评估】

（一）健康史　详细询问患者近两年身体有无消瘦、疲乏,阴道有无异常出血,阴道分泌物有无异味,做过什么检查和治疗等。

（二）身体状况

1.症状:子宫肉瘤早期症状不明显,病情发展后可出现类似子宫肌瘤和子宫内膜息肉的症状。

(1)阴道不规则流血:为最常见的症状。量多少不等,出血来自向宫腔生长的肿瘤表面溃破。若合并感染坏死,可有大量脓性分泌物。

(2)腹痛:肉瘤增长迅速,子宫短期内增大明显可引起腹痛,也可因为瘤体内坏死、出血、子宫肌壁破裂引发急性腹痛。

(3)腹部包块:患者自述下腹部增大明显,多见于子宫肌瘤肉瘤变者。

(4)压迫症状及其他:肉瘤增大可压迫膀胱和直肠,出现尿频、尿急、尿潴留、便秘等症状。如压迫盆腔则影响下肢静脉和淋巴回流,出现下肢水肿等症状。

(5)其他症状:晚期患者出现恶病质及肺、脑转移等相应症状。肉瘤脱垂至阴道,常有大量恶臭分泌物。

2.体征:子宫增大,外形不规则,宫颈口有肿瘤样物脱出,易出血,合并感染后有坏死及脓性分泌物。晚期肿瘤盆腔扩散,可累及肠管及腹腔,但是积液不常见。

(三)心理-社会支持状况　同恶性肿瘤患者的反应。

(四)辅助检查

1.B型超声:彩色多普勒测定子宫及肿物的血流信号及血流阻力,有助于诊断。

2.分段诊刮:是术前诊断的重要检查方法,尤其对于子宫内膜间质肉瘤及上皮和间叶混合性肉瘤的诊断价值大。

3.其他:可以做肿瘤标志物、CT、MRI等检查,但是诊断不明确。所以,术前诊断较困难,最终诊断应依据术后的组织病理学检查。

(五)治疗要点　治疗以手术为主,晚期配合手术、放疗和化疗等综合治疗。

【常见护理诊断/问题】

(一)恐惧　与害怕手术、死亡有关。

(二)疼痛　与癌灶浸润有关。

【护理措施】

(一)心理护理　与患者多交流,了解患者的内心感受;向患者介绍可能出现的不适和应对措施;缓解患者的恐惧,增强其治疗的信心,主动配合诊治方案。

(二)疼痛护理　向患者和家属介绍疼痛的原因,介绍并指导减轻疼痛的方法,必要时遵医嘱使用镇痛药。

(三)治疗配合　Ⅰ期、Ⅱ期患者行全子宫及双侧附件切除术。Ⅲ期、Ⅳ期患者术后加用化疗或放疗可提高疗效。手术治疗者应按妇科手术常规进行护理。

(四)健康指导　告知患者及家属子宫肉瘤的复发率高,预后差,五年生存率仅

20%~30%,所以术后应随诊。

【知识拓展——子宫肉瘤预后相关因素】

①组织类型　低度恶性子宫平滑肌肉瘤预后最好,其次是子宫内膜间质肉瘤,高度恶性子宫平滑肌肉瘤和上皮和间叶混合性肉瘤的预后最差。②临床分期　分期越晚,预后越差。Ⅰ、Ⅱ、Ⅲ、Ⅳ期的五年生存率分别为58%、33%、13%和0。③宫旁血管淋巴管受侵　宫旁淋巴管受侵会导致患者复发率明显上升,预后变差。④核分裂象　一般认为,核分裂象≥10/10 HP预后差,<5/10 HP预后好。⑤子宫肌层受侵　子宫肌层是否受侵及受侵程度与预后有关。⑥月经状态　绝经后发生的患者比绝经前发生的患者预后差。⑦ER、PR状态　ER、PR受体阴性者比阳性者预后差。

（马振荣）

第二十章　卵巢肿瘤与输卵管肿瘤护理

第一节　卵巢肿瘤

卵巢肿瘤(ovarian tumor)是常见的妇科肿瘤,可在任何年龄发病。卵巢肿瘤有良性、交界性和恶性之分。约20%～25%的卵巢恶性肿瘤有家族史,其发病可能与高胆固醇饮食、内分泌因素有关。卵巢位于盆腔深部,早期无症状,也缺乏完善的早期诊断和鉴别方法,一经发现往往已属晚期,故死亡率居妇科恶性肿瘤之首。上皮肿瘤好发于50～60岁妇女,生殖细胞肿瘤多见于30岁以下年轻女性,除原发性肿瘤外,还有由其他器官转移来的恶性肿瘤。近40年来,卵巢恶性肿瘤发病率增加2～3倍,并有逐渐上升的趋势。

【概述】

(一)常见的卵巢肿瘤和病理学特点

卵巢组织成分非常复杂,是全身各脏器原发肿瘤类型最多的器官。根据世界卫生组织(WHO)的卵巢肿瘤组织学分类(2003年制定),将卵巢肿瘤分为:

1. 卵巢上皮性肿瘤(epithelial ovarian tumor)　是卵巢肿瘤中最常见的一种,卵巢上皮性肿瘤有良性、交界性和恶性之分。临床观察发现多见于中老年妇女;不孕、未产、月经初潮早、绝经迟等是卵巢癌的高危因素;多次妊娠、哺乳和口服避孕药是其保护因素。

(1)浆液性囊腺瘤(serous cystadenoma):较为常见。多为单侧,亦可为双侧,圆球形,表面光滑,大小不等。分单纯性及乳头状两型。

(2)交界性浆液性囊腺瘤(borderline serous cystadenoma):多为双侧,中等大小,较少在囊内乳头状生长,多向囊外生长。预后好。

(3)浆液性囊腺癌(serous cystadenocarcinoma):是最常见的卵巢恶性肿瘤。多为双侧,体积较大,半实性。肿瘤生长速度快,预后差。

(4)黏液性囊腺瘤(mucinous cystadenoma):是人体中生长最大的一种良性肿瘤,恶变率为5%～10%。多为单侧、多房性。

(5)交界性黏液性囊腺瘤(borderline mucinous cystadenoma):一般大小,多为单侧,表面光滑,常为多房。

(6)黏液性囊腺癌(mucinous cystadenocarcinoma):是卵巢恶性肿瘤,多为单侧,瘤体较大。

2. 卵巢生殖细胞肿瘤(ovarian germ cell tumor) 好发于青少年及儿童。

(1)畸胎瘤(teratoma):由多胚层组织构成,偶见只含一个胚层成分。肿瘤组织多数成熟,少数不成熟。无论肿瘤质地呈囊性或实性,其恶性程度均取决于组织分化程度。

①成熟畸胎瘤(mature teratoma):又称皮样囊肿(dermoid cyst),属于卵巢良性肿瘤,可发生于任何年龄,以20~40岁居多。多为单侧、单房,中等大小,表面光滑,壁厚,腔内充满油脂和毛发,有时可见牙齿或骨质。恶变率为2%~4%,多见于绝经后妇女。

②未成熟畸胎瘤(immature teratoma):是恶性肿瘤,多发生于青少年,平均11~19岁,多为单侧实性瘤,体积较大,其转移及复发率均高。

(2)无性细胞瘤(dysgerminoma):属中等恶性的实性肿瘤,主要发生于青春期及生育期妇女。单侧居多,右侧多于左侧,中等大小,包膜光滑。对放疗特别敏感。

(3)卵黄囊瘤(yolk sac tumor):又名内胚窦瘤(endodermal sinus tumor),属高度恶性肿瘤,多见于儿童及青少年。多数为单侧、体积大,易破裂。测定患者血清中AFP浓度可作为诊断和治疗监护时的重要指标。该肿瘤生长迅速,早期即转移,预后差,但对化疗十分敏感。

3. 卵巢性索间质肿瘤(ovarian sex cord stromal tumor) 该类肿瘤常有内分泌功能,故又称为卵巢功能性肿瘤。

(1)颗粒细胞瘤(granulosa cell tumor):是最常见的功能性肿瘤,属于低度恶性肿瘤。可发生于任何年龄,45~55岁为发病高峰。肿瘤能分泌雌激素,有女性化作用。青春期前患者出现性早熟;育龄期患者出现月经紊乱;绝经后患者出现不规则阴道流血,常合并子宫内膜增生过长甚至发生癌变。肿瘤多为单侧,表面光滑,圆形或椭圆形,大小不一。一般预后较好,但仍存在远期复发倾向。

(2)卵泡膜细胞瘤(theca cell tumor):属良性肿瘤,多为单侧,质硬,表面光滑,大小不一。可分泌雌激素,有女性化作用,常与颗粒细胞瘤合并存在。常合并子宫内膜增生,甚至子宫内膜癌。恶性卵泡膜细胞瘤较少见,可发生远处转移,但预后较卵巢上皮性癌好。

(3)纤维瘤(fibroma):为较常见的卵巢良性肿瘤,多见于中年妇女。肿瘤多为单侧,表面光滑或结节状,中等大小,实性,坚硬。偶见纤维瘤患者伴有腹水或胸腔积液,称为梅格斯综合征(Meigs syndrome),手术切除肿瘤后腹水、胸腔积液可自行消失。

(4)支持细胞-间质细胞瘤(sertoli leydig cell tumor):也称为睾丸母细胞瘤(androblastoma),多发生于40岁以下妇女,罕见。高分化者为良性,中低分化为恶性。

4. 卵巢转移性肿瘤　体内任何部位的原发性癌均可能转移至卵巢、乳腺、胃肠道、生殖道、泌尿道等是常见的原发肿瘤器官。库肯勃瘤(Krukenberg tumor)是一种特殊的卵巢转移性腺癌,其原发部位是胃肠道。大部分卵巢转移性肿瘤的治疗效果不佳,恶性程度高,预后极差。

(二)卵巢瘤样病变

属卵巢非赘生性肿瘤,是卵巢增大的常见原因,常见有以下几种:

1. 卵泡囊肿　在卵泡发育过程中,因卵泡液潴留而形成。囊壁薄,滤泡液清,囊肿直径常<5 cm。

2. 黄体囊肿　因黄体持续存在所致,一般少见。直径5 cm左右,可使月经后延。

3. 卵巢黄素化囊肿　在滋养细胞疾病中出现。由于滋养细胞异常增生,产生大量HCG,刺激卵巢颗粒细胞及卵泡膜细胞,使之过度黄素化所致,直径10 cm左右。黄素化囊肿本身无手术指征,无需特殊治疗,滋养细胞疾病治愈后随HCG水平下降而最终消失。

4. 多囊卵巢　与内分泌功能紊乱、下丘脑-垂体平衡失调有关。表现为双侧卵巢均匀增大,为正常卵巢的2~3倍,表面光滑,包膜厚,呈白色,切面有多个囊性卵泡。患者常有闭经、多毛、不孕等多囊卵巢综合征的表现。

5. 卵巢子宫内膜异位囊肿　又称卵巢巧克力囊肿。卵巢组织内因有异位的子宫内膜存在而导致反复出血,形成单个或多个囊肿,平均直径5~6 cm,囊内液为巧克力色糊状陈旧性血液。

(三)卵巢恶性肿瘤的转移途径

主要通过直接蔓延及腹腔种植方式转移,淋巴转移为重要的转移途径,血行转移较少见。即使外观为局限的肿瘤,也可在大网膜、腹膜、腹膜后淋巴结、横膈等部位有亚临床转移。可通过直接蔓延及腹腔种植广泛种植于腹膜、大网膜、横膈,晚期可转移至肺、胸膜及肝脏。

(四)卵巢恶性肿瘤的临床分期

目前多采用国际妇产科联盟(FIGO)的手术病理分期(表20-1)。

表20-1　卵巢恶性肿瘤的手术病理分期（FIGO，2006年）

Ⅰ期	肿瘤局限于卵巢
ⅠA	肿瘤局限于一侧卵巢，包膜完整，卵巢表面无肿瘤；腹腔积液中未找到恶性细胞
ⅠB	肿瘤局限于双侧卵巢，包膜完整，卵巢表面无肿瘤；腹腔积液中未找到恶性细胞
ⅠC	肿瘤局限于单侧或双侧卵巢并伴有如下任何一项：包膜破裂；卵巢表面有肿瘤；腹腔积液或腹水冲洗液中有恶性细胞
Ⅱ期	肿瘤累及一侧或双侧卵巢，伴有盆腔扩散
ⅡA	扩散和（或）转移至子宫和（或）输卵管
ⅡB	扩散至其他盆腔器官
ⅡC	ⅡA或ⅡB，伴有卵巢表面有肿瘤，或包膜破裂，或腹腔积液或腹水冲洗液有恶性细胞
Ⅲ期	肿瘤侵犯一侧或双侧卵巢，并有组织学证实的盆腔外腹膜种植和（或）局部淋巴结转移；肝表面转移；肿瘤局限于真骨盆，但组织学证实肿瘤细胞已扩散至小肠或大网膜
ⅢA	肉眼见肿瘤局限于真骨盆，淋巴结阴性，但组织学证实腹腔腹膜表面存在镜下转移，或组织学证实肿瘤细胞已扩散至小肠或大网膜
ⅢB	一侧或双侧卵巢肿瘤，并有组织学证实的腹腔腹膜表面肿瘤种植，但直径≤2 cm，淋巴结阴性
ⅢC	盆腔外腹膜转移灶径线＞2 cm，和（或）区域淋巴结转移
Ⅳ期	肿瘤侵犯一侧或双侧卵巢，伴有远处转移。有胸腔积液且胸腔肿瘤细胞阳性为Ⅳ期；肝实质转移为Ⅳ期

【护理评估】

（一）健康史　常于妇科普查中发现盆腔肿块而就医，早期患者多无特殊症状，应注意收集与发病有关的高危因素，如肥胖、高胆固醇饮食、月经史、生育史、家族史等，根据患者表现及局部体征初步判断是否为卵巢肿瘤、有无并发症，并对肿瘤的良恶性作出初步判断。

（二）身体状况

1.症状

（1）卵巢良性肿瘤：初期肿瘤较小，患者常无症状，腹部无法扪及，常于妇科检查时偶然发现。当肿瘤增大明显时，患者可感腹胀或扪及肿块；肿瘤占据盆腔时，可出现压迫症状，如尿频、便秘、气急、心悸等。

（2）卵巢恶性肿瘤：早期多无自觉症状，出现症状时往往病情已属晚期。晚期主要症状为腹胀、腹部肿块及胃肠道症状。症状轻重取决于肿瘤的大小、位置、侵犯邻近器官程度、有无并发症及组织学类型。肿瘤向周围组织浸润或压迫神经，则可引起腹痛、腰骶痛或下肢疼痛；压迫盆腔静脉可出现下肢水肿；功能性肿瘤患者可出现不规则阴道流血或绝经后阴道流血的症状。晚期患者呈明显消瘦、贫血等恶病质表现。

2.体征：早期肿瘤小，不易被发现。当肿瘤增大明显时，盆腔检查发现宫旁一侧或双侧囊性或实性包块；活动或固定不动；表面光滑或高低不平。

3.卵巢良性肿瘤与恶性肿瘤的鉴别（表20-2）。

表20-2　卵巢良性肿瘤与恶性肿瘤的鉴别

鉴别内容	卵巢良性肿瘤	卵巢恶性肿瘤
病史	生育期多见、生长缓慢、病程长	病程短、肿瘤生长迅速
一般情况	良好	晚期出现恶病质
体征	多单侧、囊性、活动、表面光滑、无腹水	多双侧、实性或囊性、固定、表面结节状不规则，常伴腹水且多血性，可查到癌细胞
B型超声	液性暗区、边缘清晰，可有间隔光带	液性暗区内有杂乱光团、光点、界限不清

4.并发症

（1）蒂扭转：蒂扭转是卵巢肿瘤最常见的并发症，为妇科常见的急腹症。蒂扭转好发于瘤蒂长、中等大小、活动度大、重心偏于一侧的肿瘤，例如畸胎瘤。常在患者体位突然改变，妊娠期或产褥期子宫大小、位置发生改变时出现。发生急性蒂扭转后静脉回流受阻，瘤内充血或瘤内血管破裂出血，致瘤体迅速增大；动脉血流受阻瘤体可发生坏死、破裂和继发感染。典型症状为体位改变后突然发生一侧下腹剧痛，常伴恶心、呕吐甚至休克。盆腔检查可扪及张力较大的肿块，压痛以瘤蒂处最明显，并伴有肌紧张。若为不全扭转，有时可自然复位，腹痛随之缓解。蒂扭转一经确诊应尽快手术。

（2）破裂：约有3%的卵巢肿瘤会发生破裂，有外伤性破裂和自发性破裂两种。外伤性破裂可因腹部受重击、性交、分娩、盆腔检查、穿刺等所致；自发性破裂则往往是肿瘤生长过速所致，多数为恶性肿瘤快速、浸润性生长穿破囊壁引起。症状轻重取决于破裂口的大小、囊液的性质及流入腹腔的囊液量，轻者仅感轻度腹痛，重者表现为剧烈腹痛，伴恶心、呕吐，可出现腹腔内出血、腹膜炎及休克。体征为腹部压痛、腹肌紧张，可有腹水征，原有的肿块扪不到或缩小。怀疑肿瘤破裂时应立即手术。

（3）感染：较少见，多由肿瘤扭转或破裂后引起，也可来源于邻近器官感染灶的扩散，如阑尾脓肿扩散。患者表现为发热、腹痛，腹部压痛、反跳痛、肌紧张，腹部肿块及白细胞计数增加等腹膜炎征象。发生感染者应先用抗生素控制感染，然后手术切除肿瘤，若感染严重则宜即刻手术去除感染灶。

（4）恶变：肿瘤生长迅速尤其双侧者，应考虑有恶变的可能，确诊后应尽早手术。

（三）心理-社会支持状况　在卵巢肿瘤性质确定之前，患者及其家属多表现为焦虑和紧张不安，渴望早日知道诊断结果。若为恶性肿瘤，患者可能出现悲观、抑郁甚至绝望的情绪；又因其手术和反复化疗影响正常的生活、疾病可能最终导致死亡等原因而出现消极、甚至厌世等负面心理。

（四）辅助检查

1.影像学检查

（1）B型超声检查：最常用，临床诊断符合率＞90%，有助于了解肿瘤的大小、部位、形态和囊实性。

（2）放射学诊断：腹部X线摄片，卵巢畸胎瘤可显示牙齿、骨质和钙化囊壁。淋巴造影可判断有无淋巴道转移，CT、MRI、PET检查：可显示肿块及肿块与周围组织的关系。良性肿瘤囊壁光滑、囊内均匀；恶性肿瘤轮廓不规则、向周围组织浸润生长。

2.腹腔镜检查：可直视肿物情况，并在可疑部位进行多点活检，抽取腹水进行细胞学检查。

3.细胞学检查：腹水或腹腔冲洗液和胸腔积液找癌细胞，行细胞学检查。

4.肿瘤标志物

（1）血清CA_{125}：敏感性较高，80%卵巢上皮癌患者血清CA_{125}升高；90%以上患者CA_{125}水平与病情缓解或恶化有关。

（2）血清AFP：对卵黄囊瘤有特异性诊断价值。

（3）性激素：颗粒细胞瘤、卵泡膜细胞瘤可产生较高水平的雌激素。

（4）HCG：对原发性绒毛膜癌有特异性。

（五）治疗原则及主要措施　卵巢肿瘤首选手术治疗。较小的卵巢良性肿瘤常采用腹腔镜手术，恶性肿瘤多采用剖腹手术。

1.良性肿瘤：生育期、单侧良性卵巢肿瘤患者应行患侧卵巢肿瘤剥出术或卵巢切除术，如无异常应保留患侧正常卵巢组织和对侧正常卵巢；双侧良性卵巢肿瘤患者应行肿瘤剥出术，保留正常的卵巢组织；绝经后期妇女宜行子宫及双侧卵巢切除术，术中做冷冻切片组织学检查，明确肿瘤的性质以确定手术范围。

2.恶性肿瘤：以手术为主，辅以化疗、放疗等综合治疗方案。晚期卵巢癌患者行肿瘤细胞减灭术，其目的是切除所有原发灶，尽可能切除所有转移灶，使残余病灶越小越好。

3.交界性肿瘤：主要采用手术治疗。年轻希望保留生育功能的Ⅰ期患者，可以保留正常的子宫和对侧卵巢。

4.卵巢肿瘤并发症：一旦确诊须立即手术。

5.卵巢非赘生性肿瘤，直径＞5 cm者应及时手术切除。盆腔肿块诊断不清或治疗无效者宜及早行腹腔镜检查或剖腹探查。

【常见护理诊断/问题】

(一)营养失调　低于机体需要量,与癌症、化疗药物的治疗反应等有关。

(二)体象紊乱　与切除子宫、卵巢有关。

(三)焦虑　与发现盆腔包块有关。

(四)恐惧　与确诊卵巢恶性肿瘤有关。

【护理目标】

(一)患者能说出影响营养摄取的原因,并列举应对措施。

(二)患者能接受丧失子宫及附件的现实,并积极接受治疗过程。

(三)患者能描述自己的焦虑与恐惧,并列举缓解焦虑的若干方法。

【护理措施】

(一)一般护理

1.促进患者舒适,保持床单位清洁,注意室内空气流通,协助患者勤擦身、更衣。

2.饮食护理:①合理补充营养,讲解营养对疾病治疗和康复的重要性,给予高蛋白、高维生素、易消化的饮食。对进食不足或全身状况极差者采取支持治疗,遵医嘱静脉补充营养,提高机体对手术及化疗的耐受力。②手术患者排气前忌饮牛奶、豆浆等易引起腹胀的食物。

(二)配合治疗

1.协助患者接受各种检查:向患者及家属介绍选择的手术方式、将经历的手术经过及可能施行的各种检查,取得主动配合。

2.手术前后的护理:按腹部手术患者的护理内容认真做好术前准备和术后护理:①术前准备同腹部手术常规,卵巢肿瘤蒂扭转或破裂的患者,遵医嘱做好急症手术的准备。②术中应与病理科联系快速切片组织学检查事项,以初步诊断肿瘤的性质,确定手术范围。③术后加强腹腔引流管和尿管的护理;指导患者包扎腹带、翻身和有效咳嗽的方法;切口疼痛严重的患者,遵医嘱给予镇痛药物。

3.化疗患者的护理:化疗是治疗卵巢恶性肿瘤的主要辅助手段。早期患者常采用静脉化疗3~6个疗程,疗程间隔4周。晚期患者可采用静脉腹腔联合化疗或静脉化疗6~8个疗程,疗程间隔3周。根据化疗方法及用药进行护理。严格按照要求进行化疗药物的配制,化疗过程中密切观察患者的情况,监测生命体征;正确处理化疗过程中出现的不良反应,促进患者舒适。

（三）心理护理

1.为患者提供表达情感的机会和环境；评估患者焦虑的程度以及应对压力的能力；耐心解答患者的疑问。

2.安排访问已康复的病友，分享感受，增强治愈信心；鼓励患者尽可能参与护理活动，接受患者无破坏性的应对压力行为，以维持其独立性和生活自控能力。

3.鼓励家属参与照顾患者，指导家属正确的护理方法，并为他们提供单独相处的时间及场所，增进家庭成员间互动。

（四）健康指导

1.加强预防保健意识。大力宣传卵巢癌的高危因素，提倡高蛋白、富含维生素、低胆固醇饮食，高危妇女宜预防性口服避孕药。

2.积极开展普查工作，30岁以上妇女1～2年应进行一次妇科检查，高危人群无论年龄大小最好半年检查1次，必要时进行B超。凡乳腺癌、子宫内膜癌、胃肠道癌的患者，术后随访中应定期接受妇科检查，以确定有无卵巢转移癌。卵巢非赘生性肿瘤直径<5cm者，3～6个月接受复查并详细记录检查情况。

3.手术后患者根据病理报告结果制订治疗及随访计划。良性肿瘤患者术后1个月常规复查；恶性肿瘤患者常需辅以化疗，多按组织类型制订不同化疗方案，疗程长短因个体而异。护士应配合家属督促、协助患者克服困难，努力完成治疗计划以提高疗效。

4.卵巢恶性肿瘤易于复发，患者需长期接受随访和监测。随访时间：术后1年内，每月1次；术后第2年，3个月1次；术后3～5年视病情4～6个月1次；5年以上，每年1次。随访内容包括临床症状与体征、全身及盆腔检查、B超等，必要时做CT或MRI检查；根据病情需要测定血清CA_{125}、AFP、HCG等肿瘤标志物。

【护理评价】

（一）患者能否摄入足够热量，维持体重。

（二）患者能否接受失去子宫及卵巢的现实，适应术后生活。

（三）患者能否描述造成压力、引起焦虑的原因，并愿意用积极方式面对目前健康问题。

（马振荣）

第二节　输卵管肿瘤

输卵管肿瘤有良性和恶性两类。良性肿瘤极少见，以腺瘤样瘤居多。恶性肿瘤有原发和继发两种，绝大多数为继发性癌，占输卵管恶性肿瘤的80%～90%，多数来自卵巢癌、子宫内膜癌，少数来自子宫颈癌、胃肠道癌及乳腺癌。

【概述】

原发性输卵管癌(primary carcinoma of fallopian tube)是少见的女性生殖道恶性肿瘤，其病因不明。以40～65岁发病居多，多发生于绝经后妇女。

(一)病理

单侧居多，好发于输卵管壶腹部，病灶始于黏膜层。早期呈结节样增大，随病程进展，输卵管增粗形状似腊肠。切面见输卵管管腔扩大、管壁薄，有乳头状或菜花状赘生物。伞端有时封闭，内有血性液体，外观类似输卵管积水。镜下为腺癌，根据癌细胞分化程度及组织结构分为三级：Ⅰ级为乳头状癌，恶性程度低；Ⅱ级为乳头状腺泡癌，恶性程度高；Ⅲ级为腺泡髓样癌，恶性程度最高。

(二)转移途径

1.局部扩散　脱落的癌细胞可经开放的输卵管伞端转移至腹腔，种植在腹膜、大网膜、肠系膜，也可直接侵入输卵管壁的基层，然后蔓延至邻近器官。

2.淋巴转移　女性盆腔有丰富的淋巴管沟通，故常被累及，可经淋巴管转移至腹主动脉旁淋巴结或盆腔淋巴结。

3.血行转移　经血液循环转移至阴道、肺、肝等器官。

(三)临床分期

采用FIGO(2006年)制定的手术病理分期(表20-3)。

【护理评估】

(一)健康史　在询问病史中应注意患者是否有慢性输卵管炎症病史、不孕史、妇科恶性肿瘤史。

(二)身体评估　输卵管肿瘤早期无症状，体征多不明显，易被忽略或延误诊断。临床上常表现为阴道排液、腹痛和盆腔肿块，称为输卵管癌"三联症"。

1.症状

(1)阴道排液：最常见，排液性质为浆液性黄水，量可多可少，呈间歇性，有时为血性，无异味。当癌灶坏死或浸润周围血管时，可出现阴道流血。

（2）腹痛：多发生于患侧，早期为钝痛，以后逐渐加剧呈痉挛性绞痛。疼痛与肿瘤体积、渗出液积聚使输卵管承受压力加大有关，当液体从阴道排出后，疼痛常随之减轻。

（3）盆腔肿块：部分患者扪及下腹部包块。

（4）腹水：较少见，呈淡黄色，有时呈血性。

2.体征：妇科检查可在子宫一侧或后方扪及肿块，活动受限或固定不动。肿块的大小可因液体的积聚与流出而发生变化，即液体自阴道流出后肿块缩小，液体积聚后肿块再增大。

表20-3 输卵管癌手术病理分期（FIGO，2006年）

0期	原位癌（局限于输卵管黏膜）
Ⅰ期	癌局限于输卵管
ⅠA	癌局限于一侧输卵管，已扩展至黏膜下和（或）肌层，未穿破浆膜；无腹腔积液
ⅠB	癌局限于双侧输卵管，已扩展至黏膜下和（或）肌层，未穿破浆膜；无腹腔积液
ⅠC	ⅠA或ⅠB伴癌达到或穿破浆膜面；腹腔积液或腹腔冲洗液含癌细胞
Ⅱ期	一侧或双侧输卵管癌伴盆腔内扩散
ⅡA	癌扩散和（或）转移至子宫和（或）卵巢
ⅡB	癌扩散至盆腔其他组织
ⅡC	ⅡA或ⅡB伴腹腔积液或腹腔冲洗液含癌细胞
Ⅲ期	一侧或双侧输卵管癌伴盆腔外转移和（或）区域淋巴结转移；肝表面转移为Ⅲ期；癌局限于真骨盆内，但组织学证实癌扩展至小肠或大网膜
ⅢA	肉眼见肿瘤局限于真骨盆，淋巴结阴性，但组织学证实腹腔腹膜表面存在镜下转移
ⅢB	一侧或双侧输卵管癌，并有组织学证实的腹腔腹膜表面肿瘤种植，但直径<2 cm，淋巴结阴性
ⅢC	腹腔癌灶直径>2 cm和（或）区域淋巴结转移
Ⅳ期	肿瘤侵犯一侧或双侧输卵管，伴有远处转移。有胸腔积液且胸腔细胞学阳性为Ⅳ期；肝实转移为Ⅳ期

（三）心理-社会支持状况 患者及其家属多表现为焦虑和紧张不安，患者可能出现悲观、抑郁甚至绝望的情绪。

（四）辅助检查

1.B超：能确定肿瘤的大小、部位、性状及有无腹水。

2.分段刮宫：细胞学检查为腺癌细胞，排除宫颈癌和子宫内膜癌后，应高度怀疑输卵管癌。

3.腹腔镜检查：见输卵管增粗，外观类似输卵管积水，呈茄子状，有时可见赘生物。

4.其他检查：CT、MRI比超声检查更清晰。

（五）治疗原则及主要措施 以手术为主，辅以化疗、放疗的综合治疗。手术范围应包括全子宫、双侧附件及大网膜切除术，方法与卵巢癌相似。

【常见护理诊断/问题】

（一）营养失调　低于机体需要量，与癌症、化疗药物的治疗反应等有关。

（二）焦虑　与发现盆腔包块有关。

【护理措施】

（一）指导患者配合检查和治疗　遵医嘱向患者及其家属介绍诊疗计划，使其了解所做检查的必要性，取得主动配合。协助完成各种检查，如抽血、腹腔穿刺放腹水、应用化疗药物等，备好用物，观察患者的生命体征，发现异常及时报告医生处理。

（二）手术配合和护理　手术是输卵管肿瘤的最主要治疗手段，按腹部手术护理常规做好术前准备，包括胃肠道、腹部、阴道准备；大量腹水或巨大肿瘤的患者常规备好沙袋；术后注意监测生命体征，腹部伤口止疼，注意有无感染征象，注意腹腔引流管及导尿管的护理。

（三）化疗护理　注意饮食指导，合理调配营养，对术后需化疗的患者，应注意相应的护理，加强监护消化道反应、感染及血象变化，注意电解质紊乱及肝肾功能。详见第二十一章第三节"化疗患者的护理"。

（四）心理护理　增强患者及家属的信心，鼓励患者及亲友尽可能参与护理活动，使患者得到亲友的鼓励和帮助。

（五）随访指导　治疗后的第1年，3个月复查1次；随访间隔可逐渐延长，到5年后4~6个月复查1次。

【护理评价】

（一）患者能否积极配合诊疗。

（二）患者是否愿意用积极方式面对目前健康问题。

（马振荣）

第二十一章　妊娠滋养细胞疾病护理

妊娠滋养细胞疾病（gestational trophoblastic disease，GTD）是一组来源于胎盘绒毛滋养细胞的疾病，根据组织学特征分为葡萄胎、侵蚀性葡萄胎、绒毛膜癌（简称绒癌）和胎盘部位滋养细胞肿瘤。其中侵蚀性葡萄胎和绒癌在临床表现、诊断和处理等方面基本相同，多经化疗后治愈，因此国际妇产科联盟（FIGO）妇科肿瘤委员会2000年建议将侵蚀性葡萄胎和绒癌合称为妊娠滋养细胞肿瘤（gestational trophoblastic neoplasia，GTN）。

绝大部分滋养细胞疾病继发于妊娠，极少数来源于卵巢或睾丸生殖细胞，为非妊娠性绒癌，本章主要讨论妊娠性滋养细胞疾病。

第一节　葡萄胎

【概述】

妊娠后胎盘绒毛滋养细胞增生、间质水肿变性，形成大小不一的水泡，相互间借蒂相连成串，形如葡萄，称为葡萄胎，也称水泡状胎块（hydatidiform mole，HM）。葡萄胎可分为完全性葡萄胎和部分性葡萄胎两类，多数为完全性葡萄胎。葡萄胎发生的确切原因尚未完全清楚。年龄＜20岁和＞35岁妊娠妇女，葡萄胎发生率显著增高，饮食中缺乏维生素A、前体胡萝卜素及动物脂肪者，葡萄胎的发生概率显著增高。此外，感染因素、孕卵异常、细胞遗传异常及社会经济因素等可能与疾病发生有关，既往葡萄胎史、流产和不孕史也可能是发病高危因素。部分性葡萄胎发生率远低于完全性葡萄胎，可能与口服避孕药和不规则月经等有关，但与母亲年龄、饮食因素等无关。

葡萄胎病变局限于子宫腔内，不侵入肌层。完全性葡萄胎大体检查水泡状物形如串串葡萄，直径大小从数毫米至数厘米不等，其间有纤细的纤维素相连。水泡壁薄、透亮，内含黏性液体，常混有血块及蜕膜碎片。水泡状物占满整个宫腔，无胎儿及其附属物或胎儿痕迹。镜下见绒毛体积增大，轮廓规则，滋养细胞弥漫性增生，间质水肿呈水泡样，间质内胎源性血管消失。部分性葡萄胎仅部分绒毛变为水泡，常合并胚胎或胎儿组织，胎儿多数已死亡，且常伴发育迟缓或多发性畸形。镜下见胚胎或胎儿组织存在，部分绒毛大小及水肿程度不等,轮廓不规则,滋养细胞增生程度较轻,间质内可见胎源性血管。

【护理评估】

(一)健康史　询问患者的月经史、生育史;本次妊娠早孕反应发生的时间、程度;阴道流血的量、性质、时间,是否有水泡状物质排出;有无自觉胎动;患者及其家族的既往疾病史,包括滋养细胞疾病史。了解患者的年龄、营养等与疾病发生相关因素。

(二)身体状况

1. 完全性葡萄胎:由于诊断技术的发展,越来越多的患者在未出现症状或仅有少量阴道流血时已做出诊断并进行治疗,所以症状典型的葡萄胎患者已少见。典型症状有:

(1)停经后阴道流血:80%以上患者会出现阴道流血,为最常见的症状。多在停经后8~12周左右开始不规则阴道流血,呈咖啡色黏液或暗红色,量多少不定,时断时续,有时在血中可发现水泡状物。若母体大血管破裂可引发大出血,导致休克甚至死亡;反复大量出血可造成贫血和继发感染。

(2)子宫异常增大、变软:由于滋养细胞增生及间质水肿或因宫腔内积血,约半数以上患者的子宫>停经月份,质地变软,并伴有血清绒毛膜促性腺激素(HCG)水平异常升高。约1/3患者的子宫与停经月份相符,仅有少数患者子宫<停经月份,可能与水泡退行性变或病情停止发展、葡萄胎组织及血块排出有关。

(3)妊娠呕吐:出现呕吐较正常妊娠早,症状严重且持续时间长。发生严重呕吐未能及时纠正者可导致水电解质紊乱。

(4)妊娠期高血压疾病征象:多见于子宫异常增大和血清HCG水平异常升高者,可在妊娠24周前出现高血压、蛋白尿和水肿,而且症状严重,容易发展为子痫前期,但子痫罕见。

(5)卵巢黄素化囊肿:滋养细胞过度增生,产生大量HCG,刺激卵巢卵泡内膜细胞发生黄素化而形成囊肿,称为卵巢黄素化囊肿(theca lutein ovarian cyst)。囊肿多为双侧性,也可有单侧,大小不等,囊壁薄,表面光滑,活动度好。一般无症状,偶可发生扭转。由于子宫异常增大,在葡萄胎排空前一般较难通过妇科检查发现,多由B超检查做出诊断。在葡萄胎清宫后2~4个月自行消退。

(6)腹痛:为阵发性下腹痛,由于葡萄胎增长迅速和子宫过度快速扩张所致,常发生在阴道流血前,一般不剧烈,能忍受。当发生卵巢黄素化囊肿蒂扭转或破裂时,则可出现急性腹痛。

(7)甲状腺功能亢进征象:少部分患者可出现轻度甲状腺功能亢进征象,表现为心动过速、潮热、震颤、突眼少见。

2.部分性葡萄胎：除阴道流血外，症状没有完全性葡萄胎典型，子宫大小与停经月份多相符或<停经月份，妊娠呕吐少见且症状较轻，多无妊娠期高血压疾病征象，常无腹痛及卵巢黄素化囊肿。易误诊为不全流产或过期流产，需对阴道排出组织进行病理学检查方能确诊。

（三）心理-社会支持状况　一旦确诊，患者及家属可能会担心孕妇的安全、是否需要进一步治疗、此次妊娠对今后生育的影响，并表现出对清宫手术的恐惧。对妊娠滋养细胞疾病知识的缺乏及对预后的不确定性会增加患者的焦虑情绪，同时需关注家庭成员对患者情绪的影响。

（四）辅助检查

1.产科检查：子宫多>停经月份，较软，腹部检查扪不到胎体。

2.多普勒胎心测定：只能听到子宫血流杂音，未闻及胎心音。

3.绒毛膜促性腺激素（HCG）测定：血、尿HCG滴度明显高于孕周相应值，在停经8~10周后仍持续上升或持续高值范围不降。

4.B超检查：是诊断葡萄胎的重要辅助检查方法，采用经阴道彩色多普勒超声敏感性更高，检查结果更加可靠。完全性葡萄胎的典型B超影像表现为子宫>相应孕周，无妊娠囊或胎心搏动，宫腔内充满不均质密集状或短条状回声，呈"落雪状"，若水泡较大则呈"蜂窝状"，常可测到双侧或一侧卵巢黄素化囊肿。部分性葡萄胎宫腔内可见水泡状胎块引起的超声图像改变及胎儿或羊膜腔，胎儿通常合并畸形。

（五）治疗要点　一经确诊应及时清除宫腔内容物。如卵巢黄素化囊肿蒂扭转且发生坏死，应手术切除患侧附件。

【知识拓展——清宫手术的并发症及其处理】

①感染　清宫手术前准备充分，严格无菌操作，术后预防性使用抗生素，可减少感染的发生。不规范操作和重复使用的器械很容易导致女性在二次清宫过程中造成感染。②宫颈撕裂　常见于未育的女性，一般发生在宫颈两侧。对于此类患者，操作时动作要轻柔。小的撕裂创口可行碘仿纱布堵塞止血；对于较大的裂口，应在直视下行缝合止血。③子宫穿孔　妊娠和肿瘤（如葡萄胎）均可使子宫壁变得脆弱，清宫术时易造成子宫穿孔。对出血较少的子宫穿孔，可行抗炎、止血等保守治疗；若穿孔较大，并发大出血，则需剖腹探查止血，行穿孔创面的修补或行子宫切除。④子宫腔粘连　如清宫时搔刮过度，会出现宫腔粘连，其后果为不孕、流产、闭经、痛经等。可在宫腔镜下分离粘连。

【常见护理诊断/问题】

(一)焦虑 与担心葡萄胎预后及对今后生育的影响有关。

(二)恐惧 与害怕清宫手术有关。

(三)自尊紊乱 与分娩的期望得不到满足有关。

(四)有感染的危险 与阴道长期、大量流血,造成贫血导致免疫力下降有关。

(五)知识缺乏 缺乏葡萄胎相关知识。

【护理目标】

(一)患者焦虑、恐惧情绪减轻,积极配合治疗。

(二)患者能接受葡萄胎及流产的结局。

(三)无感染发生。

(四)患者了解葡萄胎相关知识,能陈述随访的重要性和具体方法。

【护理措施】

(一)心理护理 详细评估患者对疾病的心理承受能力,护理人员应主动建立良好的护患关系,给予患者极大的同情与安慰。鼓励患者表达不能得到良好妊娠结局的悲伤,对疾病、治疗手段的认识,确定其主要心理问题。向患者及家属解释葡萄胎相关知识及各种检查治疗的过程,说明尽快进行清宫手术的必要性。告知患者治愈两年后可正常生育,让其以平静的心态面对疾病。

(二)病情观察 严密观察腹痛及阴道流血情况,流血过多时密切监测血压、脉搏、呼吸等生命体征。检查阴道排出物内有无水泡状组织,一旦发现要送病理检查,同时保留会阴垫,便于评估阴道出血量。

(三)做好术前准备及术中护理 葡萄胎一旦确诊应及时清宫,术前做好必要的化验检查如血常规、肝肾功能、乙型肝炎表面抗原等;建立静脉通道,配血备用,备好缩宫素和抢救物品。吸宫时尽量选用大号吸管以免葡萄胎组织堵塞吸管;为防止宫缩时将水泡挤入血管造成肺栓塞或转移,缩宫素应在充分扩张宫口、开始吸宫后使用;术中需细致观察患者面色及生命体征变化。术后仔细检查宫内清出物的数量、出血量、水泡的大小,做好记录,并将刮出物送病理学检查。子宫<妊娠12周可以一次吸刮干净,子宫>妊娠12周或术中感到一次刮净有困难时,一般于1周后再行第二次刮宫。对合并妊娠期高血压疾病者做好相应的护理,遵医嘱使用抗生素,预防感染。

(四)随访指导 葡萄胎恶变率10%～25%,正常情况下,葡萄胎排空后血清HCG稳步下降,首次降至阴性的平均时间约为9周,最长不超过14周。如果葡萄胎排空后HCG持续异常,应考虑为滋养细胞肿瘤。定期随访可早期发现妊娠滋养细胞肿瘤并进行及时处理。随访应包括以下内容:①HCG定量测定,葡萄胎清宫后每周1次,直至连续3次正常,随后每个月1次持续至少半年。此后每半年1次,共随访2年。②在随访血、尿HCG的同时应注意观察月经是否规则,有无异常阴道流血,有无咳嗽、咯血及其他转移灶症状。③定期做妇科检查、B超及X线胸片检查,必要时可选择CT等其他检查。

(五)避孕指导 葡萄胎患者应严格避孕1年,避孕方法推荐使用避孕套,不宜口服避孕药或放置宫内节育器,因口服避孕药可延缓葡萄胎残余滋养细胞的退化,宫内节育器可刺激子宫内膜,这些都有间接促使恶变发生的可能,且避免放置宫内节育器混淆子宫出血原因或导致子宫穿孔。

(六)健康指导 让患者和家属了解坚持正规的治疗和随访是根治葡萄胎的基础,懂得监测HCG的意义。指导患者多喝水,多进食高蛋白、高铁、富含维生素饮食,如蛋类、肝脏、牛奶、菠菜、胡萝卜等。适当活动,保证睡眠充足,养成良好的生活习惯,提高机体抵抗力。保持外阴清洁,刮宫手术后禁止性生活及盆浴1个月,预防感染发生。

对于年龄>40岁、刮宫前HCG值异常升高、刮宫后HCG值不能进行性下降、子宫明显>相应的妊娠月份或短期内迅速增大、黄素化囊肿直径>6 cm、滋养细胞高度增生或伴有不典型增生、出现可疑的转移灶或无随访条件的患者可采用预防性化疗,但不能代替随访,不作为常规推荐。

【护理评价】

(一)患者是否情绪稳定、焦虑减轻,是否理解清宫手术的重要性,积极配合治疗。

(二)患者及家属是否能坦然接受葡萄胎及流产的结局。

(三)患者是否保持会阴清洁干燥,体温正常,没有继发感染。

(四)患者和家属是否了解随访的重要性,并能正确的参与随访全过程。

(马振荣)

第二节 妊娠滋养细胞肿瘤

【概述】

妊娠滋养细胞肿瘤是滋养细胞的恶性病变,包括侵蚀性葡萄胎(invasive mole)、绒毛膜癌(choriocarcinoma)和胎盘部位滋养细胞肿瘤,胎盘部位滋养细胞肿瘤临床罕见。妊娠滋养细胞肿瘤60%继发于葡萄胎妊娠,30%继发于流产,10%继发于足月妊娠或异位妊娠。其中侵蚀性葡萄胎全部继发于葡萄胎妊娠,绒毛膜癌可继发于葡萄胎妊娠,也可继发于非葡萄胎妊娠。继发于葡萄胎排空后6个月内的妊娠滋养细胞肿瘤在组织学诊断中多数为侵蚀性葡萄胎,1年以上多数为绒毛膜癌,半年至1年者绒毛膜癌和侵蚀性葡萄胎均有可能,但一般来说时间间隔越长,绒毛膜癌的可能性越大。侵蚀性葡萄胎恶性程度一般不高,多数仅造成局部侵犯,大多数预后较好。绒毛膜癌恶性度极高,早期就可通过血行转移至全身,在化疗药物问世前,死亡率高达90%以上。随着诊疗技术的不断发展,绒毛膜癌患者的预后已得到极大改善。

侵蚀性葡萄胎大体检查可见子宫肌壁内有大小不等、深浅不一的水泡状物组织,当病变组织侵蚀接近子宫浆膜层时,子宫表面有单个或多个紫蓝色结节,侵蚀较深时可穿透子宫浆膜层或韧带。镜下可见水泡状组织形态与葡萄胎相似,可见绒毛结构及滋养细胞增生和异型性。

绒毛膜癌多数原发在子宫,癌肿主要经血行转移,转移早而广泛。肿瘤常位于子宫肌层内,也可突入宫腔或穿破浆膜。大体检查见子宫不规则增大,表面可见单个或多个结节,大小不等,无固定形态,与周围组织分界清;质地脆而软,易出血;癌组织呈暗红色,常伴出血、坏死及感染。镜下表现为滋养细胞无绒毛结构,极度不规则增生,分化不良并广泛侵入子宫肌层及血管。肿瘤不含间质和自身血管,瘤细胞依靠侵蚀母体血管获取营养。

【护理评估】

(一)健康史　询问患者的既往病史,包括月经史、婚育史、滋养细胞疾病史、用药史及过敏史;若既往曾患葡萄胎,应详细了解葡萄胎清宫的时间、次数、水泡大小、量,清宫后阴道流血的量、质、时间及子宫复旧情况;了解血、尿HCG随访的情况和肺部X射线检查结果。询问原发病灶及生殖道、肺部、脑等转移灶症状的主诉,如咳嗽、反复咯血、胸痛等肺部转移症状或失明、头痛、呕吐、偏瘫及昏迷等脑转移症状;是否进行过化疗及化疗的时间、药物、剂量、疗效及用药后机体反应等情况。

(二)身体状况

1.原发灶表现:多继发于葡萄胎清宫后,少数发生于流产或足月产后。

(1)不规则阴道流血:在葡萄胎排空、流产或足月产后,或月经恢复正常数月后再停经,出现不规则阴道流血,量多少不定。长期阴道流血者可继发贫血。

(2)子宫复旧不全或不均匀增大:葡萄胎排空后4~6周子宫未恢复到正常大小,质地偏软。也可受肌层内病灶部位和大小的影响,表现出子宫不均匀增大。

(3)卵巢黄素化囊肿:由于HCG的持续作用,在葡萄胎排空、流产或足月产后,两侧或一侧卵巢黄素化囊肿可持续存在。

(4)腹痛:一般无腹痛。若病灶侵蚀子宫壁穿透浆膜层时,可引起大出血,导致急性腹痛和其他腹腔出血的症状。黄素化囊肿发生扭转或破裂时也可出现急性腹痛。

（5）假孕症状：由于肿瘤分泌HCG及雌、孕激素的作用，患者闭经，乳房增大，乳头及乳晕着色，甚至有初乳样分泌，外阴、阴道、宫颈色素沉着，生殖道变软。

2.转移灶表现：多见于绒毛膜癌，症状和体征视转移部位而异。最常见的转移部位为肺（80%），其次是阴道（30%）、盆腔（20%）、肝（10%）、脑（10%）等。各转移部位症状的共同特点是滋养细胞异常增生破坏血管导致局部出血。妊娠滋养细胞肿瘤患者可同时出现原发灶和转移灶的症状，但临床也有不少患者原发灶消失而转移灶发展，仅表现为转移灶症状。

肺转移的典型表现为咳嗽、血痰或反复咯血、胸痛及呼吸困难等；阴道转移局部表现为紫蓝色结节，溃破后可引发不规则阴道出血；肝转移者大多伴有肺转移，可有上腹部或肝区疼痛，穿破肝包膜可出现腹腔内出血，预后多不良；脑转移为主要的致死原因，可先出现跌倒、失语或失明等瘤栓期症状，继而出现头痛、喷射性呕吐、抽搐、偏瘫、昏迷等脑瘤期症状，最后可因脑瘤增大，周围组织出血、水肿，而致颅内压增高、形成脑疝，压迫生命中枢，导致死亡。

（三）心理-社会支持状况　患者由于不规则阴道流血而出现不适、恐惧感，若出现转移灶症状，会担心疾病的预后而感到悲哀、不能接受现实。有些患者因多次化疗可能导致经济困难，表现出焦虑不安，对治疗和生活失去信心，甚至绝望；或因手术治疗而担心失去生育功能、改变女性特征、遭遇家庭和社会歧视等。

（四）辅助检查

1.妇科检查：子宫增大、变软，发生阴道、宫颈转移时局部可见紫蓝色结节。

2.血清HCG测定：血清HCG水平是葡萄胎后妊娠滋养细胞肿瘤的主要诊断依据。患者往往于葡萄胎清除后9周以上，或流产、足月产、异位妊娠终止后4周以上，HCG水平持续阳性或阴性后又持续阳性，除外妊娠物残留或再次妊娠，结合临床表现可诊断为滋养细胞肿瘤。

3.胸部X线片：是诊断肺转移的重要检查方法。肺部转移者最初X线征象为肺纹理增粗，继而发展为片状或小结节阴影，后期典型X线表现为棉球状或团块状阴影。

4.超声检查：是诊断子宫原发病灶最常用的方法，可见子宫正常大小或不同程度增大，有回声增高或回声不均区域，无包膜，也可表现为整个子宫呈弥漫性增高回声。彩色多普勒超声主要显示丰富的血流信号和低阻力型血流频谱。

5.CT和磁共振成像：CT对发现肺部较小转移病灶和肝、脑等部位转移灶有较高诊断价值。磁共振成像主要用于脑、肝和盆腔病灶的诊断。

6.组织学诊断:在子宫肌层或宫外转移灶中见到绒毛结构或退化的绒毛阴影,诊断为侵蚀性葡萄胎;若组织学检查仅见成片滋养细胞出血、坏死,绒毛结构消失,则诊断为绒毛膜癌。若原发灶和转移灶诊断不一致,只要在任一组织切片中见有绒毛结构,均诊断为侵蚀性葡萄胎。

(五)治疗要点　以化疗为主,手术和放疗为辅。年轻希望保留生育功能者尽可能不切除子宫,若需切除子宫者仍可保留卵巢。需手术治疗者一般先行化疗,待病情控制后再手术,对肝、脑有转移的重症患者或肺部耐药病灶患者,可考虑应用放射治疗。

【常见护理诊断/问题】

(一)预感性悲哀　与病程长、预后不良有关。

(二)潜在并发症　肺转移、阴道转移、脑转移。

【护理目标】

(一)患者能积极主动参与治疗和护理活动。

(二)患者并发症得到及时发现和处理。

【护理措施】

(一)心理护理　评估患者及家属对疾病的心理反应,帮助患者尽快适应住院环境;耐心倾听患者的诉说,帮助分析可利用的社会支持系统,纠正消极的应对方式,减轻其悲伤感;为患者和家属提供化学药物治疗及其护理的信息,帮助树立战胜疾病的信心,以减轻患者及家属的心理压力。

(二)严密观察病情　严密观察阴道流血情况,记录出血的量和颜色;监测记录患者的生命体征,配合医生做好抢救工作,及时做好手术准备;动态观察并记录血清HCG的变化情况,识别转移灶症状,发现异常及时报告医生并配合处理。

(三)做好治疗配合　接受化疗者按化疗患者常规护理(见本章第三节"化疗患者的护理"),手术治疗者按妇科手术前后护理常规实施护理。

(四)有转移灶者,提供对症护理

1.阴道转移患者的护理

(1)尽量卧床休息,减少走动;禁止做不必要的阴道检查和阴道窥器检查,严禁行阴道冲洗,密切观察病灶有无破溃出血。

(2)配血备用,准备好各种抢救器械和物品(输血、输液用物,长纱条,止血药物及氧气等)。

(3)如发生破溃大出血,应立即通知医生并配合抢救。用长纱条填塞阴道压迫止血。保持外阴清洁,严密观察阴道出血情况及生命体征,同时观察有无感染及休克。填塞的纱条必须于 24～48 h 内取出,若出血未止可使用无菌纱条重新填塞,记录取出和再次填入纱条数量,同时给予输血、输液,遵医嘱使用抗生素预防感染。

2.肺转移患者的护理

(1)卧床休息,呼吸困难时给予半卧位、吸氧。

(2)遵医嘱给予镇静剂及化疗药物。

(3)大量咯血时有窒息、休克甚至死亡的危险,应立即取头低侧卧位以保持呼吸道通畅,并轻击背部,帮助排出积血。同时迅速通知医生,配合医生进行止血、抗休克治疗。

3.脑转移患者的护理

(1)观察患者生命体征和神志变化情况;有无头痛、呕吐、抽搐等颅内压增高症状;有无电解质紊乱的症状,记录 24 h 出入量。

(2)遵医嘱给予静脉补液,配合医生给予止血、脱水、镇静等抢救治疗和化疗,严格控制液体摄入量,避免补液速度过快,防止颅内压升高。

(3)指导患者尽量卧床休息,起床时应有人陪伴,防止瘤栓期的一过性症状发生时造成意外损伤。预防跌倒、咬伤、吸入性肺炎、角膜炎、压疮等并发症的发生。偏瘫、昏迷患者按相应的护理常规实施护理。

(4)及时做好血和尿的 HCG、CT、腰穿等相关项目的检查配合。

(五)健康指导　鼓励患者进高蛋白、高维生素、易消化饮食,以增强机体免疫力。保持外阴清洁,防止感染,节制性生活,做好避孕指导。注意休息,避免过度劳累。出院后注意严密随访,两年内的随访内容同葡萄胎患者;两年后仍需每年 1 次,持续 3～5 年,随访内容同葡萄胎。随访期间严格避孕,推荐使用避孕套,化疗停止≥12 个月方可妊娠。

【护理评价】

(一)患者能否与医护人员讨论疾病及治疗方案,是否积极参与治疗护理活动,恐惧感和悲伤感有无减轻,是否有战胜疾病的信心。

(二)患者在护士指导下能否配合治疗,原发症状和转移灶症状及化疗副作用有否减轻或消失,是否发生感染、严重营养不良等并发症。

(马振荣)

第三节　化疗患者的护理

化学药物治疗(简称化疗)和手术治疗、放射治疗是目前治疗恶性肿瘤的主要手段。滋养细胞疾病是所有肿瘤中对化疗最为敏感的一种,随着化疗的方法学和药物学的快速进展,滋养细胞肿瘤的治愈率不断提高,总治愈率超过90%。

【化疗药物的作用机制】

化疗药物种类繁多,作用机制各不相同。根据药物的作用点不同而归纳为以下几种作用机制:①影响去氧核糖核酸(DNA)的合成。②直接干扰核糖核酸(RNA)的复制等功能。③干扰转录、抑制信使核糖核酸(mRNA)的合成。④阻止纺锤丝形成,抑制有丝分裂。⑤抑制蛋白质合成。

【常用化疗药物种类】

(一)烷化剂 属细胞周期非特异性药物,直接作用于DNA,防止癌细胞再生。临床上常用的有邻脂苯芥(抗瘤新芥)和硝卡芥(消瘤芥),一般以静脉给药为主,副作用有骨髓抑制、白细胞下降。

(二)抗代谢药 属细胞周期特异性药物,能干扰DNA和RNA的合成代谢,导致癌细胞死亡。常用的有甲氨蝶呤及氟尿嘧啶。甲氨蝶呤为抗叶酸类药,可口服、肌注和静脉给药;氟尿嘧啶口服不吸收,需静脉给药。

(三)抗肿瘤抗生素 属细胞周期非特异性药物,通过抑制酶的作用和有丝分裂或改变细胞膜来干扰DNA。常用的有放线菌素D(更生霉素)。

(四)植物类抗肿瘤药 属细胞周期特异性药物,是植物碱和天然产品,它们可以抑制有丝分裂或酶的作用,从而防止细胞再生必需的蛋白质合成。常用的有长春碱及长春新碱,一般静脉给药。

【常用化疗方案及给药方法】

化疗方案的选择目前国内外基本一致,低危患者选择单一药物化疗,高危患者选择联合化疗。单一化疗常用药物有:甲氨蝶呤、氟尿嘧啶、放线菌素D等;联合化疗国内应用比较普遍的是以氟尿嘧啶为主的方案和EMA-CO方案(依托泊苷、放线菌素D、甲氨蝶呤、四氢叶酸、长春新碱)。较常用的给药方法有静脉滴注、肌内注射、口服给药,目前还有腹腔内给药,动脉插管局部灌注化疗、靶向治疗等方法。

【化疗药物的毒副反应】

目前临床使用的抗肿瘤化学治疗药物在杀伤肿瘤细胞的同时也杀伤正常组织的细胞,导致严重的毒副反应。

(一)近期毒性反应 又分为局部反应(如局部组织坏死、栓塞性静脉炎等)和全身性反应(包括造血系统、消化系统、免疫系统、皮肤和黏膜反应、神经系统反应、肝功能损害、心脏反应、肺毒性反应、肾功能障碍、脱发及其他反应等)。造血系统反应主要为骨髓抑制,表现为外周血白细胞和血小板计数减少,停药后多可自动恢复。消化系统损害常表现为恶心、呕吐,停药后逐步好转,一般不影响继续治疗。皮肤反应最常见于应用甲氨蝶呤后,严重者可引起剥脱性皮炎。脱发最常见于应用放线菌素 D(更生霉素),严重者一个疗程可全脱,但停药后均可生长。

(二)远期毒性反应　主要是生殖功能障碍及致癌作用、致畸作用等。

(三)其他　有时还可出现并发症,常见的有感染、出血、穿孔、尿酸结晶等。

了解化疗药物的作用机制和毒副作用,观察用药反应,减轻化疗患者不适是化疗护理的主要内容。

【护理评估】

(一)健康史　采集患者既往的用药史,尤其是化疗药物使用史和药物过敏史。询问有关造血系统、消化系统和泌尿系统疾病病史,是否存在转移灶的症状和体征;询问患者的肿瘤疾病史,发病时间、治疗方法及效果;了解总体和本次治疗的化疗方案,目前的病情状况。

(二)身体状况　测量患者生命体征,评估营养状态,检查皮肤、黏膜、淋巴结有无异常;准确测量体重为准确用药提供依据;采集患者的饮食形态、睡眠状态、排泄情况、生活习惯与嗜好及自理程度,为护理照顾提供依据;指导患者进行血常规、尿常规和大便常规检查及肝、肾功能、心电图检查,以了解化疗药物对个体的毒性作用,用药前如有异常宜暂缓进行治疗。

(三)心理-社会支持状况　询问患者对疾病和化疗的认识,是否对疾病的预后和化疗效果担心、焦虑;了解对接受化疗的反应,尤其是已有化疗经历的患者是否对再次化疗感到恐惧、缺乏信心,是否因长期治疗产生经济困难而悲观抑郁、丧失了与疾病斗争的决心。

【常见护理诊断/问题】

(一)营养失调　低于机体需要量,与化疗所致的消化道反应有关。

(二)体象紊乱　与化疗所致的脱发有关。

(三)有感染的危险　与化疗引起骨髓抑制、白细胞减少有关。

(四)潜在并发症　出血。

(五)有口腔黏膜损伤的危险　与化疗所致的口腔溃疡有关。

【护理目标】

(一)能满足患者机体的营养需要。

(二)患者能接受脱发的外表变化。

(三)患者未发生严重感染。

(三)患者无出血等并发症的发生。

（五）患者了解口腔卫生知识，能配合口腔护理。

【护理措施】

（一）心理护理　化疗前向患者和家属讲解药物的作用、疗效和可能的毒副反应，鼓励患者树立治疗信心。化疗期间鼓励病友交流，倾听患者诉说恐惧、疼痛等不适感，提供可利用的支持系统，关心患者并取得患者的信任，促进克服化疗不良反应，帮助患者度过脱发等造成的心理危险期。

（二）严密观察病情变化　化疗期间定时测量患者的生命体征，评估有无感染的发生。严密观察患者出血的症状，如皮下出血、呕血、便血、鼻出血、牙龈出血、病变部位（如子宫、阴道）出血等。患者是否有倦怠、乏力、表情淡漠、食欲缺乏、反应迟钝等症状。观察有无腹痛、腹泻，早期发现假膜性肠炎和肝功能损害；有无尿道刺激征和血尿，早期发现膀胱炎及肾功能损害；有无肢体麻木、肌肉软弱、偏瘫，早期发现神经功能损害。

（三）化疗用药护理

1. 准确测量并记录体重：化疗时应根据体重来正确计算和调整药物剂量，一般在每个疗程的用药前及用药中各测一次体重，应在早晨空腹、排空大小便后进行测量，酌情减去衣服重量。如体重测量不准确，药物剂量过大可发生中毒反应，过小则影响疗效。

2. 正确使用药物：给药前收集患者的病情、化疗方案、药物种类和剂量、使用方法、配伍禁忌、药物贮存要求和有效期等信息。根据医嘱严格做到三查七对，正确溶解和稀释药物，并做到现配现用，一般常温下不超过 1 h。如果联合用药应根据药物的性质排出先后顺序。要求避光的化疗药物如放线菌素 D（更生霉素）、顺铂等，取出后应使用避光罩或用黑布包好。根据补液量和时间设定滴速、匀速滴入，以确保疗效并减少毒副反应。环磷酰胺等药物需快速进入，应选择静脉推注；氟尿嘧啶、阿霉素等药物需慢速进入，应使用静脉注射泵或输液泵给药。

3. 注意保护患者静脉，预防局部静脉炎和坏死：遵循长期补液保护血管的原则，从远端开始，有计划地穿刺，用药前先注入少量生理盐水，确认穿刺成功后再更换化疗药物。静脉滴注期间密切巡视，发现药物外渗应立即停止滴入、拔出针头，根据药物性质给予局部冷疗，用生理盐水或普鲁卡因局部封闭，最后用硫酸镁湿敷或多磺酸黏多糖乳膏涂抹，以减轻疼痛和肿胀，预防局部组织坏死。化疗结束前用生理盐水冲管，以降低穿刺部位拔针后的药物残留浓度，起到保护血管的目的。补液完毕拔出针头后用棉球按压进针处 3 min。

（四）化疗常见毒副反应的护理

1.血液系统不良反应的护理：骨髓抑制主要表现为白细胞和血小板减少，易引起感染，增加出血风险，需定期测定白细胞和血小板计数。

（1）白细胞降低的护理：加强个人卫生宣教，保持良好生活习惯，预防感染；病室每日定时通风2次，每次15～30 min，定期进行空气培养。WBC<1×10^9/L时应将患者置于单人房间进行保护性隔离；对病室进行空气消毒，每日紫外线照射2次，每次30 min；对体弱的患者定期协助翻身，以防压疮的发生；患者高热时应立即行物理降温。

（2）血小板降低的护理：了解患者在停药10～14 d时血象的变化，预防出血；指导患者避免磕、碰、划伤，对有颅内出血和阴道出血倾向的患者要绝对卧床休息；在进行护理操作时动作轻柔，在进行肌内注射或皮下注射、静脉给药后按压时间适当延长；嘱患者用软毛牙刷刷牙，不使用牙签剔牙；恶心、呕吐剧烈时可遵医嘱给予肌内注射止吐镇静剂，防止消化道黏膜出血；室内湿度保持在50%～60%；患者感鼻腔干燥时，可给予液状石蜡或薄荷油滴鼻，嘱多喝开水，多吃新鲜蔬菜水果，勿用手指挖鼻孔；忌食辛辣、刺激性、尖硬粗糙的食物，保持大便通畅；防止转移瘤破溃，注意观察病变部位及全身症状，并准备好止血、抢救物品和药品，必要时可输新鲜血或血小板，刺激骨髓再生。

2.消化系统不良反应的护理：对恶心、呕吐、食欲缺乏的患者提供患者喜欢的食物和良好的进餐环境；合理安排用药时间；化疗前后给予镇吐剂；呕吐严重者及时补充水电解质；对不能自行进餐的患者给予喂食。腹泻患者应做大便细菌培养和涂片检查；病情较重、腹泻次数多的患者遵医嘱给予禁食，静脉补充液体，按医嘱给予抗生素，必要时输血或血浆蛋白；严格记录出入量，及时发现和处理水电解质紊乱。

3.口腔护理：应保持口腔清洁，预防口腔炎症。如出现口腔黏膜充血疼痛可局部喷射西瓜霜等粉剂；如有黏膜溃疡，则做溃疡面分泌物培养，根据药敏试验结果选用抗生素和维生素B_{12}液混合涂于溃疡面促进愈合；使用清洁水漱口，进食前后用消毒液漱口；给予温凉的流食或软食，避免刺激性食物；对于口腔溃疡疼痛不能进食者，可于进食前15 min用丁卡因（地卡因）溶液敷溃疡面以减少疼痛；进食后漱口并用甲紫（龙胆紫）、锡类散或冰硼散等局部涂抹。鼓励患者进食促进咽部活动，减少咽部溃疡引起的充血、水肿和结痂。

4.动脉化疗并发症的护理：动脉灌注化疗后有些患者可出现穿刺局部血肿甚至大出血，主要是穿刺损伤动脉壁或患者凝血机制异常所造成。术后应密切观察穿刺点有无渗血及皮下淤血或大出血。用沙袋压迫穿刺部位6 h，穿刺肢体制动8 h，卧床休息24 h。如有渗出应及时更换敷料，出现血肿或大出血者立即对症处理。

【护理评价】

(一)患者能否坚持进食,摄入量能否满足机体需要。

(二)患者能否以平和的心态接受自己形象的改变。

(三)患者是否发生血管损伤、出血等并发症。

(四)患者住院期间是否发生严重感染,病情有无好转。

(五)患者是否因化疗发生口腔溃疡。

(马振荣)

第二十二章　女性生殖内分泌疾病护理

第一节　功能失调性子宫出血

功能失调性子宫出血(dysfunctional uterine bleeding,DUB)简称功血,是由于生殖内分泌轴功能紊乱引起的异常子宫出血。分为无排卵性和排卵性两类。85%为无排卵性,好发于青春期和绝经过渡期妇女,也可发生于育龄期;排卵性月经失调好发于育龄期妇女。

【概述】

(一)病因

1.无排卵性功血　当机体受到内外各种因素,如精神过度紧张、情绪变化、环境气候改变、营养不良、代谢紊乱及酗酒等,均可通过大脑皮质和中枢神经系统而引起下丘脑-垂体-卵巢轴功能调节或靶细胞效应异常而导致月经失调。

青春期患者,因下丘脑-垂体-卵巢轴的反馈调节功能尚未成熟,大脑中枢对雌激素的正反馈作用存在缺陷,FSH在低水平持续,无LH高峰形成导致无排卵。绝经过渡期患者,因卵巢功能衰退,卵巢对垂体促性腺激素的敏感性降低,影响卵泡正常发育而不能排卵。育龄期妇女可因精神创伤、手术应激等引起无排卵。

2.排卵性月经失调　分为月经过多和月经周期间出血两类。

(1)月经过多:可能因前列腺素血管舒缩因子分泌比例失调或子宫内膜纤溶酶活性过高有关,或与分泌晚期内膜中雌激素受体(ER)、孕激素受体(PR)过高等有关。

(2)月经周期间出血:分为黄体功能异常和围排卵期出血两类。

①黄体功能异常:又分为黄体功能不全和子宫内膜不规则脱落两类。a.黄体功能不全(luteal phase defect,LPD):患者月经周期中有卵泡发育及排卵,但黄体过早衰退或孕激素分泌不足,导致黄体期缩短和子宫内膜分泌反应不良;b.子宫内膜不规则脱落(irregu- lar shedding of endometrium):患者月经周期中有排卵,黄体萎缩过程延长,子宫内膜不规则脱落,又称黄体萎缩不全。该病是由于下丘脑-垂体-卵巢轴调节功能异常

或溶黄体机制失常引起,孕激素持续作用于子宫内膜,不能如期完整脱落。

②围排卵期出血:在排卵期,由于雌激素水平短暂下降,子宫内膜失去激素的支持而出现部分子宫内膜脱落的有规律性阴道出血。

(二)子宫内膜的病理变化

1.无排卵性异常子宫出血 子宫内膜受单一雌激素持续作用而呈不同程度的增生性改变。包括:

(1)子宫内膜增生症:国际妇科病理协会(ISGP,1998年)将其分为:①单纯型增生,最常见的类型,发展为子宫内膜腺癌的概率仅约1%。②复杂型增生,为局灶性涉及腺体的增生,发展为子宫内膜腺癌的概率约3%。③不典型增生,腺体增生并有细胞不典型,约23%发展为子宫内膜腺癌。

(2)增生期子宫内膜:子宫内膜同正常月经周期中的增生期内膜一致,只是在月经周期后半期甚至月经期仍为增生期形态。

(3)萎缩型子宫内膜:表现为子宫内膜萎缩菲薄。

2.排卵性异常子宫出血

(1)黄体功能不足:分泌期内膜腺体呈分泌不良、间质水肿不明显或腺体与间质呈不同步发育,子宫内膜病理活检显示分泌反应较实际周期日至少落后2 d。

(2)子宫内膜不规则脱落:正常月经第3～4 d时分泌期内膜全部脱落,子宫内膜不规则脱落时,于月经期第5～6 d,仍可见呈分泌反应的子宫内膜。子宫内膜病理活检表现为混合型,即新增生期内膜、残留的分泌期内膜、出血坏死的内膜同时存在。

【护理评估】

(一)健康史 详细询问发病时间、目前流血情况、有无停经史、诊治经过,所用何种药物、其剂量及效果如何等。询问患者年龄、月经史、婚育史、避孕措施;有无慢性病(如肝病、血液病、高血压、代谢性疾病等);有无诱发月经紊乱的因素存在(如精神紧张、过度劳累、环境改变等)。

(二)身体状况 观察患者的精神和营养状况,有无肥胖、贫血貌、出血点、黄疸等。体格检查了解淋巴结、甲状腺、乳房发育情况。盆腔腹部检查有无明显器质性病变。

1.症状

(1)无排卵性异常子宫出血:患者可出现各种不同的临床表现。最常见的症状为子宫不规则出血,特点是月经周期紊乱,经期长短不一,经量多少不等,多则引起大量出血,少则淋漓不尽。出血期患者一般无下腹痛或其他不适。出血多或持续时间长者可继发贫血,大量出血易导致休克。

（2）黄体功能异常：①黄体功能不足：表现为月经周期缩短，月经频发（周期<21 d），生育期妇女可因黄体期缩短（<10 d）不易受孕或发生妊娠早期流产。②子宫内膜不规则脱落：表现为月经周期正常，经期延长，可长达9～10 d，出血量多。

2.体征：妇科检查无器质性病变；出血量多或时间长者呈贫血貌。

（三）心理-社会支持状况　青春期患者因害羞，不能及时就诊，且因病程长、治疗效果欠佳产生焦虑和烦恼；绝经过渡期患者担心患有肿瘤或病情严重而焦虑。大量出血的患者表现为紧张、恐惧；长时间的少量出血影响身心健康，从而影响工作学习。

（四）辅助检查

1.诊断性刮宫（diagnostic curettage，DC）：简称诊刮。可达到止血和明确子宫内膜病理诊断的目的。适合年龄>35岁、已婚、药物治疗无效或存在子宫内膜癌高危因素的异常子宫出血患者，以排除子宫内膜病变。无排卵性异常子宫出血和黄体功能不足患者，应在月经来潮前或月经来潮6 h内刮宫。无排卵性异常子宫出血内膜病理表现为增生期内膜或增生过长，无分泌期表现。黄体功能不足内膜病理表现为分泌期内膜，但分泌反应不良。子宫内膜不规则脱落患者应在月经来潮第5～6 d进行刮宫，内膜病理表现为增生期和分泌期内膜同时存在。

2.基础体温测定（BBT）：是测定排卵简易可行的方法。无排卵性功血基础体温呈单相型（图22-1）。排卵性功血基础体温呈双相型，黄体功能不足者高温相≤11 d（图22-2），子宫内膜不规则脱落者高温期体温下降缓慢伴经前出血（图22-3）。

3.宫颈黏液结晶检查：月经前出现羊齿植物叶状结晶提示无排卵。

4.血清激素测定：测血孕酮，了解有无排卵和黄体功能。还可测睾酮、催乳素和促甲状腺激素，以排除高催乳素血症和甲亢等内分泌疾病。

5.B超检查：了解子宫内膜厚度及回声，明确有无宫腔占位性病变及其他生殖道器质性病变等。

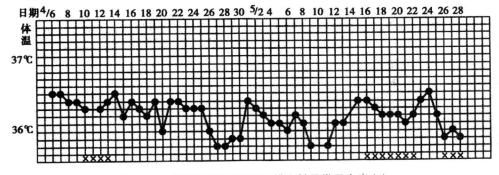

图22-1　基础体温单相型（无排卵性异常子宫出血）

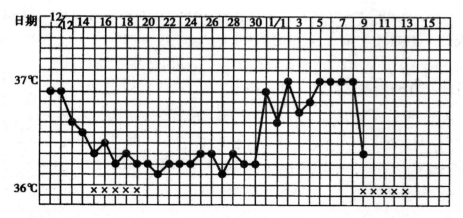

图 22-2　基础体温双相型（黄体期短）

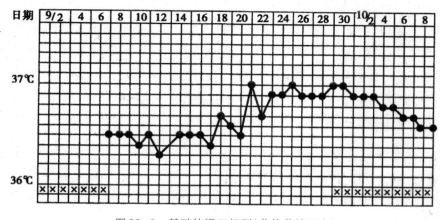

图 22-3　基础体温双相型（黄体萎缩不全）

6.宫腔镜检查：直接观察子宫内膜情况，表面是否光滑，有无组织突起及充血。在宫腔镜直视下选择病变区进行活检，诊断各种宫腔内病变。

7.其他：血红细胞计数、血细胞比容、凝血功能检查，了解患者是否贫血、血小板减少及排除凝血和出血功能障碍性疾病；有性生活史者应进行血或尿妊娠试验，排除妊娠及妊娠相关疾病。

（五）治疗要点　首选治疗为药物治疗。

1.无排卵性异常子宫出血：药物治疗为一线治疗。青春期和生育期功血患者以止血、调整周期、促进排卵为原则；绝经过渡期功血患者以止血、调整周期、减少经量、防止子宫内膜病变为原则。对于绝经过渡期及病程长的生育期患者可首先考虑使用刮宫术，止血同时能了解内膜病理表现，排除肿瘤。药物治疗效果欠佳或不宜用药、无生育要求者，可采取手术治疗，如子宫内膜切除术。以上各种治疗效果不佳，在患者和家属知情选择下可行子宫切除。

2.黄体功能异常：①黄体功能不足：针对患者发生病因调整性腺轴的功能，促进卵泡发育及排卵，以利于正常黄体的形成。②子宫内膜不规则脱落：通过调节下丘脑-垂体-卵巢轴的反馈功能，促使黄体及时萎缩、内膜按期完整脱落。

【常见护理诊断/问题】

（一）疲乏　与子宫不规则出血、月经过多、继发贫血有关。

（二）有感染的危险　与子宫不规则出血、出血量多、贫血导致机体抵抗力下降等有关。

【护理目标】

（一）患者身体状况转好，体力恢复。

（二）患者感染征象能被及时发现和控制。

【护理措施】

（一）休息及营养　出血量多者，应卧床休息，保持充足的睡眠，避免过度疲劳。加强营养，改善全身状况，补充含铁、维生素C和蛋白质丰富的食物。

（二）诊疗配合

1.无排卵性异常子宫出血

（1）止血：对少量出血患者，使用最低有效量激素，减少药物副作用。对大出血的患者，要求性激素治疗8 h明显见效，24～48 h内出血基本停止。①性激素：雌孕激素联合用药，其止血效果优于单一性激素用药，采用孕激素占优势的口服避孕药，用来治疗青春期及生育期无排卵性异常子宫出血，目前采用三代短效口服避孕药；单纯雌激素，可促使子宫内膜迅速生长，创面修复而止血，适用于急性大量出血患者，常用药物为结合雌激素（针剂或片剂）、戊酸雌二醇等；单纯孕激素，使子宫内膜转化为分泌期，停药后内膜脱落彻底，又称药物刮宫，适用于体内有一定雌激素水平的患者，常用药物为地屈孕酮、甲羟孕酮或炔诺酮。②刮宫术：适用于急性大出血、存在子宫内膜癌高危因素、病程长的生育期患者和绝经过渡期患者。对无性生活史的青少年不轻易做刮宫术，仅用于大量出血用药治疗无效，需明确诊断者。

（2）调整月经周期：青春期和生育期妇女须促进其恢复正常月经周期的内分泌调节，绝经过渡期需控制出血及预防子宫内膜增生症的发生。常用方法为：①雌、孕激素序贯疗法：即人工周期。模拟自然月经周期中卵巢的内分泌变化，序贯应用雌、孕激素，使子宫内膜发生周期性变化。适用于青春期功血或生育期功血患者。自出血第5 d起口服结合雌激素或戊酸雌二醇，每晚1次，连服21 d。在服药第11 d起，每日加用醋酸甲羟孕酮或地屈孕酮（图22-4）。于出血第5 d重复用药。连续应用3个周期为一个疗程。②雌、孕激素联合疗法：常用口服避孕药，尤其适用于有避孕要求的生育期女性。其中孕激素可以限制内膜的增生,减少撤药性出血量;雌激素可预防孕激素的突破性出血。一般于周期撤药性出血的第5 d起,每日1片,连服21 d,一周为撤药性出血间隔,连续三个周期为一个疗程。③孕激素后半期疗法:适用于青春期、绝经过渡期或活检为增生期内膜的功血患者。在撤药性出血后半期(第16~25 d)口服孕激素,如地屈孕酮、微粒化孕酮、醋酸甲羟孕酮等,每日1次;或黄体酮肌内注射,每日1次,酌情应用3~6个周期。

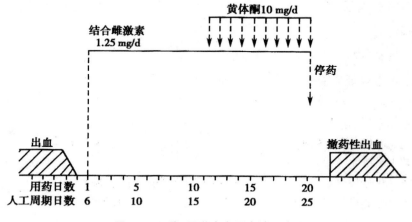

图22-4 雌、孕激素序贯疗法示意图

(3)促进排卵:功血患者经上述调整周期治疗后,部分可恢复自发排卵。青春期无排卵性异常子宫出血患者一般不提倡使用促排卵药物,有生育要求的无排卵不孕患者,可针对病因采用氯米芬、绒促性素等药物促排卵(详见本章第二节"闭经")。

2.黄体功能不足:①口服氯米芬或采用人绝经后尿促性素联合人绒毛膜促性腺激素疗法,促进卵泡发育,诱发排卵,促进黄体形成。②肌内注射HCG,促进黄体形成,提高孕酮的分泌,延长黄体期。③选用天然黄体酮制剂,补充黄体分泌孕酮的不足。

3.子宫内膜不规则脱落:口服甲羟孕酮、天然微粒化孕酮,或肌内注射黄体酮等孕激素,使黄体及时萎缩、内膜按时完整脱落。也可注射绒毛膜促性腺激素,促进黄体功能。对于无生育要求的患者,可口服避孕药调整周期。

治疗期间严格按时按量规范用药,不可随意停服和漏服,以保持激素在血中的有效浓度。性激素类药物减量必须在血止后才能开始,3 d减1次,每次减量不得超过原剂量的1/3,直至维持量。用药期间如出现不规则阴道流血,应及时就诊。

(三)预防感染 严密观察体温、脉搏、子宫体压痛等与感染有关的征象,监测白细胞计数和分类。保持会阴部清洁,如有感染征象及时报告医生并遵医嘱使用抗生素治疗。

(四)心理护理 鼓励患者表达内心感受及疑虑,耐心倾听患者的诉说。向患者解释病情及提供相关信息,解答疑问,解除顾虑和焦虑、不安。指导患者使用放松技术,如听音乐、看书等分散注意力。

（五）健康指导

1.指导患者养成良好的生活习惯,避免劳累,保证充足睡眠,并进行体育锻炼提高身体素质。

2.注意经期卫生,及时更换会阴垫,月经期内禁止性生活、游泳、盆浴及坐浴,防止继发感染。

3.青春期少女如出现阴道出血应及时就诊,不可因害羞或其他顾虑延误诊治。

【护理评价】

（一）患者阴道出血是否停止,疲乏的感觉是否减弱或消失。

（二）患者是否发生感染。

（马振荣）

第二节 闭 经

【概述】

闭经（amenorrhea）表现为无月经或月经停止,是妇科的常见症状。根据既往有无月经来潮将闭经分为原发性闭经和继发性闭经两类。原发性闭经（primary ame- norrhea）是指凡年龄超过14岁,第二性征尚未发育或年龄超过16岁、第二性征已发育,月经尚未来潮者。继发性闭经（secondary amenorrhea）是指正常月经建立后月经停止6个月,或按自身原来月经周期计算停止3个周期以上者。青春期前、妊娠期及哺乳期无月经来潮属生理现象。本节主要介绍病理因素导致的闭经。

【病因及分类】

正常月经的建立和维持有赖于下丘脑-垂体-卵巢轴的神经内分泌调节、子宫内膜对性激素的周期性反应和下生殖道的通畅,其中任何一个环节发生障碍均可导致闭经。

（一）原发性闭经 较少见,多由遗传因素或先天性发育缺陷引起,如米勒管发育不全综合征、雄激素不敏感综合征、对抗性卵巢综合征、低促性腺激素性腺功能减退和高促性腺激素性腺功能减退。

（二）继发性闭经 发病率高于原发性闭经。根据月经调节机制的五个主要环节,按病变部位分为:

1.下丘脑性闭经:最常见,指中枢神经系统及下丘脑功能失调或器质性病变引起的闭经,多以功能性原因为主。

（1）精神应激：常见于精神压抑、环境改变、情感变化、忧虑、寒冷、盼子心切或畏惧妊娠等应激状态下，下丘脑分泌的促肾上腺皮质激素释放激素和皮质激素量增加，刺激内源性阿片肽和多巴胺分泌，抑制下丘脑分泌GnRH和垂体分泌促性腺激素。

（2）体重下降及神经性厌食：因过度节食导致体重急剧下降，最终导致影响下丘脑功能，其分泌的GnRH、促性腺激素、雌激素水平下降导致闭经。

（3）运动性闭经：多见于长期剧烈运动和舞蹈演员。月经的正常调节和维持需要人体内有17%～22%的机体脂肪，这些脂肪对月经的初潮和月经的维持具有重要意义。若总体脂肪减少或肌肉脂肪比率增加，都可影响甾体激素的合成，引起闭经；剧烈运动后可抑制GnRH释放从而抑制LH的释放，也可引起闭经。

（4）药物性闭经：长期应用某些药物，如吩噻嗪衍生物（奋乃静、氯丙嗪）、利血平、甾体类避孕药、甲丙氨酯、西咪替丁等，可引起继发性闭经和异常乳汁分泌，导致药物抑制引起的闭经泌乳综合征，此种情况多在停药3～6个月后月经自然恢复。

（5）颅咽管瘤：较罕见。肿瘤增大压迫下丘脑和垂体柄时，引起闭经、生殖器萎缩、肥胖、颅内高压、视物障碍等，并引起肥胖生殖无能营养不良症。

2.垂体性闭经：垂体的器质性病变或功能失调可影响促性腺激素分泌，从而影响卵巢功能引起闭经。常见有垂体梗死（如希恩综合征）、垂体肿瘤及空蝶鞍综合征。

3.卵巢性闭经：闭经的原因在卵巢。因卵巢的性激素水平低不能影响子宫内膜发生周期性变化，导致闭经。常见于卵巢功能早衰、多囊卵巢综合征、卵巢功能性肿瘤等。

4.子宫性闭经：闭经的原因在子宫。常见有Asherman综合征，最常见；因人工流产刮宫、产后出血刮宫损伤子宫内膜，导致宫腔粘连而闭经；或因流产、产褥感染、子宫内膜结核、宫腔手术感染等导致闭经；或宫颈锥切手术引起宫颈管粘连，影响月经排出；手术切除子宫、放疗等破坏了子宫内膜导致闭经。

5.其他：内分泌功能异常，如甲状腺功能减退或亢进、肾上腺皮质功能亢进、肾上腺皮质肿瘤、糖尿病等疾病。

【护理评估】

（一）健康史　原发性闭经患者应了解其生长发育过程，有无先天性缺陷或其他疾病，了解有无家族遗传史。详细询问月经史，包括初潮年龄、第二性征发育情况、月经周期、经期、经量和闭经期限及是否有痛经。有无引起闭经的各类诱因，如精神因素、环境改变、体重增减等。已婚妇女需详细询问其生育史及产后并发症史。

（二）身体状况　观察患者精神状态、营养状况、五官生长特征、智力发育、有无多毛。检查全身发育情况、第二性征发育情况，测量身高、体重。妇科检查注意内、外生殖器的发育,有无先天性缺陷、畸形和肿瘤。

(三)心理–社会支持状况　患者常因担心闭经对健康、性生活及生育能力等的影响,或反复治疗效果不明显心理压力大,表现为情绪低落、沮丧,对治疗和护理失去信心。

(四)辅助检查

1.功能试验

(1)药物撤退性试验:用于了解体内雌激素水平,确定闭经程度。①孕激素试验:服用孕激素(如微粒化黄体酮、地屈孕酮、醋酸甲羟孕酮等)5 d,停药3～7 d后,子宫有撤退性出血(＋),提示子宫内膜已受一定水平的雌激素影响,可排除子宫性闭经;若无撤退性出血(－),说明患者体内雌激素水平低,应进一步做雌、孕激素序贯试验。②雌孕激素序贯试验:服用雌激素(如戊酸雌二醇、结合雌激素等)连续20 d,最后5 d加用孕激素(醋酸甲羟孕酮),停药后3～7 d出现撤退性出血(＋),提示闭经是由于体内雌激素水平低下引起,需进一步寻找原因。如无撤退性出血(－),再重复一次试验,若仍为阴性反应,提示子宫内膜有缺陷或被破坏,可确诊为子宫性闭经。

(2)垂体兴奋试验:又称GnRH刺激试验,了解垂体对GnRH的反应性。注射LHRH后LH升高,说明垂体功能正常,病变部位在下丘脑;如经多次重复试验,LH值仍无升高或升高不明显,提示病变部位在垂体。

2.血清激素测定:应停用雌、孕激素药物至少2周后作E_2、P、T、FSH、LH、PRL、TSH、胰岛素等激素测定,可协助诊断。

3.影像学检查

(1)盆腔超声检查:观察盆腔有无子宫,子宫形态、大小及内膜厚度,卵巢大小、形态、卵泡数目等。

(2)子宫输卵管造影:了解子宫及输卵管是否发育不良、畸形及宫腔粘连。

(3)CT或MRI检查:用于盆腔及头部蝶鞍区检查,了解盆腔肿块和中枢神经系统病变性质,诊断卵巢肿瘤、下丘脑病变、垂体微腺瘤、空蝶鞍等。

4.宫腔镜检查:精确诊断宫腔粘连。

5.腹腔镜检查:可直视观察卵巢形态、子宫大小。

6.染色体检查:对鉴别性腺发育不全的病因及指导临床处理有重要意义。

7.其他检查:如靶器官反应检查,包括基础体温测定、子宫内膜取样等。怀疑结核或血吸虫病,应行内膜培养。

(五)治疗要点　针对病因给予治疗,改善全身健康情况,进行心理治疗,给予相应的激素达到治疗目的。

因器质性病变引起的闭经应针对病因治疗,如:宫腔镜直视下分离宫腔粘连并放置宫内节育器;伴有高泌乳素血症的垂体瘤可服用溴隐亭治疗;卵巢肿瘤等应积极采取手术治疗;口服避孕药引起的闭经需停用避孕药。

【常见护理诊断/问题】

(一)低自尊　与长期闭经及治疗效果不明显,月经不能正常来潮而出现自我否定有关。

(二)焦虑　与担心疾病对自身健康、生育能力、性生活的影响有关。

【护理目标】

(一)患者能够主动倾诉病情、客观评价自己。

(二)患者能够主动诉说担心,并能积极配合诊疗。

【护理措施】

(一)改善全身状况　由于应激和精神紧张引起的闭经,给予心理治疗,消除精神紧张和焦虑。由于疾病或营养不良引起的闭经,应积极治疗全身疾病,增强体质、补充营养,维持标准体重。

(二)诊疗配合　说明性激素的作用、具体用药方法、副作用等。

1.性激素补充疗法:可维持女性心血管系统、骨骼及代谢、神经系统等的健康,也可以维持第二性征及月经。主要治疗方法有:①雌激素补充治疗:适用于无子宫者。②雌、孕激素人工周期疗法:适用于有子宫者。③孕激素治疗:适用于体内有一定内源性雌激素水平者。

2.促进排卵:适用于有生育要求的患者。①氯米芬:最常用。适用于有一定内源性雌激素水平的无排卵者。②促性腺激素:适用于对氯米芬促排卵无效或低GnRH闭经患者,在雌激素治疗促进生殖器发育,子宫内膜已获得对雌、孕激素的反应后采用。

3.溴隐亭:为多巴胺受体激动剂。通过与垂体多巴胺受体结合,直接抑制PRL分泌,恢复排卵;并能抑制垂体肿瘤的生长。

4.其他激素治疗:先天性肾上腺皮质增生导致的闭经,可用肾上腺皮质激素(如泼尼松或地塞米松)。甲状腺功能减退导致的闭经,可给予甲状腺素(如甲状腺片)。

(三)心理护理　建立良好的护患关系,鼓励患者表达自己的情感。向患者提供关于健康、治疗和预后相关的诊疗信息;帮助其澄清一些错误观念,解除患者担心疾病及其影响的心理压力;鼓励患者与亲人、朋友交往;参与力所能及的社会活动,保持心情舒畅,正确对待疾病。

(四)健康指导　指导患者树立正确的健康观念和生活方式,保持标准体重;适当运动,增强体质,劳逸结合,不可过度减肥。保持心情舒畅,消除精神紧张因素对月经的影响。

【护理评价】

(一)治疗期间,患者是否能与亲人、朋友等交流病情和治疗感受。

(二)患者是否能积极配合治疗和护理。

(马振荣)

第三节 痛 经

【概述】

痛经(dysmenorrhea)指在月经前后或月经期出现下腹疼痛、坠胀,伴腰酸或其他不适,症状严重影响生活质量者。为妇科常见的症状。痛经分为原发性和继发性两类。原发性痛经是指生殖器官无器质性病变的痛经,又称功能性痛经,约占90%;继发性痛经是指因盆腔器质性疾病而致的痛经,如慢性盆腔炎、子宫内膜异位症。本节仅介绍原发性痛经。

原发性痛经的病因主要与月经时子宫内膜前列腺素(prostaglandin,PG)合成增多有关。月经来潮时子宫内膜合成、释放前列腺素量（$PGF_{2\alpha}$和PGE_2)增多,引起子宫平滑肌收缩、血管挛缩,子宫缺血、缺氧而导致痛经。内膜中PG浓度越高痛经越严重。过多的PG进入血液循环还可引起消化道和心血管等症状,出现恶心、呕吐、面色苍白、出冷汗等症状。因无排卵性月经中子宫内膜无孕酮刺激,PG浓度低,一般不发生痛经。此外,还与患者精神紧张、忧虑、寒冷刺激、月经期剧烈运动、疼痛的主观感受和疼痛阈值有关。

【护理评估】

(一)健康史 询问患者的年龄、月经史与婚育史;了解有无精神过度紧张或过于疲劳等诱发因素;询问疼痛与月经的关系,疼痛发生的时间、部位、性质、程度及伴随症状,是否服用止痛药能缓解疼痛。

(二)身体状况 痛经多发生于青春期女性,初潮后1～2年发病。主要症状为月经期阵发性、痉挛性下腹疼痛。疼痛最早出现在经前12 h,以月经来潮后第1 d最剧烈,持续2～3 d后即可缓解。疼痛多位于耻骨联合上,可放射到外阴、肛门、腰骶部和大腿内侧。可伴有恶心、呕吐、腹泻、头痛、乏力等,同时还可出现四肢厥冷、面色苍白、出冷汗等症状。妇科检查无明显器质性病变。

(三)心理-社会支持状况 痛经患者常常认为月经是"痛苦""倒霉"的,使患者有意识或无意识对自己是女性而怨恨。害怕、担心月经来潮,影响生活质量。

（四）辅助检查　可做B超和腹腔镜检查,排除继发性痛经。

（五）治疗要点　主要进行心理疏导,消除顾虑,避免精神过度紧张和疲劳。疼痛不能忍受时可使用镇痛、镇静、解痉药,口服避孕药有治疗痛经的作用,还可配合中医药治疗。

【常见护理诊断/问题】

（一）疼痛　与经期子宫痉挛性收缩,子宫肌组织缺血缺氧,刺激疼痛神经元有关。

（二）焦虑　与反复痛经造成的精神过度紧张有关。

【护理目标】

（一）患者的疼痛症状缓解。

（二）患者月经来潮前及月经期无焦虑。

【护理措施】

（一）缓解症状　保证足够的休息和睡眠,适度进行体育锻炼。喝热饮、腹部局部热敷或按摩,以促进血液循环可减轻疼痛。

（二）诊疗配合　前列腺素合成酶抑制剂通过抑制前列腺素合成酶的活性,减少PG的产生,防止痉挛性子宫收缩过强。口服避孕药通过抑制排卵,减少月经血中前列腺素的含量。中医治疗以通调气血为主。

【知识拓展——痛经的药物治疗】

前列腺素合成酶抑制剂的常用药物包括布洛芬、酮洛芬,用法：50 mg,3次/d,月经来潮即开始服药,连用2～3 d,有效率可达80%。

口服避孕药治疗痛经适用于有避孕要求的痛经患者,一般选择周期性口服短效避孕药,用法：自月经第5 d开始,每日晚上临睡前口服1片,连用22 d,停药后月经来潮,在此次月经第5 d口服下一个周期,有效率可达90%以上。

中医药治疗痛经以伴随月经来潮而周期性小腹痛为中医辨证要点,根据疼痛部位、性质、喜按或拒按等不同情况,明辨其虚实寒热,在气在血,以通调气血为主,根据不同症候可选用八珍益母丸、乌鸡白凤丸、益母草膏、当归芍药散等。

（三）心理护理　鼓励患者倾诉,关心并理解患者的不适和恐惧心理,向患者讲解月经期小腹轻度不适和腰酸属于生理现象。避免过度紧张和情绪波动,保持心情舒畅,合理休息,保证睡眠。

（四）健康指导

1.注意月经期卫生：经期保持外阴清洁,每日清洗外阴,勤换卫生垫及内裤；注意保暖,避免淋雨、冷水浴,禁止盆浴、游泳、性生活、阴道冲洗或上药。

2.月经期养成良好生活习惯：劳逸结合,合理安排休息,不宜参加剧烈运动和重体力劳动；体力劳动者或运动员应减轻劳动量和运动量。

3.加强营养:经期应多饮水,多吃新鲜蔬菜和水果,保持大小便通畅,减轻盆腔充血;避免进食辛辣等刺激性的食物;增加铁剂、维生素、蛋白质和钙质的摄入。

【护理评价】

(一)患者是否能诉说疼痛减轻,是否能列出减轻疼痛的措施。

(二)患者焦虑的行为或表现是否减少,舒适感是否增加。

(马振荣)

第四节　经前期综合征

【概述】

经前期综合征(premenstrual syndrome,PMS)是指月经前周期性发生的影响妇女日常生活和工作,涉及躯体、精神以及行为的综合征,严重者影响学习、工作和生活质量,月经来潮后症状可自然消退。

目前病因尚未明确,可能与雌孕激素比例失调、神经递质异常、缺乏维生素 B_6、精神心理与社会环境影响有关。

【护理评估】

(一)健康史　了解患者生理、心理方面的疾病史,既往妇科、产科病史;排除精神病及心、肝、肾等疾病引起的水肿。

(二)身体状况　多见于25～45岁的妇女。症状常在月经前1～2周开始,于月经前2～3 d最为严重,月经来潮后症状可减轻或消失。其临床特点为周期性反复出现,主要症状:①精神症状可出现易怒、焦虑、情绪波动、无精打采、生活习惯的改变等,易怒是其主要症状。②躯体症状可表现为头痛、背痛、乳房胀痛、腹部胀满、便秘、肢体水肿、体重增加等。③行为症状常出现注意力不集中,易激动,记忆力减退,工作效率低等。妇科检查正常。

(三)心理–社会支持状况　心理方面的症状包括紧张、焦虑、易怒等,严重者出现性格改变、叛逆行为和自残倾向。

(四)辅助检查　必要时进行相关检查以排除心、肝、肾等其他疾病引起的水肿。

(五)治疗要点　对症治疗。采用抗抑郁药、抗焦虑药、抑制排卵等。

【常见护理诊断/问题】

(一)焦虑　与周期性经前出现躯体和心理不适症状有关。

(二)体液过多　与雌、孕激素比例失调有关。

【护理目标】

（一）患者在月经来潮前及月经期焦虑减轻或消失。

（二）患者能列举预防水肿的方法。

【护理措施】

（一）养成良好的生活习惯　饮食均衡，有水肿者减少盐、咖啡因、糖、酒精的摄入，多进食富含维生素 B_6 食物，如牛奶、蛋黄和豆类。进行适当的体育锻炼，鼓励患者经期进行有氧运动如舞蹈、慢跑等。多参与社会交往，以缓解精神压力。

（二）诊疗配合　遵医嘱指导患者正确服药。

1. 抗抑郁剂：适合有明显抑郁的患者。黄体期口服氟西汀（fluoxetine）20 mg，1 次/日，可选择性抑制中枢神经系统对 5-羟色胺的再摄入，有效缓解精神症状及行为改变，但不适用于躯体症状明显的患者。

2. 抗焦虑药：适合于有明显焦虑的患者。经前口服阿普唑仑（alprazolam）0.25 mg，2 ~ 3 次/d，每日最大剂量 4 mg，直至月经来潮后第 2 ~ 3 d。

3. 抑制排卵：采用口服避孕药能减轻水钠潴留及内源性激素波动，缓解症状；或使用促性腺激素释放激素激动剂（GnRH-a）4 ~ 6 个周期，抑制排卵。

4. 醛固酮受体的竞争性抑制剂：口服螺内酯（spironolactone），可对抗醛固酮作用，利尿减轻水潴留，改善精神症状。

5. 维生素 B_6：每日 3 次口服维生素 B_6 10 ~ 20 mg，可调节自主神经系统与月经调节轴（下丘脑-垂体-卵巢轴）的关系，抑制 PRL 的合成。

（三）心理护理　向患者和家属介绍有关疾病保健的知识，帮助患者调整心理状态，消除患者的顾虑和不必要的精神负担，得到家人的理解和支持。

（四）健康指导　指导患者在经前调整饮食，减轻相关症状。指导患者了解该病的相关知识，记录月经周期，学会自我调控。

【护理评价】

（一）患者焦虑感是否减轻或消失，月经来潮前是否有明显的不适。

（二）患者是否有水肿的体征，水肿是否缓解。

（马振荣）

第五节　绝经综合征

【概述】

绝经综合征(menopause syndrome,MPS)是指妇女在绝经前后由于性激素水平波动或减少,出现的一组躯体、精神心理症状。绝经(menopause)是指连续12个月无月经,是卵巢功能停止所致的永久性无月经状态,分为自然绝经和人工绝经两类。自然绝经是指卵巢内卵泡生理性耗竭,妇女一生中必然发生的生理过程,提示卵巢功能衰退,生殖能力终止。自然绝经多发生在45~55岁。绝经综合征一般持续至绝经后2~3年,少数人可持续至绝经后5~10年。人工绝经是因手术切除双侧卵巢或放射治疗破坏卵巢,使卵巢功能丧失导致绝经。人工绝经比自然绝经妇女更易发生绝经综合征。

【护理评估】

(一)健康史　了解绝经综合征症状持续时间、严重程度及治疗效果;了解其月经史、生育史、慢性疾病(如肝病、高血压等)、内分泌疾病及精神疾病;了解既往有无子宫、卵巢切除手术,有无盆腔放疗等。

(二)身体状况

1.近期症状

(1)月经改变:月经紊乱是绝经过渡期最早出现的症状,表现为:①月经周期缩短、经量减少、最后绝经。②月经周期不规则、周期和经期延长、经量增加,甚至大出血或出血淋漓不尽,然后逐渐减少停止。③月经突然停止,较少见。

(2)血管舒缩症状:是雌激素下降的特征性症状,主要表现为阵发性潮热。其特点是患者反复出现短暂的面部、颈部和胸部皮肤阵发性发红,继之出汗,汗后畏冷。持续时间为1~3 min,根据病情轻重程度,每日发作数次到十余次,夜间或应激状态下易促发。症状可历时1~2年,甚至5年或更长。该症状严重影响妇女的日常生活和睡眠,是需要性激素治疗的主要症状。

(3)自主神经失调症状:常出现心悸、眩晕、头痛、耳鸣、失眠等症状。

(4)精神神经症状:出现情绪波动较大,注意力不集中。多言多语、失眠、烦躁不安等,或出现情绪低落、忧郁、焦虑、多疑、记忆力减退。

2.远期症状

(1)泌尿生殖道症状:阴道干燥、黏膜变薄,性交痛及反复发生阴道炎,子宫脱垂、膀胱或直肠膨出,常有张力性尿失禁。尿急、尿频,易反复发生尿路感染。

（2）骨质疏松：与雌激素水平下降，骨质吸收速度快于骨质生成有关。50岁以上的妇女半数以上会发生绝经后骨质疏松，一般发生在绝经后5～10年内，最常发生在椎体。

（3）阿尔茨海默病（Alzheimer's disease，AD）：研究发现雌激素缺乏可能对阿尔茨海默痴呆症有潜在危险，表现为老年痴呆、记忆丧失、失语失认、定向计算判断障碍、性格行为及情绪改变。

（4）心血管症状：绝经后妇女糖、脂代谢异常增加，动脉硬化、冠心病发病风险较绝经前明显增加，这可能与雌激素水平降低有关。

（三）心理-社会支持状况　妇女进入绝经期以后，由于家庭和社会环境的变化可加重精神与身体负担引起忧虑、多疑、孤独等心情不愉快。还可因个性特点与精神因素引起不同症状，如精神状态不稳定、失眠、抑郁、易发生情绪改变等。

（四）辅助检查

1.血清激素测定：①血清FSH值及E_2值测定：了解卵巢功能，FSH＞10 U/L，表示储备功能下降。闭经、FSH＞40 U/L且E_2＜10～20 pg/mL，提示卵巢功能衰退。②抑制素B：≤45 ng/L，是卵巢功能减退的最早标志。

2.超声检查：基础状态卵巢的窦状卵泡数减少、卵巢容积缩小、子宫内膜变薄。

（五）治疗要点　缓解近期症状，早期发现并有效预防骨质疏松症、动脉硬化等老年性疾病。

1.激素补充治疗（hormone replacement therapy，HRT）：可有效缓解绝经相关症状，对骨骼、心血管和神经系统产生长期的保护作用。HRT应在有适应证而无禁忌证的情况下，在治疗窗口期使用。

【知识拓展——激素补充治疗（HRT）】

激素补充治疗是绝经综合征最有效的治疗方法，然而因其长期使用可增加子宫内膜癌和乳腺癌的发生，应合理使用。

HRT适应证：具有雌激素缺乏所致绝经症状，如：潮热出汗、睡眠障碍、精神神经系统症状；泌尿生殖道萎缩相关疾病问题；低骨量及骨质疏松症。

HRT禁忌证：已知或可疑妊娠、不明原因的阴道流血、乳腺癌、性激素依赖性恶性肿瘤、近6个月内活动性静脉或动脉血栓栓塞病、重症肝肾功能障碍、血卟啉病、耳硬化症、脑膜瘤（孕激素禁用）。

适合进行HRT的时间段称为"窗口期"，在此阶段开始HRT疗效最高，各种雌孕激素治疗相关风险极低，一般为绝经10年以内或60岁之前。

2.非激素类药物治疗：①阿仑膦酸钠（晨起口服）、降钙素、雷洛昔芬等药物，可以防治骨质疏松症。同时口服维生素D利于钙的吸收。②选择性5-羟色胺再摄取抑制剂：盐酸帕罗西汀，可改善血管舒缩和精神神经症状。③谷维素有助于调节自主神经功能。④适量镇静药如艾可唑仑,有助于睡眠。

【常见护理诊断/问题】

(一)焦虑 与绝经过渡期内分泌改变、精神神经症状有关。

(二)知识缺乏 缺乏绝经期生理、心理变化知识及应对技巧。

【护理目标】

(一)患者能够描述自己的焦虑心态和应对方法。

(二)患者能正确描述绝经期生理、心理知识及应对技巧。

【护理措施】

(一)一般护理 帮助患者调整生活形态,鼓励患者进行适当的户外活动和体育锻炼以增强体质,如游泳、散步、打太极拳等。合理饮食,增加蛋白质和钙的摄入。鼓励患者参加社交及脑力活动,以促进正常心态。

(二)HRT诊疗配合 告知患者必须在医生指导下用药。指导其了解用药目的、适应证、禁忌证、剂量、用药时间及可能出现的反应。督促长期使用性激素治疗者定期随访。

1.制剂:主要药物为雌激素,可辅以孕激素。①雌激素:原则上应选择天然制剂,常用戊酸雌二醇、结合雌激素、17β-雌二醇经皮贴膜、尼尔雌醇。②组织选择性雌激素活性调节剂:替勃龙,根据靶组织不同,其在体内的3种代谢物分别表现出雌激素、孕激素、弱雄激素活性。③孕激素:近年来倾向选用天然孕激素制剂,如微粒化黄体酮和黄体胶丸,或接近天然孕激素,如地屈孕酮。

2.用药途径:①口服:口服是HRT最常规的给药途径,优点是血药浓度稳定,但对肝脏有一定的损害,还能刺激产生肾素底物和凝血因子。常用方法:单一雌激素和雌孕激素联合法。前者适合子宫已经切除的妇女。后者又分为序贯用药和联合用药。②胃肠道外途径:可消除对肝脏的影响,对人体血脂影响小。可将结合雌激素软膏、普罗雌烯阴道胶囊、雌三醇软膏等进行阴道上药,适用于下泌尿、生殖道局部低雌激素症状。可将17β-雌二醇皮贴及凝胶经皮肤给药,适用于尚未控制的糖尿病及严重高血压、血栓形成倾向、胆囊病、癫痫、偏头疼、哮喘、高催乳素血症者。

3.用药时间:HRT需个体化用药,在综合考虑的前提下,选择能达到治疗目的的最低有效剂量。从卵巢功能开始减退出现相关症状就可开始服用,应定期评估其风险。停药时,为防止复发应缓慢减量或间歇用药,逐步停药。

4.副作用及危险性:性激素补充治疗可引起异常子宫出血,多为突破性出血,必要时须排除子宫内膜病变。雌激素剂量过大可引起乳房胀、白带多、头痛、水肿、色素沉着等;孕激素过多可出现抑郁、易怒、乳房痛和水肿。长期治疗可增加子宫内膜癌、卵巢癌、乳腺癌、心血管疾病及血栓性疾病、糖尿病的发病风险。应督促患者定期随访。

（三）心理护理　加强与绝经过渡期妇女的沟通,应注意用通俗的语言、和蔼的态度,让患者充分表达内心的困扰和忧虑,以倾诉和宣泄不良情绪,缓解症状。向患者及家属讲解绝经综合征的相关知识,争取家人理解,共同努力缓解患者症状。

（四）健康指导　介绍绝经前后减轻症状的方法,以及预防绝经综合征的措施,例如:规律的运动(散步、骑自行车等)可以促进血液循环,维持肌肉张力,延缓老化,还可以刺激骨细胞活性,延缓骨质疏松的发生;合理安排工作和休息,注意劳逸结合;适当摄取钙质和维生素D;正确对待性生活。

【护理评价】

（一）患者是否能正确认识和面对绝经,是否能以乐观、积极的态度对待自己,参与社会活动。

（二）患者是否了解激素补充治疗的利弊。

（马振荣）

第二十三章 子宫内膜异位症和子宫腺肌病护理

子宫内膜异位症(endometriosis,EM)和子宫腺肌病(adenomyosis)同为异位子宫内膜引起的疾病,临床上可合并存在,但发病机制及组织学发生不尽相同,临床表现也有差异。

第一节 子宫内膜异位症

【概述】

子宫内膜异位症(简称内异症)是指具有生长功能的子宫内膜组织(腺体和间质)出现在子宫腔被覆黏膜以外的其他部位。好发于生育年龄妇女,发病率为10%~15%,以25~45岁居多,绝经或双侧卵巢切除后异位内膜组织可逐渐萎缩吸收。据统计,在妇科剖腹手术中发现有5%~15%的患者存在内异症;25%~35%的不孕患者与内异症有关。近年来,内异症发病率呈上升趋势,已成为妇科常见病。

子宫内膜异位症临床表现多样,组织学上虽然是良性病变,但具有类似恶性肿瘤远处转移和种植生长的能力,可出现在身体不同部位(图23-1)。最常见的种植部位为盆腔脏器和腹膜,其中以侵犯卵巢者最常见(约占内异症的80%),其次是宫骶韧带、直肠子宫陷凹,也可出现在脐、膀胱、肾、肺、乳腺等部位,但罕见。

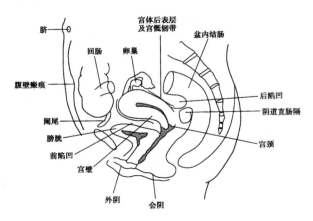

图23-1 子宫内膜异位症的发生部位

（一）发病机制　本病的发病机制尚未完全清楚，目前主要有3种学说。

1.子宫内膜种植学说

（1）经血逆流：月经期脱落的子宫内膜碎片，随着经血逆流，通过输卵管进入腹腔植于卵巢表面或盆腔其他部位，形成盆腔内异症。

（2）淋巴及静脉播散：有的学者认为子宫内膜可通过淋巴或静脉播散至肺、手臂、大腿等处，导致远离盆腔部位的内异症。

2.体腔上皮化生学说：卵巢表面生发上皮、盆腔腹膜是由高度化生潜能的体腔上皮分化而来，在反复受到慢性炎症、经血、持续卵巢激素刺激后，可衍化为子宫内膜样组织而形成内异症。

3.诱导学说：在内源性生化因素诱导下，未分化的腹膜组织可发展成为子宫内膜组织。

目前仍无一种机制可以解释全部子宫内膜异位症的发病原因，不同部位的内异症可能有不同的发病机制。另有研究认为，子宫内膜异位症的形成还可能与免疫力低下、清除盆腔活性子宫内膜细胞的能力减低有关。因此，子宫内膜异位症的发病很可能是包括免疫、遗传、炎症等多种因素共同作用的结果。

（二）病理类型　异位子宫内膜受卵巢激素影响而发生周期性出血，刺激周围纤维组织增生、粘连，在病变区内形成紫褐色斑点或小泡，进一步发展为大小不等的蓝紫色实质性结节或包块。根据异位内膜发生部位临床病理类型可分为腹膜型、卵巢型、阴道直肠隔型和其他类型四种。

1.腹膜型或腹膜子宫内膜异位症：指盆腔腹膜的各种子宫内膜异位种植，主要包括红色病变（早期病变）、棕色病变（典型病变）以及白色病变（陈旧病变）。

2.卵巢型或卵巢子宫内膜异位症：子宫内膜异位症最易发生的部位是在卵巢，约80%病变累及一侧卵巢，50%累及双侧卵巢。生长于卵巢内的异位内膜可因反复出血而形成单个或多个囊肿，称为卵巢子宫内膜异位囊肿。囊肿的直径一般为5~6 cm，大者直径可达25 cm左右。囊肿内含暗褐色糊状陈旧血液，状似巧克力液体，故又称卵巢巧克力样囊肿。

3.阴道直肠隔型或者阴道直肠隔子宫内膜异位症：病灶位于宫骶韧带、直肠子宫陷凹和子宫后壁下段，处于盆腔后部较低位与经血中内膜碎屑接触多，是内异症的好发部位。

4.其他部位的子宫内膜异位症：包括肠道、泌尿道、肺、瘢痕子宫内膜异位症（腹壁切口及会阴切口）以及其他少见的子宫内膜异位症。

在显微镜下,病灶中见到子宫内膜上皮、内膜腺体或腺样结构、内膜间质及出血;但异位内膜反复出血后,上述典型的组织结构可能被破坏,异位内膜的组织病理特征极少,出现临床表现和病理不一致的现象。

【护理评估】

(一)健康史　了解有无痛经、性交不适和不孕,有无剖宫产、流产、多次妊娠分娩或过度刮宫史;评估是否有宫颈狭窄、阴道闭锁等引起经血潴留等因素。

(二)身体状况

1.症状:子宫内膜异位症病变广泛,临床表现多样,与病变部位相关,呈周期性发作。约25%的患者无自觉症状。

(1)痛经和下腹痛:继发性、进行性加重的痛经为典型症状。疼痛多位于下腹及腰骶部,可放射至肛门、会阴及大腿。疼痛的严重程度与病灶大小不一定成正比,与病灶的部位及浸润深度有关,如较大的子宫内膜异位囊肿患者可能并无疼痛,而盆腔内小的散在病灶却可以引起剧烈疼痛。常于月经前1~2 d开始,月经第1 d最剧烈,持续至整个月经期。偶有周期性腹痛出现稍晚与月经不同步。少数患者有月经以外的慢性盆腔疼痛,经期加剧。但也有27%~40%患者无痛经表现。

(2)深部性交痛:20%~30%患者有此症状。多见于直肠子宫陷凹有异位病灶或因局部粘连使子宫后倾固定的患者。性交时碰撞或子宫收缩上提而引起疼痛,月经来潮前最明显。

(3)不孕:子宫内膜异位症患者不孕率可高达40%。可能是盆腔粘连、子宫后倾固定、输卵管粘连闭锁或蠕动减弱等机械性因素,也可能是盆腔微环境改变、免疫功能异常、卵巢排卵功能障碍和黄体形成不良所致。

(4)月经失调:约有15%~30%的患者有月经量增多或经期延长,月经淋漓不尽或经前点滴出血。可能与病灶破坏卵巢组织、影响卵巢排卵、导致黄体功能不足或同时合并有子宫腺肌病等因素有关。

(5)其他特殊症状:①当内膜异位种植和生长在盆腔以外的其他组织时,可在病变部位出现周期性疼痛、出血或块状物增大。肠道内异症患者可出现腹痛、腹泻或便秘,甚至有周期性少量便血。当异位内膜侵犯肺部、膀胱时,可发生周期性咯血、尿血等症状。脐部、腹部切口瘢痕等处的内异症,可在月经期明显增大,并有周期性局部疼痛。②较大的卵巢子宫内膜异位囊肿破裂囊内液流入腹腔可引起急腹症,患者可出现剧烈腹痛,伴恶心、呕吐、肛门坠胀。

2.体征:子宫多后倾固定,直肠子宫陷凹、宫骶韧带或子宫后壁下段等部位扪及触痛性结节,在子宫一侧或双侧附件处扪到与子宫相连的囊性偏实不活动包块,多有轻压痛。病变累及直肠阴道间隙者,可于阴道后穹窿见到蓝紫色斑点,扪及隆起的小结节或包块。

(三)心理-社会支持状况　由于病程长、治疗效果不显著,或因长期疼痛、不孕等原因给患者造成很大的心理压力,因性交痛可影响夫妻感情,婚姻质量下降。患者感到紧张、焦虑、烦躁、抑郁,对治疗缺乏信心。

(四)辅助检查

1.超声检查:可确定卵巢子宫内膜异位囊肿的位置、大小和形状。

2.CA_{125}值测定:内异症患者血清CA_{125}值升高。因为血清CA_{125}升高还可见于其他盆腔疾病,如卵巢肿瘤等,故诊断的特异性不高。血清CA_{125}测定可用于监测内异症的治疗效果和复发情况。

3.腹腔镜检查:是内异症诊断的最佳方法。腹腔镜下对可疑病变进行活检可确定诊断,特别是有不孕或腹痛而盆腔检查和B超检查无阳性发现者可明确诊断。

(五)治疗要点　以"去除病灶、减轻疼痛、促进生育、减少复发"为治疗目的。治疗方法应根据年龄、症状、病变部位以及对生育要求等不同情况全面考虑。

1.期待疗法:对轻度子宫内膜异位症患者,3～6个月随诊1次,并对症处理病变引起的轻微经期腹痛,可给予前列腺合成酶抑制剂(吲哚美辛、奈普生、布洛芬)等非甾体类抗炎药物;对希望生育者,应鼓励尽早妊娠,一旦妊娠,异位内膜病灶坏死萎缩,分娩后症状缓解并有望治愈。

2.药物治疗:适用于慢性盆腔疼痛、经期痛经症状明显、有生育要求及无卵巢囊肿形成患者。临床常采用假孕或假绝经性激素疗法,疗程一般为6～9个月。作为手术前后的辅助治疗,疗程可缩短为3～6个月。

3.手术治疗:对于不孕症患者或者药物治疗后症状不缓解,或局部病变加剧、卵巢子宫内膜异位囊肿直径>5 cm者,应选择手术治疗。可采用腹腔镜或剖腹手术。腹腔镜是目前手术治疗内异症的主要手段。

【常见护理诊断/问题】

(一)疼痛　与经血潴留、痛经、下腹部疼痛有关。

(二)焦虑　与长期不孕、周期性痛经、担心治疗效果有关。

(三)性生活形态的改变　与性交痛和不孕有关。

(四)营养失调　低于机体需要量,与长期痛经影响食物摄入、月经过多失血等有关。

【护理目标】

(一)痛经症状缓解,心理、生理舒适感增加。

(二)消除焦虑情绪,树立治愈疾病的信心。

(三)患者性生活质量改善。

(四)患者营养得到补充,一般情况良好。

【护理措施】

(一)用药护理　药物治疗包括激素抑制疗法和对症治疗。激素抑制疗法目的是抑制卵巢功能,阻止异位内膜的生长,减少内异症病灶的活性以及减少粘连的形成。对症治疗是使用非甾体类抗炎药物缓解疼痛。

1.临床上常用的激素类药物

(1)口服避孕药:是最早用于治疗内异症的激素类药物,适用于轻度内异症患者。目前临床常用的是低剂量高效孕激素和炔雌醇复合制剂,每日1片,连用6～12个月。其作用机制是降低垂体促性腺激素水平,并直接作用于子宫内膜和异位内膜,导致内膜萎缩和经量减少的作用。药物副作用较少,主要有恶心、呕吐,并警惕血栓的形成。

(2)孕激素:单用人工合成高效孕激素,通过抑制垂体促性腺激素分泌,并直接作用于异位内膜和子宫内膜,从引起子宫内膜的蜕膜化继而导致子宫内膜萎缩和闭经。临床上常用醋酸甲羟孕酮、甲地孕酮或炔诺酮等,一般连用6个月。由于孕激素诱导的卵巢功能抑制通常是不稳定的,雌激素水平波动和突破性出血经常发生,为控制突破性出血,常需配合应用少量雌激素。其他的副作用有恶心、轻度抑郁、水钠潴留、体重增加等。患者在停药数月后痛经缓解,月经恢复。

以上两种药物治疗是由雌、孕激素联合或大剂量孕激素连续使用诱导的一种高激素状态的闭经以及其他一些类似正常妊娠的状况,故又称为假孕疗法。

(3)达那唑(danazol):是合成的17α-乙炔睾酮衍生物,为雄激素类衍生物。用法为每日400～600 mg,分2～3次口服,共6个月。主要作用机制是抑制月经中期黄体生成素(LH)峰值从而抑制排卵,还可抑制参与卵巢甾体激素合成的多种酶并增加血液中游离睾酮水平,形成高雄激素和低雌激素环境。达那唑治疗又称为假绝经疗法,适用于轻度及中度内异症以及痛经明显或不孕者。常见副作用包括:闭经、男性化、痤疮、多毛、萎缩性阴道炎、潮热和声音变粗。已有肝功能损害、高血压、心力衰竭、肾功能不全及妊娠者不宜服用。

(4)孕三烯酮(gestrinone):是合成的19-去甲睾酮衍生物。用法为2.5 mg,2～3次/周,于月经第1 d开始服药,连续6个月。作用机制是抗孕激素、抗雌激素作用,升高血液中游离睾酮水平。孕三烯酮与达那唑疗效相近,但副作用较轻,对肝功能影响小且可逆,很少因转氨酶过高而中途停药,且用药量少、方便。

(5)促性腺激素释放激素类似物(gonadotropin-releasing hormone,GnRH-a):长期应用可抑制垂体功能,导致卵巢分泌的激素显著下降,可出现暂时性闭经,即"药物性卵巢切除"或"假绝经",达到治疗子宫内膜异位症的作用。目前可用的药物为醋酸亮丙瑞林缓释剂,肌注 3.75 mg,每月 1 次,共 6 个月;奈法瑞林鼻喷剂,每日 2 次,每次 200 μg,持续 6 个月;戈舍瑞林缓释剂,皮下埋置 3.6 mg,28 d/次,共 6 个月。不良反应主要表现为与低雌激素水平相关的潮热、阴道干涩、性欲减退、骨质丢失等绝经期症状。

在应用 GnRH-a 3 ~ 6 个月时可以酌情给予反向添加方案,如妊马雌酮加甲羟孕酮或替勃龙,提高雌激素水平,预防低雌激素状态相关的血管症状和骨质丢失的发生,增加患者药物依从性。

(6)孕激素拮抗剂:米非司酮(mifepristone)与子宫内膜孕酮受体的亲和力是孕酮的 5 倍,且有较强的抗孕激素作用,每日口服 25 ~ 100 mg,造成闭经使病灶萎缩。副作用轻,无雌激素样影响,无骨质丢失危险,长期疗效有待证实。

2.用药护理

(1)激素治疗时间一般需要 6 个月以上,治疗过程中常出现一些不良反应,应嘱患者坚持用药,不良反应会在停药后消失。

(2)由于药物大部分在肝脏代谢,部分患者会出现不同程度的肝细胞损害,嘱患者定期复查肝功能,如有异常应停药。

(3)特别强调治疗中途不能停药,否则可能出现子宫出血、月经紊乱等问题。

(二)手术治疗及护理

1.常用手术方式:包括保守性手术、半根治手术、根治手术和辅助性手术。

(1)保守性手术:手术尽量去除肉眼可见的病灶,剔除巧克力囊肿以及分离粘连。适用于年轻或需要保留生育功能者。术后复发率约 40%。

(2)半根治手术:切除子宫和病灶,但保留至少一侧或部分卵巢。适用无生育要求、症状重或者复发经保守治疗手术或药物治疗无效,但希望保留卵巢内分泌功能 45 岁以下患者。术后复发率约 5%。

(3)根治性手术:切除全子宫和双附件以及所有肉眼可见的病灶。适合年龄大、无生育要求、症状重或者复发经保守手术或药物治疗无效者。术后几乎不复发。

(4)辅助性手术:如宫骶韧带切除以及骶前神经切除术。介入治疗指在超声引导下行卵巢巧克力囊肿穿刺,不仅诊断率可达 80% 左右,而且可在囊内注射无水酒精及高效孕酮,取得较好的治疗作用。

2.手术患者的护理

(1)手术前后护理详见本书第十五章内容。

(2)子宫内膜异位症易复发,除行根治手术外,术后需要用药以减少复发。告知患者出院后坚持服药,定期门诊复查。术后1个月禁性生活,1个月后门诊复查。

(三)卵巢子宫内膜异位囊肿的护理 对有卵巢子宫内膜异位囊肿患者注意观察有无扭转和破裂迹象。临床常见的是破裂,表现为急腹症,腹膜刺激症显著伴不同程度的休克,需要立即手术。护士要及时通知医生并做好剖腹探查的术前准备工作。

(四)疼痛的护理

1.痛经剧烈者,月经期卧床休息,保持心情愉快,注意保暖,可用热水袋外敷下腹部;子宫后倾者俯卧位可以减轻疼痛;按摩、穴位疗法等物理治疗也有助于缓解疼痛;可遵医嘱给予前列腺素合成酶抑制剂(吲哚美辛、萘普生、布洛芬)或其他止痛剂缓解疼痛。

2.对于尚未生育者,鼓励其尽早妊娠,使异位内膜组织萎缩,分娩后痛经症状可缓解。

(五)心理护理 耐心倾听患者的述说,向患者介绍疾病的相关知识,要求坚持规范治疗,增强其治愈疾病的信心。向患者详细说明治疗经过,了解本病治疗时间较长,药物治疗的副作用较大等问题,使其有耐心并积极配合治疗与护理。

(六)健康指导 根据子宫内膜异位症发病机制学说,可采取以下各个方面的预防措施。

1.防止经血逆流:月经期避免剧烈运动、避免性交;先天性生殖道畸形如阴道横隔、残角子宫、无孔处女膜、宫颈闭锁或后天性炎性阴道狭窄、宫颈管粘连等所引起的经血潴留,应及时手术治疗,以避免经血逆流入腹腔。

2.避免医源性异位内膜种植:月经期避免性交和盆腔检查,若有必要应避免重力挤压子宫内膜;月经来潮前禁做输卵管通畅检查和宫颈及阴道手术等;人工流产吸宫术时,宫腔内压力不宜过高,避免突然将吸管拔出使宫腔血液和内膜碎片随负压吸入腹腔;动作轻柔,避免造成宫颈损伤导致宫颈粘连;切开子宫的手术注意保护好腹壁切口。

3.适龄婚育和药物避孕:妊娠可延缓子宫内膜异位症的发生发展;已有子女者可口服避孕药抑制排卵,促使内膜萎缩和经量减少,使子宫内膜异位症发生机会相应减少。

【护理评价】

(一)患者疼痛是否减轻。

(二)患者情绪是否稳定,焦虑、沮丧的不良心理状况是否得到改善。

(三)治疗后性生活是否恢复正常。

（四）患者营养状况是否得到改善。

（马振荣）

第二节　子宫腺肌病

当子宫内膜腺体和间质侵入子宫肌层时,称为子宫腺肌病。子宫腺肌病多发生于30~50岁的经产妇,约有半数合并子宫肌瘤,约15%患者合并盆腔子宫内膜异位症。一般认为多次妊娠和分娩时子宫壁的创伤和慢性子宫内膜炎可能是导致此病的主要原因。病理上分为弥漫型和局限型两种。弥漫型常见,子宫多呈均匀性增大;局限型指异位子宫内膜在局部肌层中生长形成肿块,又称为子宫腺肌瘤。镜检见肌层内有呈岛状分布的子宫内膜腺体与间质。

【护理评估】

（一）健康史　评估患者的年龄,特别注意30~50岁经产妇的月经周期与月经量有无改变,痛经存在的时间与程度变化,通过妇科检查了解子宫的大小等。

（二）身体状况

1.症状:约35%患者无任何临床症状。

（1）月经失调:40%~50%患者主诉月经过多。主要表现为经期延长,经量增多,一般超过80 mL。主要与子宫内膜面积增加、子宫肌层纤维增生使子宫收缩不良、子宫内膜增生因素有关。

（2）痛经:痛经的发生率为15%~30%。一般随病灶的增生,长大,痛经呈进行性加剧。痛经常在月经来潮的前一周开始,至月经结束。

2.体征:子宫多呈均匀性增大,一般不超过12周妊娠子宫大小,质地较硬,可有压痛。少数子宫表面不规则,呈结节状突起,可能为局限性腺肌瘤或伴子宫肌瘤所致。月经期由于病灶充血、水肿及出血,子宫可增大,质地变软,有压痛或压痛较平时明显。

（三）心理-社会支持状况　患者的心理问题表现在对痛经的恐惧和月经失调的担忧,以及由此带来生活质量下降的问题。由于病情严重和药物治疗效果差需进行手术治疗者,患者会出现抉择冲突。

（四）辅助检查

1.B型超检查:子宫均匀增大,边界清楚,可见肌层不规则回声增强。

2.腹腔镜或宫腔镜检查:可作为辅助诊断的方法。

3.活组织病理检查:在腹腔镜下对可疑子宫肌层病变进行活检可以确诊。

【常见护理诊断/问题】

（一）疼痛　与异位内膜经期出血和炎性刺激有关。

（二）焦虑　与痛经、害怕手术和担心预后有关。

（三）营养失调　低于机体需要量，与经期延长、经量增多、失血过多有关。

【护理措施】

（一）心理护理　倾听并引导患者表达真实感受，通过介绍与疾病相关的治疗和护理措施，帮助患者缓解和消除焦虑和恐惧的情绪。

（二）保守治疗的护理

1.对年轻、有生育要求或近绝经期者可试用达那唑、孕三烯酮或促性腺激素释放激素类似物或激动剂（GnRH-a）等进行治疗。

2.因为子宫腺肌病对孕激素反应不敏感，近年来局部用药研究越来越多。宫腔放置左炔诺孕酮宫内节育系统（曼月乐），可直接减少病灶中的雌二醇受体，导致子宫内膜萎缩，减少经血量；另外通过减少子宫内膜中前列腺素的产生，缓解痛经症状。对年轻不生育、需要保留子宫的患者值得推广。

（三）手术治疗的护理

1.若患者药物治疗无效且长期有剧烈痛经则应行全子宫切除术，卵巢是否保留取决于患者年龄和卵巢有无病变。

2.对子宫腺肌瘤的年轻、要求保留生育功能的患者行病灶切除术，可明显改善症状但术后易复发。

3.手术前后护理详见第十五章"妇科手术配合及护理"。

（马振荣）

第二十四章　女性生殖器官损伤性疾病护理

第一节　外阴、阴道创伤

【概述】

外阴、阴道创伤的主要原因是分娩损伤和外伤。常见于急产、巨大儿分娩、产妇会阴体过长及过度肥厚、缺乏弹性,阴道狭窄或有陈旧性瘢痕,产力过强,阴道手术助产或手术助产操作不当等;也可因外伤所致,如碰伤或跌倒、外阴骑跨或直接触于尖锐的硬物上。其他如幼女遭到强暴可致外阴、阴道软组织受伤及初次性交粗暴处女膜造成严重破裂或阴道受伤。

【护理评估】

(一)健康史　了解患者导致创伤的原因,如外伤、分娩创伤、遭强暴、性交后阴道出血等。

(二)身体状况　评估疼痛的程度、性质,外阴阴道创伤的部位、深浅及范围。

1.症状评估

(1)疼痛:为主要临床症状,程度可轻可重,可从轻微疼痛至难以忍受,甚至疼痛性休克。

(2)局部肿胀:较常见。为水肿及血肿,局部形成外阴或阴道血肿,可见紫蓝色块状物,压痛明显。

(3)外阴、阴道流血:如外阴、阴道有破口则可有持续性出血,颜色鲜红。

(4)其他:根据出血量的多少、急缓,患者可出现贫血或失血性休克症状。合并感染时可有体温升高,局部红、肿、热、痛等表现。

2.体征:呈痛苦面容,面色苍白,脉搏加快,血压下降。

(三)心理-社会支持状况　遭遇突发意外后患者及家属会表现出惊慌、焦虑、不安等情绪反应。

(四)辅助检查　出血量多者红细胞计数及血红蛋白值减少;有感染者可见白细胞、中性粒细胞数量增加。

（五）治疗要点　尽快止血、清除血肿、预防或纠正休克、抗感染。主要根据患者的创伤情况确定治疗方案，以手术治疗为主。

【常见护理诊断/问题】

（一）疼痛　与阴道、外阴创伤有关。

（二）恐惧　与突发创伤事件有关。

（三）潜在并发症　失血性休克、感染。

【护理措施】

（一）即刻护理　对出血急且量多者，应立即使患者平卧、吸氧，快速建立静脉通道，及时给予止血药物。

（二）对症护理

1.保守治疗患者的护理：对血肿小采取保守治疗者，嘱患者取健侧卧位，避免血肿受压；保持外阴部清洁、干燥，每日外阴冲洗3次，大便后及时清洁外阴。按医嘱及时给予镇静、止血、止痛的药物。在24 h内冷敷，可降低局部血流速度及局部神经的敏感性，减少患者的疼痛及不适感；24 h后可热敷以促进血肿的吸收。

2.手术治疗患者的护理：向患者及家属解释手术的必要性、手术的过程及注意事项。术后阴道内常填塞纱条、外阴加压包扎，患者疼痛明显则应积极止痛；阴道纱条如数取出，检查外阴伤口有无出血，患者有无进行性疼痛加剧或阴道、肛门坠胀等再次血肿的表现；保持外阴清洁、干燥；遵医嘱给予抗生素。

（三）病情观察　密切观察患者血压、脉搏、呼吸、尿量及神志的变化。

（四）心理护理　突然的损伤导致患者及家属担忧及恐惧，在抢救休克的同时应用亲切、温和的语言安慰患者，解释各种症状和不适的原因，说明积极配合治疗的重要性。

（五）健康指导　积极预防急产、巨大儿分娩，产力过强，阴道手术助产、手术助产操作不当等因素；防止外阴碰伤或跌倒、触于尖锐的硬物上等。

【护理评价】

（一）患者住院期间疼痛是否明显减轻。

（二）患者情绪是否稳定，能否积极配合治疗和护理。

（三）患者在治疗24 h内生命体征是否平稳。

（马振荣）

第二节　阴道膨出

【概述】

阴道膨出有阴道前壁与后壁膨出之分,可单发或合并发生,或更多与子宫脱垂伴发。阴道前壁膨出多因膀胱和尿道膨出所致,以膀胱膨出常见,常合并排尿功能的紊乱。阴道后壁膨出也称直肠膨出,阴道后壁膨出可以单独存在,也常合并阴道前壁膨出。

【护理评估】

(一)健康史　了解患者的分娩史,分娩过程中有无产程延长、阴道助产,外阴、阴道撕裂伤等病史;了解患者有无慢性便秘及其他慢性腹压增加的疾病;询问患者有无绝经。

(二)身体状况

1.症状评估:轻者无症状。较重时患者可能有盆腔下坠感、胀感、腰酸,或感到有物自阴道脱出,长久站立或咳嗽、打喷嚏后因腹压增加而症状加重。阴道前壁膨出者难以排空小便,易发生尿潴留、膀胱炎。重度膀胱膨出多伴有尿道膨出,此时常伴压力性尿失禁症状。阴道后壁膨出重者出现排便困难,需用手向上向后推压膨出的阴道后壁方能排便。严重者需用手指经肛门挖出粪块。

2.体征:阴道前/后壁膨出分为三度,以屏气下膨出最大程度来判定:①轻度膨出:阴道前/后壁膨出已达处女膜缘,尚未出阴道口外。②中度膨出:部分阴道前/后壁膨出已膨出阴道口外。③重度膨出:阴道前/后壁已全部膨出于阴道口外。

(三)心理-社会支持状况　重度的阴道前壁膨出,膀胱膨出严重,常伴有尿潴留和反复膀胱感染,或因膀胱、尿道位置改变而导致压力性尿失禁。患者可表现出焦虑或情绪低落、忧伤甚至社交障碍。

(四)辅助检查

1.残余尿量测定:嘱患者排空小便后导尿确定残余尿量。

2.尿常规检查:有感染者,可见白细胞数量增加。

3.压力性尿失禁相关检查(详见本章第五节压力性尿失禁)。

4.其他:必要时行膀胱镜和尿道镜检查有助于诊断。

(五)治疗要点　无症状者不需治疗;重度膨出者,或有尿潴留、反复膀胱感染、直肠膨出导致大便排空困难等,需行阴道前/后壁修补术。加用医用合成网片或生物补片可加强局部修复,对重度膨出修复有减少复发的作用。

【常见护理诊断/问题】

(一)焦虑　与膀胱、尿道、直肠膨出影响生活及压力性尿失禁漏尿有关。

(二)潜在并发症　泌尿系感染。

【护理措施】

(一)保守治疗患者的护理　嘱患者注意增加营养,避免久站及膀胱过度充盈。可嘱阴道前壁膨出患者进行盆底肌锻炼:训练可以在1 d中的任何时间进行,站立、仰卧和坐位均可进行。训练前排空膀胱,做收紧肛门及阴道的动作,开始时每次收缩会阴不少于3 s,然后放松,再重复上述动作共2次,接着行快速收缩会阴肌肉5次,如此反复进行10～15 min,每日2～3次;或者不刻意分组,自择时段每日做150～200次,一般应持续6～12个月。症状轻的患者通过此锻炼可使其压迫症状和排尿控制能力得到一定程度的改善。缓泻剂和直肠栓剂可在必要时使用。

(二)手术治疗患者的护理　向患者及家属解释手术的必要性、手术的过程及注意事项。术后以平卧位为宜,降低外阴、阴道张力,促进伤口愈合。术后一般留置尿管5～7 d,保持尿管通畅。拔除尿管前应训练膀胱功能,定时夹放尿管,拔管后观察患者自解小便情况。术后应控制首次排便时间,一般术后5 d解大便为宜。术后3 d可给予促大便软化的药物促使大便软化,避免排便困难。术后保持外阴清洁、干燥,遵医嘱给予抗生素。

(三)心理护理　应主动与患者交谈,鼓励患者说出内心的烦恼和痛苦,向患者介绍膀胱、尿道膨出的知识和预后,使患者配合诊治和护理。

(四)健康指导　积极治疗和预防腹压增加的疾病如便秘、慢性咳嗽,避免重体力劳动。提高产科质量,避免困难阴道助娩。手术后1月到门诊随访,检查术后恢复情况,术后3个月内禁止性生活和盆浴,防止感染。

【护理评价】

(一)患者情绪是否稳定,能否积极配合治疗和护理。

(二)患者在治疗期间是否发生泌尿系感染。

(马振荣)

第三节　子宫脱垂

【概述】

子宫脱垂(uterine prolapse)是指子宫从正常位置沿阴道下降,子宫颈外口达坐骨棘水平以下,甚至子宫全部脱出阴道口以外,常伴有阴道前后壁膨出。分娩损伤是子宫脱垂主要的病因;其次是产后过早参加重体力劳动及长期腹压增加,如慢性咳嗽、排便困难、腹腔内大肿瘤等;另先天性盆底组织发育不良或营养不良;围绝经期或绝经期后生殖道的支撑结构萎缩,盆底组织萎缩退化也可导致子宫脱垂或加重子宫脱垂的程度。

以患者平卧向下屏气状态下子宫下降的最低点作为分度标准,将子宫脱垂分为三度。

Ⅰ度:轻型为宫颈外口距离处女膜缘<4 cm,但未达处女膜缘;重型为宫颈已达处女膜缘,但未超出,检查时在阴道口见到宫颈。

Ⅱ度:轻型为宫颈已脱出阴道口,但宫体仍在阴道内;重型为宫颈及部分宫体已脱出阴道口。

Ⅲ度:子宫颈和子宫体全部脱出至阴道口外。

【护理评估】

(一)健康史　了解患者分娩过程中有无产程过长,阴道助产,外阴、阴道撕裂伤等病史;同时应评估患者其他身体健康状况或腹压增加的疾病,如便秘、慢性咳嗽、盆腹腔肿瘤等。

(二)身体状况　Ⅰ度脱垂患者多无自觉症状,Ⅱ、Ⅲ度脱垂患者主要有如下表现:

1.下坠感及腰骶部酸痛:由于下垂子宫对韧带的牵拉,盆腔充血,常在久站、走路、蹲位、重体力劳动后加重,卧床休息后可缓解。

2.阴道肿物脱出:常在行走、蹲、排便、体力劳动等腹压增加时有球形物自阴道内脱出。开始时肿物在卧床休息后可变小或自行回缩。脱垂严重者休息后不能回缩,甚至用手也不能还纳。子宫长期脱出在阴道口外,患者行走极为不便,暴露在外的宫颈和阴道黏膜长期与裤子摩擦可发生宫颈溃疡、感染、分泌物增多,甚至出血,若继发感染则有脓性分泌物。

3.排尿及排便异常:重症子宫脱垂常伴有排便排尿困难、便秘,残余尿增加,部分患者可发生压力性尿失禁,但随着膨出的加重,其压力性尿失禁症状可缓解或消失,取而代之的是排尿困难,甚至需要用手压迫阴道前壁帮助排尿,易并发尿路感染。

【知识拓展——盆腔器官脱出定量分期】

国外多用盆腔器官脱出定量分期法(pelvic organ prolapse quantitation,POP-Q)来描述盆腔器官的脱出程度。此分期系统是分别利用阴道前壁、阴道顶端、阴道后壁上的2个解剖指示点与处女膜的关系来界定盆腔器的脱垂程度。以处女膜为参照(0)点,以阴道前壁、后壁和顶部的6个点为指示点(前壁两点 Aa、Ba,后壁两点 Ap、Bp,顶部两点 C、D),以六点相对于处女膜的位置变化为尺度(指示点位于处女膜缘内侧记为负数,位于处女膜缘外侧记为正数)。同时记录阴道总长度(tvl),阴裂(gh)的长度、会阴体(pb)的长度。测量值均以厘米表示。阴裂的长度(gh)为尿道外口中线到处女膜后缘的中线距离;会阴体的长度(pb)为阴裂的后端边缘到肛门中点距离;阴道总长度(tvl)为总阴道长度。测量值均用厘米表示。

（三）心理-社会支持状况　患者因行动不便,同时伴大小便异常、性生活受影响等,而表现得情绪低落、忧伤、焦虑。

（四）辅助检查　可进行压力性尿失禁的相关检查(详见本章第五节压力性尿失禁),动态磁共振检查等。

（五）治疗要点　凡脱垂分度较轻,无明显症状,要求保留生育功能,年老体弱者宜先考虑非手术治疗,以子宫托治疗为主。对子宫脱垂Ⅱ度及以上患者,症状较明显,则考虑手术治疗,手术治疗以阴道前后壁修补术加主韧带缩短及宫颈部分切除术(Manchester手术)、经阴道全子宫切除加阴道前后壁修补术、阴道封闭术及盆底重建手术为主。

【常见护理诊断/问题】

（一）慢性疼痛　与子宫脱垂牵拉韧带、宫颈,阴道壁溃疡有关。

（二）焦虑　与长期的子宫脱出影响生活及手术效果难以预料有关。

（三）组织完整性受损　与脱出于阴道口外的子宫颈、阴道壁长期摩擦发生溃烂、溃疡有关。

【护理措施】

（一）一般护理　改善患者一般情况,指导患者加强营养,避免重体力劳动,积极治疗慢性咳嗽、便秘等使腹压增高的疾病。教会其做盆底肌肉、肛门肌肉的运动锻炼,做缩紧肛门阴道的动作,每次收紧不少于3 s,连续做10~15 min,每日进行2~3次,以促进盆底功能恢复。

（二）使用子宫托的护理　以喇叭形子宫托为例,选择大小适宜的子宫托;放置前先将手洗净,患者半卧于床上或蹲在地上,两腿分开,一手握托柄,将托柄靠近会阴肛门处,使托盘呈倾斜位进入阴道,逐渐将托柄向上旋转,使托盘全部进入阴道内,直至托盘达子宫颈,然后屏气使子宫下降,同时用手指将托柄向上推,使托盘牢牢地吸附在宫颈上,放妥后再转动托柄使其弯度向前对正耻骨弓即可。取托时,用手指捏住托柄,上、下、左、右轻轻摇动,等负压消失后向后外方牵拉即可使子宫托滑出阴道。子宫托取出后用温水洗净、拭干,包好以便再用。

需选择合适型号的子宫托,以放置后不脱出又无不适感为理想。子宫托应每日晨起放入阴道,晚上睡前取出消毒后备用,避免放置过久造成生殖道瘘。上托以后,分别于第1、3、6个月时到医院检查1次,以后3~6个月到医院检查1次。

(三)手术前后的护理

1.术前准备:术前5 d开始进行阴道准备。应每日用1:5 000的高锰酸钾或0.2‰的聚维酮碘坐浴2次,温度41 ℃~43 ℃为宜;Ⅱ度、Ⅲ度子宫脱垂的患者,如有黏膜溃疡者,坐浴后局部涂40%紫草油或含抗生素的软膏,然后戴上无菌手套将脱垂的子宫还纳于阴道内,患者平卧休息半小时,嘱患者勤换会阴垫和内裤。

2.术后护理:除按一般外阴、阴道术后护理外,应取平卧位卧床休息7~10 d;尿管留置10~14 d;避免增加腹压的动作,如下蹲、咳嗽等;术后口服缓泻剂预防便秘,服用无渣饮食;保持会阴清洁,每日擦洗外阴2次,注意观察阴道分泌物的情况,遵医嘱用抗生素预防感染。

(四)心理护理 主动与患者交谈,鼓励患者说出内心的烦恼和痛苦,向患者介绍子宫脱垂的知识和预后,做好家属的工作,理解患者,使患者配合诊治和护理。

(五)健康指导 术后禁止盆浴及性生活;休息3个月,半年内应避免体力劳动。术后1个月到医院复查伤口愈合情况,3个月后再复查,医生确认完全恢复后方可恢复性生活。

【护理评价】

(一)患者疼痛是否减轻或消失,感觉舒适。

(二)患者焦虑情绪是否减轻,能采取积极的应对机制。

(三)患者及家属能否复述出院后的康复知识和自我护理技能。

(杨慧琴)

第四节 生殖道瘘

由于各种原因导致生殖器官与其毗邻器官之间形成异常通道称为生殖道瘘,临床以尿瘘(urinary fistula)又称泌尿生殖瘘(urogenital fistula)最常见,其次为粪瘘(fecal fis-tula),两者可同时存在,称为混合性瘘(combined fecal fistula)。

一、尿瘘

【概述】

尿瘘指生殖道与泌尿道之间形成的异常通道,表现为尿液自阴道排出,不能控制。尿瘘可发生在生殖道与泌尿道之间的任何部位,根据其发生的部位可分为膀胱阴道瘘

（vesico-vaginal fistula）、尿道阴道瘘（urethro-vaginal fistula）、膀胱尿道阴道瘘（vesico-retbro-vaginal fistula）、膀胱宫颈瘘（vesico-cervical fistula）、输尿管阴道瘘（uretero-vaginal fistula）、膀胱宫颈阴道瘘（vesico-cervical vaginal fistula）、膀胱子宫瘘（vesico-uterine fistula）。常见尿瘘为产伤和盆腔手术损伤所致的膀胱阴道瘘和输尿管阴道瘘。其他如外伤、放射治疗后、膀胱结核、晚期生殖泌尿道肿瘤、子宫托安放不当、局部药物注射治疗均能导致尿瘘。尿道阴道瘘通常是压力性尿失禁或阴道前壁膨出的手术并发症。

【护理评估】

（一）健康史 详细询问患者既往史,尤其是肿瘤、放射治疗、结核等病史。了解患者有无难产及妇科手术史,找出尿瘘的原因。详细了解患者漏尿的时间及其他问题。

（二）身体状况

1. 漏尿:产后或盆腔手术后出现阴道无痛性持续性流液是最常见、最典型的症状。病因不同出现漏尿的时间也不同,坏死型尿瘘一般于产后及手术后3~7 d出现漏尿;手术直接损伤者则于损伤后立即出现漏尿;根治性子宫切除的患者常在术后10~21 d发生漏尿;放射损伤所致尿漏发生较晚且常合并粪瘘。

2. 外阴瘙痒或疼痛:由于尿液的长期刺激,外阴部、臀部甚至大腿内侧常出现皮炎或浅表溃疡,患者常感到外阴不适、瘙痒、灼痛或行走不便等。

3. 尿路感染:因女性尿道短而直,容易引起泌尿道逆行感染,可出现尿频、尿急、尿痛等尿路感染的症状。

（三）心理-社会支持状况 由于漏尿,身体有异味,患者表现为不愿意参与社交活动,常感到无助,家属和周围人群的不理解使患者出现自卑、失望等不良情绪。

（四）辅助检查

1. 亚甲蓝试验:是将亚甲蓝经尿道注入膀胱的一种试验。漏尿者有蓝色尿液从阴道流出。

2. 靛胭脂试验（indigo carmine test）:静脉推注靛胭脂5 mL,约5~10 min见蓝色液体自阴道流出,可帮助确诊。

3. 其他:膀胱镜检可看见膀胱的漏孔;肾显像、排泄性尿路造影也可帮助尿瘘的诊断。

（五）治疗要点 手术修补为主要治疗方法。手术治疗要注意时间的选择,直接损伤的尿瘘要及早手术修补,其他原因所致尿瘘应等待3个月,待组织水肿消退、局部血液供应恢复正常再行手术。

【常见护理诊断/问题】

（一）皮肤完整性受损 与损伤、排泄物刺激外阴部皮肤有关。

（二）社交孤立　与长期漏尿，身体有尿腥味，不愿与人交往有关。

（三）焦虑　与长期漏尿，旁人的躲避等引起精神压力有关。

【护理措施】

（一）采取适当体位　对妇科手术后所致小漏孔的尿瘘患者应留置尿管，或采取正确体位，并保持漏孔高于尿液面的卧位，使小漏孔自行愈合。如膀胱尿道瘘的患者，瘘孔在后底部，采取俯卧位；瘘孔在侧面，则取健侧卧位，从而减少尿液对修补处的浸泡。

（二）鼓励患者饮水　嘱咐患者每日饮水不少于 3 000 mL，必要时按医嘱静脉输液，以保证液体入量，达到稀释尿液、冲洗膀胱的目的，减少酸性尿液对皮肤的刺激，从而缓解患者的不适。

（三）手术前后的护理

1.术前准备：除按一般外阴、阴道手术患者的准备以外，术前 3～5 d 之间每日用 1:5 000 的高锰酸钾或 0.2‰ 的聚维酮碘液等坐浴，保持会阴皮肤清洁干燥。如有尿路感染者，遵医嘱给予抗生素治疗；外阴部有湿疹者，可坐浴后行红外线照射，然后涂氧化锌软膏；对老年妇女或闭经者按医嘱术前 1 周给予含雌激素的药物，如倍美力等，促使阴道上皮生长，利于伤口愈合。

2.术后护理：术后护理是尿瘘修补手术成功的关键。术后必须留置尿管 10～14 d 后才能拔除，注意防止尿管脱落，保持尿管通畅，以免膀胱过度充盈，影响切口的愈合。拔管前注意训练膀胱张力，拔管后协助患者 1～2 h 排尿 1 次，然后逐步延长排尿时间。

（四）心理护理　患者由于漏尿，常感无助和自卑，护理人员不能因异味而疏远患者，应经常与患者沟通，告诉患者和家属通过手术能使该病痊愈，树立信心；同时指导家属如何关心、理解患者，从而让患者消除顾虑，积极主动配合治疗和护理。

（五）健康指导　术后 3 个月内禁止性生活及重体力劳动。术前口服己烯雌酚者术后继续服药 1 个月。保存外阴清洁干燥。

【护理评价】

（一）出院时，患者外阴皮炎是否完全消失。

（二）患者能否与其他人进行正常的社交活动。

（三）患者是否逐渐恢复自信心，能否积极配合治疗。

二、粪瘘

【概述】

粪瘘是指肠道与生殖道之间的异常通道,最常见的是直肠阴道瘘(rectal-vaginal fistula)。可以根据瘘孔在阴道的位置,将其分为低位、中位和高位瘘。与尿瘘相同,可因产伤、盆腔手术损伤引起,其他如发育畸形、感染性肠病、长期安放子宫托不取、生殖道恶性肿瘤晚期浸润或放疗,均可导致粪瘘。

【护理评估】

(一)健康史　详细询问患者既往史,了解患者有无难产、盆腔手术史、放疗、感染性肠疾史等,找出粪瘘的原因。

(二)身体状况　阴道内排出粪便是主要症状。瘘孔大者,成形粪便可经阴道排出,稀便时呈持续外流。瘘孔小者,阴道内可无粪便污染,但肠内气体可自瘘孔经阴道排出,稀便时则从阴道流出。

(三)心理-社会支持状况　不能自主控制肛门排便和排气往往令患者羞于启齿,意志消沉、孤僻、害怕被发现等心理如不及时防治,则会使患者精神颓废,社会适应能力逐步退化。

(四)辅助检查　阴道检查时,向阴道内注水,同时向直肠内注入气体,当有瘘孔存在时阴道内会有气泡产生。小肠和结肠阴道瘘需行钡剂灌肠检查方能确诊。肛门内超声波检查对证实括约肌损伤有帮助。

(五)治疗要点　手术修补为主要治疗方法。

【常见护理诊断/问题】

(一)皮肤完整性受损　与排泄物刺激外阴部皮肤有关。

(二)社交孤立　与长期漏粪,身体有粪臭味,不愿与人交往有关。

(三)焦虑　与长期漏粪,旁人的躲避等引起精神压力有关。

【护理措施】

(一)皮肤护理　粪瘘患者的床可垫塑料布及布单,再用旧布等将患者臀部兜住,或用硬纸壳做成簸箕式样,里边垫上废纸放在臀下,使用后取出倒掉,以节省布类和清洗的麻烦。最好是掌握排便规律,按时接便盆排便。便后用温肥皂水洗净会阴及肛门周围,发现臀部有发红现象时,可涂以凡士林油、四环素软膏或氧化锌软膏等,夏天可扑些爽身粉。

(二)手术治疗的护理　术前3 d严格肠道准备:少渣饮食2 d,术前流质饮食1 d,同时口服肠道抗生素以抑制肠道菌群。手术前晚及手术当日晨行清洁灌肠。术后5 d内控制饮食及不排便,禁食1~2 d后改少渣饮食,同时口服肠蠕动抑制药物。保持会阴清洁。第5 d起,口服药物软化大便,逐渐使患者恢复正常排便。

（三）心理护理　护理人员应通过帮助患者充分认识粪瘘的有关问题,经常与患者沟通,告诉患者和家属通过手术能使该病痊愈或好转,要充满信心,消除顾虑,积极主动配合治疗和护理。

（四）健康指导　提高产科质量是预防产科因素所致粪瘘的关键。分娩时注意保护会阴,防止会阴Ⅲ度裂伤发生。会阴缝合后常规进行肛门指诊,发现有缝线穿过直肠黏膜,应立即拆除重缝。

（杨慧琴）

第五节　压力性尿失禁

【概述】

压力性尿失禁(stress urinary incontinence,SUI)指腹压突然增高时导致尿液不自主流出,但不是由逼尿肌收缩压或膀胱壁对尿液的张力压所引起。其特点是正常状态下无遗尿,而腹压突然增高时,如咳嗽、打喷嚏、大笑等出现不自主溢尿。也称为张力性尿失禁、应力性尿失禁。

压力性尿失禁分为两型。90%以上为解剖型压力性尿失禁,为盆底组织松弛所引起。盆底松弛的原因有妊娠与阴道分娩的损伤;绝经后雌激素减低导致支持薄弱;尿道、阴道手术;腹压慢性增高,如肥胖、盆腔巨大肿物、慢性便秘等。约不足10%的患者为尿道内括约肌障碍型,为先天发育异常所致。

【护理评估】

（一）健康史　详细询问患者的既往史,了解患者的分娩史、有无盆腔手术史、盆腔巨大肿物、慢性便秘等,有无家族遗传史,找出压力性尿失禁的原因。

（二）身体状况　腹压增加下的不自主溢尿是最典型的症状,还有尿急、尿频、急迫尿失禁和排尿后膀胱区胀满感等症状。80%的压力性尿失禁患者伴有阴道膨出。

（三）心理-社会支持状况　此类患者长期不自主溢尿,严重时会全身散发异味,所以遭到周围人的不理解,冷落、歧视在所难免,而患者本身还要承受巨大的精神压力和家庭的经济压力,往往是人际关系紧张,交际范围缩小,久而久之,就导致精神沮丧,极易产生社交恐惧和孤僻症。

（四）相关检查　无单一的诊断性试验。以患者的症状为主要依据,除常规查体、妇科检查及相关的神经系统检查外,还可做以下试验:

1.压力试验(stress test):是将一定量的液体(一般为 300 mL)注入膀胱,或患者有尿意时,嘱患者取膀胱截石位,用力咳嗽,观察尿道口有无尿液漏出。如每次咳嗽时均伴有尿液不自主流出则可提示 SUI。

2.指压试验(bonney test):检查者把中示指放入患者阴道前壁的尿道两侧,指尖位于膀胱与尿道交接处,向前上抬高膀胱颈,再行压力试验,如不自主溢尿现象消失,则为阳性。

3.棉签试验(Q-tip test):患者取仰卧位,将涂有利多卡因凝胶的棉签置入尿道,使棉签头处于尿道膀胱交界处,分别测量患者在静息时和 Valsalva 动作(紧闭声门的屏气)时棉签棒与地面之间形成的角度。在静息及做 Valsalva 动作时该角度差 <15° 为良好的结果,说明有良好的解剖学支持;如角度差 >30°,说明解剖学支持薄弱;介于 15°～30° 时,结果不能确定。

4.其他:尿动力学检查(urodynamics)、尿道膀胱镜检查、超声检查。

（五）治疗要点　对于轻、中度压力性尿失禁治疗和手术治疗前后的辅助治疗可用非手术治疗,有 30%～60% 的患者能改善症状,并治愈轻度压力性尿失禁。手术治疗方式多样,目前公认的金标准术式为阴道无张力尿道中段悬吊术和耻骨后膀胱尿道悬吊术。

【常见护理诊断/问题】

（一）皮肤完整性受损　与排泄物刺激外阴部皮肤有关。

（二）社交孤立　与长期不自主漏尿,身体有尿腥味,不愿与人交往有关。

（三）焦虑　与长期不自主漏尿,旁人的躲避等引起精神压力有关。

【护理措施】

（一）皮肤护理　由于长期酸性尿液对患者皮肤的刺激,外阴或臀部甚至大腿内侧皮肤可出现瘙痒、疼痛,严重时皮肤破溃。应指导患者每日用温开水清洗会阴部,勤换洗内裤,保持外阴部清洁、干燥。

（二）非手术治疗患者的护理　可指导患者进行盆底肌锻炼(详见本章第二节阴道膨出),进行盆底电刺激治疗、膀胱训练,遵医嘱阴道局部使用雌激素替代药物治疗等。

（三）手术前后的护理

1.术前护理:术前做尿常规和阴道分泌物涂片检查,排除尿道感染和阴道感染等。

2.术后护理:术后观察阴道口有无流血和血肿,保持尿管通畅,鼓励患者多饮水,观察尿液颜色变化;密切观察双下肢感觉和活动情况,如出现下肢感觉和活动异常要及时通知医生处理。术后第2d拔除导尿管后观察患者排尿情况,注意有无排尿困难和尿失禁,自行排尿后要测残余尿,残余尿需≤50 mL。同时督促患者开始行盆底肌锻炼。

(四)心理护理 多与患者进行交流与沟通,帮助其树立配合治疗与护理的信心。

(五)健康指导 预防和积极治疗腹压增加的疾病,避免重体力劳动。嘱患者保持会阴部清洁,勤换内裤;多吃水果蔬菜,保持大便通畅;3个月内避免盆浴和性生活;嘱患者坚持盆底肌锻炼。

【护理评价】

(一)出院时,患者外阴皮炎是否完全消失。

(二)患者能否与其他人进行正常的社交活动。

(三)患者是否逐渐恢复自信心,能否积极配合治疗。

(杨慧琴)

第二十五章　女性生殖器官发育异常护理

第一节　女性生殖器官的发育

人类胚胎的性别是在受精时决定的。成功进入卵子中的精子携带的性染色体的类型决定了胚胎的性别。若胚胎具备的性染色体为XX,当它发育到8周左右,女性生殖系统就开始分化。女性生殖器官的发育过程,包括生殖腺的发生、生殖管道的发生及外生殖器的发生。

一、生殖腺的发生

胚胎发育的第3~4周时,在卵黄囊内胚层内,生殖细胞开始发育,这种>体细胞的生殖细胞称为原始生殖细胞(primordial germ cell)。胚胎发育第5~6周时,出现泌尿生殖嵴(urogenital ridge),即体腔背面肠系膜基底部两侧各出现2个有体腔上皮增生形成的凸起,其中内侧隆起为生殖嵴,外侧隆起为中肾。从胚胎发育的第5周开始,原始生殖细胞自第10胸椎水平的肠系膜迁移至生殖嵴,依靠周围性索细胞的支持和调控,分化形成原始生殖腺。原始生殖腺的分化方向,取决于Y染色体短臂性决定区睾丸决定因子(testis- determining factor,TDF)。若无睾丸决定因子的存在,在胚胎发育第8周,原始生殖腺分化形成卵巢。故女性卵巢及其生殖细胞发育和形成,是一种由于缺乏睾丸决定因子所致的基本分化途径。在表现为女性而性染色体为XY的患者中,发现有睾丸决定因子的缺失或突变;在表现为男性而性染色体为XX的患者中,发现X染色体上有睾丸决定因子的存在。由此可见,Y染色体短臂性决定区的睾丸决定因子在生殖腺的发生上起着决定性作用。

二、生殖管道的发生

泌尿生殖嵴外侧的中肾有两对纵行管道,一对为中肾管,是男性生殖管道始基;另一对为副中肾管,是女性生殖管道始基。若生殖腺发育为睾丸,睾丸支持细胞分泌副中肾管抑制因子,抑制同侧副中肾管发育;在滋养细胞分泌的 HCG 刺激下,间质细胞产生睾酮,促进同侧中肾管发育为附睾、输精管和精囊。若生殖腺发育为卵巢,中肾管发育受到抑制,副中肾管头端发育形成输卵管,头段与中段合并形成子宫及阴道上段。副中肾管最尾端与泌尿生殖窦(urogenital sinus)相连,并分裂增殖,形成的实质圆柱状体,称为阴道板。阴道板由上至下贯通形成阴道腔。末端形成一层鳞状细胞薄膜,称为处女膜。

三、外生殖器的发生

胚胎发育初期的泄殖腔分化形成躯体腹侧的泌尿生殖窦与背侧的直肠。泌尿生殖窦两侧隆起,称为泌尿生殖褶(urogenital fold)。泌尿生殖褶的腹侧左右相会合形成结节状隆起,称为生殖结节,成熟后称为初阴;外侧隆起形成左右阴唇阴囊隆起。若生殖腺为睾丸,在雄激素的作用下,初阴伸长成为阴茎,两侧的泌尿生殖褶沿阴茎腹侧面,自背侧向腹侧合并,形成尿道海绵体部,两侧的阴唇阴囊隆起移向尾部并相互靠拢,在中线处连接形成阴囊。若生殖腺为卵巢,在胚胎发育的第 12 周末,生殖结节形成阴蒂,两侧泌尿生殖褶不合并,形成小阴唇,左右阴唇阴囊隆起发育成大阴唇。尿生殖沟扩展,并与泌尿生殖窦下段形成阴道前庭。

虽然外生殖器分化受性染色体支配,但在分化前切除胚胎生殖腺,则胚胎无睾丸激素的影响,其外生殖器必然向女性分化;若给予雄激素则胚胎向男性分化。由此可见,外生殖器的分化方向和是否受到雄激素即睾酮的作用有关。外阴向男性分化,还需通过外阴局部靶器官组织中 5α-还原酶作用,使睾酮衍化为二氢睾酮,再与外阴细胞中相应的二氢睾酮受体相结合。因此,若外阴靶器官中缺乏 5α-还原酶,或外阴细胞中缺乏二氢睾酮受体,即使睾丸分泌睾酮,外生殖器仍向女性分化,表现为两性畸形。

(杨慧琴)

第二节　常见女性生殖器官发育异常

女性生殖器官发育异常多见于子宫和阴道异常,输卵管和卵巢异常临床较少见。部分属于两性畸形的女性生殖器官发育异常在第三节叙述。女性生殖器官发育异常,除在出生时即被发现而确诊的以外,大多数畸形在青春期因原发性闭经、腹痛、婚后性生活障碍、流产或早产就医时被诊断。

一、处女膜闭锁

处女膜闭锁(imperforate hymen)又称无孔处女膜,因泌尿生殖窦上皮未能贯穿前庭部所致,临床较常见。青春期月经初潮前可无任何症状,较难发现。偶有幼女因大量黏液积聚在阴道内,致处女膜膨出而发现。多数患者在月经初潮后经血无法排出积在阴道内,多次月经来潮后,经血积聚,造成子宫、输卵管积血,甚至腹腔积血。输卵管伞端常因积血而粘连闭锁,故较少导致腹腔积血。

多数处女膜闭锁患者常表现为青春期后原发性闭经及逐渐加重的周期性下腹痛。严重者可出现便秘、肛门坠胀等症状。外阴检查可见处女膜向外膨出,呈紫蓝色,无阴道开口。直肠-腹部诊可在下腹部扪及位于阴道包块上方的另一较小包块,即经血潴留的子宫,压痛明显。盆腔B超可发现子宫及阴道内有积液,积液形成血块后,积液征象不明显。确诊后应行手术治疗。用粗针穿刺处女膜正中膨隆部,抽出褐色积血明确诊断后,即行"X"形切开处女膜,引流积血。积血大部排出后,常规检查宫颈是否正常。切除多余的处女膜瓣,缝合切口边缘黏膜,防止切口粘连和保证引流通畅。术后留置导尿管1~2 d,每日擦洗外阴1~2次直至积血排净为止,外阴部置消毒会阴垫。术后给予抗生素预防感染。

二、阴道发育异常

(一)先天性无阴道(congenital absence of vagina)　因双侧副中肾管发育不全,卵巢一般正常,几乎均合并无子宫或仅有始基子宫,合并发育正常的子宫的情况极为罕见。就诊原因常为原发性闭经或婚后性生活障碍。检查时可见外阴和第二性征发育正常,但未见阴道口或仅见一浅凹陷,部分患者可见泌尿生殖窦内陷形成的约2 cm短浅阴道盲端。直肠-腹部诊和盆腔B超均未能发现子宫。有正常子宫发育者,常因青春期月经初潮后宫腔积血及周期性腹痛而就诊。约15%患者合并泌尿道畸形。临床上应与完全型雄激素不敏感综合征相鉴别。

对准备有性生活史并有短浅阴道患者可用机械扩张法,即按顺序由小到大,使用阴道模型局部加压扩张,以逐渐增加阴道长度,直至能满足性生活要求为宜。为不影响日间工作和生活,阴道模型一般是夜间放置日间取出。对于机械扩张法无效或不适用的先天性无阴道患者可行阴道成形术。手术方法很多,各有利弊,其中乙状结肠阴道成形术效果较好。对子宫发育正常的先天性无阴道患者,在初潮时即应行阴道成形术,同时引流宫腔积血并将人工阴道与子宫相接,以保留生育功能。对无法保留子宫者应予切除。

(二)阴道闭锁(atresia of vagina) 因泌尿生殖窦未参与阴道下段形成。故闭锁位于阴道下段,长2~3 cm,其上段多正常。症状与处女膜闭锁相似,但闭锁处黏膜表面色泽正常,未向外膨隆。直肠指诊可扪及在处女膜闭锁上缘阴道有积血,包块向直肠凸出。明确诊断后应立即手术治疗。手术时应切开闭锁段阴道、游离积血下段的阴道黏膜,切开积血包块,待排净积血后,利用已游离的阴道黏膜覆盖创面。术后定期随访扩张阴道以防挛缩。

(三)阴道横膈(transverse vaginal septum) 因双侧副中肾管汇合后的尾端未与泌尿生殖窦相接处贯通或仅部分贯通所致。阴道横膈分为完全性阴道横膈和部分性阴道横膈,前者较少见。横膈可位于阴道内任何部位,但以上、中段交界处为多见,厚度约为1 cm。横膈位于上端者不影响性生活,常是偶然检查时发现。位置较低者少见,常因性生活不满意而就诊。横膈的处理一般是切开并切除横膈多余部分,再缝合切缘以防粘连。术后短期内放置阴道模型防止挛缩。部分横膈在分娩时阻碍胎先露下降而被发现,横膈厚者应行剖宫产;横膈薄者,可在胎先露部将横膈鼓起撑得极薄时,将其切开继续阴道分娩。

(四)阴道纵隔(longitudinal vaginal septum) 因双侧副中肾管汇合后,其中隔未消失或未完全消失所致。分为完全纵隔和不完全纵隔两类。完全纵隔形成双阴道,常合并双宫颈、双子宫。有时纵隔偏向一侧形成斜隔。阴道纵隔一般无症状,可不做特殊处理。因婚后性交困难或积血块继发感染而发现的阴道纵隔,应立即手术切除,缝合创面以防粘连;因分娩时阴道纵隔影响产程进展、胎先露下降的,可沿纵隔中部切断,分娩后缝合切口边缘止血。由于阴道纵隔导致不孕的患者,可切除纵隔提高受孕机会。

三、子宫发育异常

临床上较常见,常见类型如下:

(一)先天性无子宫(congenital absence of uterus) 因双侧副中肾管中段及尾段未发育所致,常合并无阴道,但卵巢发育、第二性征不受影响。直肠-腹部诊及超声检查未发现子宫。

(二)始基子宫(primordial uterus) 又称痕迹子宫,因双侧副中肾管会合后不久即停止发育所致,常合并无阴道。子宫仅长1~3 cm,无宫腔。

(三)子宫发育不良(hypoplasia of uterus) 又称为幼稚子宫(infantile uterus),因双

侧副中肾管会合后短时间内停止发育所致。子宫较正常小,常为极度前屈或后屈,宫颈呈圆锥形,相对长,宫体与宫颈之比为1:1或2:3。患者月经血量少,婚后不孕。直肠-腹部诊可扪及小而活动的子宫。若患者无排卵,可用小剂量雌激素及孕激素序贯疗法刺激子宫生长。

（四）双子宫（uterus didelphys）　因双侧副中肾管未完全融合所致,常有两个宫颈、宫体,阴道也完全分开,左右侧子宫各有单一的输卵管和卵巢。患者无任何自觉症状,多在人工流产、产前检查或分娩时偶然发现。双子宫患者易因早期人工流产时误刮未孕侧子宫而致漏刮,胚胎继续发育。双子宫患者易导致妊娠晚期胎位异常、宫缩乏力、剖宫产率增加。偶见两侧子宫同时妊娠、各有一胎儿。亦有单阴道的双子宫,或阴道内有一纵隔,患者可有性交困难或性交痛。

（五）双角子宫（uterus bicornis）和鞍状子宫（saddle form uterus）　因子宫底部融合不全呈双角者,称双角子宫;宫底部稍下陷呈鞍状,称为鞍状子宫,或称弓形子宫（arcuate uterus）。一般无症状,部分双角子宫患者可有月经血量增多伴痛经,或妊娠时胎位异常。发育不良宫腔狭窄的双角子宫患者,易发生晚期流产或早产。手术矫正难度较大。

（六）中隔子宫（septate uterus）　因两侧副中肾管融合不全,宫腔内形成中隔所致,较为常见。完全中隔是从宫底至宫颈内口将宫腔完全隔为两部分;仅部分隔开为不完全中隔。中隔子宫常发生不孕、流产、早产和胎位异常;若胎盘粘连在隔上,可出现产后胎盘滞留。通过盆腔B超、子宫输卵管造影或宫腔镜检查可确诊。对有不孕和反复流产的中隔子宫患者,可通过宫腔镜切除中隔,术后宫腔内放置金属IUD,防止创面粘连,数月后取出IUD。

（七）单角子宫（uterus unicornis）　因一侧副中肾管发育而另一侧未发育或未形成管道所致,常伴同侧的卵巢、输卵管、肾缺如。患者常出现晚期流产或早产。

（八）残角子宫（rudimentary horn of uterus）　因一侧副中肾管发育而另一侧发育不全所致,常同侧泌尿系统发育畸形。检查时易与卵巢肿瘤混淆。残角子宫与对侧正常宫腔多不相通,或仅以纤维带相连;偶有两者间有狭窄管道相通者。若残角子宫内膜无功能,临床无症状,不需要治疗;若内膜有功能且与正常宫腔不相通时,可出现宫腔积血而痛经,甚至发生子宫内膜异位症,需手术切除残角子宫。若残角子宫妊娠,常在人工流产时发生漏吸,至妊娠16～20周时常破裂,表现为典型的输卵管妊娠破裂症状,需及时手术切除破裂的残角子宫以防大量内出血而死亡。

（杨慧琴）

第三节　两性畸形

男女生物学性别可根据性染色体、生殖腺结构、外生殖器形态以及第二性征予以确定。两性畸形(hermaphroditism)指同时具有某些男女两性特征生殖器的一类疾病。本病为先天性生殖器发育畸形的一种特殊类型,易对患者的心理、生活、工作和婚姻带来诸多困扰,必须及早诊断和处理。

此类外生殖器出现两性畸形的原因,均与胚胎或胎儿在宫腔内接受过高或不足的雄激素有关。根据其发生原因,两性畸形分为女性假两性畸形、男性假两性畸形和生殖腺发育异常3类。

一、女假两性畸形

女假两性畸形(female pseudohermaphroditism)也称为外生殖器男性化,患者染色体核型为46,XX,生殖腺是卵巢,女性内生殖器均存在,但外生殖器出现部分男性化,其程度取决于胚胎和胎儿暴露于高雄激素的时期和剂量。轻者阴蒂粗大、阴唇后部融合,重者可出现阴茎。雄激素过高的原因常为先天性肾上腺皮质增生症或孕妇于妊娠早期服用具有雄激素作用的药物。

二、男假两性畸形

男假两性畸形(male pseudohermaphroditism)是指患者染色体核型是46,XY,生殖腺是睾丸,无女性内生殖器,阴茎极小、生精功能异常,无生育能力。其发生原因是男性胚胎或胎儿发育中缺少雄激素刺激。男假两性畸形多为外周组织雄激素受体缺乏,临床称此病为雄激素不敏感综合征(androgen insensitivity syndrome),属X连锁隐性遗传,常发生于同一家庭。根据外阴组织对雄激素的不敏感程度,可分为完全型和不完全型两种。

(一)完全型:又称睾丸女性化综合征(testicular feminization syndrome),外生殖器表现为女性。因缺乏雄激素受体,故患者体内的雄激素转化为雌激素,青春期乳房发育丰满,但乳头小,乳晕苍白,腋毛、阴毛缺如,阴道短浅、为盲端,无子宫等其他内生殖器。睾丸大小正常,位于腹股沟或腹腔内,偶见位于大阴唇内侧。

(二)不完全型:较少见。外阴呈两性畸形,表现为短小阴茎或阴蒂肥大,阴唇部分融合,阴道有浅凹陷或极短。青春期后可表现为腋毛、阴毛增多,阴蒂增大等男性改变。

三、生殖腺发育异常

（一）真两性畸形（true hermaphroditism）　患者体内同时存在睾丸和卵巢两种生殖腺,称为真两性畸形,是两性畸形中最罕见一种。可以是一侧生殖腺为卵巢,另侧为睾丸;或两侧生殖腺内同时含有卵巢及睾丸两种组织,称为卵睾(ovotestis);也可以是一侧为卵睾,另一侧为卵巢和睾丸。染色体核型多为46,XX或46,XY嵌合型,46,XY,较少见。临床表现与其他两性畸形相同,外生殖器多为混合型,可以男性为主或以女性为主,但是多有能勃起的阴茎,乳房为女性型。染色体核型是46,XX者体内雌激素和雄激素水平均略高。出生时患婴阴茎较大,多按男婴抚育。若能及早确诊,大多数仍以女婴抚育为宜。偶有子宫的患者在切除睾丸组织后,不仅月经来潮,还具有正常生育功能。

（二）混合型生殖腺发育不全（mixed gonadal dysgenesis）　染色体核型是45,X与另含有一个Y的嵌合型,以45,X或46,XY多见。也存在其他混合型。混合型是指一侧是异常睾丸,另一侧是未分化生殖腺或生殖腺呈索状痕迹或生殖腺缺如。患者外阴部男性化,视诊可见阴蒂增大、尿道下裂、外阴不同程度融合。睾丸侧有输精管,未分化生殖腺侧有输卵管、发育不良的子宫和阴道,不少患者有Turner综合征的躯体特征。出生时多按女婴抚养,但至青春期常出现男性化。若出现女性化,可能是生殖腺分泌雌激素肿瘤所致。

（三）单纯型生殖腺发育不全（pure gonadaldysgenesis）　染色体核型是46,XY,但生殖腺未能分化,故无雄激素分泌,副中肾管不退化,患者呈现为女性,虽身材较高大,但青春期乳房及毛发发育差,子宫、输卵管发育不良,无月经来潮。

（杨慧琴）

第四节　女性生殖器官发育异常患者的护理

【护理评估】

（一）健康史　询问患者的年龄,平素有无周期性下腹痛;有无尿频、便秘、肛门坠胀等症状;性生活是否困难,有无不孕或多次流产、早产史;了解患者母亲在孕期是否服用过雄激素类药物;了解患者的月经史、婚育史;了解患者的生活、习惯等,评估家族中有无类似畸形史等。

（二）身体状况

1.症状:评估患者下腹痛的部位、程度、性质、持续时间等,性生活满意度,有无月经来潮,月经血量是否正常。

2.体征:观察患者第二性征发育情况,有无阴道、阴道是否通畅、阴茎大小、阴道口处黏膜是否膨出呈紫蓝色或有浅凹陷;阴道有无横隔或纵隔;是否存在两个正常的阴道。妇科检查(未婚者行直肠-腹部诊)了解子宫、输卵管、卵巢发育情况,有无盆腔压痛。

(三)心理-社会支持状况　生殖器官发育异常的患者,易因身体的畸形而导致心理的障碍。常常感到紧张、忧虑,尤其是得知病情能影响生育后,患者更加自卑,对生活失去信心。应注意患者的表现、丈夫的态度和家人的支持情况等。

(四)辅助检查

1.B超检查:确诊内生殖器官的发育情况、位置、大小,盆腔积血的情况。

2.实验室检查:染色体核型检查,血雌激素、雄激素值,血FSH值、LH值等。

3.生殖腺活检:腹腔镜或剖腹探查取生殖腺做病理学检查。

(五)治疗原则　根据患者畸形程度、原社会性别及患者本人性别自认确定治疗方案。原则上除阴茎发育良好者外,均宜按女性矫治。

【常见护理诊断/问题】

(一)自尊低下　与身体异常和不能生育有关。

(二)下腹疼痛　与宫腔积血、手术创伤有关。

【护理措施】

(一)心理护理　患者自卑敏感,既怕病情泄露,又担心婚后性生活障碍。应以热情的态度和亲切的语言,在合适的时间多与患者及家人交流沟通,让他们了解疾病的发生发展、目前该种疾病治疗的成功率,让患者参与治疗方案的制订等。

(二)术前护理　需做阴道成形术的患者,应根据患者年龄准备适当型号的阴道模型和丁字带;大腿中部的皮肤备皮后用无菌治疗巾包裹好备用;乙状结肠阴道成形术者做好肠道准备。

(三)术后护理　严密观察伤口有无渗血、红肿,有无异常分泌物。处女膜切开术后采取头高脚低位或半卧位,利于积血排出;阴道引流应通畅防止创缘粘连。阴道模型每日消毒更换,第一次更换前半小时患者可口服镇痛药减轻疼痛,更换时模型表面涂抹润滑剂。乙状结肠阴道成形术后的患者,应观察人工阴道的分泌物量、性状、血运,尽量推迟第一次排便时间避免感染。

(四)健康指导　指导患者术后1个月复诊。嘱患者及家属注意下次月经周期的时间,月经流出是否通畅,若有下腹胀痛或肛门坠胀感及时就诊。鼓励患者坚持使用阴道模型,教会患者更换消毒阴道模型的时间及方法。待阴道伤口完全愈合后可以有性生活。

(杨慧琴)

第二十六章　不孕症妇女的护理

第一节　不孕症

【概述】

女性未避孕有正常性生活至少12个月而未受孕,称为不孕症(infertility)。不孕症可分原发性不孕和继发性不孕。未避孕且从未妊娠者称为原发不孕;既往曾有过妊娠史,而后未避孕连续12个月未孕称为继发不孕。夫妇一方因为先天或后天的解剖生理缺陷通过目前的治疗方法无法治愈不能妊娠者为绝对不孕;夫妇一方因某种因素阻碍受孕,导致暂时不孕,经过治疗可以受孕者为相对不孕。不孕症在不同国家、民族、地区的发病率存在不同,中国的不孕症发病率大概为7%～10%。

(一)受孕的必备条件

受孕是一个复杂的生理过程,正常受孕必备条件包括:①卵巢排出正常的卵子。②精液正常,精子数目与形态均正常。③精子和卵子能够在输卵管内结合成为受精卵。④受精卵被顺利输送到子宫腔。⑤子宫内膜准备充分适合受精卵植入。这些环节中任何一个不正常,均会阻碍受孕。

(二)不孕原因

导致不孕的因素可能有女方因素(约占60%)、男方因素(约占30%)或不明原因(约占10%)。

1. 女性不孕因素　导致女性不孕的原因包括输卵管因素、卵巢因素、子宫因素、宫颈因素、外阴阴道因素和免疫因素等。

(1)输卵管因素:是导致不孕症最常见的原因(约占1/3)。输卵管具有拾卵、运送精子以及把受精卵送入宫腔的作用,并且是精卵结合的部位,输卵管不通畅或其他任何影响输卵管功能的病变都可引起不孕。如慢性输卵管炎症(如淋病奈瑟菌、沙眼衣原体、结核分枝杆菌等感染)引起伞端闭锁、输卵管发育异常(如输卵管过长、肌层菲薄)、子宫内膜异位症(异位病灶压迫或破坏输卵管)以及各种输卵管手术,甚至输卵管的周围病变,导致输卵管纤毛运动及管壁蠕动能力变差或消失。

(2)卵巢因素:包括排卵障碍和卵巢内分泌紊乱。无排卵是不孕症最严重的一种因素,可能导致排卵障碍以及引起卵巢功能异常的原因有:①卵巢病变,如先天性卵巢发育不良,卵巢功能早衰和功能减退、多囊卵巢综合征、卵巢肿瘤等。②下丘脑-垂体-卵巢轴功能紊乱:如下丘脑肿瘤、脑炎、脑外伤、Sheehan综合征等。③其他因素:如精神过度紧张、神经性厌食、营养不良、过度肥胖、甲状腺功能失调、闭经泌乳综合征、高催乳血症等。

(3)子宫因素:子宫发育不良甚至先天性子宫缺如以及各种子宫畸形均可导致不孕;子宫内膜病变如子宫内膜结核和子宫内膜炎症、宫腔肿瘤、宫腔粘连等,引起受精卵着床或胚胎发育障碍,导致不孕。

(4)宫颈因素:宫颈狭窄、宫颈发育异常影响精子进入宫腔。宫颈炎症可引起宫颈黏液量和性状发生变化,不利于精子的活动和穿透,导致不孕。

(5)阴道因素:先天性阴道畸形(阴道纵隔、横隔、无阴道等)、瘢痕可影响性交并阻碍精子进入阴道。外阴阴道炎症会引起阴道pH的改变,影响精子的活动力和穿透力,缩短其成活时间,从而降低受孕率。

2. **男性不育因素** 男方原因导致不孕的因素很多,主要因素有生精障碍和输精障碍。

(1)精液异常:很多因素可引起精子的数量、结构、功能异常,表现为无精、弱精、少精、精子发育停滞、畸精症等。主要的诱因包括以下几方面:

①先天发育异常:先天性睾丸发育不全无法产生精子;双侧隐睾导致曲细精管萎缩妨碍精子的产生。

②局部原因:如睾丸结核引起的睾丸组织破坏、腮腺炎并发睾丸炎导致的睾丸萎缩、精索静脉曲张造成的精子质量乃至数量的下降。严重的生殖道感染可影响精子的生成及活力。局部阴囊温度过高如长期高温桑拿等因素亦可影响精子的产生。

③全身性疾病或损害:如营养不良,下丘脑-垂体-睾丸轴的功能紊乱,肾上腺功能异常、甲状腺功能异常,糖尿病,理化因素如接触杀虫剂、铅、砷,或进行放化疗以及吸毒、酗酒、精神过度紧张等均可影响精子的产生,可致精子减少甚至无精子。

(2)精子运送受阻:除先天发育异常及创伤外,生殖系统感染会引起精子运送受阻,如睾丸炎、附睾炎可使输精管阻塞,精囊炎和前列腺炎导致射精管阻塞。另外,由于精神心理等因素造成的阳痿、不射精或逆行射精等性功能异常可导致排精障碍,也是导致不孕的原因。

3. **不明原因** 女方能排卵,输卵管通畅且功能正常,男方精液正常,但仍不能怀孕,属于不明原因不孕,占不孕原因的10%~20%,这是一种生育力低下的状态。

(1)缺乏性生活的基本知识：夫妻双方因为对双方生殖系统的解剖结构和生理功能不了解导致不正确的性生活。

(2)精神因素：精神的恐惧、紧张、忧虑会通过神经系统影响下丘脑和垂体从而影响内分泌系统造成不孕。

(3)免疫因素：女方血清内存在抗精子抗体(精液中含多种蛋白,作为特异性抗原可导致女性生殖道局部或血液中产生抗体)阻碍受孕,从而导致不孕。

(4)其他：潜在的卵子质量异常、受精障碍、遗传缺陷、植入失败等,但目前的检测手段无法确诊。

【护理评估】

(一)健康史　应从多方面全面评估相关病史。详细询问女方年龄、月经情况(包括初潮、周期、经期、经量,有无痛经及严重程度等),有无结核病史或接触史,有无生殖器官炎症史,有无慢性疾病史,有无腹部或盆腔手术史。继发性不孕需了解以往分娩或流产情况以及有无感染史。男方病史应询问是否有结核、腮腺炎病史,有无慢性疾病史,有无外伤、手术史以及个人生活习惯等情况。男女双方的相关资料还包括结婚年龄、婚育史,是否两地分居、性生活情况(包括性交频率、采用过的避孕措施、有无性交困难),有无烟酒嗜好、成瘾性药物、吸毒史,个人职业及特殊环境、毒物接触史,家族有无出生缺陷及流产史等。

(二)身体状况　体格检查：包括测量身高与体重,了解体脂分布特征,必要时计算体重指数(body mass index,BMI),BMI>24为超重,>27为肥胖。观察有无雄激素过多体征(全身毛发过多、痤疮、黑棘皮征等);乳房发育情况,是否有溢乳;甲状腺情况等。妇科检查包括外阴发育及阴毛分布,处女膜的情况;阴道是否通畅,有无横隔或纵隔;宫颈有无异常分泌物、大小及颜色;子宫大小、位置、形状、活动度、有无压痛;附件有无压痛及包块;盆腔有无压痛、反跳痛和包块。男方检查包括全身和生殖器官的发育情况、有无畸形或病变等。

(三)辅助检查　应进行男女双方全面有序的检查,不但能明确原因,且能估计预后并指导处理方案的选择。

1.男方检查：精液常规检查是不孕夫妇首选的检查项目。初诊时男方要进行2～3次精液检查,以获得基线数据。精液检查的项目主要包括精液的量及液化时间、精子形态和精子的密度、活率、活力等。

2.女方检查

(1)卵巢功能检查：包括基础体温测定,阴道脱落细胞涂片检查,宫颈黏液结晶检查,B超连续监测卵泡发育、排卵及黄体形成,月经来潮前子宫内膜检查,血激素(包括FSH、LH、E₂、P、T、PRL)水平测定等,了解卵巢的内分泌功能、基础状态和储备能力。必要时要进行甲状腺功能测定及其他检查。

(2)输卵管通畅试验:①子宫输卵管X线造影术,在阴道流血干净后3~7d进行。②子宫输卵管超声造影:通过向宫腔注入造影剂,在超声下观察宫腔的形态和输卵管的通畅情况。

(3)宫腔镜检查:直视检查子宫腔内形态、内膜厚度、双侧输卵管开口,观察是否有宫腔粘连、内膜息肉、黏膜下肌瘤、子宫畸形等。

(4)腹腔镜检查:用于了解盆腔情况。通过腹腔镜可直视子宫、输卵管、卵巢的大小、形态以及有无盆腔粘连等异常情况,同时可进行子宫肌瘤剔除术、盆腔粘连分解、异位病灶切除等手术。结合输卵管通液术(亚甲蓝液)可确定输卵管是否通畅。

(5)性交后精子穿透力试验(postcoital test):又称Sims-Huhner试验,是检测精子对宫颈黏液的穿透性和相容性的试验。试验前3日避免阴道冲洗和用药,同时禁止性交。

(6)精子免疫学检查:如抗精子抗体、抗子宫内膜抗体等。包括酶联免疫吸附实验、放射免疫分析、免疫荧光及混合抗球蛋白反应试验(MAR)等。

(四)心理-社会支持状况 生育被看作女性基本的社会职能之一,不孕的诊断给女性带来巨大的心理以及生理的压力。对大多数夫妇来说,不孕是其生活中经历的最有压力的事件之一,导致其出现情绪的不良变化。不孕症不仅是一种疾病,更是一种心理创伤。女性更易出现心理问题,包括:恐惧、悲伤、敏感、焦虑、抑郁、处事偏激、负罪感、甚至导致自尊紊乱和自我形象紊乱,最终会导致性关系不和谐及婚姻满意度下降等。

(五)治疗原则及主要措施

1.一般治疗:拥有平和、积极、健康的心态尤为重要,积极改变生活方式,体重超重者应通过正确的方法减轻体重,纠正贫血和营养不良状态;增强体质,摒弃烟酒等不良嗜好,同时应掌握科学的性知识。

2.对因治疗:根据不同原因进行相应的药物或手术治疗。如使用药物促排卵,改善黄体功能。通过输卵管内注药或手术治疗输卵管阻塞或粘连。对子宫畸形、内膜息肉、子宫肌瘤、宫腔粘连或卵巢肿瘤等行手术治疗。

3.辅助生殖技术:根据不同情况选择相应的辅助生殖技术进行助孕。如人工授精、试管婴儿等。

【常见护理诊断/问题】

(一)知识缺乏 缺乏生殖系统解剖和生理知识。

（二）焦虑或抑郁　与来自社会和家庭的压力有关，也与不了解检查及治疗结果有关。

（三）自尊紊乱　与繁杂的检查和治疗效果不佳有关，或因受到周围人包括家庭成员的歧视有关。

【护理目标】

（一）夫妇双方掌握基本的生殖器官解剖和生理知识。

（二）女性能够自我调整，找到有效缓解焦虑情绪的办法，以积极和健康的心态面对检查和治疗。

（三）女性能够面对现实，正确认识和评价自我价值。能够树立健康的生活观和生育观，能与家人、朋友正常的沟通交流。

【护理措施】

（一）生活指导

1.改善生活方式：增加营养，注意饮食（如蛋白质和矿物质等）均衡，保证叶酸和锌的充分摄入。坚持体育锻炼，超重者应以科学方式减轻体重。改变不良的生活方式，避免熬夜，戒烟戒酒，保持心态平和，避免精神过度紧张和劳累。治疗慢性疾病，纠正营养不良和贫血。

2.指导妇女提高妊娠技巧：指导女性学会自我预测排卵的方法，如月经规律的情况下计算排卵期（下次月经来潮前14 d左右）、基础体温的测量、观察宫颈黏液性状等。让患者在排卵期适当增加性交次数，如在排卵前2～3 d或排卵后24 h内性交增加受孕机会。性交前、中、后避免阴道灌洗或阴道润滑剂；性交后不要立即如厕，可抬高臀部平卧20～30 min，以利于精子进入宫颈。

（二）协助诊断和治疗

1.指导患者配合相关检查：基础体温的监测需要连续进行3个月经周期；B超监测排卵，一般于月经周期第8 d起，每日B超监测卵泡增长的速度和有无排卵；输卵管通畅试验和子宫输卵管造影需要在月经干净后3～7 d进行，如输卵管不通畅做该项检查会有疼痛等不适感；判断有无排卵和子宫内膜情况应选择月经来潮前及来潮后12～24 h内，取子宫内膜行组织学检查；性交后精子穿透力试验的进行应选择在临近排卵期，试验前3 d禁止性交，避免阴道冲洗或用药。性交后卧床半小时，2～8 h到医院取子宫颈黏液，其中活动精子数量≥20个/HPF为正常。男方精液检查要求采集标本前3 d不排精，通过手淫法取出全部精液收集于干燥的消毒杯中，30 min内送检。

2.协助治疗实施：对药物治疗，如排卵障碍、黄体功能不全者，应注意指导用药方法及注意事项。对因器质性病变需手术治疗者，如卵巢肿瘤切除术、输卵管成形术、子宫内膜粘连松解术等,做好手术前后的护理。绝对不孕患者应给予心理支持的同时提供相关信息,使其能够根据自身情况选择相应的辅助生殖技术。

（三）提供心理支持 患者承受了来自家庭及社会的巨大压力,且痛苦和压抑对患者的病情恢复不利。医护人员要注意与患者的沟通交流,通过心理疏导和支持让患者的不良情绪得以宣泄和释放,帮助患者树立健康的生育观,给患者提供准确的信息。如治疗过程中出现难以调整的适应障碍,必要时应进行心理咨询。

【护理评价】

（一）患者是否对生殖健康的知识以及不孕症原因有正确的认识。

（二）患者是否能够主动配合进行各项检查和治疗。

（三）患者是否能够说出对不孕的感受,是否对不孕的现状具备了良性的认知态度,是否找到方法调整和控制自己的情绪。

（四）绝对不孕者是否可以正确评价自我能力,恢复自尊,与周围人群正常的沟通交流。

（杨慧琴）

第二节　辅助生殖技术及护理

辅助生殖技术(assisted reproductive techniques,ART)是指在体外对配子和胚胎采用显微操作技术,帮助不孕夫妇受孕的一组方法,包括人工授精、体外受精–胚胎移植、配子移植技术以及在这些技术基础上衍生出的各种技术。

【常用辅助生育技术简介】

（一）人工授精

人工授精(artificial insemination,AI)是将精子通过非性交方式注入女性生殖道使其妊娠的一种技术。按来源不同可分为两类:使用丈夫精液的人工授精(artificial insemi-nation with husband sperm,AIH)和用供精者精液的人工授精(artificial insemination by donor,AID)两种。按国家规定目前AID精子来源一律由卫生部认定的人类精子库提供和管理。

1.适应证

（1）夫精人工授精:①男性性功能障碍(阳痿、早泄、少精、弱精、液化异常、生殖器畸形等)但精液正常或轻度异常。②女性宫颈因素不孕(如宫颈管狭窄),生殖道畸形及心理因素导致无法性交。③免疫性不孕(抗精子抗体阳性等)。

（2）供精者人工授精:主要适用于丈夫精子质量有问题,包括:①不可逆的无精子症、严重的精液量减少(不足1 mL精液不能接触宫颈口与宫颈黏液)、低精子计数、弱精症和畸精症。②输精管复通失败。③射精障碍。此类患者中,除不可逆的无精症外,其他患者通过卵胞浆内单精子显微注射技术也可能获得与自己有血亲关系的后代,如果患者本人坚持放弃技术助孕的权益,则必须与其签署知情同意书后,方可采用供精者授精技术助孕。

2. 方法和步骤　目前临床上较常用的方法是宫腔内人工授精。将精液洗涤处理后,去精浆,取0.3~0.5 mL精子悬浮液,在女方排卵期间,通过导管经宫颈管注入结构正常的宫腔内受精。排卵障碍者可先行促排卵治疗,人工授精可在女方自然周期和促排卵周期进行。受孕时间为排卵前后3~4 d,于排卵前后各注射1次为好。

(二)体外受精-胚胎移植

体外受精-胚胎移植(in vitro fertilization and embryo transfer,IVF-ET)是指从女性卵巢取出卵子,在体外培养后与精子受精,发育到一定时期后将胚泡移植入妇女的宫腔内,使其着床发育成胎儿的过程,又称试管婴儿。体外受精-胚胎移植技术是现代助孕技术中最常用的基本技术,为其他助孕技术的进一步开展奠定了基础。

1. 适应证　输卵管堵塞性不孕症(原发性和继发性),为主要的适应证,包括输卵管吻合术失败者。其他包括通过常规治疗方法无法妊娠者,如子宫内膜异位症、排卵障碍;男性因素不育症(精子数量少、活力差、射精异常等);免疫性不孕;不明原因多次人工授精失败等。

2. 方法和步骤

(1)IVF的术前准备:详细掌握月经情况。完善各项辅助检查,并根据结果选择治疗方案和治疗时机,并签署知情同意书。

(2)IVF-ET的主要步骤:药物刺激卵泡发育以获取多个卵子;监测卵泡发育成熟、在超声引导下穹窿处穿刺取卵,将卵母细胞和精子在模拟输卵管环境的培养液中受精,受精卵在体外培养2~5 d后进行母体宫腔内移植,移植后应卧床3~6 h并应用黄体酮进行黄体支持。胚胎移植2周后测血HCG,明显增高提示妊娠,移植4~5周后阴道超声检查确定宫内临床妊娠。

(三)IVF-ET的衍生技术

1. 配子移植技术　配子指精子和卵子的合称。将精卵于配子期植入女性体内,两者结合,进一步发育成为新个体称为配子移植技术。根据配子移植部位的不同,配子移植技术可分为配子输卵管移植(gamete intrafallopian transfer,GIUT)和配子宫腔内移植(gamete intrauterine transfer,GIFT)。

2. 单精子胞浆内显微镜注射技术(intra-cytoplasmic sperm injection, ICSI) 是应用显微操作技术,在体外将单个活动的形态正常的精子注入卵细胞胞浆内使其受精,体外培养至早期胚胎再放回子宫内发育。针对严重的男性少精、弱精患者,多次体外受精失败者,此技术可提高妊娠成功率。ICSI也适用于部分无精症患者。存在严重染色体异常等情况不宜应用该技术。这是由IVF-ET衍生的所谓第二代试管婴儿技术。

1992年比利时Palermo成功应用了ICSI技术,获世界首例ICSI试管婴儿。1996年中山医科大学诞生中国首例ICSI婴儿。

(四)辅助生殖的实验室技术

1. 胚胎植入前遗传学诊断(preimplantation genetic diagnosis, PGD) 是指从体外受精第3 d的胚胎或第5 d的囊胚中,取1~2个卵裂球或多个滋养细胞,进行遗传学的检测分析,然后选择正常的胚胎进行移植以获得健康后代。

PGD能够避免将自身的基因缺陷遗传给后代,同时避免了传统产前诊断后因遗传疾病终止妊娠带来的情感焦虑,此项技术给有遗传病的父母提供拥有生育健康后代的机会,更容易实现优生目标,常被称为第三代试管婴儿技术。

2. 胚胎冷冻保存-移植技术(frozen-thawed embryo transfer, FET) 将通过试管培育技术得到的胚胎,置于零下196 ℃的液氮环境中长时间保存。如果一次治疗失败,可以在以后的治疗周期中解冻这些胚胎并进行移植。此技术可提高IVF的累积妊娠率,降低多胎率,同时可降低总治疗费用、在预防卵巢过度刺激综合征等方面起着重要作用。自1983年澳大利亚Trounson等首例人类冻融胚胎移植成功妊娠后,此项技术日益纯熟,作为IVF-ET技术的重要补充已被广泛应用。

【辅助生殖技术的常见并发症】

(一)卵巢过度刺激综合征(ovarian hyper stimulation syndrome, OHSS) 是指药物促排卵治疗过程中对卵巢刺激过度而产生的一种严重并发症。由于多个卵泡生长,体内雌激素水平过高,血管通透性增加,血液浓缩。轻者腹胀、卵巢增大,重者腹腔积液、胸腔积液、尿量减少、电解质紊乱、重要脏器血栓形成,严重者可导致死亡。自然周期方案和卵巢温和刺激可减少该并发症的出现。

(二)多胎妊娠 诱导排卵及多个胚胎移植,致使多胎妊娠发生率增加。多胎妊娠会导致母婴并发症的增加,使流产、早产的发生率大大增加。目前国内规定避免双胎,严禁3胎及3胎以上的妊娠,对于3胎及以上的妊娠可在孕期实施减胎术。

(三)异位妊娠 辅助生育技术后异位妊娠的发生率远高于普通人群。行ART的女性,可能与患者本身输卵管炎症、移植管放入宫腔的深度、移植时注入的速度、液体量及患者移植术后体位、胚胎与子宫内膜发育同步性相关。已确诊或高度怀疑异位妊娠者，必须住院治疗。

（四）胎儿或新生儿畸形　目前并不十分确定，有报道称IVF-ET胎儿的畸形发生率为2.25%左右，但仍有较多文献认为，在正常人群中采用IVF-ET或其他辅助生殖技术后儿童染色体畸变率未见增高。ICSI可能明显增加基因缺陷的可能性。

【护理评估】

评估夫妇双方相关病史，如年龄、职业、身体健康状况，以及相关诊断、治疗过程、各项检查以及疗效等方面的内容。在治疗过程中应详细评估不孕症夫妇可能存在的情绪及心理问题。

【常见护理诊断/问题】

（一）恐惧　与之前经历的治疗过程失败有关，或过度担心辅助生殖技术失败。

（二）焦虑　与手术和药物对自身和胎儿的影响以及治疗费用等因素有关，与担心隐私泄露有关。

（三）疼痛　与反复药物注射和手术操作引起身体的创伤或治疗相关并发症有关。

（四）知识缺乏　与缺乏辅助生殖技术相关的基本知识及治疗后续注意事项有关。

【护理措施】

（一）治疗前的准备

1.治疗前应增强患者的信心，耐心解答其提出的疑问，用通俗易懂的语言详细讲解各项辅助生殖技术的适应证、优缺点、费用等问题，对患者进行人文关怀，帮助其克服恐惧感，使不孕症夫妇能够理解并选择适合的方案，对后续治疗成功率等问题有着正确的理解。

2.寻求辅助生殖技术治疗的行为必须符合国家有关政策。做人工授精及试管婴儿的不孕夫妻需尽早准备好夫妻双方的证件、相关部门开具的准生证等证件，交医护人员查验并保留复印件。要完善男女双方治疗前的各项检查。

3.治疗前3个月，夫妻双方要戒烟酒，养成健康的生活方式，保持心情愉快，避免过度劳累，避免发生各类疾病，尽量不用对卵子和精子可能有不良影响的药物。

（二）治疗护理

1.合理、适度应用促排卵药物，严格遵守此类药物个体化原则和适时调整的要求，协助医生密切监测卵泡发育并配合取卵。

2.对卵巢过度刺激综合征高危人群，应加强预见性护理，注意患者的症状和体征，判断有无发生该病的高危倾向。遵医嘱给予静脉滴注白蛋白，减少HCG的用量，必要时可以放弃该周期。将所获早期胚胎冷冻保存，待自然周期再行胚胎移植。重症卵巢刺激综合征的患者易出现低血容量性休克,应严密观察病情变化,4 h测1次血压、脉搏、体温、呼吸,记录24 h液体出入量,每日测量体重和腹围,必要时心电监护;如患者出现胸闷、呼吸困难等症状,应让患者抬高床头15°~30°,取半卧位,以氧流量2~3 L/min间断给氧。此类患者由于全身水肿皮肤弹性差,应提高静脉穿刺成功率,以防液体外渗。

(三)实施取卵和移植术时的监护及术后护理

1.实施卵巢取卵、人工授精、胚胎移植、配子移植等手术时,核对患者夫妻双方姓名及病历号。术中需注意观察患者生命体征的变化,发现异常及时采取应对措施。人工授精操作结束后需仰卧位半小时,无不适方可离开。

2.术后护理

(1)术后患者应卧床休息3~6 h,限制活动5~6 d以提高成功率。

(2)胚胎移植后遵医嘱给予黄体酮或HCG支持治疗。期间不能擅自停用黄体酮。

(3)移植后14 d测血或尿HCG,判断是否妊娠;若确定妊娠需在移植后4~6周做B超,了解胚胎发育情况(有无胎囊、胎芽及胎心、有无多胎)。确定宫内妊娠者,按高危妊娠监护。

(四)心理护理　辅助生殖技术是不孕症患者最后的希望,不孕症患者承受着来自社会和家庭的压力,并且对辅助生殖怀有陌生感,会出现压抑、焦虑、紧张、恐惧等负面情绪,有报道表明心理因素会影响治疗结果。应重视与患者的沟通与交流,帮助患者增强信心,建立良好的护患关系,使患者对治疗的配合度提高。尤其面对如流产、治疗失败等不良结局时引导患者说出内心的感受,做好心理疏导,帮助不孕症夫妻增加正性的特质和能力,鼓励她们多参与社会活动与公益活动,有助于排解焦虑情绪,认识自我,肯定自我,建立正向自我概念。

(五)健康指导

1.移植妊娠的妇女可从胚胎移植往前推14 d作为计算预产期的日期。若三胎或三胎以上需入院适时行胚胎减灭术。因胎儿为珍贵儿,分娩时建议行剖宫产术。

2.警惕出现卵巢过度刺激综合征等并发症,如有腹胀、恶心、呼吸困难等症状请及时就医。辅助生殖技术成功妊娠者,流产和异位妊娠发生率高,如出现阴道出血、腹痛等症状应及时就诊。

3.移植未受孕成功的患者,在第二次月经来潮后11~13 d回医院安排解冻适时安排下一步治疗。没有冻胚的患者应进一步分析病情确定方案,2~3个月后考虑第二次治疗。

(杨慧琴)

第二十七章　性与性功能障碍

第一节　女性性功能及其影响因素

性功能是人类活动的本能,是生育、繁衍后代的基础。长期以来,由于传统文化和社会习俗等因素的影响,人们"谈性色变",女性的性生活质量并未引起医务人员和女性本身的重视。近年来,关于如何提高女性性生活质量、改善女性性功能障碍等方面的研究屡见不鲜,说明女性性健康已受到关注,女性自身对于性生活质量的关注也比以前更多。

一、女性性反应及其分期

性反应(sexual response)是指人类在性成熟后,当受性刺激后身体出现可感觉到、观察到并能测量到的变化。性刺激对机体可产生不同程度的影响,其中最明显的是生殖器官的解剖生理性反应。对于女性而言,突出表现为阴道周围的血管反射性扩张和充血、生殖器的膨胀和湿润。美国学者 Masters 和 Johnson 对性功能正常男女的性活动进行了广泛研究,在此基础上,于1966年率先提出性反应周期(sexual response cycle)的概念,并将其划分为连续的四个期:性兴奋期、性持续期、性高潮期和性消退期。目前,许多学者认为 Masters-Johnson 的周期模式忽视了性欲和性唤起这两个极为重要的人类对性反应的主观感受,建议将性反应周期划分为性欲期、性兴奋期、性持续期、性高潮期和性消退期。

(一)性欲期(sexual desire phase)　是心理上受到性刺激后对性的极度渴望阶段。此期以性幻想和性渴望为特征,一般只有心理变化,无明显生理变化。

(二)性兴奋期(sexual excitement phase)　是指性欲被唤起后机体出现的性紧张阶段,亦是性冲动开始萌发和性功能全面发挥的准备阶段。全身反应主要是皮肤血管充血及肌张力增加,如乳房肿胀、乳头竖起、心率加快、呼吸稍快及肌肉紧张等表现。此期以生殖器充血、阴道湿润为首要特征,一般在性刺激出现后的10 s内液体从阴道壁渗出,导致阴道湿润;出现阴蒂和大小阴唇轻度充血,阴道长度增加,并如气球样膨胀(即外口缩小,内部膨胀),以便容纳阴茎。

(三)性持续期(sexual plateau phase) 是性兴奋进一步发展、性紧张持续在较高水平的阶段。女性的乳房会进一步肿胀,肌肉紧张更加明显并出现部分肌强直,心率及呼吸进一步加快。此期生殖器官的血管充血达到顶峰,阴蒂勃起,阴道更加湿润,阴道外1/3段由于充血而呈环状缩窄,使得该段阴道管腔缩小。当阴茎纳入阴道后,具有弹性的阴道段能够紧贴阴茎,加强了对阴茎的围裹,且该阴道段具有丰富的感觉神经末梢,通过阴茎在阴道内不断摩擦抽动,女性会感受到强烈的性刺激并激发性高潮。

(四)性高潮期(sexual orgasm phase) 是在性持续期的基础上,迅速出现身心最强烈的性愉快感,是性反应分期中最短暂、最关键的阶段。女性性高潮是由于阴茎背侧部分对膨胀的阴蒂头部及阴道壁的G点频繁刺激摩擦而触发,表现为阴道和肛门括约肌出现不随意的、间隔0.8 s的节律性收缩,3～12次,由强到弱逐渐消退,同时伴全身痉挛、面部扭曲、出汗、呻吟等表现,全身多部位可出现性红晕。女性性高潮仅持续数秒,在数秒内通过强烈的肌肉痉挛使积聚的性紧张迅速释放,同时心理感受到极大的满足与快感。

(五)性消退期(sexual resolution phase) 是性高潮后性紧张渐渐松弛并恢复至性唤起之前的状态。阴蒂于高潮后10 s内恢复到正常位置,而阴道则10～15 min才恢复到松弛、苍白的状态;性反应中增加的心率、呼吸和皮肤血管充血斑点于高潮后数分钟内恢复正常。一般男性在性消退期后存在不应期,而女性可在高潮过后的数秒钟再次接受性刺激而获得高潮。

二、女性性功能的影响因素

(一)年龄 年龄是影响性功能的重要因素。随着年龄增长,女性的性欲、性快感和性高潮的出现率均呈递减趋势,性生活频率随年龄增长亦呈下降趋势。有研究显示,女性的性功能到30～40岁时才达到高峰,绝经后逐渐减退,60岁左右开始明显减弱。可能是因为随着年龄增长,盆底肌肉松弛、生殖器官萎缩等变化使性反应能力下降;在围绝经期和绝经后,雌激素和雄激素水平下降,性欲下降、阴道干涩和性交疼痛,性活动缺乏自发性欲,这些均严重影响女性的性功能。

(二)文化程度 随着女性文化程度的提高,性功能障碍的发生率呈下降趋势。另外,文化程度的高低,使得女性对自身性问题的认识深度存在差异,影响性功能的角度也不同。

（三）精神心理因素　精神心理因素是人类性反应独有的也是重要的影响因素。如年幼时接受错误的性教育，认为性生活是不洁的行为，使性欲受到了抑制；另外，紧张、忧郁、焦虑等不良情绪也会影响性欲的产生；既往的恶性刺激所遗留下来的不安与惧怕，如未婚人流与频繁的人工流产，所造成的痛苦与后遗症，均可以影响女性的性功能。

（四）分娩　据英国的一项研究，初产妇女在分娩后性交痛、阴道干涩和性欲降低等现象十分普遍。国内的一项针对产后性生活质量与分娩方式关系的研究中得出了相似结论，其中以性交痛、阴道干涩为主要问题。调查显示哺乳与性交痛、性欲降低和阴道干涩有关，可能是因为哺乳时母体内激素水平的变化而致。

（五）健康状况　健康状况对性功能的影响既重要又复杂，只有身心健康的人才能长期维持较高的性功能水平。长期或大量服用某些药物，可致性功能减退，甚至可引起女性性功能缺乏。影响性功能的药物种类很多，其中重要并常见的有：利血平、普萘洛尔、氯丙嗪、溴丙胺太林和一些抗癌药物。长期接受放射治疗的女性，也会影响其性功能。另外，身体功能状态差的女性，如工作过度劳累、外阴湿疹、外阴创伤（外阴擦伤或血肿）、外阴溃疡、外阴干皱、萎缩性硬化性苔藓、巴氏腺囊肿等都会影响女性的性功能。

（杨慧琴）

第二节　女性性功能障碍

性功能是人类最基本的生理功能，它以健全的生殖系统为前提，在中枢神经系统和内分泌系统的双重调节下，在性交过程中依次完成性欲期、性兴奋期、性持续期、性高潮期和性消退期五个生理反应阶段，从而获得极大的愉悦和快感。成年女性在生殖系统健全的情况下，性反应周期的一个或几个阶段发生障碍，或出现与性交相关的疼痛，而不能参与或达到其所预期的性关系，造成心理痛苦，称为性功能障碍（female sexual dysfunction）。

一、女性性功能障碍的原因

引起女性性功能障碍的原因主要有两大类：一是功能性障碍，为主要原因，占80%～95%；二是器质性障碍，占5%～20%。

女性功能性障碍的主要原因有：轻度或重度抑郁症；性知识、性技巧的缺乏和错误的认识,一般见于文化水平较低的女性;夫妻关系不和谐;长时间口服避孕药;其他因素,如女性在性生活中受过重大刺激,曾受过性侵犯,引起痕迹反应;有较强的自卑感、长时间情绪低落等因素。

女性功能器质性障碍主要包括:女性健康状况较差、妇科和泌尿系统疾病、内分泌性疾病、性器官发育不良、处女膜过度肥厚、手术后身体未能痊愈、放射治疗后的女性、患有血管疾病等因素。

二、女性性功能障碍的表现

(一)性欲障碍(sexual desire disorders) 包括性欲低下、性厌恶。性欲低下也称性冷淡、性淡漠,它是指持续或反复地性幻想、或向往、或接受性活动的欲望不足(或缺乏),甚至拒绝过性生活。性厌恶是指持续或反复的恐惧性厌恶和回避与性伴侣进行性接触,并引起个人心理痛苦。

(二)性唤起障碍(sexual arousal disorders) 是指持续或反复的不能达到或维持充分的性兴奋,引起个人痛苦。具体表现为性生活时持续缺乏主观的性兴奋,缺乏阴道湿润、生殖器肿胀或其他躯体反应。

(三)性高潮障碍(sexual orgasmic disorders) 也称性快感不足,是指女性虽有正常的性欲要求,但在充分的性刺激和性兴奋后,持续或反复发生的难以达到、推迟甚至不能获得性高潮,得不到应有的性快感和性满足。

(四)性交疼痛障碍(sexual pain disorders) 性交疼痛障碍分为三类:性交疼痛、阴道痉挛和其他性交痛。性交疼痛是新婚夫妻性生活最为常见的症状,通常指持续或反复发生的与性交有关的生殖器和盆腔疼痛,其疼痛可在性交时或持续至性生活后数小时甚至数日;女性性交痛多是由于缺乏性知识,性交时精神紧张、恐惧,特别是在女方性欲未充分唤起、阴道湿润程度不够时,就急于性交,致使女方产生程度不同的疼痛。阴道痉挛是持续或反复发生的在阴茎插入时出现阴道口和外1/3段肌肉的不自主痉挛性收缩,多由非器质障碍因素引起。其他性交痛是指由非性交刺激引起的反复或持续发生的生殖器疼痛。

三、女性性功能障碍的治疗

(一)心理治疗 多数性功能障碍为功能性,主要由心理因素造成。即使是器质性性功能障碍,亦多伴有心理因素。因此,心理治疗不容忽视。在准确判断患者性心理障碍的基础上,应结合其性格特征、行为特点、文化水平及宗教等背景制定有针对性的治疗方案。常见方法有精神分析法、婚姻疗法及催眠疗法等。如性厌恶由于大部分患者拒绝谈论性功能障碍因而治疗相对困难,应由心理医生分辨是心理问题,还是精神异常的病态,并进行系统脱敏治疗。

（二）一般治疗　主要包括提供有关性的知识和技巧,鼓励夫妻共同阅读相关的书籍、画册与录像,畅谈过去恩爱的生活;鼓励和教育夫妇互相交流,商量改变性交姿势、性生活时间及地点;建议使用润滑剂等。

（三）行为疗法　根据条件反射学说和社会学理论产生的治疗方法。具体方法有:性感集中训练、自我刺激训练、盆底肌肉锻炼等。

（四）药物治疗

1.性激素:绝经后和雌激素水平较低的妇女,阴道局部或全身应用雌激素可有明显效果,且雌激素能够减轻阴道萎缩、增加阴道局部的敏感性。保留子宫的妇女长期使用雌激素应每1~3个月给予孕激素,拮抗雌激素的副作用。

2.抗抑郁药:通过增强多巴胺及抑制5-羟色胺、催乳素等途径提高性欲,如曲唑酮、氟西汀等。

3.多巴胺受体激动剂:通过增加多巴胺在脑内活性与兴奋性来提高性欲,如溴隐亭、司来吉兰等。

4.西地那非:主要用于女性性唤起障碍的治疗,有效性和安全性尚在临床试验阶段。

（五）原发病治疗　对于有器质性疾病的女性,如妇科炎症、子宫内膜异位症等,只有积极治疗原发病才能消除性功能障碍。

（杨慧琴）

第三节　女性性卫生与性健康教育

一、女性性卫生

女性性卫生(sexual hygiene)是指通过性卫生保健而最终实现性健康和提高性生活质量的目的。女性性卫生包括性心理卫生和性生理卫生。

（一）性心理卫生　健康的性心理是健康性生活的保障和前提。夫妻双方首先应懂得性生活是人类的基本需要,是人体性功能的正常表现,也是夫妻生活中不可或缺的组成部分,不应为对方有性要求而厌烦、反感和恐惧,亦不要为自身的欲望而内疚和羞愧。对于女性,更要消除在性生活中的被动态度和自卑感,应主动参与,相互配合。其次,夫妻双方要对男女性反应的差异有充分认识和思想准备。女性性反应个体差异较大,性敏感区分布广泛,对听觉和嗅觉较为敏感,尤其触觉最敏感,性高潮体验较男性强烈,且具有连续性高潮的能力,但在性生活中女性性唤起较慢,达到性高潮也相对缓慢,因此要给予女方更多的爱抚和刺激,盲目追求女性性高潮,对着书本行事或过度刺激只能妨碍性高潮的出现,导致双方性功能障碍。

(二)性生理卫生

1.良好的生活习惯:女性应有良好的起居习惯,不酗酒、不吸烟、远离毒品。酗酒既不利于健康,也可抑制性功能,酒精剂量越大、浓度越高,对性功能影响越大。吸烟能够抑制卵巢功能。吸毒对性功能更是不利。

2.性器官卫生:女性外生殖器解剖结构较为特殊,外阴前与尿道毗邻,后与肛门邻近,较男性更容易受到损伤及各种病原体的感染。因此,每次性生活之前,需特别注意外生殖器的清洁,这对预防女性泌尿生殖系统感染性疾病有重要意义。男性包皮过长者应行手术治疗。

3.性生活卫生:应根据夫妻双方具体情况,合理安排性生活的时间、频率和时机。对于女性,特别要注意月经期、妊娠期、产褥期和绝经期的性生活卫生。另外,由于性生活时大量消耗体力,伴有心率增加、血压升高、呼吸加快、全身肌张力增加等生理变化,所以对于心、肺、肝、肾等重要脏器有功能不全或有高血压、动脉粥样硬化等全身性疾病者,应在医师指导下进行性生活。

4.避孕:对无生育要求或暂时不考虑生育的育龄夫妇,应采取合理有效、适合夫妻双方的避孕措施,避免意外妊娠。

5.预防性传播疾病:杜绝不洁性交、性滥交是预防性传播疾病最有效的措施。在夫妻一方已患性传播疾病时,夫妻双方应共同治疗。治疗期间应暂停性生活,必要时推荐使用避孕套,以防夫妻间传播。

二、性健康教育

性健康教育(sexual health education)指通过有计划、有组织、有目标的系统教育活动,进行的关于性知识和性道德教育,使受教育者具有科学的性知识、正确的性观念、高尚的性道德和健康的性行为。向各年龄段人群普及性生理和性心理知识,建立正确的性观念,预防性传播疾病和消除性犯罪是进行性健康教育的目的所在。性健康教育中最重要的内容是性知识教育,主要有性医学知识、性心理知识、性道德教育、性法学教育等知识。性健康关系到人的一生,不同年龄阶段、不同生活层次的人群均应接受有针对性的性健康教育。

(一)儿童期性健康教育　性唤起能力在出生时即可存在,因此性健康教育应从0岁开始。北欧的一些国家性教育起步较早,并取得良好的效果,其经验之一就是将性教育从小做起。而中国受传统观念影响,对"性"讳莫如深,更不敢对儿童授予正确的性知识。儿童期性教育的重点在于指导小朋友树立正确的性态度、培养正确的性别自识和性别角色意识。父母可以适时教孩子认识自己的性别,认识自己的身体,特别要保护好自己的外生殖器,不让外人触摸。要避免孩子在幼儿时期就受到"性抑制",如看到孩子玩弄生殖器时,就训斥或打骂,或当孩子提出有关性方面的问题时,不予回答或责备,应多加诱导,耐心教育。

(二)青春期性健康教育　青春期的性健康教育是性教育的关键阶段,意义重大。世界许多国家已将性教育列入青少年教育的内容。中国的性教育虽起步较晚,但近年来已受到一定程度的重视,如上海已经以中学为主要阵营,将性教育纳入教育计划。中国青少年性健康教育旨在向青少年传授科学的性知识,纠正与性有关的行为与认识偏差,使青少年能够获得最基本的性知识和性伦理教育,重点突出性道德教育,这对预防过早发生的不安全性行为,保护青少年的健康成长,是尤为重要的。

(三)成年期性健康教育　成人性健康教育的主要任务是帮助成年人建立和谐幸福的夫妻生活,并在进一步普及性知识的同时,着重教育他们的性行为必须遵守性道德规范的行为要求,做一个有高尚道德情操的人;并教育他们学会对自己子女进行性健康教育的具体方法。

(四)老年期性健康教育　长期以来,由于性教育的滞后,性神秘、性压抑的现象到处可见,特别是老年人的性问题上更存在诸多错误的观点,如进入老年期后,性生活就应该或必须停止;绝经就意味着绝欲;更有甚者认为老年人再有性需求就是"老不正经"。许多老年妇女由于上述见解而为自己出现性欲时感到羞耻、恐惧,并因此郁郁寡欢,影响健康。这些偏见都影响着老年妇女的身心健康。

进入老年期后,女性的生殖器官虽然逐渐萎缩,雌激素水平急剧下降,但是女性的角色未变,依然有对性的自然需求。因此,老年人性健康教育的重点是帮助她们了解绝经后虽然躯体变老、生殖器官退化,性反应能力减弱,但仍有性欲和获得性高潮的能力,保持有规律的性生活是有助于健康的。随着社会的进步,人的寿命也越来越长,女性的平均期望寿命一般比男性高 3～6 岁,开展老年人的性教育,维护老年女性的性健康,已是当务之急。

（杨慧琴）

第二十八章　计划生育妇女的护理

计划生育是妇女生殖健康的重要内容,计划生育(family planning)是指科学的控制人口数量,提高人口素质,使人口增长与经济、社会协调发展。做好育龄夫妇避孕和节育方法知情选择,落实优生优育,避免先天性缺陷,是实现计划生育优质服务的根本。常用的女性避孕方法有工具避孕、药物避孕及外用避孕法。目前中国男性主要采用阴茎套避孕。本章主要介绍女性避孕的各种方法与选择、绝育及避孕失败的补救措施以及阴茎套避孕。

第一节　常用避孕方法及护理

避孕(contraception)是计划生育的重要组成部分,是指采用科学的方法,在不妨碍正常性生活和身心健康的情况下,使妇女暂时不受孕。避孕主要控制生殖过程中3个关键环节:①抑制精子和卵子产生。②阻止精卵结合。③使子宫环境不利于精子获能、生存,或不适宜受精卵着床和发育。理想的避孕方法应符合安全、有效、简便、实用、经济的原则,为男女双方均能接受及乐意持久使用。常用的方法有工具避孕、药物避孕和其他避孕方法。

一、药物避孕

药物避孕(contraceptive drugs)也称激素避孕(hormonal contraception),是指应用甾体激素达到避孕效果,具有经济、方便、安全、高效的特点。自20世纪60年代美国第一个复方口服避孕药Enovid上市后,显示了其可靠的避孕效果。中国1963年成功研制出第一代甾体激素复方口服避孕药,以后不断研制出长效口服避孕药及避孕针,但由于长效避孕制剂中激素含量高,副作用大,现已逐渐淘汰。第一代复方口服避孕药的孕激素主要为炔诺酮。第二代复方口服避孕药的孕激素为左炔诺孕酮,其活性强于第一代,具有较强的抑制排卵作用。第三代复方口服避孕药的孕激素其结构与天然黄体酮更为相似,有更强的受体亲和力,活性增强,避孕效果更好。第三代复方口服避孕药中几乎无雄激素作用,副作用下降。

【避孕原理】

(一)抑制排卵　避孕药为外源性甾体激素,通过干扰下丘脑-垂体-卵巢轴的正常功能,抑制下丘脑释放促性腺素释放激素,使垂体分泌的促卵泡素和黄体生成素减少,同时直接影响垂体对促性腺素释放激素的反应,阻止排卵前黄体生成素高峰形成,因此不发生排卵。

(二)改变宫颈黏液性状　受避孕药中孕激素的影响,宫颈黏液减少,黏稠度增加,拉丝度减少,不利于精子穿透。

(三)改变子宫内膜的形态与功能　避孕药中的孕激素干扰了雌激素效应,抑制子宫内膜增生,并使腺体及间质提早发生类分泌期变化,子宫内膜呈现分泌不良,不利于孕卵着床。

(四)改变输卵管的功能　服用复方避孕药的妇女,在持续雌、孕激素作用下,改变了输卵管上皮正常的分泌和纤毛蠕动,使受精卵在输卵管内的正常运行速度发生了改变,从而干扰受精卵着床。

【种类及用法】

目前常用激素避孕药的制剂类型(表28-1、表28-2)。

表28-1　常用的女用甾体激素复方短效口服避孕药

名　称	雌激素含量(mg)	孕激素含量(mg)	剂　型
复方炔诺酮片(避孕片1号)	炔雌醇0.035	炔诺酮0.6	
复方甲地孕酮片(避孕片2号)	炔雌醇0.035	甲地孕酮1.0	22片/板
复方避孕片(0号)	炔雌醇0.035	炔诺酮0.3	22片/板
		甲地孕酮0.5	22片/板
复方去氧孕烯雌醇片	炔雌醇0.03	去氧孕烯0.15	
复方孕二烯酮片	炔雌醇0.03	孕二烯酮0.075	21片/板
炔雌醇环丙孕酮片	炔雌醇0.035	醋酸环丙孕酮2.0	21片/板
屈螺酮炔雌醇片	炔雌醇0.03	屈螺酮3.0	21片/板
左炔诺孕酮/炔雌醇三相片			21片/板
第一相(1~6片)	炔雌醇0.03	左炔诺孕酮0.05	
第二相(7~11片)	炔雌醇0.04	左炔诺孕酮0.075	21片/板
第三相(12~21片)	炔雌醇0.03	左炔诺孕酮0.0125	

表28-2　其他女用甾体激素避孕药

类　别	名　称	孕激素含量(mg)	剂　型	给药途径
探亲避孕片	炔诺酮探亲片	炔诺酮5.0	片	口服
	甲地孕酮探亲避孕片1号	甲地孕酮2.0	片	口服
	炔诺酮探亲避孕片	炔诺酮3.0	片	口服
	53号避孕药	双炔失碳酯7.5	片	口服
长效避孕针	醋酸甲羟孕酮避孕针	醋酸甲羟孕酮150	针	肌内注射
	庚炔诺酮注射液	庚炔诺酮200	针	肌内注射
皮下埋植剂	左炔诺孕酮硅胶棒Ⅰ型	左炔诺孕酮36/根	6根	皮下埋植
	左炔诺孕酮硅胶棒Ⅱ型	左炔诺孕酮75/根	2根	皮下埋植
	依托孕烯植入剂	依托孕烯68/根	1根	皮下埋植
阴道避孕环	甲地孕酮硅胶环	甲地孕酮200或250	只	阴道放置
	左炔诺孕酮阴道避孕环	左炔诺孕酮5	只	阴道放置

【适应证】

凡健康育龄妇女无避孕药禁忌证者。

【禁忌证】

①严重心血管疾病、血液病、血栓性疾病者。②急、慢性肝炎、肾炎或内分泌疾病，如静脉栓塞、糖尿病、甲亢等。③癌前病变、恶性肿瘤。④月经异常，如月经稀少、闭经者。⑤哺乳期妇女或年龄＞45岁者。⑥年龄＞35岁的吸烟妇女，不宜长期服用避孕药，以免引起卵巢功能早衰。

【护理措施】

(一)心理护理　热情接待并做好细致的解释工作，帮助选择适宜的避孕药种类，解除思想顾虑，使服药者乐于接受积极配合。

(二)正确使用避孕药

1.短效口服避孕药：是最早的避孕药，以孕激素为主，辅以雌激素构成的复方避孕药。有单相片和三相片。服法及注意事项如下：

(1)单相片：月经周期第5 d起，每晚1片，连服22 d不间断，若漏服，应在12 h内补服1片，以免发生突破性出血或避孕失败。一般停药后2～3 d发生撤药性出血，相当于月经来潮。如停药7 d尚无月经来潮，则当晚开始服第2周期药。

(2)三相片：第一周期从月经周期的第1 d开始服用，每日1片，连服21 d不间断，第二周期及以后改为月经周期的第3 d开始服用，如停药7 d尚无月经来潮，则当晚开始服下一周期药。

2.长效口服避孕药：主要以长效雌激素和人工合成的孕激素配伍而成。在月经来潮第 5 d 服第 1 片,第 10 d 服第 2 片,以后按第 1 次服用日期每月服 1 片。服用 1 次可避孕 1 个月,因不良反应较多,已较少应用。

3. 长效避孕针:首月于月经周期第 5 d 和第 12 d 各肌内注射 1 支,以后在每次月经周期的第 10~12 d 再注射 1 支,一般于注射后 12~16 d 月经来潮。月经频发或经量过多者不宜选用。

4. 速效避孕药:服用时间不受经期限制,适用于短期探亲夫妇。

(1)炔诺酮:探亲时间在 14 d 以内者,于性交当晚及以后每晚口服 1 片,若已服 14 d 而探亲期未满,可改服 1 号或 2 号短效避孕药至探亲结束。

(2)18-甲基炔诺酮:房事前 1~2 d 开始服用,方法同炔诺酮。

(3)甲地孕酮:房事前 8 h 服 1 片,当晚再服 1 片,以后每晚服 1 片,直至探亲结束次晨加服 1 片。

(4)53 号避孕药:性交后立即服 1 片,次晨加服 1 片,不需连续服用。多作为意外性生活的紧急补救措施。

5. 缓释系统避孕药:是将避孕药(主要是孕激素类)与具备缓慢释放性能的高分子化合物制成各种剂型,在体内持续恒定进行微量释放,起长效避孕作用。

(1)皮下埋植剂:是将左炔诺孕酮做成硅胶囊,埋于育龄妇女的前臂皮下,药物经硅胶囊的管壁缓慢而恒定地释放,产生避孕作用。埋植时间选择在月经周期的第 7 d 内,局麻后在左上臂内侧切开 2 mm,用特制的套管针将硅胶囊扇形埋植于皮下。此法有效率达 99% 以上,一组埋植剂有效期为 5 年。

(2)缓释阴道避孕环:以硅胶为载体含孕激素的阴道环,国产阴道环内含甲地孕酮,称为甲地孕酮硅胶环。每日释放一定量的避孕药,一次放置可避孕 1 年,经期不需取出。其副作用与其他单孕激素制剂基本相同。

(3)避孕贴片:避孕药放在特殊贴片内,粘贴于皮肤上,通过皮肤吸收,发挥避孕效果。月经周期第 1 d 使用,每周 1 贴,连用 3 周,停用 1 周。

(4)其他:微球和微囊避孕针等。

(三)不良反应及应对措施

1. 类早孕反应:服药初期约 10% 妇女出现食欲缺乏、恶心、呕吐、乏力、头晕等类似早孕反应,轻者一般不需处理,数日后可自行减轻;重者可口服维生素 B_6 20 mg、维生素 C 100 mg 及山莨菪碱 10 mg,每日 3 次,连续 1 周。

2. 月经改变

(1)闭经:停药后月经不来潮,需除外妊娠,停药 7 日后可继续服药,若连续停经 3 个月,需停药观察。

(2)阴道不规则出血:又称突破性出血。若前半周期出血,是由于雌激素不足所致,每晚加服炔雌醇0.005~0.015 mg与避孕药同时服用至22 d停药;若后半周期出血,多为孕激素不足,可每晚加服避孕药1/2~1片,同服至22 d停药;若出血量多如月经量或流血时间已近经期者应停药,按月经来潮处理,待出血第5 d再开始下一周期用药。

3.体重增加:早期研制的第一和第二代避孕药中孕激素具有雄激素活性,个别妇女服药后食欲亢进,体内合成代谢增加,体重增加。也可能由于雌激素促进水钠潴留致体重增加。一般不需处理,如症状显著者改用其他避孕措施。

4.色素沉着:少数妇女面部出现淡褐色色素沉着,停药后多数可自行消退或减轻。第三代口服避孕药能改善原有皮肤痤疮。

(四)健康指导

1.妥善保管口服避孕药,因药片的有效成分在糖衣上,潮解、脱落可影响避孕效果,应将药物保存在阴凉、干燥处,同时注意防止发生儿童误服。

2.向服药妇女强调按时服药的重要性,以免发生突破性出血或避孕失败。

3.停用长效避孕药者,停药后应改用短效口服避孕药3个月,防止月经紊乱。

4.服药期间禁同时服用巴比妥、利福平等可使肝酶活性增强的药物,因其能加速药物代谢,降低血中避孕药水平,影响避孕效果。

5.服用长效口服避孕药并要求生育者,应在停药6个月后再计划怀孕。

6.长期服用避孕药者应每年随访一次并做好记录,有异常者及时就诊。

二、工具避孕

工具避孕(tools contraception)是利用工具阻止精子与卵子结合或改变宫腔内环境而达到避孕的目的。目前,男用工具多采用阴茎套避孕,女用工具有宫内节育器和阴道套等方法。

(一)阴茎套

阴茎套(condom)又称避孕套,也称安全套,为男性避孕工具。既可达到避孕的目的,又能防止性疾病传播,故提倡使用。

阴茎套是筒状优质薄型乳胶制品,其顶端小囊为储精囊。使用前选好合适型号,坚持每次性生活使用及更换新套,也可在阴茎套外涂些避孕药膏以起润滑作用,同时可提高避孕效果。事后检查阴茎套有无破损,如发现阴茎套破损或滑落,应立即采用紧急避孕措施。

（二）阴道套

阴道套（vaginal pouch）为女用避孕套（female condom），是一种柔软、宽松的袋状聚氨酯（或乳胶）制品，开口处为一直径7 cm的柔软"外环"，套内有一直径为6.5 cm的游离"内环"，既能避孕，又能防止性疾病传播。目前中国供应较少。

（三）宫内节育器

宫内节育器（intrauterine device，IUD）避孕是一种安全、有效、简便、经济、可逆的避孕方法，也是目前中国育龄妇女的主要避孕措施。中国是世界上使用IUD最多的国家。

【种类】

国内外已有数十种不同种类的宫内节育器，大致可分为两大类：

（一）惰性宫内节育器　为第一代宫内节育器，由惰性原料如金属、硅胶、塑料或尼龙等制成。国内主要为不锈钢圆环及其改良品，由于金属单环脱落率及带器妊娠率高，1993年已淘汰使用。

（二）活性宫内节育器　为第二代宫内节育器，内含活性物质如铜离子、激素、药物等，以恒定速度释放出来，既能增强节育器避孕效果，又减少副作用。分为含铜IUD和含药IUD两大类。现已广泛应用。

1.带铜宫内节育器：是目前中国应用最广泛的IUD。包括TCu-200、TCu-220、TCu-380A、VCu-200等多种，T或V表示IUD的形状，200、220或380分别表示暴露于宫腔的铜丝表面积，分别为200 mm²、220 mm²或380 mm²。含铜宫内节育器的避孕效果与含铜表面积成正比。副作用主要表现为点滴出血，避孕有效率均在90%以上。

（1）带铜T形宫内节育器（TCu-IUD）：TCu-IUD按宫腔形状设计制成，呈T字形。以聚乙烯为支架，在纵臂或横臂上绕有铜丝或铜套。铜丝易断裂，放置年限较短，一般放置5～7年。铜套较稳定，放置时间可达10～15年。T形器纵杆末端系以尾丝，便于检查及取出。

（2）带铜V形宫内节育器（VCu-IUD）：IUD呈V形状，横臂及斜臂绕有铜丝，由不锈钢做V形支架，两横臂中间相套为中心扣，外套硅橡胶管，有尾丝，放置年限5～7年。带铜V型宫内节育器形状更接近宫腔形态，其带器妊娠、脱落率较低，但出血发生率及因症取出率较高。

（3）母体乐（MLCu-375）：聚乙烯支架，呈伞状，两弧形臂上各有5个小齿，具有可塑性。铜表面积375 mm²，可放置5～8年。

（4）宫铜IUD：形态更接近宫腔形状，不锈钢丝呈螺旋状，内置铜丝，铜表面积

300 mm²,无尾丝,可放置20年左右。

(5)含铜无支架IUD:又称吉妮IUD。为6个铜套串在一根尼龙线上,顶端有一个结固定于子宫肌层,悬挂在宫腔中使1UD不易脱落。铜表面积330 mm²,有尾丝,可放置10年。

2.含药宫内节育器:将药物储存于节育器内,通过每日微量释放提高避孕效果,降低副作用。目前中国临床主要应用含孕激素IUD和含吲哚美辛IUD。

(1)左炔诺孕酮IUD(LNG-IUD):又称曼月乐(Mirena)。以聚乙烯作为T形支架,人工合成孕激素–左炔诺孕酮储存在纵管内,总量52 mg,纵管外膜控制药物释放,每日释放左炔诺孕酮20 μg。左炔诺孕酮的主要作用是使子宫内膜分泌期发育不良,不利于受精卵着床,宫颈黏液变稠不利于精子穿透,一部分妇女排卵抑制,有效率达99%以上。适用于月经过多、年轻无生育要求的女性,避孕同时可避免和治疗月经过多,明显优于其他避孕环导致月经过多的不良反应。但出血模式改变表现为点滴出血,经量减少甚至闭经,取器后恢复正常。有尾丝,可放置5年。

(2)含吲哚美辛IUD:包括宫铜IUD、活性γ-IUD和吉妮致美IUD等。通过每日释放一定量的吲哚美辛,可减少放置IUD后引起的月经过多等副作用。

【避孕原理】

宫内节育器的避孕机制复杂,至今尚未完全清楚。

(一)杀精毒胚作用　IUD放置后成为异物,长期压迫并刺激子宫内膜,引起无菌性炎性反应,大量宫腔渗出液可吞噬精子溶解囊胚;子宫内膜受压缺血损伤产生前列腺素,激活纤溶酶原,局部纤溶活性增强,致使囊胚被溶解吸收。

(二)干扰着床　IUD改变输卵管蠕动,使受精卵运行与子宫内膜发育不同步,影响受精卵着床。

(三)带铜宫内节育器持续释放铜离子提高避孕效果　铜离子使精子头尾分离,使精子不能获能进入细胞内;改变酶活性并影响糖原代谢、雌激素摄入及DNA合成,不利于受精卵着床及囊胚发育。

(四)含孕激素的宫内节育器缓慢释放孕酮,可使子宫内膜腺体萎缩和间质蜕膜化,不利于受精卵着床;还可使宫颈黏液变稠,妨碍精子穿透。

【适应证】

凡育龄期妇女自愿要求放置宫内节育器避孕而无禁忌证者均可。

【禁忌证】

①妊娠或妊娠可疑。②生殖器官急性炎症,如急性阴道、宫颈及盆腔炎症等。③生

殖器官肿瘤。④近3个月内月经过多、过频或不规则阴道流血。⑤其他:如重度陈旧性宫颈裂伤、宫颈口过松、子宫脱垂、子宫畸形等。⑥严重全身性疾病:如心力衰竭、贫血等。⑦有铜过敏史。

【放置宫内节育器的不良反应】

(一)不规则阴道出血 是放置IUD常见不良反应,表现为经量增多或不规则子宫出血。一般不需处理或用止血剂作对症处理,3~6个月后自行减少,治疗无效者更换节育器型号或改用其他避孕方法。

(二)腰腹坠痛、白带增多 前者为节育器与宫腔形态或大小不符,引起子宫收缩所致,明确诊断后对症处理。后者多不需治疗。

【放置宫内节育器的并发症】

(一)感染 多因无菌操作不严或T型节育器尾丝导致上行感染所致。一旦发生感染,应取出节育器并给予抗感染治疗。

(二)节育器异位或脱落 前者常因IUD过大过硬、子宫壁薄而软或粗暴的操作等损伤宫壁所致,确诊后根据其所在部位采取经腹或腹腔镜下将节育器取出。后者多因节育器型号选择不当、宫颈内口过松、月经过多或IUD放置未达子宫底部所致,常见于IUD放置后1年内,尤其是头3个月。IUD脱落确诊后,查明原因后选择合适的型号或种类重新放置。

(三)带器妊娠 多因IUD下移、脱落或异位。带器妊娠者,行人工流产的同时取出节育器。

(四)节育器嵌顿或断裂 常因放置时损伤宫壁或放置时间过久,致部分IUD嵌入子宫肌壁或发生断裂。一旦发生,应立即取出;取出困难者,可在B超、X线或宫腔镜下取出。

【节育器放置术及护理配合】

(一)放置时间 ①月经干净后3~7 d无性交者。②人工流产术后宫腔深度<10 cm者。③正常分娩后42 d且生殖系统复旧正常者。④剖宫产术后半年。⑤哺乳期闭经排除妊娠者。⑥自然流产于月经复潮后,药物流产于2次正常月经后放置。⑦含孕激素IUD在月经第3 d放置。

(二)放置方法 双合诊检查子宫大小、位置及附件情况。外阴阴道常规消毒铺巾,阴道窥器暴露宫颈后消毒阴道、宫颈与宫颈管,以宫颈钳夹持宫颈前唇,用子宫探针顺子宫位置探测宫腔深度。用放置器推送节育器达宫底部,带有尾丝的IUD在距宫口2 cm处剪断尾丝。观察无出血即可取出宫颈钳和阴道窥器。术毕。

（三）护理配合

1.术前护理

（1）术前核对姓名、手术名称、测量体温，评估受术者全身及专科情况。

（2）告知受术者术中出现腰酸及轻微腹痛，消除顾虑，积极配合手术。

（3）用物准备：放环包内有子宫颈钳，阴道扩张器，止血钳1把，长镊子1把，4号～5号宫颈扩张器各1根，探针1根，放环叉1根，剪刀1把，另备一次性臀垫、手术衣、手套、口罩、帽子、0.5%碘伏棉球。

（4）受术者自排小便后取膀胱截石位仰卧于手术床上。

3.术后护理

（1）术毕留在观察室休息片刻，无异常方可回家休息。

（2）对受术者做好健康指导：①术后可能有少量阴道流血及腹部轻微坠胀不适，2～3 d后症状可消失。如有发热、明显腹痛、阴道流血较多或异常分泌物等应随时就诊。②保持外阴清洁、干燥，每日清洗外阴，使用消毒会阴垫。③术后休息3 d，1周内避免重体力劳动，2周内禁性生活和盆浴，3个月内月经期、排便时注意有无节育器脱出。④术后1、3、6、12个月于月经干净后3～7 d随访透环1次，以后每年1次。⑤根据IUD避孕年限不同，告知受术者到时更换以免影响避孕效果。

【节育器取出术及护理配合】

（一）取器指征　①绝经1年者。②放置期限已满需更换者。③不良反应严重经治疗无效或出现并发症者。④带器妊娠者或计划再生育者。⑤改用其他避孕措施或绝育者。

（二）取器时间　月经干净后3～7 d，出血多者随时可取。

（三）取器方法　取器前行B超或X线检查，确定IUD是否在宫腔内，同时了解其类型。常规消毒铺巾，有尾丝者用血管钳夹住尾丝轻轻牵引取出。无尾丝者按无菌操作原则扩张宫颈口后，用取环钩或取环钳将IUD取出。取器困难者可在B型超声或宫腔镜下取出。取出IUD后应落实其他避孕措施。

（四）护理配合

1.术前护理：核对、解释、消毒铺巾、探测宫腔深度与节育器放置术相同。

2.用物准备：取环包内上环叉改取环钩1根，余同放环包。

3.术后护理

（1）术后留在观察室休息片刻，无异常方可离开。

（2）对受术者做好健康指导：①术后可能有少量阴道流血，2～3 d后症状可消失。

如有异常随时就诊。②保持外阴清洁、干燥,每日清洗外阴,使用消毒会阴垫。③术后注意休息,1周内避免重体力劳动,2周内禁性生活和盆浴。④指导落实其他避孕或绝育措施。

三、其他避孕方法

(一)紧急避孕

紧急避孕(postcoital contraception)或称房事后避孕,是指在无防护性生活后或避孕失败后几小时或3~5 d内,妇女为防止非意愿性妊娠的发生而采用的避孕方法。广泛使用紧急避孕可降低人工流产率,避免不必要的痛苦和并发症。包括放置宫内节育器和口服紧急避孕药。

【避孕原理】

①阻止或延迟排卵。②干扰受精或阻止着床。

【适应证】

①性生活中未使用任何避孕方法。②避孕失败,包括阴茎套滑脱、破裂,漏服短效避孕药、节育器脱落、安全期计算错误等。③遭到性暴力。

【禁忌证】

已确定妊娠的妇女禁忌使用。

【护理措施】

1.紧急避孕药 一般应在无保护性生活3 d(72 h)之内口服。

(1)非激素类:米非司酮为抗孕激素制剂,性交后72 h内单次服用25 mg。有效率为85%,妊娠率为2%。

(2)激素类

①雌孕激素复方制剂:复方左旋18-甲基炔诺酮避孕药,首剂4片,12 h后再服4片。

②单孕激素制剂:主要成分为左炔诺孕酮片,于无保护性生活72 h内服1片,12 h再服1片。目前中国生产的"毓婷""惠婷""安婷"均为左炔诺孕酮片。正确使用的避孕成功率为96%。

③53号避孕药:性交后立即服1片,次晨加服1片。

2.宫内节育器 一般应在无保护性生活后5 d(120 h)之内放入带铜宫内节育器。有效率为95%以上。

【注意事项】

1.紧急避孕药应按要求于性交后72 h内服用,性交后超过72 h但未达5 d则可放置宫内节育器。

2.该方法激素用量大,副作用亦大,只能起一次性保护作用,不宜作为常规避孕方法。

(二)安全期避孕

又称自然避孕(natural contraception)。月经周期规律的妇女,排卵通常发生在下次月经前14 d左右,排卵期前后4~5 d内为易孕期,其余时间不易受孕,被视为安全期,于安全期内进行性生活而达到避孕目的。采用此方法避孕的妇女首先必须准确推算排卵日期,可根据日历表记载、基础体温测定、宫颈黏液观察来判定排卵期。由于妇女排卵受外界环境、健康状况、情绪等因素影响可提前或推后,也可能发生额外排卵。因此,安全期避孕法并不是十分可靠,失败率高达20%,故不宜推广。

(三)外用杀精剂

是具有灭活精子作用的一类化学避孕制剂,性交前置入女性阴道。目前常用的有避孕栓、避孕药膜等,主要成分为壬苯醇醚,具有强烈杀精作用。每次性交前5~10分钟置入阴道,溶解后开始起效,而后开始性生活。使用正确,有效率高。

(四)其他避孕法

目前正在研究黄体生成激素释放激素类似物避孕、免疫避孕法的导向药物避孕和抗生育疫苗等。

(张　艳)

第二节　女性绝育方法及护理

女性绝育术(sterilization)是用手术或药物的方法,使妇女达到永久性不孕的目的。通过手术结扎输卵管或药物粘堵输卵管等方法,阻断精子与卵子相遇而达到绝育目的。常用经腹输卵管结扎术、经腹腔镜输卵管绝育术。

一、经腹输卵管绝育术

【适应证】
①患有严重全身疾病不宜生育者。②要求接受绝育手术而无禁忌证者。

【禁忌证】
①各种疾病的急性期及全身状况不佳不能胜任手术者,如心力衰竭、血液病、产后

出血等。②腹部皮肤有感染者,或急、慢性盆腔炎症。③患严重的神经官能症者。④4 h内有2次体温达到37.5 ℃或以上。

【手术时间】

月经干净后3~4 d;人工流产或分娩后48 h内;自然流产月经复潮后;剖宫产术或剖宫取胎术同时;哺乳期或闭经者排除早孕后。

【手术步骤】

(一)排空膀胱,取仰卧位,留置导尿管。

(二)手术前常规消毒、铺巾。下腹切口部位用0.5%~1%盐酸普鲁卡因作局部浸润麻醉。取下腹正中耻骨联合上3~4 cm处,做约2 cm长纵切口;产妇则在宫底下方2 cm处切开,逐层进入腹腔。

(三)寻找提取输卵管是手术的主要环节。可用卵圆钳夹取法先将一侧输卵管提出至切口外。亦可用指板法或吊钩法提取输卵管。

(四)辨认输卵管 用鼠齿钳夹持输卵管,再用两把无齿镊交替依次夹取输卵管,见到输卵管伞端后证实为输卵管,并检查卵巢情况。

(五)结扎输卵管 输卵管结扎方法有抽心包埋法、输卵管银夹法和输卵管折叠结扎切除法。中国目前多采用抽心近端包埋法。抽心包埋法具有血管损伤少、并发症少、成功率高等优点,目前广泛应用。手术方法:用两把鼠齿钳夹持输卵管,于输卵管峡部浆膜下注入0.5%利多卡因1 mL使浆膜膨胀,用尖刀切开膨胀的浆膜层,再用弯蚊钳游离该段输卵管,剪除输卵管约1 cm,用4号丝线结扎输卵管两侧断端,1号丝线连续缝合浆膜层,将近端包埋于输卵管系膜内,远端留于系膜外。

(六)检查无出血后松开鼠齿钳,将输卵管送回腹腔。同法处理对侧输卵管。

(七)清点器械、纱布无误后逐层关闭腹腔,术毕。

【术后并发症】

(一)感染 多因手术无菌操作观念不强或消毒不严、体内原有感染灶尚未控制所致。应针对原因以预防为主。术后发生感染应积极抗感染治疗。

(二)出血或血肿 因术中止血不彻底,结扎线松脱,过度牵拉、钳夹而损伤输卵管或其系膜血管,引起腹腔内积血或血肿。一旦发现应查明原因,找出出血部位予以缝扎止血。血肿形成时应切开止血后再缝合。

(三)损伤 因局部解剖关系辨认不清或操作粗暴所致。主要是膀胱及肠管损伤。一旦发生损伤及时予以修补。

【护理措施】

（一）术前护理

1.用物准备：手术包内用物有甲状腺拉钩2把，卵圆钳1把，无齿弯头卵圆钳1把（或输卵管钩1把或指板1个），巾钳4把，直止血钳4把，弯止血钳4把，鼠齿钳2把，弯蚊钳2把，持针钳1把，中号无齿镊2把，短无齿镊1把，短有齿镊1把，组织剪及线剪各1把，刀柄2把，圆刀片及尖刀片各1个，10 mL注射器1具，弯盘1个，小药杯2个，6×14弯圆针3个，9×24弯圆针及弯三角针各1个，4号和0号丝线各1团。

2.受术者准备

（1）知情选择：将手术适应证、禁忌证、手术方法及可能的并发症等交代清楚，取得受术者的知情同意及配合。

（2）心理护理：向受术者介绍简要的手术过程，如遇特殊情况，可进行输卵管再通手术，消除顾虑和恐惧，使其轻松愉快地接受手术。

（3）做好术前准备：对受术者进行全面的身心评估，协助完成各项常规辅助检查，按妇科腹部手术进行术前准备。

（二）术后护理

1.平卧位休息，密切观察生命体征、腹痛情况及出血征象。

2.注意观察伤口有无渗血，保持敷料清洁干燥。

3.鼓励受术者卧床休息4～6 h后下床活动，以免腹腔粘连。

4.做好健康指导，嘱受术者注意个人卫生、休息和营养。

5.术后休息3～4周，禁性生活1个月，1个月后来院复查。

二、经腹腔镜输卵管绝育术

经腹腔镜输卵管绝育术是指腹腔镜直视下，采用机械手段或热效应使输卵管受阻达到绝育的目的，方法简单、安全，创伤小，国内已广泛推广选用。

【手术步骤】

1.受术者取头低仰卧位，局麻、硬膜外麻醉或全身麻醉。

2.按腹腔镜操作常规完成气腹及套管针穿刺。

3.置腹腔镜，在腹腔镜直视下将硅胶环套或将弹簧夹钳夹在一侧输卵管峡部。也可用双极电凝烧灼输卵管峡部1～2 cm，使输卵管通道阻断。同法处理另一侧输卵管。

4.尽量排出腹腔内气体，取出套管，缝合腹壁切口。

【护理措施】

（一）术前护理

1.用物准备：除一般共同的腹腔镜器械、穿刺套管针直径为 10～12 cm 外，另备：①套扎法：双环套扎器 1 把、硅橡胶环 2 只。②钳夹法：上夹器 1 把、弹簧夹 2 只。③电凝法：双极电凝器 1 把。

2.受术者准备

（1）知情选择：将手术适应证、禁忌证、手术方法及可能的并发症等交代清楚，取得受术者的知情同意。

（2）心理护理：向受术者讲解腹腔镜输卵管绝育术的原理、介绍简要的手术过程，介绍其创伤小、恢复快等特点，消除顾虑和恐惧，使其接受手术并主动配合。

（3）做好术前准备：对受术者进行全面的身心评估，协助完成各项常规辅助检查，按妇科腹部手术进行术前准备。

（4）受术者排空膀胱后，取膀胱截石位，头低臀高倾斜 15°。

（二）术后护理

1.严密观察生命体征变化，注意有无体温升高、腹痛、腹腔内出血或脏器损伤征象。

2.嘱受术者平卧 3～5 h 后若无特殊情况，可下床活动。

3.其他护理同经副输卵管绝育术和腹腔镜检查。

（张　艳）

第三节　避孕失败的补救措施及护理

因避孕失败且不愿继续妊娠者、以及由于优生或疾病原因等不能继续妊娠，可采用人工方法使妊娠终止。常用人工终止妊娠的方法有药物流产、人工流产术（包括负压吸宫术和钳刮术）及中期妊娠引产术。

一、药物流产

药物流产（medical abortion or medical termination）也称药物抗早孕，是 20 世纪 90 年代以来日趋完善的一种非手术终止早孕的方法。具有方法简便、无需宫内操作、痛苦小、无刺激性的优点。目前最常用的药物是米非司酮（RU486）配伍米索前列醇。两者配伍应用终止早孕完全流产率达 90% 以上。

米非司酮(mifepristone)是一种类固醇抗孕激素制剂,具有抗孕酮、抗皮质激素和轻度抗雄激素的作用。其对子宫内膜孕激素受体的亲和力比孕酮高5倍,能和孕酮竞争受体,取代孕酮而与蜕膜的孕激素受体结合,从而阻断孕酮活性使妊娠终止。米索前列醇(miso- prostol)具有兴奋子宫、诱发宫缩和宫颈软化作用。

【适应证】

①妊娠49 d以内,已确诊为宫内妊娠,本人自愿。②手术流产的高危对象,如剖宫产术后半年内、近期有人工流产手术史、哺乳期、畸形子宫、瘢痕子宫、宫颈发育不良等。③对手术流产有疑虑和恐惧心理者。

【禁忌证】

①使用米非司酮禁忌证:肝、肾、肾上腺及其他内分泌疾病患者。②使用前列腺素禁忌证:心血管系统疾病、癫痫、青光眼、高血压、哮喘、胃肠功能紊乱等。③过敏体质、带器妊娠者。④疑为异位妊娠者。

【服药方法】

米非司酮25 mg(1片),每日2次口服,连用3 d,于第4 d上午用米索前列醇0.6 mg(3片)一次顿服。

【护理措施】

(一)用药前护理

1.核对孕妇病史,全面评估孕妇的身心状况,协助完成各项常规辅助检查,如血常规、尿常规、血或尿HCG和阴道分泌物检查,B超确定宫内妊娠。

2.向孕妇详细讲解药物特点、剂量、服药方法、效果、不良反应或失败的可能性,使孕妇有充分的思想准备,消除紧张心理。

3.告知孕妇用药的注意事项:①米非司酮在空腹或进食前后2 h用温水吞服。②服药过程中,少数孕妇会出现恶心、呕吐、头晕、乏力等类早孕反应,大多会自行消失,无需特殊处理,严重者及时到医院就诊。③服药后会出现少量阴道流血,注意观察阴道流血量及阴道排出物,如见组织物应及时送医院检查。④药物流产必须在有正规抢救条件的医疗机构进行。

(二)用药后护理

1.核对孕妇姓名,询问末次服米非司酮的时间,按时给服米索前列醇。

2.使用米索前列醇后出现腹痛、腹泻或发冷、寒战、起皮疹等现象,留院观察6 h。观察生命体征、腹痛、腹泻、阴道流血等情况。仔细检查阴道排出物是否完整,有无绒毛及胚胎组织,必要时送病理检查。

3.备齐缩宫素、止血药等急救物品,做好输液、输血准备。

4.流产后阴道出血多或时间过长或发生腹痛、发热等异常情况,及时到医院就诊。

5.药物流产失败者,或不全流产发生阴道多量流血者,需行清宫术清理宫腔。

6.两周内禁性生活和盆浴,5周后随访,了解月经恢复情况。

二、人工流产术

人工流产术(induced abortion)是指在妊娠14周以内,用人工方法终止妊娠的手术,包括负压吸宫术和钳刮术。

【适应证】

①因避孕失败要求终止妊娠而无禁忌证者。②因各种疾病不宜继续妊娠者。③负压吸宫术适用于妊娠10周以内者。④钳刮术适用于妊娠11~14周者。

【禁忌证】

①生殖器官急性炎症。②各种疾病的急性期。③全身情况不良,不能耐受手术者。如严重贫血、心力衰竭、妊娠剧吐酸中毒未纠正者。④术前2次体温≥37.5 ℃。

【手术步骤】

(一)负压吸引术

1.核对解释:核对姓名、手术名称,评估受术者全身及专科情况并做好解释。

2.安置体位:受术者排空膀胱,取截石位。

3.消毒铺巾:双合诊复查子宫位置、大小及附件情况。常规消毒外阴、阴道、宫颈及颈管,铺无菌巾。

4.探测宫腔:宫颈钳夹持宫颈前唇,用子宫探针探测子宫屈向和深度。

5.扩张宫颈:用宫颈扩张器由小到大依次扩张宫颈管,选用吸宫头大半号或1号。

6.负压吸引:按孕周选择吸管大小,先做负压试验后按顺时针方向吸引宫腔1~2圈,按孕周及宫腔大小控制负压在400~500 mmHg之间,感到宫壁粗糙,折曲橡胶管取出吸管,再用小号刮匙搔刮宫底及两侧宫角,必要时重复吸引宫腔1圈。

7.检查宫腔:探针复测子宫深度,观察有无活动性出血,取下宫颈钳,术毕。

8.过滤绒毛:用过滤网或纱布过滤全部吸出物,检查有无绒毛及胚胎组织,是否与孕周相符合,必要时送病理检查。

9.观察记录:填写手术记录,告知术后注意事项。受术者在休息室观察无异常即可离院。

（二）钳刮术

1.～4.步同负压吸引术。

5.钳取妊娠物：用小号有齿弯卵圆钳顺着子宫弯曲度进入宫腔，钳夹胎儿及胎盘，待大块组织钳夹干净后，再用吸宫头吸净宫内残留物。

6.复查宫腔：宫腔迅速缩小，出血减少，吸出血液为泡沫状，证明已刮干净。

7.检查刮出物：拼凑胎儿碎块，见头、四肢、胸廓、脊柱及胎盘，证明钳夹干净，必要时送病理检查。

【并发症】

（一）子宫穿孔 多因手术者操作不熟练，子宫过度倾屈术前未查清，或哺乳期子宫、多次刮宫、瘢痕子宫、子宫畸形等子宫特殊情况所致。可表现为受术者在术中突然感到下腹剧烈疼痛，器械进入宫腔探不到底或再次进入宫腔时深度明显超过术前探查深度。此时应立即停止手术，遵医嘱给予缩宫素和抗生素，密切观察患者的生命体征、腹痛情况及有无内出血情况。破口大、有内出血或怀疑脏器损伤者应立即做好剖腹探查术准备。

（二）人工流产综合征 多因受术者精神过度紧张、子宫和子宫颈受机械性刺激引起迷走神经兴奋所致。表现为头晕、心慌、胸闷、心律不齐、心动过缓、面色苍白、出冷汗、脉搏减慢、血压下降，甚至发生晕厥或抽搐。因此，术前给予受术者精神安慰，提供心理支持；术中缓慢扩张宫颈，吸宫时选择适当负压，操作轻柔，减少不必要的反复吸刮，一旦出现人工流产综合征表现，应立即停止手术操作，同时遵医嘱给予氧气吸入，静脉注射阿托品0.5～1 mg，即可迅速控制症状。

（三）吸宫不全 指人工流产术后部分妊娠物残留宫腔内，是人工流产术后常见并发症。多因操作技术不熟练或子宫过度屈曲所致。表现为术后阴道流血超过10 d量仍多或流血停止后又有多量流血。B超检查有助于诊断。未合并感染者应配合行清宫术，刮出物送病理检查。术后遵医嘱用抗生素预防感染，同时伴有感染者，应控制感染后再行清宫术。

（四）感染 多因吸宫不全、消毒不严、术后性生活过早等导致。表现为子宫内膜炎、盆腔炎甚至腹膜炎。所以在人工流产手术中应严格无菌操作规程；适当卧床休息，遵医嘱用药；保持外阴清洁，禁止性生活和盆浴1个月。

（五）其他 漏吸、术中出血、羊水栓塞。

（六）远期并发症 有宫颈粘连、宫腔粘连、月经失调、慢性盆腔炎、继发不孕等。

【知识拓展——无痛人流术】

无痛人工流产手术是指在静脉麻醉下进行的人工流产,是在人工流产手术时使用安全、有效的短效静脉全身麻醉药,使孕妇进入睡眠状态,在孕妇无知觉的情况下完成手术。避免术中扩张子宫颈和吸刮子宫内膜时受术者的疼痛不适和强烈刺激引起的反射性心率、血压变化。还可结合 B 超定位更精确在可视的状态下进行手术。适用于初次妊娠、剖宫产再孕、多次流产后恐惧疼痛、精神因素难以配合手术者、高血压、心脏病不能耐受疼痛刺激者。

【护理措施】

(一)术前护理　评估受术者一般情况及专科情况,了解手术的耐受程度。

(二)术中配合

1.核对受术者姓名、手术名称。打开人工流产手术包前检查消毒有效期,钳取消毒用棉球纱布放入弯盘或药杯内。

2.调整照明灯光,协助连接负压吸引头,保证供应术中所需器械、敷料和药物等。

3.陪伴、关心、体贴受术者,指导术时配合,使手术顺利进行。

4.观察受术者的面色、脉搏、腹痛等情况,注意负压瓶内吸出血量,必要时遵医嘱使用缩宫剂。

5.协助手术者认真检查人工流产的吸(刮)出物,有无绒毛及胚胎组织,与妊娠周数是否相符,必要时送病理检查。

(三)术后护理

1.护送受术者到观察室休息 1～2 h,注意阴道流血及腹痛情况,无异常方可回家休息。

2.术后如有发热、腹痛、阴道流血量多或持续流血超过 10 d 时,应及时到医院就诊。

3.保持外阴清洁,每日清洗,使用消毒会阴垫。1 个月内禁忌性生活和盆浴。

4.术后休息半个月,1 个月后随访。

三、中期妊娠引产

使用人工方法终止中期妊娠称为中期妊娠引产(trimester abortion)。中期妊娠引产的过程与足月分娩近似。

(一)依沙吖啶(利凡诺)引产术

依沙吖啶(Ethacridine)又名利凡诺(rivanol)是一种强力的杀菌剂,注入羊膜腔内或羊膜外宫腔内,药物经胎儿吸收后,损伤胎儿主要生命器官,使胎儿中毒死亡;可使胎盘变性坏死,刺激子宫收缩,最后娩出胎儿(似正产分娩)达到终止妊娠的目的。是目前常用的引产方法,有效率达90% ~ 100%。

【适应证】

①妊娠13 ~ 28周须终止妊娠而无禁忌证者。②因患某种疾病不宜继续妊娠者。③孕期检查发现畸胎者。

【禁忌证】

①急、慢性肝肾疾病。②各种疾病的急性期。③生殖器官急性炎症。④剖宫产术或肌瘤挖出术2年内,瘢痕子宫、陈旧性宫颈裂伤等。⑤术前24 h内2次体温≥37.5 ℃。

【手术步骤】

1. 核对、解释　核对床号、姓名、手术名称,评估受术者全身及专科情况并做好解释。

2. 安置体位　排空膀胱,取仰卧位。

3. 选择穿刺点　在宫底与耻骨联合中点,腹中线偏外侧1 cm处或在胎儿肢体侧、空虚感最明显处作为穿刺点。必要时可先行B超定位。

4. 消毒铺巾　以穿刺点为中心,常规消毒腹部皮肤,铺好无菌孔巾。

5. 羊膜腔穿刺　用7 ~ 9号腰椎穿刺针,经腹壁垂直刺入羊膜腔,见羊水溢出后固定穿刺针不动。

6. 注入药液　换上吸有依沙吖啶100 mg的注射器,回抽见羊水后缓慢注入药物。注毕,拔出穿刺针,压迫2 ~ 3 min,无菌纱布覆盖,胶布固定。

【并发症】

1. 发热　偶见体温升高,多发生于穿刺术后24 ~ 48 h,但不超过38 ℃。

2. 阴道流血　80%受术者伴有阴道流血,但不超过月经量。

3. 产道裂伤　胎儿娩出过程中少数受术者发生不同程度软产道裂伤。

4. 胎盘残留　产后可有少量胎盘胎膜组织残留,可行刮宫清除干净。

【护理措施】

1. 术前护理

(1)用物准备

①羊膜腔内注入法:无齿卵圆钳2把,弯盘1个,药杯1个,7 ~ 9号腰椎穿刺针1个,5 mL及20 mL注射器各1副,针头2个,棉球、纱布若干。

②羊膜腔外注入法:无齿长镊子1把,阴道窥器1个,宫颈钳1把,敷料镊2把,橡皮导尿管1根,5及20 mL注射器各1副,2.5%碘酒,75%乙醇。

③药物准备:依沙吖啶安全有效剂量是每次50 ~ 100 mg。用注射用水稀释或抽吸羊水配制,切忌用生理盐水稀释,以免发生药物沉淀。

（2）受术者准备

①向孕妇讲解依沙吖啶引产的特点、效果和用药后可能出现的反应，以解除其思想顾虑。

②协助完成各项常规辅助检查，如尿常规、血常规、出凝血时间、肝肾功能等，留取阴道分泌物检查，B超检查胎盘、胎体的位置，确定穿刺点。

③清洁腹部及外阴部皮肤。

④孕妇排空膀胱后，送至手术室或产房接受羊膜腔穿刺术。

2. 术中配合

（1）陪伴孕妇，给予精神支持和鼓励，顺利配合手术。观察孕妇术中反应。

（2）术毕，护送孕妇回病房休息。

3. 术后护理

（1）注意体温情况。注药24～48 h后体温升高不超过38 ℃，不需处理，短时间内可自行恢复正常。

（2）严密观察宫缩、产程进展及阴道流血情况。一般注药后12～24 h出现规律宫缩，在用药后36～48 h胎儿胎盘娩出。

（3）按正常分娩接产。胎儿娩出后，遵医嘱肌注缩宫素促使胎盘剥离和减少出血。胎盘娩出后，应仔细检查胎盘胎膜是否完整、软产道有无裂伤，发现异常及时报告医生并协助处理。

（4）保持外阴清洁，每日清洗2次，使用消毒会阴垫，一个月禁性生活和盆浴。

（5）按常规退奶。引产术后1个月随访，指导避孕，不适随诊。

（二）水囊引产

水囊引产（cystic induction of labor）是将无菌水囊置于子宫壁与胎膜之间，再向囊内注入一定量无菌生理盐水，增加宫腔内压力和机械刺激宫颈管，引起子宫收缩，促使胎儿及附属物排出。

【适应证】

除与依沙吖啶引产相同外，也适用于患有心、肝、肾脏疾病，尚能胜任手术者。

【禁忌证】

①妊娠期有反复阴道流血史者、前置胎盘或皮肤感染者。②其他禁用条件同依沙吖啶引产。

【手术步骤】

1. 安置体位　孕妇排尿后取膀胱截石位，外阴、阴道常规消毒、铺巾。

2. 消毒扩张宫颈　阴道窥器暴露宫颈并消毒宫颈及宫颈管。宫颈钳夹持宫颈前唇并稍向外牵拉。必要时可用宫颈扩张器逐号扩张宫颈至6~7号。

3. 置入水囊　将无菌水囊顶端涂以润滑剂,用长无齿镊夹住水囊顶端,经宫颈管插入宫腔内胎膜与宫壁之间,将整个水囊放入为止。

4. 注水　用注射器向囊内缓慢注入无菌生理盐水。按每妊娠月100 mL注入计算,最多不超过500 mL。注液完毕,折叠导尿管并扎紧,消毒纱布包裹置于阴道穹窿部。

【并发症】

1. 感染　发病率较低,但严重感染可致死亡。

2. 其余　同依沙吖啶引产。

【护理措施】

1. 术前护理

(1)用物准备

①制备水囊:将2个避孕套套在一起变为双层,用1根18号橡皮导尿管放入双层避孕套内1/3。用丝线扎紧囊口于导尿管上,用注射器将导尿管残余气体抽出,结扎导尿管末端,消毒备用。

②水囊引产包:消毒钳2把,阴道窥器1个,宫颈钳1把,宫颈扩张器4~7号各1根,长无齿镊1把,50 mL注射器1副,备好的水囊2个,换药碗1个,10号丝线30 cm,长棉签2根,干纱布,棉球若干。无菌手套1双,无菌生理盐水300~600 mL,消毒液状石蜡,0.05%聚维酮碘等。

(2)受术者准备:术前3 d阴道冲洗,每日1次。其余同依沙吖啶引产。

2. 术中配合　同依沙吖啶引产。

3. 术后护理

(1)嘱孕妇卧床休息,以免阴道内导尿管及纱布脱出。保持外阴清洁,防止感染。

(2)一般水囊放置24 h内可引起宫缩。当出现规律有力的宫缩时,放出囊内液体,取出水囊。若24 h后仍无宫缩或宫缩较弱,也应取出水囊。

(3)注意严密观察宫缩、腹痛、阴道流血及血压情况。无宫缩或宫缩较弱,可遵医嘱静脉滴注缩宫素,并由专人守护。

(4)按正常分娩接生。其余同依沙吖啶引产。

（张　艳）

第四节　计划生育措施的选择

避孕方法知情选择(informed choice of contraceptive methods)是计划生育优质服务的重要内容,指通过广泛深入宣传、教育、培训和咨询,帮助育龄妇女根据自身特点(包括家庭、身体、婚姻状况等),选择合适的安全有效的避孕方法。以下介绍生育年龄各期避孕方法的选择。

(一)新婚期

1. 原则　使用方便、不影响生育。

2. 选用方法　①复方短效口服避孕药使用方便,避孕效果好,不影响性生活,列为首选。②性生活适应后可选用阴茎套,也是较理想的避孕方法。③外用避孕栓、药膜等。

3. 注意事项　①由于尚未生育,一般不适合选用宫内节育器。②不适宜用安全期、体外排精及长效避孕药。

(二)哺乳期

1. 原则　不影响乳汁质量及婴儿健康。

2. 选用方法　①阴茎套是哺乳期最佳避孕方式。②单孕激素制剂长效避孕针或皮下埋植剂,使用方便,不影响乳汁质量。③放置宫内节育器,但操作要轻柔,防止子宫损伤。

3. 注意事项　①由于哺乳期阴道较干燥,不适用避孕药膜。②哺乳期不宜使用雌、孕激素复合避孕药或避孕针,甾体避孕药可通过乳汁影响婴儿健康。③哺乳期因排卵不规律,也不适宜安全期避孕。

(三)生育后期

1. 原则　选择长效、安全、可靠的避孕方法,减少非意愿妊娠进行手术带来的痛苦。

2. 选用方法　①可根据个人身体状况选择各种避孕方法,如宫内节育器、皮下埋植剂、复方口服避孕药、避孕针、阴茎套等。②已生育两个或以上的妇女,可选用绝育术。

3. 注意事项　对某种避孕方法有禁忌证者则不宜使用此种方法。

(四)绝经过渡期

1. 原则　此期仍有排卵可能,应坚持避孕,选择以外用避孕药为主的避孕方法。

2. 选用方法　①原来使用宫内节育器无不良反应者可继续使用,至绝经后1年取出。②也可采用阴茎套避孕。③可选用避孕栓、凝胶剂避孕。

3. 注意事项　①绝经过渡期阴道分泌物较少,不宜选择避孕药膜避孕。②不宜选用复方避孕药及安全期避孕。

(张　艳)

第二十九章　妇女保健

第一节　概　述

一、妇女保健工作的意义

妇女保健是中国卫生事业的重要组成部分,其宗旨是维护和促进妇女的身心健康。根据2015年国家卫生与计划生育委员会(现中华人民共和国国家卫生健康委员会)发布的《关于妇幼健康服务机构标准化建设与规范化管理指导意见》的相关规定,妇女保健工作应坚持"以保健为中心、以保障生殖健康为目的,保健与临床相结合,面向群体、面向基层和预防为主"的工作方针。做好妇女保健工作,直接关系到子孙后代的健康和幸福,也关系到整个民族素质的提高。

二、妇女保健的组织机构

(一)行政机构

1. 中华人民共和国国家卫生健康委员会　内设妇幼保健与社区卫生司(简称妇社司),其职能是领导全国妇幼保健工作。

2. 省级(自治区、直辖市)卫计委(已更名卫健委)　设有妇幼保健与社区卫生处(简称妇社处)。

3. 市(地)级卫计委(已更名卫健委)　设有妇幼保健科或防保科。

4. 县(市)级卫计委(已更名卫健委)　设有医政科或防保科。

(二)专业机构

各级妇幼健康服务机构是具有公共卫生性质、不以营利为目的的公益性事业单位,包括各级妇幼保健机构和妇幼保健服务机构。各级妇幼保健机构包括各级妇产科医院、综合性医院妇产科、预防保健科；妇产科、儿科诊所；中医医疗机构中的妇科、儿科。各级妇幼保健机构情况如下。

1. 国家级　设有中国疾病预防控制中心妇幼保健中心。

2. 省级　设省（自治区、直辖市）妇幼保健院。

3. 市级　设市（地）级妇幼保健所（院）。

4. 县级　设县（市）级妇幼保健所（站）。

各级妇幼保健机构（设有正式床位的称为"院"，不设床位但开展门诊业务的称为"所"，既不设床位也不开展门诊业务，仅对基层进行业务指导和管理的称为"站"）都必须接受同级卫生行政部门的领导，认真贯彻妇幼卫生工作方针。

三、妇女保健的工作内容

按照2013年《关于优化整合妇幼保健和计划生育技术服务资源的指导意见》，应切实加强基层妇幼保健服务网络建设，保证妇幼卫生服务各项工作落实。各省（区、市）应按照"省选设、市县合、乡增强、村共享"的方式，积极推进妇幼保健服务机构和职责整合，加快形成资源共享、优势互补、运转高效、群众满意的妇幼保健服务网络。妇幼健康服务机构按照全生命周期和三级预防的理念，以一级和二级预防为重点，为妇女儿童提供从出生到老年、内容涵盖生理和心理的主动、连续的服务与管理。

（张　艳）

第二节　非孕期女性的保健

一、女童期保健

女童期是指从新生儿期至青春早期（10周岁）的阶段。10周岁以前，女童的生殖器官仍为幼稚型，外阴发育不完善，阴道黏膜菲薄，大小阴唇未发育，加之缺乏雌激素，故阴道酸度低，对入侵病原菌无自净能力，有利于细菌的生长。

（一）女童的生理、心理和社会特点

1. 女童的生理特点　女性胎儿由于在母体子宫内受到高雌激素的影响，故在出生后5~7 d可有少量阴道血性分泌物排出，甚至乳腺少量泌乳，不必做特殊处理，这些现象一般持续2~3周后便可自然消退。此后,性器官呈未发育时的幼稚型,子宫体与子宫颈之比为1:2;阴道细小;卵巢狭长不发育,无排卵,亦无雌激素分泌。在女童期后期,随着神经内分泌的调节功能逐渐形成,生殖器官开始发育,表现为阴唇丰满增大,阴道增长,特别是子宫体发育显著,子宫体与子宫颈的比例逐渐超出1:1。受垂体促性腺激素的影响,卵巢内的卵泡有一定的发育并分泌少量性激素,但是往往尚未成熟即衰退闭锁。8~9岁时乳晕增大,乳房的腺体及腺管均开始增生。

2. 女童的心理、社会特点　目前,仍有不少地区和家庭存在重男轻女的思想和行为,严重影响着女童的身心健康。在一些农村和偏远山区,女孩从出生起,即受到歧视和虐待,喂养条件比男婴差;甚至为了供兄弟上学,学龄期女孩便辍学在家,过早地参加劳动。在城市,对孩子寄予很高的期望。加之有些父母穷养儿、富养女的心态,对女孩溺爱和娇纵,也会对其心理发育产生不良的影响。

(二)女童期保健要点

1. 女童的生殖卫生保健　关注女童的生殖保健,对她们稚嫩的生殖器官予以充分保护,对维护女童的身心健康至关重要。要培养其良好的卫生习惯,2周岁的女童已能独立行走,应避免穿开裆裤,以减少外阴、阴道污染的机会。另外,应勤洗澡、勤更衣,坚持每晚清洗外阴,保持外阴的干燥、清洁。养成良好的排便习惯,定时排便,便后需自前向后擦拭。

2. 重视心理健康与体格锻炼　父母应多采用启发式和鼓励的教育方法,避免一味地训斥、打骂,从小培养孩子形成自信自强、力求上进的良好品质。对学龄期儿童,组织其参加适宜的游戏活动或体操锻炼,以利健全其身心发展。

二、青春期保健

青春期是由儿童发育到成人的过渡阶段。总的来讲,女孩的青春期一般在10~11岁开始,17~18岁结束,分为早、中、晚三期,每期持续2~4年。早期指女孩月经初潮前的阶段,以体格生长发育突增为主要表现;中期以第二性征与性器官迅速发育为特点,多已出现月经初潮;晚期性器官发育基本成熟,第二性征发育也近乎成人,体格发育逐渐停止。

(一)青春期的心理、行为和社会特点

1. 青春期的心理特点　从女童期对异性的疏远到对异性开始关注、产生仰慕心理,希望与异性建立友谊。另外,青春期少女对自己的体象问题也比较关注,包括对自己的体形、外貌、举止、仪态、着装等的关注,其心理感受亦会随之不断变化。情感更为复杂而热烈,但容易因受到挫折而产生悲观失望的情绪,性格往往具有两面性。主要是因为智力已成熟而心理却未完全成熟,责任感、理智、自控能力尚欠缺。

2. 青春期的行为和社会特点 青春期少女对社会发展的潮流和趋势比较热衷,思想、行为容易受到社会环境的影响,不能为自己的行为后果负责,容易随波逐流。因此,同龄伙伴的好坏,父母教育方法的优劣,媒体宣传的真伪,严重影响着青春期少女的思想行为。如结交好伙伴,可以共同学习,共同进步,但也有交友不慎,讲究吃喝玩乐、吸烟饮酒、养成不良着装和化妆习惯。有些少女由于缺乏社会经验,被一些不法之徒在威逼利诱下从事色情、卖淫等违法犯罪活动,既荒废学业,又影响健康。

(二)青春期保健要点

1. 卫生指导 进入青春期后,随着卵巢功能的完善,雌激素水平增加,子宫内膜、宫颈腺体、阴道腺体的分泌增加,加上阴道的脱落细胞,形成阴道分泌物,即白带。白带与经血的排出,及外阴皮脂腺的分泌物,均可成为病原体的培养基。因此,青春期少女应注意外阴部卫生,每日用清水清洗外阴,无须使用各种外阴洗液,须备专用的清洗外阴的盆和毛巾;选择宽松、棉制、透气性好的内裤,坚持每日更换清洗。

青春期少女在月经期间更要注意个人的清洁卫生,预防感染。经期要注意保暖,避免寒冷刺激,忌吃冷饮类食物,特别注意下腹部的保暖,以免突然的冷刺激使盆腔内的血管收缩,使经血减少或产生痛经;忌剧烈的体育活动,少食辛辣刺激食品,保证充足睡眠。

2. 心理指导 有些少女会因自己较早出现第二性征而产生心理负担,表现出自卑、焦虑、害羞或憎恨的情绪。家长、学校应根据青春期少女的心理特点,针对其问题进行教育引导,提供可以倾诉、咨询的场所,如建立咨询热线、学校成立心理咨询室、开设青春期保健门诊等。

3. 乳房保健 青春期少女在乳房发育之后应适时佩戴胸罩,佩戴时间应视乳房发育情况而定。一般测量乳房时,从乳房顶端经过乳头至底部的距离＜16 cm,说明乳房还小,不必戴胸罩。如需佩戴,应选择合适的罩杯,太大起不到承托作用,太小有碍胸廓与乳房发育。需特别提醒,临睡前应取下胸罩,以保证乳腺正常的血液循环和胸部正常的呼吸。加强营养和体育锻炼亦是乳房发育的必要条件。

4. 性教育 青春期性教育通常以性生理知识为起点、以性心理教育为特点、以性道德教育为重点。性生理教育的任务是消除性神秘感,并掌握基本的卫生保健知识。性心理教育的重点是教育她们正确认识青春期性生理现象,分清友谊与爱情的界限,树立正确的恋爱观,理性面对性冲动。性道德教育主要是使其充分认识早恋、婚前性行为和少女妊娠可能带来的巨大危害，从而杜绝类似现象的发生。

三、围婚期保健

围婚期(perimarriage period)保健工作是围绕结婚前后，为保障婚配双方及其下一代健康所进行的一系列保健服务措施。围婚期保健的目的是保证健康的婚配，以利婚配双方及下一代的健康，防止某些疾病的传播，尤其是遗传性疾病的传播，以减少人群中遗传病的比例。围婚期保健主要包括婚前医学检查、婚前卫生指导、婚前卫生咨询。

婚前医学检查的项目主要有：询问病史，主要了解双方是否存在血缘关系，双方的健康史，家族史等；《中华人民共和国婚姻法》规定："直系血亲和三代以内的旁系血亲间禁止婚配。"体格检查包括全身检查、生殖器检查、有无患遗传性疾病的一般体征、辅助检查等，女性受检者还需作阴道分泌物常规检查。

四、育龄期保健

育龄期保健工作的任务是普及孕产期保健和计划生育技术指导；开展妇科疾病与肿瘤的筛查，降低发病率，维护妇女健康。非孕期女性的育龄期保健工作重点有：

1. 计划生育技术指导　主要包括通过开展咨询，使育龄期妇女了解各种节育方法的有效性与安全性，指导其知情选择，减少因节育措施产生的不良影响；如介绍避孕套的使用方法与注意事项，明确屏障避孕具有避孕和预防性传播疾病的作用；降低人工流产率和妊娠中期引产的发生率等。

2. 妇科疾病与肿瘤的普查　通过健全妇女保健网络，定期对育龄期妇女进行妇科常见病及肿瘤的普查，已婚妇女应每年普查1次，内容包括妇科检查、阴道分泌物检查、宫颈脱落细胞学检查、超声检查。当普查发现异常时，应行宫颈活组织检查、分段诊断性刮宫术、CT等进一步检查。

普查的内容和方法：①以健康教育的方式向普查对象宣传妇女保健知识、妇女病普查目的和意义等。②询问病史，包括月经史、孕产史、既往史、家族史。③妇科检查、阴道分泌物检查及宫颈细胞学检查。④进行常规乳房检查，并教会妇女自我检查乳腺的方法，有助于乳腺癌的早期发现。⑤对妇科检查可疑者应行B超检查，有条件地区可定期进行B超普查。

五、围绝经期保健

围绝经期是介于育龄期和老年期之间的一段过渡时期。此阶段的主要生理特点是卵巢功能的逐渐衰退,性激素水平降低,从而引发一系列躯体和精神心理症状。因此,围绝经期的保健工作应以促进妇女身心健康为目标,重点如下:

1. 建立健康的生活习惯　围绝经期妇女由于雌激素水平降低对人体新陈代谢产生一定影响,饮食上要注意低热量、低脂肪、低盐,并注意增加钙与维生素D的摄入量。每晚睡眠7~8 h,提高免疫力,增强自身抵御疾病的能力。

2. 注意个人卫生与锻炼　保持外阴部清洁,勤换内裤,预防萎缩的生殖器发生感染。重视围绝经期不规则阴道流血,特别是绝经后阴道流血,应及时就医,明确诊断。由于体内支持组织和韧带松弛,围绝经期妇女容易发生压力性尿失禁、子宫脱垂等现象,应鼓励并指导妇女进行肛提肌锻炼,如收缩肛门括约肌的动作,每日2次,每次15 min,可加强盆底组织支撑功能。

3. 心理保健　由于机体内分泌功能变化,围绝经期妇女可经常处于焦虑与悲观的心态之中,要重视心理保健,教会其保持良好情绪、进行情绪调整的方法,保持心情愉悦。

4. 定期体检　围绝经期是妇科肿瘤的好发年龄,应每年定期妇科检查,进行妇科常见疾病和肿瘤的筛查工作。另外,应指导围绝经期妇女避孕至停经12个月之后。必要时可在医生指导下应用激素替代疗法防治围绝经期综合征。

六、老年期保健

国际老年学会规定,65岁即进入老年期。由于雌激素水平低落和生理方面的明显变化,都会影响老年妇女的健康和生活质量。因此,预防老年妇女常见妇科病,如妇科肿瘤、老年性阴道炎、阿尔茨海默病(Alzheimer disease, AD)等疾病,预防雌激素相关疾病,以及性健康的维护,是老年期保健的三大主要内容。

(张 艳)

第三节　职业妇女劳动保护

一、基本任务与主要内容

在职业性有害因素作用下,妇女的生殖器官与生殖功能均可能受到影响,并可通过妊娠、哺乳等方式影响胎儿、婴儿的健康。因此,中国政府十分重视保护职业妇女的健康。职业妇女劳动保护的基本任务是:防止职业性有害因素对女工健康的危害,尤其是对生殖健康的负面影响,保障女工健康、高效地从事劳动工作,并孕育健康的后代。职业妇女劳动保护的主要内容有:根据妇女生理特点合理安排妇女劳动;改善劳动环境,为妇女参加各项劳动创造条件;确定女工特殊生理时期具体的保护措施;宣传和普及妇女劳动保护知识等。

二、职业妇女劳动保护措施

女性在特殊的生理时期,月经期、孕期、产期、哺乳期及围绝经期,由于机体生理功能发生改变,对一些有害因素的敏感性增强,职业性损害相对加重。因此,除了一般的劳动保护措施外,按照法律规定,还需采取一些特殊的劳动保护措施。

1. 改善劳动环境　一切职业危害因素都具有安全阈值,加强预防,降低作业环境中职业性有害物质的浓度或强度,改善劳动条件,使职业危害降低到最低程度。如2012年颁布的《女职工劳动保护特别规定》明确列出女职工禁忌参加的劳动有:矿山井下作业(不包括临时性的工作,如下矿井进行治疗和抢救等),森林业伐木、运送及流放木材的作业,连续负重(指每小时负重次数在6次以上)每次>20 kg;间断负重每次>25 kg的作业等。

2. 合理安排劳动　组织劳动时应考虑到男女性别差异,有些工种不适宜女性,如过重的体力负荷、井下作业或冷水作业等,对患有妇科病等不适宜从事某些工作的要及时进行调整。另外,应分别制定劳动考核指标,做到男女分工合理。《女职工劳动保护特别规定》第五条明确规定:用人单位不得因女职工怀孕、生育、哺乳降低其工资、予以辞退、与其解除劳动或者聘用合同。

3. 进行妇女各期的劳动保健

(1)月经期:女职工在月经期不得从事重体力劳动及高空、高温、冷水、野外作业以及接触有毒物质而无防护措施的作业。

（2）孕前期与妊娠期：对已婚待育的女职工禁忌从事接触高浓度铅、汞、苯、镉的作业。对已确定妊娠者，禁忌从事以下工作：工作中接触具有胚胎毒性作用及致癌作用的化学物质、强烈的全身震动或放射线工作，接触有毒物质浓度超过国家卫生标准的作业。对怀孕满7个月后应适当减轻工作量，且不得安排夜班劳动。怀孕女职工在劳动时间内的产前检查时间算作劳动时间。

（3）产前产后期：根据2016年1月1日起实施的新版《人口与计划生育法》，各省市（直辖市）、自治区先后对产假的天数进行调整，延长30~90日不等。如北京市符合生育政策的女性将享受到国家规定产假98日加上30日奖励假，为128日。多胎生育者，每多生育一个婴儿，增加产假15日。产假是按自然天数计算，包括法定节假日。国家规定产假是为了保证产妇恢复身体健康，因此，休产假不能提前或推后。

（4）哺乳期：《女职工劳动保护特别规定》第9条规定："女职工哺乳（含人工喂养）未满1周岁的婴儿期间（以下称哺乳期间），用人单位不得延长其劳动时间或者安排其夜班劳动。用人单位应当在每日的劳动时间内为哺乳期间女职工安排不少于1小时的时间作为哺乳时间；生育多胞胎的，每多哺乳1个婴儿，每日增加1小时的哺乳时间。"

（5）流产后：《女职工劳动保护特别规定》第7条第2款规定："女职工怀孕未满4个月流产的，享受15日产假；怀孕满4个月流产的，享受42日产假。"

【知识拓展——女性医务人员的职业危害】

近年来，在麻醉性气体对医务人员健康的影响方面进行了大量的流行病学调查研究。最常用的麻醉性气体有一氧化二氮（笑气）、氟烷，少数使用氨氟醚。调查结果表明，接触麻醉性气体的女医务人员有不孕、自然流产增加的趋势，并且其子女先天性畸形发生率也高。此外，麻醉师及麻醉护士的新生儿出生体重低、性比异常（女婴较多）和围生期死亡增加。就目前的资料还不能下肯定的结论，但损害的趋势是存在的。

接触消毒剂（甲醛）、抗生素和汞（牙科医护人员）可引起接触性皮炎。接触抗癌药，如环磷酰胺、长春新碱、多柔比星（阿霉素）、博来霉素、达卡巴嗪和洛莫司汀的医务人员，外周血淋巴细胞姐妹染色单体交换发生率和染色体异常的发生率增加。

（张　艳）

第四节　生殖健康与妇女保健

一、生殖健康的概念

生殖健康(reproductive health)于1994年4月由世界卫生组织正式定义,并于1994年9月在埃及开罗召开的国际人口与发展大会(ICPD)上获得通过,并将生殖健康的概念写入该会通过的行动纲领中。WHO给予生殖健康的概念为:在生命的整个过程中,生殖系统功能和过程中的身体、心理、社会适应的完好状态,而不仅是没有疾病和功能失调。

生殖健康的内涵主要包括:人们能够获得正常、满意和安全的性生活,不必担心意外妊娠及可能发生性传播疾病;妇女有生育能力,可以自由且负责任的决定生育时间和间隔;妇女在妊娠、分娩过程中能够获得优质保健服务,以保证母婴安全;夫妇有权知晓并获取安全、有效、可负担的计划生育方法。

二、妇女生殖健康基本保健范畴与服务

妇女生殖健康基本保健范畴为:计划生育技术指导;产前与产后保健、安全分娩的教育与服务;不孕症与人工流产的预防和治疗;生殖系统感染、性传播疾病等生殖健康问题的治疗;关于性行为、生殖健康的教育和咨询;对妊娠、分娩、流产并发症、生殖系统癌症、乳腺癌及性传播疾病的诊断和治疗。

随着生殖健康概念的提出,要求在生命的整个过程中,生殖系统功能和过程中的身体、心理、社会适应的完好状态,这就要求妇女生殖健康的内容不应局限在育龄期妇女,而应扩展到女性成长的各个阶段,提供青少年生殖健康教育、母婴保健、计划生育、性保健等服务。长期的实践证明,开展以人为本的计划生育服务,建立男性和女性在生殖健康方面的平等地位,共同为性关系及其后果负责,建立健全妇幼保健网络是做好妇幼保健工作的必备条件。

（张　艳）

第五节　妇女保健统计指标

妇女保健统计指标能够客观评价妇女保健工作的质量和效果,了解妇女各阶段健康和疾病的主要问题,同时也为进一步制定妇女保健工作计划、指导妇女保健工作的实施和科学研究提供依据。

一、婚前保健工作统计指标

1. 婚前医学检查率 $=\dfrac{同期婚前医学检查人数}{某年某地结婚登记人数} \times 100\%$

2. 疾病检出率 $=\dfrac{同期检出疾病总人数}{某年某地婚前医学检查人数} \times 100\%$

3. 指定传染病占检出疾病的比例 $=\dfrac{同期指定传染病人数}{某年某地检出疾病总人数} \times 100\%$

4. 性病占指定传染病的比例 $=\dfrac{该年该地性病人数}{某年某地指定传染病人数} \times 100\%$

5. 严重遗传性疾病占检出疾病比例 $=\dfrac{该年该地严重遗传疾病人数}{某年某地检出疾病总人数} \times 100\%$

二、孕产期保健常用指标

(一)孕产期保健工作统计指标

1. 产前检查率 $=\dfrac{孕期受检人数}{同期孕妇总人数} \times 100\%$

2. 产后访视率 $=\dfrac{接受产后访视的产妇数}{同期产妇总人数} \times 100\%$

3. 住院分娩率 $=\dfrac{住院分娩产妇数}{同期分娩产妇总人数} \times 100\%$

(二)孕产期保健质量指标

1. 高危孕妇发生率 $=\dfrac{高危孕妇数}{同期孕妇总人数} \times 100\%$

2. 产后出血率 $=\dfrac{产后出血人数}{同期孕妇总人数} \times 100\%$

3. 产褥感染率 $=\dfrac{产褥感染人数}{同期孕妇总人数} \times 100\%$

4. 剖宫产率 $=\dfrac{剖宫产人数}{同期孕妇总人数} \times 100\%$

5. 会阴损伤率 $=\dfrac{会阴损伤的产妇人数}{同期孕妇总人数} \times 100\%$

（三）孕产期保健效果指标

1. 孕产妇死亡率 $=\dfrac{孕产妇死亡人数}{同期孕妇总人数} \times 10万/10万$

2. 围生儿死亡率 $=\dfrac{孕28周以上死胎、死产数和7天内新生儿死亡数}{同期孕28周以上活产数和死胎、死产数} \times 1\,000‰$

3. 新生儿死亡率 $=\dfrac{出生后28天内新生儿死亡数}{同期活产总数} \times 1\,000‰$

4. 早期新生儿死亡率 $=\dfrac{出生后7天内新生儿死亡数}{同期活产总数} \times 1\,000‰$

三、计划生育技术统计指标

1. 人口出生率 $=\dfrac{当年出生人数}{同期该地平均人口数} \times 1\,000‰$

2. 人口死亡率 $=\dfrac{当年死亡人数}{同期该地平均人口数} \times 1\,000‰$

3. 计划生育率 $=\dfrac{当年符合计划生育要求的活产数}{同期活产总数} \times 100\%$

4. 节育率 $=\dfrac{落实节育措施的已婚夫妇任一方人数}{同期已婚育龄妇女总数} \times 100\%$

5. 绝育率 $=\dfrac{男和女绝育数}{同期已婚育龄妇女总数} \times 100\%$

四、妇女病防治工作统计指标

1. 普查率 $=\dfrac{实查人数}{同期该地应查妇女总人数} \times 100\%$

2. 患病率 = $\dfrac{\text{查出妇女病人数}}{\text{同期该地受检查妇女总人数}} \times 10\text{万}/10\text{万}$

3. 治愈率 = $\dfrac{\text{已治愈人数}}{\text{同期治疗妇女总人数}} \times 100\%$

4. 妇科常见3种恶性肿瘤的发病率

(1) 宫颈癌发病率 (1/10万) = $\dfrac{\text{宫颈癌新发人数}}{\text{同期普查总人数}} \times 10\text{万}$

(2) 卵巢癌发病率 (1/10万) = $\dfrac{\text{卵巢癌新发人数}}{\text{同期普查总人数}} \times 10\text{万}$

(3) 子宫内膜癌发病率 (1/10万) = $\dfrac{\text{子宫内膜癌新发人数}}{\text{同期普查总人数}} \times 10\text{万}$

（张　艳）

第三十章　妇科常用护理技术

第一节　外阴冲洗与消毒

外阴冲洗与消毒是利用消毒液对外阴部进行冲洗与消毒的技术,以保持局部清洁与无菌,防止经阴道逆行感染。

【目的】

防止发生感染。

【适应证】

①妇产科外阴、阴道手术前准备。②阴道检查操作前准备。③自然分娩产时消毒详见助产学或产科护理相关内容。

【操作前评估】

(一)了解孕/产妇(患者)的需求。

(二)评估孕/产妇(患者)的病情、自理能力及合作程度、会阴及外阴清洁情况(清洁度、有无伤口、出血等)及引流管情况,并保护伤口。

(三)嘱咐患者排空大小便。

【操作前准备】

(一)护士准备　着装整洁,洗手、戴口罩。

(二)环境准备　关好门窗,室温26℃~28℃,湿度50%~60%,环境舒适,请无关人员回避。

(三)用物准备　治疗车,外阴冲洗(消毒)包1个(内含弯盘2个、无菌棉球、无菌镊子或无菌卵圆钳2把),肥皂水纱球罐(内置消毒肥皂水纱球),一次性手套2副,无菌治疗巾1块,橡胶中单1块,一次性臀垫1块,冲洗壶2个,39℃~41℃温开水,0.5%聚维酮碘,便盆1个,医疗垃圾桶,速干手消毒液等。

【操作步骤】

(一)备齐用物并检查是否在有效期内,核对患者姓名、床号、住院号,告知其外阴冲洗与消毒的目的、方法,以取得患者的配合。

(二)嘱患者排空膀胱,铺好橡胶中单。协助患者仰卧于检查床,取膀胱截石位充分暴露外阴部,注意遮挡患者。

(三)给患者臀下垫一次性臀垫,置便盆。戴手套。

(四)用卵圆钳(镊子)夹取肥皂水纱球擦洗外阴部,遵循自上而下、由外向内的原则,擦洗顺序是:先擦洗阴阜、大腿内侧上1/3处、腹股沟、大阴唇、小阴唇、再擦洗会阴体及臀部、最后擦洗肛门周围和肛门,然后弃掉棉球。擦洗时稍微用力。

(五)操作者用温度计试水温38 ℃~41 ℃,温度合适后用无菌干纱球堵住阴道口,再用温水由外至内、由上而下缓慢冲洗。

(六)取下阴道口纱布球,更换手套。

(七)无菌纱布擦干,遵循自上而下、由内向外的原则,顺序为:小阴唇、大阴唇、阴阜、腹股沟、大腿内上1/3、会阴体、臀部及肛周、肛门。

(八)再用0.5%聚维酮碘消毒外阴,顺序为:小阴唇、大阴唇、阴阜、腹股沟、大腿内上1/3、会阴体、臀部及肛周、肛门。重复两遍,顺序不变,但范围不能超过前一次消毒的范围。

(九)撤出臀下便盆及一次性臀垫,铺无菌治疗巾于臀下。

(十)整理用物,告知注意事项。洗手、记录。

【护理要点】

(一)操作前告知患者以取得配合。

(二)操作者动作应轻柔,操作过程中注意保暖,注意保护患者的隐私。

(三)外阴冲洗(消毒)的原则是:清洁顺序为自上而下、由外而内,消毒顺序为自上而下、由内而外。

(四)水温为38 ℃~41 ℃。

(五)操作过程中应注意无菌原则,擦洗、冲洗及消毒的范围不得超过前一次的范围。擦洗和消毒时应呈叠瓦式,皮肤不能留有空隙。会阴部应加强擦洗及消毒,凡碰过肛门的卵圆钳不可再用。

(张　艳)

第二节　会阴擦洗

会阴擦洗是利用消毒液对会阴部进行擦洗及消毒的技术,以保持会阴清洁,预防感染,增加患者舒适度,促进会阴伤口愈合。是妇产科临床护理操作中常用的会阴清洁的护理技术。

【目的】

保持会阴及肛门部位清洁,促进舒适和会阴伤口的愈合,防止生殖系统和泌尿系统的逆行感染。

【适应证】

①产后会阴有伤口者。②妇产科术后留置导尿者。③会阴部手术后患者。④长期卧床生活不能自理的患者。⑤急性外阴炎。

【操作前评估】

(一)了解孕/产妇(患者)的需求。

(二)评估孕/产妇(患者)的病情、自理能力及合作程度、会阴及外阴清洁情况(清洁度、有无伤口、出血等)及引流管情况,并保护伤口。

(三)嘱咐患者排空大小便。

【操作前准备】

(一)护士准备 衣帽整洁,洗手、戴口罩。

(二)环境准备 环境舒适,请无关人员回避,关好门窗,拉上隔帘。也可在治疗室进行操作。

(三)用物准备 治疗车,会阴擦洗包1个(内有无菌弯盘2个,无菌镊子2把),0.02%的聚维酮碘溶液或1:5 000高锰酸钾液或0.1%苯扎溴铵溶液等,无菌持物钳1把,无菌棉球罐1个,橡胶中单1块,一次性中单1块,一次性臀垫1块,一次性治疗巾1块,一次性手套1副、速干手消毒液。

【操作步骤】

(一)准备好用物携至床旁,核对患者床号、姓名、住院号,关好门窗,请室内探视人员回避,注意遮挡,保护患者隐私。

(二)向患者解释说明操作目的及配合方法,以取得患者的理解与配合。

(三)嘱患者排空膀胱,协助患者脱下一侧裤腿盖在另侧腿上,一侧腿用盖被遮盖,协助患者取屈膝仰卧位,双腿略外展,充分暴露外阴部。臀下垫橡胶中单、中单、治疗巾。

(四)评估会阴情况。若为产后患者还需评估子宫复旧及恶露情况。

(五)将会阴擦洗包打开后置于两腿间,操作者戴手套,双镊操作擦洗会阴部,一般擦洗3遍。第1遍:自上而下,由外向内,首先初步擦去外阴的血迹、分泌物或其他污渍,先横向擦洗阴阜后顺大腿方向至大腿内上1/3,然后纵向擦洗大阴唇、小阴唇再横向擦洗会阴,最后弧形由外向肛门擦洗肛周,最后擦洗肛门。第2遍:以会阴切口或尿道口为中心,由内向外,先擦洗会阴伤口或尿道口,然后依次擦洗小阴唇、大阴唇、阴阜、大腿内上1/3、会阴、肛周、肛门。第3遍擦洗顺序同第2遍,根据患者具体情况,必要时可增加擦洗次数直至擦净为止,每擦洗一个部位更换一个棉球,擦洗时均应注意最后擦洗肛门。最后再用无菌干纱布擦干,顺序同第2遍。

(六)撤去用物,更换卫生垫。协助患者穿好衣裤,整理床单位。

(七)告知注意事项。

(八)整理用物,洗手,记录。

【护理要点】

(一)注意观察会阴部及会阴伤口周围情况,有无红肿、炎性分泌物、异味及伤口愈合情况,发现异常需及时报告医生并记录。

(二)有留置尿管者要注意观察尿色是否正常,尿管是否通畅,避免脱落或打结。

(三)操作过程中应注意无菌原则,操作前后护士均需洗净双手,动作要轻柔,注意保暖及保护患者隐私。

(四)注意最后擦洗有伤口感染的患者,以避免交叉感染。

(张　艳)

第三节　阴道冲洗与灌洗

阴道冲洗与灌洗是使用消毒液对阴道部位进行清洗的一种方法,该方法可促进阴道的血液循环,减轻局部组织充血,减少阴道分泌物,控制和治疗炎症;也是妇科手术前阴道准备内容之一。

【目的】

通过消毒液对阴道部位的清洗,达到促进阴道血液循环,减轻局部组织充血,减少阴道分泌物,促进炎症消退的目的。

【适应证】

①治疗各种阴道炎、宫颈炎。②经腹全子宫切除或阴道手术的术前准备。

【操作前评估】

(一)了解患者的需求。

(二)评估患者的病情、自理能力及合作程度。

(三)嘱咐患者排空大小便。

【操作前准备】

（一）护士准备 衣帽整洁,洗手、戴口罩。

（二）环境准备 环境舒适,调节病房内的温度在26 ℃～28 ℃,请无关人员回避,拉上隔帘,保护患者隐私。

（三）物品准备

1. 用物:消毒灌洗筒1个,带调节夹的橡皮管1根,灌洗头1个,输液架1个,弯盘1个,便盆1个,阴道窥器1只,卵圆钳1把,无菌干棉球,无菌干纱布,手套1副,橡胶中单1块,一次性臀垫1块,一次性治疗巾1块,一次性中单1块,水温计1个,液状石蜡棉球,速干手消毒液等。

2. 灌洗溶液:0.02%聚维酮碘溶液,0.1%苯扎溴铵(新洁尔灭)溶液,生理盐水(41 ℃～43 ℃),2%～4%碳酸氢钠溶液,1%乳酸溶液,4%硼酸溶液,0.5%醋酸溶液,1:5 000高锰酸钾溶液,复方黄柏液等。

【操作步骤】

（一）备齐用物,核对患者的姓名、床号、住院号,了解患者的病情及配合程度,解释说明操作目的、方法、效果,以取得患者的配合与支持。

（二）操作者洗手,戴口罩,嘱患者排空膀胱后,清洁外阴,协助患者取膀胱截石位。脱去对侧裤腿盖在近侧裤腿上,对侧腿用盖被遮盖,注意保暖,暴露会阴部。臀下依次垫橡胶中单、一次性臀垫,一次性治疗巾,放好便盆。

（三）根据患者病情需要(遵医嘱)配制灌洗液500～1 000 mL,将灌洗筒挂在高于床面60～70 cm的输液架上,先排除橡皮管内空气,水温计测试水温(41 ℃～43 ℃)后备用。

（四）操作者戴手套,左手用液状石蜡润滑右手的冲洗头,右手持冲洗头,先用灌洗液冲洗外阴,然后操作者用左手将小阴唇分开,将冲洗头沿阴道壁方向缓缓插入阴道到达后穹窿部,灌洗时应将冲洗头围绕宫颈上下左右轻轻移动;必要时可使用阴道窥器暴露宫颈后再冲洗,边冲洗边转动阴道窥器,将整个阴道穹窿及阴道壁冲洗干净后再将阴道窥器按下,使得阴道内的残留液体可以完全流出。

（五）当灌洗液剩100 mL左右时,夹闭橡皮管拔除冲洗头及阴道窥器,再次冲洗外阴部。

（六）扶患者坐于坐便器上,有利于阴道内残留液体流出,用无菌干纱布擦干患者外阴部。

（七）依次撤去便盆、治疗巾、一次性臀垫及橡胶中单,协助患者穿好衣裤、整理床单元。

（八）整理用物,告知注意事项,将呼叫器置于患者方便取用处,感谢配合。洗手、记录。

【护理要点】

（一）灌洗筒与床面的距离不得超过 70 cm,避免压力过大,使灌洗液或污物进入子宫腔或流出过快,或使得灌洗液与阴道作用的时间过短。

（二）灌洗液温度应以 41 ℃~43 ℃为宜,温度过低会使得患者不舒服,温度过高可能烫伤患者阴道黏膜。

（三）灌洗液应根据不同的灌洗目的进行选择。滴虫阴道炎的患者宜用酸性溶液,假丝酵母菌病患者宜用碱性溶液,非特异性阴道炎患者则可以使用一般消毒液或生理盐水。术前准备的阴道冲洗可使用聚维酮碘溶液、高锰酸钾溶液或苯扎溴铵溶液。

（四）冲洗过程中,动作要轻柔,切忌冲洗头插入过深,以免损伤阴道壁或宫颈组织等。

（五）未婚女性一般不做阴道灌洗。

（六）月经期、妊娠期、产褥期、人流术后子宫颈口未闭、不规则阴道流血及宫颈活动性出血的患者不宜行阴道冲洗,避免引起上行性感染,必要时可行外阴冲洗。

（七）产后 10 d、妇产科手术 2 周后的患者,若有阴道分泌物混浊、异味或阴道伤口愈合不良、黏膜感染坏死等,宜使用低位阴道灌洗,灌洗桶的高度不得超过床面 30 cm,避免污物进入宫腔或损伤阴道残端伤口,造成继发性感染。

（姜　雪）

第四节　会阴湿热敷

会阴湿热敷是应用热原理及药物化学反应,直接接触病患区域,改善局部血液循环,增强局部白细胞的吞噬功能,有利于脓肿局限和吸收;进而刺激局部组织生长和修复,达到消炎、消肿、止痛、促进伤口愈合目的。

【目的】

通过改善局部血液循环,促进炎症的局限和吸收,达到消炎、消肿、止痛、促进伤口愈合目的。

【适应证】

①会阴水肿、血肿的吸收期。②伤口硬结及早期感染的患者。

【操作前评估】

（一）了解患者的需求。

（二）评估患者的病情、自理能力及合作程度、会阴及外阴清洁情况(清洁度、有无伤口、出血等)及引流管情况,并保护好伤口。

(三)嘱咐患者排空大小便。

【操作前准备】

(一)护士准备　衣帽整洁,洗手、戴口罩。

(二)环境准备　环境舒适,调节病房内的温度在26 ℃~28 ℃。请无关人员回避,拉上隔帘,保护患者隐私。

(三)物品准备　会阴擦洗包1个(内有无菌弯盘2个,无菌镊子2把,无菌纱布若干),医用凡士林,棉布垫1块,热源(热水袋或电热宝等),红外线灯,橡胶中单1块,一次性臀垫1块,一次性治疗巾,速干手消毒液。

(四)常用溶液　煮沸的50%硫酸镁溶液,95%乙醇,1:5 000高锰酸钾溶液,煮沸的大黄芒硝水,复方黄柏液等。

【操作步骤】

(一)备齐用物,核对患者的姓名、床号、住院号,了解患者的病情及配合程度,解释说明会阴湿热敷目的、方法、效果,以取得患者的配合与支持。

(二)操作者洗手、戴口罩,嘱患者排空膀胱,协助患者取屈膝仰卧位,双腿略外展,脱去对侧裤腿盖在近侧裤腿上,对侧腿用盖被遮盖,注意保暖。暴露会阴热敷处,臀下依次垫一次性中单、一次性臀垫、一次性治疗巾。

(三)先行会阴擦洗,清除会阴部污垢,干纱布擦干。

(四)在疾患部位先涂一薄层凡士林,盖上无菌纱布,再轻轻敷上浸有热敷溶液的温纱布(41 ℃~48 ℃),在外面覆盖棉布垫保温。

(五)一般3~5 min更换热敷垫1次,热敷时间以15~30 min为宜,也可用热源袋放在棉垫外保温或使用红外线灯照射(可有效减少热敷垫的更换次数),照射距离为20 cm。

(六)热敷完毕,依次移去敷布,观察局部热敷部位皮肤情况,用纱布擦净皮肤上的凡士林,依次撤去一次性治疗巾、一次性臀垫及一次性中单。协助患者穿好衣裤,整理床单位,感谢患者的配合。

(七)整理用物,告知注意事项,将呼叫器置于患者方便取用处。洗手,记录。

【护理要点】

(一)会阴湿热敷的温度一般为41 ℃~48 ℃。热敷过程中应注意观察患者的反应,对休克、昏迷、老年女性、术后皮肤感觉障碍者,应严密观察皮肤颜色,提高警惕性,定期检查热源袋的完好性,防止烫伤。

（二）每次热敷面积是病损面积的2倍。

（三）热敷的过程中，要随时观察、评价患者的热敷效果，为患者提供生活护理。

（姜　雪）

第五节　坐　浴

坐浴是借助水温与药物的作用，促进局部组织的血液循环，增强抵抗力，减轻外阴局部的炎症和疼痛，使创面清洁，有利于组织的恢复，是妇产科最常用的护理技术之一。

【目的】

通过水温及药液的作用，促进局部血液循环，减轻外阴炎症与疼痛，使创面清洁有利于组织修复。

【适应证】

①治疗或辅助治疗外阴炎、阴道非特异性炎症或特异性炎症、子宫脱垂的患者。②会阴切口愈合不良者。③外阴、阴道手术或经阴道行子宫切除术的术前准备。

【操作前评估】

（一）了解患者的需求。

（二）评估患者的病情、自理能力及合作程度、会阴及外阴清洁情况。

（三）嘱咐患者排空大小便。

【操作前准备】

（一）护士准备　衣帽整洁，洗手、戴口罩。

（二）环境准备　环境舒适，请无关人员回避，拉上隔帘，保护患者隐私。

（三）物品准备

1.用物：坐浴盆1个、30 cm高的坐浴架1个、无菌纱布2块、水温计1个、温开水、速干手消毒液。

2.溶液的配制：①萎缩性阴道炎：常用0.5%～1%乳酸溶液。②滴虫阴道炎：常用0.5%醋酸溶液、1%乳酸溶液或1∶5 000高锰酸钾溶液。③阴道假丝酵母菌病：常用2%～4%碳酸氢钠溶液。④外阴炎及其他非特异性阴道炎、外阴阴道手术前准备：可选用1∶5 000高锰酸钾溶液，1∶1 000苯扎溴铵（新洁尔灭）溶液，0.02%聚维酮碘溶液，中成药液如洁尔阴、肤阴洁等溶液。

【操作步骤】

（一）备齐用物，携物品至床旁，核对患者床号、姓名、住院号；了解患者的疾病诊断、病情、配合能力;告知坐浴的目的、方法、效果及预后,以取得患者的理解和配合。

(二)嘱患者排空大小便,擦洗干净外阴及肛周,禁止室内人员走动,以保护患者隐私。

(三)遵医嘱根据患者病情需要按比例配制好溶液 2 000 mL,将坐浴盆置于坐浴架上,妥善放置,检查水温。嘱患者将全臀和外阴部浸泡于溶液中,一般持续约 20 min,可适当加入热液以维持水温。根据水温不同坐浴可分为三种:①热浴:水温在 41 ℃ ~43 ℃,水温不能过高,以免烫伤,适用于渗出性病变及急性炎性浸润,可先熏洗后坐浴。②温浴:水温在 35 ℃ ~37 ℃,适用于慢性盆腔炎、手术前准备。③冷浴:水温在 14 ℃ ~15 ℃,刺激肌肉神经,使其张力增加,改善血液循环。适用于膀胱阴道松弛、性功能障碍及功能性无月经等,持续 2 ~5 min 即可。

(四)嘱患者注意避免烫伤,感觉不适时,要及时通知护士。

(五)坐浴完毕后用无菌纱布蘸干外阴部,有伤口者需用无菌纱布擦干并换药,协助患者穿好衣裤。

(六)整理用物,告知注意事项。

【护理要点】

(一)坐浴溶液应严格按比例配制,浓度过高容易造成皮肤黏膜烧伤,浓度过低影响治疗效果。

(二)根据病情及时调节水温,水温过高可造成皮肤烫伤,过低可引起患者不适。同时注意保暖,防止受凉。

(三)坐浴水量不宜过多,以免坐浴时药液外溢。

(四)坐浴时需将臀部及全部外阴浸入药液中。

(五)月经期妇女、宫颈治疗或手术、阴道流血者、孕妇及产后 7 d 内的产妇禁止坐浴。

(六)坐浴后告知患者保持会阴清洁卫生,预防感染。

(姜 雪)

第六节 阴道或宫颈上药

阴道或宫颈上药是以治疗性药物通过阴道涂抹到阴道壁或宫颈黏膜上达到局部治疗的作用,此方法在妇产科护理操作中应用十分广泛。因为阴道和宫颈上药操作简单,所以治疗既可以在医院门诊由护士操作,也可教会患者自行局部上药。

【目的】

治疗各种阴道和子宫颈炎症。

【适应证】

①各种阴道炎。②子宫颈炎及术后阴道残端炎。

【操作前评估】

（一）了解患者的需求。

（二）评估患者的病情、自理能力及合作程度、一般情况、各项检查结果。

（三）嘱咐患者排空大小便。

【操作前准备】

（一）护士准备　衣帽整洁,洗手、戴口罩。

（二）环境准备　环境舒适,请无关人员回避,拉上隔帘,保护患者隐私。

（三）物品准备

1. 用物：阴道灌洗用物1套、阴道窥器1个,长短镊子各1把,无菌干棉球,无菌长棉签,带尾线的大棉球或纱布,一次性无菌手套1副,橡胶中单1块,一次性臀垫1块,速干手消毒液。

2. 药品：①阴道后穹窿塞药：常用甲硝唑、制霉菌素等药片、丸剂或栓剂。②局部非腐蚀性药物上药：常用1%甲紫溶液、大蒜液、新霉素或氯霉素等。③腐蚀性药物上药：常用20%～50%硝酸银溶液、20%或100%铬酸溶液。④宫颈棉球上药：止血药、消炎止血粉和抗生素等。⑤喷雾器上药：常用药物有土霉素、磺胺嘧啶、呋喃西林、己烯雌酚等。

【操作步骤】

（一）备齐用物,携物品至床旁,核对患者床号、姓名、住院号;告知阴道或宫颈上药的目的、方法、效果及预后,以取得患者的理解和配合。

（二）了解患者的诊断、年龄、婚姻状况,评估意识状态、阴道炎或子宫颈炎症的程度,是否处于月经期、妊娠期,既往用药史,过敏史以及心理状态,对药物的认知程度等。

（三）嘱患者排空膀胱,协助患者仰卧于检查床,取膀胱截石位,协助患者脱去对侧裤腿,盖在近侧腿部,对侧腿用盖被遮盖,暴露会阴,臀部垫橡胶中单1块和一次性臀垫1块。

（四）上药前应先行阴道灌洗或擦洗,用阴道窥器暴露阴道、宫颈后,用无菌干棉球拭去宫颈及阴道后穹窿、阴道壁黏液或炎性分泌物,以使药物直接接触炎性组织而提高疗效。

（五）戴无菌手套。

（六）根据病情和药物的不同性状采用以下四种方法：

1.阴道后穹窿塞药：常用于治疗滴虫阴道炎、阴道假丝酵母菌病、老年性阴道炎及慢性宫颈炎等患者。根据阴道炎的不同类型选择溶液先行阴道灌洗或冲洗，蘸干，再将药物放于阴道后穹窿处。也可指导患者自行放置，在临睡前清洁双手或戴指套，用一手示指将药片或栓剂向阴道后壁推进至示指完全伸入为止。为保证药物局部作用的时间，宜睡前用药，每晚1次，10次为一疗程。

2.局部用药：局部所用药物包括非腐蚀性药物和腐蚀性药物，常用于治疗宫颈炎和阴道炎的患者。

（1）非腐蚀性药物：阴道假丝酵母菌病的患者常用1%甲紫或大蒜液，每日1次，7～10 d为一个疗程；急性或亚急性子宫颈炎或阴道炎的患者常用新霉素、氯霉素。用棉球或无菌长杆棉签将药液涂擦阴道壁或子宫颈。

（2）腐蚀性药物：用于治疗慢性宫颈炎颗粒增生型患者。①将无菌长杆棉签蘸少许20%～50%硝酸银溶液涂于宫颈的糜烂面，并伸入宫颈管内约0.5 cm，然后用生理盐水棉球擦去表面残余的药液，最后用干棉球吸干，每周1次，2～4次为一疗程。②用无菌长杆棉签蘸20%或100%铬酸溶液涂于宫颈糜烂面，如糜烂面乳头较大者可反复涂药数次，使局部呈黄褐色，再用无菌长杆棉签蘸药液插入宫颈管内约0.5 cm，并保留约1 min。20～30 d上药1次，直至糜烂面乳头完全光滑为止。

3.宫颈棉球上药：适用于子宫颈亚急性或急性炎症伴有出血者。操作时，用阴道窥器充分暴露子宫颈，用长镊子夹持带有尾线的宫颈棉球浸蘸药液后塞压至子宫颈处，同时将阴道窥器轻轻退出阴道，然后取出镊子，以防退出阴道窥器时将棉球带出或移动位置，将线尾露于阴道口外，并用胶布固定于阴阜侧上方。嘱患者于放药12～24 h后牵引棉球尾线自行取出。

4.喷雾器上药：适用于非特异性阴道炎及老年性阴道炎患者。各种阴道用药的粉剂如土霉素、呋喃西林、己烯雌酚等药均可用喷雾器喷射，使药物粉末均匀散布于炎性组织表面上。

【知识拓展——不同药物剂型的用药方法】

①涂擦法：长棉签蘸取药液，均匀涂抹在阴道或宫颈病变处。②喷洒法：将药粉撒于带线大棉球上，暴露宫颈后将棉球顶塞于宫颈部，然后退出阴道窥器，线尾留在阴道口外。③纳入法：凡栓剂、片剂、丸剂可由操作者戴无菌手套后直接放于阴道后穹窿处，或将药片用带线大棉球顶塞于宫颈部，线尾留在阴道口外。④自行放置法（指导患者）：临睡前洗净双手或戴指套，用一手食指将药片或栓剂向阴道后壁推进至食指完全伸入为止。

（七）上药结束后脱去手套，协助患者穿好衣裤。

（八）整理用物，用物按无菌原则处理，告知患者相关注意事项。洗手，记录。

【护理要点】

（一）应用非腐蚀性药物时，应转动阴道窥器，使阴道四壁均能涂上药物。

（二）应用腐蚀性药物时，要注意保护好阴道壁及正常的组织。上药前应将干棉球或纱布垫于阴道后壁或阴道后穹窿，药液只涂于宫颈病灶局部，避免药液灼伤其他正常组织。药液涂好后，立即如数取出所垫棉球或纱布。子宫颈如有腺囊肿，应先刺破，并挤出黏液后再上药。

（三）棉签上的棉花应捻紧，涂药时向同一方向转动，以防止棉花落入阴道内难以取出。

（四）采用带尾线大棉球上药者，应告知患者于放药 12～24 h 后牵引尾线自行取出。

（五）应用阴道栓剂上药者应在临睡前或休息时上药，以避免起床后脱出，影响治疗效果。

（六）经期或阴道流血者不宜阴道给药。

（七）用药期间禁止性生活。

（八）未婚女性上药时应避免使用阴道窥器，应使用长棉签涂药或戴上手套后用手指将药片推入阴道内。

（九）指导患者保持会阴清洁卫生，用药期间可使用卫生巾或护垫，以保持衣裤清洁，遵医嘱按疗程规范用药，随意减少用药次数会降低疗效并产生耐药性。

（姜　雪）

第三十一章 护理伦理

第一节 基本概念

一、道德与伦理

医学伦理学以医学领域中的道德现象和道德关系为自己的研究对象。中国古代的"道德"一词,主要指人与人之间的行为原则和规范的总和,也兼指个人的道德行为、思想品质和修养境界。西方的"道德"(morals)一词最早起源于拉丁文的"moralis",其单数"mos"指个人的性格和品性,复数"moles"指风俗和习惯。在近代汉语中,"伦理"引申为习俗、品性、思想等。西方的"伦理"(ethics)一词源自希腊语"ethos",是一种有关"辨别对与错的行为素养"。尽管伦理和道德的词源、含义不尽相同,但它们是相通的。

二、护理道德与护理伦理

护理道德是社会一般道德在护理实践领域中的特殊体现,是护理人员在护理领域内处理各种道德关系的职业意识和行为规范。

护理伦理(nursing ethics)是制约护理行为的一系列道德原则,包括护理人员与病人、病人家属、医护同仁,以及整个社会的关系,它也用来制约医疗行业的道德义务。护理伦理是护理专业人员的专业伦理(professional ethics),是社会舆论要求护理专业人员必须遵守的职业道德。

每个行业都有自己的职业道德和伦理,护理是以治病救人为目的的社会活动,其服务对象是人,因此,研究护理道德和护理伦理就有着更重要的意义。

护理道德与护理伦理既有区别又有联系。护理道德是护理伦理的基础。护理伦理是护理道德的系统化与理论化,并且它反过来又促进良好的护理道德的形成与发展。因此,护理伦理学又是研究护理道德关系的一门学科。护理伦理学的研究对象包括:护理人员与患者及其家属之间的关系,护理人员之间、护理人员与其他医务人员之间的关系,护理人员与护理学科发展之间的关系。

(姜　雪)

第二节　相关理论

生命论、义务论、功利论、美德论都是护理伦理理论的重要组成部分。所不同的是,生命论从人的生命价值定位,而义务论、功利论和美德论则从精神层面彰显人生命的主观诉求。义务论和功利论着眼于行为的善恶,而美德论强调的不止是行为,还着眼于行为的动机,即遵循道德准则行动者的人。生命论、功利论与义务论解决我们应该做什么的问题,美德论则是解决我们应该成为什么样性质的人的问题。

护理美德论是指护理人员在工作中应具备的职业道德品格,主要内容包括护理人员的护理道德认知与观念、护理道德意识和信念等。护理美德论的具体内容有护理同情、善良、仁爱,护理关怀和帮助,护理勤奋与公正、诚实、谦和、果断、信用等护理道德素质。美德论适用于对护理学生专业精神的培养,更适合作为护理学生教学中道德教育的理论基础。当其他利益与严肃的道德规范发生碰撞时,只有潜移默化的道德教育,才能使天平倾向于道德规范。道德教育最适当的时机就在于护理人员学历教育阶段,一旦将这种德性内化为一个人的品性,那么无论护理人员的专业技能和理论水平上升到什么层次,公众的利益都会得到保护。

(姜　雪)

第三节　护理道德的基本原则、规范和范畴

护理道德的基本原则、规范和范畴是护理伦理学研究的重点对象与核心内容。其基本原则与规范是指导护理行为的准则。

一、护理道德的基本原则

护理道德的基本原则指护理人员在护理工作中处理人与人之间、个人与社会之间关系时所应遵循的根本指导原则。它统帅护理道德规范和范畴,是衡量护理人员道德水

平的最高道德标准。

1981年全国第一届医学伦理学学术会议上确立了社会主义医学道德的基本原则："救死扶伤,防病治病,实行社会主义人道主义,全心全意为人民的健康服务。"护理是医学的一部分,医学道德的基本原则自然也适用于护理。

二、护理道德的基本规范

护理道德规范是护理人员在实践过程中应遵循的行为准则,是协调护理人员与病人、其他医务人员及社会之间关系的行为标准,也是评价护理人员职业道德的具体标准。国际护士协会在1953年7月国际护士大会上通过的《护士伦理学国际法》就是国际性的护理人员道德规范。中国卫生部1981年10月8日颁发的《医院工作人员守则》及1988年12月15日颁发的《医务人员医德规范及实施办法》也提出了护理人员的道德规范。护理道德规范主要表现在以下几个方面。

(一)爱岗敬业、自尊自强 护理职业是一项平凡而又崇高的事业。护理人员只有热爱护理职业,不断深化对护理工作内涵的认识,才能更好地为社会人群服务。

护理工作在社会中承担着重要的角色,它关系到社会的发展、民族的繁衍和广大人民群众的身心健康,护理人员应该充分认识到自己的职业价值,并敬重自己的职业。

随着传统的以"疾病"为中心的生物医学模式转变为以"人"为中心的现代医学模式,护理学的内涵得到了进一步的提升,作用也越来越凸显出来,护理人员不仅是护理活动的执行者,还是健康教育者、健康协调者、健康咨询者以及病人利益的维护者。护理人员应视病人为整体,从身体和心理上关心爱护病人。这就要求护理工作者不仅具备扎实的护理基本知识、理论和技能,而且需要学习护理伦理学、护理心理学、美学以及社会学等相关学科的知识,同时,还应具备良好的沟通和表达能力,从而为患者提供优质护理服务。

(二)尊重病人、关心病人 尊重病人,爱护关心病人是护理人员最基本的道德要求,护理人员应把救死扶伤,防病治病,全心全意为病人服务作为自己的最高职责。

首先,要尊重病人,即尊重病人的生命价值,尊重病人的人格和权利。人的生命价值是由其生命质量决定的,护理人员在工作过程中必须努力提高病人的生命质量,无论从生理还是心理上,都应该采取最佳的措施,减轻患者的痛苦,使他们更有勇气面对困难、战胜疾病,从而更好地回归社会。病人的权力,包括平等的医护权利、知情同意的权利、要求保守秘密的权利等,护理人员应对患者一视同仁,不论贫富地位、远近亲疏,都应以诚相待；在医疗护理中，对于病人的隐私，护理人员应负有保守秘密的义务，绝不能随意泄露或当众议论。护理人员应充分尊重患者的以上权利，成为病人权力的忠实维护者，这也是建立良好护患关系的前提。

其次，要关心体贴病人。护理人员应适当移情，设身处地体谅病人患病的痛苦，看病的艰难和治疗带来的一系列身体和心理的伤害和打击，以最优的服务态度和技术为病人提供治疗和护理。南丁格尔曾说过："护士必须有一颗同情的心。"护理人员只有真正地走进病人的心里，与患者产生共鸣，才能更好地为病人服务。

（三）认真负责、技术求精　以病人为中心，一切为了病人的利益是护理工作的出发点与归宿，护理工作直接关系到病人的安危，来不得半点疏忽。在道德要求上：护理人员必须以高度的责任心对待工作，谨慎细心，严格执行"三查七对"，严防各种差错事故；严格遵守护理的各项规章制度和操作流程；严密实施各项护理操作，做到及时准确。同时，还应培养敏锐的观察能力，及时发现病情变化并报告医生解决问题。护理人员还应有批判性的思维，辩证地执行医嘱，这也是对病人认真负责的一种表现。

精湛的护理技术也是对护理人员职业道德的基本要求，护理人员应在保证不增加病人痛苦的基础上，努力熟练掌握各项护理技术操作，不断积累经验，从而更快捷高效地完成护理工作。随着现代医疗和护理的不断发展，许多医学诊断治疗新技术的应用，康复医学、社区护理和家庭病房的兴起，护理工作的内容和范围也在不断地扩大，护理人员在这种医疗大环境下更应该不断地学习，完善相关的知识结构，自我提高，从而适应社会的发展，满足患者的需要。

（四）热忱服务、乐于奉献　护理的本质就是照顾，在护理实践过程中满足病人的各种需要，热忱服务正是这一本质的具体体现。护理人员应全心全意为病人服务，在生活上悉心照料，在治疗上以精湛的技术为病人提供服务，在心理上给予病人最大的安慰。特别是对待老年病人、危重症病人、婴幼患儿、精神病人，应给予更多的关心和照顾，要耐心解释，细心观察患者的病情变化和心理反应，及时发现问题，解决问题。

在提倡文明服务的今天，护理人员还应发扬乐于奉献的精神，把解决病人的痛苦放在首位，不怕脏不怕累，不辞辛苦，不厌其烦，全心全意为人民的健康服务。

（五）举止端庄、言语文明　护士是白衣天使，是美的化身，这是社会给予护理人员的高度肯定。护理人员的言行举止是体现护理道德的主要途径，端庄的举止，文明的用语是拉近护患关系的重要桥梁。

端庄的举止要求护理人员在上班时衣帽整齐，精神饱满，态度和蔼，不勾肩搭背，不打闹，遇到同事或熟悉的病人要主动礼节性示意或问候。护士站、坐、行要稳重、端庄、大方、优美。仪容上应自然大方,切忌浓妆艳抹,不宜涂染指甲,也不宜佩戴耳环、戒指或手镯等。

文明的用语有利于护患之间的交流沟通,并且可以对大脑皮质起保护作用,使病人机体减少潜能的消耗并增强防御能力,因此,护理人员应针对不同的病人、根据不同的场合和不同的情景,采用不同的语言,使病人感到亲切愉快。

(六)互尊互学、团结协作　随着现代医学的发展,护理工作与其他部门的联系也越来越紧密,如行政管理和后勤保障部门等,这就要求护理人员除了和病人及病人家属建立良好的护患关系外,还应与医务人员、管理人员、实验技术人员等建立良好的合作关系,在工作中应相互尊重,相互理解和支持,密切配合,协调一致。在护理人员之间,大家既是同事又是兄弟姐妹,更应该相互尊重,相互关心,营造一个和谐的、温馨的工作氛围,从而为护理质量的提高和护理人才的健康发展创造有利条件。

三、护理道德的范畴

范畴(category)是构成一门学科的基本概念。在哲学中,范畴是指在实践基础上,人们对客观事物和客观现象的本质属性及其关系的概括和反映。护理道德范畴就是对护理道德的本质属性及关系的概括和反映。护理道德原则及规范是护理道德范畴的基础,决定了范畴;同时范畴又反映和体现了原则及规范。范畴是原则和规范的细化和个体化,原则和规范通过范畴发挥作用。如果说原则和规范是对护理人员道德的外在约束,那么范畴就是护理人员的内在自我约束与道德愿望。护理道德范畴的内容有以下几方面。

(一)权利　病人的权利是指作为一个病人"角色",应该得以行使的权力和应享受的利益。尊重病人的权利,是护理道德的重要基础之一。病人的权利主要有:

1.平等享有医疗护理的权利。《中华人民共和国民法通则》中规定:"公民享有生命健康权。"求生存健康的愿望是每个人的基本权益。一旦人的生命和健康受到了疾病的威胁,病人有权继续生存,有权获得医疗和护理救助,任何医务人员不得拒绝病人的求医要求。

另外,任何人享受医疗护理的权利是平等的。唐代孙思邈曾说过:"若有疾厄来求救者,不得问其贵贱贫富,长幼妍媸,怨亲善友,华夷愚智,普同一等,皆如至亲之想。"因此,医务人员对待病人应一视同仁,保证医疗权利人人平等。

2.知情同意的权利。在医疗护理过程中,病人有获得关于自己疾病的病因、严重程度、治疗护理措施等情况的权利。对病人进行侵入性的或存在风险的操作前必须征得患者和患者家属的同意,并签字。病人也有提出医疗护理意见并得到答复,以及要求解释医疗费用等监督医疗护理过程的权利。

此外,病人还有要求医护人员为自己隐私和病情保密的权利,以及因病免除一定社会责任和义务的权利。

(二)义务 义务是指个人对社会、对他人应尽的责任。在伦理学上,义务与责任、职责、使命是同等意义的。

护理道德的义务范畴,指的是护理人员在其职业活动中,对患者、对同行、对社会应尽的责任,它是依靠人们内心信念、习惯、意志自觉地履行的,没有明显的强制作用。同时,护理道德中的义务总是以或多或少的自我牺牲为前提的。

护理道德的义务要求主要有:第一,热爱护理工作,忠于护理事业;第二,防病治病,认真为患者进行医疗护理;第三,为患者进行医疗护理服务应以不讲有无代价、有无报偿为前提;第四,把对患者个人尽义务同对社会尽义务统一起来。

(三)良心 良心是指人们对是非、善恶、荣辱、美丑的内心深刻认识和感受,是对所负道德责任的内心感知和行为的自我评价和自我意识,它具有稳定性和自觉性的特点,并且良心是人们道德的"自我法庭",人们在选择和评价自己的行为时受着良心的指导。

护理人员的良心,是护理人员在履行对病人和对社会的义务过程中形成的道德责任的自觉认识和自我评价能力,它要求护理人员在任何情况下,都忠实于病人,在工作中一丝不苟,具有慎独的精神;良心还要求护理人员忠于护理事业,具有为事业献身的精神;同时,道德良心还要求护理人员忠实于社会,不收取病人的任何礼品,不受贿,自觉维护白衣天使的美好形象。

(四)情感 情感,是人们内心世界的自然流露,是对客观事物和周围环境的一种感受反应和态度体验,它是心理学和伦理学的重要范畴。道德情感,是指在一定的社会条件下,人们根据社会道德原则和规范,去感知、评价个人和他人行为时的态度。

护理道德情感的基本内容:第一是同情心。护理人员应有扶危济困的同情心,对患者的不幸和痛苦产生共鸣,真正理解患者,从而对他们的愿望和要求给予大力支持和热情帮助。第二是责任感,这是高层次的情感内容。护理人员应把护理工作看作是自己应该履行的崇高职责,并升华成一种道德情感,从而全身心地投入到护理工作中去。第三是理智感,指的是护理人员对患者的情感是建立在理智和科学的基础上。对患者的关心、照顾必须是在医学科学允许的范围内进行,对患者不合理的要求不迁就,不徇私情。

(五)审慎 审慎即周密而谨慎。护理道德中的审慎是指护理人员在医疗护理行为前的周密思考与行为过程中的谨慎、认真、细心的一种道德作风。审慎是护理人员对病人和对社会的义务感、责任感、同情心的总体表现。

护理审慎的要求:第一,护理诊断要审慎。护理人员在接触病人的过程中,应详细了解患者的病情,仔细全面地收集资料,通过周密的分析和思考对病人做出正确的诊断。第二,护理语言要审慎。护理人员的语言要求是小心、严密、准确,护理人员通过语言可以向患者传递健康知识,安慰鼓励患者,从而使患者树立战胜疾病的信心。护理人员不应对患者言语粗鲁,这是不负责任的表现。第三,护理技术操作要审慎。护理人员是通过一系列的护理技术操作向病人提供护理服务的,护理人员在操作上应该不断地积累经验,提高操作技术水平。随着医学的进步和发展,越来越多的高端仪器应用于临床,护理人员应该不断地学习,刻苦钻研,秉承严谨、认真负责的态度,为患者提供高效的、高质量的护理服务。

(六)荣誉　荣誉是同义务密切联系的道德范畴,指人们履行了社会义务之后,受到道德上的表扬、奖励和赞许。

护理人员的荣誉指为病人身心健康贡献自己的智慧和力量并得到社会的公认和赞扬,个人也得到了良心上的满足和自我内心的欣慰。

护理道德荣誉观的基本要求是:第一,以病人为中心,为患者、为社会服务,是护理人员衡量荣誉的标准。护理人员应该把患者的利益和社会的利益放在第一位,对他人服务越多,贡献越大,从而获得的荣誉也就越大。第二,正确处理个人荣誉与集体荣誉的关系。护理人员应把个人荣誉归功于集体,看作是集体对自己的鼓励和鞭策。第三,在荣誉面前应该谦逊。

(姜　雪)

第四节　护理人际关系伦理

一、护患关系中的道德

(一)护患关系的基本内容　护患关系是在特定的条件下,护理人员通过医疗、护理等活动与病人建立起一定联系的人际关系。狭义的护患关系是指护理人员与病人的关系;广义的护患关系是指护理人员与病人及家属、陪护人、监护人的关系。护患关系中的道德是指协调护患关系所遵循的行为准则和要求,它是护理关系中最主要的内容。护患关系的内容可归纳为技术与非技术两方面的内容。

护患关系中的技术交往是指在实际的护理措施的决定和实施当中,护理人员和病人的相互关系。如护士给病人打针、发药、换药等。在这种技术关系中,护理人员通常是专业的,有一定医学知识和技能的,占有主动地位的内行,而病人多半是缺乏医学知识和技能的外行,处于相对被动的地位。技术关系极为重要,它是非技术关系的基础。

非技术关系是指护患双方由于社会的、心理的、教育的、经济的等多种因素的影响,在实施医学技术过程中所形成的道德、利益、法律、价值等多种内容的关系。

1.道德关系:是非技术关系中最重要的内容。在护理实践当中,虽然护理人员和病人双方所处的地位、环境、利益以及文化教育、道德修养不同,可能在治疗上存在一定的矛盾,但双方都应该尊重对方的人格、权力和利益,以一定的道德原则规范约束自身的行为。

2.利益关系:指护患双方在相互关心的基础上发生的物质和精神利益方面的关系。护理人员的利益主要表现在两个方面:一是护理人员在为患者服务中消耗的脑力劳动和体力劳动而得到的补偿如工资等经济利益;二是护理人员通过对患者的服务而逐渐积累的经验和技能。患者的利益主要表现在支付了医药费的同时,满足了其解除病痛,恢复健康的需求。

3.法律关系:护理人员从事护理活动和患者就医都受到法律的保护。对于患者而言,其得到合理诊治等权利若受到侵犯,且造成一定不良后果的,病人或家属有权诉诸法律以维护自身权益。同样,对于护理人员而言,在护理活动中,若受到患者或家属的辱骂、殴打等,法律会对其当事人进行制裁。

4.价值关系:价值关系是容易被人们忽视的一种关系。护患双方在治疗护理过程中相互影响、相互作用,都体现了为实现人的价值而做出的努力。护理人员运用自身的知识和技能为患者提供医疗服务,减轻患者的痛苦,从而体现了护理人员的个人社会价值。而患者在恢复了健康重返社会的同时,也实现了个人的社会价值。

(二)护患关系的三种模式 护患关系的模式是在护理人员与病人的接触中产生出来的,是根据病人的需要提出来的。1976年,美国学者 Szasy 和 Hollander 提出了医患关系的三种模式,这种医患关系模式也同样适用于护理关系。护患关系一般来说有以下三种模式。

1.主动-被动型:这是护患关系中最古老的方式。护理人员对病人的护理处于绝对的主导地位,而病人则处于完全被动的、接受的从属地位。这种模式对处于危重休克、昏迷、失去知觉和意识障碍的患者,以及婴幼儿等某些难于表达自己主观意志的病人,无疑是适当的。但对于大多数有清醒的自主意识的患者来说,就不应忽视患者的主观能动作用,反而应鼓励患者参与进来,鼓励病人表达自己的意志和想法。在现代医疗护理中,一般不采用此种模式。

2.指导-合作型:这种模式在护患关系中普遍存在。这种模式认为护患双方在护理活动中都具有主动性。病人的主动是以执行和配合护士的指导为基础的,护士的权威在护患关系中仍然是决定性的作用,但病人可以充分表达自己的意志和需要,同时对治疗效果提供多种信息。在这种模式下,护患关系比较融洽,有利于提高诊治效果。比起主动-被动型的护患关系模式,指导-合作型关系前进了一大步,值得提倡和推广。此种模式适用于急诊患者、术后恢复期患者及有部分自理能力的患者。

3.共同参与型:这种模式指出护患关系是双向的,在医疗、护理的过程中,护理人员与患者具有大致同等的主动性和权利,共同参与护理措施的决策与实施。此时,患者可向医护人员表达自己的治疗效果,从而进一步帮助医护人员做出正确的诊治,提高诊断的准确性、预见性和治疗的有效性,对提高改善护患关系也会起到积极的作用。因此,我们应该大力提倡这种平等合作的护患关系。此种模式多适用于长期慢性病病人和受过良好教育的病人。

(三)护患关系中的道德要求　护患关系的道德作用在于协调护理人员与病人的关系,建立指导-合作型、共同参与型模式,从而提高护理质量。良好的护患关系道德不仅能调动病人的积极性和争取病人的合作,而且能直接影响病人的心情和应激状态,使病人从不良的心理状态转化为良好的心理状态,从而提高治疗效果。因此,在护患关系中对护士提出应有的道德要求,提高护士的道德责任是十分必要的。

1.尊重和爱护患者:这是护患关系道德最基本的道德要求。护理人员与患者接触最多,交往机会也最多,护士的举止行为和态度都会对患者无论在身体上还是心理上产生深刻的影响。而尊重爱护患者无疑是对患者精神和心理上最大的鼓舞。

(1)尊重患者的人格:在任何情况下,护理人员都应尊重患者的人格,不应侮辱诋毁患者,不能乘人之危追求个人不道德的目的。

(2)要尊重人的生命价值:生命对每个人来说只有一次,护理人员应该充分地尊重患者的生命价值。无论患者的疾病轻重,有无传染性,还是预后好坏,护理人员都应认真负责,不能有半点懈怠。

(3)尊重患者的权利:护理人员应该尊重患者的各项权利:平等的医疗护理权利、知情同意的权利、获得有关医疗信息的权利、保守个人秘密的权利和因病免除一定社会责任和义务的权利,时刻牢记自己是患者权利的忠实维护者。

2.同情与关心患者:护理工作创始人南丁格尔曾提出一条原则:"护理要从人道主

义出发,着眼于病人。"患病给患者带来了极大的痛苦,身体和心理受到双重打击,护理人员应同情关心患者,用温暖的语言和行动给患者一点慰藉,鼓励患者,增加患者战胜疾病的信心,给患者以无微不至的照顾,全心全意地服务于患者。

3.精心与热忱服务:护理人员应该同时具备良好的思想道德素质和精湛的技术以及相关的学科知识,才能为患者提供优质的护理服务。护理人员要始终饱含热情,以认真负责的工作态度,一丝不苟,不怕脏不怕累,热情主动地服务于患者。

4.积极为患者做好健康指导:随着社会的发展和人类的不断进步,人们对健康的需求越来越多,从而赋予了护理人员更多的责任,使护理工作的内容在不断地扩大,其中,健康指导越来越受到人们的重视。护理人员对患者的健康指导主要有以下3种。

(1)常规指导:即患者初入院时,护理人员应该热情地接待病人,并做好入院环境介绍、作息制度等各项指导,使患者感受到家庭般的温暖。

(2)疾病指导:即护理人员针对患者的疾病对其进行一系列的健康教育,包括疾病知识,如疾病的发生发展、自我病情监测以及用药知识等。

(3)心理指导:即护理人员对患者在住院期间存在的心理问题,运用心理学的相关知识,对患者进行疏导,从而排除患者的各种消极情绪,以利病情向积极的方向发展。

(四)护理人员与家属关系的道德要求　护理人员除了与患者有着紧密的联系外,与患者家属也有着一定的间接联系。护理人员与患者家属是团结协作的关系,在患者住院期间共同协助患者,为患者服务。患者家属通常对患者的疾病情况和心理状态比较了解,护理人员可以通过患者家属间接了解患者病情。处理与患者家属关系的道德要求如下。

1.尊重:护理人员在尊重患者的同时也应该尊重患者家属。护理人员面对患者家属的担心、焦虑以及对治疗的疑问,应耐心地指导和解释。对患者提出的合理要求,应该尽量满足。如果因条件受限而不能满足患者家属的需求,护理人员也应做好解释工作,而不是一味的否定或置之不理,态度冷漠。

2.知情:患者家属有权知道患者的病情,护理人员应对患者家属适当地介绍患者所患疾病的情况,如病人的病情、治疗、护理、预后等,以求得到其家属的配合,共同提高治疗和护理效果。

3.宽慰:患者家属是患者至亲的人,面对患者的疾病,看着自己的亲人遭受痛苦,患者家属难免情绪低落,焦虑不安。护理人员在密切观察患者病情变化的同时,也应留意患者家属的心理状态,及时进行干预,这对患者的心理也会产生间接的积极影响。若遇到不幸失去亲人的家属,护理人员更应表示同情,并尽量宽慰家属。

4.虚心:在患者住院期间,护士与患者、患者家属接触最多,对于患者家属提出的一些意见,护理人员应虚心听取,有的意见对患者的治疗极有价值,有的意见可能会避免一些医疗事故的出现。同时护理人员应主动向患者家属征求意见,不断改进护理质量。

二、护士与其他医务人员之间的道德关系

在整个医疗护理过程中,护理人员除了要搞好护患关系外,还必须围绕护患关系这个中心搞好医护关系,医务人员之间必须加强合作,同心同德、相互支持才能有利于提高诊治水平和护理质量。

(一)护士与医生之间的道德关系　医生和护士是与疾病作斗争的同盟军,他们之间的配合是最多也是最紧密的。两者在医疗中是完全平等的,只是社会分工不同而已。医生主管诊断和制订治疗方案,护士负责执行医嘱,观察患者病情,为患者提供护理服务,但他们又有着不可分割的联系,医生与护士必须紧密配合,相互协作才能使患者达到最佳的诊疗效果。医护关系的道德原则如下。

1.要相互尊重和信任:医护之间的平等性,是指双方要充分认识对方的工作职责和作用,承认对方工作的独立性和重要性。医护是相互尊重,相互支持,相互配合的平等关系。护士在治疗过程中,接触患者的机会最多,对患者的病情比较了解。通过细致的观察,护理人员还能及时发现问题,特别是患者的病情变化以及治疗用药效果。医生应该重视护士提出的疑问和合理意见,及时地修改治疗方案。同时,护士也要尊重医生,主动协助医生工作,认真执行医嘱。

2.要相互协作和谅解:医护之间的相互协作有利于高质量地完成诊疗工作。医护人员在制订各自的诊疗护理方案时,都应考虑对方的情况,多替对方排忧解难。对彼此出现的一些差错,要善意地指出,而不能袖手旁观,相互责备。对于疑难病例的讨论,医生护士都应参加,这是一个相互学习的过程,同时也有利于更加全面地掌握患者的病情。

3.要相互制约和监督:维护病人的利益是医护关系最重要的道德原则,医生护士要共同努力保护病人的生命安全,严防差错事故。在诊疗活动中,医生护士应相互制约和监督,坚持批评与自我批评,纠正不良的医疗行为和作风。

(二)护士与护士之间的道德关系　护理人员之间建立良好的护际关系,是圆满完成护理任务,提高护理质量的基础。护士之间是同事、同志和兄弟姐妹,在工作中应该相互尊重、相互帮助、密切配合、团结一致,发挥团队协作精神;在学习上应相互鼓励、交流经验共同提高,低年资的护士应主动虚心向高年资的护士学习,学习她们宝贵的护理临

床经验和熟练的护理技术,高年资的护士应给低年资的护士树立良好的榜样,对工作认真负责,并应关心爱护体贴年轻护士,多鼓励肯定她们;在生活中要相互关心、真诚相处。只有这样,才能形成一种良好的工作氛围,同时也利于稳定护理团队,让护士在辛苦工作的同时能感到一丝温暖。

(三)护士与医技科室人员之间的道德关系　护士与医技科室人员之间的关系也是平等团结协作的关系。护理人员应该熟悉各医技科室的工作特点和规律,相互配合、相互支持,为临床提供及时、准确的诊疗依据。遇有疑问时,护理人员应主动沟通联系,把问题澄清,而不应让患者跑来跑去。

(四)护士与行政、后勤人员之间的道德关系　现代医院管理已由经验化走向了科学化、系统化、信息化。医疗技术设备要不断更新,客观形势要求行政管理人员、后勤工作人员要把医疗任务放在首要位置,协调好各类医务人员之间的关系。

护理人员要客观反映临床一线的需要,要求行政人员解决实际问题,同时要充分理解行政人员的压力和难处,大力支持他们的工作。遇到矛盾的地方应友好协商,相互尊重,相互理解,以最佳的方式解决问题。

对待后勤人员,护理人员要尊重他们的劳动。后勤工作是医院工作顺利有序开展的重要支持,它负责物资仪器设备、生活设施的提供和维修,也是护理工作有效运转的重要保证。护理人员应充分认识他们工作的重要性,尊重后勤人员,尊重后勤人员的劳动成果,遇到问题及时与他们取得联系,并支持他们工作的顺利完成。同时,后勤人员也应当树立为患者和工作人员、为医院全心全意服务的思想,保证后勤工作有效完成。

(姜　雪)

第五节　护理实践伦理

一、基础护理伦理

(一)基础护理　基础护理包括护理基本理论、基本知识和基本技能,是各专科护理的共同基础,是各护理人员必须掌握的基本技能和知识。目标是为病人提供一个接受治疗的最佳身心环境。

(二)基础护理伦理原则　基础护理伦理是护理人员在实施基础护理的过程中应该遵循的准则和规范。

1. 虚心踏实,安心本职工作:基础护理平凡、琐碎、繁重,却有很强的科学性,基础护理是否到位对病人的康复有很大影响。不愿意做基础护理,认为基础护理"没有什么技术含量",看不到基础护理重要性的护士就不是一个称职的护士。在南丁格尔的《护理札记》中详细阐述了通风、清洁、床褥等基础护理对于病人的重要性,"……他们得到的不仅仅是舒服和放松。实际上他们的感觉正好反映了把一直粘在皮肤上的有害物质清除掉后,皮肤和身体都能够重新获得相当大的生命力。因此,护士必须要十分注意病人的个人卫生,而不应该借口说所有的个人卫生的清洁工作不过只是让病人舒服一点而已,从而不做这样的工作或者是延误为病人清洁个人卫生。"

2. 细心观察,认真谨慎:下面一个案例说明细节的重要性。

患者张某因颅脑外伤由外院转入进一步治疗。入院时,张某处于浅昏迷状态,留置胃管,气管切开。林护士在给张某入院评估时发现痰液为暗红色,性质稀薄,痰液量中等。经过向患者家属询问,得知患者在入院前两天几乎未鼻饲,这引起林护士的注意。于是马上检查张某胃管的位置、回抽胃液。经过林护士判断,胃管位置合适,但是回抽的胃液是暗红色。林护士立即向主管医生汇报了张某的病情,张某得到了及时的诊断和处理。

基础护理虽然不像有些工作那么容易体现业绩,但就是在细微之处更考验护士是否称职。除了上述的案例,还有无数的实例已经告诉我们,很多时候,正是护士的细心观察及时发现病人病情变化,才挽救了病人生命。南丁格尔在《护理札记》中这样定位细心观察的重要性:"仔细准确观察的习惯本身不能带给我们能干的护士,但是没有仔细准确的观察我们将会在所有的职责领域中都不称职。"基础护理,虽然不像有些技术那么深奥,但是我们护理工作的对象是人,基础护理的好坏直接影响着病人的健康、生命安危。这就要求护士执行每一个技术操作时都要严格遵守操作规程和医院的规章制度,坚守"慎独"精神,每一步都必须准确无误,保证每一个护理技术的安全性,做到认真负责,一丝不苟。

3. 热情服务,文明有礼:基础护理工作繁杂、辛劳,不论有多累,护理人员都应保持精神饱满、热情和蔼、文明礼貌,细心、耐心为病人服务。

二、整体护理伦理

(一)整体护理 整体护理是以病人为中心,以现代护理观为指导,以护理程序为基础框架,对病人实施身心整体护理。整体护理的目标是根据病人的生理、心理、社会、文化、精神等多方面的需要,提供适合病人的最佳护理。

（二）整体护理的伦理原则

1.以人为本,促进健康:整体护理改变了过去针对疾病的护理,强调身心整体的护理,促使护理伦理学也改变了过去的只针对病人自然属性、病人生命的护理道德。它要求护理人员在处理与病人关系时,必须树立"以病人为中心"的指导思想,把服务对象视为"整体的人",从病人的生物的、心理的、社会文化的需要出发,根据病人实际需要,主动安排护理措施,全面考虑护理措施。不仅如此,整体护理要求护理行为不仅要有利于病人的利益,而且要有利于人类的利益和社会的进步,这是中国"救死扶伤,防病治病,实行社会主义人道主义,全心全意为人民服务"的护理道德基本原则的要求与体现。

2.爱岗敬业、积极主动:整体护理以护理程序为基础,强调自觉地运用护理程序对病人进行动态的、系统的评价,"评估、诊断、计划、实施、评价"如此循环,积极发现病人的健康问题,及时解决。整体护理要求护理人员不再是被动地、单纯地执行医嘱,完成护理操作,而是发挥主观能动性,有计划、有目标、系统地进行护理工作。护理人员要积极承担起运用护理程序的科学方法为病人解决问题的责任,根据病人的身心问题制订出切实可行的护理计划,并实施计划,评价并及时更新护理措施,保证护理质量。

3.独立思考、个体化服务:整体护理认为,人是一个系统,是一个与外界环境不断发生联系和作用的开放系统,疾病的发生既有生理的因素,也有心理、社会因素的参与。这就要求护理人员具有独立思考及评判性思维的能力,针对病人的不同特点、文化背景、生活习惯等影响病人健康的诸多因素进行认真、具体地分析,结合病人的身心状况进行综合思考,具体问题具体分析,提出护理问题,并制订个体化的护理措施,实现恢复和保持病人健康的目的。

4.刻苦钻研、精益求精:整体护理要求的"全人护理"对护理人员的素质提出了更高的要求,护理人员除了在职业道德、身心健康等方面要达到标准外,还要在业务水平上不断完善自我,不仅具有过硬的理论知识、娴熟的操作技能,敏锐的病情观察能力,良好的人际沟通能力和协作能力,还要掌握管理学、心理学、社会学等人文社会科学知识。勤奋学习、不断进取是整体护理模式对护理人员提出的要求,也是每位护理人员追求个人价值和自我完善的必备道德品质。

三、护理管理伦理

（一）护理管理　世界卫生组织将护理管理定义为:"护理管理是为了提高人们健康

水平,系统地应用护士潜能和有关其他人员或设备、环境和社会活动的过程。"护理管理的任务是研究护理工作特点,找出规律,运用科学的理论和方法对护理工作进行管理;目的在于提高护理质量、护理工作效率、效果,对病人实施安全、有效、及时、完善的护理。

(二)护理管理的伦理原则

1.以病人为中心:随着医学模式的转变和社会对护理保健需求的增加,护理的工作重点从以疾病为中心转变为以病人为中心。同时为适应新的经济体制,医疗服务的模式也逐渐由以医院、医务人员为中心转变为以病人为中心的模式。把病人利益放在首位,病人至上,为病人提供优质护理服务是当前医院护理工作的道德原则。医院的规章、规范的制订和执行也要树立一切为病人服务的信念。

2.把护理服务质量放在首位:如果说水是生命之源,那么质量就是医院的生命。卫生部2009年医院管理年活动的主题就是"以病人为中心,以提高医疗服务质量为目标"。护理质量管理是为了保证和促进护理服务质量能够达到安全护理、促进病人健康的质量要求所必需的管理,当与其他利益发生矛盾时,护理服务质量至上。

3.经济效益与社会效益兼顾:"医乃仁术",社会主义医学道德的基本原则是:"救死扶伤,防病治病,实行社会主义人道主义,全心全意为人民的健康服务。"治病救人是医学的天然本性、伦理本性,因此,护理管理应坚持兼顾经济效益与社会效益的统一,获得经济效益必须以取得社会效益为前提。在当前的医疗体制下,医院的社会效益与经济效益是统一、相互依存的,社会效益是医院的最终价值目标,而经济效益是医院实现社会效益的动力与手段。离开社会效益谈经济效益,医院就失去了原本的价值目标,而离开经济效益谈社会效益,医院就失去了发展的动力和手段。必须坚持社会效益第一,病人利益第一的原则。

4.以人为本:护理管理的对象包括人、财、物等许多内容,最核心的是人。以人为本是现代医院管理的根本原则,所谓"以人为本"的护理管理,指在管理过程中以护理人员为出发点和中心,围绕着激发和调动其主动性、积极性、创造性展开的,以实现护理人员与医院共同发展的一系列管理活动。护理人员是医院管理的客体,同时也是医院实施护理服务的主体。促进护理人员的发展才能从根本上促进护理服务质量的提高。在护理管理中注重"以人为本",就应重视护理人员的价值,维护其尊严、权利,实施人性化管理,为其创造良好的工作和发展环境。

四、临终护理伦理

(一)临终关怀 在医学界中,临终是指临近死亡的生命过程。临终病人在接受治疗性或姑息性治疗后,病情仍然继续恶化,尽管意识还清醒,然而各种征象已显示生命即将完结。临终关怀(hospice care)指由医生、护士、心理学家、社会工作者、宗教人员和志愿者等多学科、多方面人员组成的团队提供的对晚期病人及其家属的全面照护,其宗旨是使晚期病人的生命质量得到提高,能够无痛苦、舒适、安详和有尊严地走完人生的最后旅程;同时,使晚期病人家属的身心健康得到保护和增强。临终阶段,以治愈为主的治疗转为以对症疗法为主的照料,病人的生活几乎全靠护士昼夜的护理。护士是临终护理的重要角色。

(二)临终护理伦理原则

1.尊重临终病人的权利:临终病人虽已进入临终期,但只要他没有进入昏迷状态,他仍然有思维、情感,仍有自主权和维护个人利益的权利。所以,护理人员要尊重和维护临终病人的权利和利益。尊重临终病人的自主权,如尊重病人参与自我决策的权利,尊重晚期病人和家属的宗教信仰,尊重其合理选择,满足其合理要求。维护病人的各项权利,工作人员应懂得临终病人和其他病人一样,也具有平等医疗权、知情同意权、获得医疗信息权、要求隐私保密权等;当临终病人意识清醒、能够自己行使权利时,医护人员要尊重病人的选择。

2.提高临终病人的生活质量:尽管即将死亡是临终病人不可改变的事实,但是临终病人也有生活,只不过是一种特殊类型的生活。正确认识、识别临终病人正在经历的心理时期,帮助和疏导临终病人正确面对死亡,提高临终病人的生活质量是临终护理的目标之一。及时为病人做好生活护理、心理护理、控制疼痛,给病人提供一个安静、安全、整洁的环境。尊重病人的生活习惯,当病人尚能够自理时,应尽量帮助他们实现自我护理,以增加其自主生活的乐趣,提高生活质量。

3.尊重临终病人的人格,维护其尊严:病人的个人尊严不应该因为生命的即将结束或已经结束而被剥夺,无论病人是否还有意识,都要像对待其他病人一样维护其尊严。临终关怀的先驱桑德斯博士曾经有过这样一段讲话:"你是重要的。因为你是你,直到你活到最后一刻仍是那样重要。我们会尽一切努力帮助你安详逝去,但也尽一切努力令你活到最后一刻。"尊重临终病人的生命,只要病人存活一天,其生命就有价值,就要竭力做好照护工作。

4.重视临终病人家属,耐心服务:病人家属面对亲人处于濒死状态、经历着丧亲之痛,处于心理的应激时期。护理人员要理解家属此时的心情,只要是合理的要求、能办到的,应尽可能给予满足。尽心尽责照顾好病人,让家属放心。对于未成年或成年之无意识病人的医疗,应重视病人家属的意愿。

五、精神科病人的护理伦理

(一)精神科病人的特点　精神科病人是一个特殊的群体,病人的精神活动失调、紊乱,丧失自知力和自制力。在护理精神科病人时,护理人员除了要具备精神科病人的护理知识和技能外,更需要具有高尚的道德品质。

(二)精神科病人的护理伦理原则

1.尊重病人:1977年第六届世界精神病学大会一致通过的《夏威夷宣言》中指出:"把精神错乱的人作为一个人来尊重,是我们最高的道德责任和医疗义务。"尊重病人的人格和权利,不能因精神病人由病态思维导致的异常举止、粗暴行为而忽视对病人人格的尊重。对病人的合理、正当要求应尽量给予满足;对需要病人配合治疗的措施应尽量给予解释,讲道理;不轻易约束患者,除非治疗需要。

2.隐私保密:世界医学会《日内瓦宣言》(修订版)中规定:"我会尊重病人告诉我的一切秘密,即使病人已经死去。"保护病人隐私是任何病人都享有的权利,精神科病人也不例外。精神科患者病情复杂,由于治疗护理的需要,护理人员需要详细了解病人的个人经历、家庭情况、婚姻状况等诸多涉及个人隐私的资料。对病人的隐私保密是护理人员应当遵循的基本职业道德,是护患之间相互信任的基础,是对病人的尊重,也是对个人人格的尊重。违背了这一原则,会破坏护患之间的信任关系,更严重的是会影响患者的治疗护理和康复。

3.宽容正直:精神科的病人由于思维情感的紊乱、行为失常,有的患者由于幻觉、妄想的驱使,可能发生言语不敬、毁物伤人的行为,此时护理人员应该保持头脑冷静,提醒自己,他们是病人,其言行都是疾病所致,不可冲动回击,要做到打不还手,骂不还口。这才是宽容正直的道德境界。

六、传染科病人的护理伦理

(一)传染科病人的特点　传染科病人心理负担重,除了担心疾病恢复及预后,还担心亲人、朋友、社会对自己的看法。陌生的住院环境以及隔离治疗可能会带给病人孤独感、自卑感。传染科病人大多需要不同种类的隔离治疗,消毒隔离的规章制度除了需要监督护理人员严格遵守外,还需要病人及其家属的配合,这给病房的管理带来了较高的要求。传染科护理人员时刻接触传染病人,尽管有消毒隔离措施,但是受感染的机会仍高于其他科室,这就要求护理人员必须具备无私奉献的高尚道德情操。

(二)传染科病人的护理伦理原则

1. 认真负责:这里的每一个病人都是传染源,护理人员必须严格执行消毒隔离措施,以科学的、严谨的态度实施预防、消毒隔离和护理。不能有一丝马虎,既是对自己负责,更是对其他病人及社会负责。

2. 无私奉献:唐代孙思邈之《大医精诚》,被誉为是"东方的希波克拉底誓言"。他指出作为一名优秀的医务人员,不光要有精湛的医疗技术,还要拥有良好的医德。"凡大医治病,必当安神定志,无欲无求,先发大慈恻隐之心,誓愿普救含灵之苦……不得瞻前顾后,自虑吉凶,护惜身命。"在1998年抗击洪水、2003年抗击非典型肺炎、2008年汶川地震、2020~2021年抗击新冠肺炎时,那些无私无畏、冲锋在前的医务人员用自己的实际行动、用生命诠释了何谓"大医精诚",何谓"无私奉献"。

3. 尊重病人:尊重病人,例如,护理人员不能歧视、疏远患有 AIDS 的病人,不管病人患的什么疾病,为何患该病,都应该一视同仁,给予无私的照护,这是作为一名护士应该具备的道德情操。

(柳正丽)

第六节　护理科研伦理

一、护理科研

护理科研是用科学的方法反复地探索、回答和解决护理领域的问题,直接或间接地指导护理实践的过程,是提高人的生命质量和价值的一种护理实践活动。护理科研除了同其他科学研究一样,具有探索性和创新性等一般特点外,还具有实用性、复杂性、多学科性的特点。

(一)实用性　护理行业的服务性特点及以病人为中心护理模式的发展,决定着护理研究的最终目的是能够提高护理服务质量,促进病人健康;研究起点始于病人,最终成果又用于病人,而人不仅具有生物学属性,更具有众多的社会属性,因此护理研究不能用单纯的生物医学规律、模式去推理分析,还必须用心理学、社会学的规律去说明,一切要从病人的实际出发,而又实际运用于病人。

(二)复杂性 护理科研的研究对象是人,而人是生物学属性和社会属性的统一体。护理科研除了需要有护理学的知识以外,还必须运用心理学、社会学等许多人文领域的学科知识进行综合分析研究。同时,人体在躯体、心理上的差异较大,所处的环境、条件也不同,致使我们在一个病人或一种疾病上总结的经验不能应用于每一个病人或每一种疾病上。这就要求研究工作必须对这些差异进行严谨的分析,采用科学的方法总结概括。再者,护理科研很少能在实验室进行,研究直接涉及病人,必须遵守伦理原则,所以很多科研干预都无法实施,而以调查分析、总结经验为主。

(三)多学科性 随着医学模式及整体护理模式的发展,社会对医疗护理要求的不断提升,学科发展的相互渗透,无论是在理论上还是在实践上,护理的概念、内容、要求都发生着很大变化。护理科研日益丰富与深入,与医学、人文相关学科的交叉研究日益增多。

二、护理科研伦理原则

护理科研伦理是科研工作者的行动指南,是保证护理科研沿着健康方向发展的重要条件。护理科研应遵循的伦理原则如下。

(一)科研动机端正 1996年国际护士节主题为"通过护理科研促进健康",护理科研是为了提高护理服务水平,改善护理服务质量,归根结底,其目的就是维护和促进人民群众的身心健康。如果护理科研不是为了上述目的,而是为了个人或小集体的名和利,就违背了护理科研的伦理原则,是决不允许的。

(二)实事求是 尊重科学、实事求是是护理科研最基本的准则。任何护理科研项目,它的每一个步骤、每一个数据都应该尊重事实,只有这样才能保证科研的意义,才能达到探索护理科学真谛的目的。"失之毫厘,谬以千里",科研来不得半点虚假,历史的教训告诉我们,对科研数据、材料的任何有意无意地歪曲、篡改、捏造都是弄虚作假的行为,严重违背了护理科研伦理,最终导致的就是使人民的生命健康受到威胁。坚持实事求是,还应该诚实守信,尊重同行的科研成果,坚决杜绝剽窃行为,参考别人成果或文献时,应该表明出处。

(三)团结协作 科学包括护理科学都是人类共同的事业和财富,任何一个重大的科研工程、项目及其突破都是集体努力的结果。护理科研的复杂性、艰巨性、多学科性决定了光靠个人努力,科研工作很难顺利开展。科研工作者只有坚持团队合作、相互支持、相互帮助,才能不断提高护理科研水平。

三、人体研究护理伦理的相关原则

人体研究,通常是指直接以人的活体作为受试对象,用科学的试验方法,有控制地对受试对象进行观察和研究,以判断假说真理性的实践活动。其中受试者既可能是病人,也可能是健康人。医学的进步与人体研究密不可分,为了促进人类健康,必须进行人体研究。但是,人体研究要符合科学的规律与伦理要求,才能避免给人类带来风险与损害。近几十年来,人体研究中保护受试者的权益越来越受到重视,当人成为研究对象时,其研究方案必须经过伦理委员会的仔细审查,以确保研究对象的权益能够得到最大的保护、避免伤害。目前,严重违反护理伦理的研究已不多见,但是如果研究者缺乏护理研究的伦理知识,就容易出现研究设计违背护理伦理的情形。《纽伦堡法典》(The Nuremberg Code)是第二次世界大战后提出的第一个人体试验的国际性伦理法则。1964年世界医学会提出的《赫尔辛基宣言》是关于人体试验的第二个国际文件,比《纽伦堡法典》更加全面、具体和完善。1993年,国际医学科学组织委员会(CIOMS)制订了《人体生物医学研究国际道德指南》(Interna- tional Ethical Guidelines for Biomedical Research Involving Sub - jects),2002年8月曾给予修订,该准则遵守《赫尔辛基宣言》,同时,对涉及人类为受试者生物医学研究做了更为明确的规定。

四、人体研究护理伦理的考虑重点

(一)知情同意原则

案例:护士/病人在病房的对话。

护士:我们正在研究这种护理方法对您这种手术后康复的影响,您愿意参加吗?

病人:好啊,收费吗?

护士:不收费,您同意了就请在"知情同意书"上签字。

从护理伦理的角度看,这个案例存在的伦理问题主要是:护士没有向病人详细说明可能发生的各种不良反应及病人参加研究的利益和风险,没有向病人说明其享有的权利:拒绝和随时退出该研究,没有向病人承诺科研资料的保密性。

护理研究的知情同意是指研究对象有权知道关于研究的信息,并且充分理解这些信息,而且可以自由选择是否参与或退出研究。从完整意义上来说知情同意权包括:了解权、被告知权、拒绝权和同意权,是病人充分行使自主权的前提和基础。《赫尔辛基宣言》指出:参加研究的对象必须是自愿的,了解研究项目的情况。《人体生物医学研究国际道德指南》也指出:对于所有的人体生物医学研究,研究者必须获得受试者自愿做出的知情同意……免除知情同意被认为是不寻常的和例外的,在任何情况下都必须经伦理审查委员会批准。为了让研究对象在充分了解的情况下做出选择,研究者应该给予详细说明,包括研究的目的、方法、经费来源、任何可能的利益冲突、研究者所属机构、研究的预期收益以及潜在的风险和可能伴随的不便。在确信研究对象已了解研究情况后,研究者才能获取研究对象的知情同意书。

(二)隐私保密原则　隐私保密,具体来说就是研究对象享有隐私权、匿名权、保密权。研究者必须采取有效措施保护受试者研究数据的机密。《人体生物医学研究国际道德指南》指出:研究对象应被告知研究者须保守机密以及机密泄露的可能后果,其权利受到法律和其他规定的限制。

(三)避免伤害原则　在人体研究中,应该优先考虑研究对象的健康,其次才考虑科学和社会收益。研究对象有免于受伤害权。保护研究对象免于受到伤害是研究者的主要责任。每个涉及人体对象的研究项目的潜在风险都必须经过评估,凡是可能会对研究对象造成伤害的措施,都应避免。

(柳正丽)

第七节　现代医学护理学的伦理难题

随着现代生物医学科技的高度发展,医学界涌现出很多新诊疗手段和技术,一方面,这些新技术使得医学服务人类的能力大大提高,人们可以更有效地诊断、治疗和预防疾病,甚至能够操纵遗传基因;另一方面,这些高新技术的使用在造福人类的同时,也带来了许多生与死的伦理学难题,使人们面临前所未有的困难的选择和矛盾的心态。人们不禁思考:生命是神圣不可侵犯的吗？生命的尊严在哪里？生命的价值是什么？生命的质量如何衡量？新技术的使用是否有个限度？在生与死的重要关头,高新技术该如何取舍？

现代生物技术干预人的生命活动的适度性问题引起各国政府,和学者越来越多的关注和广泛的讨论,并逐渐成为全球性的伦理问题。这些伦理问题难以单纯地用传统的社会伦理或医学专业伦理去解释和回答。例如:辅助生殖技术带来的婚姻和家庭伦理问题,安乐死的伦理争论,器官移植涉及的伦理道德问题等。伦理问题是应该做什么(实质伦理学)和该怎么做(程序伦理学)的问题,科学技术是解决能干什么,而伦理学则是解决该干什么。所以,科学技术要以伦理学为前提和指导,否则违反伦理学,就有侵犯人权的倾向。

一、生命伦理学

生命伦理学(bioethics),也称为生物医学伦理学(biomedical ethics),是研究、探讨生命科学技术和医疗卫生保健中的伦理问题的学问。它最早被称为生物伦理学,兴起于20世纪70年代,由美国人波特在其《生物伦理学:通往未来的桥梁》一书中首先使用"生物伦理学"来探讨有关人口和环境的伦理问题,并把生物伦理学定义为用生物科学来改善生命的质量,从而更好地生存的科学,尽管他把应用科学和伦理学混为一谈。

生命伦理学是建立在现代生命科学发展的基础上的,它解决的是围绕如何对待生命、完善生命、发展生命,以及如何控制生命的质量和提高生命的质量而展开的一系列的伦理问题。生命伦理学不仅研究疾病的预防、治疗与恢复健康的问题,而且还研究发展生命、完善生命和提高生存质量的问题;不仅研究在疾病诊疗过程中,人与人、人与社会、人与自然的关系问题,还研究生命过程中产生的各种关系的道德原则问题;不仅研究权利义务和个人伦理问题,还研究功利、价值、公益与社会伦理问题。

生命伦理学的兴起,与传统医学道德观念发生了巨大的冲突。这种冲突首先表现在对生死观念的问题上,传统的医学道德观(生命神圣论)认为人的生命是神圣不可侵犯的,只有无条件地保护生命才是道德的,而生命伦理学则认为当代生物医学技术对生命的保护是有条件的,我们可以有条件地保护生命,亦可以有条件地接受死亡。其次,表现在道德观的变化上。传统的观念认为,医学伦理学的价值目标体现在生命的生物学价值;而生命伦理学追求的则是以人的自我价值和社会价值为前提的生物学价值和医学价值,要求把生命的尊严和神圣性与生命的价值和质量结合起来。最后,传统医学道德认为,医生与病人之间只有义务的关系,医务人员的高尚道德仅仅表现在对病人的尽职尽责上,只是对病人负责;生命伦理学不仅要求对病人本身负责,还同时要求对社会和人类负责。生命伦理学为医学伦理难题的解决提供了一个新的参照体系。

二、生殖技术中的伦理难题

辅助生殖技术(assisted reproductive techniques,ART)是指运用现代科学和医学技术及手段对配子(卵子和精子)、受精卵或胚胎进行人工操作,以达到受孕目的的技术,可以代替自然人类生殖过程中的某一步骤或全部步骤的生殖技术手段。包括人工授精、体外受精、无性生殖等。ART的应用给无数不孕不育的家庭带来希望和幸福,但是同时也带来了许多复杂和惹人争议的社会伦理问题。

(一)人工授精的伦理问题　人工授精是指用人工手段将精子注入母体生殖道使其受孕的技术。主要解决丈夫不育而妻子可以受孕而引起的生理、心理、家庭和社会等一系列问题。目前这一技术已广泛运用于临床,世界上人工授精出生的孩子已越来越多。所带来的伦理问题首先是人工授精制造出新的家庭婚姻关系矛盾,将以生育为结局的婚姻切断,将神圣的生育过程变成了生物学实验过程,从而破坏了婚姻关系。其次,人工授精冲淡了传统的血缘关系的纽带,采用社会供体者的精液发育而来的孩子存在提供一半遗传物质的生物学父亲和有抚养关系的社会父亲,在客观上造成了家庭血缘关系的复杂化。传统的亲子观念受到严峻的挑战。再次由于孩子是人工授精所生,作为一个社会个体,有权利得知自己的身世,由此而产生了如下问题,父母是否该告诉孩子? 在何时以何种方式告诉孩子人工授精的实情? 父母在告诉孩子前后应如何做好孩子的心理辅导?

(二)试管婴儿的伦理问题　首先,这与自然法则相悖。从人类进化的角度看,人类群体内存在部分不能生育的个体是其生育能力经受自然选择的必然结果。既然如此,用人工技术手段使其生育后代,是否与自然法则不相吻合? 通过人工的方式干预自然生殖是否与传统生殖相悖?

其次,它打乱了传统血缘关系、家庭伦理观念。第一代试管婴儿实验是从有生殖器官功能障碍的母体内取出卵子,与其丈夫的精子在体外受精,然后移植回原母体子宫内发育成熟,其中没有夫妻之外的人参与,因此,应当说是没有什么伦理道德问题的。但在其后来的发展过程中却产生了很多伦理道德问题。如夫妻中在男方无法获取精子的情况下,运用其他男子精子与母体卵子实现体外受精,使其受孕,使得试管婴儿同时存在遗传学和法律上的两位父亲。如果一名提供者向若干受体母亲提供精子的现象发生时,由这些母亲生育的子女之间均为"同父异母"关系。他们之间完全有可能因互不知情而发生相互婚配,而由此产生的遗传上和伦理关系上的混乱是令我们难以想象的。同理,如若"借用子宫"也使得婴儿存在两位母亲,一位是遗传学上的母亲,一位是具有生养关系的母亲。这些都打乱了传统的血缘关系和家庭伦理关系。

三、器官移植中的伦理问题

器官移植是摘除一个身体的器官并把它置于同一个体(自体移植)或同种另一个体(同种异体移植)或不同种个体(异种移植)的相同部位(常位)或不同部位(异位)。器官移植是生物医学工程领域中具有划时代意义的技术,对于挽救终末期器官功能衰竭病人的生命具有重要意义。然而,器官移植产生的伦理道德争论和问题,直接影响了器官移植技术的应用和发展,特别是在中国器官移植工作中,来自伦理道德观念障碍造成供体缺乏显得尤为突出。第一个探讨器官移植伦理学问题的人是美国的肯宁汉(B.T.Cun - ningham),他在1944年所著《器官移植的道德》一书中,针对当时对器官移植的种种怀疑甚至责难,对器官移植的道德合理性做了肯定的论述。①活体器官移植的伦理问题:对活体器官移植,特别是以未成年人或利用再生育孩子作为供体的利弊评价有争论。②尸体器官移植的伦理问题:尸体器官移植面临着传统观念的束缚;当死者生前没有捐献遗体器官的意愿而又无反对表示时,能否将其作为供体;当涉及不同死亡标准时,如何确定和选择摘取器官的时机。③可供移植器官分配的伦理问题:在器官供不应求的情况下,器官如何分配?器官能否商业化?能否进行异种器官移植?④卫生资源配置的伦理问题:如何处理昂贵的器官移植与防治常见病两者之间的矛盾才能体现卫生资源宏观分配的公正合理性?

中国人体器官移植条例规定:

第一,捐献人体器官,要严格遵守自愿的原则。

第二,明确规定活体器官接受人必须与活体器官捐献人之间有特定的法律关系,即配偶关系、直系血亲或者三代以内旁系血亲关系,或者有证据证明与活体器官捐献人存在因帮扶形成的亲情关系。活体器官的捐献与接受需经过伦理委员会的审查。

第三:任何组织和个人不得以任何形式买卖人体器官,不得从事与买卖人体器官有关的活动。

第四:为确保医疗机构提供的人体器官移植医疗服务安全、有效,对人体器官移植医疗服务规定了准入制度。

(柳正丽)

第三十二章　心理护理

第一节　心理护理的基本概念和内容

一、心理护理概念

（一）心理护理的概述　心理护理是指护理全过程中,护理人员应用心理学的理论和技术,通过护患间的人际交往,积极地影响患者的心理活动,帮助患者在其自身条件下获得最适宜的身心状态。心理护理是护理心理学的一个重要组成部分,是护理心理学理论及方法在临床护理工作中的体现。

"患者的身心状态"并非仅与其疾病严重程度成正比,更主要取决于其自身的主观体验。"帮助患者获得最适宜身心状态"不同于"促进患者身心康复",它可涵盖所有患者,而"促进患者身心康复"却无法涵盖临终患者。

患者的适宜身心状态,并非恒定的绝对值,而是动态的相对值,它随时可因患者的病程及一切可能影响患者主观体验的因素而上下波动。虽然患者能够获得身心康复或其进程顺利与否,并不仅仅取决于护理方式,但护士却可以竭尽护理之手段,帮助各类患者获得最适宜身心状态。

心理护理概念有广义和狭义之分。广义的心理护理是指护士以良好的医德和服务态度,赢得患者的信赖与合作,使患者树立与疾病作斗争的信心和决心,促进疾病的早日康复。狭义的心理护理是指护士在护理过程中应用心理学方法,通过人际交往,以行为来影响、改变患者的认知,帮助患者达成最适宜身心状态的过程。

心理护理的广义、狭义概念,可将其简要地概括为3个"不":不同于心理治疗;不同于思想工作;不限于护患交谈。

（二）心理护理与心理治疗的异同　"心理护理"与"心理治疗"是两个有联系亦有区

别的不同概念。心理治疗侧重神经症、人格障碍等精神异常患者的诊治研究,主张运用心理学的理论和技术协同精神医学专业治疗精神障碍的患者。心理护理则更侧重精神健康人群的心理健康,强调对身心疾病患者、有躯体疾病而无明显精神疾病的患者及健康人群提供心理健康的指导或干预。

（三）心理护理与其他护理方法的异同　心理护理与其他护理方法有相同的实施对象——患者和(或)健康人群。它们共存于整体护理的新型模式。心理护理只有与其他护理方法紧密联系,才能充分体现其独特功能;只有更深入地依存、渗透、融会贯通于护理全过程,才能突显其影响患者心态的良好效用。但这两者也存在一定的区别,测量患者的心理状态及情绪特征,必须遵循心理学原理,使用依存心理学原理研制的测评工具;其他护理的方法学,需要依据物理学原理,采用以物理学原理设计的测量工具。

（四）心理护理在整体护理中的作用　在全方位的关怀与照顾的整体护理中,心理护理是其核心内容,主要体现在以下几方面。

1.心理护理是整体护理的核心成分:个体心理状态的优劣对其自身的健康水平具有直接的、决定性的影响。通过心理护理,给护理对象以良好的心理支持,鼓励他们以积极的心态战胜疾病或超越死亡,预防或减少其身心健康方面的损害,从而确保整体护理的目标得以顺利实现。

2.整体护理促进了心理护理的深入发展:心理护理要适应、支持或改革人的生命过程,促进个人适应内外环境,使人的生命潜能得到发挥。整体护理等新型护理模式为心理护理的开展提供了条件和机遇。随着整体护理的不断完善和成熟,心理护理的理论体系将进一步完善,心理护理的实践模式也将更为优化。

二、心理护理原则

（一）服务性原则　心理护理是护理工作的一部分,同其他护理工作一样具有服务性。

（二）交往性原则　心理护理是在护士与患者交往过程中完成的,交往有利于医疗护理工作的顺利进行,可以帮助患者保持良好的心理状态。

（三）针对性原则　患者在疾病的不同阶段可能会出现不同的心理状态,应根据患者的具体情况采取有针对性的对策。

（四）个体化原则　由于每个人先天素质、后天教育和训练、生活方式、社会经历等方面的差异,形成了自己独特的个性心理,护士应根据每个患者对疾病的认知、情绪以及行为等方面的心理反应,采取针对性的护理措施,对患者实施个体化的心理护理。

(五)启迪原则　应用心理学的知识及原理,启发患者表达自己的心理愿望,发泄自己的心理压力,并与患者一起讨论所面临的问题,使患者在护士的启发下自由选择自己所采取的措施。

(六)自我护理原则　护士应帮助、启发和指导患者尽可能地进行自我护理。心理护理中的自理原则体现在两个方面,第一,通过心理护理消除患者的心理依赖感,使患者达到最大限度的自理;第二,自理是心理健康的标志之一,鼓励患者在生活各个方面的自理,会促进患者的心理健康。

(七)心身整体原则　人是一个整体,躯体上的痛苦和不适,会影响到患者的心理状态,不良的心境也会加重躯体的不适感。

(八)支持原则　人在患病时,需要护士在心理护理过程中给患者以支持,并要求护士对患者的家属及相关人员进行教育和指导,使他们也能及时为患者提供适当的心理支持。

(九)动态与应变的原则　心理护理应遵循疾病发生、发展和转归的规律,把握好疾病在动态发展的各阶段患者出现的心理反应,及时调整心理护理的措施,灵活有效地运用心理学的知识与技能。

三、心理护理要素

(一)心理护理要素的内容　心理护理的基本要素,是指对心理护理的科学性、有效性具有决定性影响的关键因素,主要包括四个成分,即护士、患者、心理学理论和技术、患者的心理问题。心理护理的基本要素,是启动心理护理运转系统的前提条件。这四个要素相互依存,彼此相扣,其中任何环节的空缺,都会导致整个系统的运转失灵。

其他因素,如患者家属、医务工作者等,但这些因素一般只对心理护理的运转起到推动或干扰作用,并不直接对运转系统的启动具有决定作用。

(二)心理护理基本要素的作用

1.心理学理论和技术是科学实施心理护理的指南:临床心理护理的实施是否具有科学性,很大程度上取决于实施心理护理的护士能否较好地掌握借以指导临床实践的心理学理论和技能,这种心理学理论和技能是建立在清晰概念上的临床心理护理的新理论、新技术。

2.患者心理问题的准确评估是选择心理护理对策的前提："患者心理问题"指患者的心理状况不佳,轻者有心理偏差,重者有心理失衡或危机。护士清晰、准确地描述患者的心理问题,有助于其对患者的不良情绪状态实施调控。

评估患者的心理问题,应主要把握下列3个环节:确定患者主要心理反应的性质;确定患者主要心理反应的强度;确定导致患者负性心理反应的主要原因,如疾病认知、社会支持、人格特征或环境影响等。

3.患者的密切合作是有效实施心理护理的基础:心理护理的实施能否获得明显疗效,很大程度上取决于患者能否给予积极主动地配合,其主动权掌握在实施心理护理的护士一边。要使心理护理作用得到有效的发挥,首先护士必须维护患者的个人尊严及隐私权;其次,护士宜采用询问口吻和关切态度;再次,护士应尊重患者的主观意愿和个人习惯,包括考虑患者原有的社会角色,选择较适当场合,采取较为适宜的方式为患者实施心理干预。

4.护士积极的职业心态是优化心理护理氛围的关键:护士积极的职业心态为要素之本、要素之源。护士的职业心态越积极,其潜力就越容易得到充分调动,工作就越有主动性和创造力。

四、心理护理作用

(一)帮助患者接受患者的角色,以良好的心态对待疾病　患病是人身心受损的痛苦经历,一般患者在由健康人的各种社会角色转换为患者角色时会出现一系列的角色转换问题。因此,护士应通过应用相关的心理学理论及知识,转变患者的不良心理,使患者正确认识自己的疾病,以良好的心态接受疾病及患者角色。

(二)密切护患交往,使护士取得患者的信任　患者对护士的高度信任感是心理护理成功的关键。要想取得患者的信任,就要同患者密切交往,以缩短护患间的心理距离。

(三)能使患者熟悉医院环境,安心住院,积极配合诊治　心理护理主要目的之一就是要与患者住院求治的目的相和谐、相统一,所以心理护理应做到使患者尽快熟悉医院环境,消除患者陌生感及紧张、焦虑情绪,安心住院,积极配合诊治。

(四)帮助患者减轻或消除负性情绪　护士应帮助患者减轻或消除负性情绪,减轻患者的心理压力,调动患者的积极性,以利于患者的康复。

(五)可使患者学会自我护理,以求早日身心康复　在心理护理过程中,护士是患者的指导者,在疾病转归至治愈的任何一个环节,都离不开护士的精心照顾和指导。患者在与护士良好交往过程中,会逐步正确地领会诊疗和护理的意图,会积极配合医疗和护理、主动地做好自我护理,使自己的身心处于最佳状态。

(柳正丽)

第二节　临床心理评估内容与常用方法

一、心理评估的概念

(一)定义　心理评估是应用心理学的理论和方法对个体某一个心理现象进行全面、深入的客观描述。当为临床医学目的所用时,称为临床心理评估。

(二)意义　护士对患者进行心理护理评估是心理护理程序的第一步,其意义如下所述。

1.为医生提供患者的基础信息:患者治疗前的基础资料,包括个人基本信息(姓名、性别、年龄、文化)、个人史、既往史、治疗史、家族史及生活事件等,如果在医生临床干预前就充分获取,将提高医生诊断的效率和准确性。

2.对临床干预过程中的各种心理表现实施监测和提供信息反馈:患者的心理行为只有在其生活情景中才能最真实、充分地表现出来,因此,护士对患者进行充分、仔细地观察和监测将更好地提高治疗效率,如患者的情绪变化、日常应对方式、对疾病的态度、对治疗的信心、对生活的态度、对医生的信任等,或手术、药物干预后患者的心理行为变化等,信息反馈不仅能提高工作质量,而且可以为医生实施其治疗方案提供有价值的参考。

3.对疾病进行评估:当患者的一个治疗阶段结束时,对其情绪、认知、行为等的临床心理评估将有助于客观的反馈治疗效果。

4.为康复者提供健康指导:许多患者治疗结束后会产生一种脱离医生指导后的不安全心理,因而带来一些情绪上的波动,如担忧、焦虑等,其不良的生活习惯和有危害的应对方式也可能影响患者的进一步康复。此时,护士需要根据康复前期疾病的心理评估资料,为其制订针对性的康复方案,如对其生活、应对方式、环境影响、个人性格、情绪调控等进行健康指导。

二、心理评估的常用方法

（一）调查法　调查法是借助于各种问卷、调查表和晤谈等方式，了解被评估者心理特征的一种研究方法。调查方式可以采用一般询问、调查表或问卷形式，以及电话和信函方式进行。调查法的优点是使用方便，基本不受时间、空间限制，可以结合历史调查和现状调查两个方面，内容广泛而全面，且可以在短时间内获得大量资料。不足之处在于调查材料的真实性容易受到被调查者主观因素的影响。调查者不能确定被调查者是否真实地回答问题，因此可能导致调查结果的不真实。被调查者记忆错误也可能影响到调查结果的准确性。

（二）观察法　观察法是心理学研究中最基本的方法，也是心理评估的基本方法之一。评估者通过对被评估者的可观察行为表现，进行有目的、有计划地观察和记录而进行的评估。观察的途径可以是直接观察或间接观察。观察法的优点是使用方便，得到的材料比较真实而客观，对儿童和一些精神障碍者进行心理评估显得尤为重要，且观察结果可以为以后的研究指明方向。观察法的不足之处是观察法得到的资料只能说明"是什么"，而不能解释"为什么"，因此由观察法所发现的问题还需要用其他的方法做进一步的研究。

（三）访谈法　访谈法的基本形式是评估者与被评估者面对面的谈话方式而进行的评估。分结构式访谈、半结构式访谈和非结构式访谈。

1.结构式访谈：按照事先设计好的、有固定结构的问卷进行，有标准化的提问方法、顺序及记录方式。在结构式访谈中，访谈者对访谈的走向和步骤起主导作用。优点是谈话的内容有所限制，谈话的效率高。评估者主观因素的影响较小，得到的资料比较客观。根据统一的方法处理被评估者的回答，资料便于统计分析和交流。不足之处是缺乏灵活性，气氛死板，形成简单回答的局面，被评估者也可能感到不自在。

2.半结构式访谈：访谈者对于需要提出的问题或主题事先有一定的安排，对访谈结构有一定的控制，比如有一个粗略的访谈提纲。但后续问题的提出，可依据应答者的反应稍做调整，鼓励患者积极参与，提出他自己的问题。

3.非结构式访谈：无固定的访谈问题，或者所提问题无预先设计的程序，鼓励受访者发表自己的看法，主要依据访谈对象的回答及访谈者本人的临时插入进行访谈。非结构式访谈通常用来描述问题，如对价值观、信念等个人思想、经历、行为所隐含的意义等的描述,其目的是最大限度地了解受访者的个人信息。非结构式访谈中访谈双方以自然的方式进行交流。谈话是开放的,没有固定的问题和程序。优点是气氛比较轻松,且可以获得较为真实的资料。不足之处是在于访谈结果的信度和效度的确定性较差,聚焦困难,费时。

(四)心理测验法 心理测验是依据心理学的原理和技术,对人的心理现象或行为进行数量化测量,从而确定心理现象在性质和程度上的差异。在心理评估领域,心理测验占据着重要的地位。通过各种心理测验可以客观地对个体的心理状态、认知过程、情绪、意志、个性特征等方面进行评估。心理测验可以为心理评估提供巨大的帮助,但应用不当也会造成不良后果。因此,对心理测验的应用和测验结果的解释应当慎重,不可夸大和滥用,应当结合其他资料进行综合分析,以充分发挥心理测验的效力。

三、应用心理测验的一般原则

(一)标准化原则 所谓标准化原则是指测验的编制、实施、记分和测验分数解释程序的一致性。保证对所有被试者来说题目、施测条件、记分方法都相同,这样不同被试的测验结果才具有可比性,才能减少无关因素对测验结果的影响,保证测验结果的准确性和客观性。标准化也是提高信度和效度的有效保证。为了达到这项要求,使用者应用心理测验的过程中,要做到以下几点。

1.标准化工具:选择公认的标准化心理测验。

2.标准化指导语:所谓指导语一般是指对测验的说明和解释,有时包括对特殊情况发生时应如何处理的指示。它包括两部分,一种是对主试的,即指导测验的现场主持者如何实施测验;另一种是对被试的,即指导被测验者如何解答题目或对题目做出反应。在测验实施的过程中,要使用统一的指导语。

3.标准施测方法:要严格根据测验指导手册规定实施测验。某些心理测验是不限时的,如人格测验。但智力测验、特殊能力测验对时间多有明确要求。在多个分测验中,对测验顺序往往有固定的要求,不可随意更换测验的顺序。

4.固定施测条件:标准心理测验的指导手册中,对测验环境都有严格要求。应用心理测验时,必须完全遵守手册中的要求。如果测验中出现任何意外的影响因素,主试者都应当详细记录,在解释测验结果时也必须考虑这些意外因素的影响。

5.标准记分方法:记分时要完全按照测验使用手册的要求和标准答案,记分方法尽量客观化,有时可以使用机器记分以减少主观因素的影响。

6.代表性常模:常模是解释测验分数的标准。常模是否可靠决定了是否可以从测验中得到正确的结论,而得到可靠常模的关键在于选择有代表性的被试样本。

(二)保密原则 保密涉及两个方面,一是测验工具的保密,即关于测验的内容、答案及记分方法只有做此项工作的有关人员才能掌握,决不允许随意扩散,更不允许在出版物上公开发表。否则必然会影响测验结果的真实性。二是对测验结果的保密,这涉及个人的隐私权。有关工作人员应尊重受试者的权益。另外,保密原则也是对编制者辛勤工作的尊重。

(三)客观性原则 对实验结果的解释应当要遵循客观性原则。对结果的解释要符合受试者的实际情况。如何测试都不可能准确无误的测量个体的真实面貌,测量结果和真实情况之间总会存在一定的误差。不要依据一次心理测验的结果来下定论,尤其是对于年龄小的儿童做智力发育障碍的诊断,更要注意这一点。总之,在下结论时,评价者应结合受试者的生活经历、家庭、社会环境以及通过会谈、观察获得的其他资料全面考虑,以便做出准确的、全面的判断。

四、常用的心理测验与评定量表

(一)智力测验

智力是一种潜在的、非单一的能力,它是一种知觉、分析和理解信息的复杂的混合体。

智商(IQ):智商是智力的量化单位,它有两种,即比率智商和离差智商。

1. 比率智商 也称年龄智商,它是以一个人的年龄为参照尺度对智力进行测量。其计算公式是:智商IQ=智力年龄(MA)/实际年龄(CA)×100。比率智商有一定的局限性,因为人的年龄增长与智力发展并非平行,而且人和人之间有很大的个体差异,所以比率智商只限于16岁以下的未成年人。

2. 离差智商 它是用统计学中的均数和标准差计算出来的,表示被试者的成绩偏离同年龄组成绩的差距(以标准差为单位)。每个年龄组IQ的均值为100,标准差为15。这是根据测验分数的常态分配来决定的。计算公式是:智商(IQ)=(X−M)/SD+100。式中:X为某人实得分数,M为某人所在年龄组的平均数,SD为该年龄组分数的标准差。离差智商克服了比率智商计算受年龄限制的缺点,已成为通用的智商计算方法。

国际上通用的智力量表有比奈量表、韦氏量表(表32-1)和Kaufman儿童能力成套测验等。

表32-1　韦氏智力等级分类及比例

智力等级	智商范围	理论分布(%)
非常优秀	130以上	2.2
优秀	120~129	6.7
中上(聪明)	110~119	16.1
中等	90~109	50.0
中小(愚笨)	80~89	16.1
临界	70~79	6.7
智力缺陷	69以下	2.2

韦氏智力测验是在临床医学中最常用的是韦氏量表。韦氏量表包括成年人、儿童及学龄前3个年龄段。韦氏成人量表(WAIS),全部量表含有11个分测验。根据测验结果,按常模可换算出3个智商,即全量表智商、语言智商和操作智商。语言量表的分测验包括:知识、领悟、计算、相似性、背数、词汇。操作量表的分测验包括:数字、符号、填图、积木图案、图片排列、拼物。

（二）人格测验

人格测验是人格描述的一种方法。临床人格评估主要研究人格特征和类型与健康和疾病的关系。人格测验主要是对人格进行特征或划分类型的描述,没有量化单位。人格测验在临床中主要应用于诊断、咨询和心理治疗。

临床中常用的人格量表有明尼苏达多相人格调查表(MMPI);艾森克人格(个性)问卷(EPQ);16项人格因素问卷(16PF);罗夏墨迹测验和主题统觉测验等。

1. 明尼苏达多相人格调查表(MMPI)　是由美国明尼苏达大学的哈撒韦(Hatha - way)、麦金利(Mckiney)于20世纪40年代共同编制的。MMPI包括566个自我陈述式题目,与临床有关的题目多集中在399题之前,其中16个为重复题目。测验有14个量表,其中有10个临床量表和4个效度量表。临床量表包括:疑病、抑郁、癔症、病理性偏离、男性/女性化、偏执狂、精神衰弱、精神分裂症、躁狂、社会-内外向。效度量表包括:掩饰量表、稀少回答、校正装好和装坏的量表、不能回答。此量表的实施有一定的教育程度的要求,至少要有小学毕业或初中1~2年级的文化程度。量表的结果需将原始分转换成"T"分才有解释的意义。MMPI不仅是人格描述量表,也用于协助精神病的诊断工作。

2. 艾森克人格(个性)问卷(EPQ)　是英国心理学家艾森克(Eysenck)编制的,是目前国内外广泛采用的人格量表之一,有成年人和儿童两种。其中包括P、E、N3个分量表和L效度量表。P量表表示心理状态是否正常,E量表表示性格的内外倾向,N量表表示情绪是否稳定。L量表用来测定被测者的掩饰程度。在测验时被试者对每题回答"是"或"否",按照测定手册规定的标准进行记分,依据年龄及性别常模进行解释。

3.十六项人格因素问卷(16PF) 是由美国心理学家卡特尔(Cattell)教授1946年编制。他通过因素分析获得了16种人格的根源特质,他认为每一个人的人格都可以用这16种相互独立的人格特质加以描述,16PF就是测定这16种人格特制的量表。量表共有187个题目,适用于16岁以上的成人,该测验对了解个体的人格倾向、选拔人才和职业咨询等有一定的参考价值。该量表需通过粗分转换成标准分,然后参照不同常模剖图分布型来解释受试者的测验剖图意义。

4.罗夏墨迹测验(RIT) 是瑞士精神科医生罗夏(H.Rorschach)1921年设计编制的。多数学者认为罗夏墨迹测验是适用于成年人和儿童的良好的人格投射测验,主要用作异常人格的诊断。但是这种测验的技术复杂,训练要求高,掌握比较困难,费时甚多。RIT是由10张墨迹组成,其中5张是水墨图,另5张是全部或部分彩色墨迹图片。测验时将10张墨迹图片按规定的顺序逐一呈现给被试者,要求他看着图片说出他在图片上看到的事物,被试者尽可能地说出一种或几种事物,主试者根据他所说的东西进行记录,然后根据其反应,做出结果分析和评估。

(三)评定量表

临床常用的评定量表多为症状量表,大都是由具有丰富临床经验的心理学家和精神病学家根据大量的临床资料整理、设计编制而成的,是心理评估的重要工具。在选择评定量表时,首先要根据研究的目的选择信度、效率都比较高的量表。根据评定者的性质,可分为自评量表和他评量表。此外,每种评定量表都有一定的针对对象,选择时也要注意病种、年龄等条件。评定时间范围也需要注意。症状量表多为评定检查当时或过去1周或2周的情况,评定者应当明确所用量表的评定范围以免造成误差。

常用的临床评定量表有:简易精神状况检查(MMSE)、症状自评量表(SCL-90)、Hamilton抑郁量表(HAMD)、Hamilton焦虑量表(HAMA)和Achenbach儿童行为校核表(CBCL)等。

1.症状自评量表(symptom checklist 90,SCL-90) SCL-90是由90个常见心理症状的项目组成。该量表内容多,反映症状丰富,能比较准确评估患者自觉症状,故可以广泛应用于精神科和心理咨询门诊,作为了解来访者心理卫生问题的一种手段。也可以用于综合性医院,以了解躯体疾病患者的精神症状。

SCL-90包括9个因子,分别为躯体化、强迫症状、人际关系敏感、抑郁、焦虑、敌对、恐怖、偏执和精神病性。此外,有7个项目不能归入以上因子,一般将它们归入因子10"其他"中,主要反映睡眠和饮食情况。

(1)评定方法:每个项目均采用5级评分,没有反向评分项目。

没有:自觉无该项症状(问题)。

轻度:自觉有该项症状,但发生得并不频繁、严重。

中度:自觉有该项症状,对被试者有一定的影响。

偏重:自觉有该项症状,对被试者有相当程度的影响。

严重:自觉有该项症状,频度和强度都十分严重。

(2)统计指标

总分:将所有项目评分相加,即得到的总分。

阳性项目数:单项分≥2的项目数,表示患者在多少项目中呈现"有症状"。

因子数:将各因子的项目评分相加得因子粗分,再将因子粗分除以因子项目数,即得到因子分。

根据总分、阳性项目数、因子分等评分结果情况,判断是否有阳性症状及其严重程度,或是否需进一步检查。因子分越高,反映症状越多,障碍越严重。

2. 抑郁自评量表(self-rating depression scale,SDS)　由Zung于1965年编制,用于衡量抑郁状态的轻重程度及其在治疗中的变化。特别适用于综合医院,以发现抑郁症患者。

SDS分别由20个陈述句和相应问题条目组成。每一个条目相当于一个有关症状,按1～4级评分。评定时间为过去1周。

SDS主要统计指标是总分。20个项目的分数相加即得到原始粗分。以原始粗分乘以1.25,取整数部分即得到标准总分。记分时要注意量表中的反向评分题目。中国常模SDS总粗分分界值为41分,标准分分界值为53分。

3. 焦虑自评量表(self-rating anxiety scale,SAS)　由Zung于1971年编制,用于评定焦虑患者的主观感受。焦虑是心理门诊中较常见的一种情绪障碍,SAS已作为了解患者焦虑症状的一种自评工具。

SAS与SDS非常相似,它也含有20个项目,采用4级评分。评定时间为最近过去的1周。

SAS主要统计指标是总分。20个项目的分数相加即得到原始粗分。以原始粗分乘以1.25,取整数部分即得到标准总分。记分时要注意量表中的反向评分题目。中国常模 SAS总粗分正常上限为40分,标准总分的正常上限为50分。

(柳正丽)

第三节　一般患者的心理护理

一、患者角色与心理需求

(一)患者角色

1.定义:在社会人群中与医疗卫生系统发生关系,经医生检查证实确实患有某种疾病、伴有疾病行为、寻求医疗帮助的社会人群称为患者角色。

2.患者角色的特征:美国社会学家帕森斯(Parsons T.)1951年在《社会制度》一书中提到,患者角色的概念包括四个方面。

(1)患者可以从常态的社会角色中解脱出来,免除其原有的社会责任和义务。

(2)患者对陷入疾病状态是没有责任的。疾病是超出个体的自控能力的一种状态,也不符合患者的意愿,患者本身就是疾病的受害者,他无须对此负责。

(3)患者应该努力使自己痊愈,有接受治疗,努力康复的义务。

(4)患者应求得有效的帮助,并在治疗中积极配合,主要是寻求医生的诊治与医生合作。

3.患者角色的转化:人们期望患者的言行完全符合患者角色的要求,但在现实中,实际角色与期望角色常有一定差距。就是说,从患病以前的常态向患者角色转化,或者病后向常态转变,都有一个角色适应的过程,如果适应不良,往往导致心理障碍,而且可能进一步影响健康和生活。患者角色适应不良大致有5种类型。

(1)角色行为缺失:否认自己有病,未能进入角色。虽然医生诊断为有病,但本人否认自己有病,根本没有或不愿意识到自己是患者。

(2)角色行为冲突:患者角色与其他角色发生心理冲突。同一个体常常承担着多种社会角色。当患病并需要从其他角色转化为患者角色时,患者一时难以实现角色适应。

(3)角色行为减退:因其他角色冲击患者角色,从事了不应承担的活动。已进入角色的患者,由于更强烈的情感需要,不顾病情而从事力所不及的活动,表现出对病、伤的考虑不充分或不够重视,而影响到疾病的治疗。

(4)角色行为强化:安于患者角色的现状,期望继续享有患者角色所获得的利益。由于依赖性加强和自信心减弱,患者对自己的能力表示怀疑,对承担原来的社会角色恐慌不安,安心于已适应的患者角色现状,或者自觉病情严重程度超过实际情况,小病大养。

(5)角色行为异常:患者受病痛折磨,因悲观、失望等不良心境的影响导致行为异常,如对医务人员的攻击性言行,病态固执、抑郁、厌世,以至自杀等。

(二)心理需求 疾病不仅打破了人们正常的生活模式和生活状态,而且还改变着患者的心理和行为,它使患者对需要的关注焦点转移到自身。因此,患者和正常人相比,需要的重点存在着明显的不同。患者既有正常人的一般需要,又产生了与疾病有关的各种层次的心理需要和变化。主要包括以下几个方面。

1.需要尊重:一旦成为患者,原有的社会角色随之丧失或减弱。在新的环境中被认识、被尊重的需要变得更加迫切,自尊的需求更强烈、更敏感。在新的环境中他们需要得到别人的关心、体贴与尊重。若得不到满足,患者就会产生自卑感和无助感,甚至变为不满和愤怒。因此,医护人员要充分尊重患者的人格,使患者获得被尊重的感受,这对患者的康复有积极的意义。

2.需要接纳和关心:由于疾病的缘故,改变了患者原来的生活习惯和生活规律,当进入到一个陌生的医疗环境之中,会感到孤独、寂寞,并会产生强烈的归属感,比任何时候都渴望得到家庭、朋友、单位以及医护人员的支持、关爱和呵护。患者需要了解别人,也需要让别人熟悉自己,得到新环境人际群体的接纳。同时患者又放心不下家庭、单位的事情,很想了解这些情况。因此,医护人员应帮助患者尽快融入新的群体之中,主动和患者沟通,消除病友之间的陌生感,让患者在温馨和谐的人际氛围中感到温暖、有希望、有信心,情绪稳定,减少孤独和自卑心理,在宽松的环境下安心养病,接受治疗。

3.需要信息:住院后,患者脱离了原有的社会角色,其活动受到约束,原有的社会交往在不同程度上受到限制,出现了人际隔离的现象。由此患者便产生了强烈的与社会联系和交往的需要。一方面患者需要获得医院这一特定环境的大量信息。如医院的规章制度、治疗设备和医疗水平情况,还急于了解疾病的诊断、治疗、预后及医药费支付等方面的信息;另一方面,希望保持和原有社会环境的接触,了解工作单位及本人事业方面的信息,以及家人、亲朋好友在生活、工作等方面的信息,如不能得到这些信息,便会感到焦虑和茫然。总之,患者需要得到来自医院、社会、家庭等方面的信息和情感支持。提供这些信息不仅可以消除患者的疑虑,还可以避免消极情绪反应的产生。

4.需要安全:安全感是患者最普遍、最重要的心理需要。在疾病诊治过程中,往往会面临一些影响患者安全的因素。如交叉感染、放射线检查、用药后的不良反应、手术等。所以患者会格外重视自身的生命安全和医疗过程的安全。即人越是在安全受到威胁的时候,对安全的需要越强烈,这就是人在病情严重时,特别关注自身安全的原因。因此,医护人员对患者实施诊治、护理措施时,要向患者详尽解释说明每项工作的具体内容,让患者明明白白地接受诊治和护理,消除顾虑心理,以增强患者的安全感,给患者营造安全、可靠、放心的医疗环境。

5.需要和谐环境、适度活动和刺激:患者住院后,生活空间缩小了,一切活动都被限制在"白色"世界里。以往的工作、学习、生活规律和习惯都处于被动状态下,难免产生单调乏味感,进而发展成厌烦情绪。再加之疾病的困扰,更易产生度日如年之感。因此,患者不仅需要宽松和谐的医疗环境,需要安静舒适的医院生活,同时还需要适当的活动刺激,以调节和改善自己的心境。医务人员可根据医院的实际情况,提供必要的获得刺激的条件,可以组织和安排有新鲜感的娱乐活动。如下棋、欣赏音乐、收看电视、录像、自我保健知识宣传等,以此丰富住院患者的业余生活,使其以积极的心态接受治疗,促进健康。

二、常见的心理问题

患者一旦知道自己患了病,在心理上必然有反应,概括起来,患者易于产生如下各种心理活动。

(一)抑郁　抑郁是现实生活中较为常见的以情绪低落为特点的消极情绪反应,是患者因可能丧失和实际丧失而引起的闷闷不乐、压抑的消极心态。在抑郁状态下,表现为悲观失望、无助、冷漠、绝望等不良心境,并伴有消极的自我意识产生,如自我评价的下降、丧失自信心、有自卑感;在行动方面有活动水平下降、寡言少语。长期严重的抑郁对患者是不利的,抑郁一方面影响医生对疾病的诊断和治疗,另一方面也会降低患者的免疫力,从而引发新的疾病。

(二)焦虑　焦虑是人们过分担心发生威胁自身安全和其他不良后果时产生的一种心态。主要表现为经常或持续的、无明确对象或固定内容的紧张不安,或对现实生活中的某些问题过分担心或烦恼。这种紧张不安、担心或烦恼与现实很不相称,使患者感到难以忍受,但又无法摆脱,常伴有自主神经功能亢进,运动性紧张和过分机警。

(三)怀疑　患者的怀疑大都是一种自我消极暗示,由于缺乏根据,常影响对客观事物的正确判断。患病后常变得异常敏感,听到别人低声细语,就以为是在说自己的病情严重或无法救治,甚至曲解别人的好意,怀疑诊断的正确性,怕吃错药、打错针。有的凭自己一知半解的医学和药理知识,推断药物,推断预后。害怕药物的不良反应,担心偶尔的医疗差错或意外不幸降落在自己身上。身体某部位稍有异常感觉,便乱作猜测。如果严重偏执,甚至出现病理性的妄想。

(四)孤独 孤独感是与分离相联系的一种消极心理反应,也称社会隔离。主要是患者住院后,离开了家庭和工作单位,周围接触的都是陌生人。医生只在每天一次的查房时和患者说几句话,护士定时打针送药,交谈机会也较少,这样患者很容易产生孤独感。因此,在他们住进病室的第一天常有度日如年之感。他们希望尽快熟悉环境,希望尽快结识病友,还希望亲友的陪伴。长期住院的患者由于感到生活无聊、乏味,希望病友之间多交谈,希望有适当的文化娱乐活动,以活跃病房生活。社会信息剥夺和对亲人依恋的需要不能满足,是患者产生孤独感的主要原因。

(五)被动依赖 依赖是患者进入患者角色后产生的一种退化的心理和行为模式。患者进入患者角色之后,大都产生一种被动依赖的心理状态。这是因为,一个人一旦患了病,自然就会受到家人和周围同志的关心照顾,成为被人关照的中心。同时,通过自我暗示,患者自己也变得软绵绵的不像以往那样生气勃勃,变得被动、顺从、娇嗔、依赖,变得情感脆弱,甚至带点幼稚的色彩。只要亲人在场,本来可以自己干的事也让别人做;本来能吃下去的东西几经劝说也吃不下去;一向意志独立性很强的人变得没有主见;一向自负好胜的人变得没有信心;即使做惯了领导工作和处于支配地位的人,现在对医务人员的嘱咐也百依百顺。这时他们的爱和归属感增加,希望得到更多亲友的探望,希望得到更多的关心和温暖,否则就会感到孤独、自怜。

(六)否认 否认是患者怀疑和否定自己患病的心理状态,尤其是对癌症等预后不良的疾病,否认心理更为常见。明知自己患有癌症,却矢口否认,当他(她)看到病历上写的诊断时,还说经治医生写错了。有的医护人员对这种现象感到不可思议,实际上这正是某些患者应付危害情境的一种自我防卫方式。大量研究证明,一定程度的否认,对缓解心理应激是可取的,可以避免过分的焦虑与恐惧。

否认虽在一定程度上起自我保护的作用,但在许多情况下又起贻误病情的消极作用。例如,有的患者身患乳腺癌,自己却矢口否认,拒绝治疗,最后因延误治疗时机,癌转移而死亡。

三、不同年龄阶段患者的心理护理

（一）儿童患者的心理与护理　儿童患者的突出特点是年龄小，对疾病缺乏深刻认识，心理活动多随活动情境而迅速变化。因为他们注意力转移较快，情感表露又比较直率、外露和单纯，所以只要依据其心理活动特点进行护理，易于引导他们适应新的环境。儿童患者常见的心理活动特点有下列几方面。

1.分离性焦虑：儿童从出生时起，就在母爱的呵护下，形成了对周围环境的安全感和信赖感。一旦因病情需要而必须住院，儿童大都会恐惧、焦虑和不安，经常哭闹、拒食及不服药。心理学家认为，人体间的接触和抚摸是婴儿天生的需求。在医院里，护士对他们轻拍、抚摸及搂抱，会使患儿产生安全感，减轻焦虑心理。

2.情绪反应强烈：由于儿童患者病情急、变化快，又不善于表达，哭闹是最为突出的情绪变化，常常用哭声代表一切。所以要求护士要有高度的责任感，经常深入病房，善于从细微变化中发现问题，采取措施，防止突然事件发生。

3.恐惧：住院后，患儿离开了父母的陪伴，加之陌生的环境、陌生的面孔、陌生的诊疗措施，易产生生疏感。表现为：紧张、惶恐不安、沉闷、执拗、不合作、哭闹不止。为消除患儿恐惧心理，护士要多加鼓励，不要训斥和恐吓，要成为患儿的贴心人。病房应有玩具，护士要带领患儿游戏玩耍。提倡儿科护士不穿白大衣，穿一些带小花的衣服，以消除儿童患者的恐惧感，博得他们的喜爱。给患儿打针治疗时，要利用儿童注意力易被转移及喜欢表扬鼓励等特点，尽量减轻他们的疼痛感。儿科护士应有一颗慈母般的心，温暖、体贴、爱护那些受创伤的幼小心灵。

不同年龄的儿童个性差异极大，其心理特点也很不相同。因此，他们的心理状态只能从其言语和非言语行为（表情、目光、体态等）中仔细体会理解。所以，儿科护士是否懂得儿童心理学，应成为考核儿科护士素质的重要内容。

（二）青年患者的心理与心理护理　青年正是人生朝气蓬勃的时期，对于自己患病这一事实会感到很大的震惊。青年患者的心理特点主要表现在对工作、前途、恋爱、婚姻、学业等方面的心理顾虑。

1.否认：疾病初期患者只是猜疑，存在侥幸心理，甚至不相信医生的诊断，否认自己患病。有的患者表现为不在意，有的患者会上网搜索查询，希望找到自己没有患病的证据。护士不必强迫患者放弃否认，立即面对现实，因为大多数患者的否认过程会自然消失。护士可以严谨的工作态度,告知患者各种检查结果,肯定诊断的正确性,激发患者的遵医行为,主动配合治疗。

2.担心:患者担心疾病耽误自己的学习和工作,对自己恋爱、婚姻、生活和前途有不利的影响。有的青年不愿意把自己的病情告诉自己的同事或同学。护士要针对青年患者的不同心理状态,实事求是地将病情及转归告诉他们,引导他们正确处理个人问题,消除其对疾病的错误认识,并帮助解决一些实际问题,使其坚定战胜疾病的信心,主动配合治疗;同时,有计划地组织开展娱乐活动,活跃文化生活,使患者身心愉快,早日康复。

3.紧张急躁:青年人一旦承认有病,就会变得紧张急躁,希望能迅速好转,事事询问:为什么打这个针、吃这个药?病程需多长?有无后遗症等。护士应体谅和理解患者,耐心细致地做好解释工作,帮助患者树立对疾病的科学态度。

4.情绪强烈:青年人情绪特点是强烈而不稳定。若病情稍有好转,他们就盲目乐观,往往不再认真执行医疗护理计划,不按时吃药。但患者如果得知病程较长或有后遗症,就会自暴自弃、悲观失望,情感变得异常抑郁而捉摸不定。由于疾病的巨大挫折,他们会出现严重的精神紧张和焦虑,甚至导致理智失控,产生自杀念头,发生难以想象的后果。护士要采取有效的心理支持的方法,帮助患者减轻压力,树立信心,降低焦虑。对症状严重的患者,要予以关注,做好相应的调试。也可以把青年人安排在同一病室,他们在一起可激发生活的乐趣,并消除孤独感。

由于青年患者的心理活动错综复杂、易变化,所以护理人员必须密切注视、预防可能发生的后果,要注意多给予心理支持,循循善诱,耐心疏导。

(三)中年患者的心理与心理护理　一般认为,中年是人生历程中最值得回首寻味的年代。在这个时期,中年人的社会角色比较突出,既是家庭的支柱,又是社会的中坚力量,这个时期患病,患者的心理压力较大。

1.恐惧、焦虑:当他们受到疾病折磨时,心理活动尤为沉重和复杂,他们担心家庭经济生活,牵挂着老人的赡养和子女的教育,又惦念着自身事业的进展和个人成就等。对中年患者的心理护理,一是要劝导他们真正接纳疾病并认真对待疾病;二是使患者认识到,治疗疾病是当务之急,身体恢复健康是家庭和事业的根本。

2.孤独、寂寞:患者患病之前多为家庭生活的支柱,工作的主力,但患病时间一长,就会失去原来的心理平衡。患者希望得到亲人的安慰、朋友的帮助、同事的关心,使其不感到孤独、寂寞。人际关系的亲密感增加,可使患者心理上得到支持,减少或忘记疾病所带来的痛苦,并可从中获得与疾病抗争的力量。

对中年人的心理护理还要动员其家庭和工作单位妥善安排患者所牵挂的人和事，尽量减少他在养病治病时的后顾之忧。再是利用中年人世界观已经成熟稳定，对现实具有评价和判断的能力，对挫折的承受力比较强等特点，鼓励他们充分发挥主观能动性，配合医护人员尽快地把病治好。

（四）老年患者的心理与心理护理　由于老年人生理功能开始出现退行性变化，逐渐衰退，机体的适应能力和抗病能力逐渐降低，易患各种疾病。一旦患病，健康受到威胁，加之退休后产生的失落感，其心理反应较为强烈。

1.恐惧：老年人患病后多为悲观，情绪低落，对疾病的治愈缺乏信心，有时怕出现并发症，担心无人照料，表现出明显的焦虑。当病情加重时，对死亡的恐惧心态越发强烈，因而出现怕死、恐惧、易激惹等负性情绪反应。护士要理解老人的心情，细心照顾他们，讲解一些关于疾病的基本知识，比如病因、临床表现、治疗、护理及预防知识，同时根据病情鼓励老人适当做一些活动，做到医患配合，使身体尽快康复。

2.孤独：老年人一般都有慢性或老年性疾病，所以当某种疾病较重而就医时，他们对病情估计多为悲观，心理上也突出表现为孤独感。护士在临床护理工作中，应多与患者沟通，了解患者需要，根据其个体特点给予关心和鼓励，同时要告诉家人多来探望，减少老人的孤独感。

3.自尊：老年人有很强的自尊心，希望得到家人、社会、医院的重视与尊重。他们突出的要求是被重视、受尊敬。因此，有的老年人患病后生活自理能力下降，因不愿意麻烦他人而做了一些力所不能及的事。所以护士对老年患者的意见要尽可能听取和采纳，对他们的称呼须有尊敬之意，谈话要不怕麻烦，声音要大些。要尽量尊重老人的生活习惯，同时要主动巡视病房，多关心问候，了解患者的需求，取得信赖。

4.抑郁：老年人一般都有慢性病或老年性疾病，所以当某种疾病较重时，由于对病情不了解，就会出现恐惧、焦虑的心理，由于过度紧张引起心理上的消极状态，造成心情抑郁。患者入院后，护士应主动热情地迎接他们，耐心、温和、细致地做好入院宣教，采取不同方式与患者交流，增强患者的信任感，消除患者的焦虑、恐惧心理。

护理人员在护理全过程中，要始终把握患者的心理状态这个主要因素，要以深切的理解与真诚的善心去照顾患者，帮助其树立乐观的情绪和战胜疾病的信心，使患者早日康复。

四、不同疾病阶段患者的心理护理

患者在患病后会出现一系列的心理变化,这些变化在疾病的各个阶段的表现和特点又有所不同。护士应敏锐灵活地掌握患者的心理动态变化,预见性地开展心理护理。

(一)疾病初期的心理护理 患病初期,无论轻症或重症患者,无论急性病或慢性病患者,必然会产生心理反应,但反应程度不一,表现复杂多样。护士应尽快了解和确定患者的心理特点,有针对性地做好心理护理。

1.心理特点

(1)否认与侥幸:否认期的患者认为自己是健康的,否认患病事实。患者可表现出各种不同程度的否认,其中忘记是一种轻微的否认方式,严重者可表现为到处寻求咨询,希望能够听到他们所想听到的自己没有患病的答案,迟迟不愿进入患者角色。

(2)抱怨与负罪感:当确认自己患病,有的患者会抱怨家人关心不够,没有照顾好自己;自怨没有量力而行导致身体健康受损。有的患者感受到疾病的痛苦与折磨,认为自己患病是一种惩罚,则可能产生负罪感。患者常以消极与生气的方式对待疾病,不愿诉说疾病的痛苦与症状,或向医护人员、家人寻事争吵,以发泄内心痛苦。

(3)恐惧与忧心忡忡:患者由于平时身体健康,突然得知患病,毫无思想准备,很容易产生恐惧心理。特别是身患难治疾病或不治之症或面临大手术的患者,疾病可能影响身体功能与形象极易产生恐惧反应,表现为焦虑不安、紧张、忧心忡忡、夜不能寐、日不思饮,再加之周围人的紧张与过分关心,患者会更加恐惧,认为自己的病情严重,出现强烈和复杂的心理反应。

(4)轻视或满足:有的患者因工作繁重、经济压力或知识不足等而轻视疾病;有的患者因患一般疾病,病程不长,预后较好,能暂时脱离紧张的工作岗位,或受到别人的照顾,成为亲朋好友关注的对象,虽然有病,心理却得到一定的满足,表现为情绪轻松,愿意谈自己的病情及预后。

2.心理护理:心理护理的重点是给予较多的心理支持,协助患者正确认识和对待病情,减少患者的紧张情绪,使之初步适应医院的环境,较好配合治疗和护理。

(1)建立良好的护患关系:护士要善于应用人际沟通的各种技巧,建立融洽的护患关系。对刚刚入院的患者,护士应礼貌、热情接待患者,安排整洁、安静、舒适的病房环境;向患者介绍病房的环境及有关医院的制度,向患者介绍主治医师的情况;了解患者的病情及需要,给患者以安慰等。通过良好的言语和行为,同患者建立相互信任的人际关系。

(2)满足各种需要:在不违反治疗原则的情况下,尽量满足患者的生活需要,适当照顾患者的原有生活习惯和爱好;对病情严重、生活不能自理的患者,协助他们保持整洁与卫生;对患者不愿提及的生理缺陷或其他隐私,应严守秘密,维护其自尊,帮助患者接触病友,消除或减轻其陌生感和孤独感。

(3)心理支持和疏导:鼓励患者表达感受,倾听其诉说,帮助患者宣泄恐惧、忧虑等不良情绪;鼓励恢复期的病友现身说法,解除同类患者的顾虑,动员患者的社会支持系统,鼓励家属和亲朋来访,使患者感受到被关心和重视,获得心理支持。

(4)认知干预:帮助轻视和否认患病、心存侥幸、抱怨和负罪感的患者理清思路,摆出问题,指导患者提高认知和应对能力,帮助患者尽快进入角色,解除负罪感,正视疾病,积极配合治疗和护理。

(二)疾病发展期(稳定期)的心理护理　经过一段时间的诊断、治疗和护理,多数患者的病情明确,且日趋稳定和好转,患者的心理反应较前和缓。慢性疾病患者可因病程较长、病情反复发作,导致情绪不稳。此期加强心理护理有利于增强治疗效果,缩短病程。

1.心理特点

(1)接受和适应:此期患者已接受自己有病,逐渐适应医院的社会;患者变得顺从,与医护人员关系和谐、依赖,迫切要求多用药、用好药,早日解除病痛;患者把注意力集中于身体体征的变化,想了解自己的体温、脉搏、血压等情况,想了解病情和治疗方案,急切想知道各项检查的结果。

(2)担心和焦虑:有些患者的情绪随着病情发展而变化,有时高兴,有时失望,急躁、紧张、焦虑等消极情绪时常出现,有些患者仍对疾病心存疑虑,担心急性病变成慢性病;术后的患者常担心切口裂开或出血等意外,害怕活动会造成切口愈合困难不愿下床活动;病情反复发作、迁延不愈又无特效药治疗的慢性疾病患者,常陷入茫然不知所措、无奈、焦虑的状态。

(3)沮丧与厌倦:主要见于慢性疾病的患者,患者可因疾病需长期治疗且经久不愈、甚至终身生存在慢性病痛中而陷入沮丧、失望等心境;有的患者认为给家人和亲朋造成沉重的经济和照顾负担,失去生活信念,悲观绝望,产生厌世意念。

2.心理护理:①重点是保持良好的护患关系,加强与患者的沟通,调节患者的不良情绪。继续协助患者的生活护理,关心患者的起居,鼓励患者适当活动,使患者感到温暖,维护已建立的良好护患关系。②及时将病情好转的信息反馈给患者,消除患者的顾虑,增强其战胜疾病的信心,沟通过程中注意应用积极暗示性语言,鼓励患者为早日康复做出努力,提醒患者的亲友在探视时话题不宜集中在病情,可利用间歇或专门时间开设健康教育讲座,宣传相关疾病的知识,说明疾病的演变过程,减轻患者的心理压力。

(三)疾病恢复期的心理护理　恢复期指患者经过治疗和护理,身体逐步康复,生活逐步恢复正常的过程。此期间,患者的心理由于病情变化、文化层次、个性体征、经济状况等因素,表现多种多样,有些心理状态可致恢复期延长,护士应采取有效措施,加强指导,协助患者身心早日康复。

1.心理特点

(1)兴奋与欣慰:有些患者因病痛减轻或消除,自认为病愈而产生兴奋情绪,甚至不听从医护人员的劝说,过多活动;多数患者为身体的逐步康复,即将离开治疗和休养的环境,回到正常的生活中而感到欣慰。

(2)焦虑与忧伤:有的患者害怕疾病恢复不彻底而形成慢性迁移性疾病;特别是疾病或外伤遗留残疾者,无一例外地忧患日后的学习、婚姻、生活及工作能力、社会适应等问题,他们担心难以胜任原来的工作,担心出院后能否得到家庭、单位的接纳和照顾,因而产生焦虑情绪。

(3)悲观与绝望:主要见于意外创伤造成永久性严重残疾的患者,他们无法承受残疾对未来人生所造成的重大挫折,对如何度过漫长且艰难的人生感到悲观绝望,自暴自弃,严重时可产生轻生念头。患者放弃必需的功能锻炼,康复过程延长,结果可导致“小残大废”,使局部的残疾成为背负终身的沉重包袱。

(4)依赖和退缩:久病后患者依赖性增强,始终认为自己不能多活动、不能工作,不愿脱离患者角色,安逸于被别人照顾的生活。有些患者有退缩表现,如术后因怕痛而放弃功能锻炼;或怀疑身体尚未痊愈,害怕疾病反复,希望延长住院时间.急危重症患者可能对重症监护病房产生依赖。

2.心理护理:此期的护理重点是提供支持和咨询,帮助患者恢复自主生活,提高适应能力,恢复社会角色功能,使患者从心理、身体和社会三方面获得全面康复。

(1)提供信息和知识:加强健康教育,说明疾病的转归,介绍出院后自我护理、保健常识、学会康复方法,使患者正确领会出院后如何服药、巩固疗效、加强功能锻炼,以减轻因出院而产生的焦虑。

(2)心理支持与疏导:鼓励患者参与制订康复计划,克服依赖性,尽快适应病情生活。对不能恢复病情状况的患者,给予精神上的安慰和疏导,帮助他们面对现实,从焦虑和忧伤中解脱,建立乐观的生活态度,做情绪的主人。

(3)自护行为塑造:运用强化理论,通过赞扬的方式强化患者的自护行为;以奖励的方式消退依赖行为,给予正性行为强化,指导患者在力所能及的范围内承担生活的责任,做力所能及的工作,提高适应生活及社会的能力。

(4)协助认知疗法:对遗留残障、悲观绝望的抑郁患者,特别是烧伤毁容或肢体残缺的年轻未婚者,协助医生实施认知疗法,帮助患者建立正确的认知方式,正确面对目前的健康状态;鼓励他们建立正确的认知方式,正确面对目前的健康状态;鼓励他们建立信心,克服消极情绪,从绝望中走出,适应新的生活方式;最大限度发挥自己的潜能。避免因身体残疾导致心理障碍甚至精神异常。

(四)临终患者的心理护理

1.心理特点与护理:临终患者由于躯体疾病的折磨,对生的渴望和对死的恐惧会产生一系列复杂的心理变化,甚至行为与人格的改变。美国精神病学家库布勒-罗斯(Kubler-Ross)对临终患者心理、行为的研究在世界上具有开拓性意义。她于1969年在《死亡与濒死》一书中将身患绝症的患者从获知病情到临终时期的心理反应和行为改变总结归纳为五个典型阶段:否认期、愤怒期、妥协期、抑郁期和接受期。在不同的阶段,患者有不同的心理需要。护理人员在面对临终患者时,要根据患者所处的不同阶段,给予相应的心理护理,协助患者走向人生的终点。

(1)否认期:"不,这不会是我,那不是真的!"当一个人在得知自己患了某种严重疾病时,典型的反应是震惊和否认。否认,是患者应付突降不幸的心理防御。因为我们每个人可以承受的心理压力是有限的。如果突然受到的心理打击超过我们的耐受能力,我们就需要采取措施保护自己。否认正是起到了这种缓冲的作用。

此时,护理人员不宜强求患者面对现实,不轻易揭穿其防卫机制。对病人的病情,医护人员及家属应保持口径一致。协助患者逐渐适应和接受即将死亡的现实。

(2)愤怒期:"为什么是我?""这太不公平了!"当否认无法再持续下去,患者开始接受患病的现实时,最常见的反应是愤怒。患者抱怨命运的不公平,气愤命运对自己的捉弄。怨恨、嫉妒、无助、痛苦等交织在一起的情绪,使患者常迁怒医护人员和家属,发泄内心不满、苦闷和无奈,责怪上帝的不公平。

护理人员要理解患者的发怒是缘于害怕和无助,并非针对家属和医务人员的。允许病人发怒和抱怨,给病人机会宣泄心中的忧虑和恐惧,认真倾听病人的心理感受,理解其不合作的行为。同时要做好家属的工作,给予患者宽容、关爱和理解。

(3)妥协期:"是的,就是我,但是……"患者的愤怒心理消失,不再抱怨,而是请求医生想尽一切办法治疗疾病,期望奇迹的出现。患者的心情逐渐平静,开始理智地考虑一些现实的问题。他们对生命还怀有希望,开始希望通过采取某些措施而达到延长生存时间的目的。他们常常与医务人员商讨"如果我现在……能不能多活……(时间)"。在这一阶段,他们对治疗态度积极,非常合作和顺从。

此时期的患者对治疗是积极的,应当充分利用这段时间,调动患者的主观能动性,配合治疗,延长患者的生存时间。

(4)抑郁期:"好吧,就是我",这时患者意识到无论采取什么手段,都已经于事无补了,死亡将不可避免。患者真正绝望了。于是患者表现出来的是一种消沉、抑郁、沮丧的心理情绪。患者体验到一种准备后事的悲哀,变得沉默寡言,情绪极度消沉、压抑,甚至有轻生的念头。对外界的事物完全丧失了兴趣,甚至不愿同最亲近的人接触。家人难以通过鼓励、劝导和支持来帮助患者改善情绪。患者开始现实地对待死亡,着手安排后事。

这时应当告诉家属不必试图使患者高兴起来,试图使患者高兴是家属的希望而不是患者的希望。允许患者表达自己的悲哀,注意观察有无自杀倾向,专人陪伴。当患者谈及死亡等内容时,家属和医护人员应当耐心倾听,给予及时而准确的回应,使患者感到被接纳。如果家属和医护人员不能理解和体会患者的心理要求,有意无意地回避谈论死亡问题,就会使患者感到自己的情感不被他人所接受,感到孤独和疏远,从而关闭了情感交流的通道。这样做不利于患者顺利度过抑郁期。

(5)接受期:"我准备好了。"患者进入到此阶段时,认为自己已完成了人生的一切并准备接纳死亡的到来。患者对死亡采取了接受的态度,能够平静地思考即将到来的死亡,对死亡已经做好了心理准备,以平和的心态迎接死亡的到来。患者对死亡已不再恐惧和悲伤,而有一种"认命"感,表现为比较平静、安详、少言,非常希望自己最亲近的人能够陪伴在身边,伴随自己走过人生的最后阶段。

尊重患者,不要强迫与其交谈,给予临终患者一个安静、明亮、单独的环境,减少外界干扰。告知患者家属尽量陪伴患者,尽可能满足患者的心理需要。在这个阶段,护理人员除了满足患者的基本生理需要外,还应当保持与患者的交往,协助患者实现各种愿望,使患者在安详的气氛中走完人生旅途。

2.心理护理目标:对临终患者护理已经成为护理领域的一个研究方向,许多研究者对临终患者的护理进行过研究,提出了临终护理应当达到的目标。一般认为,对临终患者进行护理时,应当努力达到以下护理目标。

(1)使患者尽可能享受最后的时光,与亲人相伴,感受家庭的温暖和幸福。

(2)帮助患者尽可能完成未完成的工作或愿望,使患者临终前感到人生无憾,并获得最后的乐趣和满足。

(3)采取有效措施控制患者的疼痛,尽可能减少患者的痛苦和烦恼。

(4)尊重患者的愿望,让患者有尊严地离开人世。

(柳正丽)

第四节　患者心理健康教育与护理人员心理素养

一、患者心理健康教育

(一)患者心理健康教育的概述

1.心理健康教育的概念　心理健康教育是指专业人员通过有组织、有计划、有评价的教育活动,促使人们认识心理健康与躯体健康的关系,建立有益于心理健康的防御机制和行为应对方式,掌握心理自助和心理保健方法,提高心理健康水平,预防心理疾病。

2.患者心理健康教育的概念　患者心理健康教育是指以医院为基地,以患者为对象,通过有目的、有计划、有评价的教育过程,使患者认识社会心理因素与疾病发生、发展和转归的关系,改变不利于健康的错误思维、观念和行为,建立良好的心理防御机制和应对方式,促进身心健康。

3.心理健康教育的作用　①心理健康教育是患者健康教育的重要组成部分。②心理健康教育为护士实施心理护理提供了方法。③心理健康教育是激发患者潜能的推进器。

4.心理健康教育的原则　①科学性原则。②针对性原则。③尊重性原则。④保密性原则。⑤专业性原则。

5.心理健康教育的主要内容　心理健康教育的内容可以涵盖与人类心理健康相关的诸多方面。

(1)按心理发展的年龄特征可分为:幼儿心理健康教育、儿童心理健康教育、青少年心理健康教育、中年心理健康教育、更年期心理健康教育、老年心理健康教育等。

（2）按群体心理问题及心理健康的特点可分为：家庭心理健康教育、学校心理健康教育、工矿心理健康教育、机动车驾驶心理健康教育、航海心理健康教育、航空航天心理健康教育、军人心理健康教育、医护人员心理健康教育等。

（3）按与心理健康相关的症状特点可分为：情绪障碍心理健康教育、睡眠障碍心理健康教育、人格障碍心理健康教育、疼痛问题心理健康教育和性心理问题心理健康教育。

（4）按心理健康与疾病的特点分为：亚健康人群心理健康教育、患者心理健康教育和康复者心理健康教育。

（二）患者心理健康教育的主要内容

1.心理疾病患者的心理健康教育要点

（1）帮助患者认识影响健康的心理–社会因素：这些影响因素包括外部因素和内部因素。其中外部因素主要包括生活事件、社会支持与慢性应激性刺激；内部因素主要包括个体易感性和应对方式。心理健康教育的目的是帮助患者认清心理–社会因素对健康的影响具有双向性特征，它既是影响健康的致病因素，又可以是促进健康的治疗因素。对于因心理–社会因素患病或病情加重的患者，应帮助其建立积极的心理防御机制和社会支持系统，努力消除心理–社会因素对患者健康造成的消极影响。

（2）帮助有生活事件的患者减少负面影响：生活事件对人体的影响，根据事件的性质不同而各不相同。当在对患者评估时发现患者有近期生活事件和慢性应激性刺激时，应进一步评价这些刺激因素对患者健康的影响程度，应用"生活再适应量表"对患者进行测评，根据积分预测患者出现健康问题的可能性。依据评估结果，指导患者理解和认清生活事件对个体的影响，加深对心理–社会因素是致病因素的认识，减少个体易感性，减轻心理反应程度，主动消除心理–社会因素对患者健康的负面影响。

（3）帮助有不良应对方式的患者建立积极的心理防御机制：人们应对由心理–社会因素导致的疾病所采用的应对方式有两种：积极地应对和消极地应对。采用何种方式，与压力的性质、对压力的感知程度、以往应对压力的能力或经验、个体的人格特征、个体的支持系统等有关。

护士在向患者实施心理健康教育之前，需要对这些因素进行评估，对于有严重生活事件打击的、对压力感知程度高、反应敏感、缺乏处理压力经验和社会支持系统的患者，应作为重要的教育对象，帮助其建立积极的心理防御机制。

防御机制的基本功能是：帮助个体延长彻底处理冲突的时间；掩盖真实的感情、害怕和冲突；减轻焦虑；以社会可接受的方式释放内心强烈的感受；将不可接受的行为转化为可接受的方式。

患者常见的防御机制有:①抑制,即将不愉快的想法压抑于潜意识中,不愿释放和表达。②文饰,以自圆其说来解释自己的行为,将自己的真实感受掩盖起来。③投射,将自己不愉快的情绪归因于他人。④退化,个体的行为倒退到早期幼稚的行为阶段。⑤置换,将情绪中的一个目标转移到可以接受的另一个目标,以减轻不良情绪所带来的痛苦。⑥升华,将无意识的冲突以社会能接受的方式表示,使之具有建设性。前四种属于消极防御机制,后两种为积极防御机制。护士在实施心理健康教育时,要注意观察患者对不同情形的行为反应、患者对这些反应的解释,以及这些反应的有效性,从而判断患者的行为属于何种应对方式。以举例的方式向患者解释消极应对方式的弊端,帮助患者学会运用积极的应对方式促进机体的康复,充分发挥患者心理防御机制对机体的保护功能。

(4)帮助无助的患者建立良好的心理-社会支持系统:心理-社会支持系统是患者可利用的外部资源,包括家庭、亲属、朋友、同事、伙伴、单位、工会等个人或组织所给予患者精神上和物质上的帮助与支持。在进行心理健康教育过程中,要对患者的心理-社会支持程度、患者利用心理-社会支持资源的情况进行综合评估,判断患者有无心理-社会支持系统,支持的来源、数量和利用度,患者对支持的需求和反应等,以便在教育时有目的地调动和利用有效的、患者需要得到的外部资源。在实施教育时,向缺乏社会支持的患者说明心理-社会支持系统对促进疾病康复的意义,调动其利用社会支持的积极性,同时向家属说明为患者提供心理-社会支持的作用、意义、方法,共同为促进患者康复建立起良好的心理-社会支持系统。

2. 心身疾病患者的心理健康教育的内容

(1)常见的心身疾病如下。

①循环系统疾病:冠心病、原发性高血压、心律失常。

②呼吸系统疾病:支气管哮喘、过敏性鼻炎、过度换气综合征、花粉症。

③消化系统疾病:消化性溃疡、溃疡性结肠炎、结肠过敏、神经性厌食、神经性呕吐及食管、贲门或幽门痉挛等。

④泌尿生殖系统疾病:神经性多尿症、阳萎、月经紊乱、经前紧张。

⑤内分泌代谢系统疾病:肥胖症、消瘦、糖尿病、甲状腺功能亢进症。

⑥神经系统疾病:偏头痛、紧张性头痛、痛觉过敏、痉挛性疾病。

⑦肌肉骨骼系统疾病:类风湿关节炎、痉挛性斜颈。

⑧皮肤系统疾病:神经性皮炎、慢性荨麻疹、湿疹、银屑病、斑秃、多汗症。

⑨其他：恶性肿瘤、妊娠、毒血症、青光眼、弱视、口腔炎等。

2.心身疾病具有的主要患病特点：①在患者的躯体上可以查出器质性病变或病理生理过程。②本病是由情绪和人格因素引起的。③躯体变化与正常心理反应时的生理变化相同，但更为强烈和持久。④本病不是神经症和精神病。

3.心身疾病患者心理健康教育的要点：

（1）帮助患者认识心身疾病的特点，有助于增强患者的防病意识，减少心理因素对机体的不利影响。

（2）帮助患者认识心身疾病的常见症状。向患者说明心身疾病的症状概括起来主要有两大类：躯体症状和心理障碍，如高血压常伴有焦虑状态，溃疡病常伴有紧张、抑郁状态等。躯体症状和心理障碍互为因果关系，致使患者在不同的疾病阶段，表现出不同的躯体症状和心理紊乱症状。

最常见的身心症状有：注意力不集中、记忆减退、脑力疲劳、易激惹、兴奋性增高、情绪不稳定、焦虑、抑郁、睡眠障碍、头晕、晕厥、性功能减退、胸前区压迫感和刺痛、胸部压迫感、呼吸困难、喉部块状阻塞感、食欲缺乏、厌食、口干、呕吐、上腹部压痛、胃肠痉挛、颈肩部疼痛、腰痛、肢体痛和痛经等。此外还可见到客观的躯体症状或体征，如血压波动、脉搏易变、心动过速、期前收缩等。护士应指导患者向医生正确描述病情、具体的身心症状的特点，以及引起这些症状的原因，为医生正确诊断和及时治疗提供可靠依据。

（3）帮助患者明确心身疾病治疗的要点：临床上治疗心身疾病的基本原则是在治疗躯体疾病的基础上，积极进行心理干预。护士在进行心理健康教育时，应根据患者所患心身疾病的特点和治疗方法，做好相关治疗知识的宣教和指导。如心理治疗是一个用时较长的过程，需要多次复诊，不可能一次解决所有心理问题，也不可以随意减少或终止；对于用药，要说明用药的注意事项，尽量按医生的要求做到足量、足疗程，不能随意减少药量或自行停药。同时告知患者一般药物的起效期为2周，此期出现的胃肠道症状、焦虑反应和神经系统的反应，均属正常反应，告诉患者不必紧张，不能自行停药，待2周后，这些症状可逐渐减轻或消失。鼓励患者积极配合治疗，提高患者治疗的依从性。

（三）躯体疾病患者心理健康教育的要点　许多躯体疾病虽然没有明显的心理-社会致病因素，但在患病过程中，疾病的症状始终被大脑所感知和评价着，会产生相应的心理或行为反应。认识这些反应，对于护士指导患者积极应对疾病、减少心理因素的消极影响，具有十分重要的作用。

1.躯体疾病患者的反应

(1)疼痛反应:是临床最常见的症状。

(2)感知过敏反应:当患者感知到疾病原因、疾病痛苦和行为的社会后果时,可以出现感知过敏状态,表现为警觉性增高,对突然发生的轻微声响或动作也易引起惊跳,常因小事吵闹不止,注意力不集中,思维杂乱,做事茫然无序,被动接触等。

(3)躯体转移性反应:由于个体易感性因素,部分患者可出现躯体转移症状,如病变器官心因性功能障碍加剧,出现尿频、里急后重感、心悸、手颤、面部肌肉紧张、多梦、失眠、全身倦怠等。

(4)过度防御反应:正常的防御反应可以在短时间内使患者心理平衡。如果持续存在消极的或过度的、过强的心理防御反应,就有可能将躯体疾病演化为心理障碍。

上述反应可在各类躯体疾病中出现,但有的症状十分隐匿,护士能够及时发现和处理躯体疾病伴随的心理反应,是进行心理健康教育时的重要任务。

2.心理健康教育要点

(1)帮助患者认识躯体障碍对心理活动的影响:躯体疾病对患者心理活动或态度的影响取决于疾病的性质、病情的严重程度和患者的个性心理特征、年龄、经验,以及当时的心理状态。相同疾病的患者,不同的心态会产生不同的求医行为和治疗行为:性格开朗的患者,可表现为理智地承认患病的现实,主动地要求就医治疗;而谨慎、内向性格的患者,可能会出现怀疑、多虑、烦躁不安等情绪反应,脱离现实的处理问题,如采取轻视病情,不按时就医等行为,极有可能会延误疾病的治疗。因此,护士在实施心理健康教育时,应帮助患者认识心理活动产生的原因和对疾病的影响,指导患者在疾病发生、发展和转归的过程中,始终保持积极向上的心态,客观地处理好躯体疾病带来的心理问题。

(2)帮助患者认识躯体疾病引起的心理行为异常现象:躯体疾病常常导致器官功能的丧失、活动的异常、疼痛或继发该系统功能失调,它的性质、部位、程度、持续时间和生物学后果会严重影响患者的认知、情绪、行为方式和态度,使患者出现不同的心理应激反应、情绪反应和心理防御反应。躯体疾病所致的心理行为异常主要表现如下。

意识障碍:意识障碍的症状多数为一过性的或暂时性的,会随着病情的好转和稳定逐渐减退或消失。

认知障碍:对有认知障碍的患者,护士在实施心理健康教育时,一定要向家属说明认知功能障碍的危害,帮助家属增强安全防护意识,加强对患者的监护和关爱,随时防止意外事件的发生。

情绪障碍:躯体疾病所致的情绪障碍多数为消极反应,这种负性情绪往往成为影响患者心身康复的重要因素,如果得不到及时有效的调整则会增加并发症发生的概率,加重病情,甚至危及生命。临床常见的负性情绪有3种:反应性焦虑、反应性抑郁和抑郁焦虑的混合状态。对于外科手术患者的情绪反应,护士在实施心理健康教育时,应针对其情绪反应特点,做好围术期的心理健康指导,利用术前准备、术前访视和术后监护的时机对患者进行情绪疏导和手术适应行为训练,努力减少负性情绪对手术效果的影响。对于内科患者,尤其是长期患病导致的抑郁情绪,若得不到及时发现并得到有效的干预,会影响疾病的康复,而且严重的抑郁发作会使患者产生自杀观念或自杀行为。因此,护士在进行心理健康教育时,对于易产生抑郁障碍的躯体疾病患者应给予高度重视,发现情绪障碍的迹象,应及时进行心理疏导,分析引起抑郁的原因,同时利用患者的社会支持系统对患者给予感情支持,帮助家属认识抑郁发作的症状和引起自杀的危害,并加强对患者的安全监护。

行为异常:某些躯体疾病还会伴随一些行为异常的表现,如兴奋、躁狂、呆滞、淡漠、行为迟缓等表现,重者可出现重性精神病的行为表现,如人格改变、不修边幅,甚至丧失工作能力。某些隐私性疾病、传染性疾病患者,心理上有被歧视、恐惧的感觉,会产生退缩行为或报复行为。因此,护士在为易于发生行为异常的患者实施心理健康教育时,应注意观察患者行为异常的特征,判断患者的行为表现可能引起的不安全因素,教会家属识别患者的异常行为,并在发生异常行为时采取及时有效的措施加以防护。

(四)康复患者心理健康教育的要点　现代康复观强调全面的康复,除机体康复外,还注重心理康复和重返社会。心理康复在全面康复中扮演着极其重要的角色,它对机体康复、恢复社会功能、预防疾病和防止疾病复发,起着积极的促进作用。心理康复的过程就是将患者在患病期间出现的心理紊乱现象调整到心理平衡状态,促进患者向着全面康复的方向发展。

康复患者的心理健康教育主要有两大任务:一是促进患者的心理健康,使其达到全面康复的水平;二是减少不良心理因素对康复过程的影响,提高患者对执行康复计划的依从性。其目的是使患者充分认识心理康复对促进康复和重返社会的意义和作用,积极调整因躯体疾病引起的心理紊乱状态,以积极的心态主动进行康复治疗。其心理健康教育的要点主要包括以下两种。

1.帮助患者认识心理康复在全面康复中的作用:通过心理健康教育,帮助患者树立全面的康复观,使患者能积极参与心理康复活动,主动改变不利于疾病康复的行为模式,努力达到全面康复。

2.帮助患者认识康复过程中的心理问题,及时予以疏导和纠正。在疾病康复中,有些因素会影响康复治疗的进程和效果,较常见的情况有以下几种。

(1)错误认知对康复过程的阻碍与干预:康复过程中的一些错误认知,如否认作用、认同延迟、失能评价、不合理信念等,都会阻碍患者心理康复的进程。

对于持否定态度的患者,在实施心理健康教育时,教育重点是说明持久性康复的意义,鼓励患者积极参与制订康复计划,并努力配合和完成计划,避免一味地纠正否定态度。

认同延迟的患者往往采取逃避的方式,拒绝治疗或不配合治疗。护士在教育中应注意评估患者的行为表现,判断逃避的原因,及时修订康复计划,循序渐进地增加康复内容,以减少训练中的负面影响,指导家属对于患者的配合行为及时给予鼓励,使患者能够坚定信心,积极进行康复训练。

由于躯体疾病可能会导致患者机体的某些功能丧失,有的患者终身需要别人照顾。这将会导致患者抑郁、焦虑、失望,甚至产生自杀意念或行为,拒绝治疗、绝食,甚至有攻击行为,加之大多数患者和家属不十分了解疾病发展的医学知识,对失能做出不正确的评价,有的过分夸大或看轻事实,有的歪曲事实。由此而导致的后续行为将严重影响对残疾的适应以及对康复计划的执行。因此,护士在实施心理健康教育时,其教育的重点是向患者及其家属解释躯体疾病病残的部分失能是客观现实,以免患者认为"残疾是暂时的",抱有不现实的幻想或导致否认躯体病残的事实;其次,病前适应能力较好的患者,可以明确向患者公开病残的失能程度和可以恢复的程度,使患者明确康复的目标,激发患者的行为动力。

由于社会文化背景的差异,而导致一些患者对某些躯体疾病产生不合理信念,多见于因残疾引起的性功能丧失的患者。护士在进行心理健康教育时的重要任务是帮助患者改变不合理信念,告诉患者人类的性行为是取决于生物和心理两方面因素,性问题不仅是生理现象,还是一种情绪体验,生物方面的损伤可以通过情绪体验来弥补。通过科学知识的学习,消除患者因性问题所带来的焦虑和抑郁情绪,鼓励患者积极采取医学措施加以改善,从而提高生活质量。

(2)不良情绪对康复的影响与干预:病残对患者的影响主要体现在自尊的丧失和因不能自理而产生的负性情绪,影响康复最常见的负性情绪是焦虑、抑郁、愤怒和过分依赖。患者情绪不稳定,易激惹,充满敌意和攻击性,缺乏动力,对前途悲观失望,甚至因绝望而自杀。在心理健康教育中,护士要善于观察这些负性情绪的行为表现,及时发现和处理不良情绪的发作,如患者情绪突然由阴转晴,假装愉快来麻痹亲人或医务人员,以寻求自杀的机会;过度依赖的患者其行为会像儿童一样,希望得到额外的照顾,不愿意接受自理能力的训练等,护士在进行心理健康教育的同时,要将这些负性情绪特点告诉家属,取得家属的配合,使患者出现这些情绪反应时,能够及时得到积极的心理支持和疏导,帮助患者建立康复的信心,对于康复过程中取得的微小进步要及时给予肯定和鼓励,当出现焦虑、抑郁情绪和攻击行为时,要指导患者运用放松技术缓解情绪压力。

(3)不健全人格对康复的影响和干预:不健全的人格特征在疾病的发生、发展和转归中起重要的作用,可能成为影响疾病康复的重要因素。如偏执型人格患者,在遇到挫折时容易将病残的责任推给别人,视别人的好意为动机不良,甚至怀疑治疗效果,因此严重阻碍了康复的进程。对于此类患者应向患者做好人格与疾病关系的解释工作,使患者能够意识到不良人格给康复治疗带来的负面影响,消除患者的多疑心理,以科学的态度对待治疗。对于暗示心理较强的患者,护士可利用此特点,采用积极的暗示,提高康复的依从性。对于冲动型人格患者,要积极稳定情绪,减少刺激,避免因冲动而做出不利于康复的行为。

(4)不良社会因素对康复的影响与干预:不良社会因素对康复的影响,主要表现在家庭成员、工作单位、社会对患者的态度和社会支持系统的保障力度上。同情、理解、支持、接纳、关心、鼓励的态度对患者建立康复信心、努力重返社会的目标具有积极的促进作用。相反,如果对患者采取厌恶、遗弃、歧视、嘲弄、侮辱、甚至把他们当作累赘的态度,将会对患者的心理造成致命的打击,不仅影响患者的康复进程,还有可能导致患者放弃治疗,甚至采取自杀的恶性后果。护士在对这类患者进行心理健康教育时,应对影响患者康复的社会因素进行评价,向患者家属及单位领导等说明积极的社会支持系统的意义和作用,帮助建立完善的社会支持系统,使患者对回归社会充满信心。

(5)医源性因素对康复的影响和干预:医护人员在与患者的密切接触过程中,各种医源性因素必然会对患者心理产生某些影响,最常见的因素有医护人员的态度、语言、操作水平、治疗程序的复杂程度、治疗过程中的痛苦程度、治疗时间的长短以及治疗费用等。疾病康复是一个缓慢的过程,要使患者在整个缓慢的过程中始终保持良好的治疗心态,医护人员也必须调整良好的心态,做好长期作战、付出艰辛努力的准备,与患者和家属达成同盟,共同克服康复过程中遇到的障碍,为患者的康复各尽其责,促使患者早日康复回归社会。

二、心理健康促进的原则

（一）心理健康促进的基本概念

1.定义：第三届国际心理卫生大会将心理健康定义为：所谓心理健康，是指在身体、智能以及情感上与他人的心理健康不相矛盾，将个人的心境发展成最佳状态。心理健康包括两层含义：一是与绝大多数人相比，其心理功能正常，无心理疾病；二是能积极调节自己的心理状态，顺应环境，建设性地发展完善自我，充分发挥自己的能力，过有效率的生活。也就是说，心理健康不仅意味着没有心理疾病，还意味着个人的良好适应和充分发展。

2.心理健康的一般标准：综合国内外心理学家的观点，参照现实社会生活及人们的心理和行为表现，现代人的心理健康标准应从以下7个方面来判断。

（1）智力正常：智力正常是人正常生活最基本的心理条件，是心理健康的首要标准。世界卫生组织（WHO）提出的国际疾病分类体系，把智力发育不全或阻滞视为一种心理障碍和变态行为。一般地讲，智商在130以上，为超常；智商在90以上，为正常；智商为70~89，为亚中常；智商在70以下，为智力落后。智力落后的人较难适应社会生活，很难完成学习或工作任务。衡量一个人的智力发展水平要与同龄人的智力水平相比较，及早发现和防止智力的畸形发展。例如，对外界刺激的反应过于敏感或迟滞、知觉出现幻觉、思维出现妄想等，都是智力不正常的表现。

（2）情绪适中：情绪适中是指情绪是由适当的原因所引起；情绪的持续时间随着客观情况的变化而变化；情绪活动的主流是愉快的、欢乐的、稳定的。有学者认为，快乐表示心理健康如同体温表示身体健康一样的准确。一个人的情绪适中，就会使整个身心处于积极向上的状态，对一切充满信心和希望。

（3）意志健全：一个人的意志是否健全主要表现在意志品质上，意志品质是衡量心理健康的主要标准，其中行动的自觉性、果断性和顽强性是意志健全的重要标志。行动的自觉性是对自己的行动目的有正确的认识，能主动支配自己的行动，以达到预期的目标；行动的果断性是善于明辨是非，适当而又当机立断地采取决定并执行决定；行动的顽强性是在做出决定、执行决定的过程中，克服困难、排除干扰、坚持不懈的奋斗精神。

（4）人格统一：心理健康的人，其人格结构包括气质、能力、性格和理想、信念、动机、兴趣、人生观等各方面能平衡发展，人格在人的整体的精神面貌中能够完整、协调、和谐地表现出来。思考问题的方式是适中和合理的,待人接物能采取恰当灵活的态度,对外界刺激不会有偏颇的情绪和行为反应,能够与社会的步调合拍,能与集体融为一体。

(5)人际关系和谐:人际关系和谐是心理健康的重要标准,也是维持心理健康的重要条件之一。人际关系和谐具体表现为:在人际交往中,心理相容,互相接纳、尊重,而不是心理相克,相互排斥、贬低;对人情感真诚、善良,而不是冷漠无情、施虐、害人;以集体利益为重,关心、奉献,而不是私字当头,损人利己等。

(6)与社会协调一致:心理健康的人,应与社会保持良好的接触,认识社会,了解社会,使自己的思想、信念、目标和行动跟上时代发展的步伐,与社会的进步与发展协调一致。如果与社会的进步和发展产生了矛盾和冲突,应及时调节,修正或放弃自己的计划和行动,顺历史潮流而行,而不是逃避现实,悲观失望,或妄自尊大、一意孤行,逆历史潮流而动。

(7)心理特点符合年龄特点:在人的生命发展的不同年龄阶段,都有相对应的不同的心理行为表现,从而形成不同年龄独特的心理行为模式。心理健康的人应具有与同年龄段大多数人相符合的心理行为特征。如果一个人的心理行为经常严重偏离自己的年龄特征,一般都是心理不健康的表现。

3.心理健康促进定义:心理健康促进,是指提高人们心理耐受性和适应水平,预防心理障碍的发生;提高社会识别、理解精神疾病的水平,减少精神疾病的复发。

(二)心理健康促进的原则 要培养良好的心理素养,心理健康是基础。社会变革常常引起人们心态的起伏变化。20世纪人类社会的政治、经济、科技、文化和自然环境的巨大变化,给人类带来了狂热、欢悦、振奋和希望,也同时带来了某些人的消沉、痛苦、失意和迷惘。心理健康的促进奏出了现代人生活的一支"主旋律"。

1.认识自己,悦纳自己:德国的一位学者说:"一个人真正伟大之处,就在于他能够认识自己。"悦纳自己是发展健康的自我体验的关键与核心。一个心理健康的人能体验到自己的存在价值,既能了解自己,又能接受自己,具有自知之明,即对自己的能力、性格、情绪和优缺点做出恰当、客观的评价,对自己不会提出苛刻的非分期望与要求;对自己的生活目标和理想也能制订得切合实际,因而对自己总是满意的,同时,努力发展自身的潜能,即使对自己无法补救的缺陷,也能安然处之。

2.面对现实,适应环境:心理健康的人能够面对现实、接受现实,并能够主动地去适应现实,进一步地改造现实,而不是逃避现实。对周围事物和环境能作出客观的认识和评价并能与现实环境保持良好的接触,既有高于现实的理想,又不会沉湎于不切实际的幻想与奢望。对自己的能力有充分的信心,对生活、学习、工作中的各种困难和挑战都能妥善处理。心理健康才能与现实保持良好的接触。一则让他们能发挥自己最大的能力去改造环境,治愈或减轻患者痛苦,以求外界现实符合自己的主观愿望;另则在力所不能及的情况下,他们又能另择目标或重选方法以适应环境,让患者以良好的心态去面对顽症。

3.结交知己,与人为善:心理健康的人乐于与他人交往,和他人建立良好的关系,是心理健康的必备条件。不仅能接受自我、也能接受他人,能认可他人存在的重要作用,能为他人所理解,为他人和集体所接受,能与他人相互沟通和交往,人际关系协调和谐,在生活小集体中能融为一体,乐群性强。在与人相处时,积极的态度(如同情、友善、信任、尊敬等)总是多于消极的态度(如猜疑、嫉妒、敌视等),在社会生活中有较强的适应能力和较充足的安全感。与他人在一起,不仅可得到帮助和获得信息,还可使自身的苦痛、快乐和能力得到宣泄、分享和体现,从而促使自己保持心理平衡与健康。

4.挫折磨砺,积极进取:成功的机会往往存在于挫折之中。强者的奥秘就在于自觉运用这个哲理处理生活道路上的困境。遇事退一步,海阔天空;凡事论曲直,路窄林深。请体会一下郑板桥"吃亏是福""难得糊涂"的宽大胸怀吧!

医护人员只有将自身的心理健康达到一个更高的境界与水准,才能将现代医学模式所要求的临床工作做好。

三、护理人员心理素养的培养

(一)护理人员应具备的心理素养 护理人员应具备的心理素质和特点,从广义来说,就是要医德高尚、大公无私、全心全意为患者服务的品德。从狭义来说,护理人员的心理素养则主要体现在情感、能力、意志、兴趣、性格等几个方面。

1.情感:情感是人对客观事物是否符合需要而产生的内心体验与外部表现。作为负有救死扶伤责任的护士,应具有高尚的心理品格,忠于职守,对患者具有责任心、同情心和爱心,对患者如亲人,将患者的病痛当作自己的病痛,事事处处为患者着想,一心一意为患者解除疾苦。如果缺乏这种真挚的情感,就不是一名合格的护士。

护士的情感对患者有直接的感染作用,特别是对于暗示性强的患者,这种感染作用更为突出。我们应以良好的情感去影响患者的心理状态,去唤起患者对生活的热爱,增强战胜疾病的信心,积极配合治疗。一名优秀的护士,不但要善于应用良好的情感鼓励患者,同时也要学会控制自己的某些不良情绪,以免带给患者消极的影响和暗示。对不同疾病、心理状态的患者,恰当地运用表情动作、体态姿势、言语等,这是护理人员应该掌握的艺术。

2.能力:能力是人能够顺利地完成某种活动的个性心理特征。人要顺利地、成功地完成任何一种活动,总要有一定的心理和行动方面的条件作保证,它直接影响活动的效率。能力可分为一般能力和特殊能力两类。

一般能力是指完成各种活动都需要的共同能力,它是有效地掌握知识和顺利地完成活动所必不可少的心理条件,一般能力大致包括有观察力、记忆力、想象力、思维能力、语言能力、操作能力、自学能力和科研能力等。特殊能力是指从事某种特殊活动或专业活动所必需的能力。任何一种专业活动都是与该专业内容相符合的几种能力的结合。

一般能力是特殊能力发展的基础和内部条件,一般能力在活动中具体化和专门化,在各种活动中发展相应的特殊能力的同时,也发展了一般能力。能力是在人的先天素质的基础上通过后天的学习和锻炼而形成发展起来的。素质本身不是能力,只是能力发展必要的物质基础。在同样素质基础上可以形成各种不同的能力,这完全取决于后天条件,如营养、社会实践,早期教育以及个人的勤奋努力等都起着重要的作用,护士需要具备以下能力。

(1)敏锐的观察力:观察是一种有目的、有计划的有意知觉,是人对现实认识的一种主动形式。当有意知觉探索和了解客观事物的矛盾和变化,并有系统地、独立地进行,就是观察。观察力是发现事物典型特征的能力,是一种稳定的心理特征。

护理人员需要有敏锐的观察力,善于从患者的言语、行为特点去发现他们的内心活动。敏锐的观察力是护理人员工作质量优劣的重要标志。在疾病的过程中把握各复杂因素的变化,对于诊断、治疗和护理的效果及预计可能发生的问题等,都是非常重要的。观察必须具有科学性和系统性。护理人员除了观察患者的生命体征,还应观察患者细微的肌肉运动,如面部表情、眼神、举止、体态、手势以及言语的声调等,以便了解患者的内心活动和躯体的情况。仔细地观察往往能得到较之询问更为可靠的初步信息,如想了解患者喜欢哪种食物,只要认真观察剩下饭菜的数量、品种,就可以清楚地了解这个问题。又如某些患者由于治疗效果不佳,他们的焦虑情绪随着病程的延长而加重,表现为吃不下、睡不好,本来开朗健谈的人变得沉默寡言了。

(2)准确的记忆力:记忆力是指人脑对经历过的事物的识记、保持、再认和重现(回忆)。记忆是人脑对外界信息的编码、存储和提取的过程。记忆是一种积极能动的心理活动。护士要熟悉各种药物的配伍禁忌、对病房中每一个患者的病情需要有较详细的了解,以及手术室的护士在不同手术步骤中正确无误地传递器械等,都需要护理人员具有良好的记忆力和科学的记忆术,否则是难以完成治疗、护理任务的。

(3)丰富的想象力:想象力是在头脑中改造记忆的表象而创造新形象的过程,也是对过去经验中已经形成的那些暂时联系进行新的结合过程。人的任何心理过程都离不开想象力。想象力能丰富情感,激起情绪,促进行动。爱因斯坦曾说:"想象力比知识更重要,因为知识是有限的,而想象力概括着世界上一切,推动着进步,并且是知识的源泉。严格地说,想象力是科学研究中的实在因素。"具有丰富想象力的护士,不仅能了解患者的病情、心理状态,而且能根据患者的特点,预料他们的发展动向,给予某些护理的措施,使其获得预期的效果。

(4)独立的思维力:思维是人脑对客观事物的一般特性和规律性的一种概括、间接的反映过程。概括性、间接性是思维的主要特征。思维力是能力结构的核心,是能力水平的标志。例如,医生通过看见描记ST段下移和T波倒置,凭借对人体正常知识的掌握和认识,进行推理,可间接地诊断患者有心肌缺血。临床上疾病的诊断,治疗方案的选用,护理计划的制订,都是思维的结果。思维的任务在于解决问题。这需要护理人员培养自己创造性思维的能力。创造是更高一层的解决问题。创造性思维的特点是新颖性、奇特性和创造性。它的形式有两种,即发散性思维和复合性思维。没有两个患者的病情是完全一样的。因此,护理工作不能千篇一律,必须因人因时而异,对不同的患者采取不同的护理措施。工作中要不断探索新的途径和新的方法,创造性地去解决问题。

(5)善于沟通的能力:语言是思维的外壳,思维概括和间接的反映客观事物,均凭借语言来实现。语言是人们在社会生活中广泛运用的交际工具,它好像一面镜子,反映了一个人的思想、情操、道德、文化修养等状况。它对于协调医护人员与患者、社会的关系起着重要作用。医护人员的一句话,一个表情,对于患者的心理状态、情绪变化、健康恢复有很大影响。良好的言语能使患者感到温暖和力量,能鼓舞患者战胜疾病的信心,能使患者的某些不利于治疗的心理反应,转化为接受治疗的良好的心理状态。然而因言语不当,会引起患者精神负担,导致病情加重,甚至引起新的心因性疾病。因此,护理人员要加强语言修养,充分认识语言的精神力量。

(6)良好的社会适应能力:护士职业的社会属性,要求护士必须具备良好的环境适应能力,无论在急诊室、手术室、ICU或一般病房护士都应尽快适应,全身心地投入工作;无论是在进行常规护理操作,还是抢救患者,护士都能沉着镇定,应付自如。

(7)娴熟的操作能力:经过反复练习而达到或接近自动化的动作称为技能。技能可分为动作技能和心智技能两种。前者主要是肌肉运动,它表现在外部行动上,表现在对事物的直接行动中。心智技能主要是认识活动,思维是它的核心成分。所有的护理人员都应该熟练地掌握与自己职业或专业相关的操作技能。操作技能的熟练程度在某种意义上标志着医疗、护理水平的高低。因此,娴熟的操作技能是护理人员的重要心理素养之一,也是完成医疗、护理任务的关键因素。

(8)自学能力:自学能力是以主观定向设计的方式寻觅知识的能力,这在现代科学知识急剧增长的情况下尤为必要。护士从学校毕业后,一般较少有机会进行理论上系统的进修,所以自学也是终生教育的主要途径。

(9)科研能力:护理人员不但要能胜任各项护理工作,而且也要具有一定的科研能力。科研能力主要指能顺利地完成如下的研究步骤:合理选择科研课题、制订周密的科研计划及课题设计、合理组织实施、熟练地掌握实验操作、科学地做出总结、写成论文等。

3. 意志:意志是自觉地确定目的,并根据目的来支配、调节行动,克服各种困难,从而实现目的的心理过程。护理人员在进行护理活动过程中,主观和客观的困难很多,如果没有克服困难的坚强意志,就难以很好地完成任务。护理人员完成任务的明确目的和力求达到这一目的的坚定意向,是克服困难的内在动力。这种坚定的意向表现在精力和毅力方面。能够精神饱满地从事护理工作,坚持长期努力,遇到困难时仍勇往直前,抢救患者时争分夺秒,连续操作,夜以继日,不顾疲劳,战胜困难完成任务。

此外,护理人员的沉着、自制、耐心和坚韧也是有效地影响患者意志的重要素养。倾听患者的诉说尤其需要耐心,倾听患者诉说的过程是心理治疗和心理咨询的过程。患者诉说自己的痛苦、积怨和愤懑,是一种宣泄和疏解。护理人员给予适当的解释和诱导,可使之得到安慰和解脱。顺畅的倾诉,甚至可以减轻一半病痛。所以在听取患者诉说时,不可漫不经心,更不应表现出不耐烦或打断和阻止患者的叙述。

4. 兴趣:兴趣是人们力求认识或掌握某种事物,力求参与某种活动,并具有积极情绪色彩的心理倾向,兴趣也是在需要的基础上,在生活、实践过程中形成和发展起来的。兴趣对一个人知识的获得,眼界的开阔,心理生活内容的丰富具有重要意义。兴趣是取得各项工作成就的重要动力之一。作为护理人员,应在广泛兴趣的基础上,突出一种中心兴趣,这样的兴趣才有深度。护士的中心兴趣应当是事业和信念相结合的护理工作。这种兴趣不仅促使他们更好地关心患者,研究患者的需要,解决患者的疾苦,而且促使他们去刻苦钻研,努力创新。同时,还应使兴趣保持长期稳定,持之以恒,切不可朝三暮四、见异思迁,不然将一事无成。

5.气质和性格

气质:气质是不以活动目的和内容为转移的典型、稳定的心理活动的动力特性,也就是性情、秉性和脾气。气质特征既有稳固性,又有可塑性。大量实验结果表明,经外界环境影响和主观意志努力,原来的气质可被掩盖或转换。因此护理人员在工作实践中应吸取自己气质的优点,塑造成热情、开朗、耐心、充满朝气、自制、镇静等良好的品质。此外,我们在工作中,还要重视观察了解和分析患者的气质倾向,以便因势利导,因人施治。

性格:性格是个人对客观现实稳定的态度及与之相适应的习惯化的行为方式。性格是个性特征的核心,受意识倾向性的制约,能反映一个人的生活经历及本质属性。在生活过程中形成的对现实稳固态度,以及与之相适应的习惯化的行为方式。人的性格特征不是先天具有,而是由后天生活条件、教育,特别是个人的实践活动所决定的。人的性格还和他的理想、信念、世界观等有着密切关系。一名合格的护理人员应该具有认真负责、热情理智、勤奋坚毅、耐心细致、灵活果断,沉着镇定、任劳任怨等良好的性格。

(二)护理人员心理素养的培养　护理人员的优良心理素养不是天生的,而是在教育、生活、工作实践中依靠坚强的意志逐渐形成和发展起来的,培养良好的心理素养应做到以下几方面。

1.树立职业理想,培养职业兴趣:要想成为一名优秀的护理人员,首先必须树立热爱护理事业并为护理事业献身的崇高理想,这是对护理人员最基本的、最首要的职业素质要求。只有这样,护理人员才会主动、自觉地加强优良心理素质的培养,以满足职业需求;才能真正爱护并尊重自己的工作对象,把解除患者痛苦视为己任;才会对护理工作产生浓厚兴趣,愉快、积极地投身于护理工作,发现问题、解决问题,工作中精益求精,并从中获得使命感和自豪感。

2.学习相关知识:护理是一门以人为研究对象的工作。要想取得良好的护理效果,除了学习自然学科外,还必须学习如社会学、伦理学、人际关系学等社会人文学的知识,尤其要注重对心理学的深入研究。这样做一方面是为了更好地掌握良好心理素质的形成和发展规律,指导护理人员心理素质的培养,加强心理健康意识,为正确对待工作压力、了解自我心理健康方面的不足、学会自我调适技术与方法提供了必要的知识储备;另一方面也是为了更好地理解和预见患者的身心反应,为其提供有效的整体护理,促进其身心康复。

3.加强实践锻炼:优良的心理素质是在实践中形成的,并通过实践得以体现。为使心理素质得到更快、更好的锻炼,应注意以下几点。①目的明确:把实践视为培养锻炼心理素质的良好机会和场所,通过各种活动有意识地培养心理素质。②经常评价:经常将自身情况与护理人员应有的优良素质对比,与自己的过去比,与同行比,与患者及其家属的期望值比,通过比较,巩固已取得的成绩,克服尚存在的不足。③自觉严格地遵守制度:临床上各项规章制度的制订都是为了保证护理工作的质量。护士应力争把制度上的要求变成自己习惯化了的行为方式,这本身也是对优良心理品质的培养。

4.加强自身修养,提高自我控制能力:修养是指经过自我教育、勤奋学习、自我陶冶和锻炼,养成良好素质的过程。护理人员在工作过程中面临很多的应激源,如:长期的超负荷工作,与形形色色的患者及其家属接触,高度紧张甚至危险的工作环境,"三班倒"的工作制度等,如何积极适应是对护理人员自身素质的一种考验。为此,护理人员应加强自身修养,培养稳定的情绪、良好的性格、敏锐的观察、坚强的意志、善于沟通的能力以及自我控制能力。

护理人员良好心理素质的培养,除了接受学校教育和社会磨炼外,还必须加强道德、语言、性格等方面的自身修养。要善于进行自我调解,运用理智的力量,自觉地用意志来指导自己的行为,变工作压力为动力,提高自我控制能力,处理好护理工作中遇到的各种问题。

四、护理人员心理健康的维护

护士心理健康状况不但直接影响工作业绩,而且影响职业心态,因此护士心理健康的维护是十分重要的。维护护士心理健康的主要对策有以下几方面。

(一)加强护士的社会支持　社会支持不但能对应激状态下的个体提供保护,即对应激起到缓冲作用,而且对维护良好的情绪体验具有重要意义。社会支持包括来自家庭、朋友和上级领导的支持、认同和鼓励。各级领导应给予护士群体关心和重视,鼓励护士正确面对工作中的问题,以积极乐观的心态去适应环境。

各级护理管理者应重视公共关系工作,充分利用新闻媒体宣传护士工作的重要性、科学性和艺术性,这不仅对社会公众了解、认识护士行业起到重要作用,而且还能在全社会形成尊重护士的良好风尚,提高护士的社会地位。

同时,建立良好的护患关系,同情、理解、体贴患者,为患者提供正确的信息、纠正患者错误的认知、帮助患者尽快适应病房生活,其本身就是一种有效的社会支持。

此外,还应强化护士职业意识和知识技能的教育与培养,提高护士整体素质,塑造良好的职业形象;科学培养和使用护士,改善医院和社会环境,拓宽护士的服务范围,真正使护理成为终生职业;建立健全各项法律法规,促进护理事业持续健康地发展。

(二)提高护士的心理调适能力　护士的职业特点决定了她的一生都要把患者的利益和人类的健康放在第一位。为此,护士应对自己所从事的工作有充分的认识,培养良好的心理素质,加强自我心理调适能力。

护理管理者为了解护士心理健康存在的问题,可建立护士档案,从人力资源管理的角度,对每一位护士的性格特征、心理健康水平、能力、兴趣爱好等方面有所了解,才能知人善用;心理档案可以作为使用、培养、选拔护士的基础资料。

举办心理健康教育方面的讲座,提高护士自我护理意识,正确对待工作压力,提高护士感知自我和他人情绪的能力,掌握疏导负性情绪的方法,如有氧运动、听音乐、肌肉放松、旅游、购物、散步、看喜剧等。

(三)营造人性化工作环境,解除护士的心理压力　管理者应为护士营造宽松、愉悦、团结、奋进的工作氛围,培养缜密、热情、精细、顽强、幽默的工作团队。通过具体的心理减压措施,如定期组织运动比赛、郊游、文艺表演等活动,协助护士放松心情,缓解压力。

(四)养成良好的生活习惯

1.常规运动锻炼:可以增强个体心肺功能,增加血液循环,改善肌肉张力和姿势,控制体重,减轻紧张,促进肌肉放松,从而达到缓解应激反应和提高护士应对应激的能力。

2.饮食与营养:不良饮食习惯和摄入不当均可增强应激反应,使个体易激惹、多动、焦虑,加重应激对机体的损害。因此,保持良好的饮食习惯,注意饮食平衡搭配,多进食含丰富维生素、矿物质及营养丰富的食物。

3.休息:养成良好的休息和睡眠习惯,安排足够的休息和睡眠时间,这样才能消除疲劳,放松精神,有足够的精力解决面临的问题。

(五)建立心理督导机构　可组织心理咨询小组或借助心理咨询机构对护士的心理健康进行维护,可采取个人、小组、团体等形式,定期咨询,对突发事件引发的心理危机应有心理干预方案。

(柳正丽)

第三十三章　护理教育学

第一节　基本概念

一、教育

（一）教育的词源　在先秦古籍中，"教"与"育"连用的很少，大都只用一个"教"字来论述教育的事情。最早将"教""育"二字用在一起的是孟子，他说："得天下英才而教育之，三乐也。"《中庸》上记载："天明之谓性，修道之谓教。"《荀子·修身》中说："以善先人者谓之教。"东汉许慎在《说文解字》中解释为："教，上所施，下所效也。""育，养子使作善也。"

"教育"一词来源于拉丁语"educare"，意思是"养育""培养""饲养"。从词源上来看，汉语中的"教育"一词意指上一代对下一代的培养，包括精神上和肌体上的。塑造、陶冶、训练、灌输、说教、规劝、训示、改造、教化、感化等，通常一概称之为"教育"。西方文化中的"教育"一词含有"内发"之意，强调教育是一种顺其自然的活动，旨在把自然人所固有的或潜在的素质自内而外引发出来，把某种本来就潜藏于人身上的东西引导出来，从一种潜质变为一种现实，成为现实的发展状态。用教育学的术语来解释就是"启发"意思。

（二）教育的定义　教育广义的定义一般是指：凡是有目的地增进人的知识技能，影响人的思想品德，增强人的体质的活动，不论是有组织的或是无组织的，系统的或是零碎的，都是教育。它包括人们在家庭中、学校里、亲友间、社会上所受到的各种有目的的影响。狭义的教育，即学校教育，是由专职人员和专门机构承担的有计划、有组织的以影响学习者的身心发展为直接目标的社会活动。学校教育与其他教育相比较，最主要的区别在于：①学校教育的目的性、系统性、组织性最强，因而可控性最强。②学校教育是由专门的机构、专职人员承担的。③学校的任务只有专门培养人，而这些人是取得入学资格的。

（三）教育的要素

1.教育者：从广义上说，凡是增进人们的知识技能，对受教育者的智力、体力和思想意识发挥教育影响作用的人，都可以称之为教育者。教育是教育者有目的、有意识地向受教育者传授人类生产斗争经验和社会生活经验的活动。教育者是构建教育实践活动的基本要素，是教育活动的主导者。一个真正的教育者必须有明确的目的，理解他在实践活动中所肩负的促进个体发展及社会发展的任务或使命。教育者的根本特征，是他所从事的是一种以培养和教育人为目的的社会实践活动。

2.受教育者：受教育者是指在各种教育活动中从事学习的人，既包括学校中学习的儿童、青少年，也包括各种形式的成人教育中的学生。受教育者是教育的对象，是学习的主体，也是构成教育活动的基本要素，缺少这一要素就无法构成教育活动。受教育者有其自身的特征：第一，不同的人有不同的学习目的；第二，不同的人有不同的学习背景或者基础，并由此影响到各自的学习兴趣、能力或风格；第三，不同的人在学习的过程中所遭遇的问题与困难不同，因此，进行有效的学习所需要的帮助也不同；第四，不同的学习者对于自身学习行为反思和管理意识与能力不同，从而影响到他们各自的学习效率和质量。学习是一种高度个性化的活动，教育者要想成功地促使受教育者有效学习和高效学习，就必须把握受教育者之间的共性的同时，花大力气把握他们彼此之间十分不同的个性。从一定意义上说，对受教育者个性的把握程度，决定了教育有效性的大小与教学所能达到的境界的高低。

3.教育措施：教育措施是实现教育目的所采取的办法，它包括教育的内容、教育方法与组织形式和教育手段等。教育的内容是教育者用来作用于受教育者的影响物，它是根据教育的目的，经过选择和加工的影响物。人类积累了丰富的各种经验，教育内容是挑选那些符合教育的目的、最有价值和适合受教育者的身心发展水平的影响物。教育内容是教育活动的媒介，是教育者和受教育者互动的媒体，也是教育者借以实现教育意图、受教育者借以实现发展意图的媒介。教育工作的全部要旨就在于充分和有效地利用这个媒介来直接促使受教育者的最大发展，并间接满足整个社会的最大发展需要。在不同的历史条件下，教育的内容有所不同；对不同的教育对象，在内容上有所不同。

二、教育学

（一）教育学的概念　"教育学"最早是从希腊语"教仆"派生而来的。随着社会生活中对教育的需求日益增加和人们主观因素的影响范围不断扩大,教育学已成为研究各年龄段的人施加教育影响的一门科学。因此,教育学(pedagogy)是研究人类教育现象和教育问题,揭示教育规律的一门科学。

(二)教育学的发展阶段

1.教育学的萌芽:自从有了人类社会以来,由于学校的产生,教育实践的发展,人类开始对教育实践中积累的经验进行概括和总结,这些都反映在古代一部分思想家的言论与著作中。中国古代的《学记》是世界上最早的一部教育专著。它高度概括了中国古代的教育思想和教育经验,其中,有的已经达到了规律性的认识,经过两千年的教育实践检验,至今仍具有普遍的指导意义。但是,由于历史条件的限制,此时的教育尚未形成独立的体系,仅以某种教育思想的形式与政治、哲学、伦理、文化及宗教等交织在一起。这些总结与概括也往往停留在现象、经验的描述,形象的比喻和简单形式逻辑的推理上,缺乏科学的根据,因而不可避免地带有主观随意性。

2.独立形态教育学的产生:从欧洲文艺复兴时期起,教育学发展进入一个新阶段。它从哲学中分化出来独立的教育学教育体系,夸美纽斯的《大教学论》建立了适合学生年龄特征的学校教育制度,全面系统地阐述了教育的基本原则与方法,确立了班级授课制,规定了广泛的教学内容。赫尔巴特进一步使教育学科化,他的《普通教育学》以心理学、伦理学为基础,全面阐述了教育、教学问题,提出了教学的教育性原则和教学阶段理论,标志着教育学成为一门独立的学科。

3.科学教育学的建立:马克思主义诞生之后,历史唯物主义和辩证唯物主义不仅为科学教育的建立提供了世界观与方法论的指导,而且对教育学中的一些根本问题,诸如教育的社会性质与作用、教育与人的发展及教育与其他社会现象之间的关系等,做出了科学的回答,使教育学真正成为一门科学。

4.教育学的多元化发展:第二次世界大战后,科学技术发展高度分化的同时,呈现出高度整体化、综合化的新趋势。教育学与心理学、社会学、经济学和系统论等科学的联系日益密切,促使教育学的理论背景学科体系发生分化,产生了许多新的交叉学科与分支学科。随着社会的发展、文化的交流和人的主题性的彰显,现代教育学的发展也形成了立体、交叉的学科网络结构和多元化的研究和发展的格局。

三、护理教育学

(一)护理教育的概念　护理教育(nursing education)是指护理教育者根据社会和护

理专业发展的需要,对护生进行有目的、有计划、有组织地传授知识,培养各种能力和专业态度,使其成为人类健康服务的专业人才的活动。护理教育起始于护理实践,而护理实践的起源则依赖于医学的实践活动,而逐渐发展到独立的学科体系,成为医学领域的重要组成部分。护理教育同临床护理、护理管理一样,均为护理学科的重要范畴。护理教育担负着为社会培养护理人才的使命,既来源于护理实践,又往往先于护理实践,汇集临床护理发展之精粹使之得到继承与升华,以指导和推动护理事业的不断发展,因此护理教育关系到21世纪的社会健康事业的发展。

(二)护理教育学的概念 护理教育学是护理学与教育学相结合而形成的一门交叉学科,是一门研究护理领域内教育活动及规律的应用学科。护理教育学是护理专业教师、临床教学人员和健康教育者的必修科目。在护理院校中,护理专业课的教学,如护理管理学、社区护理学、临床内科护理学、临床外科护理学等通常由护理院校毕业留校的老师或临床的护理教师担任。护理教师有责任向学生传授护理专科知识、培养护理技能、帮助和引导护生们形成积极的专业价值观。教师们只有了解和掌握了护理教育学,才能有效地促进护生们的学习,才能达到教学目标。而从事护理教育的工作者理应承担起培育社会卫生事业发展所需的护理人才的重任,使教育的功能得到充分体现。

四、护理教育的性质和任务

(一)护理教育的性质 就整个教育系统而言,护理教育的性质与教育的性质是一致的,护理教育是一种培养护理人才的专业教育活动。护生接受护理教育的直接目的是为今后从事护理工作做好准备,以及能够更好地开展临床护理工作。护理教育具有很强的实践性,是一种护理院校与医院临床密切结合、共同完成的教育。

(二)护理教育的任务

1.培养合格的护理人才:护理教育负担着为国家、为社会培养各层次合格的护理人才的使命,这是护理教育的基本任务。

2.开展护理科学研究和护理教育研究:护理院校集中了具有护理学专业较高水平的教师、科研人员,护理专业较齐全,实验设备条件较好,各种信息较集中而且交流较快,学术活动容易开展,同时又有大量本科生、研究生等科研所需的人力保证。所以护理院校是护理科学研究和教育研究的重要力量。

3.发展社会服务的项目:社会服务是指护理院校除教学、科研以外的面向社会的服务活动。例如,开展各种护理咨询活动、护理科研成果的推广与应用、举办护理技能培训班、卫生保健知识讲座、为社会承担教育和预防保健的任务等。

五、护理教育的基本特点

护理教育是建立在普通教育的基础上,以培养护理人才为目标的专业教育。护理教育培养的是服务于人类生命与健康的专业人才。一方面,护理教育与普通教育一样,都具有教育的基本属性;另一方面,由于护理专业学科特性、岗位特性及工作内容的特性,使得护理教育有别于普通教育及其他专业教育的固有特点。

(一)护理教育的科学性 护理学是综合了自然科学、社会科学及人文科学的一门应用性学科,是研究有关预防保健与疾病防治过程中护理理论、护理技术和护理方法的学科。护士通过学习解剖学、生理学、病理学、药理学等医学基础知识,才能观察与辨别生理与病理的变化,提供正确的病情记录,协助医生做出正确的判断,实施有效的治疗与护理及判断护理效果。

(二)护理教育的实践性 在促进人类健康服务中,护士通过开展护理实践活动得以实现。通过基础护理技术、专科护理技术的学习和训练,形成其独立的职业技能,帮助病人解除病痛、减轻痛苦、恢复健康。因此在教学的过程中,许多护理知识与技能的学习必须通过对患者的直接护理行为来体现,这就决定了护理教育不可能单独在学校、在课堂上完成。护理教育依赖于教学医院、社区卫生服务中心的支持与配合。这对护理的教学组织安排、教学方法的选用与改革提出了特殊的要求。

(三)护理教育的人文性 随着医学护理模式的转变和整体护理思想的确立,护理的目标已指向不仅是护理对象身体方面,同时在心理、情感和社会方面达到健康状态。因此,护士必须通过学习心理学、社会学等,才能进一步了解和认识影响健康的因素,帮助服务对象解除因疾病产生的心理、生理问题,并以良好的护理职业素养,提供优质的服务,满足服务对象心理需求的护理。

六、护理教育学的体系结构

(一)护理教育体系的层次结构

1.中等护理教育:中等护理教育(diploma nursing programs)的任务是培养初级护理

人员。中国的护理教育在很长一段时间内以中等教育为主,先后培养了一大批工作在各级医院的护理人员,为地方医院的建设与发展做出了突出贡献。但随着医学模式的转变,中等护理教育发展水准已不能适应现代社会对护理人员素质的基本需求,因此现在国内大多数地区已经取消了中等护理教育。

2.护理专科教育:护理专科教育(associate degree nursing programs)的任务是培养具有实际工作能力的中级护理人才。护理专科教育的对象:参加高考的应届毕业生为主要的生源,同时也可以是中专毕业参加工作的护士。护理专科教育的办学形式多样,可由普通医科大学或学院开办,也可由专科学校独立设置,还可以由职工大学、函授大学等开办。学习年限一般为3年,通常是2年的医学护理理论课学习及1年临床实习。为了实现现代医学模式下专科护理专业的培养目标,在课程设置上重实用型人才的培养,突出护理特色。通过学习,使学生在掌握基础理论、基础知识和技能的基础上,提高专科护理理论和技能水平,掌握基本的科研知识及运用护理科研成果的能力。

3.护理本科教育:护理本科教育(baccalaureate degree nursing programs)的任务是培养较系统地掌握护理学基础理论、基本知识和基本技能,具有创新精神、独立解决问题能力和自我发展能力,具有护理管理、护理教学和护理科研的基本能力,能在医疗卫生、保健机构从事临床护理、预防保健工作的高级护理专业人才。护理本科教育的目标是使本科护理学专业毕业生除了具备初步的教学、科研和管理能力外,应更注重护理实践能力的培养,使其更好地充实护理实践场所,为护理对象提供到位的一线服务。目前中国护理本科教育主要有两种形式,一是学生高中毕业通过国家统一入学考试,进入护理院校,学习年限为4~5年。二是通过国家统一自学考试、全日制专科升本科、函授专科升本科、成人夜大专科升本科等教育形式,学习期限一般为3年。学生按教学计划规定修完全部课程,各门成绩经考试全部合格,准予毕业,发给毕业证书,按国家颁布的学位条例规定授予学士学位。中国本科护理教育为社会培养了大量高质量的护理专业人才,对提升护理队伍的数量和学历层次发挥了非常重要的作用。

4.护理研究生教育:护理研究生教育是中国目前高等护理教育体系中最高层次的教育。这一层次的护理教育分为两个层次,即护理硕士研究生教育和护理博士研究生教育。

护理硕士研究生教育:护理硕士研究生教育(master's degree nursing programs)的任务是培养具有从事科学研究、教学工作或独立担负专门技术工作能力的高级护理人才。目前中国实施护理硕士教育的机构主要是各医科大学或综合大学的护理学院或护理系,招生对象是已获取医学相关专业本科毕业或具有同等学历者,经过国家统一入学考试合格后,择优录取,学习年限一般为2~3年。学习期间,由研究生的指导教师按照专业培养目标的要求,根据研究生管理部门的相关制度,制订每个研究生的个人培养计划。该计划对研究生的研究方向、学习课程、时间安排、指导方式、考核期、学位论文和培养方法等都有具体的规定。研究生在学习期间,修满规定学分,各门课程经考查或考核,成绩合格并达到规定分数,通过论文答辩,并经国家授权的硕士学位评定委员会批准,可授予硕士学位毕业证书。护理研究生教育事关培养一流创造性人才,是护理事业向更高层次发展的关键环节。

护理博士研究生教育:护理博士研究生教育(doctoral degree nursing programs)的任务是培养具有坚实宽厚的基础知识和系统精深的专门学科知识,具有独立从事科学研究和教学工作能力,能够在科学和专门技术领域内做出创造性成果的高级护理人才。博士学位护理教育应着重培养能用独立的方式和抽象的科学思维处理事物,具有专业咨询技能和科研能力的智能型领导,具有广博的护理学、医学、人文科学和行为科学知识的人才。入学对象是已经获得硕士学位或具有相当水平的护理人才。学习年限一般为3年。护理学博士生入学后在导师指导下,按照培养计划学习规定课程,通过考试,并在导师指导下完成科研课题,写出具有一定的创新性的学术应用价值的论文,通过答辩方能毕业。凡符合《中华人民共和国学位条例》规定要求者,授予博士学位。博士研究生毕业后一般能成为中国护理学科骨干力量和学术带头人。

(二)护理教育体系的形式结构

1.基础护理学教育:基础护理学教育(basic nursing education)过去称护理执业前教育(preregistration education),是建立在普通教育基础上的护理专业教育,根据教育目标目前在两种水平上实施:即中等护理教育和高等护理教育。高等护理教育包含护理专科教育(高职、高专)和护理本科教育,其目的是为学生毕业后从事临床、社区护理或进入后续教育做好准备。

2.毕业后护理学教育:毕业后护理学教育(postgraduate nursing education)是指在完成基础护理学教育,并在取得注册护士资格后所实施的教育培训。根据中国和世界大多数国家现行的护理教育制度,毕业后护理教育采取两种方式进行,即注册后护理学教育及研究生教育。

3.临床护理教育:临床护理教育(clinical teaching)是帮助护理专业学生将课堂上所学到的专业知识和技术运用到临床护理实践中,使之获得应有的专业技能、态度和行为的教学组织形式。临床护理教育是护理教育系统中不可缺少的一个重要的环节,是培养护理人才的关键阶段。临床教育质量的高低,直接影响着所培养护理人才的素质和护理教育的整体质量。临床护理教师不仅承担着对中专、大专、本科甚至护理研究生的临床实习的教学任务,同时还承担着对新护士、各层级护士、进修护士等的培训教学任务。临床教学工作大都由临床护理人员专职或兼职承担。在临床实习阶段,护生将所学的知识运用于实践,学习去了解病人、为病人解决问题,在实践中使他们的知识得到不断的积累、增长。

4.继续护理学教育:继续护理学教育(continuing nursing education)是为正在从事实际工作的护理人员提供的教育,是以学习新理论、新知识和新方法为目标的、持续终生的在职教育。继续护理学教育的目的是使护理技术人员在整个专业生涯中,保持高尚的医德医风,不断提高专业工作能力和业务水平,跟上护理学学科的发展。从教育的职能上看,它属于成人教育的范畴,是专业教育的继续、补充和完善。继续护理教育的内容包括:学术会议、学术讲座、专题讨论会、专题讲学班、专题调研、疑难病例护理讨论会、技术操作示教、短期或长期培训;为同行继续护理学教育提供教学、学术报告、发表论文和出版著作等。目前中国的继续护理学教育已向制度化、规范化方向发展,对促进护士个人成长和业务水平、学术水平和带教水平的提高起了积极的作用。

(杨慧琴)

第二节　教学方法

教学方法(method of instruction)是师生为完成一定的教学任务,在共同活动中所采用的教学方式、途径和手段的总称。教学方法包括教师教的方法(教授法)和学生学的方法(学习方法)两大方面,是教授方法与学习方法的统一。教学方法不仅受教学目的和教学内容的制约,同时还受到一定社会时代的教学目标及内容的制约。教学方法还受到学生认识发展规律的制约。护理教育中常用的教学方法主要包括以下几种。

一、以语言传递为主的教学方法

以语言传递为主的教学方法,是指通过教师和学生口头的语言活动以及学生独立阅读书面语言为主的教学方法。教育者与受教育者之间信息的传递大量是靠书面语言和口头语言来实现。教学效果主要取决于教师是否具有良好的口头表达能力和学生是否具有较强的阅读书面语言的能力。护理教育中以语言为主要传递形式的教学方法主要有讲授法、谈话法、讨论法、读书指导法。

（一）讲授法

1. 概念　讲授法（lecture method）：又称"口述教学法"，是指教师运用口头语言系统连贯地向学生传授知识、进行教育教学的方法。由于通过讲授法可以在短时间内向学生传授较多的知识，因此，长期以来讲授法是教学的一种基本方法，常和其他的教学方法配合使用。讲授法可以分讲述、讲解、讲演3种。讲述一般用于教师向学生们叙述事实材料或描绘所讲的对象。讲解是教师向学生解释、说明和论证事物的原理、概念和公式等。讲演则要求教师不仅要向学生进行系统而全面的描述事实，而且要深入分析和论证事实，通过分析和论证来归纳和概括科学的结论。它比讲述、讲解所涉及的问题更深广，所需要的时间更长。在课堂教学中这3种方法常常结合起来一起运用。

2. 讲授法的优缺点

（1）优点。①教学效率高：短时间对众多的学生同时传授较多的知识信息。②教学支出经济：相对于其他教学方法成本低。③教师运用方便：不受时间和空间的限制，在任何时间和场合都能进行。④教师可充分发挥主导作用：教师可根据自身的教学能力，将医学和护理学等知识，科学连贯地传递给学生。

（2）缺点。①以教师为中心，单行传递知识，忽视了学生学习的自主性、参与性及个体差异，不利于综合素质的培养。②学生注意力集中的时间有限，连续听课会使学生感到疲劳、乏味、枯燥。③面对大多数学生，难以因材施教。④提供理论性、总结性的知识多，不利于培养学生的自学能力。

3. 增进讲授法教学效果的措施

（1）教学内容应充实，结构清晰：教学内容应根据教学大纲设定，可适当地添加前沿知识，介绍科研动态，开阔学生视野，注重启发式教学。

（2）教师思路应明确，有目的讲授：在大纲的指导下，根据教材的内容有目的、有重点地讲解。切忌漫无目的、不着边际、即兴发挥。

（3）教授时注意理论联系实际：护理是一门实践性很强的学科，护理教师不仅要讲解理论产生的实际根据，还要注意说明理论在实践中的具体应用。

（4）注重教学语言的表达技巧：将教案、讲稿的内容转化成口头的教学语言，力求通俗易懂，但口语化并非等于方言化。注意语音、语调的变化，使语言具有特殊的表现力与感染力。注重教学语言的科学性和讲解性,语言要符合科学和事实,对重点、难点要注重重复和强调。讲究教学语言的专业性、逻辑性、艺术性。

(5)掌握教学中非语言性的表达:非语言表达系统是由副语言、手势、面部表情、眼神、体态等组成的。非语言行为能帮助教师表达难以用语言表达的情感和态度,加强语言的感染力。

(二)谈话法

1. 概念 谈话法(conversation method)又称问答法、提问法,是教师根据学生已有的知识和经验提出新的问题,引起学生积极思考,通过师生之间的问答,得出结论,获得知识和发展智力的教学方法。从心理机制方面看,谈话法属于探究性的,可使学生由被动变为主动学习,激发学生独立思考问题。谈话法可用于护理学科的各门课程教学,同时也适用于临床参观、见习和实习等现场教学形式,易于学生保持注意力和兴趣。谈话法是一种以问题引导学生获取知识的教学方法,问题的设计是运用该法的关键。

2. 谈话法的优缺点

(1)优点:激发学生思维活动,调动其积极性。学生可通过独立思考获取知识,利于培养学生的语言表达能力和独立思考能力。

(2)缺点:谈话法耗时较多。教师提问不科学、不得要领,易导致讨论停留于形式,起不到促进和激发学生思维的作用。

3. 增进谈话法教学效果的措施

(1)谈话前,教师应以教学目标为指引、教学内容为依据精心设计问题。

(2)问题应包括基本概念、基本原理,也要涵盖教材中的难点和重点的内容,并且要具有启发性。

(3)教师设置问题时应考虑到学生的知识水平和心智发展水平,做到问题难易适当。

(4)教师应注意掌控谈话的过程,要围绕谈话的题目、线索和关键问题进行。

(5)注意谈话节奏,根据问题的多少、难易和提问对象的学习层次来掌握时间。

(6)提问面向全体学生,鼓励学生大胆谈论自己的观点和认识,对回答问题好的学生应以鼓励,对回答不正确或不全的学生也不能随意指责批评。

(三)讨论法

1. 概念 讨论法(discussion method):学生在教师的指导下,通过集体训练(小组或全班)的组织形式,围绕某个题目,发表自己的看法,从而相互启发、搞清问题的一种教学方法。讨论法既可以用于阶段复习,巩固原有的知识,也可用于学习新知识,尤其是有探讨性、争议性的问题。讨论法可分为全班讨论或小组讨论。讨论的问题可以是预先准备和临时穿插的问题。讨论法为一种双向的互动式教学,学生参与程度高。可采用不同的方式进行分组,如自由组合、按座位、按单双数、按观点等分组。

2.讨论法的优缺点

(1)优点:①有助于师生之间交流思想,互相启发,共同切磋学术,集思广益,利于群体智慧共同研究问题。②加深师生之间和同学之间的了解,发展人际交往的技能,对培养学生的思维能力和语言表达能力,以及运用理论知识解决问题的能力均有较好的效果。③加深学生对知识的理解,激发学生思考问题,提高学生的思维能力。④培养学生的团队协作精神和对团队的责任心。

(2)缺点:①讨论法耗时较多,组织不当,可能偏离教学目标。②低能力或不善表达的学生易处于被动地位。

3.增进讨论法教学效果的措施

(1)在讨论之前明确讨论的目的和要求。讨论的题目要有可争辩性和可讨论性。

(2)教师在讨论前制订一定的规则,并对讨论的过程给予适时控制,保证讨论的质量和效率。

(3)小组讨论不宜过大,一般5人或6人为宜,最多不超过每组12人,理想的人数视不同活动方式而定。

(4)明确教师角色,给予适时组织协调和引导,把握控制好现场气氛。

(5)讨论结束时,做好总结。教师注意总结学生在讨论过程中的表现和讨论的结果,并对讨论的结果进行分析,对新奇、有趣的观点给予肯定。

(四)读书指导法

1.概念　读书指导法(reading tutoring method)是指教师指导学生通过阅读教科书和参考书,以获取知识,培养学生自学能力的教学方法。读书指导法还可以弥补教师讲解中的不足。教师指导学生读书,包括指导学生阅读教科书、使用工具书和阅读课外书籍两个方面。阅读的方法通常有两种:一是泛读,即快速阅读的方法,目的是了解阅读材料的中心思想,或是寻找某种资料的方法;二是精读,即围绕一个中心阅读的方法,是对学习内容系统的学习,反复领会,以求融会贯通。教师可根据学习的需要将精读和泛读做不同的组合。

2.读书指导法的优缺点　优点:利于培养学生的自学能力,养成读书和独立思考问题的习惯;缺点:读书指导法受学生以往经验、知识水平和认识方法的影响。

3.增进读书指导法教学效果的措施

(1)明确阅读目的、要求,给出思考题。思考题应围绕教学的重点、难点和关键问题,侧重对基本概念、基本理论的理解。

(2)选择适合学生理解和阅读的参考书籍,题材应多样化,以拓宽学生视野。

(3)教师应指导学生做好读书笔记。读书笔记常用的形式如下。①摘录:抄写书中精妙的句子、主要事实的论述及结论等。②提纲:对于阅读主要内容和中心思想的基本概括。③概要:用自己的话组织概括阅读的内容。

(4)指导学生制订和完善阅读计划。教师应定期组织读书报告会、座谈会等交流读书心得。

(五)自学指导法

1.概念 自学指导法(guided self-study method)又称学导式教学法,源于美国心理学家斯金纳的"程序教学"。自学指导法的核心是由教师讲授为主转为以学生自学为主,教学的中心由教师转为学生。学习指导法特别适用于学生有一定的基础知识而新的学习内容难度不大时选用,运用时以小班教学为宜,并应选择适合学生自学的教材。

2.自学指导法的优缺点

(1)优点:①学生可根据自己的学习需要进行个别化学习。②使学生的学习含有更高的智力活动成分。③有利于学生知识体系的内化。④对学生自学能力的培养有较大的促进作用。

(2)缺点:①接受知识的效率可能较听课为低。②缺乏课堂气氛。

3.增进自学指导法教学效果的措施

(1)根据不同的教学目标精心选择和准备学习的活动、内容和媒体资源等。

(2)及时获取学习知识的反馈信息,了解学生的学习情况。

(3)通过各种途径与同学及时交往,以便指导、帮助学生获取知识。

二、以直接知觉为主的教学方法

以直接知觉为主的教学方法,主要是指教师通过对实物或直观教具的演示、组织教学参观等,使学生学习知识,形成正确的认识方法。护理教育中以直接知觉为主要的教学方法主要有演示法、参观法等。

(一)演示法

1. 概念 演示法(demonstration method)是教师通过向学生展示实物、直观教具或示范性的操作、实验等传授知识和技能的一种方法。根据使用演示教具类型的不同,可将演示法分为4类:实物、标本和模型实物演示;图片和图表的演示;试验及实际操作的演示;幻灯、录像、录音和教学电影的演示。根据教学要求,则可分为两类:单个或部分物体或现象的演示和事物发展过程的演示。

2. 演示法的优缺点

(1)优点:①易获得丰富感性资料,加深对学习对象的印象,激发学生的学习兴趣,集中学生的注意力。②通过演示,复杂的操作过程变得很容易理解,学习的知识易于理解和巩固。③演示的视觉效果有助于对内容的形象记忆。④专家通过演示,可以形成技能操作的模式。

(2)缺点:①练习过程重复多次后,枯燥无味。②高耗材限制练习次数。

3. 增进演示法教学效果的措施

(1)根据演示内容选择合适演示工具,提高演示熟练度,如果是示范性试验,则要预先进行操作。注意演示的教具不宜太多,避免学生"走马观花"。

(2)演示前,明确演示的目的和要求,让学生带着目的和任务去观察操作的每个步骤。注意演示速度,注重演示流程,全程演示,突出重点,演示过程中及时提出思考问题。

(3)演示应与讲解、提问密切结合,引导学生边看边思考,使学生在获得感性认识的同时,加深对相关概念、原理的理解。

(4)注意合理地安排演示完毕后的练习。根据学生的年龄、技能的复杂程度和劳累程度、特定的任务目标、学生的经验和水平、练习的环境,决定练习的频率和方式。

(5)演示要适时,根据授课内容把握演示时机。不应过早的展示教具分散学生注意力,削弱新鲜感,降低感知兴趣。演示完毕注意及时收起教具,以免分散学生注意力。

(二)参观法

1. 概念 参观法(visiting method)是教师根据教学要求,组织学生到现场,观察、接触客观的事物和现象,以获得新知识和巩固验证已学知识的一种教学方法。根据教学过程中安排的时间不同,可将参观法分为三类:预备性参观,一般在讲授某一科目前先组织学生参观有关的事物;并行性参观,是在讲授某一科目的进程中,为了使理论与实际更好地结合起来而进行的参观;总结性参观,是指讲完某一课程后,组织学生去参观已讲过的内容。参观法是护理教学中常用的方法。

2. 参观法的优缺点

(1)优点:①有利于理论知识与实际临床实践紧密相连,帮助学生更好地领会课本所学的知识。②拓展学生知识面,开阔视野,发现未知,激发求知欲。③帮助学生在临床实践中,获得生动的专业思想和职业道德教育。

(2)缺点:①组织实施困难,受到医院实际环境的限制。②同学易脱离参观队伍,把目光放在与本次主题无关的其他临床事件上。

3. 增强参观法教学效果的措施

(1)根据教学大纲制订和明确教学目的及要求。

(2)参观前要确定参观的地点和内容,根据实际情况制订合理的参观程序。

(3)教师应明确参观的目的、具体要求、观察对象、进行的步骤和注意事项。

(4)参观时注意引导学生有目的、有重点地参观,适时提问,做好记录。

(5)参观结束后教师检查参观计划完成情况并进行总结。要求学生整理参观笔记,对知识点进行概括和总结,指导其写出参观报告。

三、以实际训练为主的教学方法

以实际训练为主的教学方法,是以形成技能、行为习惯和发展学生实际运用知识的能力为主的一类教学方法。该方法是以学生为中心,并强调手脑并用,让学生通过各种实际活动来逐步形成和发展自己的认知结构,教师则起辅助作用。护理教育中以实际训练为主的教学方法主要有实验法、练习法、实习作业等。

(一)实验法

1. 概念 实验法(experimental method)是学生在教师的指导下,运用一定的仪器设备进行独立作业,以获取知识,培养动手能力的一种教学方法。实验法是通过亲自观察和操作获得直接经验,实验法可分为3种:演示性实验、验证性实验和设计性实验(又称开发性实验)。演示性实验一般在新课前进行,让学生对新课有感性的认识;验证性实验常在课后进行,目的在于验证课本所学;设计性实验一般在学生具备一定的基础理论和实验技能的基础上进行,难度较大,综合性强,研究性突出。

2. 实验法的优缺点

(1)优点:①培养学生正确使用仪器进行科学实验的基本技能,以及初步的科研能力。②有助于培养学生科学研究的兴趣,养成严谨求实的科学态度和科学精神,发展学生观察问题、分析问题和解决问题的能力。

（2）缺点：①实验的效果受到实验器材和实验场地的影响，精密的实验对器材要求较高。②实验器材及耗材的费用较高。

3. 增强实验法教学效果的措施

（1）实验前应备有实验计划，实验计划应根据教学大纲和教材编写。

（2）教师应进行必要的预实验，以便对实验中可能出现的问题做到心中有数。

（3）实验开始前，教师应仔细检查实验所需的仪器设备和实验材料，保证实验安全顺利地进行。同时应简明扼要地说明实验的目的、要求、原理、操作过程及仪器设备的使用方法，必要时进行演示。

（4）对同学进行合理分组，一般以2～4人为宜，并分配好小组学生需使用的仪器设备及实验材料。在巡视的过程中，发现困难较大的小组和个人，则给予个别化指导。

（5）做好实验小结。实验结束后可先指定学生报告实验进程和结果，然后由老师做出概括和总结，分析实验中存在的问题、提出改进意见，指导学生写出实验报告并进行审阅和批改。

（二）练习法

1. 概念　练习法（exercising method）是学生在教师的指导下完成某些动作或活动方式，以巩固知识和形成技能、技巧的教学方法，在护理专业各科教学中被广泛应用。练习法的种类包括：听说练习；解答问题练习；绘图、制图练习；操作技能练习。

2. 练习法的优缺点

（1）优点：①帮助学生巩固所学知识，并把知识转化为技能、技巧。②培养学生认真工作的态度和克服困难的毅力。

（2）缺点：单一、重复的练习容易使学生产生厌倦的心理。

3. 增强练习法教学效果的措施

（1）向学生讲解每次练习的目的和要求。

（2）指导学生掌握正确的练习方法，提高练习的效果。

（3）在学生练习的过程中，指导教师注意巡视，查看练习效果，及时做出指导。

（4）练习结束时，指导教师要注意总结和讲评学生在练习中存在的情况。

（三）实习作业法

1. 概念　实习作业法（practical work method）又称实践活动法，是教师根据教学大纲要求，组织和指导学生在校内外从事实际操作活动，将书本知识应用于实践的教学方法。

2. 实习作业法的优缺点

(1)优点:①能够将理论和实践,教学与临床相结合,有利于巩固和充实所学的理论知识。②有利于培养学生的实际工作能力。

(2)缺点:实习的效果受到临床工作环境的影响。

3. 增强实习作业法教学效果的措施

(1)实习的内容应以教学大纲为依据,在相应理论的指导下进行。

(2)实习前要做好实习作业的计划。

(3)实习结束时,教师注意评阅学生的实习作业和评价学生的实习效果。

四、以陶冶训练为主的教学方法

以陶冶训练为主的教学方法,是指教师根据一定的教学要求,有计划使学生处于一种类似真实的活动情境中,利用其中教育因素综合地对学生施加影响的一类方法。特点学生在不知不觉中接受教育。护理教育中以陶冶训练为主的教学方法主要有角色扮演法、情景教学法等。

(一)角色扮演

1. 概念　角色扮演(role play method)是指教师根据一定的教学要求,有计划地组织学生运用表演和想象情境,启发及引导学生共同探讨情感、态度、价值、人际关系及解决问题策略的一种教学方法。学生可根据自己的角色特征自由想象与发挥。学生扮演自己的角色时,其余护生就可以观察和分析表演的行为,这种教学方法能够唤起学习者的感情和激情。

2. 角色扮演的优缺点

(1)优点:①学生参与程度高,学习兴趣大。学生在不知不觉、潜移默化中受到教育,获得真实的体验,形成真实的认识,发展积极的情感。②有助于学生对复杂人类行为的理解。③有助于护生发挥主观能动性,加深对所扮演的人物或事物的理解。④增强学生的观察能力。

(2)缺点:①部分护生羞于表达或角色不适应,影响教学效果。②护生表演太戏剧化,脱离教学内容,使内容失去真实性、可信性。③部分内容不能靠学生的角色扮演法来掌握。

3. 提高角色扮演法教育效果的措施

(1)明确角色扮演的目的,扮演在小范围内实施。

(2)扮演前教师应了解每位护生对角色的理解程度,适当引导,注重护生自身的发挥。

(3)教师应向护生明确扮演时间,最好将扮演时间控制在15 min以内,扮演过程中,教师不应催促护生。

(4)扮演完毕鼓励护生共同讨论对人物或事物的看法,写出或说出活动后的心得体会。

(5)不要把重点放在表演能力上,更多地关注活动中学生学到了什么。

(二)情景教学法

1. 概念　情景教学法(situational teaching method),又称模拟教学(simulated teaching method),是指通过设置具体生动的模拟情景,以激发学生主动学习的兴趣,帮助学生巩固知识,学习特定专业场景中所需的技能技巧的教学方法。情景教学法常用于专业课的临床教学及训练,是护理理论课讲授的重要补充和延伸。情景教学应用主要有3种形式:一是使用教学器材开展情景教学;二是通过角色扮演开展情景教学;三是借助计算机辅助系统开展情景教学。

2. 情景教学法的优缺点

(1)优点:①具体逼真、生动活泼的模拟情景,有利于激发学生的学习兴趣,提高学生参与的积极性。②通过模拟临床各种真实的情景,可以使学生体验到专业人员(护理人员)的角色、作用、处境、工作要领,能让学生接受到一定的专业素养训练。③通过模拟情境,可以减轻学生进入真实工作情景的焦虑情绪。④为应对模拟情境中的事件,学生必须将所学的知识迁移到模拟情境中,有利于提高学生对实际问题的预测和解决问题的能力。⑤学生可以从模拟活动中得出的结论或结果中领悟到事件或事物的发展演变规律,帮助学生理解和巩固已学知识。

(2)缺点:①学生容易把主要精力集中在事件的发生和发展的过程,而忽略对深层次理论问题的思考。②模拟环境中遇到的问题与现实医疗环境存在一定的差距。③教师较难控制学习过程。

3. 增强情景教学法教学效果的措施

(1)要对情境教学进行系统的方案设计。情景教学法应用步骤为:设计情景教学方案;准备场景与器材;公布情景课题与背景资料;分配情景模拟的角色与演练任务;情景演练准备、实施、效果验证;教师讲评,组织撰写情景演练报告。

(2)要重视教学手段的丰富和教学设备的利用。为了创设有情之境,教师选择趣味性较强的教学方式,如游戏、演讲、表演等各种形式,来导入新课,利用图像、多媒体、办公自动化实训室等教学设备来辅助教学,并采用分组式、"结对子"等形式组织课堂教学活动,尽量做到通过课堂教学手段的多样性来活跃思维,创设趣味盎然的学习氛围,从而激发学生的学习兴趣。

(3)注重对考核方式的改革。如果还是像传统教学那样仅仅以期末一张试卷来评定学生的成绩,必然会影响学生参与情境教学活动的积极性,同时也不能准确全面反映学生在学习过程中的学习能力和学习状况。因此可把学生成绩的评定分为三个部分:一部分为期末考试;一部分为学生上课时综合能力展示分,即课堂讨论、演示参与;一部分为平时作业成绩,包括情境设计方案及日常作业。通过对学生成绩的合理分配,有利于调动学生参与教学的积极性,同时提高学生活学活用课本知识以解决实际问题的能力。

五、计算机辅助教学法

(一)概念　计算机辅助教学法(computer assisted instruction,CAI)是指以计算机为工具、以学生与计算机的交互式"人机对话"方式进行的教学方法。计算机辅助教学系统由计算机系统、教师、学生、教学信息或多媒体教材等基本教材组成。与以往任何一种先进媒体的应用相比,多媒体技术的引入,使传统的教育方式发生了更深刻的改革,教育质量和教学效率也有了显著提高,其中最关键的因素是多媒体信息对教育有着巨大的促进作用。与传统教育相比,多媒体技术可直接把现实世界表现出来。随着多媒体技术在教学中应用的日益广泛,多媒体的发展方向趋于工具化、智能化、网络化。根据其功能的不同,CAI可分为操作和练习、个别指导、模拟、教学游戏、问题解决5种基本教学模式。

(二)计算机辅助教学法的优缺点

1.优点

(1)计算机辅助教学系统能将抽象的教学内容具体化,枯燥的教学内容生动化、形象化,有利于激发学生的学习兴趣,帮助学生较快地掌握相关知识。

(2)计算机辅助教学实现了复习和考试的标准化,并对学习效果提供及时的反馈和强化,极大方便了学生学习。

(3)学生可根据自己的学习要求选择合适自己的教学课件,每个课件提供了不同的学习模式,因此计算机辅助教学可实现个别化教育。

(4)利于教学资源的传播与交流。多媒体课件是教师心血和智慧的体现,可通过网络技术或其他通信手段广泛传播,便于学生自学和教师交流。课件以可长期保存的电子文档方式记录教师积累的教学经验和成果,其保存和应用将成为教学生命的延续,为课程的建设和发展积累过程性资料。

(5)能够呈现单纯的文字、数字等字符教学信息,而且还能输出动画、视频、图像和声音,能非常容易做到教学信息的图、文、声并茂,这种多维立体的教育信息传播,增强了信息的真实感和表现力。

2.缺点

(1)计算机辅助教学不能提供学生身心发展所需的非智力因素。缺少个人感情的交流融合的机会,不利于团队精神及语言表达能力的培养。

(2)计算机能实现大容量、高密度的信息交换,教师在利用计算机辅助教学时将与课程有关的所有材料事无巨细尽数罗列,或任意合并教学单元,一节课中出现过多的概念、原理及定律,过分加大课堂的容量,变成现代化的"注入式"教学,受课时限制,只能加快单位时间传输的信息量。大量多媒体信息包围学生,学生难以接受,无法对知识进行"同化""顺化",直接影响到学生对所学内容的理解。

(3)限制了学生思维,影响师生互动。一些教师在教学课件中使用的直观形象素材,使学生散失了想象的空间,约束了学生思考的广度和深度。教师操纵演示课件,展示问题答案,学生按照预先设定的模式、思路、线索进行人机交互,根本没有足够的时间深入地思考,只能顺应设计者的思维方式做一些简单的应答,学生成为课件的欣赏者和旁观者,课堂缺少师生思维和灵感火花的碰撞,遏制了学生思维能力尤其是求异思维的发展,不利于培养学生的想象力和创造能力。

(三)增强计算机辅助教学法的措施

1.课件的内容应根据教学目标设定,课件尽可能真实化、形象化、生动化。

2.注重教师素质的培养,对教师进行计算机知识的培训。

3.将优秀教师与专业软件人员有机结合:优秀教师将教材的重点、难点及突破方法的设想、构想与专业编程人员沟通,专业人员用他们的技巧来完成我们教师的设想。

六、以问题为基础的教学方法

（一）概念　以问题为基础的教学方法(problem-based learning,PBL)，是一种以临床问题激发学生学习动机并引导学生把握学习内容的教学方法。由美国神经病学教授巴罗斯(Barrows HS)于1969年在加拿大麦克马斯特大学创立，在国外医学教育与护理教育领域中得到较为广泛的使用。解决问题不是目的，它是一个载体。学生在解决问题的过程中，学习必要的知识，学会正确的临床思维和推理方法，培养自学能力。根据PBL的组织结构和课程设置分为经典PBL和非经典PBL。

经典PBL是一种导师制的小组教学形式，取消了班级的形式，由6名或7名学生组成学习小组，每组配备1名导师，实行导师制。在此模式中，以学科为界限的传统课程设置被打破，取而代之的是围绕病人疾病问题所编制的综合课程。非经典PBL基本上仍以班级为形式，以学科为界限编制课程，由1名任课教师组织学生进行班内小组讨论而非导师制教学。严格来说，这种方法并非完整意义上的PBL，但它的理念、步骤及基本方法仍然与经典PBL一致，同样也能促进和提高学生的临床推理、批判思维和自学等多方面能力。从心理机制来说，此方法是属于探究性的，能激发学生的思维活动。教学的基本组织形式为小组教学，学生需通过团队合作来共同解决问题，因而可锻炼学生的团队合作、团队管理和沟通能力。因此，PBL已不单纯是一种教师教书育人的"教"的方法，它更强调的是一种以学生为中心的、以培养学生的学习能力为目的的"学"的方法。

（二）以问题为基础的教学方法的优缺点

1.优点：①强调调动学生的主观能动性，让学生自己寻找解决问题的方法，并在解决问题的过程中学习知识和技能。②可有效地促进学生自学、综合分析以及独立工作能力。

（2）缺点：①学生对PBL教学模式的普遍反映是课时过长，时间消耗太多。②PBL教学模式提倡以临床问题为引导进行基础理论学习，打破了基础知识完整性，漏掉了一些内容。这种模式只注重创新、实践能力的提高，忽视了全面的、系统的理论学习。③PBL教学模式不适合大班教学。在中国现行师资紧缺的状况下，师资力量不易达到。教师水平参差不齐，也影响到教学质量。

（三）教学模式的应用步骤

1.选取教材的全部内容或部分内容，教师先讲授总论及重点内容、基本概念作为过渡。

2.有关专家和教师设计一定难度、能包含学习目标、有实际价值的PBL辅导材料预习。

3.学生根据材料中的病案、理论思考题等提出一系列问题,分析、归纳出解答这些问题所需要的相关基础知识、临床知识,制订学习计划。

4.小组成员分工合作,利用各种工具学习及解决问题。

5.小组内部讨论,学生分享信息。

6.各小组将讨论的结果带入课堂讨论。

7.教师精讲和总结。

七、目标教学法

(一)概念　目标教学法(objective-based teaching method)是以教育目标分类理论为依据,以设置明确、具体、可操作、可测量的教学目标作为教学导向的教学方法,主要包括教学目标设计和目标教学实施两个过程。目标教学在教学目标的导向下,以教学评价为动力,以反馈和矫正为核心,通过班级和个别化教学相结合的方式,可使绝大多数学生达到教学目标的要求。目标教学以单元为教学过程的基本单位,在实现单元目标后再进行下一个单元的教学,一切教学活动以教学目标为中心进行组织教学,将教学评价作为教学过程的有效保障。

(二)教学模式的应用步骤

1.课前展示目标,辅以解释,以助理解。每章节教学前,任课教师应向学生讲解本单元教学目标,作为学生的学习导向,使学生的认识有明确的方向性。

2.课中提示目标,集中注意,提高课堂吸收率。在教学过程中,教师在讲解教学目标内容时,应及时提示学生注意,使学生能当堂消化、吸收课程的知识点和教学的重点内容。

3.课后验证目标,了解教学效果,强化学习记忆。下课前预留几分钟的时间,给予学生验证性习题,使教学双方及时了解教学效果,概括重点知识点,提高学生记忆水平。

4.复习强调目标,把握考试重点,自测掌握水平。课程终考复习时,再次分析目标,帮助学生梳理学科知识点,将基础理论、基本知识和基本技能作为复习的重点内容。

5.考试围绕目标,控制考试质量,提高测评可比性。编制试卷时,应控制85%以上的试题是教学目标的内容,目标外内容一般不超过15%。

八、发现教学法

（一）概念　发现教学法（discovery teaching method）亦称假设法和探究法，是指学生运用教师提供的按发现过程编制的材料或学习材料，在教师的指导下，通过自身的探索性学习，发现事物变化的起因和内部联系，从中找出所学内容的结构、结论及规律，进而掌握知识并发展创造性的思维和发展能力的一种教学方法。它的指导思想是以学生为主体，独立实现认识过程。即在教师的启发下，使学生自觉地、主动地探索科学知识和解决问题的方法及步骤，研究客观事物的属性，发现事物发展的起因和事物的内部联系，从中找出规律，形成自己的概念。教师扮演学习促进者的角色，引导学生对这种情境发问并自己搜集证据，让学生从中有所发现。发现教学是由美国心理学家和教育学家布鲁纳首先提出的。

（二）教学模式的应用步骤

1.学生从教师的若干素材中发现问题，带着问题发现观察具体的事物。

2.借助推理和直觉，提出试探性的假设。

3.学生用更多的感性知识检验试探性的假设。

4.假设证实后将其付诸实施。

九、临床护理教学方法

临床护理教学主要有两种形式：临床见习和临床实习。临床见习是指在讲授专业课期间，为了使学生获得课堂理论知识与护理实践相结合的完整知识而进行的临床实践的一种教学形式。临床见习主要通过看、问、想、操作等教学活动，使理论与实践相结合，巩固和加深课堂学到的理论知识。临床实习，又称生产实习或毕业实习，是指全部课堂教学完成后，集中时间对学生进行临床综合训练的一种教学形式。临床护理实习时间通常集中安排在最后1年，临床护理实习是护理教学过程中重要的教学阶段，也是完成和达到教学计划所规定的培养目标的最后阶段，是整个护理学专业教学计划的重要组成部分。通过安排学生直接到医院科室，学习担任护士职业工作，巩固所学理论知识和技能，使理论知识和护理实践有机地结合，培养学生良好的职业道德和行为。

（一）带教制

1. 概念　带教制是一名学生在一定的时期内固定跟随一位护理人员（带教教师）实习的形式被称为带教制。在这种教学模式中，带教教师对学生提供个体化的指导，并促进其专业角色的习得。

2. 方法　学生全程跟随带教老师一起工作，学生的所有班次与带教老师的一致，使学生能够完全体会到不同工作班次的特点。这样学生可全面观察、学习带教老师从事临床护理工作的全部内容和方式，包括各种护理操作、对患者的整体护理过程、与各类人员的沟通、对患者的态度等。同时，学生可就观察过程中产生的问题向教师提问，获得解释。在观察过程中，护生会受到老师潜移默化的影响。带教老师还要按照教学计划，要根据学生的具体情况，安排其动手实践的机会，并提供反馈意见。除专业带教外，带教老师还要关心学生的思想和生活等方面的情况，与学生建立和谐的师生关系。

3. 带教制的优缺点

（1）优点：①病房工作随机性很强，病人病情变化快，教师可以抓住临床上稍纵即逝的现象进行讲解，提高学生的理论水平，加强理论知识与临床实践的联系。②加强了教学内容的稳定性、逻辑性和系统性。③增强了带教老师领导能力和教学技能。④通过教与学的双向活动，引导护生对知识的获取、分析、判断、储存、运用和创新。

（2）缺点：①带教老师知识层次参差不齐，部分带教老师临床教学经验不足，教学方法简单或教学意识淡漠，对学生的临床学习有一定的影响。②带教老师缺乏足够时间指导学生的临床护理实践，医院里的护理工作繁重，而目前临床护理教学大都由临床护士兼职完成。多数实习科室的老师除了承担护生的临床实习指导外，还负责分管病人，造成带教老师没有足够的时间指导学生。③学生在不同的科室间轮转，频繁地更换带教教师，不能保证教学连续性。

（二）导师负责制

1. 概念　导师责任制指的是被称为导师的教师在一定时期内，对所负责的学生进行个别指导的教学方法。中国的导师制主要用于研究生教育，但在20世纪90年代末，本科生导师制在中国高校以各种方式试运行。部分院校已开始实行了本科生导师制，同时有研究表明护理本科生临床实习教学实施了导师制后取得了较好的效果。教育界认为导师制对本科生的思想教育、学生管理和学风建设具有重要的作用，并且导师在导师制活动中具有示范作用和权威作用。

2. 方法　每位导师负责1~3名临床实习的学生。学生进入临床时，导师对所指导的学生进行实习前评估,了解学生基本情况,并根据评估结果及学生的特点制订重点实习方案,使实习更具有针对性、目的性。结合自身经历,向学生传授临床工作中的基本思路和学习方法、推荐参考书等,主动了解学生在实习期间的状况并加以指导。及时与病区带教老师联系,帮助解决问题;及时掌握实习计划完成情况,对其实习全过程进行动态、连续、主动指导和监控。

3.导师负责制的优缺点

(1)优点:①师生关系呈良师益友、和谐融洽。②着重思想与人格的陶冶,陶冶学生健康的职业认同感。③重视情感智力的培养,调节自我消极情绪。④对带教教师也提出了较高的要求,增加了他们的压力感和责任心,促使其不断地学习、钻研新理论、新知识,改善知识结构,提升自己的学术水平。

(2)缺点:①对导师的要求较高,对导师的评定有一定的标准,达到导师水平的临床护理教师数量不足。②导师直接指导学生临床实践学习的时间不多,导师难以全面了解整个实习进展的状况。

(三)经验学习法

1.概念 经验学习法是指那些从经验中获得知识的教学方法,其实质是通过自己"做"进行学习,而不是听别人讲述或自己阅读来学习知识。经验学习法的最大特点是以学生为中心,通过积极参与,从自己参加的事件中获得直接经验。

2.形式

(1)经验学习日记:是鼓励学生进行反思的行之有效的方法。在日记中,学生除了记录自己所经历的具体事件外,还要描述他们对事件的认识、感受和体会。

(2)反思性小组讨论会:每次实习结束时,组织学生进行反思性讨论。在讨论中,学生不仅可以反思自己的临床经历,而且可以讨论其他同学的经历,分享别人的感受,从而可以积累更多的临床经验。

(3)实地参观学习:包括社区的实践,如进行家庭访视。带学生访视前,应该向学生解释访视的目的、内容和要求。访视结束后,安排时间让学生向其他同学及教师进行学习心得汇报,从而促进反思。

(4)应用课题:应用课题包括两种形式。一个是个案研究:让学生对一个案例进行较深入的研究。通过案例研究,促使学生综合运用各种知识。另一种形式是小型科研。学生在教师的指导下,选择临床小问题,进行科研程序的训练。这种方法不仅可以锻炼学生的科研能力,而且能够促使学生对某些问题进行深入的思考。

3. 经验学习法的优缺点

(1)优点：①促使学生进行主动思考，培养临床护理思维。②大量思考的经历和经验，为学生在解决问题方面提供了可供参考的经验准备。

(2)缺点：①学生直接经验不足，理论知识和实践有脱节，难以进入较深层次的思考。②学生对专业有浓厚的兴趣时，方可激起思考的热情。

(四)临床实习讨论会

1. 概念　临床实习讨论会是一种重要的临床教学活动。通过这种形式的活动，学生可以分享观点和经历，发展解决问题和评判性思维的技能，锻炼和提高口头表达能力，学会与他人合作的精神。

2. 形式

(1)实习前讨论：是在临床活动开始前进行的讨论。讨论会由临床教师主导。教师事先为学生选好病例，对要讨论的病例了解清楚，学生在讨论中可以提出有关其临床护理实习活动中的问题，使对该患者护理及临床实践方面的问题有清晰的了解。实习前讨论会有助于学生识别患者的健康问题，制订护理计划，为临床护理学习实践做准备。

(2)实习后讨论会：是在每次实习活动结束后举行的讨论。实习后讨论给每位学生提供了深刻分析其经历的机会。每位护生要介绍自己当天对患者采取的主要措施、评价措施的有效性，这些措施与护理目标和理论的相关性、实习中遇到的问题以及处理的方法、处理的结果以及自己的感受和意见。此外，学生可以回答同学的提问，也可以提出自己的观点，学生也可以将自己护理患者方面的疑惑向同学或老师提出，请求给予进一步的解释。小组成员在讨论会中分享彼此的经验和情感。

(3)专题讨论会：是小组就某些专题进行讨论。这些专题的范围很广，可以涉及文化、经济、政治、专业等方面的问题。讨论的题目可由教师指定或学生提出。

(4)重要事件讨论会：是小组同学对实习中遇到的重要事件进行的讨论。讨论时，由教师或学生先对事件本身以书面或口头的方式介绍给全组成员，然后展开讨论。学生可以问有关事件的细节，以得到充分的资料来发现问题所在，学生可以提出不同的解决方法，并向小组介绍自己的方法及采取此方法的理由，或者学生以小组工作的形式共同探讨决定解决问题的方案。讨论结束时，由老师总结讨论的结果，并澄清学生中存在的误解。

3. 临床实习讨论会的优缺点

(1)优点：①为学生提供较多的锻炼机会，提高学生的口头表达能力。②营造了一种开放性的论坛气氛,让学生各抒己见,提高了学生对临床护理实践的兴趣。③促进合作性学习的技能,促进评判性思维的发展。

(2)缺点:①讨论前需要充分的准备,并需要学生的积极配合才能达到良好的教学效果。②对某些内向、不善于口头表达的学生,易造成紧张、消极的情绪。

(五)契约学习法

1. 概念　契约学习法是教师与学生共同制订学习计划,并严格按契约的内容进行学习的一种方法。契约学习是以学习契约为载体的一种教育组织形式,同时又是一种具体的学习方法。20世纪70年代美国成人教育大师诺尔斯(Knowles)综合独立研究、个别化教育、自我导向式学习及终身学习等理论,形成了"契约学习"的基本思想和方法。这种方法更能提高护理学生自主学习倾向和学习技能,有利于提高护理学生的综合素质。

2. 方法　契约学习是让实习护生根据自身情况,写出一份适合自身的学习契约,内容包括个体化的学习目标、实现目标的策略及日期、目标实现的判断标准和方法,然后跟教师共同签订学习契约、拟订计划。护生在实习过程中按照契约的内容进行执行,经常对照契约,检查学习契约落实情况。带教老师经常检查其完成情况,为保证落实有效,要求护生每周总结学习工作情况,做好翔实的实施记录,在记录中及时查找不足,及时纠正和弥补不足,以保证契约内容的完成。护生根据实习、学习过程中遇到的问题,及时与带教老师讨论、协商,对契约做相应的调整。执行过程中,如发现学习内容与学习方法发生变化,应对学习契约进行再次修改。护生在契约规定的时间内对学习效果进行验收,由于契约明确了各科室的实习目标、实习计划,所以护生学习方向性明确,且契约由护生自己拟定,与带教老师共同磋商形成,学习契约对护生和带教老师都有指导和约束作用,因此师生都非常重视契约内容的完成情况。

3. 契约学习法的优缺点

(1)优点:①可以规范教学行为,增强教师的教学意识、调动教师的教学积极性、改善师生关系,能激发护生的学习热情。②提高护生的学习兴趣、培养护生自主学习和对学习的操控能力、丰富护生的学习经验,对以后参与终身护理学教育起到了积极的帮助作用。③拓宽护生的知识面,提高理论、技能水平和综合素质,培养自我导向式学习及终身学习的能力。

(2)缺点:①加大了带教老师的教学工作量,对带教老师的教学职责提出严峻挑战。②把护理实习的内容局限在一种具体的范围,当学习资源或学习方式有改变时,会给实习生带来困惑。③契约学习的协商性与学习契约的强制性较难统一,契约学习强调学习目标、内容、过程的可协商性,但学习契约实际上是一份协议,既然是协议就有一定的强制性,而契约学习又不能不要"强制"。

（杨慧琴）

第三节　临床护理教学查房

临床护理教学查房是临床工作中为了提高护理质量及临床教学水平而采取的一种较好的教学方式,是为了提高临床护士及护生的认识能力而采取的一种加深对某个问题认识的一种教学方法。临床护理教学查房是一种常规、有效的护理工作方式。临床教学中运用护理教学查房,可以促进临床护士及护生护理患者的综合能力的提高和发展。临床护理教学查房通常在患者床边进行,但对于某些敏感的问题,应在床边查房结束后到其他地方进行讨论。临床护理教学查房可由护士长或资深护士主持。

一、形式

（一）临床护理技能查房　观摩有经验的护士技术操作示范、规范基础或专科的护理操作规程、临床应用操作技术的技巧等,通过演示、录像、现场操作等形式,也可以通过优质护理病例展示和健康教育的实施方法等,达到教学示范和传、帮、带的作用。不同层次的护士均可成为教师角色,参加的人员为护士和护生。

（二）典型护理案例查房　由病区的主管护师以上人员或带教老师组织的护理教学活动。选择典型病例,提出查房的目的和达到的教学目标。运用护理程序的方法,通过收集资料、确定护理问题、制订护理计划、实施护理措施、反馈护理效果等过程的学习与讨论,帮助护士掌握运用护理程序的思维方法,进一步了解新的专业知识理论。还具有可发现临床护理工作中值得注意的问题,在教与学的过程中规范护理流程、了解新理论以及掌握新进展的目的。

（三）临床护理带教查房　由带教老师负责组织,护士与护生参加。重点是护理的基础知识和理论,根据实习护生的需要确定查房的内容和形式。围绕实习护生在临床工作中的重点和难点,每月进行1次或2次的临床带教查房,如操作演示、案例点评、病例讨论等。

二、护理教学查房案例

(一)查房案例

谭某,男,46岁;科别:ICU 2床;住院号:249959;入院时间:2010-07-24。

诊断:第7胸、第11胸椎体压缩骨折;急性呼吸窘迫综合征。

病史简介:患者约3 h前不慎跌落于2 m深的河中,头背部着地跌入河中,吞咽一口污水后,被人救起即感头痛、颈痛、胸背部疼痛、胸闷、呼吸困难,翻身时剧烈疼痛,无法站立。无恶心呕吐,无头晕昏迷,无肢体麻木,被送来我院就诊。入院体格检查:体温37.2 ℃,脉搏106次/min,呼吸22次/min,血压18.3/105 kPa(137/79 mmHg),神志清,急性痛苦面容,平车入病房。腹部平坦,全腹肌紧张,压痛明显,无反跳痛。脊柱胸段前凸稍减轻,广泛压痛,第7胸、第11胸椎体棘突旁叩击痛明显。双上肢活动正常。双下肢各肌群肌力可加强试验(一),双股神经牵拉试验(一),双下肢生理反射存在,病理反射未引出。X线检查提示:第7胸、第11胸椎体压缩骨折,于2010-07-27 14:30在全身麻醉下行T$_{11}$切开复位椎弓根钉内固定术,术后病人动脉血氧饱和度在0.80左右,气管中有大量黄色痰液,考虑为双肺挫伤所致,于2010-07-27 20:00转入ICU治疗。

(二)护理评估

1. 健康感知-健康管理形态　患者平素身体较差,10年前于其他医院诊断为肝硬化早期、乙型肝炎、胆囊炎;遵医嘱长期服用护肝药物,具体药物不详,定期到医院检查肝功能,注意饮食,进食优质蛋白,减少坚硬食物的摄入。3年前诊断为前列腺肥大,有尿频史。吸烟30余年,每天20支,无嗜酒史。生活作息正常,规律锻炼,每周爬山活动2次。否认糖尿病、高血压病史。否认外伤、手术史、输血史。否认药物食物过敏史,预防接种史不详。

2. 营养/代谢形态　2010-07-27禁食,肠外营养支持治疗;补液量3 800 mL,出量4 890 mL;体温波动在37.1 ℃～37.5 ℃;口腔黏膜湿润,皮肤完整无破损,无水肿、脱水,弹性好;体格检查:身高168 cm,体重无法估算(因胸椎压缩骨折,患者平车入院),毛发浓密,口唇红润,血红蛋白为154 g/L,清蛋白为37.5 g/L。

3. 排泄形态　2010-07-24留置14号双腔尿管,引出淡黄色尿液,尿量2 400 mL。患者4 d未排大便。体格检查:腹部听诊为鼓音,听诊肠鸣音<3次/min。

4. 活动-运动形态　2010-07-24患者平车入院,因疾病限制活动。2010-07-27转入 ICU 后因烦躁给予镇静、镇痛治疗,并制动。术后平卧位。

5. 睡眠-休息形态　2010-07-27 患者行气管插管辅助呼吸,因使用镇静、镇痛药治疗,Ramsay 评分为 Ⅳ 级,表现为入睡,对声音和刺激眉间反应迅速。

6. 认知-感知形态　2010-07-27 患者对声音刺激反应迅速,听觉正常;吸痰时表情痛苦皱眉;能用写字板与患者沟通;患者对时间、地点、空间、人物的定向力正确。

7. 自我概念形态　平日以娱乐为主,无承担其他社会家庭事务。自我认同感强,在家中地位表示肯定。

8. 角色/关系形态　患者第一角色:男性,46 岁;第二角色:丈夫、父亲、兄弟;第三角色:合作的病人。家庭结构为主干家庭,与妻子、子女、父亲同住,家庭和睦。

9. 性/生殖形态　患者男性,生殖器官外观正常,适龄结婚,育有 3 女,夫妻关系和睦。

10. 压力与应对形态　患者失业,家庭主要经济收入主要靠妻子外出打工,家庭收入为每月 2 000 ~ 3 000 元;三子女均为在校大学生,家庭开支大,存在经济压力。患者对疾病认识不足,存在焦虑、恐慌的情绪。

11. 价值-信念形态　患者为汉族,无宗教信仰。

(三)护理诊断、预期目标、护理措施

【护理诊断1】

气体交换受损　呼吸困难,与急性肺损伤有关。

【预期目标】

病人 1 d 内指脉血氧饱和度在 0.90 以上。

【护理措施】

1. 气道管理

(1)吸痰时机的选择:在病人咳嗽有痰、呼吸不畅、呼吸机送气困难、气道压力 > 3.92 kPa(40 cmH$_2$O)、血氧饱和度下降至 0.90 以下、肺部听诊有痰鸣音时。

(2)吸痰方法:使用密闭式吸痰管吸痰,预防 PEEP 的丢失,吸痰前后给予吸入纯氧气 2 min,保证氧储备。吸痰时吸引器的压力 < 2.96 kPa(22.2 mmHg),每次吸痰时间不超过 15 s,每次吸痰间隔 3 ~ 5 min。

(3)吸痰过程中密切观察病人的呼吸、发绀及心率等情况,出现血氧下降,心率加快等情况,立即停止吸痰,给予纯氧吸入 2 min。

(4)吸痰后观察血氧有无改善。听诊肺部痰鸣音是否减少,双肺呼吸是否对称。

(5)气道湿化,呼吸机的湿化罐温度刻度标识在中等水平,水温保持在 32 ℃ ~

36 ℃,保证湿化充足,防止气道干燥避免痰液黏稠。

(6)人工气道固定。妥善固定气管插管,每班评估气管插管外露的长度,一般气管插管外露距门齿9~10 cm,评估固定边带的松紧度,以半指松为宜。

(7)导管气囊的护理。每班次用气囊测压表测压,气囊压力为2.45 kPa(25 cmH$_2$O),与毛细血管压相等,避免压力过大造成对气管壁的损害。

2. 机械通气的护理

(1)观察呼吸机的运转情况。监测潮气量与设定潮气量是否相符(本患者设定潮气量为450 mL)。观察呼吸机送气情况、气道压力、自主呼吸频率(本患者呼吸频率为15次/min)。潮气量不足或人机对抗时及时查找原因并进行处理。

(2)报警参数的设定与处理。潮气量低于设定值的70%时,查找低潮气量的原因,如管道漏气、气囊漏气、接水杯是否有裂缝等。呼吸机气道压力高于3.92 kPa(40 cmH$_2$O)时,观察是否为痰液堵塞、管道扭曲、人机对抗等。

(3)呼吸机回路的维护。呼吸机回路及储水杯的位置应低于人工气道的水平面。及时倾倒储水杯积水,防治逆流。每周更换呼吸机管道,并做好记录。

3. 预防呼吸机相关性肺炎

(1)口腔护理:采用生理盐水,每日3次,口腔护理时观察口腔有无溃疡或口腔感染。

(2)吸痰时严格遵循无菌操作原则。

(3)每班监测呼吸导管气囊压。

(4)患者因胸椎压缩骨折,不能选取半坐卧位预防呼吸机相关性肺炎。采取平卧位,禁食、持续胃肠减压。每班注意检查负压瓶的负压情况,密切观察患者有无反流现象。

【护理诊断2】

有体液失衡的危险   与液体摄入量少于排出量有关。

【预期目标】

病人2 d内摄入量与排出量呈平衡状态。

【护理措施】

1. 动态记录液体输入及尿量情况,保持每日的液体出入量呈平衡状态。

2. 根据尿量决定液体的摄入量和速度。将医嘱所开的液体量,在24 h内匀速输入,在输注期间注意观察每小时尿量(尿量保持>80 mL/h),保持体液输注的负平衡状态。

3. 注意每日查看生化结果,关注电解质的平衡情况。

【护理诊断3】

潜在并发症(PC)感染。

【预期目标】

病人住院期间无感染发生。

【护理措施】

1. 观察锁骨下静脉穿刺处有无渗血、渗液情况,5 d更换敷料1次。有血迹、血痂及分泌物时随时更换,更换无菌薄膜敷料时以穿刺点为中心,至少覆盖穿刺点周围2 cm。

2. 输液管道系统每天更换1次。用于输血、血制品、脂肪乳的管道应每天更换肝素锁、三通接头。避免使用深静脉导管采血治疗。

3. 保持尿管的引流通畅,预防管道打折或受压。保持会阴部的清洁,每天2次会阴冲洗,有分泌物时随时清洁。保持尿管的密闭完整及尿管与尿袋的连接处清洁。注意尿袋的位置,尿袋应低于膀胱位。尿管接集尿袋后引流管从患者肢体上面经过,以免身体压迫尿管和皮肤受损。

4. 胃管护理。保持有效负压引流和胃管通畅,翻身时固定好胃管,防止胃管受压、扭曲。喂药前后用温水20 mL冲管,预防胃管堵塞。

5. 切口引流管的护理:做好引流管的标识,观察记录引流液的性质、颜色、引流量,翻身时注意保护好管道,预防脱出、受压或扭曲。

【护理诊断4】

有皮肤完整性受损的危险　与治疗需卧床有关。

【预期目标】

病人住院期间皮肤完整,无压疮出现。

【护理措施】

1. 使用气垫床。在骶尾部、肩胛骨、足跟等骨隆突处加水垫,2 h更换水垫,按摩受压部位的皮肤。

2. 做好晨晚间护理,保持床单位平整、干燥清洁。

3. 每班交接皮肤情况:足跟、骶尾部、肩部、枕部受压情况,皮肤有无发红、淤血、破损。

4. 观察气管插管边带固定处有无皮肤压损,胃管对局部皮肤的压迫情况。

【护理诊断5】

便秘　腹胀与长期卧床和禁食有关。

【预期目标】

病人住院期间形成规律的排便习惯。

【护理措施】

1. 环形按摩腹部,操作者用单手或双手的示指、中指和环指沿结肠解剖部位自右向左环形按摩。

2. 大黄粉9 g+50 mL温开水,鼻饲,每天3次,至排出大便后停止鼻饲。

【护理诊断6】

焦虑　与插管无法表达、陌生环境及和家人分离有关。

【预期目标】

病人2 d内焦虑症状减轻。

【护理措施】

1. 每天下午4:30～5:00安排探视,让家属和患者会面沟通,提供心理支持。

2. 为患者提供非语言性的沟通条件,如笔、写字板,多陪伴在患者身边,满足患者的心理要求。

3. 护理操作前,向患者耐心解释目的,减少患者的不安全感。

4. 使用约束带约束患者时,充分与其沟通,说明约束的必要性,使患者愿意接受约束。

5. 尽可能地为患者提供安静的空间,如用隔布帘子遮挡,避免其他患者对他的影响,工作人员自觉维护ICU安静的环境,做到不向远处传话,不大声喧哗。

6. 及时与家属沟通,让家属第一时间了解患者的病情、用药及费用等情况。

7. 药物辅助镇静、镇痛护理。使用Ramsay评分标准对意识状态进行评估,动态调整镇静药物的剂量,使评分标准维持在Ⅲ～Ⅳ级水平。

(四)护理评价

管床护士于2010年7月30日给予护理评价,评价内容如下。

1. 指脉血氧饱和度维持在0.95以上。

2. 每日液体摄入呈负平衡状态,液体总量为每日出量＞入量约1 000 mL。

3. 焦虑症状减轻,无意外拔管,患者较安静地接受机械通气治疗。

4. 皮肤完整,无压疮出现。

5. 形成规律的排便习惯。

（杨慧琴）

第三十四章　医院感染护理

第一节　绪　论

医院感染的预防和控制措施贯穿于护理活动的全过程,涉及护理工作的诸多方面。世界卫生组织(WHO)提出的有效控制医院感染的关键措施为:消毒、灭菌、无菌技术、隔离、合理使用抗生素,以及监测和通过监测进行效果评价。这些无一不与护理密切相关。实际上,这些预防、控制医院感染的手段,就是护理工作的基础,要想做好任何一项实质性护理,都离不开这几方面的知识和技术。因此,研究医院感染的发生、发展规律及其预防和控制方法,尽力降低感染发生率不仅是护理学的主要任务,也是提高护理质量,促进护理学科发展的重要内容之一。

一、医院感染的基本概念

(一)医院感染的定义　医院感染(nosocomial infections,hospital infections)亦称医院获得性感染(hospital acquired infections,HAI)。笼统地说,它是指发生在医院内的一切感染。中国卫生部于1997年组织国内专家根据中国医院感染研究进展,重新修订了医院感染诊断标准,并于2001年1月3日颁发实施。新的诊断标准将医院感染定义为:住院病人在医院内获得的感染,包括在住院期间发生的感染和在医院内获得出院后发生的感染;但不包括入院前已开始或入院时已存在的感染。医院工作人员在医院内获得的感染也属医院感染。

在医院感染诊断中首先应明确是医院感染或非医院感染,判别的原则如下。

下列情况属于医院感染:①无明确潜伏期的感染,规定入院48 h后发生的感染为医院感染;有明确潜伏期的感染,自入院时起超过平均潜伏期后发生的感染为医院感染。②本次感染直接与上次住院有关。③在原有感染基础上出现其他部位新的感染(除外脓毒血症迁徙灶），或在原感染已知病原体基础上又分离出新的病原体（排除污染和原来的混合污染）的感染。④新生儿经母体产道时获得的感染。⑤由于诊疗措施激活的潜在性感染，如疱疹病毒、结核杆菌等的感染。⑥医务人员在医院工作期间获得的感染。

下列情况不属于医院感染：①皮肤黏膜开放性伤口只有细菌定植而无炎症表现。②由于创伤或非生物性因子刺激而产生的炎症表现。③新生儿经胎盘获得（出生后48 h内发病）的感染，如单独疱疹、弓形虫病、水痘等。④患者原有的慢性感染在医院内急性发作。

医院感染按临床诊断报告，力求做出病原学诊断。医院感染分系统及部位诊断，限于篇幅本节未录入，请参见原文件。

（二）医院感染的研究对象　广义地说，医院感染研究的对象是指一切在医院活动过的人群，如住院病人、医院职工、门诊病人、探视者或陪护家属。但由于以上部分人群在医院里逗留的时间短暂，而且感染因素较多，难以确定其感染源是否来自医院。因此，医院感染的研究对象主要应为住院病人和医务人员。

二、医院感染的分类

医院感染按其病原体的来源可分为内源性和外源性；按其预防性可分为可预防性和难预防性；按其感染途径又可分为交叉感染、医源性感染和自身感染三类。由于后两种分法，其界限往往不易确定，多数人常采用前一种分类。

（一）外源性感染　外源性感染（exogenous infections），通常是指病原体来自病人体外，如其他病人、病原携带者，包括医院工作人员及探视者，以及污染的医疗器械、血液制品、病房用物及环境等的医院感染。这类感染通过现代的消毒、灭菌、隔离和屏障护理、无菌技术等措施的应用，基本上能达到有效的预防和控制。

（二）内源性感染　内源性感染（endogenous infections）也称自身感染（autogenous infec- tions）。引起这类感染的微生物来自病人体内或体表的正常菌群或条件致病菌，包括虽从其他病人或周围环境中来的，但已在该病人身上定植（colonization）的微生物。在平时定植的正常菌群对宿主不致病，形成相互依存、相互制约的生态体系。但是，当病人健康状况不佳，抵抗力下降或免疫功能受损，以及抗生素的应用等因素，可导致菌群失调或使原有生态平衡失调，菌群移位（易位），从而引发感染。

针对具有内源性感染危险因素的病人，通常采取以下预防原则：①避免扰乱和破坏病人的正常防疫机制。②严格执行合理使用抗生素规定,注意保护正常菌群抗定植的能力,尤其是尽量减少使用广谱抗生素,必要时实施限制使用抗生素制度。③仔细检查和明确病人的潜在病灶(如龋齿、鼻窦炎、胆囊炎等)及金黄色葡萄球菌、沙门菌等带菌状态,并及时给予适当治疗。④对感染危险指数高的病人,采取保护性隔离和选择性去污染等措施,控制内源性感染的发生条件。

(杨慧琴)

第二节　医院感染的传播过程

感染是病原微生物经由一定途径侵入易感宿主的体内,或者病人自身某一部分原有菌群通过移位途径进入另一部位,并在该部位生长、繁殖而引起的病理变化。感染的发生必须具备3个基本条件(或3个环节):感染源、传播途径和易感宿主。所谓"感染链"即由这三者共同组成。三者同时存在,并相互联系,感染就会发生。预防、控制感染就是要干预和阻断三者之间的联系。

一、感染源

导致医院感染的感染源可归纳为:①来自病人自身特定部位(胃肠道、呼吸道、皮肤、泌尿生殖道、口腔黏膜等部位的寄居菌)的正常菌群。②来自周围已感染或带菌的病人(现患者、潜伏期病人及带菌者)。③来自医院带菌的工作人员。④来自带菌的病人家属及探视者。⑤来自医院的环境(主要指病房中设备和其他物体,特别是有水的环境常成为环境储菌源)。⑥来自未彻底消毒灭菌的医疗器械和不合格的一次性使用无菌物品。⑦来自血液制品、药物。⑧动物感染源等。

感染源传播性的强弱,取决于疾病的种类,排出的病原体数量、频率,以及活动的方式和范围。

二、传播途径

传播途径是指病原微生物从感染源传到新宿主的途径和方式。微生物可通过多种途径传播,即使同一微生物也可通过多种途径传播。传播途径主要有六种类型:接触、飞沫、空气、共同媒介传播、医源性传播、生物媒介传播。

（一）接触传播　接触传播是医院感染主要而且常见的传播途径，一般有下列两种形式：①直接传播。②间接传播。

（二）飞沫传播　理论上是接触传播的形式，但又不同于接触传播，它与直接接触或间接接触的机械移动传播有很大的不同，因此将其从接触传播中分离出来。人在咳嗽、打喷嚏或谈笑时，会从口腔、鼻孔喷出很多微小液滴，称为飞沫，医护人员在进行诊疗操作，如支气管镜或吸痰操作时，也可接触许多含微生物飞沫（主要为呼吸道黏膜的分泌物，一次咳嗽或喷嚏可产生含有微生物飞沫颗粒 10^5 个以上）。其中较大的飞沫在空气中悬浮的时间不长，喷射的距离不过 1 m 左右，因此，专用的空气处理和通风设备不是必需的，也不需要采取空气隔离。但若易感者处于近处，接触到含致病菌的飞沫，即可引发感染。

（三）空气传播　这是病原微生物经由悬浮在空气中的微粒-气溶胶来传播的方式（气溶胶是指固体或液体微粒散布、悬浮在空气中的一种胶态分散系，常含有大量病原微生物）。微生物气溶胶的种类繁多而构形复杂，但传播医院感染的主要由从感染源排出的带菌飞沫水分蒸发，形成脱水蛋白质外壳，内含病原体，称为飞沫核或形成灰尘粒子（菌尘），粒径多数 <5 μm。这种微粒能在空气中悬浮较长时间，并可随气流漂浮到较远处（所以可造成多人感染，甚至导致医院感染暴发流行）。因此，需要依靠环境屏蔽，如单人房间、专门的空气处理系统和通风设备，以防止空气传播。经空气传播的微生物包括：结核、麻疹、水痘等。

（四）共同媒介传播　主要指通过微生物污染的水、食物、医药和设备等传播。

（五）医源性传播　传播涉及的范围往往比较广泛，而且常可导致医院感染的暴发流行。在医院中其媒介物大致可分下列三类。

1.血液及血液制品传播。

2.输液制品与药品的传播。

3.各种诊疗设备、微生物实验室的各项操作，以及空气调节系统等，均可能造成医源性传播。

（六）生物媒介传播　是指某些动物和媒介昆虫携带病原微生物的传播，如蚊子传播疟疾、乙型脑炎、登革热等，带病毒的革螨叮咬使受体感染出血热病毒（汉坦病毒）引起流行性出血热（肾综合征出血热），以及苍蝇、蟑螂、鼠类扩散污染物质而造成感染等。

三、易感人群

易感宿主是指对某种感染性疾病缺乏免疫力而容易感染的人。若把易感者(宿主)作为一个总体来考虑,则称为易感人群。人群遭受感染程度称为人群易感性。易感性取决于构成人群的每一个体的易感状态,反映该人群内易感者与有免疫力者之间的相对关系,可用易感率来表示。病原体传播给宿主之后,并不能总引起感染,这主要取决于病原体的致病性(毒性)、宿主防御功能的强弱及环境条件(传播方式)三要素,组成了感染流行病学"三角"。因此,免疫低下的易感宿主的存在,是医院感染发生和流行的主要危险因素之一。

病人对同一种致病微生物的抵抗力差别很大;有些人能抵抗并消灭致病微生物;另一些人接触后与之共存而成为携带者;而还有些人则发展成疾病,如糖尿病,或接受放射治疗、使用抗生素、皮质类固醇及免疫抑制药等治疗的淋巴肉瘤、白血病、恶性肿瘤、粒细胞减少症和尿毒症,患者特别易感;老龄、慢性消耗疾病、休克、昏迷、创伤、术后等都可使人成为易感者。

总的来说,预防和控制医院感染就是要排除危险因素,即找到并消除感染源,切断传播途径,或提高宿主的免疫力。但是,要完全消除感染源或改善宿主的状况是不易做到的,最简单、直接而又有效地中断感染链的方法就是利用消毒、隔离、无菌技术等手段来阻断传播途径。

(杨慧琴)

第三节　医院感染的微生物学原理

一、人体的正常菌群

在人体的皮肤、黏膜与外界相通的各种腔道(如口腔、鼻咽腔、肠道、生殖泌尿道)等部位,均存在着对人体无害的庞大微生物群,包括大量停留在机体中的原籍菌和外籍菌(过路菌)。正常菌群绝大部分是厌氧菌,它们在人体特定部位定植,且密度极高,与定植区的黏膜上皮细胞有密切关系。这些微生物群在发生、发展过程中,无论是群体内部或它们与人体之间,均形成一种自然生态体系,互相依存、互相制约,经常保持着生态平衡;由于人们对细菌及真菌了解得较多,故习惯称为正常菌群。

人类各部位的正常菌群一般不仅对人体无害,反而有利。正常菌群的生理作用包括降解肠道未消化的食物残渣,以利吸收,同时参与合成各种维生素的营养作用;能产生多种抗原物质,刺激机体免疫应答,是非特异性免疫功能不可缺少的组成部分;有定植抵抗力,通过争夺营养物质和空间位置,产生代谢产物杀伤侵入的有害细菌等。而且,在人体皮肤、黏膜表面特定部位的正常菌群,通过黏附和繁殖能形成一层自然菌膜,有利于抗拒致病微生物的侵袭及定植,被视为机体防止外来菌侵入的生物屏障。

二、微生态的失衡

微生态的平衡是指在长期进化过程中形成的正常微生物群与不同宿主在不同发育阶段动态的生理性组合,达到定位、定性、定量3个方面的平衡。微生态平衡对人体的健康十分重要,但许多因素如疾病状态、有创诊疗措施及大量广谱抗生素使用等,都会影响人体微生态的平衡。微生态失衡是指在外环境影响下,正常微生物之间及正常微生物与宿主之间平衡状态改变,由生理性组合转变成病理组合的状态。微生态失衡会引起菌群失调和移位。

（一）原位菌群失调　原位菌群失调是指正常菌群虽仍生活在原来部位,亦无外来菌入侵,但发生了数量或种类结构上的变化,即出现了偏离正常生理组合的生态学现象,可对宿主产生某种不良影响。根据失调程度不同,原位菌群失调可分为三类。

1.一度失调:在外环境因素、宿主患病或所采取的医疗措施(如使用抗生素或化学药物治疗)的作用下,一部分细菌受到了抑制,而另一部分细菌却得到了过度生长的机会,造成某些部位正常菌群的结构和数量发生暂时性的变动,即为一度失调。这种失调可通过细菌定量检查得到反映。失调的因素被消除后,正常菌群可自然恢复,临床上称之为可逆性失调。

2.二度失调:正常菌群的结构、比例失调呈相持状态;菌群内由生理波动转变为病理波动。去除失调因素后菌群仍处于失调状态,不易恢复,即具有不可逆性。多表现为慢性腹泻(肠炎)、肠功能紊乱及慢性咽喉炎、口腔炎、阴道炎等,临床常称为比例失调。

3.三度失调:原正常菌群大部分被抑制,只有少数菌种占决定性优势。发生三度失调的原因常为广谱抗菌药物的大量应用,使大部分正常菌群消失,而代之以过路菌或外袭菌,并大量繁殖而成为该部位的优势菌。三度失调表现为急性重病症状,如难辨梭菌引起的假膜性肠炎。白色念珠菌、铜绿假单胞菌和葡萄球菌等都可能成为三度失调的优势菌。正常菌群的三度失调亦称菌群交替症或二重感染。

（二）移位菌群失调　在医院中更严重的是移位菌群失调,也称定位转移或易位,即正常菌群由原籍生境转移到外籍生境或本来无菌的部位定植或定居,如大肠中的大肠埃希菌、铜绿假单胞菌转移到呼吸道或泌尿道定居。其原因多为不适当地使用抗生素,即该部位的正常菌群被抗生素抑制或消失,从而为外来菌或过路菌提供了生存的空间和定植的条件。

移位菌群失调表现为:横向转移,如下消化道向上消化道转移,上呼吸道向下呼吸道转移;纵向转移,如皮肤及黏膜表层向深层转移;肠腔向腹腔转移;经血液循环或淋巴循环向远处转移。外科手术、插管等侵入性诊疗容易引发移位菌群失调;免疫力低下的病人,如大面积烧伤病人等也易于发生移位菌群失调。

三、细菌的定植

各种微生物(细菌)经常从不同环境落到人体,并能在一定部位定居和不断生长、繁殖后代,这种现象通常称为"细菌定植"。细菌定植是人的机体与正常菌群或其他各种微生物在长期进化过程中形成的一种共生关系。定植的微生物必须依靠人体不断供给营养物质才能生长和繁殖,进而才能对人体产生影响(如导致感染)。但是,人体也在进化过程中发展出一系列防御机制,在正常情况下足以抵御各种微生物的侵袭。

四、医院感染中常见的病原体

医院感染中常见的病原体通常可分为细菌、病毒、真菌、肺孢子虫、弓形虫、衣原体和疟原虫等,其中以各种细菌最为常见,约占95%以上。

（一）医院感染的常见病原体特点

1.大部分为人体正常菌群的转移菌或条件致病菌,对某些环境有特殊的适应性。例如,表皮葡萄球菌和不动杆菌,可黏附于塑料表面,一旦静脉或动脉插入的塑料管被它们污染,就很容易引起败血症;大肠埃希菌能黏附在泌尿道的上皮细胞上,从而成为泌尿道感染的主要病原菌。

2.常为多重耐药菌株,对抗生素有较强和较广的耐药性。大量而广泛应用抗生素,易于选择出或形成耐药菌株。耐药菌株可传染给医院环境里及人体表面的某些腐生菌。它们可保存所接受的耐药性基因,并能传递给其他条件致病菌,而促成医院感染。

3.常侵犯免疫功能低下的宿主,因此判断病原菌的种类往往比较困难。医院感染主要受害者是病人,原因首先是病人通常抵抗力弱,对细菌较敏感;其次,病人往往接受过某些侵入性诊断或治疗,常给细菌造成入侵之机,极易导致发生医院感染。

(二)医院感染中常见的细菌

1.金黄色葡萄球菌(Staphylococcus aureus)是革兰阳性球菌,属葡萄球菌属。凝固酶阳性的金黄色葡萄球菌是人感染的主要致病菌。广泛分布于自然界、人和动物的皮肤与外界相通的腔道中。在人群中,金黄色葡萄球菌带菌状态相当普遍,15%的人慢性携带致病性金黄色葡萄球菌。金黄色葡萄球菌的感染途径主要是通过污染的手,导致人与人之间的传播,从有操作的皮肤黏膜侵入,或食入含有金黄色葡萄球菌肠毒素的食物或吸入染菌尘埃致病。有活动性金黄色葡萄球菌感染或有大量该菌定植的病人可排出大量细菌,是导致院内感染的主要感染源。金黄色葡萄球菌对全身各系统均可引起感染性疾病。其中在医院内感染的病原体中,耐甲氧西林金黄色葡萄球菌(MRSA)引起感染增加,越来越受到重视。

2.铜绿假单胞菌(Pseudomonas aeruginosa)是革兰阳性杆菌、非发酵菌、假单胞菌属。是医院感染中主要的病原菌之一。它广泛分布于医院的各种潮湿地方、物品上,对外界环境的抵抗力较其他细菌更强。铜绿假单胞菌可引起泌尿道、伤口、皮肤与软组织等部位感染,其传播途径可来自环境污染(如消毒液、尿壶、尿管等)、医务人员的手、病人之间的交叉感染,以及病人自身的内部源性感染。铜绿假单胞菌引起医院感染发生率逐年上升,耐药谱广,日益受到重视。

3.大肠埃希菌(E.coli)为革兰阴性杆菌,广泛存在于自然界、水和土壤中,是人和动物肠道的正常菌群,是条件致病菌。根据其对人的致病性可以分为肠道感染和肠道外感染。常引起泌尿道、腹腔、胆道、血液等部位的感染。可通过病人之间及工作人员与病人之间的接触或各种侵入性诊疗操作如安置尿管、静脉置管等引起感染。

4.肺炎克雷伯菌(Klebsiella pneumoniae)是革兰阴性杆菌。广泛存在于自然界的水和土壤中,也是人和动物肠道和上呼吸道的正常菌群的组成部分。易在病人的上呼吸道定植,是ICU最常见的条件致病菌。它可以通过医护人员的手传播。该菌可引起呼吸道、泌尿道、手术切口及血液的感染。

（三）医院感染中常见的其他病原体

1. **真菌**：近年来，真菌引起的院内感染呈现进一步增长的趋势，常见的真菌感染是白色念珠菌、热带念珠菌和曲霉菌。念珠菌感染多发生在长期应用广谱抗生素或免疫力低下的病人身上，常导致深部感染。

2. **病毒**：病毒引起的医院感染暴发流行近年屡有报道，引起各界关注。引起医院感染的病毒包括流感病毒、副流感病毒、呼吸道合胞病毒、腺病毒、柯萨奇病毒、单纯疱疹病毒、巨细胞病毒、HIV等。

（杨慧琴）

第四节 医院感染监测与报告

一、医院感染的监测

医院感染的监测是长期、系统、连续地收集、分析医院感染在一定人群中的发生、分布及其影响因素，并将监测结果报送和反馈给有关部门和科室，为医院感染的预防、控制和管理提供科学依据。

医院感染监测可分为全面综合性监测和目标

监测两大类。全面综合性监测（hospital-wide surveillance）是指连续不断地对所有临床科室的全部住院患者和医务人员进行医院感染及其有关危险因素的监测。目标性监测（target surveillance）是针对高危人群、高发感染部位等开展的医院感染及其危险因素的监测，如重症监护病房医院感染监测、新生儿病房医院感染监测、手术部位感染监测、抗菌药物临床应用与细菌耐药性的监测等。

医院感染发生率的监测包括：①全院医院感染发生率的监测。②医院感染各科室发生率监测。③医院感染部位发生率的监测。④医院感染高危科室、高危人群的监测。⑤医院感染危险因素的监测。⑥漏报率的监测。⑦医院感染暴发流行的监测。⑧其他监测等。

医院应建立有效的医院感染监测和通报制度，及时诊断医院感染病例，分析发生医院感染的危险因素，采取针对性预防与控制措施。医院感染管理科必须每个月对监测资料进行汇总、分析，每季度向院长、医院感染管理委员会书面汇报，向全院医务人员反馈，监测资料应妥善保存。特殊情况及时汇报和反馈。

当出现医院感染散发病例时,经治医师应及时向本科室医院感染监控小组负责人报告,并于24 h内填表报告医院感染管理科。科室监控小组负责人应在医院感染管理科的指导下,及时组织经治医师、护士查找感染原因,采取有效控制措施。确诊为传染病的医院感染,按《传染病防治法》的有关规定报告和控制。

二、医院感染资料收集与整理

(一)医院感染资料收集　患者信息的收集包括患者基本资料、医院感染信息、相关危险因素、病原体及病原菌的药物敏感试验结果和抗菌药物的使用情况。查房、病例讨论、查阅医疗和护理记录、实验室与影像学报告和其他部门的信息。病原学的收集包括临床微生物学、病毒学、病理学和血清学检查结果。

凡符合"医院感染诊断标准"的病历均应填写医院感染病例报告卡,按说明逐项填写。已确诊的医院感染病例即可编号建档。

(二)医院感染资料整理　定期对收集到的各种监测资料进行分析、比较、归纳和综合,得出医院感染的发生率,从中找出医院感染的发生规律,为制订针对性预防措施提供依据。医院感染发生率常用的指标及其统计方法如下。

1.医院感染发生率:医院感染发生率是指在一定时间和一定人群(通常为住院病人)中新发生的医院感染的频率。其计算公式为:

$$医院感染发生率=\frac{(同一时期内)新发生医院感染例数}{(同一时期内)处于危险中病人数}×100\%$$

$$或=\frac{同期新发生医院感染例数}{同期住院病人数(或出院病人数)}×100\%$$

2.罹患率:用来统计处于危险人群中新发生医院感染的频率,其分母必须是易感人群数,分子必须是该人群的一部分,常用于表示较短时间和小范围内感染的暴发或流行情况。观察时间的单位可以是日、周或月。其计算公式为:

$$医院感染罹患率=\frac{同期新发生医院感染例数}{观察期间具感染危险的住院病人数}×100\%$$

3.医院感染部位发生率:用来统计处于特定部位感染危险人群中新发生该部位医院感染的频率。特别要强调的是分母一定是这个部位易感人群(危险人群)数,如术后切口感染发生率,其分母一定是住院病人中接受过手术的病人总体,分子则是手术病人中发生切口感染的病例数。其计算公式为：

$$部位感染发生率 = \frac{同期新发生特定部位感染的例数}{同期处于该部位医院感染危险的人数} \times 100\%$$

4.医院感染患病率：医院感染患病率又称医院感染现患率，是指在一定时间或时期内，在一定的危险人群(住院病例)中实际感染(新、老医院感染)例数所占的百分比。观察的时间可以是一天或一个时间点，称为时点患病率，若是在一段时间内则称为期间患病率。其计算公式为：

$$医院感染患病率 = \frac{(特定时间)存在的医院感染例数}{观察期间处于感染危险中的病人数} \times 100\%$$

医院感染患病率与医院感染发生率不同，主要区别在于分子上，发生率是指在某一期间内住院人群中发生医院感染的例数所占的比率，而患病率是指某一时间在住院人群中存在的医院感染病例所占的比率；只要观察期间仍为未痊愈的医院感染均为统计对象，而不管其发生的时间。患病率通常都高于发生率。进行现患率调查必须强调实查率，只有实查率达到90%～100%，统计分析的材料才有意义和说服力。实查率的计算公式为：

$$实查率 = \frac{实际调查病人数}{调查期间住院病人数} \times 100\%$$

患病调查率又称现况调查或横断面研究，是很有用的方法，可在较短的时间内了解医院感染的基本情况。在缺乏条件开展全面综合性监测的医院里，可定期或不定期地进行患病率调查，即能用较少的时间和人力投入，达到较快地摸清感染主要情况的目的。患病率调查主要应用了解医院感染概况、发展趋势和初步评价监测效果。它的主要缺点是缺乏完整性和精确性。

5.构成比：用以说明某一事物的各组成所占的比重或分布，常用百分比表示。其特点是各构成比之和必须等于100%，但可因小数点后四舍五入影响，构成比之和会在100%上下略有波动，可通过近似取舍的方法调整。当总体中某部分的构成比减少时，其他部分的构成比必然会相应增加。因此，构成比不同于发生率，要注意避免以比代率的错误概念。

(三)医院感染资料报告　将医院感染资料汇总，统计分析后绘制成图表来表达，内容简明扼要、重点突出，一目了然，便于对照、比较，这要比用文字来说明优越得多。

统计表的上方应写一突出的简明标题，并注明收集的时间、地点等。表中数据采用阿拉伯数字，数位对齐。表的下方应有"备注"栏，用于文字说明。

统计图有圆形图、直方图、直条图、统计地图和线段图等:圆形图常用来表示事物各组成部分的百分比构成;直条图常用于表达比较性质相似而不连续的资料,以直条的长短来表示数值的大小;线段图用于说明连续性资料,表示事物数量在时间上的变动情况或一种现象随另一种现象变动情况;直方图则用来表示连续变量的频数分布情况。

收集到的资料和信息经过整理分析,除绘制成相应的图表外,还应进行总结并写出报告,送交医院感染管理委员会(或组),讨论以期判明医院感染的来源、危险因素、传播途径和易感人群等,从而提出有效的针对性预防措施。监测结果及报告均需按要求上报和分送有关医护人员。通常,在相关的院务和业务会议上,每个月1次由感染监控人员报告医院感染监测、调查的结果,以作为进一步开展感染管理工作的基础和依据。

三、医院感染暴发流行

(一)医院感染暴发　医院感染暴发是指在某医院、某科室的住院病人中,短时间内突然发生许多医院感染病例的现象。发生下列情况,医疗机构应于12 h内报告所在地的县(区)级地方人民政府卫生行政部门,同时向所在地疾病预防控制机构报告:

1.5例以上的医院感染暴发。

2.由于医院感染暴发直接导致患者死亡。

3.由于医院感染暴发直接导致3人以上人身损害后果。

医疗机构发生以下情形时,应按照《国家突发公共卫生事件相关工作规范(试行)》的要求在2 h内进行报告:

1.10例以上的医院感染暴发事件。

2.发生特殊病原体或新发病原体的医院感染。

3.可能造成重大公共影响或者严重后果的医院感染。

(二)医院感染暴发的调查　主要根据所得的信息资料做好感染病例三间(空间、人间和时间)分布的描述及暴发因素的分析和判断。

1.空间分布:亦称地区分布,可按科室、病房甚至病室,外科还可按手术间来分析。观察病例是否集中于某地区,计算并比较不同地区(单位)的罹患率。

2.人间分布:亦称人群分布,主要是计算和比较有无暴露史的两组病人的罹患率。外科可按不同的手术医生或某一操作,来描述感染病例在不同人群中的分布情况。

3.时间分布:根据病例的发生情况,计算单位时间内发生感染的人群或罹患率。单位时间可以是小时、日或月。计算结果可绘制成直条图来表示。

4.暴发因素的分析:根据对三间分布特点的分析和比较,来推测可能的传染源,传播途径和暴发流行因素,并结合实验结果及采取措施的效果做出综合判断。在分析、比较中找出与暴发流行有关的因素,并进行验证,同时可评估所采取措施的意义。

(三)医院感染暴发调查报告的形式 为了总结经验,吸取教训,杜绝事件再发生,可从下述几个方面写感染暴发流行调查报告。

1.本次暴发流行的性质、病原体、临床表现和罹患率等。

2.传播方式及有关各因素的判断和推测。

3.感染来源的形成经过。

4.采取的措施及效果。

5.导致暴发流行的起因。

6.得出的经验及应吸取的教训。

7.需要改进的预防控制措施等。

(杨慧琴)

第五节　消毒与灭菌

消毒是指杀灭或清除外环境中传播媒介物上的病原微生物及有害微生物,使其达到无害化水平。

灭菌是指杀灭外环境的传播媒介物上所有的活的微生物。包括病原微生物及有害微生物,同时,也包括细菌繁殖体、芽孢、真菌及真菌孢子。

一、消毒灭菌原则

(一)医务人员必须遵守消毒灭菌原则,进入人体组织或无菌器官的医疗用品必须灭菌;接触皮肤黏膜的器具和用品必须消毒。

(二)用过的医疗器材和物品,应先去污物,彻底清洗干净,再消毒或灭菌;其中感染症病人用过的医疗器材和物品,应先消毒,彻底清洗干净,再消毒或灭菌。所有医疗器械在检修前应先经消毒或灭菌处理。

(三)根据物品的性能采用物理或化学方法进行消毒灭菌。耐热、耐湿物品灭菌首选物理灭菌法;手术器具及物品、各种穿刺针、注射器等首选压力蒸汽灭菌;油、粉、膏等首选干热灭菌。不耐热物品如各种导管、精密仪器、人工移植物等可选用化学灭菌法,如环氧乙烷灭菌等,内镜可选用环氧乙烷灭菌或2%戊二醛浸泡灭菌。消毒首选物理方法,不能用物理方法消毒的方选化学方法。

(四)化学灭菌或消毒,可根据不同情况分别选择灭菌、高效、中效、低效消毒剂。使用化学消毒剂必须了解消毒剂的性能、作用、使用方法、影响灭菌或消毒效果的因素等,配制时注意有效浓度,并按规定定期监测。更换灭菌剂时,必须对用于浸泡灭菌物品的容器进行灭菌处理。

(五)自然挥发熏蒸法的甲醛熏箱不能用于消毒和灭菌,也不可用于无菌物品的保存。甲醛不宜用于空气的消毒。

(六)连续使用的氧气湿化瓶、雾化器、呼吸机的管道、早产儿暖箱的湿化器等器材,必须每日消毒,用毕终末消毒,干燥保存。湿化液应用灭菌水。

二、医用物品的消毒与灭菌

(一)消毒作用水平　　根据消毒因子的适当剂量(浓度)或强度和作用时间对微生物的杀菌能力,可将其分为四个作用水平的消毒方法。

1.灭菌:可杀灭一切微生物(包括细菌芽孢)达到灭菌保证水平的方法。属于此类的方法有:热力灭菌、电离辐射灭菌、微波灭菌、等离子体灭菌等物理灭菌方法,以及甲醛、戊二醛、环氧乙烷、过氧乙酸等化学灭菌方法。

2.高水平消毒法:可以杀灭各种微生物,对细菌芽孢杀灭达到消毒效果的方法。这类消毒方法应能杀灭一切细菌繁殖体(包括结核分枝杆菌)、病毒、真菌及其孢子和绝大多数细菌芽孢。属于此类的方法有:热力、电离辐射、微波和紫外线等,以及用含氯、二氧化氯、过氧乙酸、过氧化氢、含溴消毒剂、臭氧、二溴海因等甲基乙内酰脲类化合物和一些复配的消毒剂等消毒因子进行消毒的方法。

3.中水平消毒法:是可以杀灭和去除细菌芽孢以外的各种病原微生物的消毒方法,包括超声波、碘类消毒剂(碘伏、碘酊等)、醇类、醇类和氯己定的复方、醇类和季铵盐(包括双链季铵盐)类化合物的复方、酚类等消毒剂进行消毒的方法。

4.低水平消毒法:只能杀灭细菌繁殖体(分枝杆菌除外)和亲脂病毒的化学消毒剂和通风换气、冲洗等机械除菌法。如单链季铵盐类消毒剂(苯扎溴铵等)、双胍类消毒剂如氯己定、植物类消毒剂和汞、银、铜等金属离子消毒剂等进行消毒的方法。

（二）医用物品的危险性分类　医用物品对人体的危险性是指物品污染后造成危害的程度。根据其危害程度将其分为三类。

1.高度危险性物品：这类物品是穿过皮肤或黏膜进入无菌的组织或器官内部的器材，或与破损的组织、皮肤黏膜密切接触的器材和用品。例如，手术器械和用品、穿刺针、腹腔镜、脏器移植物和活体组织检查钳等。

2.中度危险性物品：这类物品仅和皮肤黏膜相接触，而不进入无菌的组织内。例如，呼吸机管道、胃肠道内镜、气管镜、麻醉机管道、子宫帽、避孕环、压舌板、喉镜、体温表等。

3.低度危险性物品：虽有微生物污染，但一般情况下无害。只有当受到一定量病原菌污染时才造成危害的物品。这类物品和器材仅直接或间接地和健康无损的皮肤相接触。包括生活卫生用品和病人、医护人员生活和工作环境中的物品。例如毛巾、面盆、痰盂（杯）、地面、便器、餐具、茶具、墙面、桌面、床面、被褥、一般诊断用品（听诊器、听筒、血压计袖带等）等。

（三）选择消毒、灭菌方法的原则

1.使用经卫生行政部门批准的消毒物品，并按照批准的范围和方法在医疗卫生机构和疫源地等消毒中使用。

2.根据物品污染后的危害程度，选择消毒、灭菌的方法。

（1）高度危险性物品，必须选用灭菌方法处理。

（2）中度危险性物品，一般情况下达到消毒即可，可选用中水平或高水平消毒法。但中度危险性物品的消毒要求并不相同，有些要求严格，例如内镜、体温表等必须达到高水平消毒，需采用高水平消毒方法消毒。

（3）低度危险性物品，一般可用低水平消毒方法，或只做一般的清洁处理即可，仅在特殊情况下，才做特殊消毒要求。例如，当有病原微生物污染时，必须针对污染病原微生物种类选用有效的消毒方法。

3.根据物品上污染微生物的种类、数量和危害性，选择消毒、灭菌方法：

（1）对受到细菌芽孢、真菌孢子、分枝杆菌和经血液传播病原体（乙型肝炎病毒、丙型肝炎病毒、艾滋病病毒等）污染的物品，选用高水平消毒法或灭菌法。

（2）对受到真菌、亲水病毒、螺旋体、支原体和其他病原微生物污染的物品，选用中水平以上的消毒法。

(3)对受到一般细菌和亲脂病毒等污染的物品,可选用中水平或低水平消毒法。

(4)对存在较多有机物的物品消毒时,应加大消毒剂的使用剂量和(或)延长消毒作用时间。

(5)消毒物品上微生物污染特别严重时,应加大消毒剂的使用剂量和(或)延长消毒作用时间。

4.根据消毒物品的性质,选择消毒方法:选择消毒方法时需考虑,一是要保护消毒物品不受损坏,二是使消毒方法易于发挥作用。

(1)耐高温、耐湿度的物品和器材,应首选压力蒸汽灭菌;耐高温的玻璃器材、油剂类和干粉类等可选用干热灭菌。

(2)不耐热、不耐湿以及贵重物品,可选择环氧乙烷或低温蒸汽甲醛气体消毒、灭菌。

(3)器械的浸泡灭菌,应选择对金属基本无腐蚀性的消毒剂。

(4)选择表面消毒方法,应考虑表面性质,光滑表面可选择紫外线消毒器近距离照射,或液体消毒剂擦拭;多孔材料表面可采用喷雾消毒法。

三、常用的消毒灭菌方法

(一)液体化学消毒剂的使用规范

1.戊二醛:戊二醛属灭菌剂,具有广谱、高效的杀菌作用。具有对金属腐蚀性小,受有机物影响小等特点。常用灭菌浓度为2%,也可使用卫生行政机构批准使用的浓度。适用于不耐热的医疗器械和精密仪器如内镜等消毒与灭菌。使用方法包括:①灭菌处理:常用浸泡法。将清洗、晾干待灭菌处理的医疗器械及物品浸没于装有2%戊二醛的容器中,加盖,浸泡10 h后,无菌操作取出,用无菌水冲洗干净,并无菌擦干后使用。②消毒用浸泡法,将清洗、晾干的待消毒处理医疗器械及物品浸没于装有2%戊二醛或1%增效戊二醛的容器中,加盖,一般10~20 min,取出后用灭菌水冲洗干净并擦干。

使用戊二醛应注意:①戊二醛对手术刀片等碳钢制品有腐蚀性,使用前应先加入0.5%亚硝酸钠防锈。②使用过程中应加强戊二醛浓度监测。③戊二醛对皮肤黏膜有刺激性,接触戊二醛溶液时应戴橡胶手套,防止溅入眼内或吸入体内。④盛装戊二醛消毒液的容器应加盖,放于通风良好处。

2.过氧乙酸:过氧乙酸属灭菌剂,具有广谱、高效、低毒、对金属及织物有腐蚀性,受有机物影响大,稳定性差等特点。75%的乙醇适用于耐腐蚀物品、环境及皮肤等的消毒与灭菌。

常用消毒方法有浸泡、擦拭、喷洒等。①浸泡法:凡能够浸泡的物品均可用过氧乙酸浸泡消毒。消毒时,将待消毒的物品放入装有过氧乙酸的容器中,加盖。对一般污染物品的消毒,用0.05%(500 mg/L)过氧乙酸溶液浸泡;对细菌芽孢污染物品的消毒用1%(10 000 mg/L)过氧乙酸浸泡5 min,灭菌时,浸泡30 min。然后,诊疗器材用无菌蒸馏水冲洗干净并擦干后使用。②擦拭法:对大件物品或其他不能用浸泡法消毒的物品用擦拭法消毒。消毒所有药物浓度和作用时间参见浸泡法。③喷洒法:对一般污染表面的消毒用0.2%～0.4%(2 000～4 000 mg/L)过氧乙酸喷洒作用30～60 min。

使用中注意:①过氧乙酸不稳定,应储存于通风阴凉处,用前应测定有效含量,原液浓度低于12%时禁止使用。②稀释液临用前配制。③配制溶液时,忌与碱或有机物相混合。④过氧乙酸对金属有腐蚀性,对织物有漂白作用。金属制品与织物经浸泡消毒后,即时用清水冲洗干净。⑤使用浓溶液时,谨防溅入眼内或皮肤黏膜上,一旦溅上,及时用清水冲洗。

3.过氧化氢:过氧化氢属高效消毒剂,具有广谱、高效、速效、无毒、对金属及织物有腐蚀性、受有机物影响大、纯品稳定性好、稀释液不稳定等特点。适用于丙烯酸树脂制成的外科埋植物、隐形眼镜、不耐热的塑料制品、餐具、服装、饮水等消毒和口腔含漱、外科伤口清洗。

常用消毒方法有浸泡、擦拭等。①浸泡法:将清洗、晾干的待消毒物品浸没于装有3%过氧化氢溶液的容器中,加盖,浸泡30 min。②擦拭法:对大件物品或其他不能用浸泡法消毒的物品用擦拭法消毒。所有药物浓度和作用时间参见浸泡法。③其他方法:用1%～1.5%过氧化氢溶液漱口;用3%过氧化氢冲洗伤口。

使用中应注意:①过氧化氢应储存于通风阴凉处,用前应测定有效含量。②稀释液不稳定,临用前配制。③配制溶液时,忌与还原剂、碱、碘化物、高锰酸钾等强氧化剂相混合。④过氧化氢对金属有腐蚀性,对织物有漂白作用。⑤使用浓溶液时,谨防溅入眼内或皮肤黏膜上,一旦溅上,即时用清水冲洗。⑥消毒被血液、脓液等污染的物品时,需适当延长作用时间。

4.含氯消毒剂:含氯消毒剂属高效消毒剂,具有广谱、速效、低毒或无毒、对金属有腐蚀性、对织物有漂白作用、受有机物影响大、粉剂稳定而水剂不稳定等特点。适用于餐(茶)具、环境、水、疫源地等消毒。

常用的消毒方法有浸泡、擦拭、喷洒与干粉消毒等方法。①浸泡方法:将待消毒的物品放入装有含氯消毒剂溶液的容器中,加盖。对细菌繁殖体污染的物品的消毒,用含有效氯200 mg/L的消毒液浸泡10 min以上;对经血液传播病原体、分枝杆菌和细菌芽孢污染物品的消毒,用含有效氯2 000～5 000 mg/L消毒液浸泡30 min以上。②擦拭法:对大件物品或其他不能用浸泡法消毒的物品用擦拭法消毒。消毒所用药物浓度和作用时间参见浸泡法。③喷洒法:对一般污染的物品表面,用1 000 mg/L的消毒液均匀喷洒(墙面:200 mL/m²;水泥地面:350 mL/m²,土质地面:1 000 mL/m²),作用30 min以上;对经血液传播病原体、结核杆菌等污染的表面的消毒,用含有效氯2 000 mg/L的消毒液均匀喷洒(喷洒量同前),作用60 min以上。④干粉消毒法:对排泄物的消毒,用含氯消毒剂干粉加入排泄物中,使含有效氯10 000 mg/L,略加搅拌后,作用2～6 h,对医院污水的消毒,用干粉按有效氯50 mg/L用量加入污水中,并搅拌均匀,作用2 h后排放。

使用过程中应注意:①粉剂应于阴凉处避光、防潮、密封保存;水剂应于阴凉处避光、密闭保存。所需溶液应现配现用。②配制漂白粉等粉剂溶液时,应戴口罩、橡胶手套。③未加防锈剂的含氯消毒剂对金属有腐蚀性,不应用于金属器械的消毒;加防锈剂的含氯消毒剂对金属器械消毒后,应用无菌蒸馏水冲洗干净,并擦干后使用。④对织物有腐蚀和漂白作用,不应用于有色织物的消毒。⑤用于消毒餐具,应即时用清水冲洗。⑥消毒时,若存在大量有机物时,应提高使用浓度或延长作用时间。⑦用于污水消毒时,应根据污水中还原性物质含量适当增加浓度。

5.乙醇:乙醇属中效消毒剂,具有中效、速效、无毒、对皮肤黏膜有刺激性、对金属无腐蚀性,受有机物影响很大、易挥发、不稳定等特点。含量为75%(mL/mL)的乙醇适用于皮肤、环境表面及医疗器械的消毒等。

常用消毒方法有浸泡法和擦拭法。①浸泡法:将待消毒的物品放入装有乙醇溶液的容器中,加盖。对细菌繁殖体污染医疗器械等物品的消毒,用75%的乙醇溶液浸泡10 min以上。②擦拭法:对皮肤的消毒;用75%乙醇棉球擦拭。注意必须使用医用乙醇,严禁使用工业乙醇消毒和作为原材料配制消毒剂。

6.碘伏:碘伏属中效消毒剂,具有中效、速效、低毒、对皮肤黏膜无刺激并无黄染,对铜、铝、碳钢等二价金属有腐蚀性,受有机物影响很大,稳定性好等特点。适用于皮肤、黏膜等的消毒。

常用消毒方法有浸泡、擦拭、冲洗等方法。①浸泡法:将清洗、晾干的待消毒物品浸没于装有碘伏溶液的容器中,加盖。对细菌繁殖体污染物品的消毒,用含有效碘250 mg/L的消毒液浸泡30 min。②擦拭法:对皮肤、黏膜用擦拭法消毒。消毒时,用浸有碘伏消毒液的无菌棉球或其他替代物品擦拭被消毒部位。对外科洗手用含有效碘 2 500~5 000 mg/L 的消毒液擦拭作用 3 min。对于手术部位及注射部位的皮肤消毒,用含有效碘 2 500~5 000 mg/L 的消毒液局部擦拭,作用 2 min;对口腔黏膜及伤口黏膜创面消毒,用含有效碘 500~1 000 mg/L 的消毒液擦拭,作用 3~5 min。注射部位消毒也可用市售碘伏棉签(含有效碘 2 000 mg/L)擦拭,作用 2~3 min。③冲洗法:对阴道黏膜及伤口黏膜创面的消毒,用含有效碘 250 mL/L 的消毒液冲洗 3~5 min。

使用时应注意:①碘伏应于阴凉处避光、防潮、密封保存。②碘伏对二价金属制品有腐蚀性,不应用于相应金属制品的消毒。③消毒时,若存在有机物,应提高药物浓度或延长消毒时间。④避免与拮抗药物同用。

7.氯己定:包括醋酸氯己定和葡萄糖酸氯己定。均属低效消毒剂,具有低效、速效、对皮肤黏膜无刺激性、对金属和织物无腐蚀性,受有机物影响轻微,稳定性好等特点。适用于外科洗手消毒、手术部位皮肤消毒、黏膜消毒等。

常用消毒方法有浸泡、擦拭和冲洗等方法。①擦拭法:手术部位及注射部位皮肤消毒。用 5 000 mg/L 醋酸氯己定–乙醇(75%)溶液局部擦拭 2 遍,作用 2 min;对伤口创面消毒,用 5 000 mg/L 醋酸氯己定水溶液擦拭创面 2~3 遍,作用 2 min。外科洗手可用相同浓度和作用时间。②冲洗法:对阴道、膀胱或伤口黏膜创面的消毒,用 500~1 000 mg/L 醋酸氯己定水溶液冲洗,至冲洗液变清为止。

使用中应注意:①勿与肥皂、洗衣粉等阴性离子表面活性剂混合使用或前后使用。②冲洗消毒时,若创面脓液过多,应延长冲洗时间。

8.季铵盐类消毒剂:本类消毒剂包括单链季铵盐和双长链季铵盐两类,前者只能杀灭某些细菌繁殖体和亲脂病毒,属低效消毒剂,例如苯扎溴铵(新洁尔灭);后者可杀灭多种微生物,包括细菌繁殖体,某些真菌和病毒。季铵盐类可与乙醇或异丙醇配成复方制剂,其杀菌效果明显增加。季铵盐类消毒剂的特点是对皮肤黏膜无刺激,毒性小,稳定性好,对消毒物品无损害等。

使用方法包括:①皮肤消毒。单链季铵盐消毒剂 500~1 000 mg/L,皮肤擦拭或浸泡消毒,作用时间 3~5 min,或用双链季铵盐 500 mg/L,擦拭或浸泡消毒,作用 2~5 min。②黏膜消毒。用 500 mg/L 单链季铵盐作用 3~5 min,或用双链季铵盐 100~500 mg/L,作用 1~3 min。③环境表面消毒。根据污染微生物的种类选择用双链还是用单链季铵盐消毒剂,一般用 1 000~2 000 mg/L,浸泡、擦拭或喷洒消毒,作用时间 30 min。

使用中应注意:①阴离子表面活性剂,例如肥皂、洗衣粉等对其消毒效果有影响,不宜合用。②有机物对其消毒效果有影响,严重污染时应加大使用剂量或延长作用时间。③近年来的研究发现,有些微生物对季铵盐类化合物有耐药作用,对有耐药性微生物消毒时,应加大剂量。

(二)压力蒸汽灭菌　适用于耐高温、高湿的医用器械和物品的灭菌。不能用于凡士林等油类和粉剂的灭菌。压力蒸汽灭菌器根据排放冷空气的方式和程度不同,分为下排气式压力蒸汽灭菌器和预真空压力蒸汽灭菌器两大类。下排气式压力蒸汽灭菌器,其灭菌原理是:利用重力置换原理,使热蒸汽在灭菌器中从上而下,将冷空气由下排气孔排出,排出的冷空气由饱和蒸汽取代,利用蒸汽释放的潜伏热使物品达到灭菌。预真空压力蒸汽灭菌器,其灭菌原理是利用机械抽真空的方法,使灭菌柜室内形成负压,蒸汽得以迅速穿透到物品内部进行灭菌。蒸汽压力达205.8 kPa($2.1\ kg/cm^2$),温度达132 ℃或以上,保持4~5 min达到灭菌效果,抽真空使灭菌物品迅速干燥。应用压力蒸汽灭菌必须注意尽量排除灭菌器中的冷空气,以免影响蒸汽向待灭菌物品内穿透;严格按照要求进行灭菌物品的包装、注意物品在灭菌器中的装量和摆放;合理计算灭菌时间和温度等,并按要求进行监测。

(三)干热灭菌　适用于高温下不损坏、不变质、不蒸发物品的灭菌,用于不耐湿热的金属器械的灭菌,用于蒸汽或气体不能穿透物品的灭菌。如油脂、粉剂和金属、玻璃等制品的消毒灭菌。干热灭菌方法包括:烧灼、干烤。

四、消毒灭菌效果监测

医院必须对消毒、灭菌效果定期进行监测。灭菌合格率必须达到100%,不合格物品不得进入临床使用部门。

(一)化学消毒剂　使用中的消毒剂、灭菌剂应进行生物和化学监测。

1.生物监测:①消毒剂每季度1次,其细菌含量必须<100 cfu/mL,不得检出致病性微生物。②灭菌剂每个月监测1次,不得检出任何微生物。

2.化学监测:①应根据消毒、灭菌剂的性能定期监测,如含氯消毒剂、过氧乙酸等应每日监测,对戊二醛的监测应每周不少于1次。②应同时对消毒、灭菌物品进行消毒、灭菌效果监测,消毒物品不得检出致病性微生物,灭菌物品不得检出任何微生物。

(二)压力蒸汽灭菌效果监测　压力蒸汽灭菌必须进行工艺监测、化学监测和生物监测。

1.工艺监测:应每锅进行,并详细记录。

2.化学监测：①应每包进行，手术包尚需进行中心部位的化学监测。②预真空压力蒸汽灭菌器每天灭菌前进行B-D试验。

3.生物监测：①应每周进行，新灭菌器使用前必须先进行生物监测，合格后才能使用。②对拟采用的新包装容器、摆放方式、排气方式及特殊灭菌工艺也必须先进行生物监测，合格后才能采用。

（三）紫外线消毒效果监测　应进行日常监测、紫外灯管照射强度监测和生物监测。日常监测包括灯管开关时间、累计照射时间和使用人签名，对新的和使用中的紫外灯管应进行照射强度监测。

1.新灯管的照射强度不得低于90～100 μW/cm²。

2.使用中灯管不得低于70 μW/cm²。

3.照射强度监测应6个月1次。

4.生物监测必要时进行，经消毒后的物品或空气中的自然菌减少90.00%以上，人工染菌杀灭率应达到99.00%。

（杨慧琴）

第六节　手卫生

手卫生包括洗手、卫生手消毒和外科手消毒。洗手是指用肥皂（皂液）和流动水洗手，去除手部皮肤污垢、碎屑和部分致病菌的过程。卫生手消毒是指用速干手消毒剂揉搓双手，以减少手部暂驻菌的过程。外科手消毒是指外科手术前医务人员用肥皂（皂液）和流动水洗手，再用手消毒剂清除或杀灭手部暂驻菌和减少常驻菌的过程。

一、手部微生物

手部皮肤的细菌分为暂驻菌和常驻菌。暂驻菌主要是寄居在皮肤表面，常规洗手容易被清除的微生物；常驻菌通常是指皮肤上定植的正常菌群。

二、洗手和卫生手消毒

（一）洗手和对卫生手消毒的指征

1.直接接触每一个患者前后，从同一患者身体的污染部位移动到清洁部位时。

2.接触患者黏膜、破损皮肤或伤口前后,接触患者的血液、体液、分泌物、排泄物、伤口敷料等之后。

3.穿脱隔离衣前后,摘手套后。

4.进行无菌操作,接触清洁、无菌物品之前。

5.接触患者周围环境及物品后。

6.处理药物或配餐前。

(二)洗手设施

1.手术室、产房、导管室、层流洁净病房、骨髓移植病房、器官移植病房、重症监护病房、新生儿室、母婴室、血液透析病房、烧伤病房、感染疾病科、口腔科、消毒供应中心等重点部门应配备非手触式水龙头。有条件的医疗机构在诊疗区域均宜配备非手触式水龙头。

2.肥皂应保持清洁和干燥。有条件的医院可用皂液,当皂液出现浑浊或变色时及时更换,盛换皂液的容器宜为一次性使用,重复使用的容器应每周清洁消毒。

3.应配备干手物品或设施。可选用纸巾、风干机、擦手毛巾等擦干双手。擦手毛巾应保持清洁、干燥,每日消毒。

三、外科手消毒

外科手消毒要求先洗手、后消毒。不同患者手术之间、手套破损或手被污染时,应重新进行外科手消毒。

(一)冲洗手消毒方法　取适量的手消毒剂涂抹至双手的每个部位、前臂和上臂下1/3,并认真揉搓2~6 min,用流动水冲洗,顺序为双手、前臂和上臂下1/3,无菌巾彻底擦干。流动水应达到GB5749的规定。特殊情况水质达不到要求时,手术医师在戴手套前,应用醇类手消毒剂再消毒双手后戴手套。手消毒剂的取液量、揉搓时间及使用方法遵循产品的使用说明。

(二)免冲洗手消毒方法　取适量的免冲洗手消毒剂涂抹至双手的每个部位、前臂和上臂下1/3,并认真揉搓直至消毒剂干燥。手消毒剂的取液量、揉搓时间及使用方法遵循产品的使用说明。

(杨慧琴)

第七节　医院环境和消毒

一、医院环境分类和空气卫生学标准

医院环境分为四类区域。Ⅰ类环境包括层流洁净手术室和层流洁净病房。Ⅱ类环境包括普通手术室、产房、婴儿室、早产儿室、普通保护性隔离室、供应室无菌区、烧伤病房、重症监护病房。Ⅲ类环境包括儿科病房、妇产科检查室、注射室、换药室、治疗室、供应室清洁区、急诊室、化验室、各类普通病室和房间。Ⅳ类指传染科和病房。各区域的空气卫生学标准如下。

Ⅰ类区域：细菌总数≤10 cfu/m³（或0.2 cfu平板），未检出金黄色葡萄球菌、溶血性链球菌为消毒合格。

Ⅱ类区域：细菌总数≤200 cfu/m³（或4 cfu平板），未检出金黄色葡萄球菌、溶血性链球菌为消毒合格。

Ⅲ类区域：细菌总数≤500 cfu/m³（或10 cfu平板），未检出金黄色葡萄球菌、溶血性链球菌为消毒合格。

Ⅳ类区域：详见《内科护理学高级教程》。

二、不同区域的空气消毒方法

根据GB15982-1995中规定Ⅰ、Ⅱ、Ⅲ、Ⅳ类环境室内空气的消毒。

（一）Ⅰ类环境的空气消毒　这类环境要求空气中的细菌总数≤10 cfu/m³，只能采用层流通风，才能使空气中的微生物减到此标准以下。

（二）Ⅱ类环境的空气消毒

1.循环风紫外线空气消毒器：这种消毒器由高强度紫外线灯和过滤系统组成，可以有效地滤除空气中的尘埃，并可将进入消毒器的空气中的微生物杀死。按产品说明书安装消毒器，开机器30 min后即可达到消毒要求，以后每过15 min开机1次，消毒15 min，一直反复开机、关机循环至预定时间。本机采用低臭氧紫外线灯制备，消毒环境中臭氧浓度低于0.2 mg/m³，对人安全，故可在有人的房间内进行消毒。

2.静电吸附式空气消毒器:这类消毒器采用静电吸附原理,加以过滤系统,不仅可过滤和吸附空气中带菌的尘埃,也可吸附微生物。在一个20～30 m²的房间内,使用一台大型静电式空气消毒器,消毒30 min后,可达到国家卫生标准。可用于有人在房间内空气的消毒。

3.注意事项

(1)所用消毒器的循环风量(m³/h)必须是房间体积的8倍以上。

(2)有些小型的上述消毒器,经试验证明不能达到上述消毒效果,则不宜用于Ⅱ类环境空气消毒。用户可查验其检测报告和经卫生行政部门发证时批准的使用说明书。

(3)Ⅱ类环境均为有人房间,必须采用对人无毒无害,且可连续消毒的方法。

(三)Ⅲ类环境的空气消毒　这类环境要求空气中的细菌总数≤500 cfu/m³。可采用下述方法。

1.消毒Ⅱ类环境使用的方法均可采用。

2.臭氧消毒:市售的管式、板式和沿面放电式臭氧发生器均可选用。要求达到臭氧浓度≥20 cfu/m³,在RH≥70%条件下,消毒时间≥30 min。消毒时人必须离开房间。消毒后待房间内闻不到臭氧气味时才可进入(约在关机后30 min)。

3.紫外线消毒:可选用产生臭氧的紫外线灯,以利用紫外线和臭氧的协同作用。一般按每立方米空间安装紫外线灯瓦数≥1.5 W,计算出装灯数。考虑到紫外线兼有表面消毒和空气消毒的双重作用,可安装在桌面上方1 m处。不考虑表面消毒的房间。可吸顶安装。也可采用活动式紫外线灯照射。上述各种方式使用的紫外线灯,照射时间一般均应超过30 min。使用紫外线灯直接照射消毒,人不得在室内。

(杨慧琴)

第八节　医院隔离与预防

一、隔离预防的基本原理和技术

(一)隔离预防的基本原理

1.隔离的定义:将处于传染期内的病人、可疑传染病病人和病原携带者同其他病人分开,或将感染者置于不能传染给他人的条件下,即称之为隔离(isolation)。

2.隔离的目的:是切断感染链中的传播途径,保护易感者,最终控制或消灭感染源。因此,它是防止感染性疾病传播的重要措施。从医疗角度讲"隔离"的目标是防止感染扩散并最终消灭或控制感染源。即防止和限制感染病病人的传染因子直接或间接地传染给易感者,或传染给可能将这种因子再传给他人者。同时,使感染病人在控制下得到及时治疗并尽早恢复健康。

3.隔离的对象

(1)一般隔离:针对疑似或确诊具有传染性的病人。

(2)保护性隔离:针对免疫功能低下的易感宿主。

(3)混合性隔离:疑似或确诊具有传染性的病人,但因其他问题存在免疫功能低下的病人,为防其造成传染或造成机会性感染。

4.感染链及控制方法:感染源、传播途径、易感宿主是感染链的三要素。因此控制感染的主要手段是利用各种医疗措施阻止感染链的形成。最简单、直接、有效的手段亦是利用各种隔离技术切断传播途径。

5.隔离与预防的措施:包括隔离室的设置,洗手的制度和实施,口罩、隔离衣、手套、头罩、眼罩、护目镜等的使用与处置。

(二)隔离预防的技术

1.隔离室的设置:设置隔离室的目的是将感染源与易感宿主从空间上分开,且提醒医务人员离开隔离间时应洗手。

适用的情况:①具有高度传染性疾病的患者。②病人个人卫生状态差。③多重耐药菌感染的病人。

设施:除一般病房应有的设施外,还必须有:①缓冲房间或有隔离车,用以放置口罩、隔离衣、帽子、手套等用物。②单独的沐浴设备、洗手设施。③独立空调,感染病病人的房间应为负压,保护性隔离病人为正压,其空气交换应每小时6次以上。④空气在排出室外或流向其他区域之前应经过高效过滤。⑤如无单独房间,同一类传染病病人可住同一房间,但床距应保持2 m以上。

2.口罩的使用:医务人员在接近距离接触飞沫传播疾病的病人时,需戴口罩。使用口罩应充分覆盖口、鼻,且应使用一次性口罩。

3.手套:应参照标准预防的建议,当可能接触病人血液、体液、分泌物、排泄物、污染的敷料、引流物时应戴手套。手套使用为一次性,不可重复使用;出现破损时应立即更换。

4.隔离衣:衣服有可能被传染性的分泌物、渗出物污染时才使用隔离衣。

5.物品处理

(1)可重复使用的物品受到传染性病原体污染时,使用后应以黄色包装袋包装隔离,经灭菌方可使用。如医疗仪器、器械、衣服和床单等。

(2)体温计专人使用,用后须经高水平消毒才能用于其他病人。

(3)血压计、听诊器应与其他病人分开,同病原菌感染者可共同使用。

(4)不可重复使用的物品,使用后应丢弃在黄色垃圾袋中,按照感染性废物处理。

(5)病历:不要接触感染物或污染物品,不带进隔离室,否则应灭菌后再使用。

(6)检验标本:标本应放在有盖的容器内,防止漏出。运送时必须在盒外再用一个袋子套好,并做好标记。标本应经灭菌处理后再丢弃。

6.探视人员的管理:隔离室一般不接待探视,必需时,应先通报护士并经指导,按照规定进行隔离防护,采取隔离措施后,方可探视。

7.隔离室的终末消毒:病人解除隔离或已不再排出感染物或死亡后的病室环境消毒。消毒的对象是那些与病人接触过的设施、物品及病人血液、体液、分泌物污染的地方。必须使用医用有效的消毒液进行终末消毒。

二、隔离的种类和措施

《医院内隔离预防指南》提出了两个隔离预防系统,即A系统和B系统。A系统按类隔离预防,B系统按病隔离预防,目的是控制传染源、防止疾病的传播。

(一)A系统隔离预防共包括7类隔离

1.严格隔离:是为了预防高传染性及高致病性的感染,以防止经空气和接触传播。

2.接触隔离:是预防高传染性及有重要流行病学意义的感染。

3.呼吸道隔离:防止病原体经空气中的气溶胶及短距离的飞沫传播。

4.结核病隔离:针对痰涂片结核菌阳性或X线胸片检查,证实为活动性肺结核病人采取的隔离。

5.肠道隔离:针对直接或间接接触病人粪便而传播疾病的隔离。

6.脓汁/分泌物隔离:防止直接和间接接触感染部位的脓、引流物和分泌物而引起的感染。

7.血液/体液隔离:防止直接或间接接触传染性的血液和体液而发生的感染。

（二）B系统隔离预防　是按疾病隔离预防,是根据每一种疾病的传播特性而单独考虑的隔离措施。

1.严密隔离:用于传播途径广泛、对人类健康危害极大的烈性传染病,如鼠疫、霍乱、SARS、新冠肺炎等。①病人住单间,禁止探视。②对病人分泌物、排泄物严格消毒,污染物焚烧。③工作人员严格防护。④废弃物及医用垃圾严格无害化处理。⑤接触者尽可能注射疫苗或其他防护措施。

2.呼吸道隔离:用于病原微生物随飞沫及分泌物排出而传播的呼吸道传染病,如病毒类,包括水痘、带状疱疹、流感、麻疹、埃博拉出血热、SARS(飞沫吸入);细菌类,包括猩红热、流行性脑脊髓膜炎(流脑)、白喉、百日咳、布氏杆菌病、结核病、军团病、炭疽,以及其他如肺炎衣原体病等。①同病种可收同室:分泌物及痰液焚烧处理。②注意室内通风、每日进行空气消毒。

3.消化道隔离:适用于粪-口传播途径,如伤寒、痢疾、病毒性肝炎等。①同病种、同病原体感染者可收同一病室,两床间隔不少于2 m。②诊疗、护理病人需按病种分别穿隔离衣,戴手套,消毒双手。③便器固定使用定期消毒。④凡病人接触过的物品应视为污染物;餐具应固定使用并定期消毒或使用一次性餐具。⑤病室保持无蚊蝇、无蟑螂。

4.虫媒隔离:适用于通过蚊虱等昆虫传播的疾病,如疟疾、流行性出血热、流行性乙型脑炎等。病室应有完善有效的防蚊蝇设施。

5.接触隔离:适用于皮肤炭疽、狂犬病、破伤风、性病等。①密切接触病人需穿隔离衣,皮肤有破损戴手套。②被分泌物、皮屑所污染的物品必须严格消毒。③病人用过的衣物、被单要先消毒再清洗。④病人换下的伤口敷料要焚烧处理。

6.保护性隔离:保护免疫功能极度低下的患者,如大面积烧伤、早产儿、白血病及脏器移植、免疫缺陷的病人,减少感染发生的机会。①要求单间洁净室。②房间应有层流净化设备。③病人住院前3 d要进行肠道消毒。④入院日要沐浴,换无菌衣、无菌鞋。⑤工作人员诊治护理操作时,应穿无菌隔离衣、戴无菌口罩,必要时戴无菌手套,要重视洗手。

三、标准预防的原则和措施

标准预防的原则是:无论是否确定病人有传染性,均采取防护措施。即把血液、体液、分泌物、排泄物(不含汗液,除非被血污染),均当成具有传染性进行隔离预防,以降低医务人员和病人、病人和病人间的微生物传播的危险性。同时针对疾病的传播途径,采取空气传播防护措施或飞沫及接触传播的防护措施。具体措施如下。

(一)洗手　①当可能接触病人的血液、体液、分泌物、排泄物、污染的器械后,应立即洗手。即使操作时戴着手套,脱去手套后也应及时洗手。在2个病人之间,当手可能传播微生物污染环境时应洗手;同一个病人,接触身体的不同部位时应洗手。②日常工作卫生洗手,使用普通肥皂,快速洗手。③为控制暴发使用抗菌药或手消毒剂。

(二)手套　当接触血液、体液、排泄物、分泌物及破损的皮肤黏膜时应戴手套;手套可以防止医务人员把自身手上的菌群转移给病人的可能性;手套可以预防医务人员变成传染微生物的媒介,即防止医务人员将从病人或环境中污染的病原在人群中传播。在2个病人之间一定要换手套,手套也不能代替洗手。

(三)面罩、护目镜和口罩　戴口罩及护目镜也可以减少病人的体液、血液、分泌物等液体的传染性物质飞溅到医护人员眼睛、口腔及鼻腔黏膜。

(四)隔离衣　穿隔离衣为防止被传染性的血液、分泌物、渗出物、飞溅的水和大量的传染性材料污染时使用。脱去隔离衣后应立即洗手,以避免污染其他病人和环境。

(五)可重复使用的设备　用过的可重复使用的设备被血液、体液、分泌物、排泄物污染,为防止皮肤黏膜暴露危险和污染衣服或将微生物在病人和环境中传播,应确保在下一个病人使用之前清洁干净和适当地消毒灭菌,一次性使用的部件应弃去。

(六)环境控制　保证医院有适当的日常清洁标准和卫生处理程序,在彻底的清洁基础上,适当地消毒床单、设备和环境的表面(床栏杆、床侧设备、轮椅、洗脸池、门把手),并保证该程序的落实。

(七)被服　触摸、传送被血液、体液、分泌物、排泄物污染的被服时,在某种意义上为防止皮肤黏膜暴露和污染衣服,应避免扰动,以防微生物污染其他病人和环境。

(八)职业健康安全　①为防止被使用后的污染利器(针、刀、其他利器)刺伤,小心处理用过的尖锐物品(针及手术刀等)和设备,如使用后针头不复帽且不复用,不用手去除针头,若要人为去除针头时,应使用任何其他技术和可用器械设备除针头。用后的针头及尖锐物品应弃于耐刺之硬壳防水容器内。②在需要使用口对口呼吸的区域内,应备有可代替口对口复苏的设备,并应将复苏的设备装袋备用。

(杨慧琴)

第九节　合理使用抗感染药物

　　抗感染药物是指用以治疗病原体(病毒、衣原体、支原体、立克次体、细菌、螺旋体、真菌、原虫、蠕虫等)所致感染的各种药物,其中包含抗菌药物(抗生素、合成类抗菌药)、抗结核药、抗麻风病药、抗真菌药和抗病毒药物。

　　合理使用抗菌药物是预防和控制医院感染的重要措施之一。为有效地控制感染而不破坏宿主体内的微生态平衡,为防止药物的毒性反应及避免耐药菌株的产生,在明确指征下,根据药敏试验,选用适宜的抗生素,并采用适当的剂量、给药方法和疗程,以达到杀灭致病菌、治疗感染的目的,并防止浪费,是抗生素治疗中必须遵循的原则。为加强抗生素使用的宏观管理,减少医院感染的发生,阻止或减缓细菌耐药性的产生及发展,应加强抗感染药物应用的管理。

一、抗感染药物的作用机制及细菌耐药机制

　　(一)抗感染药物的作用机制　临床上抗感染药物主要对病原微生物具有较高的"选择性毒性作用",对病人不造成危害。其作用机制主要包括:干扰黏肽的生物合成,从而干扰细胞壁的合成;抑制菌体成分如聚糖、磷壁酸等在细胞膜上合成而影响其通透性;影响细菌蛋白质的合成或抑制细菌核酸的合成。

　　(二)细菌耐药机制　细菌的耐药性分为天然耐药和获得性耐药两大类。天然耐药指一些细菌因缺乏药物的靶位点或药物不能通过细胞壁、细胞膜而到达相应的活性部位,能天然耐受某种抗菌药物。获得性耐药是当微生物接触抗菌药物后,遗传基因变化改变代谢途径,使其能避免被药物抑制或杀灭。

二、抗感染药物的管理与合理使用原则

(一)抗感染药物应用的管理

1.医院应建立健全抗感染药物应用的管理制度。

2.医院应对抗感染药物的应用率进行统计,力争控制在50%以下。

3.参与医院感染管理委员会工作的抗感染药物专家或有抗感染的药物应用经验医师负责全院抗感染药物应用的指导、咨询工作。

4.检验科和药剂科须分别履行定期公布主要致病菌及其药敏试验结果和定期向临床医务人员提供抗感染药物信息的职责,为合理使用抗感染药物提供依据。

5.临床医师应提高用药前相关标本的送检率,根据细菌培养和药敏试验结果,严格掌握适应证,合理选用药物;护士应根据各种抗感染药物的药理作用、配伍禁忌和配制要求,准确执行医嘱,并观察病人用药后的反应,配合医师做好各种标本的留取和送检工作。

6.有条件的医院应开展抗感染药物临床应用的监测,包括血药浓度监测和耐药菌[如耐甲氧西林金黄色葡萄球菌(MRSA)、耐万古霉素金黄色葡萄球菌(VRSA)及耐万古霉素肠球菌(VRE)等]的监测,以控制抗感染药物不合理应用和耐药菌株的产生。

(二)抗感染药物合理应用的原则

1.严格掌握抗感染药物使用的适应证、禁忌证,密切观察药物效果和不良反应,合理使用抗感染药物。

2.预防和减少抗感染药物的毒性作用。

3.选择适宜的药物、剂量、疗程和给药方法,避免产生耐药菌株。

4.密切观察病人体内正常菌群,减少甚至避免抗感染药物相关性肠炎的发生。

5.根据细菌药敏试验结果及药动学特征,严格选择药物和给药途径,降低病人抗感染药物费用支出。

6.病毒性感染一般不使用抗生素。

(三)合理选用抗感染药物　根据合理应用抗感染药物的原则,在诊断或高度疑似细菌性感染、决定使用抗生素前,应留取标本做细菌学涂片镜检、细菌培养、分离病原体,并做常规药敏试验,作为抗生素选药依据,并根据抗生素的药动学特点,结合感染部位及药物浓度分布情况选择抗生素,并参考以下程序。

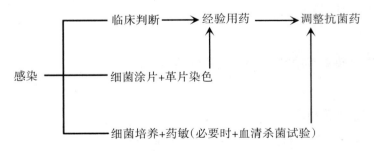

（四）配伍禁忌及合理给药

1.静脉滴注抗生素药物必须注意配伍禁忌,原则上两种抗生素不宜置于同一溶液中静脉注射或滴注,以免发生相互作用,而致抗生素的活力受到影响,或导致溶液变色、浑浊、沉淀等。

2.静脉滴注抗生素的溶液,原则选择生理盐水,除必要时才选择5%葡萄糖盐水或5%葡萄糖注射液,以免溶液 pH 对抗生素的破坏。

3.连续给药与间歇给药的合理选择

（1）β内酰胺类抗生素（时间依赖性药物）静脉滴注时,一定要采用间歇给药方案。可将每次剂量溶于100 mL液体内滴注0.5～1 h,按6h/次、8h/次、12h/次时间给药,药物应临时配制。

（2）大环内酯类（红霉素、吉他霉素等）及多烯抗生素（两性霉毒 B）可采用连续给药方案,避免毒性反应。用注射用水溶液溶解后放入盐水中静脉滴注,防止水解失效。

（3）氨基糖苷类抗生素（浓度依赖性药物）采用间歇性给药方案或一日量一次性给药,可采用肌内注射,也可分次静脉滴注,不宜静脉推注,也不宜与β内酰胺类药物同瓶滴注。

（五）使用抗生素治疗中的注意事项　使用抗生素治疗过程中,要注意保护病人的定植抵抗力,尽可能避免使用广谱抗生素,防止宿主自身菌群失调,造成外来菌定植及耐药菌株生长,密切注意菌群失调的先兆。对长期大量使用广谱抗生素的病人,应定期监测菌群变化及感染部位的细菌变化,及时予以纠正和治疗,减少二重感染的发生。

三、抗感染药物在外科的预防应用

（一）术前预防性应用抗生素的原则

1.清洁无菌手术（如甲状腺手术、疝修补术、输卵管结扎术、膝软骨摘除术等）:无术前预防性应用抗生素的指征。

2.可能污染的手术（如胃切除术、小肠切除术、胆囊切除术、子宫切除术等）:一般不预防用药。如事先估计手术时间长,污染可能性大,可适当应用抗生素进行预防。

3.以下情况为术前预防性应用抗菌药物的指征:①污染手术,术后有发生感染高度可能者。例如:严重污染和组织创伤的伤口,不能及时手术处理或彻底清创者（如复杂外伤、战伤、开放性骨关节伤、严重烧伤、伴溃疡坏疽的截肢术、感染性病灶如脑脓肿等手术和各种咬伤等）；连通口咽部的颈部手术；回肠远端及结肠手术；腹部空腔脏器破裂或穿通伤；高危胆道手术；经阴道子宫切除术。②一旦发生感染将引起严重后果者（如心脏瓣膜病或已植入人造心脏瓣膜因病需行其他手术者、脑脊液鼻漏者以及器官移植术等）。③各种人造物修补、置换或留置手术（如人工心脏瓣膜置换手术、人造关节置换术、人造血管移植术、脑室心房分流管放置术等）。

（二）术前应用抗生素的方法

1.抗生素的预防应用仅当有明确的指征，并选择对特定的手术可能引起手术部位感染的最常见的致病菌有效的药物。

2.一般在术前0.5～1 h通过静脉途径给予1次足量抗生素（最初的预防性抗生素剂量），应使手术开始时组织和血清内达到药物杀菌浓度，并在整个手术过程中维持组织和血清内的治疗性水平（手术时间超过4 h可术中加用1次量），至少至手术切口关闭后的几个小时。

3.除了上面讲到的以外，在择期的结直肠手术前，还需要通过导泻或灌肠剂进行肠道准备。在手术前24 h开始给予不吸收的口服抗生素，共3次。

4.对高危的剖宫产手术，应在脐带钳夹后立即预防性应用抗生素。

5.不要将万古霉素作为常规的预防性应用药物。

（杨慧琴）

第十节　医院感染与护理管理

护理工作在医院感染管理中具有本身的特殊性和重要性。国内外调查结果显示，医院感染中有30%～50%与不恰当的医疗护理操作及护理管理有关，因此，加强研究护理程序、护理技术和医院感染的发生规律，以及它们之间的相互关系，探索预防、控制感染的理论与方法，用有效的护理操作技术，最大限度地降低医院感染的发生率，是本节阐述的宗旨和目的。

一、护理工作在医院感染防治中的作用

自19世纪中叶，近代护理学奠基人之一的南丁格尔倡导科学护理以来，清洁、消

毒、灭菌、无菌操作和隔离技术等日益为护理界所重视。人们认为,预防远比治疗重要。在这个思想指导下,通过大量的临床实践和不断总结经验教训,归纳出这样一条信念:严格执行消毒灭菌原则、无菌操作技术规范,正确应用隔离技术和贯彻护理管理制度是预防外源性感染的前提,而运用现代护理技术和管理手段则是降低医院感染发生率的重要途径。

护理管理是医院管理系统中的主要组成部分。在总系统的协调下,相关的护理部门运用科学的理论和方法,在医院内实行各种消毒灭菌和隔离措施。完善的护理管理机制通常以质量管理为核心,技术管理为重点,组织管理为保证。护理质量的核心则是医院感染控制的水平。在预防和控制医院感染的全过程中,护理指挥系统起着决定性的作用。护理人员及护理管理者,应该成为预防和控制医院感染的主力。

预防感染措施的执行常常首先涉及护理人员。要做好任何实质性护理,都离不开消毒、灭菌和隔离技术,而且,一般来说,护理人员接受的控制感染的基本教育和训练比医师要多。在不少情况下,病人的一些病情变化首先发现的往往是护士。一旦发现病人有严重感染的危险时,当班护士有权对病人实行隔离。这种责任要求护士对一些疾病及其隔离的必要条件,必须有较全面的知识和理念,并要随着疾病的变化、疾病传播和流行的特点,制订出相应的隔离措施。比如,100多年前提出的"类目隔离"发展至今已有七种方法[严密隔离、呼吸道隔离、抗酸杆菌(AFB)隔离、接触隔离、肠道隔离、引流物分泌物隔离、血液-体液隔离],以后又发展为以疾病为特点的隔离;20世纪80年代中末期进一步提出全面血液和体液隔离,亦称屏障护理或"普遍性预防措施";20世纪90年代初发展为"体内物质隔离"。在此基础上于20世纪90年代中后期又迅速地发展为今天的"标准预防"。

大量的事实充分说明,严格认真地执行消毒、灭菌、无菌操作和隔离技术,是预防医院感染的重要保证。护理人员既然是主力,在任何治疗和护理行动中都必须坚持这一观点。欧美各国多数医院管理机构都认为,没有预防感染的护士,就无法推动和贯彻防止医院感染的各种措施,因此英国在1958年率先任命了医院感染监控护士。中国大量流行病学调查资料分析证明,哪里护理管理预防工作做得好,哪里的医院感染发生就少,否则,外源性感染就会接踵而来,甚至造成暴发流行。

二、常见医院感染的预防与护理

在医院感染控制中,特别应预防下述各类型感染:

(一)下呼吸道感染

1.下呼吸道感染临床诊断标准:符合下述两条之一即可诊断。①患者出现咳嗽、痰黏稠,肺部出现湿啰音,并有下列情况之一:发热、白细胞总数和(或)中性粒细胞比例增高、X线胸片显示肺部有炎性浸润性病变。②慢性气道疾病患者稳定期(慢性支气管炎伴或不伴阻塞性肺气肿、哮喘、支气管扩张症)继发急性感染,并有病源学改变或X线胸片显示与入院时比较有明显改变或新病变。

2.预防下呼吸道感染特别是做好呼吸机相关性肺炎(VAP发生率为18%~60%,治疗困难,病死率高达30%~60%)的预防与护理最重要。针对VAP发病的易感危险因素及发病机制采取有效的措施。使用声门下分泌物引流(SSD)方法可能是预防VAP有效且简单的方法。它是采用可吸引气管导管持续或间断引流声门下分泌物,以减少污染的声门下分泌物进入呼吸道,以达到预防VAP发病的目的。SSD预防VAP的资料尚少,需进一步研究并做成本效益分析。VAP危险因素较多,采取综合措施以减少VAP的发病率可能更重要。如呼吸机的湿化器使用无菌水,每人更换无菌水;防止冷凝水倒流,及时倾倒并认真洗手;呼吸机管道视情况定期更换;做好气道护理及有效地吸痰,拍背等措施。

3.因为这类感染易于发生,而且对危重病人威胁较大。在具体实践中应认真做好以下各项。

(1)对昏迷及气管插管的病人,必须加强口腔护理。

(2)掌握正确的吸痰技术,以免损伤呼吸道黏膜及带入感染细菌。

(3)严格按七步洗手要求,应用流动水、脚踏式或感应式开关、一次性擦手纸巾,认真地洗手。根据需要定期或不定期进行手部细菌监测,切断通过手的传播途径。

(4)做好吸入性治疗器具的消毒,阻断吸入感染途径,如湿化瓶及导管要按照卫生部规范严格终末消毒,干燥保存,用时加无菌水,连续使用时每天更换无菌水;使用中的呼吸机道系统应及时清除冷凝水,必要时定期或不定期更换、消毒。

(5)积极寻找有效手段,阻断病人的胃-口腔细菌逆向定植及误吸,不用H_2受体阻断药,慎用抗酸药,以免胃内pH升高,而细菌浓度增高,以致促成内源性感染的发生。可用硫糖铝保护胃黏膜,防止应激性溃疡;带有胃管的病人,应选择半卧位,并应保持胃肠通畅,若有胃液潴留,应及时吸引,防止胃液倒流而误吸;术后麻醉尚未恢复之前,应使病人处于去枕仰卧位,严格监护,若有痰液及时吸出防止误吸。

(6)做好病室的清洁卫生,及时消除积水和污物,铲除外环境生物储源,保持空气洁净及调节适宜的温湿度,定期清洗空调系统。

（7）加强基础护理,对病人进行有关预防下呼吸道感染的教育,指导病人进行深呼吸训练和有效咳嗽训练,鼓励病人活动,对不能自主活动的病人应协助其活动,定时翻身拍背,推广使用胸部物理治疗技术。

（8）监护室内尽量减少人员走动,并隔离不必要人员入室,室内禁止养花,以防真菌感染。

（9）进入监护室的人员(包括探视人员)都要严格按制度更换清洁的外衣和鞋子,洗手,必要时戴口罩,严禁有呼吸道感染者入内。

（10）建立细菌监测、感染情况的登记上报制度,定期分析细菌的检出情况,对感染部位、菌种、菌型及耐药性、感染来源和传播途径,以及医务人员的带菌情况均应做好记录,以便制订针对性的控制措施。

（二）血管内导管相关性感染

1.血管内导管相关性感染临床诊断符合下述三条之一即可诊断:①静脉穿刺部位有脓液排出,或有弥散性红斑(蜂窝织炎的表现)。②沿导管的皮下走行部位出现疼痛性弥散性红斑,并除外理化因素所致。③经血管介入性操作,发热≥38 ℃,局部有压痛,无其他原因可解释。

2.预防要着重防止血管内导管相关性感染。危重病人往往需要进行介入性监护、治疗或诊查,而作为医护人员必须贯彻WHO的安全注射三条标准,即接受注射者安全、注射操作者安全、环境安全,还应特别注意下列各点:①采用各种导管应有明确指征,总的讲要提倡非介入性方法,尽量减少介入性损伤。②对病人实行保护性措施,提高其自身抵抗力,介入性操作容易破坏皮肤和黏膜屏障,能不用时应立即终止。③置入时除了严格的无菌技术外,还应注意选择合适的导管,如口径相宜、质地柔软而光洁,以及熟练的穿刺、插管技术,从而避免发生血小板黏附及导管对腔壁的机械性损伤。④加强插管部位的护理及监测,留置导管的时间不宜过长,导管入口部位保持清洁,可选用透明敷料,以便于随时监测,一旦发现局部感染或全身感染征象,应立即拔除导管,并做相应的处理。⑤搞好消毒、隔离,严格的洗手和无菌操作,是预防介入性感染最基本的重要措施。⑥配制液体及高营养液时应在洁净环境中进行,配制抗癌药及抗菌药时应在生物洁净操作台上进行,确保病人、工作人员及环境安全。⑦在介入性操作中使用的一次性医疗用品必须有合格证件,符合卫生部的有关要求,严禁使用过期、无证产品,确保病人安全等。

（三）手术部位感染预防

1.表浅手术切口感染仅限于切口涉及的皮肤和皮下组织,感染发生于术后30 d内。

临床诊断;具有下述两条之一即可诊断:①表浅切口有红、肿、热、痛,或有脓性分泌物。②临床医师诊断的表浅切口感染。

2.深部手术切口感染指无置入物手术后30 d内,有置入物(如人工心脏瓣膜、人造血管、机械心脏、人工关节等)术后1年内发生的与手术有关并涉及切口深部软组织(深筋膜和肌肉)的感染。临床诊断符合上述规定,并具有下述4条之一即可诊断:①从深部切口引流出或穿刺抽到脓液,感染性手术后引流液除外。②自然裂开或由外科医师打开的切口,有脓性分泌物或有发热≥38 ℃,局部有疼痛或压痛。③再次手术探查、经组织病理学或影像学检查,发现涉及深切口脓肿或其他感染证据。④临床医师诊断的深部切口感染。

3.器官(或腔隙)感染指无置入物手术后30 d,有置入物手术后1年内发生的与手术有关(除皮肤、皮下、深筋膜和肌肉以外)的器官或腔隙感染。临床诊断符合上述规定,并具有下述3条之一即可诊断:①引流或穿刺有脓液。②再次手术探查、经组织病理学或影像学检查,发现涉及器官(或腔隙)感染的证据。③由临床医师诊断的器官(或腔隙)感染。

4.手术部位感染的预防:①防止手术部位感染的最有效对策是严格的无菌操作,不用无抗菌能力的水冲洗切口,并对疑有感染的切口做好标本留取,及时送检。②缩短病人在监护室滞留的时间。③选用吸附性很强的伤口敷料,敷料一旦被液体渗透要立即更换,以杜绝细菌穿透并清除有利于细菌的渗液和避免皮肤浸渍。④尽量采用封闭式重力引流。⑤更换敷料前洗手,处理不同病人之间也要洗手,即使处理同一个病人不同部位的伤口之间也应清洁双手。⑥保持室内空气清洁,尽量减少人员流动,避免室内污染等。

三、医院高危人群和重点科室的感染管理

医院是各种疾病病人聚集的地方,其免疫防御功能都存在不同程度的损伤或缺陷。同时,病人在住院期间又由于接受各种诊疗措施,如气管插管、动静脉插管、留置导尿、手术、放疗、化疗、内镜检查和介入治疗等,进一步降低了他们的防御功能。加之医院病原体种类繁多、人员密集,增加了病人的感染机会。因此,为了控制医院感染的发生,医护人员必须对人体的正常防御能力有一定的了解,还要熟悉降低或损伤宿主免疫功能的各

种因素,以便采取相应措施,提高宿主的抵抗力。同时,还应对医院感染所涉及的各类微生物,对于常见致病菌、机会致病菌的种类、形态、耐药力、致病力以及对药物的敏感性等应有一个清楚的认识,以便有针对性地对有传染性的病人进行有的放矢的隔离与治疗,对环境及医疗器械进行有效的消毒、灭菌,从而降低医院感染的发生率。

(一)老年病人由于脏器功能低下,抗感染能力减弱,尤其是有基础疾病并处于卧床不起的老年人,由于呼吸系统的纤毛运动和清除功能下降、咳嗽反射减弱,导致防御功能失调,易发生坠积性肺炎。而且,这类病人的尿道多有细菌附着,导管中铜绿假单胞菌、大肠埃希菌、肠球菌分离率高,也可能成为医院感染的起因。对于抗菌药物的应用,无论用于治疗还是用于预防,均应持慎重态度,并坚持定期做感染菌株耐药性监测,以减少耐药菌株的产生。

对住院的老年病人必须特别加强生活护理,做好病人口腔和会阴的卫生。协助病人进行增加肺活量的训练,促进排痰和胃肠功能恢复。用于呼吸道诊疗的各种器械要做到严格消毒。工作人员在护理老年病人前后均应认真洗手,保持室内环境清洁、空气新鲜,严格探视制度及消毒隔离制度。

(二)幼儿处于生长发育阶段,免疫系统发育尚不成熟,对微生物的易感染性较高,尤其是葡萄球菌、克雷伯菌、鼠伤寒沙门菌、致病性大肠埃希菌和柯萨奇病毒等感染,较易在新生儿室形成暴发流行。因此,预防医院感染要针对小儿的特点,制订护理和管理计划。加强基础护理,注意小儿的皮肤清洁及饮食卫生,更主要的是从组织活动和环境改善方面进行考虑,特别是新生儿室与母婴同室的环境卫生、室内温湿度的变化,适宜的温湿度及恰当的皮肤护理等都对新生儿的健康有影响;除严格执行各种消毒、隔离的规章制度外,还要求工作人员上班前一定要做好个人卫生。接触新生儿前一定要洗手,并做好对环境卫生的监测。工作人员出现传染性疾病时,应及时治疗、休息,严重时调离新生儿室,以免发生交叉感染。

(三)重症监护病房(ICU)是医院感染的高发区,患者的明显特点是病情危重而复杂。

1.多数病人都是因其他危重疾病继发感染(包括耐药菌株的感染)后转入ICU。

2.各种类型休克、严重的多发性创伤、多脏器功能衰竭、大出血等病人,其身心和全身营养状况均较差,抗感染能力低。严重创伤、重大手术等常导致全身应激反应,进而出现抗细菌定植能力及免疫功能下降。

3.病人多数较长时期使用各类抗菌药物,细菌的耐药性均较强。

4.强化监护所使用的各种介入性监测、治疗,如机械通气、动脉测压、血液净化、静脉高营养、留置导尿、胃肠引流等,都可能为细菌侵入机体和正常菌群移位提供有利条件。

5.病人自理能力缺乏或丧失,因而十分依赖护理人员,与护理人员频繁接触往往会增多发生交叉感染的机会。

为了做好ICU医院感染的预防工作,除从设计和设备上给予关注外,必须制订一系列防止感染的管理制度。此外,还应强调从业人员素质的提高,有高度责任心者才能做好ICU的工作,从而降低ICU病人医院感染的发生率。预防ICU医院感染的原则应是提倡非介入性监护方法,尽量减少介入性血流动力学监护的使用频率。对病人施行必要的保护性医疗措施,提高病人机体的抵抗力。

四、护理人员的自身职业防护

医院的工作人员直接或间接与病人和传染性污物接触,可以从病人获得感染,也可以把所得的感染或携带的病原体传给病人,并能在病人及工作人员之间传播,甚至扩散到社会上去。因此,对工作人员进行感染管理,不仅关系到他们自身的健康,而且也有益于全院病人及其家属乃至社会。

在医院众多职工中,护理人员接触病人最多,每日需要处理各种各样的感染性体液和分泌物,可说是处于各种病原菌包围之中,时刻受到感染的威胁,因此必须加强护理人员的自我防护与感染管理。

(一)加强对护理人员的感染管理 对护理人员感染的监测既是职业性健康服务和预防感染的重要环节,也是医院感染监控及管理系统中的重要组成部分。对护理人员应定期进行全面体格检查,建立健康状况档案,了解受感染的情况,以便采取针对性的预防措施。

在医院中许多科室和工作环节对职工具有较高的感染危险,尤其是护理人员在调入或调离某一部门时,都应进行健康检查,查明有无感染,感染的性质,是否取得免疫力等,并做好详细记录。在此基础上,进一步探讨这个部门的感染管理工作,明确改进目标,制订相应的预防感染措施。对新来人员进行岗前培训应成为制度。

(二)提高护理人员自我防护意识 护理人员在进行手术、注射、针刺、清洗器械等操作时,极易被锐利的器械刺伤。人体的皮肤黏膜稍有破损,在接触带病毒的血液、体液中就有被感染的危险性。因此,处置血液和血液污染的器械时,应戴手套或采用不直接接触的操作技术,谨慎地处理利器,严防利器刺伤,一旦被利器刺伤必须立即处理,挤血并冲洗伤口、清创、消毒、包扎、报告和记录、跟踪监测,尽量找到可能感染的病原种类证据,以便根据病原学的特点阻断感染。护理人员手上一旦出现伤口就不要再接触病人血液和体液。对于从事有可能被病人体液或血液溅入眼部及口腔黏膜内的操作者,应强调戴口罩及佩戴护目镜,在供应室的污染区还应佩戴耳塞,穿防护衣、防护鞋等。在进行化学消毒时,应注意通风及戴手套,消毒器必须加盖,防止环境污染带来的危害。

(三)做好预防感染的宣传教育 护理人员在工作中双手极易被病原菌污染。有些护士往往只注意操作后洗手,而忽视了操作前同样需要洗手;有的护理人员本身就是病原携带者,或由于长期接触大量抗菌药物已经改变了鼻咽部的正常菌群,成为耐药细菌的储菌源。这些病原体可通过手或先污染环境和物品,继而导致病人感染。例如.曾提及的新生儿室发生的金黄色葡萄球菌感染流行,即可由于护理人员皮肤病灶化脓或鼻咽部带菌所致。因此,护理人员必须养成良好的卫生习惯,尤其要强化洗手意识,对一切未经训练的新工作人员,应给予预防感染的基本操作技术培训,并结合各种形式(如板报、壁画、警示等)的宣传教育。

(四)强化预防感染的具体措施 患有传染性疾病的护理人员,为防止感染扩散,应在一定时期内调离直接治疗或护理病人的岗位,并在工作中做好避免交叉感染的各项措施。对从事高危操作的工作人员,如外科医师、监护病房护士及血液透析工作人员等均应进行抗乙型肝炎的免疫接种。被抗原阳性血液污染的针头等锐利器械刺破皮肤或溅污眼部、口腔黏膜者,应立即注射高效免疫球蛋白,以防感染发生。同时,还应加强对结核病的防治,以及在传染病流行期或遭受某种传染物质污染后,及时为护理人员进行各种相应的免疫接种,如乙肝疫苗、流感疫苗等。

(杨慧琴)

第三十五章　护理健康教育学

第一节　绪　论

一、健康教育的基本概念

（一）健康教育的定义　健康教育是通过信息传播和行为干预，帮助个人和群体掌握卫生保健知识、树立健康观念、自愿采取有利于健康的行为和生活方式的教育活动与过程。

（二）健康教育与卫生宣教的区别　健康教育不同于传统的"卫生宣教"，其主要区别如下。

1.健康教育不是简单的、单一方向的信息传播，而是既有调查研究，又有计划、组织、评价的系统干预活动。

2.健康教育的目的是改善对象的健康行为，从而防治疾病、增进健康，而不是作为一种辅助方法为卫生工作某一时间的中心任务服务。

3.健康教育在融合医学科学、行为科学、传播学、管理科学等学科理论知识的基础上，已初步形成了自己的理论和方法体系。

二、健康促进的基本概念

（一）健康促进的定义　世界卫生组织（WHO）将健康促进定义为："是促进人们维护和提高他们自身健康的过程，是协调人类和环境的战略，它规定个人与社会对健康各自所负的责任。"

（二）健康促进的基本策略　《渥太华宣言》明确了健康促进的三个基本策略，即倡导、赋权与协调。

1.倡导：倡导政策支持、社会各界对健康措施的认同和卫生部门调整服务方向，激发社会的关注和群众的参与，从而创造有利健康的社会经济、文化与环境条件。

2.赋权：使群众获得控制影响身心健康的决策和行为的能力，从而有助于保障人人享有卫生保健及资源的平等机会；使社区的集体行动能更大程度地影响、控制与社区健康和生活质量有关的因素。

3.协调：协调个人、社区、卫生机构、社会经济部门、政府和非政府组织等在健康促进中的利益和行动，组成强大的联盟与社会支持体系，共同努力实现健康目标。

（杨慧琴）

第二节　健康教育的相关理论

一、学习理论

（一）行为主义学习理论　行为主义学习理论是英国联想心理学派建立的一种理论体系，它主要是从刺激-反应上来探讨人的行为变化，主要代表人物有桑代克、华生、斯金纳等。国外学者把巴普洛夫的经典条件反射作为学习的基本形式之一，并把它列入联想主义的学习理论。

1.行为主义学习理论的主要观点

（1）人的学习行为是在强烈的求知欲望或某种特定的动机驱使下形成的，是一种有条件的或被强化的行为。如一个初知自己有糖尿病的患者，他最初的行为反应是通过询问医生或寻找学习材料来了解有关糖尿病的知识。无形中产生的学习行为，将对病人日后的健康行为产生积极的影响。

（2）寻求行为改变的动机来自个人环境中的刺激。患者学习的动机与他们所处的健康状况密切相关，当患者感到健康受到了威胁的刺激时，他们会积极获取相关资料，参与学习，并在此基础上确定自己行为的方向。

（3）当学习过程满足了人们的需要或达到目标时，行为就会被强化。如上述病例，当糖尿病患者通过学习获取了知识，并掌握了自我检测尿糖的技术时，他的自我护理行为就得到了强化。

2.行为主义学习理论的应用

（1）厌恶疗法：当患者的不适行为即将出现或正在出现时，附加一个令人不愉快的刺激,使其产生厌恶的主观体验,终止原不适行为。例如临床医师使用了厌恶疗法治疗酒精依赖:先让患者服吐酒药,或注射阿朴吗啡,在即将出现恶心、呕吐时,即让患者饮酒。如此每天1次,重复7~10次,直到患者单独饮酒也出现恶心、呕吐,对酒产生了厌恶情绪,而自动停止酗酒。

(2)强化法:强化法有正性强化、负性强化、奖励三种。正性强化是指某种具体行为的后果,或者说效果是积极的,就能增进该行为重现的概率。负性强化是指某种具体行为可以避开某种不愉快的后果,就会增加该行为重现的概率。奖励是行为发生后,通过给予某种愉快的刺激增加行为发生的概率。例如一位患者喜欢钓鱼,以前患者的爱人不支持他钓鱼,但是他的爱人说如果患者戒烟后就让他可以经常去钓鱼,患者为了能经常去钓鱼,就把烟戒了,这属于正性强化。负性强化例如患者不喜欢刷碗,患者爱人说如果戒烟成功后,就不让刷碗了,患者为了逃避刷碗就选择了戒烟。奖励就是患者遵照医嘱戒烟后,医护人员和家属经常表扬他,他的行为就会得到强化,继续坚持戒烟。

(3)消除法:对一种条件刺激所做出的反应,如果经常得不到相应的无条件刺激的强化,就会逐渐减弱或消失,这种现象称为消退作用。例如患者的爱人原来承诺患者戒烟后可以经常去钓鱼的承诺没有兑现,患者就又偷偷开始吸烟。

(二)认知学习理论 认知学习理论是由德国的格式塔学派发展而来的,它主要侧重于研究通过理解与认识来获得意义和意象。主要代表人物是韦特默、考夫卡和苛勒等。认知学习理论强调"自我能力"和相互作用,强调一个人能否从观察别人的行为表现中学习,取决于是否有足够的自我能力;而相互作用是人、行为与环境的相互作用。在有机体与环境的相互作用中,看到了人的智慧中的理解作用。这一理论的主要观点是:

1.学习的过程是一个认识与再认识的过程,学习是认识的发展,它可以指导一个人的行为。

2.学习的成功完全依赖于自我能力,即领悟或理解结果。运用认知学习理论要遵循规律性、平衡性和简单性三原则,我们向患者介绍知识的时候要尽可能地简单、有规律可循、方便患者记忆。例如我们可以利用图片、顺口溜等形式来进行健康教育。

(三)社会学习理论 社会学习理论是由米勒和达乐建立并由班杜拉发扬光大的学习理论,是探讨个人的认知、行为与环境因素三者及其交互作用对人类行为的影响。按照班杜拉的观点,以往的学习理论家一般都忽视了社会变量对人类行为的制约作用。他们通常是用物理的方法对动物进行实验,并以此来建构他们的理论体系,这对于研究生活于社会之中的人的行为来说,似乎不具有科学的说服力。由于人总是生活在一定的社会条件下的,所以班杜拉主张要在自然的社会情境中,而不是在实验室里研究人的行为。

主要观点有以下几点。

1. 关于行为的习得过程：人的行为，特别是人的复杂行为主要是后天习得的。行为的习得既受遗传因素和生理因素的制约，又受后天经验环境的影响。生理因素的影响和后天经验的影响在决定行为上微妙地交织在一起，很难将两者分开。我们在进行健康教育时，既要考虑患者的先天生理因素，又要考虑患者的经验环境，才能采取有效的教育措施。

2. 交互决定论：决定人类行为的因素概括为两大类：决定行为的先行因素和决定行为的结果因素。决定行为的先行因素包括学习的遗传机制、以环境刺激信息为基础的对行为的预期、社会的预兆性线索等。决定行为的结果因素包括替代性强化（观察者看到榜样或他人受到强化，从而使自己也倾向于做出榜样的行为。例如，患者看到别的患者进行康复锻炼康复的效果，自己也会效仿加强锻炼，这属于替代性强化）和自我强化（当人们达到了自己制订的标准时，他们以自己能够控制的奖赏来加强和维持自己行动的过程。患者通过努力可以自己独立扣扣子，也会增强朝下一个目标迈进的信心）。

3. 自我调节理论：人能依照自我确立的内部标准来调节自己的行为。自我具备提供参照机制的认知框架和知觉、评价及调节行为等能力。自我调节由自我观察、自我判断和自我反应3个过程组成，经过上述三个过程，个体完成内在因素对行为的调节。

4. 自我效能理论：个体对自己能否在一定水平上完成某一活动所具有的能力判断、信念或主体、自我把握与感受称为自我效能。被知觉到的效能预期是人们遇到应激情况时选择什么活动、花费多大力气、支持多长时间的努力的主要决定者。自我效能的形成主要受五种因素的影响，包括行为的成败经验、替代性经验、言语劝说、情绪的唤起及情境条件：①行为的成败经验指经由操作所获得的信息或直接经验。成功的经验可以提高自我效能感，使个体对自己的能力充满信心，反之，多次的失败会降低对自己能力的评估，使人丧失信心。②替代性经验指个体能够通过观察他人的行为获得关于自我可能性的认识。③言语劝说包括他人的暗示、说服性告诫、建议、劝告以及自我规劝。④情绪和生理状态也影响自我效能的形成。在充满紧张、危险的场合或负荷较大的情况下，情绪易于唤起，高度的情绪唤起和紧张的生理状态会降低对成功的预期水准。⑤情境条件对自我效能的形成也有一定的影响，某些情境比其他情境更难以适应与控制。当个体进入一个陌生而易引起焦虑的情境中时，会降低自我效能的水平与强度。

二、行为干预理论

人类的健康相关行为与其他行为一样是一种复杂的活动,受遗传、心理、自然和社会环境等多种因素的影响。因此,健康相关行为的改变也是一个极其复杂的过程。为有效地改变人类的健康相关行为,各国学者提出多种改变行为的理论。目前应用较多的是知信行模式和健康信念模式。

(一)知信行模式 行为学的研究表明,知识与行为之间有着重要的联系,但不完全是因果关系。一个人的行为与知识有关,也与其价值观和信念有关,更与长期的生活环境有关。故:知信行理论认为:信息→知→信→行→增进健康。

知:知识和学习,是基础;信:信念和态度,是动力;行:产生促进健康行为、消除危害健康行为等行为改变的过程,是目标。知识是基础,但知识转变成行为尚需要外界条件,而健康教育就是这种促进把知识转变成行为的重要外界条件。举例:健康方面的信念如"我确信吸烟是有害的""只要下决心戒烟肯定是可以实现的",这种信念会影响他们采纳戒烟的行为。如坚持错误的信念就不会改变其错误的行为。态度通常以好与坏、积极与消极加以评价。

如关于戒烟,为了达到戒烟的目标,对吸烟者而言,吸烟行为是社会行为,是通过学习得来的,要改变它、否定它,也需要学习教育者或社会给予的知识。健康教育者必须通过多种方法将有关烟草的有害性、有害成分、戒烟的益处以及如何戒烟的知识传授给吸烟者。具备了知识,只有采取积极的态度,对知识进行有根据的独立思考,对自己的职责有强烈的责任感,就可以逐步形成信念,知识上升为信念,就可以支配人的行动。当吸烟者采取积极的戒烟态度,相信吸烟有害健康,并相信自己有能力戒烟时,戒烟就可成功。

但是,要使人们从接受转化到改变行为是一个非常复杂的过程:信息传播→觉察信息→引起兴趣→感到需要→认真思考→相信信息→产生动机→尝试行为态度坚决→动力定型→行为确立。其中关键的主要有两个步骤:信念的确立和态度的改变。知、信、行三者间不存在因果关系,但必须有必然性。在信念确立以后,如果没有坚决转变态度的前提,实现行为转变的目标照样会招致失败。所以,在实践中要使40%的人发生行为转变,就要有60%的人持积极的态度参与改变行为实践,这样就要有80%的人相信这种实践对其健康是有益的,要到达这个目标就要使90%以上的人具有改变这种行为所必须具备的知识。

(二)健康信念模式 健康信念模式(the health belief model,HBM)是运用社会心理方法解释健康相关行为的理论模式。健康信念模式认为：人们要采取某种促进健康行为或戒除某种危害健康行为，必须具备以下3方面的认识：

1.认识到某种疾病或危险因素的威胁及严重性。①对疾病严重性的认识：指个体对罹患某种疾病严重性的看法，包括人们对疾病引起的临床后果的判断，如死亡、伤残、疼痛等；对疾病引起的社会后果的判断，如工作烦恼、失业、家庭矛盾等。②对疾病易感性的认识：指个体对罹患某种疾病可能性的认识，包括对医师判断的接受程度和自身对疾病发生、复发可能性的判断等。

2.认识到采取某种行为或戒除某种行为的困难及益处。①对行为有效性的认识：指人们对采取或放弃某种行为后，能否有效降低患病危险性或减轻疾病后果的判断，包括减缓病痛、减少疾病产生的社会影响等。只有当人们认识到自己行为的有效时，人们才能自觉采取行为。②对采取或放弃某种行为障碍的认识：指人们对采取或放弃某种行为所遇困难的认识，如费用的高低、痛苦的程度、方便与否等。只有当人们对这些困难具有足够认识，才能使行为维持和巩固。

3.对自身采取或放弃某种行为能力的自信，也称效能期待或自我效能。即一个人对自己的行为能力有正确地评价和判断，相信自己一定能通过努力，克服障碍，完成这种行动，到达预期结果。

综上所述，健康信念模式在采取促进健康行为、放弃危害健康行为的实践中遵循以下步骤：首先，充分让人们对其危害健康行为感到害怕；然后，使他们坚信：一旦放弃这种危害健康行为、采取相应的促进健康行为会得到有价值的后果，同时也清醒地认识到行为改变过程中可能出现的困难；最后，使他们充满改变行为的信心。

（杨慧琴）

第三节　健康测量及其指标

一、健康状况评价指标

（一）生长发育指标　生长发育指标是用于评价少年儿童群体健康状况，也是衡量一般居民健康状况的重要指标。为便于测量及定量分析，形态发育指标常用身高、体重、坐高、胸围；功能发育指标常用肺活量、肌力表示。由于功能发育与形态发育密切相关，常用身高、体重两项代表生长发育水平。

1.身高:指直立(小儿仰卧)时头顶点至地面的垂直距离。身高(长)的第1次突增高峰发生在胎儿中期(4～6个月),是一生中增长最快的阶段。2岁以内身高发育很快。于青春期进入第2次生长突增,每年增长5～7 cm,个别达10～12 cm。约3年以后,生长速度减慢,直至女17岁,男22岁左右,身高增长基本停止。

2.体重:人体的净体重。不同年龄的体重能反映发育及个体的营养状况,也可研究群体的营养状况。

男性标准体重(kg)=身高(cm)-105

女性标准体重(kg)=身高(cm)-100

评价标准:<标准体重60%为严重营养不良,60%～80%为中度营养不良,80%～90%为轻度营养不良,90%～110%为正常范围,>120%为肥胖。体重过重与许多疾病相关。

近年来在群体医学研究中普遍采用了体重指数(body mass index,BMI)作为评价体重的指标。其计算公式是:体重指数(BMI)=体重(kg)/身高^2(m^2)。

正常值为18～22 kg/m^2。采用体重指数评价体重,使得不同身高的人群可以采用同一衡量标准来评价体重,因而使群体研究中大样本数据的处理更加方便。

(二)出生生育指标 出生生育指标如出生率、发育率、已婚育龄妇女生育率等,在很大程度上取决于社会经济发展水平、社会控制及公众的信仰、道德观念、民俗风尚、文化教育和实际生活水平,既可用以衡量计划生育成效,在一定程度上反映居民健康状况。如某地区地方病严重或经济状况低下,则往往导致居民健康状况差,生育能力下降。

1.出生率:表示一定地区一年平均每千人口的出生(活产)人数。

$$出生率(‰)=\frac{某年出生人数}{同年平均(或年中)人数}\times 1\,000$$

出生率受许多因素影响。通过对群体出生率的分析,可在一定程度上把握群体的健康水平。在其他诸多因素不变的情况下,生命风险程度越高,则出生率越高。农业性生产方式要比工业性生产方式有更高的出生率,社会经济的发展可抑制人口生育需求,人类文明发展到一定程度,会主动调节人的出生和物质的生产。

2.生育率与总和生育率:生育率或育龄妇女生育率是衡量妇女生育水平的重要指标,与出生率相比,较少受人口性别、年龄构成的影响,其描述健康状况的意义同出生率。

$$育龄妇女生育率(‰)=\frac{年内生育数}{平均育龄妇女数}\times 1\,000$$

一般育龄界限定义为15～49岁,也有定为15～44岁。

$$年龄别育龄妇女生育率(‰)=\frac{某年龄妇女生育数}{某年龄平均妇女数}×1\,000$$

$$已婚育龄妇女生育率(‰)=\frac{年内已婚育龄妇女生育数}{同年平均已婚育龄妇女数}×1\,000$$

总和生育率(TFR)=各年龄育龄妇女生育率之和

3.低体重儿出生比例(出生婴儿中,出生体重低于2 500 g者所占百分比)或正常出生体重婴儿百分比。该指标与孕妇健康状况密切相关,是重要的妇婴保健指标。该指标概念明确,收集资料方便,又符合科学、可信、灵敏、特异等理想指标的特点,因而使用比较广泛。

(三)疾病和健康缺陷指标　疾病的发病率、罹患率、患病率和健康缺陷都是反映居民健康状况和社会卫生状况问题的理想指标。除反映居民的健康状况外,还可反映疾病的流行状况和特点,探索病因因素和评价防治效果。

1.发病率:表示一定时期内,特定人群中新发病例的发生频率。

$$发病率(1/10万)=\frac{某年(期)内新发某病病例数}{同年(期)暴露人口数}×100\,000$$

发病率是一项重要的流行病学指标,常用来描述疾病的分布、病因研究以及评价卫生服务和预防措施的效果。发病率是测量新发病例发生频率的指标,在使用该指标时需要考虑到发病时间、暴露人口等因素。如对急性或病程较短疾病的发生时间易于确定,而对慢性疾病或发病时间难以确定的疾病,一般用确诊时间代替。

2.罹患率:是一种计算特殊情况下发病率的方式。通常用于一次疾病的流行或暴发的调查,表示有明确暴露史的人口中急性感染的发病率,观察期间可为日、周和月,分母以明确的暴露人口来计算。

$$罹患率(‰)=\frac{观察期间新发病例数}{同时期暴露人口数}×1\,000$$

3.患病率:指在某特定时间内总人口中某病新、旧病例数所占的比例。

$$患病率(1/10万)=\frac{特定时间内新、旧例数}{同一时间内平均人口数}×100\,000$$

患病率与发病率不同的是,计算公式中分子的病例数既包括在规定时间内发病的新病例,又包括在此以前发病但仍未痊愈的老病例。患病率对病程短的急性疾病如流感和急性中毒价值不大,适用于描述病程较长的慢性疾病,如心血管疾病和肿瘤。

患病率的高低取决于两个因素,即疾病的发病率和病程,他们三者的关系是:患病率=发病率×病程。如一种疾病的发病率很低,但病程很长,患病率可能较发病率相对高很多;相反如一种疾病的病程很短,发病后迅速痊愈或死亡,则横断面调查的患病率会很低。

(四)死亡统计指标　在死亡统计中常用的指标有:死亡率、病死率、死因构成比和平均期望寿命等。

1.死亡率:死亡率是在一定时期内总死亡人数与该人群同期平均人口数之比。

$$死亡率(‰)=\frac{某人群某年总死亡人数}{该人群同期平均人口总数}\times 1\ 000$$

分子为某年1月1日到12月31日某人群中因各种原因死亡的总人数。分母与计算发病率的分母相同。在人口学研究中常用千分率,便于与出生率相对比。在疾病研究中多用10万分率,便于地区与国际间比较。

2.病死率:表示在一定时间内,患某病的病人中因该疾病而死亡的比例。

$$病死率(‰)=\frac{一定时间内因该病而死亡的病例}{同期确诊的某病病例数}\times 1\ 000$$

病例数反映疾病的严重程度,同时也反映医疗水平和诊断能力。由于患者总数难以得到,通常所说的病死率主要是住院病人的病死率,各个医院的病死率除反映医疗水平外,还与住院病人的严重程度有关,如大医院收治的病人一般较基层医院为重,所以应视具体情况对病死率进行分析。

3.死因构成比:指因某病死亡人数占总死亡人数的百分比。

$$死因构成比(\%)=\frac{某病死亡人数}{同期死亡总人数}\times 100$$

死因构成比反映某疾病引起的死亡在总的死亡中所占的地位和相对重要性,对卫生行政部门制订卫生规划是一种有用的指标。

4.期望寿命:指某个年龄组人口预期今后尚能存活的平均年数,是根据各年龄组死亡率用编制寿命表的方法来计算,而非死亡年龄的均数。平均期望寿命或平均寿命则指出生时的平均期望寿命,是人口中全部活产婴儿估计所能生存的平均年数,是反映一个国家或地区的经济卫生发展状况和人口健康水平的重要指标。平均期望寿命是各年龄组死亡率的综合反映,它不像粗死亡率那样受人口构成影响,因此在比较各国或地区的健康水平时很有价值。在不发达国家或地区,婴儿死亡率高,平均寿命低。

二、生活质量评估指标

健康促进的真正目标在于生活质量的提高,主要有以下几个指标:

（一）社会学指标　①就业率及失业（待业）率：是综合性指标，可反映国家经济发展水平和工业化进程，又可反映劳动力人口潜在能力、社会安定程度及生活质量。②居民平均收入：指各部分居民收入的平均值，常用年平均工资、年平均收入来分别反映城市职工和农村居民的实际经济水平。

（二）环境状况评估　①人均住房面积：反映国民的基本生活条件。②空气质量。③居室采光。④基本卫生设备。

（三）主观评估指标　①生活适应度：指生活应激事件及其来源。②生活满意度：指良好生活体验及个人或社会的来源。

（四）生命统计指标　①残疾调整寿命：残疾因素纠正后生活质量提高人年数。②无病残期望寿命。③质量调节生命年。④全球疾病负担。

三、健康测量指标选择应用原则

（一）目的原则　应根据需要解决的问题选用相应的健康测量指标。首先，要求范围对应。描述个人健康状况选用与个人有关的指标，描述家庭健康状况选与家庭有关的指标；描述单位、地区或国家健康状况时选用群体指标，如出生率、死亡率、期望寿命等。其次，要求内容对应。描述躯体健康选用躯体指标，描述心理健康选用心理指标。再次，要求时间对应。横断面研究选用相同时点指标进行分析，纵向研究选用历史指标进行比较分析。

（二）可行性原则　许多直接指标很好，如慢性病发病率、社会能力等，但很难获得。在实际工作中可选取慢性病死亡率或社会经济发展等间接指标。

（三）公认原则　有时某些指标虽道不出详细的产生机制，但权威性机构或专家经常选用，事实上已为大家所公认。如目前在地区、国家乃至世界范围描述健康状况时几乎都是用如下指标：①出生时期期望寿命。②出生率。③死亡率。④人口增长率。⑤婴儿死亡率。⑥人识字率。⑦安全用水普及率。⑧寿命损失率。

（四）发展原则　由于科学不断发展，揭示生命活动的本质，人们对健康的认识不断深入，随之各类健康测量指标也会不断发展。在实际工作中要善于发现、发展、丰富和完善健康测量指标。如对死亡率的校正，近年来提出的寿命损失率，都标志着人们对健康认识的深化。

（五）科学性原则　科学性原则主要表现在选用指标时应注意：①客观性。②敏感性。③特异性。④准确性。

（杨慧琴）

第四节　健康相关行为

一、行为概述

（一）行为的概念　行为是有机体在外界环境刺激下引起的反应，包括内在的生理和心理的变化。根据此定义，美国心理学家伍德沃斯（Woodworth）提出了著名的S-O-R行为表示式。

$$S(stimulus) \quad O(organism) \quad R(reaction)$$

　　　　刺激　　　　　有机体　　　　行为反应

（二）行为的分类　人类的行为因其生物性和社会性所决定，可分为本能行为和社会行为两大类。

人类的本能行为：由人的生物性决定，是人类的最基本行为，如摄食行为、性行为、躲避行为、睡眠等。

人类的社会行为：由人的社会性所决定，其形成来自社会环境，人们通过不断地学习、模仿、受教育、与人交往的过程，逐步懂得如何使自己的行为得到社会的承认，符合道德规范、具有社会价值，从而与周围环境相适应。因此，人类的社会行为是通过社会化过程确立的。

（三）行为的发展与适应

1.行为的发展：是指个体行为在其生命周期内发展的过程。即个体出生后，随着身体和大脑的发育及心理的成熟，社会交往活动范围的扩大，个体行为不断变化发展的过程。

行为的发展最根本的实质是日趋完善，体现为：①对认识活动的深刻化和复杂化，透过事物的表面现象看到实质，由感性认识上升到理性认识。②与环境的关系，由被动适应到主动改造。

行为的发展有以下几个特点：①连续性。个体行为的发展是个连续过程，如幼儿行走，经历坐、站、搀着走、独立走一个连续的过程。②阶段性。当个体的生理心理发展到一定程度时，行为就会表现出一定的阶段性。③不平衡性。在同一个体的生命周期中，各阶段行为发展不平衡，不同个体之间，同一阶段的行为发展也不平衡。

2.行为的适应：是指机体与环境之间保持动态平衡的过程。人类为了适应，必须具备一定的基础，包括语言与体语、知觉与思维、智力以及需要。语言和体语是人与人交往的工具，人与人之间思想感情的交流就是借助语言完成的。语言的发展促进了人脑的发展,为适应提供了坚实的基础。知觉和思维使人类能感知这个世界的变化,提高了适应社会环境的能力。智力的发展为知识的获得和技能的发展提供了可能,为行为适应创造了有利条件。而需要则是人类行为产生的基础,也是行为适应的决定因素。

二、影响行为的因素

任何行为都受到三类因素的影响,每类因素都会对行为产生不同的影响,此3类因素是倾向因素、促成因素和强化因素。

(一)倾向因素 倾向因素通常先于行为,是产生某种行为的动机或愿望,或是诱发产生某行为的因素,其中包括知识、态度、信念及价值观。一般把倾向因素看作是"个人"的偏爱,在教育过程中可能出现在一个人或一组人身上,这种偏爱不是趋向于有利的健康行为,就是趋向于不利的健康行为。倾向行为是产生行为的"引子"或"促动力",即动机直接影响行为的发生、发展。健康教育的重要任务是促进个体或群体形成动机,自愿地改变不健康的行为。

(二)促成因素 促成因素是促使行为或愿望得以实现的因素,即实现或达到某行为所必需的技术和资源,包括保健设施、医务人员、诊所及任何类似的资源;医疗费用、诊所距离、交通工具、个人保健技术;行政的重视与支持、法律、政策等。在教育过程中如不考虑促成因素,行为的目标就有可能达不到。人群的健康行为与当地医疗服务、资源的可得性和是否方便,有很大的关系和影响。因此除了教育之外,还应该为人群提供卫生服务并创造行为改变所需要的条件。

(三)强化因素 强化因素是存在于行为后强化(或减弱)某种行为的因素,如奖励或惩罚以使某种行为得以巩固或增强、淡化或消除。强化因素多指与个体行为有直接影响的人,如有关的保健者、教师、长辈、父母亲、领导等。强化因素的积极与否取决于重要人物的态度和行为。

三种因素并不相互排斥,同一因素有时可归入两类因素,如对吸烟的态度可看作是倾向因素,然而作为他的同伴、兄长有可能看作是强化因素。在任何一类因素中,都具有积极的作用或消极的作用。教育者的任务在于克服消极作用,发扬积极作用。

三、健康相关行为

健康相关行为指人类个体或群体与健康和疾病有关的行为。按其对行为者自身或他人的影响,可分为健康行为和危险行为。健康行为是客观上有益于健康的,而危险行为是客观上不利于健康的。

（一）健康行为　根据哈律士(Harris)和顾坦(Guten)的建议,健康行为可以分为5类。

1.基本健康行为:指一系列日常生活中基本的健康行为,如积极的休息与睡眠、合理营养与平衡膳食等。

2.预警行为:预防事故发生以及事故发生后如何处置的行为,如驾车系安全带,火灾发生后自救等。

3.保健行为:指合理、正确使用医疗保健服务,以维护自身健康的行为,如预防接种、定期体检等。

4.避开环境危害的行为:环境危害既指环境污染,又指生活紧张事件。

5.接触不良嗜好行为:不良嗜好主要指吸烟、酗酒和吸毒。

（二）危险行为　危险行为主要有致病性行为和不良生活方式。

致病性行为是导致特异性疾病发生的模式行为。国内外研究最多是A型行为,主要表现有两方面,即不耐烦和无端敌意。A型行为是一种好发冠心病的模式行为,研究表明:A型行为者的冠心病发病率、复发率和病死率均显著性地高于非A型行为者。

生活方式是指作为社会主体的人,为生存和发展而进行的一系列日常行为表现形式,是人们一切生活活动的总和。可以认为生活方式是一种更为持久的行为模式,是社会和文化背景的一种复合表达,有时候则称为生活习俗。不良生活方式是一组习以为常的对健康有害的行为模式,对机体的作用可表现为以下特点:①潜伏期长。②特异性差。③联合作用强。④易变性大。⑤广泛存在。

（杨慧琴）

第五节　健康促进规划设计

健康促进规划是体现健康促进目标的长期全局部署方案,它由设计、实施和评价三部分组成。健康教育和健康促进规划设计的模式有多种,但在众多模式中,应用最广泛、最具生命力的首推美国著名学者劳伦斯·格林(Lawrence W.Green)提出的PRECEDE-PROCEED模式。该模式的特点是从"结果入手"的程序,用演绎的方式进行思考,即从最终的结果追溯到最初的起因。

PRECEDE-PROCEED模式前后相互呼应,为规划设计、执行及评价提供一个连续的步骤或阶段。实际上可将上述模式分为两个阶段。

第一阶段:诊断阶段(或称需求评估)即 PRECEDE 阶段,是英文"predisposing,rein -for- cing and enabling causes in education and diagnosis and evaluation"的简称,意为在教育/环境诊断和评价中应用倾向因素、强化因素和促成因素。

第二阶段:执行阶段即 PROCEED 阶段,是英文"policy regulatory and organizational constructs in educational and environment development"的简称,指执行教育/环境干预中应用政策、法规和组织的手段。

根据 PRECEDE-PROCEED 模式的程序,将规划设计分成九个基本步骤,即从最终的结果追溯到最初的起因,用演绎的方式逐步推进。

步骤1:社会诊断。通过估测目标人群的生活质量入手,评估他们的需求和健康问题。最好由目标人群亲自参与自身的需求和愿望的调查,因为他们所经历的各类社会问题是生活质量最实际、最真实的写照。

步骤2:流行病学诊断。通过流行病学和医学调查,确认目标人群特定的健康问题和目标。

步骤3:行为与环境诊断。这一阶段的任务在于确认与步骤2选定的健康问题相关的行为和环境问题,因为这些危险因素需要通过干预加以影响。环境因素对个人来说是外部的因素,但可通过人们的行动改善环境,以支持健康的行为。这里的环境因素包括物理环境、政治环境、社会环境和经济环境。健康促进也包括通过影响群体行为而直接作用于环境。因此,健康促进规划不能仅限于群众的行为改变,同时应认识到强大的社会力量对规划执行是至关重要的。

步骤4:教育与组织诊断。为制订教育与组织策略用于健康促进规划,以促进行为和环境的改变,应从影响行为与环境的因素着手。根据健康和行为的大量研究,有数百种因素能潜在地影响其特定的健康行为。这些因素可归纳为三大类,即倾向因素、促成因素和强化因素。研究这三类因素的主要目的在于正确地制订教育策略,即根据各种因素的相对重要性及资源情况确定干预重点。

步骤5:管理与政策诊断。评估组织与管理能力及在规划执行中资源、政策、人员能力和时间安排。通过社区开发、协调、完善组织与政策,以便规划的顺利开展。

步骤6~9:评价阶段。评价不是 PRECEDE 模式的最后步骤,评价工作贯穿于整个模式始终。

(杨慧琴)

第六节　健康传播的方法与技巧

一、健康传播的基本概念

(一)传播的定义　传播是一种社会性传递信息的行为,是个体之间、集体之间以及个体与集体之间,交换、传递新闻、事实、意见过程。

(二)传播的要素　传播的要素包括传播者、信息、传播途径、受传者、传播效果。

1.传播者:又称传者,是传播行为的引发者,即在传播过程中信息的发出者。在社会传播过程中,传播者可以是个体,也可以是群体或组织。健康教育工作者都是从事"传播者"工作,作为健康知识、健康信息的传播者,应具有以下职能:①收集信息。②加工制作信息。③发出信息。④收集与处理反馈信息。

2.信息:信息泛指人类社会传播的一切内容。健康信息是指与人的健康有关的信息,泛指一切有关人的身体、心理、社会适应能力的知识、技术、观念和行为模式。作为健康信息应具有以下特点:①符号通用。②科学性。③针对性。④适用性。⑤指导性。⑥通俗性。

3.传播途径:又称传播渠道,是信息的载体,也是将传播过程中各种要素相互联系起来的纽带。根据健康信息传递的特点,传播途径可以分为以下几类:①口头传播。②文字传播。③形象化传播。④电子媒介传播。⑤综合传播:如行政立法、展览、文艺演出、卫生宣传日等。

进行传播活动时,总的来说应遵循以下几方面的原则:①保证效果原则。②针对性原则。③速度快原则。④准确性原则。⑤经济性原则。

4.受传者:信息的接受者和反映者,传播的作用对象。同样,受传者可以是个人、群体或组织。大量的受传者称为受众。

受者的心理特点:①求新心理。②求真心理。③求近心理。④求短心理。

受者对信息的选择性:①选择性接受。②选择性理解。③选择性记忆。

受者的动机:①消遣。②填充时间。③社交需要。④心理需要。⑤寻找情报。⑥解决疑难。

5.传播效果:是传播对人的行为产生有效的结果。具体指受者接受信息后,在知识、情感、态度、行为等方面发生的变化,通常意味着传播活动在多大程度上实现了传播者的意图或目的。传播是否成功、效果如何，主要从受者身上反映出来。根据健康传播的目的，健康传播的效果可以分为四个层次。

（1）知晓健康信息：是传播效果中的最低层次。这一层次效果的取得，主要取决于传播信息的强度、对比度、重复率和新鲜度等信息的结构性因素。健康传播者通过多种渠道向受众传递医疗卫生保健信息，就是要使受者在维护自身及他人健康、控制疾病危险因素、疾病与伤残防治和康复等方面与其共享信息。通过这类信息的共享，使公共的卫生知识水平不断提高，为其自身保健技能打下良好基础。

（2）健康信念认同：受者接受所传播的健康信息，并对信息中的健康信念认同一致，自觉或不自觉地依靠这样的信念对自我在健康方面的态度、行为和客观环境进行分析判断，有利于受者的态度、行为的转变，以及对健康环境的追求和选择。

（3）态度转变："态度"是指对特定对象的认知、情感和意向比较持久的内在结构。态度的形成既有社会交往过程的影响，又有心理过程的作用。态度一旦形成就具有固定性，成为一种心理定势，一般不会轻易改变。受众的态度是受众行为的先导，先有态度，才会有行为。健康传播者通过健康信息的传播，使受者的态度向有利于健康的方向转变，转变其不利于健康的态度。

（4）采纳健康行为：是传播的最高层次。受者接受健康信息后，在知识增加、信念认同、态度转变的基础上，改变其原有的不利于健康的行为和生活方式，采纳有利于健康的行为和生活方式，这是健康传播的最终目标。只有实现这一层次的传播，才能彻底改变人类的健康状况，实现人人享有健康的宏伟目标。

（三）传播的分类 人类的传播形式多种多样，可以从不同的角度进行分类。按照传播的规模，可将人类的传播活动分为五种类型。

1.人际传播：又称亲身传播，是指人与人之间面对面直接的信息交流，是个体之间相互沟通。人际传播是建立人际关系的基础，是共享信息的最基本传播形式。

2.群体传播：是指组织以外的小群体（非组织群体）的传播活动。

3.大众传播：是指职业性传播机构通过广播、电视、电影、报刊、书籍等大众传播媒介，向范围广泛、为数众多的社会人群传递信息的过程。

4.组织传播：是指组织之间、组织内部成员之间的信息交流活动，是有组织、有领导进行的有一定规模的信息传播。现代社会中，组织传播已经发展成为一个独立的研究领域，即公共关系学。

5.自我传播：又称人内传播，是指个体接受外界信息后，在头脑中进行信息加工处理的过程。

（四）健康传播的定义及特点　健康传播是指通过各种渠道,运用各种传播媒介和方法,为维护和促进人类健康而收集、制作、传递、分享健康信息的过程。健康传播具有以下四个特点:①健康传播传递的是健康信息。②健康传播具有明确的目的性。③健康传播的过程具有复合性。④健康传播对传播者有特殊的素质要求。

二、人际传播

（一）人际传播的特点　人际传播是信息在个体与个体之间的传播,其主要形式是面对面的传播。其主要的特点包括以下三点:①是全身心的传播。②以个体化信息为主。③反馈及时。

（二）健康教育中常用的人际传播形式　在健康教育中,常用的人际传播形式有咨询、交谈或个别访谈、劝服及指导四种。

1.咨询:针对前来咨询者的健康问题,答疑解难,帮助其澄清概念,做出决策。

2.交谈或个别访谈:通过与教育对象面对面的直接交流,传递健康信息和健康知识,帮助其改变相关态度。

3.劝服:针对教育对象存在的健康问题,说服其改变不健康的健康态度、信念及行为习惯。

4.指导:通过向健康教育对象传授相关的知识和技术,使其学习、掌握自我保健的技能。

（三）人际传播的技巧

1.谈话技巧

（1）内容明确:一次谈话围绕一个主题,避免涉及内容过广。

（2）重点突出:重点内容要适当重复,以加强对象的理解和记忆。

（3）语速适当:谈话的速度要适中,适当停顿,给对象思考、提问的机会。

（4）注意反馈:交谈中,注意观察对方的表情、动作等非语言表现形式,以及时了解对象的理解程度。

2.提问技巧

（1）封闭式提问的问题比较具体,对方用简短、确切的语言即可做出回答,如"是"或"不是""好"或"不好""5年""40岁"等。适用于收集简明的事实性资料。

（2）开放式提问:开放式提问的问题比较笼统,旨在诱发对方说出自己的感觉、认识、态度和想法。适用于了解对方的真实情况。

（3）探索式提问：又称探究式提问。探索式提问的问题为探索究竟、追究原因的问题，如"为什么"，以了解对方某一问题、认识或行为产生的原因。适用于对某一问题的深入了解。

（4）偏向式提问：又称诱导式提问。偏向式提问的问题中包含着提问者的观点，以暗示对方做出提问者想要得到的答案，如"你今天感觉好多了吧?"适用于提示对方注意某事的场合。

（5）复合式提问：复合式提问为两种或两种以上类型的问题结合在一起的问题，如"你是在哪里做的检查? 检查结果如何?"此种提问易使回答者感到困惑，不知道如何回答，应避免使用。

3.倾听技巧。①集中精力：在倾听过程中，要专心、不要轻易转移自己的注意力，做到"倾心细听"。②及时反馈：双目注视对方，积极参与，及时反馈，表示对对方的理解和关注。

4.反馈技巧

（1）肯定性反馈：对对方的正确言行表示赞同时，应适时插入"是的""很好"等肯定性的语言或点头微笑等非语言形式予以肯定，以鼓舞对方。

（2）否定性的反馈：当发现对方不正确的言行或存在的问题时，应先肯定对方值得肯定的一面，然后以建议的方式指出问题的所在，使对方保持心理上的平衡，易于接受批评和建议。

（3）模糊性的反馈：当需要暂时回避对方某些敏感问题或难以回答的问题时，可做出无明确态度和立场的反应，如"是吗?""哦"等。

5.非语言传播技巧

（1）动态体语：即通过无言的动作传达情意。如以注视对方的眼神表示专心倾听；以点头的表情表示对对方的同情和理解；以手势强调某事的重要性等。

（2）仪表形象：即通过适当的仪表服饰、体态、姿势，表示举止稳重，有助于对方的信任、接近。

（3）同类语言：即通过适度的变化语音、语调、节奏及鼻音、喉音等辅助性发音，以引起对方的注意或调节气氛。

（4）时空语：即在人际交往中利用时间、环境、设施和交往气氛所产生的语义来传递信息。

三、群体传播

(一)群体传播的特点

1.信息传播在小组成员之间进行,是一种双向性的直接传播。

2.群体传播在群体意识的形成中起重要作用。群体意识越强,群体的凝聚力就越强,越有利于群体目标的实现。

3.在群体交流中形成的一致性意见会产生一种群体倾向,这种群体压力能够改变群体中个别人不同的意见,从而产生从众行为。

4.群体中的"舆论领袖"对人们的认知和行为改变具有引导作用,往往是开展健康传播的切入点。

(二)小组讨论的步骤与技巧 小组讨论是指在一位主持人的带领下,一组人围绕着某个主题进行座谈讨论。选择适当的主持人、做好充分的准备工作、掌握小组讨论的技巧,是确保小组讨论效果的关键。

1.小组讨论的步骤

(1)明确讨论的主题:讨论前应首先拟定提纲。讨论提纲包括讨论目的、讨论的问题、内容及预期达到的目标。

(2)组成小组:根据讨论的主题,选择相关人员组成小组,小组讨论的人数一般以6～10人为宜。

(3)选择时间和地点:根据讨论小组人员的特点,选择讨论的时间和地点。讨论时间一般掌握在1 h左右;讨论地点应该选择小组成员感觉舒适、方便的地方。

(4)排列座位:座位的排列同样是保证小组讨论成功的重要因素。座位应围成圆圈或马蹄形,以利于参与者面对面地交谈。

2.主持小组讨论的技巧

(1)热情接待:主持人应提前到达会场,对每一位前来参加小组讨论的人表示欢迎。

(2)说好"开场白":主持人可以自我介绍,介绍讨论的目的和主题为开场白。开场白应通俗易懂、简单明了,使每一位明确讨论的重要性及自身的作用。

(3)建立融洽的关系:开场白后,可请每一位与会者进行自我介绍,以增强与会者之间的相互了解,建立和谐融洽的关系。

(4)鼓励发言:主持人应以各种方式鼓励大家发言,对踊跃发言者给予适当的肯定性反馈。

（5）打破僵局：当讨论出现沉默不语时，主持人可以通过播放短小录像片、提出可引发争论的开放性问题、或个别提问、点名等方式打破僵局。

（6）控制局面：当讨论出现偏离主题、争论激烈或因某个人健谈而形成"一言堂"时，主持人应采取及时提醒、婉转引导、礼貌插话等方式控制讨论的局面。

（7）结束讨论：讨论结束时，主持人应对讨论的问题进行小结，并向与会者表示感谢。

（杨慧琴）

第七节　患者健康教育程序

1986年美国公共卫生学会的公共卫生教育组织，在对医院健康教育进行大量实验研究的基础上，提出了患者教育的五步骤模式，即：①确定患者及其家属的教育需求。②建立患者及其家属的教育目标。③选择教育方法。④执行教育计划。⑤评价教育效果。

患者教育程序与护理程序一样，都是以科学的健康的思维方法和工作方法，为患者解决健康问题，护理程序侧重于解决患者对健康问题的反应，患者教育程序则注重调动患者维护自身健康的潜能，激励患者积极参与促进康复的护理过程。因此说病人的健康教育是护理程序的一个组成部分，两者相辅相成，密不可分。

一、评估学习需求

评估教育需求是健康教育程序的第一步骤。通过调查分析、评估教育需求，旨在了解教育对象需要学习的知识和掌握的技能，为确定教育目标、制订教育计划提供依据。

（一）评估内容　评估教育需求主要从以下七个方面考虑。

1.学习能力评估：学习能力评估包括病人的年龄、视力、听力、记忆力、反应速度、疾病状态等。通过评估，护士可以确定患者有无学习能力和学习能力的强弱，以指导制订学习计划。

2.心理状况评估：重点评估患者对疾病的心理适应模式和对学习能力的认知能力。护士应及时发现病人的不良心理因素，有针对性地开展心理健康教育，提高病人对疾病的适应能力和对学习的认知能力，为学习创造良好的心理条件。

3.社会文化背景评估：重点评估患者的生活方式，因为生活方式将决定其如何看待住院生活和学习。评估的内容包括患者的职业、文化程度、经济收入、住房条件、居住地区（农村、城市）、饮食习惯、烟酒嗜好、运动情况、性生活等。此外患者的价值观和信仰模式也会影响其对疾病的看法和态度。

4.学习态度评估:态度是个人的一种比较持久的内在情绪,它无法被直接观察到,但是可以从人们的言语、行为,以及其他方面表现出来。护士可通过对患者的直接提问和行为观察,来判断病人的学习态度,及时发现和纠正患者对学习的消极态度。

5.以往学习经历评估:重点询问患者以往有没有住院史,以往住院时是否接受过健康教育;教育的效果如何;对个体行为地影响是积极的还是消极的;以往是否阅读过与其疾病有关的资料;是否认识与其有相同疾病的人等。护士了解患者以往的学习经历,将有利于护士明确从哪里开始教起,使教育更有针对性。此外,护士还应注意消除以往学习经历给患者造成的消极影响,帮助患者转变观念、建立信心。

6.学习准备评估:重点是评估患者及其家属参与学习的情况。如患者的身体状况是否允许其参与学习,家属是否准备参与学习;病人的自我护理能力如何;患者家属能否承担督促患者建立健康行为和进行家庭护理的责任等。

7.学习需求评估:重点评估患者在入院时、手术前、手术后、特殊检查治疗前、出院前的学习需求。了解患者需求最直接的方法是向患者提问,通过患者的回答便可判断出患者知识的缺乏程度,确定病人的学习需求。

(二)评估方法

1.直接评估法:指通过与患者直接接触、询问获得资料的方法。

2.间接评估法:指通过阅读患者的病例、分析病史及其影响因素获得资料的方法。

两种方法相辅相成,重要的是在接触患者时仔细倾听,同时也可以通过观察对方的态度反应和表情来收集所需的资料。

(二)评估的注意事项

1.学习需求评估不是一次性的,它贯穿于患者住院的全过程。

2.评估方法力求科学可靠,不能仅凭护士的主观判断来确定患者的学习需求。

3.收集资料最好采用系统式表格,可将学习需求评估表与整体护理入院资料评估、住院资料配合一起编制使用,这样可在收集患者护理资料时,同步收集学习需求资料,既节省时间,又便于综合分析患者的学习需求。

二、确定教学目标

确定教育目标的目的是明确患者及其家属的教育目标,为制订教育计划奠定基础。制订教学目标的注意事项如下:

（一）目标陈述必须包括三要素，即行为、情况和准则，也就是要说明学习者在什么情况下根据什么原则必须学会什么。情况包括教学的时间、地点、进度、特殊的仪器、工具等。准则包括：次数、频率、准确率、速度等。行为则是使用能被测量的行为动词。如说出、指出、报告、描述等。例：手术后的教育目标可以这样陈述：提高术后配合治疗能力，减少并发症。

（二）护士为患者制订学习目标时，应从学习需求评估的资料中获得，了解患者缺乏哪些知识、技能、患者的文化程度和学习能力等，根据患者的学习能力和学习需求确定学习目标。目标应由简到繁、循序渐进、分期进行。

（三）患者学习目标必须指出行为和学习内容，每个目标只能包含一个行为或一个内容。如一位糖尿病患者住院，要学会自己做尿糖试验，为这个患者制订的学习目标是"能自己做尿糖试验"（行为或技能），学习内容是"验尿糖的方法"。

（四）患者学习目标的形式可有总目标和从属目标。如上例，要是患者"能自己做尿糖试验"，有必要建立一些从属目标，即：①了解什么是尿糖。②了解尿糖试验的意义。③知道何时应验尿糖。④叙述验尿糖的方法。⑤能够自己验尿糖。目标⑤是通过①~④的过程才能达到的。这些从属目标表示了一系列清晰的步骤并朝向明确陈述的最终目标。

（五）学习目标的陈述必须指明病人及其家属应该学会什么，而不是护士教什么，因此陈述应以患者为主语。

（六）行为目标的陈述语必须明确。陈述的行为应是使人能观察得到并可测量的外显行为，避免使用多义词或易使人误解的词。如"患者学会注射胰岛素的方法"，这种陈述含义不清，且无法衡量患者掌握学习内容的程度，以至于难以做出正确评价。应写成"患者能使用正确方法演示自我注射胰岛素的过程"。

（七）患者学习目标应由护士与患者或家属共同制订，这样可使患者及其家属能积极主动投入教学活动。

三、制订教育计划

教育计划主要由教育时间、场所、内容、方法和工具及教育的人员等五个部分组成。

（一）教育时间　从患者进入医院到离开医院期间，均为健康教育的时机。

（二）教育场所　患者健康教育应在适宜的场所进行，以免患者或家属感到不安或尴尬。

（三）教育内容　教育内容应该根据患者的具体情况确定，确保其针对性。

（四）教育人员　患者健康教育是一个完整的教育系统,医院内的工作人员应根据患者和家属的需求,提供相应的健康教育。

（五）教育方法及工具　根据患者的特点,选择适当的教育方法和工具,以增进教育的效果。

四、实施教育计划

在实施教育计划的过程中,为确保计划的顺利实施,应特别注意以下四点:

（一）创造轻松愉快的学习环境,因人、因时、因地、应需灵活安排教育时间,尽可能地让患者及家属参与教学活动。

（二）保护患者的隐私,注重信息的双向传播。

（三）避免使用医学术语,尽可能用通俗易懂的口语、方言进行教学,重点内容要适当重复。

（四）采取多种教育方法和方式,兼顾患者的特点,有针对性地指导学习,所教内容应与患者的需求和健康目标相关,应允许患者尽可能按自己的速度学习。

五、效果评价

评价是教育的重要环节。评价的目的是及时修正原有计划,改进工作。教育效果的评价可以通过评价教育的教育需求、教育方法及教育目标的实现程度三方面得以体现。

（一）评价的内容

1.评价教育需求:评价以往对患者教育需求的评估是否准确、完整。

2.评价教学方法:评价教育方法是否恰当、教育者是否称职、教材是否适宜。

3.评价教育目标的实现程度:目标有不同的层次,前一层次的目标往往是下一层次目标的基础。评价时,应参照计划目标,在活动的不同时期进行不同的评价。

（二）评价的注意事项

1.应用观察法对患者行为进行测试时,应注意将直接观察法和间接观察法联合应用。

2.个别指导评价多采用口头提问,它可以直接了解患者对所学知识的理解和掌握程度。但护士要注意措辞、语气,以免使患者造成盘问审查的感觉、产生逆反情绪,影响评价效果。

3.集体指导可采用书面评分法进行评价,评价视觉设计应符合患者教育的实际目标和应达到的水平。试题用语应通俗易懂,简短明了,多用选择题,少用问答题。

4.评价的基本原理是比较。在对患者教育效果进行评价时,应与患者的学习目标进行比较,以找出行为与目标的差异,便于总结经验,分析原因,提高教育质量。

5.患者教育评价不是一次性的,它贯穿于患者住院过程的全过程。因此护士应明确评价的意义和作用,及时对患者教育目标进行评价,以促进患者教育计划的实施。

（姜　雪）

第三十六章　患者的疼痛管理

第一节　概　论

一、疼痛的概述

（一）疼痛定义　疼痛是一种令人不快的感觉和情绪上的感受，伴随着现有的或潜在的组织损伤，疼痛是主观的（1979年国际疼痛研究协会给出的疼痛定义）。

疼痛包含两层意思：痛觉和痛反应。①痛觉：一种意识现象，属于个人的主观知觉体验。②痛反应：是指身心对疼痛刺激产生的一系列生理病理变化和心理变化。

（二）疼痛的特征

1.痛觉是一种复合感觉，往往和其他躯体感觉混杂在一起。

2.痛觉是一种复杂的精神状态，常伴有强烈的情绪反应。

3.痛觉感受程度或痛反应大小与疼痛性质、强度、范围、持续时间及机体内外环境因素关系密切。

（三）疼痛的影响因素

1.客观因素：环境的变化，患者性别、年龄、社会文化背景、教育程度、道德修养等因素都会影响疼痛的反应。

2.主观因素：主要是心理因素，包括性格、疼痛经验、注意力和情绪变化。

（四）疼痛对机体的影响

1.精神心理反应：疼痛的产生本身就是一种极为复杂的精神心理活动，各类疼痛引起的精神心理反应改变差异颇大。短期急性剧痛可引起患者精神异常兴奋，烦躁不安；长期慢性疼痛可导致患者出现抑制状态，情绪低落。

2.躯体反应：整体反应主要表现为机体在遭受伤害性刺激时所做出的躲避、反抗、防御性保护或攻击等整体行为,常带有强烈的情绪色彩。局部反应仅局限于受刺激部位对伤害性刺激做出的一种简单的反应,例如受刺激部位血管扩张、皮肤潮红。

3.内脏反应:以自主神经异常活动为先导,引起一系列器官、组织的反应,如呼吸急促、心率加快、血压升高、心律失常、恶心呕吐、出汗、便意等,强烈疼痛甚至可出现心搏骤停。

4.神经内分泌反应:达到一定强度和持续一定时间的痛刺激,使中枢神经系统、交感神经和肾上腺髓质兴奋,儿茶酚胺分泌增加,肾上腺素抑制胰岛素分泌的同时,促进胰高血糖素分泌,以及糖原分解和异生作用加强,结果造成血糖上升,机体消耗增加。慢性疼痛患者体内免疫球蛋白水平下降,吞噬细胞功能也有不同程度的下降,使机体免疫功能下降。

5.生化反应:慢性疼痛和剧烈疼痛时机体内源性镇痛物质减少,而抗镇痛物质和致痛物质增加,血管活性物质和炎性物质的释放不但加重了原病灶的局部缺血、缺氧、炎性渗出和水肿,而且对组织器官功能产生影响,出现激素、酶类和代谢系统的生化紊乱,使病理变化向更加广泛、复杂、严重方向发展。

二、疼痛管理和疼痛护理管理

(一)疼痛管理及疼痛护理管理的定义　疼痛管理是指通过疼痛评估、记录、治疗和护理以控制疼痛的过程,包括缓解疼痛、提高生活质量和保持尊严。疼痛管理目标是控制疼痛,以最小的不良反应缓解最大程度的疼痛。

疼痛护理管理是使医院中与疼痛有关的护理人力、物力、技术、信息和时间等要素有机结合起来并最优运转,达到提高疼痛护理效果和效率的工作。

(二)疼痛管理的意义

1.良好的疼痛管理有利于患者的预后:合理、有效的镇痛可减轻或防止疼痛对身体和心理造成的一系列不利影响,促进康复进程。

2.良好的疼痛管理有利于提高患者的生活质量:疼痛是影响生活质量的首要因素。国外学者提出,对于癌症晚期患者应当采取综合管理手段,使其达到完全无痛;对于临终患者,则提倡使患者"无痛死亡"。也就是说,对于这部分患者,治疗是以减轻痛苦、提高生活质量为目的。

3.疼痛管理的效果作为评定医护服务质量的指标之一:2001年美国护理学会的一

项调查表明,实行疼痛管理的健康机构工作效率、患者满意率、员工满意率均逐年上升。由此可见,良好的疼痛控制质量是提高医护服务质量的重要内容,是护理内涵质量的重要组成部分。

(三)护士在疼痛管理中的地位与作用 近年来,为了更好地控制疼痛,学者们对疼痛管理服务模式进行了有意义的探索。欧美国家的疼痛研究发生了两次转变:一是从疼痛控制转变为疼痛管理;二是疼痛管理专业的组成人员从以麻醉医师为主体的模式转向以护士为主体的模式。护士在疼痛管理中的作用日益显现。

1.护士是疼痛的主要评估者:疼痛评估是进行有效疼痛管理的第一步。护士24 h守护在患者身边,通过临床观察,判断患者是否存在疼痛,评估疼痛部位、性质和程度,判断镇痛效果,观察有无不良反应,根据评估结果制订相应的护理措施。

2.护士是镇痛措施的具体落实者:大部分镇痛措施是由护士完成的。护士根据医嘱按时给予镇痛药,或运用职权范围内可施行的非药物治疗方法减轻患者痛苦。

3.护士是其他专业人员的协作者:护士作为患者整体身心健康的看护者,必须与其他医务人员密切协作,为患者提供最合适的服务。护理管理人员从避免和减少因医护人员操作所引起的疼痛、减少患者痛苦的角度出发,制订协调工作程序,如为多发创伤的患者换药、复位固定、创面引流等医疗操作和翻身、整理床单位等护理操作,安排在镇痛药物发挥作用后有序进行。护士参与疼痛治疗方案的制订,提出建议,以确保方案的合理性和个体化。疼痛专业护士除了协助医师完成各种常规治疗外,还要配合医生完成一些特殊镇痛操作,如神经阻滞。护士对患者的疼痛评估记录可为医生诊断治疗提供重要的参考材料。

4.护士是疼痛患者及其家属的教育者和指导者:疼痛管理包括对患者及其家属进行疼痛相关知识的教育,教育他们如何应用疼痛评估工具、如何表达疼痛,指导患者进行疼痛自我管理,护士负责宣教工作。

5.护士是疼痛患者权益的维护者:2002年第十届国际疼痛大会上提出"消除疼痛是患者的基本权利"。护士作为患者最密切接触者,要根据患者病情、年龄、经济状况和环境等个体化因素,协助患者进行利弊分析,选择适合的镇痛措施。护士承担疼痛管理质量的保证和促进的职责,在镇痛效果保证和镇痛措施安全方面,及时动态地进行监测,使患者的疼痛管理达到满意状态。

(姜 雪)

第二节　疼痛的分类

疼痛涉及临床各科,病因也错综复杂,许多疼痛既是某些疾病的一组典型的症候群或综合征,又可随着疾病的发展而变化。所以,疼痛的分类至今尚无统一标准。临床常用分类方法如下。

一、一级分类

(一)生理性痛　机体的伤害性感受系统对即将作用于身体的损伤起预警作用。换言之,生理性疼痛是保护性的,是健康和生存所必需的反应。对于生理性疼痛,刺激的强度和伤害性感受的强度密切相关。

(二)病理性痛　持久的有害刺激对涉及区域内的周围伤害性感受器产生两种效应:①使伤害性感受器灵敏化,即反应阈降低,可被非伤害性刺激激活。②炎症使一群静息的伤害感受器激活。在上述两种机制的作用下,来自炎症区的传入信息显著增加,组织损伤和炎症所产生的伤害性输入,使得中枢神经系统进入一种更易兴奋的状态。

(三)神经病性痛　周围神经损伤后,初级传入神经元的性质可以发生很多变化,如神经芽的自发活性和兴奋性升高、神经瘤形成、相邻的神经纤维间互相接触等,中枢神经系统由此接受到大量不正常传入信息,并且重新调整中枢处理过程。

二、以疼痛病程分类

(一)急性痛　有一明确的开始时间,持续时间较短,常用镇痛方法可以控制。

(二)慢性痛　无明显组织损伤,持续3个月以上的疼痛。

三、以疼痛程度分类

(一)微痛　似痛非痛,常与其他感觉复合出现,如痒、酸麻、沉重、不适感等。

(二)轻痛　疼痛局限、轻微。

(三)甚痛　疼痛较著,痛反应出现。

（四）剧痛　疼痛较著,痛反应强烈。

四、以疼痛性质分类

（一）钝痛　酸痛、胀痛、闷痛。

（二）锐痛　刺痛、切割痛、灼痛、绞痛、撕裂样痛、爆裂样痛、钻顶样痛。

（三）其他　跳痛、压榨样痛、牵拉样痛等。

五、以疼痛部位分类

广义讲可分为躯体痛、内脏痛和心因性疼痛三大类,其中按躯体解剖定位又可分为头痛、颌面痛、颈项痛、肩背痛、胸痛、上肢痛、腹痛、腰骶痛、骨盆痛、髂髋痛、下肢痛。

六、以疼痛系统分类

神经系统疼痛、心血管系统疼痛、血液系统疼痛、呼吸系统疼痛、消化系统疼痛、内分泌系统疼痛、泌尿系统疼痛、运动系统疼痛、免疫系统疼痛和心理性疼痛。

（姜　雪）

第三节　疼痛的评估与记录

一、疼痛程度的评估

（一）0～10数字疼痛量表（numerical rating scale,NRS）　此方法从0～10共11个点,表示从无痛到最痛（图36-1）。此表便于医务人员和患者理解并掌握,可以口述或视觉模拟,也可以记录。

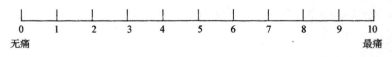

图36-1　0~10数字疼痛量表

（二）0～5描述疼痛量表（verbal rating scale，VRS） 分0级到5级。

0级：无疼痛；1级：轻度疼痛，可忍受，能正常生活睡眠；2级：中度疼痛，适当干扰睡眠，需用镇痛药；3级：重度疼痛，干扰睡眠，需用麻醉镇痛药；4级：剧烈疼痛，干扰睡眠较重，伴有其他症状；5级：无法忍受的疼痛，严重干扰睡眠，伴有其他症状或被动体位。

（三）长海痛尺 长海痛尺（图36-2）将NRS的0,2,4,6,8,10的疼痛评分对应VRS的0,1,2,3,4,5的疼痛描述进行配对使用，是科学可行的。经过临床大样本应用，它符合疼痛学术界选择痛尺的标准；保留了0～10和0～5两个常用痛尺的功能和优点；解决了单用0～10痛尺评估时的困难和随意性过大这一突出问题；解决了单用0～5痛尺评估时的精度不够的问题。

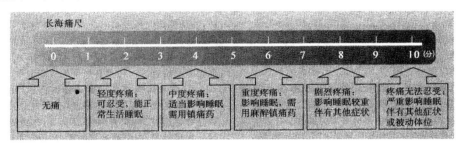

图36-2 长海痛尺

（四）Prince-Henry评分法 此方法简便可靠，主要用于胸腹部大手术后患者，从0分到4分，分为五级。

0分：咳嗽时无疼痛。

1分：咳嗽时才有疼痛发生。

2分：深呼吸时有疼痛发生，安静时无疼痛。

3分：静息状态下既有疼痛，但较轻，可以忍受。

4分：静息状态下既有剧烈疼痛，难以忍受。

（五）五指法 评估时向患者展示五指，小指表示无痛，环指为轻度痛，中指为中度痛，示指为重度痛，拇指为剧痛，由患者选择。

（六）0～100评分量表（NRS-101） 此方法与0～10量表相似，0为无痛，100为最痛（图36-3）。本量表对疼痛的表述更加精确，主要用于临床科研和镇痛药研究领域。

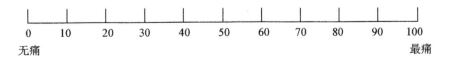

图36-3 0～100评分量表

（七）疼痛的面部表情量表（图36-4） 不同程度疼痛的面部表情（图36-4）。面容0：表示无疼痛；面容1：极轻微疼痛；面容2：疼痛稍明显；面容3：疼痛显著；面容4：重度疼痛；面容5：最剧烈疼痛。

（八）Johnson二成分量表（图36-5） 此种量表将人对疼痛的感受分成两部分，感觉辨别成分和反应成分。感觉辨别成分是指生理上所感觉的疼痛程度，反应成分是指由这种疼痛的感觉所带来的痛苦。

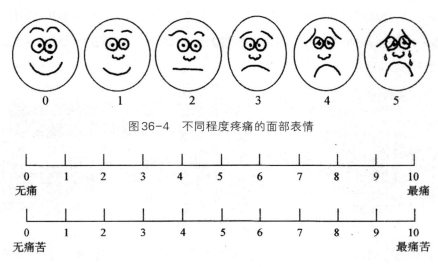

图36-4　不同程度疼痛的面部表情

图36-5　Johnson二成分量表

二、疼痛部位的评估

给患者提供人体正反面线条图，请患者在感到疼痛的部位画上阴影，并在最痛的部位画"×"。

三、疼痛的综合评估

（一）性别和年龄 许多疼痛病症有明确的性别、年龄差别。如肋软骨炎多发生在20岁左右的青年女性，丛集性头痛初发大多是20～30岁的青年男性。同是腰背痛，在老年人，多见于退变性疾病、转移癌；中年人，多见于劳损、椎间盘突出症、肌筋膜综合征；青少年，多见于外伤、畸形、结核、强直性脊柱炎。

（二）职业 在没有明显损伤时，颈、腰部的疼痛常由不正确用力、不合适体位或一种姿势保持过久引起。因此,应仔细询问职业、工种、劳动时的体位姿势、用力方式、工作环境的温度和湿度等。

(三)疼痛的诱发因素与起病情况 许多疼痛性疾病有明显的诱发因素,如功能性疼痛在潮、湿、凉的环境中易发病,神经血管性疼痛在精神紧张时易发病,偏头痛易在月经前发作。许多疼痛的出现或加重也有明显的诱发条件及因素,如咳嗽、大便、憋气时出现向肢体放射性疼痛的病变多来自椎管;韧带损伤及炎症在某种体位时疼痛明显加重,有时则有明显的压痛点或诱发点。

(四)疼痛的性质 疼痛性质对诊断具有重要意义,要认真评估。例如:软组织内血肿、脓肿、外伤后水肿为局部胀痛或跳痛;酸痛多为肌肉组织的功能性疼痛;神经根或神经干受压常引起放射痛;晚期肿瘤疼痛多呈部位固定、持续性且逐渐加重;风湿痛多为游走性;神经痛为阵发性剧痛;血管痉挛或肌痉挛性疼痛常有明显的间歇期,有时呈波浪形即时轻时重,并与诱发因素有关等。

(五)疼痛伴随症状 各种疼痛性疾病通常有各自的伴随症状,在疼痛疾病的诊断与鉴别诊断中非常重要。如关节疼痛伴有肿胀、晨僵者多为类风湿关节炎;疼痛伴有发热者考虑感染性疾病、风湿热等;丛集性头痛的特征是伴有痛侧流泪、睑结膜充血、鼻塞流涕。疼痛的伴随症状比较复杂,剧烈疼痛病例几乎均伴有烦躁不安、心率增速、呼吸加快、瞳孔缩小等交感神经兴奋的症状,常见伴随症状还有头晕、恶心、呕吐、视物模糊、眼前闪金星、耳鸣、鼻塞等。

(六)精神状态及有关心理社会因素 绝大多数癌痛患者都存在不同程度的恐惧、愤怒、抑郁、焦虑和孤独等心理障碍。如果不能及时发现并解除这些心理障碍,即使给患者足量镇痛药,其痛苦仍得不到满意解除。

(七)其他 过去史、家族史、婚姻史、感染史、肿瘤史及手术史、应用激素史、疼痛的诊断及治疗过程、效果等都应当引起重视。

四、镇痛效果的评估

镇痛效果的评估是有效疼痛管理的重要步骤,它包括对疼痛程度、性质和范围的重新估价,包括对治疗效果和引起的不良反应的评价,为下一步疼痛管理提供可靠依据。

(一)疼痛评估量表的选择 最简单易行的方法有疼痛量表做动态评估,如"0~10""0~5""长海痛尺"等方法。

（二）镇痛效果评估量表的选择

1.百分比量表（图36-6）。

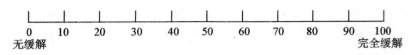

图36-6　百分比量表

2.四级法。①完全缓解：疼痛完全消失。②部分缓解：疼痛明显减轻,睡眠基本不受干扰,能正常生活。③轻度缓解：疼痛有些减轻,但仍感到有明显疼痛,睡眠生活仍受干扰。④无效：疼痛没有减轻。

五、疼痛评估的记录

2002年第十届国际疼痛大会提出：疼痛是继体温、呼吸、脉搏、血压之后的第五大生命体征。采用简单易行的疼痛评估工具和记录表格来准确评估,记录疼痛的强度、疼痛缓解的程度及其与疼痛有关的指标,这也是有效疼痛管理的组成部分。

有些疾病的疼痛评估和记录需要有一定的连续性,如慢性癌痛、风湿性疼痛等；有些疾病的疼痛需要短期的评估和记录,如术后、创伤后、产后疼痛等。临床上可根据需要设计各种类型的疼痛记录表,或将疼痛评估结果记录于体温单上。

（姜　雪）

第四节　常用药物与非药物治疗方法

一、药物镇痛

（一）药物种类

药物治疗是疼痛治疗最基本、最常用的方法。用于治疗疼痛的药物主要分为三类：①阿片类镇痛药。②非阿片类镇痛药,以非甾体类药物为代表。③其他辅助类药物,如激素、解痉药、维生素类药物、局部麻醉药和抗抑郁类药等。

1.阿片类镇痛药

（1）吗啡

药理作用：①镇痛镇静。②呼吸抑制,呈剂量依赖性。③诱发哮喘。④中枢性镇咳。⑤血容量不足时造成低血容量性休克。⑥便秘。⑦胆道内压力增高。⑧尿量减少。⑨尿潴留等。

临床应用:用于中到重度各种急、慢性疼痛,以及癌性疼痛、麻醉前给药、术后镇痛及血压正常的心肌梗死和内脏绞痛等。其特点是对内脏痛及深部软组织痛效果较好,对持续性钝痛的效力>间歇性锐痛。

不良反应:皮肤瘙痒、恶心、呕吐;便秘、尿潴留;呼吸抑制、血压下降;胆道痉挛;药物依赖。

(2)可待因:又称甲基吗啡。

药理作用:①镇痛,作用强度为吗啡的1/6,持续时间与吗啡相似,镇静作用不明显。②中枢性镇咳作用较强。

临床应用:主要用于中等程度的疼痛和较剧烈咳嗽的止咳。

不良反应:与吗啡相比,可待因抑制呼吸、呕吐、欣快感及依赖性较弱。剂量较大时,可发生兴奋、烦躁不安等。

(3)哌替啶:又名杜冷丁。

药理作用:与吗啡相似,镇痛强度约为吗啡的1/10,作用时间为吗啡的1/2~3/4。镇静作用较吗啡稍弱,也可产生轻度欣快感。反复使用容易产生依赖性。有明显的呼吸抑制作用,程度与剂量相关。哌替啶有奎尼丁样作用,降低心肌应激性。

临床应用:与吗啡基本相同,另外哌替啶与异丙嗪、氯丙嗪合用,称为冬眠合剂,可用于深低温麻醉或难治性晚期癌疼痛患者。

不良反应:类似阿托品中毒,少数患者发生恶心、呕吐、头晕、头痛、荨麻疹,尿潴留少见。不良反应轻于吗啡。

(4)芬太尼

药理作用:镇痛效果强,是吗啡80~100倍,但持续时间短,仅为30 min;有呼吸抑制作用,主要表现为呼吸频率减慢,注射后5~10 min最明显,持续约10 min。对血压无影响,但可引起心动过缓。

临床应用:主要用于临床麻醉,还用于术后镇痛。

不良反应:可引起恶心、呕吐、心动过缓或呼吸抑制。可产生依赖性,但较吗啡和哌替啶轻。

(5)盐酸羟考酮控释片

药理作用:中枢性镇痛作用。

临床应用:适用于中度和重度的慢性疼痛患者。

不良反应:便秘、恶心、呕吐、头痛、口干、出汗、虚弱和嗜睡等,随着用药时间的延长,不良反应逐渐减轻。

(6)喷他佐辛(镇痛新)

药理作用:镇痛作用,强度为吗啡的1/4～1/3。

临床应用:临床用于中度和重度慢性疼痛患者,包括癌性和非癌性疼痛。

不良反应:呼吸抑制、嗜睡、抑制咳嗽反射、恶心、呕吐、幻觉等。长期使用后突然停药可引起严重戒断综合征。

(7)硫酸吗啡控释片

药理作用:强效中枢性镇痛药,作用时间可持续12 h。

临床应用:主要用于晚期癌症患者第三阶梯镇痛。

不良反应:呼吸抑制、恶心、呕吐、便秘及排尿困难,长期应用可产生耐受性、生理依赖性和成瘾性。

(8)曲马朵:兼有弱阿片和非阿片两种性质。

药理作用:①镇痛。其镇痛效果与其他镇痛药相比,次序由弱至强为:可待因、氨酚待因、喷他佐辛(镇痛新)、美沙酮、曲马朵、丁丙诺啡、哌替啶、吗啡、芬太尼、双氢埃托啡。②镇咳。抑制咳嗽反射,产生镇咳效应,作用相当于可待因。③催吐。兴奋延脑催吐化学感受区,引起恶心、呕吐。④作用于循环系统。单纯静脉注射,心率、平均动脉压、心率收缩压乘积、体循环血管阻力指数呈一过性轻度增高,10～15 min恢复。

临床应用:适用于中、重度急慢性疼痛。

不良反应:可引起恶心、呕吐、口干、头晕及镇静嗜睡等。当用量显著超过规定剂量时可有呼吸抑制,但与等效镇痛量的阿片类药物相比,曲马朵的呼吸抑制作用和便秘要少得多。

2.非阿片类镇痛药

(1)阿司匹林:又名乙酰水杨酸。

药理作用:解热、镇痛、抗炎、抗血小板聚集。

临床应用:①解热镇痛,有中等程度的镇痛作用。②抗风湿,目前仍是首选药。③预防术后疼痛,术前给药可改善术后镇痛效果。④预防冠心病,临床常用小剂量肠溶阿司匹林口服。

不良反应:①胃肠道反应最为常见。②通气频率和深度的增加,出现呼吸性碱中毒。③可出现头痛、耳鸣、恶心和呕吐，甚至出现可逆性失明、幻觉、抽搐。④毒性剂量引起循环和血管运动中枢抑制。⑤出血倾向。⑥抑制合成前列腺环素内过氧化物酶的环氧酶。

（2）对乙酰氨基酚：又名扑热息痛。

药理作用：对乙酰氨基酚抑制中枢PG合成酶的作用强度与阿司匹林相似，但在外周，对此酶的抑制远比阿司匹林弱。

临床作用：解热镇痛作用缓和、持久，强度类似阿司匹林；抗炎作用弱，无抗血小板功能。

不良反应：慢性酒精中毒和肝病的患者使用常规剂量能够发生严重肝中毒，包括黄疸；过量也可产生高铁血红蛋白血症、溶血性贫血。

（3）保泰松。

药理作用：较强的抗炎、抗风湿作用，解热镇痛作用较弱。

临床应用：主要用于风湿性关节炎和类风湿关节炎、强直性脊柱炎。

不良反应：发生率高，胃肠反应最为常见，还可抑制骨髓使白细胞和血小板减少，引起水钠潴留等。

（4）吲哚美辛：又名消炎痛。

药理作用：吲哚美辛是最强有力PG合成酶抑制药之一，有显著消炎及解热作用，对炎性疼痛也有明显镇痛效果，它也是白细胞移动的抑制药。

临床应用：用于急性痛风性关节炎、骨关节炎及强直性脊柱炎，用于治疗顽固性和恶性肿瘤发热。

不良反应：不良反应较多，主要是消化道反应，如食欲缺乏、上腹部不适等。另外，中枢神经系统症状也多见，如头痛、头晕、幻觉、精神错乱等。同时对肝、造血系统也有损害。

（5）布洛芬：又称异丁苯丙酸。

药理作用：是PG合成酶抑制药，具有消炎、解热及镇痛作用，且作用比阿司匹林、保泰松、对乙酰氨基酚（扑热息痛）强。

临床应用：主要用于治疗风湿性关节炎和类风湿关节炎，也可用于软组织损伤，治疗炎性疼痛效果良好。对于轻、中度疼痛，通常成人的剂量4~6 h 200 mg或400 mg，每日不超过3 200 mg。

不良反应：消化道症状少，患者大多能耐受。但严重者也可以引起消化道溃疡、出血和穿孔。

（6）酮咯酸

药理作用：①镇痛作用。酮咯酸抑制外周或中枢PG合成而产生，镇痛效应比其他非甾体类药物强。②消炎解热作用。抑制炎症组织合成和释放PG。③胃肠作用。可致胃黏膜损伤而诱发溃疡和出血。④血液系统作用。出血时间延长，但不影响血小板计数、凝血酶原时间或部分凝血酶原激酶时间。⑤其他作用。连续应用酮咯酸不产生戒断症状，也不引起呼吸抑制，不影响心脑和血流动力学，也不影响精神运动功能。

临床应用：①中度至重度疼痛的短期治疗。②术后疼痛；急性肌肉骨骼疼痛。③产后痛。④其他疼痛情况，如癌症的疼痛、坐骨神经痛、纤维肌痛、非关节慢性软组织痛综合征、骨关节病，以及作为肾绞痛和胆绞痛的辅助用药。

不良反应：与其他非甾体类药物相似，主要表现在神经系统和胃肠道。

（7）吡罗昔康：又名炎痛喜康。

药理作用：抑制PG合成，并通过抑制白细胞凝集及钙的移动而发挥抗炎作用，是一长效非甾体类抗风湿药，具有抗炎镇痛作用，长期服用耐受性较好。

临床应用：主要治疗风湿性关节炎、类风湿关节炎；对骨关节炎、粘连性脊柱炎，急性痛风也有效；腰肌劳损、肩周炎等。

不良反应：少数患者出现消化道和中枢神经系统症状，停药后即可消失。

3. 局部麻醉药　局部麻醉药，简称局麻药，是一种能暂时、完全和可逆地阻断神经传导功能的药物。按化学结构分类分为酯类局部麻醉药和酰胺类局部麻醉药，前者如普鲁卡因，后者如利多卡因；按作用时效的长短分为短效局部麻醉药如普鲁卡因、氯普鲁卡因；中效局部麻醉药如利多卡因、甲哌卡因和丙胺卡因；长效局部麻醉药如丁哌卡因、丁卡因、依替卡因和罗哌卡因。

（1）不良反应

接触性不良反应：有组织毒性、神经毒性和细胞毒性反应。①组织毒性主要是指局部麻醉药引起肌毒性反应，临床罕见。②神经毒性是指局部麻醉药产生的神经组织损害，导致神经功能或结构上的改变。③局部麻醉药的细胞毒性主要与其浓度有关，表现为红细胞溶解。

全身性不良反应：主要有高敏反应和变态反应。①应用小剂量局部麻醉药或用量低于正常用量或极量时患者就发生毒性反应的征兆，则考虑为高敏反应。②变态反应罕见，但一旦发生后果严重，临床上可出现荨麻疹、呼吸道水肿、支气管痉挛、呼吸困难、低血压甚至危及生命。

中枢神经系统毒性反应:当血中局部麻醉药浓度骤升时,可出现一系列毒性症状,如头痛、头晕、舌唇麻木、耳鸣、嗜睡、视物模糊、注视困难、言语不清、精神失常、肌肉震颤和惊厥等。

(2)毒性反应的预防和治疗

预防:①选择合适的局部麻醉药并严格控制用量。②局部麻醉药中加用肾上腺素。③注射时常规回抽,以防局部麻醉药直接注入血管内。④边注射边观察有无毒性反应先兆。⑤注药前应用非抑制量的巴比妥类药物。

治疗:一旦发生惊厥,立即采取以下措施:①保护患者,防止意外损伤。②吸氧。③维持血压稳定,患者宜取平卧位头稍低,及时补液或给予升压药。④静脉推注地西泮(安定)2.5～5 mg或硫喷妥钠50～100 mg,必要时注射肌松药,控制肌肉阵挛性收缩,同时行人工通气控制呼吸。

4. 神经破坏药　　神经破坏药对周围神经有破坏作用,毁损其结构,使神经细胞脱水、变性,导致神经组织的传导功能中断,从而出现较长时间的镇痛。常用药物主要有苯酚和乙醇,此外,单纯甘油、冷盐水、高张盐水与亚甲蓝亦有暂时性镇痛作用。

(1)主要药物:①苯酚。1%～2%苯酚溶液具有局部麻醉作用,5%溶液可使组织蛋白凝固,剂量超过8 g则出现痉挛等毒性反应。苯酚主要作用于神经根,而不是脊髓,后根变化明显。②乙醇。乙醇的作用与苯酚类似,注射后神经根和髓鞘产生退行性变。

(2)临床应用:①癌性疼痛。②顽固性或复发性剧烈疼痛用各种方法难以抑制者,如三叉神经痛等。③某些需多次重复进行神经阻滞的疾病,如反射性交感神经萎缩症(营养不良症)或严重的血栓闭塞性脉管炎,可行腰交感神经节破坏术。

(3)注意事项:①定位精确,严格限制用量。②注药前先注少量局部麻醉药,以减轻药物本身所致的疼痛。③双侧疼痛或需双侧阻滞治疗的疼痛宜分侧进行,间隔3～5 d。④蛛网膜下隙注射神经破坏药时,必须精确调整患者体位,避免损伤前根和运动神经纤维。

5. 糖皮质激素

(1)药理作用:①抗炎作用。能减轻炎症早期的渗出、水肿、毛细血管舒张、白细胞浸润及吞噬反应,从而改善红、肿、热、痛等症状。②免疫抑制作用。影响免疫反应的多个环节。③抗毒素作用。可提高人体对有害刺激的应激能力。④抗休克作用。解除小动脉痉挛,增强心肌收缩力,改善微循环。⑤对代谢的影响。影响水盐代谢,但作用较弱;能使肝、肌糖原增高,血糖升高;促进肝外组织蛋白的分解,促进脂肪组织中脂肪的分解。

(2)临床应用:①癌痛治疗。晚期癌痛患者应用糖皮质激素,可通过抑制前列腺素的合成与释放,产生和加强镇痛作用,并可增加食欲、振奋精神。由于其消炎作用,有助于消除肿瘤周围炎症,缓解肿瘤引起的软组织肿胀的疼痛,并减轻脊髓受压及颅内压升高引起的骨痛和头痛,以及因肿瘤侵及支气管丛、肋间神经或腰骶丛所致的疼痛。②慢性炎性疼痛的治疗。因具有显著的抗炎作用常被用于慢性炎性疼痛,一般用其混悬液,要求制剂体积小,浓度高,以减慢其吸收过程,延长作用时间,一次注射可维持 12 ~ 24 h,若用于关节腔或硬膜外腔,则可持续 1 周。临床上常用的有醋酸氢化可的松、醋酸泼尼松龙混悬剂、曲安奈德(去炎松 A)、地塞米松、利美达松(地塞米松棕榈酸脂)和倍他米松等。

(3)不良反应。长期使用产生:①类肾上腺皮质功能亢进综合征、高血压、糖尿病等。②诱发和加重感染。③诱发和加重胃、十二指肠溃疡,甚至出血和穿孔。④骨质疏松、肌肉萎缩等。

(4)禁忌证:①严重精神疾病。②胃、十二指肠溃疡,角膜溃疡等。③骨折或伤口修复期。④有严重高血压、糖尿病。⑤有严重感染。⑥孕妇。

(二)药物镇痛注意事项

1.诊断要明确,以免因镇痛而掩盖病情,延误病情诊断,如急腹症。

2.要明确疼痛的病因、性质、部位,以及对镇痛药的反应,选择有效的镇痛药或者联合用药,以达到满意的治疗效果。

3.治疗的同时,还应密切观察用药后的情况,评估药效,使用药量要更加个体化。积极处理药物不良反应,以免患者因不适而拒绝用药。

(三)药物输注泵

药物输注泵是一种将药物或液体以预定的速度或容量输注的装置,本节主要介绍患者自控镇痛(patient controlled analgesia,PCA)泵。

长期以来,临床镇痛方法采用口服、肌内注射、静脉注射或椎管内给药,这些给药方法的缺点是:①不灵活:患者个体差异大。②依赖性:患者需要镇痛时,必须依赖医护人员的处方和给药。③不及时:采用 PCA 技术可以有效克服这些缺点。

1.PCA 泵简介

(1)原理:PCA 泵按照负反馈控制技术设计,医师根据患者情况设定药物配方,利用反馈调节,患者自己支配给药镇痛,把错误的指令减少到最低限度,力求在没有医护人员参与的情况下保证患者安全。

(2)种类

电子泵:即装有电子计算机的容量型输液泵。基本设置和特征:①储药盒(袋)。②输注设备。③自控按钮。④可以设置单次剂量的电子程序。⑤可以设置锁定时间。⑥管道连接系统。优点:①最大限度满足个体镇痛要求。②可以保存记录药物使用情况。③具有多种情况的报警,安全系数大。

机械泵:即一次性便携式输注系统,以机械弹性原理将储药囊内的药液经流量限速器,恒定输入患者体内。基本设置:①储药囊。②流量限速器。③患者自控表。优点:①携带方便轻巧。②操作简单。③价格低廉。

2. PCA 的临床应用

(1)PCA技术参数

①负荷量:给予负荷量,旨在迅速达到镇痛所需要的血药浓度,即最低有效镇痛浓度,使患者迅速达到无痛状态。

②单次给药剂量:患者每次按压PCA泵所给的镇痛药剂量,单次给药剂量过大或过小均可能导致并发症或镇痛效果欠佳。

③锁定时间:即2次用药的时间间隔。设置锁定时间的目的在于防止前次所用药物峰效应之前重复用药而造成过量中毒。

④背景剂量:PCA泵向患者体内持续输注的镇痛药剂量。背景剂量的给予使血浆镇痛药浓度更为恒定,能够改善镇痛效果。

⑤单位时间最大剂量:为防止反复用药而造成过量中毒,PCA期间多以1 h或4 h为间隔限定最大单位时间使用量。

(2)PCA临床分类

①静脉PCA(PCIA):操作简单,起效快,效果可靠,适应证广。

②硬膜外腔PCA(PCEA):镇痛效果可靠,持续时间长,作用范围局限,全身影响小。

③皮下PCA(PCSA):适用于外周静脉不好或难以长久置管者。

④外周神经根、丛PCA(PCNA):适用于臂丛神经、股神经等外周神经的阻滞镇痛。

(3)PCA禁忌证:

①既往曾经对镇痛药物过敏者。

②患者主观不愿接受PCA治疗或无法自己按压键钮给药者,如瘫痪、精神不正常者。

③既往有吸毒或不良镇痛药用药史者。

（4）PCA的护理

①评估患者基本情况，协助医生确定患者是否适合使用PCA。

②掌握PCA泵的使用方法、参数设定和镇痛药特性。

③实施PCA前，向患者及其家属解释PCA的作用原理，说明可能出现的不良反应，征得患者及其家属同意后方可使用。使用期间做好宣教工作，指导患者正确使用PCA泵，及时汇报不良反应。

④确保PCA泵给药装置正常运行，熟悉PCA泵常见的报警原因和处理方法，对不能处理的故障，及时通知麻醉医师。

⑤使用硬膜外PCA泵时，嘱患者保持正确卧姿，防止导管受压、牵拉、折断，导致管道不通或导管脱出，保持导管通畅。

⑥使用静脉PCA泵时，尽可能使用单独静脉通道。如确需连接三通接头，应将PCA泵接在延长管近端，严禁接在延长管远端。

⑦PCA泵应低于患者心脏水平放置，电子PCA泵勿接近磁共振仪，不可在高压氧舱内使用。

⑧自控键应由患者决定何时按压，家属或护士不应随意按压，除非患者要求帮助时。

⑨PCA泵使用期间给予患者一级护理，密切观察用药量、药物浓度、镇痛效果及其不良反应，定时监测呼吸、血压和脉搏，并做好详细记录，尤其对老年患者。

⑩详细记录PCA镇痛治疗方案、用药剂量及镇痛效果，如果出现镇痛不全，应及时通知有关医生，酌情追加镇痛药。

⑪防治感染：PCA是一种有创的治疗措施，有发生穿刺点感染和硬膜外腔感染的可能性，因此，穿刺时一定注意无菌操作，穿刺点应消毒密封，定期检查，一般48 h更换一次PCA通道。若已经出现感染征象，可用抗生素软膏涂抹穿刺点皮肤。如发现硬膜外腔有感染征象，则应立即拔出导管，进行抗感染治疗处理。导管留置时间一般不超过2周，2周以后宜重新穿刺置管。

⑫防治并发症：护士必须注意用药量、浓度和速度有无异常，防止药物过量引起或加重各种不良反应。同时，严密观察PCA使用不良反应，配合医生及时处理。

（四）镇痛药物依赖

世界卫生组织将药物依赖性定义为：药物与机体相互作用所造成的一种精神状态，

有时也包括身体状态,它表现出一种强迫需要连续或定期使用该药的行为和其他反应,其目的是感受它的精神效应,或者是为了避免由于断药所引起的不适感。

1. 分类　一般将药物依赖性分为生理依赖性和心理依赖性。

(1)生理依赖性:又称身体依赖性,是指长期使用依赖性药物使机体产生一种适应状态,必须有足量甚至超量的药物维持,才能使机体处于一种平衡或相对正常状态。如果突然停药,生理功能将发生紊乱,而产生一种不适感,或者出现一系列严重反应,此种反应称之为戒断症状或戒断综合征。

(2)心理依赖性:又称精神依赖性,是由某些药物对中枢神经系统的作用所产生的一种特殊的精神效应,药物受用者产生一种希望和追求用药的强烈欲望。精神依赖性和生理依赖性的不同点是在断药后是否产生明显的戒断症状。

国际禁毒组织将具有依赖性的药物分为麻醉药品和精神药品两大类。麻醉药品主要包括阿片类药物、可卡因和大麻;精神药品主要包括镇静、催眠和抗焦虑药、中枢兴奋药和致幻药。本节介绍阿片类药物的药物依赖性。

2. 临床表现

(1)戒断症状:滥用阿片类药物的种类、剂量、时间、途径、停药速度不同,戒断症状的严重程度也不同。典型症状分两类:①客观体征。如血压升高、脉搏加快、体温升高、立毛肌收缩、瞳孔扩大、流涕、震颤、腹泻、呕吐、失眠等。②主观症状。如肌肉骨骼疼痛、腹痛、食欲差、无力、疲乏、不安、喷嚏、发冷、发热、渴求药物等。

(2)急性中毒症状:在大剂量滥用阿片类药物后,出现精神运动性抑制,言语不清、昏睡甚至昏迷。体征有针尖样瞳孔(深昏迷时也可能由于缺氧瞳孔扩大)、呼吸抑制、肺水肿、心率减慢、心律失常等。

(3)其他症状:可出现精神障碍,或存在不同程度的社会功能损害,表现为工作学习困难、逃学、不负责任和不履行家庭责任等。

3. 诊断　在以往12个月内发生或存在三项以上即可诊断为阿片类药物依赖:

①对阿片类药物有强烈的渴求及强迫性觅药行为。②对阿片类药物滥用行为的开始、结束及剂量难以控制。③减少或停止滥用阿片类药物时出现生理戒断症状。④耐受性增加,必须使用较高剂量药物才能获得原来较低剂量的感受。⑤因滥用阿片类药物而逐渐丧失原有的兴趣爱好,并影响到家庭和社会关系。⑥不顾身体损害及社会危害,固执地滥用阿片类药物。

4. 治疗　阿片类药物依赖的治疗是一个长期过程,目前推荐采用医学、心理、社会等综合措施。

（1）脱毒治疗：是指通过治疗减轻由于突然停药导致的躯体戒断症状。阿片类药物依赖的脱毒治疗分为替代治疗与非替代治疗，两者可以结合使用。对于戒断症状较轻、合作较好的吸毒人员可单独使用非替代治疗。

替代治疗：利用与阿片类药物有相似药理作用的其他药物替代原使用药物，在一定的时间内逐渐减少并停止使用替代药物，以减轻戒断症状的严重程度。

①美沙酮替代治疗：美沙酮是一种人工合成的强镇痛药，对控制阿片类药物依赖者的戒断症状效果明显，而且作用持久（可维持8～12 h），已成为阿片类药物依赖的主要治疗。美沙酮替代治疗的原则是：逐日递减、先快后慢、只减不加、停药坚决，在用药中和停药后对症处理各种症状。

②丁丙诺啡替代治疗：丁丙诺啡属于阿片受体的激动-拮抗药，是作为镇痛药开发应用的，适用于术后镇痛。在阿片类药物的戒断治疗中"脱瘾"作用比美沙酮强，在中国已逐渐应用于戒毒治疗中。

③替代治疗的护理与观察：根据吸毒人员的病情定时巡视；严密观察治疗药物的起效过程与不良反应，及时处理；治疗期间严格管理，防止吸毒人员再次滥用阿片类药物；治疗期间鼓励吸毒人员进食，不应过早安排体育锻炼，以减少体力消耗。

非替代治疗：指应用中枢α_2受体激动药来减轻阿片类药物依赖的戒断症状。该类药物以可乐定和洛非西定为代表，其控制戒断症状的作用比美沙酮和盐酸丁丙诺啡弱。洛非西定不良反应较可乐定轻。

非替代治疗的护理与观察。①血压维护：定时监测血压，治疗前4 d宜卧床，缓慢改变体位，如出现直立性低血压应使吸毒人员平卧，置头低足高位。如连续发生直立性低血压或血压持续≤12/6.7 kPa（90/50 mmHg），应适当减药，可减当日剂量的1/4，必要时停药。②增进营养：鼓励患者进食，保证营养摄入。

中药脱毒治疗：目前经国家食品药品监督管理总局批准的戒毒中药近10种，适用于轻、中度阿片类药物依赖的吸毒人员，对重度依赖的吸毒人员单纯使用中药疗效尚不够理想，需要与其他药物联合使用。

其他脱毒治疗：如针灸、电针等，疗效需进一步验证。

（2）纳曲酮防复吸治疗

适应证：适用于已解除阿片类药物依赖的康复期辅助治疗，以防止或减少复吸。用药前应做好以下准备：①阿片类药物依赖者应停止使用阿片类药物7～10 d或以上，如使用美沙酮则停药时间应延长至2周以上。②尿吗啡检测结果阴性。③服药前纳洛酮激发试验阴性。④肝功能检查基本正常。

用法与剂量：小剂量开始，一般为口服10~20 mg/d，3~5 d达到口服维持剂量50 mg/d，连续服药时间为3~6个月。

不良反应：少数吸毒人员服药后出现恶心、呕吐、胃肠不适、食欲缺乏、口渴和头晕等症状，也可出现睡眠困难、焦虑、易激动、关节肌肉痛和头痛等。

注意事项：①纳曲酮具有肝毒性，可引起转氨酶一过性升高，使用前和使用中需检查肝功能，肝功能不全者慎用。如治疗期间出现肝功能异常，应停止使用。②未经过脱毒治疗的吸毒人员服用纳曲酮会引起严重的戒断综合征。③治疗期间要进行尿吗啡检测，督促吸毒人员治疗依从性。④治疗期间如需使用镇痛药，应避免使用阿片类镇痛药，防止降低药效或产生戒断症状。

（3）心理行为治疗

①动机强化治疗：帮助吸毒人员认识问题，制订治疗计划并帮助吸毒人员坚持治疗，提高戒毒治疗的成功率。

②认知治疗：改变吸毒人员的不良认知方式，帮助吸毒人员正确应对急、慢性药物渴求，强化吸毒人员的不吸毒行为。

③预防复吸治疗：帮助吸毒人员提高自我效能与应对复吸高危情景的能力，识别诱发药物渴求、复吸的心理及环境因素，找出有效应对的方法，降低复吸率。

④行为治疗：通过各种行为治疗技术强化不吸毒行为及其他健康行为，降低复吸的可能性。

⑤集体治疗：通过交流发现吸毒人员间的共同问题，增进吸毒人员间的交流和理解，制订出切实可行的治疗方案。也可使吸毒人员在治疗期间相互监督、相互支持，增进其与医师间的接触和配合。

⑥家庭治疗：通过改善吸毒人员的人际关系，特别是与其家庭成员间的关系，促进家庭成员间的感情交流，提高治疗支持程度。

二、非药物镇痛

（一）物理镇痛

物理镇痛是应用自然界中及人工的各种物理因子作用于人体，以治疗和预防疼痛为目的的一门学科,简称理疗镇痛。狭义的物理镇痛仅指应用各种人工的物理因子作用于患病机体,引起机体的一系列生物学效应,使疾病得以康复。

1. **物理镇痛的基本分类** ①电疗法:直流电及药物离子导入疗法、低频电疗法、中频电疗法、高频电疗法。②光疗法:红外线疗法、紫外线疗法、激光疗法、可见光线疗法。③超声波疗法和冲击波疗法。④冷疗和温热疗法。⑤磁疗法。⑥水疗法。⑦生物反馈疗法等。

物理镇痛要收到预期的效果,除了考虑病情和病程以及患者机体状态外,应正确掌握物理因子的种类、剂量以及使用方法,并根据治疗的进展及时调整,方能收到较好的效果。

2. **物理镇痛的注意事项** 有以下几点。

(1)部位:根据不同疾病选择了物理因子的种类后,应首先决定采用什么部位,是用局部治疗还是用反射疗法,然后根据各部位的敏感性考虑物理因子剂量的大小。

(2)时间、频度和疗程:时间是构成治疗剂量的第一因素,时间的长短同剂量成正比;频度是影响治疗剂量的另一因素,物理治疗应用一两次往往不见效果,一般要连续治疗多次,而每次治疗间隔的时间因物理因子种类而不同;疗程的长短同样影响治疗效果,疗程的间歇期尚应考虑物理因子的痕迹效应。

(3)环境、条件和休息:物理治疗时应尽可能做到定时、定床、定机器和定工作人员,尽量减少环境和条件的变化,加强物理因子的作用。治疗后的休息既可维持物理因子的治疗效应,延长其反应时间,又有利于预防疾病,如热疗后感冒的预防。

(4)综合应用:综合应用几种物理因子可以提高疗效、缩短病程,但需注意物理因子应用的顺序、配伍的禁忌,过多过频的应用可能导致事倍功半。

(5)掌握禁忌证:多数物理因子无绝对禁忌证,但有的物理因子可促使疾病恶化,应严格掌握。

(二)针灸镇痛

中医学认为"通则不痛,痛则不通",针灸通过刺激人体的经络和腧穴而起到疏通经络、调和气血、扶正祛邪的作用,从而达到防治病痛的目的。常用的针灸疗法有耳针疗法、电针疗法、穴位注射法和腕踝针。

1. **耳针疗法** 耳穴是机体各个器官系统在耳郭上的投射区,当人体发生疾病时,在相应耳穴上出现阳性反应点,如压痛、变形、变色、脱屑、充血、丘疹、结节、电阻改变等一系列病理反应。针刺这些反应点,就能治疗相应组织器官的疾病。耳穴的分布有一定的规律,一般来说耳郭好像一个倒置的胎儿,头部朝下,臀部朝上。大体上耳垂部为头面区,对耳轮部为躯干区,耳舟为上肢区,三角窝周围为下肢区,耳甲腔为胸腔区,耳甲艇为腹腔区,消化道在耳轮脚周围环形排列。

2. 电针疗法　电针疗法是指在针刺"得气"后,在针上通以接近人体生物电的微量电流,利用电流对穴位的刺激而产生治疗作用。

3. 穴位注射法　穴位注射法是一种针刺和药物并用的中西医结合治疗方法,是用某些适应于肌内注射的药液,注入与疾病有关的穴位内,利用针刺和药液对穴位的刺激或小剂量药液的药理作用,以达到治病的目的。

4. 腕踝针　腕踝针疗法是根据人体疾病发生的部位,针刺腕、踝部的有关穴位或者相应点用毫针进行皮下针刺以治疗疾病的一种简易方法。这种疗法其针刺部位仅限在上肢的腕部和下肢的踝部,其优点是应用面广、安全方便、简明易学。

腕踝针疗法特点:将身体两侧各分6个纵区,由前向后排列,用数字1~6编号,用于疾病的症状定位;腕部和踝部各定6个针刺点,也用1~6编号,与区的编号相同。四肢分区:当两上、下肢处于内侧面向前的外旋位、两下肢靠拢时,四肢的内侧面相当于躯干的前面;外侧面相当于躯干的后面;前面靠拢的缝相当于前正中线;后面靠拢的缝相当于后正中线,这样四肢的分区就可按躯干的分区类推。又以胸骨末端和肋弓交界处为中心画一条环绕身体的水平线称横膈线,将身体6区分成上下两半,横膈线以上各区加"上"字,横膈线以下各区加"下"字。如上1区、下1区,以此类推,用以称各区。应用时按疾病症状所在区选取编号相同的针刺点。

(三)心理疗法

心理治疗又称精神治疗,是应用心理学的原则与方法,治疗患者心理、焦虑、认识与行为有关的问题。疼痛作为一种主观感觉,受心理社会因素影响较大。因此,心理治疗在疼痛的控制中具有其特有的重要地位。

1. 常用心理疗法

(1)安慰剂治疗。安慰剂是指形式上采取某种治疗措施,而实际上并未真正给予该治疗,安慰剂治疗是通过患者的信念起作用的。

(2)暗示疗法。暗示疗法是通过给患者积极暗示来消除或减轻疾病症状的一种治疗方法。在非对抗的条件下,暗示者通过语言、表情、姿势以及其他符号刺激患者第二信号系统,影响其心理与行为。

(3)催眠疗法。催眠状态是指介于清醒与睡眠之间的一种状态。患者被催眠后,意识范围缩小,暗示感受性增强,因此医学上常常将暗示和催眠联合应用,甚至作为一种治疗措施。

(4)松静疗法与生物反馈疗法。松静疗法又称松弛疗法,通过锻炼放松肌肉,缓解血管痉挛,消除紧张焦虑情绪,普遍降低交感神经系统及代谢活性,以达到减轻疼痛的效果。生物反馈疗法是在松静疗法的基础上发展起来的,旨在提高患者自我控制自主神经功能的能力,并帮助其更好地摆脱不良情绪。

(5)认知疗法:①意念分散。引导患者摆脱疼痛意境,分散疼痛感知-疼痛心境-疼痛反应的轴线,即痛轴,使患者充分发挥想象力,进入一种欣悦境界中。②转化疼痛概念。帮助患者转化疼痛含义,根据患者对疼痛特点的描述,启发他将痛的感觉转化为"压迫感""震动感"和"冷热感"等。③转移注意力。帮助患者集中精力从事某项活动,形成疼痛以外的专注力。

(6)行为疗法。使某种行为增加称为正加强作用,减少某种行为称为负加强作用。对疼痛行为具有正加强作用的因素有休息、服镇痛药、外界过分的关心与同情等。行为疗法就是要减少正加强作用,增加负加强作用。

(7)认知-行为疗法。治疗方案包括五个阶段:①初始评估。②医患联合,使患者对疼痛形成新概念。③让患者获得,巩固应付疾病的技巧,包括认知-行为方法的预演训练。④全面推广治疗,坚持治疗,预防复发。⑤巩固提高阶段和随诊。

2.心理治疗的注意事项　①明确诊断:一时难以明确病因时,切忌轻易扩大疼痛的心理因素成分。②建立良好的医患关系:同情和信任是所有心理治疗成功的基础。③帮助患者树立信心:暗示治疗中患者本人对治疗的信心对治疗效果具有决定性作用。④减少患者的紧张情绪:患者处于松弛状态,暗示治疗效果比较好,对一般松弛治疗效果无效者,可预先给予抗焦虑药或起效比较快的催眠药。⑤注意多种方法的配合使用:很多情况下,需要两种或两种以上的心理疗法联合应用才能获得理想的效果。

(姜　雪)

第五节　疼痛控制标准的研究与推荐

疼痛控制标准是疼痛管理中的重要概念,患者疼痛程度控制目标的确立,可帮助医务人员、患者及其家属明确疼痛程度控制的目标水平,以指导患者的疼痛管理,提高疼痛控制质量和患者的生活质量,促进患者康复。

一、癌性疼痛的控制标准

要求达到睡眠、休息、活动和工作时无疼痛。这是一个比较明确和完美的目标，但临床实际中有时较难达到。近年来逐渐形成并被学术界接受并应用的观点是"3个3的标准"。它作为规范性癌痛管理的目标，即依据0~10数字评分量表（0~10 NRS），疼痛评分控制在3分以下，3 d内完成药物剂量滴定，每天爆发痛和药物解救次数不超过3次。

二、非癌性疼痛控制的推荐标准

研究患者术后疼痛程度与活动、咳嗽、深呼吸、进食、睡眠、情绪、满意度之间的相关性，分析疼痛程度与疼痛受各因素影响程度之间的关系，结合文献研究，推荐术后和创伤后疼痛程度控制目标，即当患者疼痛≥5分时，临床医务人员应考虑使用有效的镇痛药物对患者进行镇痛治疗，在疼痛≤4分时，则可根据患者的需要，在护士权限范围内采取冷敷、热敷、体位改变、音乐疗法等物理方式去缓解患者的疼痛。

（姜　雪）

第六节　急性疼痛的管理

国际疼痛研究学会将急性疼痛定义为近期产生且持续时间较短的疼痛。术后疼痛是一种急性疼痛，是困扰外科手术患者的一个突出问题。据统计，75%手术患者有比较明显的术后疼痛。本节以术后疼痛为例介绍急性疼痛管理。

一、术后疼痛原因

术后疼痛是机体在手术后对有害刺激的一种主观感受，术后麻醉药药效消失后就会出现疼痛感觉。引起术后疼痛的常见因素有化学因素和物理因素。化学因素包括内源性致痛化学物质和降低痛阈的化学物质。物理因素包括组织损伤、撕裂、肿胀、梗阻、挛缩、张力、炎症等。每一类型疼痛可由多种因素作用引起，但多以某种因素为主，疼痛的多因素性增加了术后疼痛研究和管理的困难。

二、手术情况对术后疼痛程度的影响

术后疼痛程度与手术损伤范围、切口大小、手术及麻醉时间等呈正相关,与手术部位亦有关。上腹部腹腔内手术操作涉及范围广,部位较深,加之深呼吸和咳嗽动作均牵涉腹肌活动,手术后疼痛剧烈。胸腔内手术,因切口较长,又撑开肋间隙或切断肋骨,胸壁创伤大,手术部位邻近横膈,正常呼吸运动胸廓与膈肌参与,术后伤口疼痛敏感而剧烈。胸腹部手术术后疼痛最为剧烈,肛门直肠手术其次,这些部位的疼痛与肌肉痉挛有关,而头、颈、四肢和体表手术后疼痛相对稍轻。

三、术后镇痛的意义

术后镇痛不仅旨在减轻患者手术后的痛苦,而且在于提高患者防止术后并发症的能力。

术后镇痛治疗可以减少术后患者体内儿茶酚胺和其他应激性激素的释放。此外,尚可通过降低患者心率,防止术后高血压,从而减少心肌做功和氧耗量。对心功能正常的患者,采用术后硬膜外镇痛对其左心室射血分数影响不大,而在慢性稳定型心绞痛患者,术后镇痛使得其左心室射血分数明显改善。镇痛治疗可以减少患者自主呼吸做功,减少术后患者对抗机械通气,从而减少术后患者呼吸系统的并发症。对血管手术患者,术后镇痛可避免体内高凝状态的出现,减少术后深静脉血栓的发生。

四、术后镇痛治疗及其原则

(一)术后疼痛治疗原则

1.应在维护患者重要脏器功能的前提下,提供完善的镇痛措施,最大限度地减少患者的痛苦和改善重要脏器的功能。

2.根据手术部位和性质,若估计术后疼痛较剧的患者,在麻醉药物作用未完全消失前,应主动行预防给药。

3.当患者术后疼痛评分≥5分时,应及时给予镇痛处理,以把疼痛控制在≤4分的水平。

4.术后应用镇痛药的患者,应首先采用非麻醉性镇痛药和镇静药联合应用,视镇痛效果而决定是否加用麻醉性镇痛药。

5.手术后应用镇痛药物期间,应首先注意观察和检查手术局部情况,明确疼痛发生的原因。

6.应选用毒性低、对生理指标影响小、药物依赖性较低的镇痛药物,用药期间注意生命体征的观察。

(二)术后疼痛治疗　术后疼痛治疗的方式包括药物镇痛和非药物镇痛方法。临床上,应根据患者的疼痛类型、程度以及环境因素的不同,采用相应的镇痛方法。

疼痛治疗措施的基本要求:①良好的镇痛效能。②起效快,可控性强。③不良反应小,不影响重要脏器功能。④不妨碍病情观察和检查治疗。⑤操作简单,易于掌握。

五、术后疼痛护理

(一)术后疼痛护理的特殊性

1.治疗的非主动性:由于疼痛的主观属性,护士和患者对疼痛治疗的给予和接受都存在着非主动性。

2.评估的偏差性:护士对疼痛的评估与患者对疼痛的主诉之间往往存在较大的偏差。

3.反应的差异性:患者对疼痛的反应常存在很大差异,而这常被医护人员忽视。

4.影响因素的多样性:患者的个体特征如性别、年龄和个人经历,影响着护士对患者疼痛程度和治疗需要的判断。

5.疼痛知识的局限性:患者对疼痛及其治疗的观念左右着疼痛处理的有效性,约2/3的患者在主动寻求疼痛治疗时已达到严重疼痛程度。

(二)疼痛护理的实施

1.注意倾听患者主诉,准确评估记录疼痛性质和程度:患者主诉是评估术后急性疼痛及其剧烈程度的唯一可靠方法,因此,护士应注意倾听患者的疼痛主诉,同时要主动询问患者的疼痛感受。对于无法用语言表达疼痛的患者,应采用多种方法进行综合评估。另外,要采用标准文书记录方法对疼痛评估结果做好记录,便于医护人员更系统地了解患者的疼痛及其治疗情况。

2.超前镇痛,避免疼痛对机体的不利影响:疼痛研究表明早期预防疼痛的治疗方法可有效缓解随后发生的长时间的疼痛。超前镇痛法的临床应用提高了患者的疼痛阈值,使阿片类的需求量减少。术后麻醉药物药效尚未消失时就应按计划根据医嘱及时使用镇痛药。

3.选择有效镇痛措施,切实缓解疼痛:镇痛措施的选择对于保证有效疼痛治疗至关重要,护士根据疼痛评估结果,为特定的患者选择有效的镇痛措施。出现以下情况时提出建议:①患者主诉疼痛评分≥5分。②术后24 h内经胃肠道外给药,24 h后未改用口服镇痛药和抗生素,而胃肠道外给药量过小,不能发挥应有药效。③术后单纯用非类固醇类抗生素,以期同时发挥镇痛和抗菌作用,但实际未能达到良好的镇痛效果。④术后用镇静药进行疼痛治疗,而镇静药不具有镇痛作用,也不会增强镇痛药镇痛作用,反而可能增加镇痛药对患者镇静的不良反应。

4.避免激发或加剧术后疼痛的因素:①创造安静的休养环境,调节光线,减少噪声,去除异味,注意保持适宜的温度和湿度。②加强心理护理,寻找并消除精神因素,保持患者安定、镇静。③保持良好的体位姿势,定时更换卧位,尽量保持舒适。④通过躯体或精神上的活动,使患者转移对疼痛的注意力。⑤对于胸痛影响呼吸者,应协助翻身、拍背、咳嗽,防止并发症发生。

5.早期观察并及时处理镇痛治疗的并发症

(1)呼吸抑制:临床表现为患者的意识状态改变、嗜睡、呼吸深度减弱。因此,接受疼痛治疗的患者应尽量行氧饱和度的监测,对使用硬膜外或PCA泵镇痛的患者应定期监测生命体征,确保患者安全。初次将麻醉性镇痛药注入硬膜外腔后,第一个4 h应每小时监测呼吸频率1次,之后可改为2 h监测1次,连续16 h,以后只要继续硬膜外给药,就应4 h监测1次。当患者呼吸频率<8次/分、氧饱和度<0.90、收缩压<12 kPa(90 mmHg)时,应及时向医生汇报,同时面罩给氧6 L/min,唤醒并鼓励患者进行呼吸,病情严重者则需进行辅助或控制呼吸,同时使用纳洛酮。呼吸抑制是硬膜外镇痛令人担心的并发症之一,对此类患者应建立护理常规,对年龄较大(>60岁)、镇痛药用量大以及全身情况较差(尤其有肺功能减退和肝肾功能障碍)的患者,应特别警惕呼吸抑制的发生。

(2)尿潴留:多见于男性,多发生于镇痛治疗后的24~48 h。临床表现为患者排尿困难、下腹部胀满。尿潴留的处理包括留置导尿,根据医嘱静脉注射纳洛酮等。

(3)恶心呕吐:常出现于给药后4~6 h,可用甲氧氯普胺(胃复安)、东莨菪碱等治疗,恶心有时与体位有关,保持静止不动可减轻恶心。

（4）便秘：镇痛药物会减慢胃肠蠕动，造成患者便秘，对于使用镇痛药物的患者应常规使用通便药。

（5）皮肤瘙痒：发生率较高，尤其当阿片类镇痛药用量增大时，其发生率更高，症状随时间推移而逐渐减轻。确诊为与镇痛药过敏有关的皮肤瘙痒后进行对症处理。

（6）直立性低血压：造成术后直立性低血压的因素是多方面的，如麻醉的影响、有效循环血量不足、心功能下降、术后长时间卧床等，采用硬膜外镇痛会增加其发生率。临床上对这类患者应查明原因，进行针对性处理。

（7）过度镇静：硬膜外腔使用麻醉性镇痛药后还需定时进行镇静评分，第一个 4 h 应每小时监测 1 次，然后 2 h 监测 1 次，连续 8 h，以后只要继续硬膜外给药，就每 4 h 监测 1 次镇静程度。临床可采用镇静程度评分标准（表 36-1），2～3 分为镇静药物剂量较为适宜的状态。镇痛治疗期间应及时根据评分结果调整镇痛药剂量。

表 36-1　镇静状态评分

镇静状态	评　分	镇静状态	评　分
清醒、烦躁	1	入睡、对呼唤反应迟钝	4
清醒、安静	2	嗜睡、不易唤醒	5
欲睡、对呼唤反应良好	3		

（8）硬膜外感染：与硬膜外导管有关的感染并不常见，要注意置管操作的严格无菌，术后留管期间，每日查看置管局部并保持无菌，更换针眼处敷料，每天 1 次，一旦疑有感染时立即终止硬膜外镇痛，必要时采取相应的对症处理。

6.避免护理操作增加患者疼痛程度：术后患者主诉切口疼痛，它往往与咳嗽、深呼吸、上下床和体位改变等活动关系密切，其中咳嗽和身体移动时影响最大。

护理人员应做好以下几点：①演示具体的咳嗽方法。②解释咳嗽后疼痛的发生机制，使患者对疼痛有思想准备。③患者进行咳嗽深呼吸训练时陪伴左右，使患者增强信心。咳嗽时可用毛巾、枕头或用手按压切口，可在一定程度上缓解咳嗽引起的疼痛。

（三）健康教育　疼痛的主观性和多因素性决定了在疼痛管理中必须有患者自身的参与，因此应加强疼痛健康教育，使患者主动参与并配合治疗和护理。

1.向患者讲述疼痛对机体可能产生的不利影响。

2.术前评估患者及家属对疼痛相关知识的了解程度，了解既往疼痛史和预期疼痛处理应达到的目标。

3.告知大部分术后疼痛可以缓解,并且有多种方法可供选择,患者有权享受术后无痛经历。

4.向患者或家属告知镇痛药物的作用、效果和不良反应等,解除用药疑虑。

5.向患者说明何时表达及如何表达疼痛,并说明这些主诉将成为疼痛治疗的依据。

6.向患者介绍自我解痛方法,在镇痛药治疗的同时辅助使用其他方法缓解疼痛,如使用放松、想象、冷敷和热疗等方法。

7.向接受PCA治疗的患者讲述给药的方式和时机,患者应在感觉疼痛开始时自行给药,注入下一剂量药,以达到良好的镇痛效果。

8.劝告患者及时向护理人员叙述心中的疑虑和担忧,避免因过分担心疾病的康复导致高度焦虑,从而降低耐受性,加重疼痛。

(姜　雪)

第七节　慢性疼痛管理

慢性疼痛是指持续3个月以上的疼痛,也有人把慢性疼痛比喻为一种不死的癌症。

癌症患者最常见和最难忍受的症状之一是疼痛,据统计,全世界有癌症患者约1 400万,每年新发生的癌症患者约700万,其中30%～60%伴有不同程度的疼痛,这种疼痛为慢性疼痛。下面以癌痛为例介绍慢性疼痛管理。

一、癌痛的原因

(一)肿瘤直接侵犯引起疼痛,占70%～80%。

(二)与肿瘤相关的疼痛,约占10%,如肿瘤副综合征等。

(三)手术治疗、化学疗法和放射疗法等治疗和检查引起的疼痛,占10%～20%。

(四)与肿瘤及治疗无关的疼痛,约占10%,如关节炎、风湿、痛风等。

二、癌痛的特点

癌痛在癌症早期往往缺乏特异性,大多出现在癌症的中晚期。如胃癌早期只有轻度的非特异性消化不良症状,随着病情发展,可出现上腹钝痛。当病变穿透浆膜,侵犯胰腺,向腹膜后淋巴结转移时,则疼痛持续加重,并可向腰背部放射。当癌症转移至不同的部位会引起不同的疼痛。如消化道肿瘤大多有肝转移,除了原发肿瘤疼痛,还可出现肝痛;癌症骨转移时,则具有多发性,如前列腺癌常转移到骨盆、腰椎,肺癌则常转移到多处肋骨,这些转移部位都可有不同程度的疼痛。

三、治疗必要性

对于癌症不能根治的患者,姑息治疗(palliative care)是一种积极而全面的治疗。它既不促使也不延迟患者死亡,令患者坚定生活信念并把死亡看作一个正常过程;它设法解除疼痛及其他令人难以忍受的症状,从心理、精神两方面关心患者,帮助其在临终前尽可能积极生活。它的最终目的并不是一味延长生命,而是注重生活质量的提高。

四、癌痛常用镇痛方法

(一)药物治疗

药物治疗是控制癌痛的主要手段。

1. 三阶梯癌痛治疗方法　WHO三阶梯癌痛治疗方案是一个在国际上被广泛认同的药物治疗方案。所谓三阶梯疗法,是指根据轻、中、重不同程度的疼痛,单独和(或)联合应用一阶梯(以阿司匹林代表的非甾体类药物)、二阶梯(以可待因代表的弱阿片类药)、三阶梯(以吗啡代表的强阿片类药),配合其他必要的辅助药来处理癌性疼痛。这套方法的基础是使用镇痛的阶梯概念(图36-7),具有方法简单、用药量合理、价格不高、药效良好等特点。

三阶梯镇痛疗法的基本原则:①口服给药。②按时给药。③按阶梯给药,选用药物应由弱到强,逐渐升级。④个体化

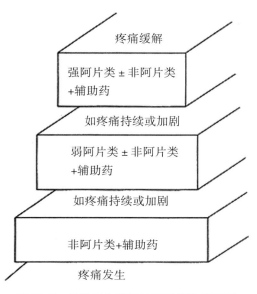

图36-7　世界卫生组织的三阶梯治疗原则

给药。⑤注意具体细节,如要注意监护患者,密切观察用药反应等。

2.镇痛药物的常见给药途径

(1)口服给药:口服是阿片类药物给药的首选途径。口服具有给药方便,疗效肯定,价格便宜,安全性好等优点。对于吞咽片剂有困难时,可经舌下给药。

(2)直肠给药:适用于禁食、不能吞咽、恶心呕吐严重的患者,直肠肛门有损伤时患者不能经直肠给药。

(3)经皮肤给药:芬太尼透皮贴剂(多瑞吉)是目前唯一通过透皮吸收的强阿片类药物,有普通型和骨架型两种剂型,适用于慢性中度或重度疼痛,不适于急性和爆发性疼痛的患者。当使用第一剂时,由于皮肤吸收较慢,在6～12 h或以后血清中可测到芬太尼的有效浓度,12～24 h达到相对稳态。一旦达到峰值可维持72 h。去除贴剂后,血清浓度逐渐下降,持续72 h释放药物。芬太尼透皮贴剂的不良反应、禁忌证及注意事项同芬太尼注射用药,其他注意事项:①贴后出现局部瘙痒、麻木感或皮疹,去除贴剂后很快消失。②出现严重不良反应需要停药时,应及时去除贴剂,拮抗药可用纳洛酮,并进行较长时间的病情观察。

(4)舌下含服给药:目前舌下含服片的品种不多,一般多用于爆发性疼痛的临时处理。

(5)肌内注射法:肌内注射后药物吸收十分迅速,但长期进行肌内注射治疗疼痛,存在血药浓度波动大,加快阿片类药物耐药性,镇痛效果、维持时间等不稳定。目前多用于急性疼痛时的临时给药和癌症患者的爆发痛时给药,不推荐用于长期癌痛治疗。

(6)静脉给药法:静脉注射是最迅速、有效和精确的给药方式,血浆浓度迅速达到峰值,用药后即刻产生镇痛作用,但过高的血浆药物浓度可能会引起不良反应。目前国内外多采用中心静脉插管或预埋硅胶注药泵,便于连续小剂量给药,减少不良反应的发生。

(7)皮下注射给药法:可不经过肠道,无药物的首关效应,摄入时间较口服用药方式明显缩短,镇痛作用产生快。主要用于胃肠道功能障碍、顽固性恶心呕吐患者,严重衰竭需要迅速控制疼痛的临终患者。

3.辅助用药 可用于癌痛三阶梯治疗的任何一个阶段。它还可针对特殊疼痛产生独特的效果,但该类药物除皮质类固醇外起效均晚,一般约2周后生效。

(1)皮质类固醇:代表药物是地塞米松。改善心情,抗炎活性,镇痛,增加食欲,减轻脑、脊髓的水肿,对臂丛、腰骶丛疼痛与阿片类合用效果良好。对肝转移及内脏转移的牵拉痛,头颈、腹部、盆腔肿瘤的浸润性酸痛及脉管阻塞的胀痛亦有效。与非甾体类抗炎药合用要注意不良反应的叠加问题。

（2）抗惊厥药：代表药物是卡马西平。对神经损伤致撕裂痛及烧灼痛有效，如臂丛、骶丛、带状疱疹引起的疼痛，化疗药外溢所致疼痛。

（3）抗抑郁药：代表药物为多塞平、氟西汀（百忧解）。增加阿片类药物的镇痛效果，或直接镇痛作用，对神经痛特别是持续的灼痛更有效。改善心情对神经源性疼痛效果佳。

（4）谷氨酸离子型受体拮抗药（NMDA受体拮抗药）：代表药物为右美沙芬。NMDA受体同疼痛的传递与调节有密切关系。长时间的持续刺激使脊髓中的NMDA受体被激活，活化的NMDA受体致使脊髓背角细胞敏化，对所有传入的刺激有较大的应答，并产生持续的疼痛，降低了对吗啡镇痛药的敏感性。NMDA受体拮抗药阻断其过程，从而抑制中枢敏化，而提高吗啡的疗效，对难治性神经性疼痛也有效。

4.阿片类药物剂量滴定原则和减量原则

（1）TIME原则：阿片类药物剂量滴定采用TIME原则，具体步骤如下。

①确定初始剂量（titrate，T）：绝大多数癌痛患者初次使用吗啡剂量为30～60 mg，根据具体情况调节。速效吗啡给药方法为4h/次，每次5～10 mg，建议用药时间为每日6:00，10:00，14:00，18:00，22:00。为了避免夜间用药不便，以及能够达到持续控制疼痛的效果，建议将末次用药增量50%～100%。吗啡控释制剂常规为12 h给药1次，每次10～30 mg。

②增加每日剂量（increase，I）：临床试验显示，相当一部分癌痛患者需通过调整初始剂量方能达到满意的镇痛效果。若不能达到理想疗效，应根据需要24 h调整1次。部分患者甚至需数天的调整才能达到稳定剂量。初始增加幅度可为前次剂量的50%～100%，之后应该为25%～33%。

③处理爆发痛（manage，M）：爆发痛出现时应该使用速效吗啡来处理，剂量为前次用量的25%～33%。

④提高单次用药剂量（elevate，E）：当患者疼痛控制不理想时，次日应该提高每日用药剂量，将前24 h基础用药量加上处理爆发痛所用的剂量，分布到后24 h的每次给药中去。通常通过增加每次给药剂量而非给药频率来实现，尤其是控缓释制剂。

阿片类镇痛药物剂量的调整没有极限，遵从循序渐进的原则下，只要镇痛效果＞不良反应，就可以加量。在疼痛评分的指导下，以10为最高分，若接受治疗后疼痛程度仍＞7，则可增加原剂量的50%～100%；治疗后评分5～6，则增量25%～50%；治疗后评分

<4但仍有疼痛,则增量25%。

(2)减量原则:对于长期、大剂量应用阿片类镇痛药的患者,应实施逐渐减量,最终停药,警惕突然停药所致的"戒断综合征"。初始前2 d内减量25%～50%,此后2 d减量25%,当日用量减至30～60 mg/d时即可停药。减量时注意观察患者疼痛症状,若评分>3～4,出现戒断症状,或有腹泻等激惹征时,应放缓减量。

5. 药物镇痛的护理

(1)掌握疼痛评估原则:①耐心倾听并相信患者主诉。②仔细评估疼痛。通过病史、体检、相关检查来了解肿瘤的诊治及发展过程,疼痛的性质、程度、疼痛对生活质量的影响等。③注意患者的精神状态,分析有关心理社会因素,这有助于做出相应的支持治疗和护理。

(2)掌握WHO三阶梯癌痛药物治疗的知识,包括药物的种类、剂量、给药途径和给药时间、药物的不良反应等,并把相关知识传授给患者及其家属。

(3)正确用药:吗啡控释片(美施康定)等糖衣片服用时勿切开或咬碎;经皮给药如芬太尼贴剂(多瑞吉)普通型不可将其剪开使用。粘贴时注意:选择前胸部、背部。这些部位平坦、无毛、干净、无关节活动。粘贴前先用清水清洁皮肤,待皮肤干燥后,立即启封贴膜将其平整,牢固粘贴于皮肤,轻压30 s,贴膜无皱褶、无气泡,更换下一贴时应另换部位。准备使用其他镇痛药时,应缓慢逐渐增加替代药物剂量。发热时皮肤温度升高,会使药物的吸收增加,应注意药物过量的发生。

(4)纠正患者惧怕阿片类药物产生依赖的错误观念　多年来临床经验表明,用阿片类药物治疗癌痛产生药物依赖者的发生率<1%。

(5)阿片类药物常见不良反应的护理:常见不良反应如便秘、恶心、呕吐、呼吸抑制和尿潴留等。

(二)化疗镇痛

是控制癌痛的主要手段之一,它从病因上消除癌症所致的疼痛。如果肿瘤对化疗敏感,则疼痛常常会随着化疗的进行而减轻或消失。

1. 适应证　①对化疗敏感的恶性肿瘤,如恶性淋巴瘤、小细胞肺癌、卵巢癌等。②手术或放疗后复发或未控制者。③全身广泛转移者。

2. 给药方法　静脉途径;动脉灌注;腹腔胸腔给药等。

3. 护理

(1)化疗前宣教:向患者说明可能出现的毒性作用及防治措施,消除恐惧心理。

（2）饮食护理：化疗患者常有恶心、呕吐、食欲缺乏、腹泻等胃肠道反应，化疗期间应给予清淡易消化饮食，既往化疗有严重呕吐史的患者化疗当日少进食。

（3）合理选择静脉：防治静脉炎、药物外漏。发疱剂渗漏后局部组织可引起严重坏死，滴注发疱剂时应选择前臂静脉，避开手背和关节部位，以防外渗后引起肌腱挛缩和神经功能障碍。一旦外渗，应立即用普鲁卡因、地塞米松等局部封闭，冷敷，并外敷金黄散、硫酸镁或氢化可的松等。

（4）密切观察血常规变化：化疗可引起骨髓抑制，通常最先出现白细胞减少，遵医嘱应用升白细胞药，如粒细胞–单核细胞集落刺激因子特尔立、沙格司亭，或粒细胞集落刺激因子吉粒芬、非格司亭、赛格力。若白细胞 $<1.0 \times 10^9/L$，应让患者住隔离病房或加强病房消毒，减少探视，密切观察体温变化。

（5）观察一些化疗药物的特殊毒性作用：蒽环类药物具有心脏毒性，博来霉素具有肺毒性，大剂量环磷酰胺可引起出血性膀胱炎，长春碱类、草酸铂等有外周神经系统毒性。

（三）放疗镇痛

对于大多数恶性肿瘤患者，放射治疗可以阻止肿瘤的局部生长，使肿瘤缩小，减轻对周围组织的压力，以达到镇痛目的。

1. 适应证　对放射治疗敏感的肿瘤。如姑息性放疗骨转移癌引起的疼痛效果最好，对癌浸润或压迫神经引起的头颈痛、腰背痛也有一定疗效。

2. 禁忌证　广泛转移、全身疼痛者不宜应用。

3. 放疗方法　局部体外照射、短距离后装照射和全身放射性核素内照射。

4. 护理

（1）心理护理：护理人员在治疗前耐心向患者及其家属介绍放疗相关知识，使患者积极配合治疗。放疗出现反应后，也要鼓励患者坚持做完治疗。

（2）饮食护理：宜选用高热量、高蛋白、高维生素、低脂肪、易消化清淡食物，忌辛辣刺激食物，戒烟酒，鼓励多饮水，每日 3 000 mL，以增加尿量，促进放疗破裂死亡的肿瘤细胞所释放出的毒素排出体外，减轻全身的放疗反应。

（3）密切观察血常规变化：放疗期间一般 2 周验血常规 1 次，照射扁骨或腹腔时每周至少检查 1 次，射野面积大的患者每周验血常规 2 次。若白细胞下降至 $3 \times 10^9/L$，暂停放疗并给予升白细胞药物支持，如口服利血生、鲨肝醇、维生素 B_6 等，皮下注射升白细胞药物等，若白细胞低于 $1.0 \times 10^9/L$ 应采取保护性隔离措施。

（4）照射野皮肤护理：保持照射野皮肤清洁干燥，尽可能暴露，保持照射野标记清晰完整，避免照射野皮肤受机械物质刺激，禁贴胶布或涂刺激性药物，勿用肥皂擦洗，避免阳光照射，禁用热水袋，忌用手抓痒或剥皮。如出现湿性脱皮，局部涂甲紫、贝复剂。

（5）一般准备：进放射治疗室不能带入金属物品如手表、钢笔等，头颈部放疗前应去除金属牙齿，并鼓励患者每日多饮水，做张口练习。

（四）神经破坏疗法

适用于固定区域的疼痛，经多种镇痛治疗效果不佳者。操作应由有经验的麻醉医师进行。方法是将纯乙醇或碳酸注射到支配疼痛区域感觉的脊神经后根处，使神经失去传导感觉的功能，镇痛效果确实。但是，被封闭神经支配区域的所有感觉均消失，而且可以引起该区域的肌肉瘫痪。

（五）椎管内或脑室内置管镇痛法

适用于各种非手术治疗无效的顽固性疼痛。目前常用的方法有硬膜外、鞘内或脑室内放置导管，可注入吗啡、激素、维生素 B_{12} 和氟哌利多合剂控制癌痛，可取得快速镇痛和长期控制癌痛的效果。

护理要点：①将硬膜外导管用透明贴膜妥善固定在体侧，防止脱落、折曲。②准确使用吗啡剂量，观察有无不良反应。③皮下埋药泵者，局部皮肤减少摩擦。④定时更换敷料，在导管与皮肤接触部敷以抗生素软膏，预防腔内感染。

（六）其他治疗方法

1. 心理治疗　癌症患者患病后会有不同程度的心理障碍，这些会影响到癌痛的感觉，应积极采取措施，让患者调整到良好的心理状态去克服癌痛。通过关爱患者，使他们建立治疗信心；通过转移注意力、放松活动和意念训练，调整他们的情绪和行为；通过对患者进行疼痛及其治疗知识的宣教，纠正患者对癌痛治疗的错误认识。

2. 气功疗法　气功的特点是使意（神志）、身（姿势）与气（呼吸）相结合，达到疏通经络，调和气血，安定心神的目的，从而起到缓解疼痛的作用。

3. 物理疗法

（1）热敷：热疗可促进血供，使肌肉松弛，减轻疼痛，紧张和焦虑。热敷时注意避免烫伤，放疗区域禁忌热敷，肿瘤病变区域不宜用透热治疗或超声波理疗。

（2）冷敷：可减轻炎症，延缓神经传导速度，使冷的感觉居于支配地位而减轻疼痛。与热敷相比较，冷敷镇痛作用持续的时间较长。不宜用于外周血管性病变区域，或放射治疗损伤区域。

4.手术镇痛法 脊髓前侧柱切断术,以解除药物治疗无效的单侧下肢痛。选择性神经切断或刺激术,此方法虽有效但很难维持数月,并有一定的危险性。

（姜　雪）

第八节　危重患者的镇痛镇静管理

一、ICU患者的镇静镇痛管理

（一）ICU患者镇痛镇静治疗的意义

ICU患者病情危重,处于生理和心理的双重应激状态。调查表明,离开ICU的患者中,约有50%的患者对其在ICU中的经历保留有痛苦的记忆,而70%以上的患者在ICU期间存在着焦虑与激惹。

美国《危重医学学会镇静镇痛指南》和中国重症医学会2006年最新指南中指出,ICU镇静镇痛治疗的指征主要包括以下五项:①疼痛。②焦虑。③躁动。④谵妄。⑤睡眠障碍。

ICU患者镇静镇痛的目的和意义在于:①消除或减轻患者的疼痛及躯体不适感,减少不良刺激及交感神经系统的过度兴奋。②帮助和改善患者睡眠,诱导遗忘,减少或消除患者在ICU治疗期间的痛苦记忆。③减轻或消除患者焦虑、激惹甚至谵妄,防止患者的无意识行为干扰治疗,保护患者的生命安全。④降低患者的代谢速率,减少其氧需和氧耗。⑤对非常危重的患者,诱导并维持一种低代谢的"休眠"状态,尽可能地减少各种炎性介质的产生和释放,减轻细胞与器官损伤。

镇痛镇静治疗中,镇痛是基础,镇静是在镇痛基础上帮助患者克服焦虑,增加睡眠和遗忘的进一步治疗。治疗之前应尽量明确患者产生疼痛及焦虑、激惹等症状的原因,尽可能采用各种非药物手段,祛除或减轻一切可能的影响因素。

（二）常用的镇静镇痛药物

1.镇痛治疗

（1）阿片类镇痛药:根据患者特点、药理学特性及不良反应选择药物。芬太尼具有强效镇痛效应,静脉注射后起效快,作用时间短,对循环的抑制较吗啡轻,但重复用药后可导致明显的蓄积和延时效应。瑞芬太尼在ICU可用于短时间镇痛,多采用持续输注。舒芬太尼的镇痛作用为芬太尼的5~10倍,作用持续时间为芬太尼的2倍。

（2）非阿片类镇痛药：主要是非甾体类抗炎药，用于治疗轻度至中度疼痛，缓解长期卧床引起的轻度疼痛和不适，与阿片类联合使用时有协同作用，可减少阿片类药物的用量。

（3）局部麻醉药物：常用药物为丁哌卡因和罗哌卡因，主要用于术后硬膜外镇痛，其优点是药物剂量小、镇痛时间长及镇痛效果好。

2. 镇静治疗 理想的镇静药应具备以下特点：①起效快，剂量–效应可预测。②半衰期短，无蓄积。③对呼吸循环抑制最小。④代谢方式不依赖肝肾功能。⑤抗焦虑与遗忘作用同样可预测。⑥停药后能迅速恢复。⑦价格低廉等。但目前尚无药物能符合以上所有要求。目前ICU常用镇静药为苯二氮䓬类和丙泊酚。

（1）苯二氮䓬类药物：苯二氮䓬类是较理想的镇静、催眠药物。本身无镇痛作用，但与阿片类镇痛药有协同作用，可明显减少阿片类药物的用量。ICU常用苯二氮䓬类药为咪达唑仑（咪唑安定）、劳拉西泮（氯羟安定）和地西泮（安定）。

咪达唑仑作用强度是地西泮的2~3倍，起效快、持续时间短，清醒相对较快，适用于治疗急性躁动患者。但注射过快或剂量过大时可引起呼吸抑制、血压下降，持续缓慢静脉输注可有效减少其不良反应。

劳拉西泮是ICU患者长期镇静（>3 d）治疗的首选药物。由于其起效较慢，半衰期长，故不适于治疗急性躁动。

地西泮具有抗焦虑和抗惊厥作用，作用与剂量相关，依给药途径而异。地西泮单次给药有起效快，苏醒快的特点，可用于急性躁动患者的治疗，但反复用药可致蓄积而使镇静作用延长。

（2）丙泊酚：丙泊酚是一种广泛使用的静脉镇静药物，特点是起效快，作用时间短，撤药后迅速清醒，且镇静深度呈剂量依赖性，容易控制，亦可产生遗忘作用和抗惊厥作用，适合于短期镇静（≤3 d）。临床多采用持续缓慢静脉输注方式。因乳化脂肪易被污染，故配制和输注时应注意无菌操作，单次药物输注时间不宜超过12 h。

（3）α_2受体激动药：α_2受体激动药有很强的镇静、抗焦虑作用，且同时具有镇痛作用，可减少阿片类药物的用量。右美托咪定由于其α_2受体的高选择性，是目前唯一兼具良好镇静与镇痛作用的药物。半衰期较短，可单独应用，也可与阿片类或苯二氮䓬类药物合用。

（三）效果评估

相对于全身麻醉患者的镇静与镇痛，对ICU患者的镇静镇痛治疗更加强调"适度"

"过度"与"不足"都可能给患者带来损害。

1.镇静效果评估

（1）Ramsay评分。评分标准分为六级：Ⅰ级，患者焦虑烦躁不安；Ⅱ级，安静合作，定向准确；Ⅲ级，嗜睡，仅对指令有反应；Ⅳ级，入睡，轻叩眉间反应敏捷；Ⅴ级，入睡，轻叩眉间反应迟钝；Ⅵ级，深睡，对刺激无反应。此方法临床应用最为广泛，但缺乏特征性的指标来判断。

（2）SAS评分。根据患者7项不同的行为对其意识和躁动程度进行评分，在成人危重患者被证明是可靠、有效的评分系统，见表36-2。

表36-2　镇静-焦虑评分法（SAS）

分　值	描　述	定　　义
7	危险躁动	拉拽气管内插管，试图拔除各种导管，翻越床栏，攻击医护人员，在床上辗转挣扎
6	非常躁动	需要保护性束缚并反复语言提示劝阻，咬气管插管
5	躁动	焦虑或身体躁动，经言语提示劝阻可安静
4	安静合作	安静，容易唤醒，服从指令
3	镇静	嗜睡，语言刺激或轻轻摇动可唤醒并服从简单指令，但又迅速入睡
2	非常镇静	对躯体刺激有反应，不能交流及服从指令，有自主运动
1	不能唤醒	对恶性刺激无或仅有轻微反应，不能交流及服从指令

注：恶性刺激指吸痰或用力按压眼眶上限、胸骨或甲床5 s

（3）MAAS评分法。自SAS演化而来，分为7级：危险躁动；躁动；烦躁但能配合；安静配合；触摸、叫姓名有反应；仅对恶性刺激有反应；无反应。

（4）脑电双频指数（BIS）。BIS评分为0～100，代表了大脑的活动程度。一般情况下，BIS评分在80～100分代表了清醒状态，60～79分为镇静状态，40～59分为轻度催眠状态，<40分表现为深度催眠和各种意识不清的麻醉状态。

2.镇痛效果评估　疼痛评估的方法有多种，如视觉模拟法（VAS）、数字评分法（NRS）、长海痛尺、面部表情评分法、Prince-Henry评分法、五指法等（详见本章第3节）。当患者不能主观表达疼痛强度时，患者的疼痛相关行为与生理指标的变化也可反映疼痛的程度，需定时、仔细观察来判断。但是，这些非特异性的指标容易被曲解或受观察者的主观影响。

（四）治疗原则

根据美国《危重患者持续镇静镇痛临床实践指南》建议，ICU镇静、镇痛按以下原则进行（图36-8）。

根据镇静目的将ICU镇静分为两类。①治疗性镇静:如控制癫痫或惊厥状态,解除破伤风肌强直,降低颅内压。②舒适性镇静:如缓解患者焦虑不安、激惹烦躁、疼痛不适情绪,提高机械通气患者的顺应性。

从解除患者疼痛角度分为三类:①控制通气的患者,采用吗啡静脉或硬膜外给药镇痛。②辅助通气/脱机患者,采用曲马朵、氯胺酮镇痛。③术后自主呼吸患者,采用曲马朵、非甾体类镇痛药。

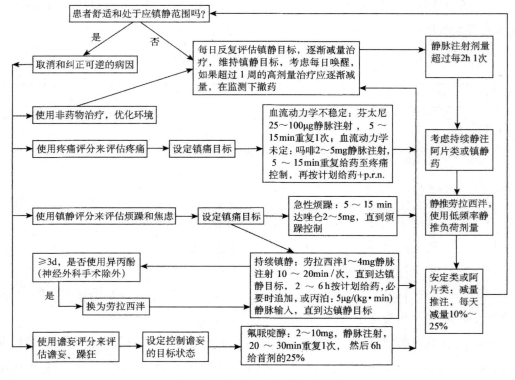

图36-8 危重患者镇静镇痛原则

(引自:美国. 危重患者持续镇静镇痛临床实践指南. 美国重症医学会,2002)

ICU镇静治疗的主要目的是使患者处于睡眠状态而易于唤醒,提高医护依从性,减少不良反应。因此,镇静治疗的药物选择和给药方式也应以此为目标。镇静药的给药应以持续静脉输注为主,首先应给予负荷剂量,以尽快达到镇静目标。经肠道、肌内注射则多用于辅助改善患者睡眠。间断静脉注射一般用于负荷剂量的给予,以及短时间镇静且无需频繁用药的患者。

注重个体反应的差异性:危重患者对镇静镇痛药物的反应有很大的个体差异,要达到希望镇痛镇静目标,治疗策略的程序化和个体化很重要,应根据药物的起效时间、不良反应、半衰期、患者情况及以往临床使用的证据来选择药物。

镇静镇痛的安全性问题:ICU 患者病情危重,实施镇静镇痛治疗时,应密切观察药物不良反应,防止并发症发生,如心动过缓、低血压、呼吸抑制和过敏反应等。

(五)护理

1. 正确评估镇静镇痛效果,严密监测病情变化　在应用镇静镇痛药物的最初 1 h 内要 10 min 观察 1 次患者的使用效果,给药期间应 30 min 评估 1 次患者的镇静镇痛程度,根据评估结果,及时对镇静镇痛药物的种类、剂量、用法进行个体化调整。镇静镇痛治疗对患者病情变化和阳性体征有时产生掩盖作用,因此,应严密监测病情变化,持续动态监测心率、血压、呼吸、氧饱和度等指标变化,特别注意观察患者的意识状态。

2. 执行每日唤醒计划　对于需连续数日进行镇静处理的患者,临床通过执行每日唤醒计划,24 h 降低镇静水平 1 次。每日唤醒计划是指每日暂时停止镇静药物输注,直至患者清醒,并能正确回答至少 3 ~ 4 个简单问题,或患者逐渐表现不适或躁动。清醒评估后重新开始以原剂量半量泵入,逐渐调整剂量,至满意镇静状态。每日唤醒计划有助于观察患者神志、执行胸部体疗,但在执行每日唤醒计划时,应注意患者安全,防止脱管事件等发生。

3. 保持环境安静,减少应激因素　镇静状态下保持清醒的患者,仍然对光亮和噪声较为敏感,引起患者烦躁或睡眠障碍,增加镇静药物需要量。因此,应保持环境安静,光线柔和,集中进行各项护理操作,合理设置呼吸机、监护仪报警范围,正确放置身体留置管道,排除不良刺激因素,如输液外渗、膀胱充盈、疼痛等。

4. 做好基础护理　镇静镇痛治疗后,患者睡眠多、活动少,因此应加强基础护理。保持床单位的清洁平整干燥,2 h 翻身 1 次,防止皮肤压疮;协助床上运动,增加肌力,促进血液循环,改善肺通气,降低肺部并发症和深静脉血栓发生;保持口腔清洁,防止窒息和吸入性肺炎。

5. 心理护理　执行镇静镇痛治疗前,向患者做好解释工作,取得配合。对于部分因气管插管或切开等原因不能进行语言交流的患者,护理人员可通过患者的表情、手势、口型来判断患者要表达的意图,满足患者需求。

二、临终患者的疼痛管理

（一）相关概念

1. 临终关怀（hospice care） 临终关怀是指对临终患者及其家属提供姑息性和支持性医护措施，不以治愈为目的，重点是关注患者的生活质量，又名"安宁照顾""舒缓疗护""终末期护理"。临终关怀临床上通常将预计生存期<6个月的阶段称为临终阶段。

2. 姑息护理（palliative care） WHO将姑息照护定义为对那些无法治愈疾病的患者提供的积极的整体护理，从疾病诊断开始，将疾病治疗与姑息照护相结合，通过预防、评估和有效控制疼痛及其他躯体症状，处理患者心理、社会、精神和宗教方面的系列问题，给予患者和家属支持，最大可能地提高患者及其家属的生活质量。

3. 善终（good death） 善终是指患者和家属没有痛苦，基本符合患者和家属的意愿，尽量与临床、文化、伦理标准一致。善终是一个高个体化的、随时间改变的、与个人认知和经历相关的概念，但是对于善终的内涵构成可以基本达成一致。确定善终的概念，有利于制订临终关怀的目标，开展死亡教育，并对建立临终关怀机构的质量评价标准具有重要的作用。

（二）服务对象和形式

1. 服务对象 临终关怀的服务对象主要是癌症患者，其次是无生物学前景的恶性重大疾病的患者。目前主要关注的慢性非癌性疾病包括心力衰竭、慢性阻塞性肺气肿、肝衰竭、慢性肾衰竭，卒中、多发性硬化、帕金森病、痴呆等神经系统疾病、晚期艾滋病、晚期糖尿病等。

2. 服务形式 服务形式有独立的临终关怀医院、医院内专设的临终关怀病房、居家服务、日间病房、门诊服务、医院内的支持服务等。

（三）临终关怀工作人员和医疗政策

1. 工作人员 临终关怀工作需要多学科协作完成，主要涉及人员有：①医生、护士。②物理治疗师、职业治疗师、辅助治疗师和按摩师等。③社会工作者、牧师等。④志愿者，而家属也作为工作团队的重要一员，影响着患者的照顾水平。

2. 医疗政策 WHO分别向发达国家和发展中国家推荐了癌症患者医疗资源分配方案，见图36-9和图36-10。图中可见，与发达国家相比，作为发展中国家，癌症患者的医疗卫生资源的2/3应用于疼痛缓解与临终关怀。

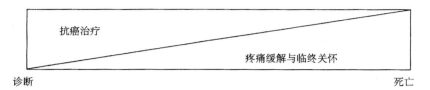

图36-9　WHO向发达国家推荐的癌症患者医疗资源分配方案

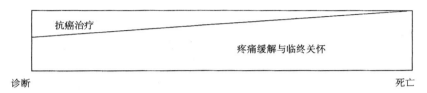

图36-10　WHO向发展中国家推荐的癌症患者医疗资源分配方案

(四)临终关怀的服务宗旨

临终关怀主要从生理学、心理学和生命伦理学的角度对患者及家属进行照护。

1. 生理学角度的临终关怀　包括了解和满足患者基本生理需求,及时解除病痛、控制疾病症状等,尽最大可能使患者处于舒适状态。

2. 心理学角度的临终关怀　包括了解和理解患者及其家属心理需要并予以心理支持,用各种确实有效的办法使患者正视现实,摆脱恐惧。

3. 生命伦理学角度的临终关怀　侧重于指导医护人员及临终患者认识生命价值及其弥留之际生存的社会意义,使患者在临终阶段活得有意义、有价值、有尊严、安详、舒适、毫无牵挂。另外,通过开展哀伤辅导服务,对亲友予以慰藉、关怀和帮助,使亲友从悲痛中及时解脱出来。

临终关怀的含义,它不以延长临终患者生存时间为重,而是以提高患者临终阶段的生命质量为宗旨。通常抗癌治疗与临终关怀的分布关系,见图36-11所示。

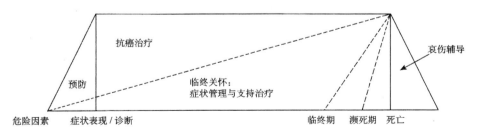

图36-11　抗癌治疗与临终关怀的分布关系

(五)临终护理

由于临终阶段的治疗原则已由治愈为主的治疗转变为对症治疗为主的,临终阶段的医疗重点也就从治疗转变到关怀,护理重点从关注患者的疾病转变到关注患者的痛苦。

1. 护理要求　主要有:①理解临终患者心理。②尊重临终患者生活。③保护临终患者权利,如:允许患者保留自己的生活方式,保护隐私,参与医疗护理方案的制订,选择死亡方式等权利。

2. 护理内容

(1)症状管理:临终阶段常见症状表现有疲乏、疼痛、食欲缺乏、便秘、呼吸困难、水肿、失眠、恶心、呕吐等。通常患者会存在两种以上的症状,而且症状之间相互影响,相互作用。护理人员应及时询问观察患者症状,协助医生做好症状管理,缓解患者痛苦。

(2)基础护理:护理人员要具有娴熟的技术和热情的态度,做好基础护理,解除患者躯体上的疼痛,满足生活需求。

(3)心理护理:库伯勒·罗斯博士临终心理理论认为,当一个人得知自己患了不治之症或疾病发展到晚期面临死亡时,其心理发展过程大致可分为否认、愤怒、协议、抑郁、接受五期,五期界限不很明显,不能孤立看待,要因势利导,综合分析,制订恰当的心理护理措施。

(4)社会支持:主要进行以下内容的社会支持。①居住环境:对于临终患者而言,安静舒适的环境是非常重要的。②与家人/朋友的关系:家属的精神痛苦会影响患者的情绪变化,使患者症状加重,因此要协调好患者与家人/朋友的关系,促进家属的心理适应。③社会关系:让朋友与照顾者常陪在患者身边;尊重患者需要的个人空间;鼓励患者保持正常的社交活动;帮助患者处理经济问题、子女教育问题,扩大其支持系统。④满足患者心愿:评估患者未完成的事情,将患者的愿望降低到能达到的水平,帮助患者完成最后的心愿;患者、家属、护理团队共同讨论治疗照护计划和临终阶段的相关事宜,包括是否放弃抢救、个人意愿、预先安排、书面遗嘱、指定决定权代理人、去世地点的愿望等,尽量协调相互关系,满足患者需要。

(5)死亡教育:通过教育,使更多的人掌握死亡相关知识,为处理自我之死、亲人之死做好心理准备,勇敢地正视生老病死的问题,并将这种认识转化为珍惜生命、珍爱健康的强大动力。认识到人生包括优生、优活、优死三大阶段,以便使人们能客观地面对死亡,有意识地提高人生之旅最后阶段的生命质量。

死亡教育的主要内容包括:①针对临终患者的个性特点,逐步帮助临终患者接受死亡的事实,理解生与死是人类自然生命历程的必然组成,是不可抗拒的自然规律,从而树立科学、合理、健康的死亡观。②死亡确实有肉体上的痛苦和精神上的焦虑、恐惧,这给自然的生命过程镀上了可怕的阴影。护理人员应经常与患者交谈,让其相信医护人员能使其摆脱临终的痛苦,保证临终阶段的舒适和尊严。③帮助临终患者认识弥留之际生存的价值和意义,消除对死亡的恐惧、焦虑等心理现象,坦然面对,并为之做好必要的思想准备,让美好的希望和回忆充满最后阶段的生活。

(6)临终患者家属的关怀:临终关怀服务的对象除了患者以外,还包括患者的家属。护理人员应关注家属的身心变化,进行减轻哀伤辅导,帮助家属建立信心、适应生活、顺利度过丧亲的痛苦阶段。失去至亲以后一般家属会经历以下几个阶段:①接受死亡的事实。②经历悲伤的痛苦。③重新适应逝者不存在的环境。④将活力重新投注到其他关系上。

(六)临终关怀中的疼痛管理

晚期癌症患者的症状中疼痛占85.5%,80%的晚期患者有两种以上的痛苦症状同时出现,且相互影响。

桑得斯在20世纪60年代早期第一次使用了"total pain"的概念,全方位疼痛,又名"整体性疼痛",强调晚期癌症疼痛是多方面因素的结果,包括:躯体的、心理的、社会的和精神的因素,并且四个因素间相互作用,因而可以说是复杂性疼痛。

护士在临终疼痛管理中发挥着至关重要的作用,护理内容如下。

1.详细及全面的疼痛评估 使用痛尺,评估患者的疼痛程度。同时留意患者形容疼痛的情况,从患者的睡眠、表情、行为,甚至于患者的梦境中了解患者的疼痛。护士应耐心倾听患者的主诉,尊重患者的表达并相信患者。

2.患者及其家属的教育 护士要了解患者及其家属对疼痛管理的认识和误区,进行疼痛管理相关知识的宣教。

3.躯体疼痛的处理 有学者指出,对临终患者来说,所有不必要的药物都可停用,只有镇静、镇痛、解痉药是必要的。美国护理学会指出,只要能控制患者感觉到的痛苦,无论采取什么样的药物,多大的剂量,采取何种给药途径,都是可以的。护士应帮助患者选择合适的疼痛控制方式,协调医生、患者及其家属,做到提前预防处理镇痛药物不良反应,要考虑使用疼痛控制的其他方法,特别是一些非药物疗法。

4.心理性疼痛的缓解 美国一位临终关怀专家认为:"人在临死前精神上的痛苦>肉体上的痛苦。"临终疼痛患者的心理学症状中,涉及焦虑和抑郁的最多。因此,一定要在控制和减轻患者机体上痛苦的同时,做好临终患者的心理关怀。首先,在处理心理性疼痛时,关键是与患者建立信任关系,如此,才能让临终者把他真正想说的话说出来,可以让临终者顺利转化心境,接受生命或好好地面对死亡。其次,要积极倾听患者主诉,这是缓解心理性疼痛的有效措施。最后,在处理心理性疼痛时,要尊重患者的个人意愿,允许患者按照自己的方式做事,很多护理操作也可以依照患者的要求进行。

5. 社会支持　社会性疼痛是与预期或实际的分离,或丢失有关的痛苦。临终患者常痛苦地意识到他们将要因死亡而和家属离别,护理人员应采取一些措施避免临终患者与亲友分离。

6. 寻找生命的意义　患者的痛苦往往受整体的感受所影响,心灵上的问题,很多时候都会加重患者对疼痛的感受。因此,作为护士,应陪伴在心灵困苦的患者身边,聆听他们的人生经历,帮助他们寻找人生意义,给予安慰和鼓励。

（姜　雪）

第三十七章 社区护理

第一节 基本概念

一、健康的基本概念

健康是人类全面发展的基础。健康关系到个体的幸福、家庭的和睦、社会的和谐、民族的强盛。维护和促进健康是每一位公民的愿望,也是每一位公民义不容辞的责任。然而,伴随社会的发展,健康的标准也在不断地演变、完善。

(一)健康的定义

传统的生物医学模式认为:没有疾病就是健康;1948年,世界卫生组织(WHO)在其宪章上将健康定义为:健康不仅是没有疾病或虚弱,而是身体的、精神的健康和社会适应良好的总称;1990年,WHO在有关文件中对健康的定义又加以补充,将健康归纳为4个方面:躯体健康、心理健康、社会适应良好、道德健康。

由此可见,健康是一个相对的、动态的概念。随着时代的变迁、医学模式的转变,人们对健康的认识不断提高,健康的内涵不断地拓宽。从单纯的躯体健康,逐步扩展到心理健康、社会健康及道德健康,即理想的健康状况不仅仅是免于疾病的困扰,还要充满活力,与他人维持良好的社会关系,使之处于完全健全、美好的状态。

(二)影响健康的因素

人类的健康取决于多种因素的影响和制约,其主要影响因素可分为两大类,即环境因素和生物遗传因素。

1. 环境因素 环境是指围绕着人类空间及直接或间接地影响人类生活的各种自然因素和社会因素之总和。因此,人类环境包括自然环境和社会环境。

(1)自然环境:又称物质环境,是指围绕人类周围的客观物质世界,如水、空气、土壤及其他生物等。自然环境是人类生存的必要条件。在自然环境中,影响人类健康的因素主要有生物因素、物理因素和化学因素。

自然环境中的生物因素包括动物、植物及微生物。一些动物、植物及微生物为人类的生存提供了必要的保证,但另一些动物、植物及微生物却通过直接或间接的方式影响甚至危害人类的健康。

自然环境中的物理因素包括气流、气温、气压、噪声、电离辐射、电磁辐射等。在自然状况下,物理因素一般对人类无危害,但当某些物理因素的强度、剂量及作用于人体的时间超出一定限度时,会对人类健康造成危害。

自然环境中的化学因素包括天然的无机化学物质,人工合成的化学物质及动物和微生物体内的化学元素。一些化学元素是保证人类正常活动和健康的必要元素;一些化学元素及化学物质在正常接触和使用情况下对人体无害,但当它们的浓度、剂量及与人体接触的时间超出一定限度时,将对人体产生严重的危害。

(2)社会环境:又称非物质环境,是指人类在生产、生活和社会交往活动中相互间形成的生产关系、阶级关系和社会关系等。在社会环境中,有诸多的因素与人类健康有关,如社会制度、经济状况、人口状况、文化教育水平、生活方式和医疗卫生服务等,这些因素相互影响,直接或间接影响人类的健康,但对人类健康影响最大的两个因素是:生活行为、方式因素与医疗卫生服务因素。

行为是人类在其主观因素影响下产生的外部活动,而生活方式是指人们在长期的民族习俗、规范和家庭影响下所形成的一系列生活意识及习惯,生活方式包括饮食方式、劳动方式、性生活方式、休闲方式等。随着社会的发展、人们健康观的转变以及人类疾病谱的改变,人类行为和生活方式对健康的影响越来越引起人们的重视。合理、卫生的行为和生活方式将促进、维护人类的健康,而不良的行为和生活方式将严重威胁人类的健康。不良的行为和生活方式对人民健康的影响日益严重,如吸烟、酗酒、吸毒、纵欲、赌博、滥用药物等。

医疗卫生服务是指促进及维护人类健康的各类医疗、卫生活动。它既包括医疗机构所提供的诊断、治疗服务,也包括卫生保健机构提供的各种预防保健服务。一个国家医疗卫生服务资源的拥有、分布及利用,对其人民的健康状况起重要作用。

2. 生物遗传因素　生物遗传因素是指人类在长期生物进化过程中所形成的遗传、成熟、老化及机体内部的复合因素。生物遗传因素直接影响人类健康,对人类诸多疾病的发生、发展及分布均具有重要的影响。

二、社区的基本概念

社区是人们生活的基本环境,是社区卫生服务的基本范围,是社区护士服务的基本场所。因此,社区直接或间接地影响着居民的健康。

（一）社区及其构成要素

根据有关记载,"社区"一词源于德文（gemeinschaft）,后由德文译为英文,其基本含义为具有共性的团体。随着"社区"一词在全球的广泛应用,世界各国的学者根据"社区"一词在其国家的具体应用,从不同角度、不同层面解释"社区"的内涵。

德国学者汤尼斯（F.Tonnies）提出:社区是以家庭为基础的历史共同体,是血缘共同体和地缘共同体的结合。美国学者戈派革（Goeppinger）认为:社区是以地域为基础的实体,由正式和非正式的组织、机构和群体等社会系统组成,彼此依赖,行使社会功能。WHO也曾根据各国的情况提出:一个有代表性的社区,人口数为10万~30万,面积在5 000~50 000 km²。

1. 社区定义　中国社会学家费孝通先生早在1933年就提出"社区"的概念,并根据中国的具体情况,将社区定义为:"社区是若干社会群体（家族、氏族）或社会组织（机关、团体）聚集在某一地域里所形成的一个生活上相互关联的大集体。"

2. 构成社区的要素　社区是构成社会的基本单位,也可以被视为宏观社会的一个缩影。尽管社区的诸多定义不尽相同,但构成社区的基本要素应包括以下几方面。

（1）人群:一定数量的人群是构成社区的首要因素。

（2）地域:相对固定、共同的地理区域是构成社区的必备要素。

（3）生活服务设施:基本的生活服务设施一方面可以满足社区居民生活的基本需求,将居民稳定于社区;另一方面可以促进居民间的相互沟通、理解和联系。

（4）文化背景及生活方式:相似的文化背景和生活方式将增进居民间的共同语言,密切他们之间的联系。

（5）生活制度及管理机构:明确的生活制度及相应的管理机构将约束和规范社区居民的行为,维护社区秩序,促进社区和谐。

在这五个要素中,一定数量的人群和相对固定的地域是构成社区的最基本要素,是社区存在的基础。在此基础之上,满足居民生活需要的服务设施、特有的文化背景及生活习惯或生活方式、明确的生活制度及相应的管理机构是社区人群相互联系的纽带,是形成一个"生活上相互关联的大集体"的基础,是社区发展的保障。

（二）社区的基本功能

社区具有多种功能,但与社区卫生服务密切相关的功能主要有6种,即空间功能、联接功能、传播功能、社会化功能、控制功能和援助功能。

1. 空间功能　社区作为人们生活、工作或学习的基本环境,首先为人们提供了生存和发展的空间。没有这个空间,人们就无法生存、繁衍,更无法发展。因此,空间功能是社区的最基本、最主要的功能。

2. 联接功能　社区常被人们比喻为宏观社会的缩影,其主要原因是因为社区具有突出的联接功能。社区不仅为人们提供了空间,而且将不同种族、年龄、身份、文化背景的人群聚集在一起,并以各种方式将个人、家庭、商业、企业和事业机构等联接在一起,构成相关小社会。

3. 传播功能　社区人口密集,文化、知识、技术、信息等也非常密集,从而构成了文化源、知识源、技术源、信息源,为传播提供了条件。各种信息在社区内外,以各种方式快速传播,为人们及社区本身的发展创造了基础。

4. 社会化功能　社区居民通过不断的学习、相互影响,形成社区特有的风土人情、人生观和价值观。

5. 控制功能　通过制订各项行为规范和相关规章制度,社区管理机构对居民的行为加以约束、控制,从而有效地维持社区秩序、保障社区的和谐和居民的安全。

6. 援助功能　无论是对妇女、儿童、老年人等特殊人群,还是对处于疾病、灾难或经济困难中的个体、家庭或弱势群体,社区具有提供帮助和支援的功能。

三、社区卫生服务的基本概念

社区卫生服务是医疗卫生工作的重要组成部分,是促进和维护人民健康的基本保障。

（一）社区卫生服务的定义、服务内容及对象

1. 社区卫生服务的定义　社区卫生服务是指社区内的卫生机构及相关部门根据社区内存在的主要卫生问题,合理使用社区的资源和适宜技术,主动为社区居民提供的基本卫生服务。社区卫生服务是以人群健康为中心、家庭为单位、社区为范围、需求为导向,以妇女、儿童、老年人、慢性病病人、残疾人等为重点,以解决社区主要卫生问题、满足基本卫生服务需求为目的,融预防、医疗、保健、康复、健康教育、计划生育技术服务等为

一体,有效、经济、方便、综合、连续的基层卫生服务。

2. 社区卫生服务的对象　社区卫生服务面向整个社区,其服务对象为社区的全体居民。

(1)健康人群:是社区卫生服务的主要对象之一,由各个年龄段的健康人群组成。

(2)亚健康人群:亚健康是介于健康和疾病之间的中间状态。所谓的亚健康人群是指那些没有任何疾病或明显的疾病,但呈现出机体活力、反应能力及适应能力下降的人群。据有关部门调查表明:亚健康人群约占总人口的60%,故亚健康人群应成为社区卫生服务的重点对象。

(3)高危人群:高危人群是指目前尚处于健康状态,但本身暴露于某些致病因素中的人群。致病因素包括生物遗传、环境及生活行为和习惯等因素,如家族遗传病史、不良生活习惯等。

(4)重点保健人群:是指由于各种原因需要得到特殊保健的人群,如妇女、儿童、老年人等。

(5)患病人群:是由患有各种疾病的病人组成,包括患常见病、慢性病的病人。目前,居家的病人是社区卫生服务的重要对象之一。

3. 社区卫生服务的工作内容　社区卫生服务的主要特点之一是"六位一体"的综合服务内容,即社区卫生服务融预防、医疗、保健、康复、健康教育、计划生育技术服务等为一体。

(1)预防服务:从个人、家庭和社区三个层次,根据不同特点和需求,提供三级预防服务。

①第一级预防(primary prevention):又称病因预防或发病前期预防。即通过采取各种措施,控制或消除致病因素对健康人群的危害,达到防止疾病发生的目的。

②第二级预防(secondary prevention):又称临床前期预防或发病期预防。即在疾病的临床前期,通过早期发现、早期诊断、早期治疗,从而使疾病得到有效的控制或治愈,以达到防止疾病进一步发展的目的。

③第三级预防(tertiary prevention):又称临床预防或发病后期预防。即通过对病人采取及时、有效的治疗,防止疾病的进一步恶化,以达到预防并发症和病残的目的。

(2)医疗服务:提供有效、经济、方便的基本医疗服务是社区卫生服务中的一项内容。社区基本医疗服务主要包括:①常见病、多发病的诊断和治疗。②急重症、疑难病症的紧急救护、转诊。③恢复期病人的继续治疗。

（3）保健服务：即为社区重点保健人群提供综合性、连续性的保健服务。社区保健服务主要包括：①妇女围婚、围生及围绝经期的保健服务。②新生儿、婴幼儿、学龄前、学龄期、青少年的保健服务。③老年人保健服务。

（4）康复服务：在有关机构的专业指导下，利用社区资源，组织康复对象及其家属开展医疗康复，以减少、减轻残障。社区康复服务主要包括慢性病病人的康复和残疾人的康复。

（5）健康教育：是社区卫生服务的主要方式之一，社区的预防、保健、医疗、康复及计划生育服务均需通过健康教育提高其服务效率。

（6）计划生育技术服务：计划生育是中国国策，是社区卫生服务的重要内容之一。社区计划生育技术服务主要包括：①国家人口与计划生育基本政策的宣传。②计划生育技术的咨询和指导。③避孕药具的发放与管理。

（二）社区卫生服务的特点

社区卫生服务不同于医院的医疗服务。作为基本卫生服务，社区卫生服务以公益性、主动性、广泛性、综合性、连续性、可及性为主要特点。

1. 公益性　社区卫生服务除了基本医疗服务外，康复等服务也属于社区卫生服务的范围。

2. 主动性　社区卫生服务人员应主动深入社区、走进家庭，提供以家庭为单位的综合卫生服务，以满足社区居民的健康需求。

3. 广泛性　社区卫生服务面向社区全体居民，包括健康人群、亚健康人群及患病的病人。

4. 综合性　社区卫生服务的内容不仅包括基本医疗服务，还包括疾病预防、人群保健、康复、健康教育和计划生育指导等服务。

5. 连续性　社区卫生服务的内容和对象决定了其服务的连续性。自生命尚未诞生至生命结束，社区卫生服务人员将针对社区居民生命周期各阶段的特点和需求，提供相应的预防、保健、医疗和康复等服务。

6. 可及性　社区卫生服务从时间、地点和价格等方面确保社区居民不仅使用方便且能够承担得起。

四、社区护理的基本概念

社区护理是社区卫生服务的重要组成部分，社区护士在确保社区卫生服务质量、提高社区卫生服务效益中发挥着重要的作用。

(一)社区护理的定义与工作内容

1. 社区护理定义　社区护理是将公共卫生学及护理学理论相结合,用以促进和维护社区人群健康的一门综合学科。社区护理以健康为中心,以社区人群为对象,以促进和维护社区人群健康为目标。

公共卫生学是一门预防疾病、延长寿命、促进身心健康和提高工作效率的科学和艺术。通过有组织的社会力量,预防疾病、延长寿命,是公共卫生学的主要目的。护理学是医学领域里一门综合性应用科学,它结合了自然科学与社会科学的理论,形成了护理的理论体系与护理技术操作。护理是发现和处理人类现存或潜在的健康问题的过程。随着护理模式的转变,护理学的范围也在逐步拓宽,从疾病的护理扩展至疾病的预防;但其侧重点仍是依赖于护理人员的力量,帮助病人恢复健康、减少残障。

社区护理将护理学理论和公共卫生学理论有效结合,不仅面向患病人群,还面向健康人群;不仅通过组织的社会力量,提供预防疾病的服务,更依赖于护理人员的力量,提供恢复健康的服务。

2. 社区护理服务的内容　在中国,社区护理服务是社区卫生服务的重要组成部分。根据社区卫生服务的"六位一体"内容,社区护士将配合社区的全科医师、预防保健人员、康复人员等其他专业人员,重点开展以下五个方面的社区护理服务。

(1)社区保健护理:社区护士将针对社区居民的特点和需求,特别是妇女、儿童、老年人,提供相应的保健护理服务,如妇女围生期和围绝经期的保健、儿童免疫规划的实施、老年保健等护理服务,以减少各种健康问题的发生,促进健康。

(2)社区慢性疾病、传染病、精神病病人的护理和管理:社区护士将对居家的慢性疾病、传染病和精神病病人提供医疗护理和管理服务,同时指导其家属、照顾者正确地护理和照顾病人并做好相应地消毒、隔离和保护易感人群的工作,在控制疾病的基础上,促进健康的恢复。

(3)社区康复护理:社区护士将向社区的残疾人群提供相应的康复护理服务,以帮助他们尽可能降低残障程度,重返社会。

(4)社区急、重症病人的急救与转诊服务:社区护士将向社区的急、重症病人提供院前救护和转诊服务,以确保他们被及时、平安地送至相应的医疗机构。

(5)社区临终护理:社区护士将向居家的临终病人提供临终关怀护理服务,以减轻临终病人的身心痛苦,维护其尊严,改善其生活质量,使临终病人平静、舒适地度过人生的最后阶段,同时为临终病人的家属提供心理、精神支持,确保家属安全度过居丧期。

(二)社区护理服务的特点

1. 社区护理是护理领域的一个分支　作为一门综合学科,社区护理在将护理学和公共卫生学基本理论和知识有机结合的基础上,拓展、丰富了护理学内涵,从而延伸了护理学的领域。

2. 社区护理以人群健康为中心　社区护理以社区人群为服务对象,以促进和维护人群健康为主要目标。

3. 社区护士具有高度的自主性　在社区护理过程中,社区护士往往独自深入家庭进行各种护理,故要求社区护士具备较强的独立工作能力和高度的自主性。

4. 社区护士必须和其他相关人员密切合作　社区护士在工作中不仅仅要与社区其他医疗、卫生、保健人员密切合作,鼓励社区卫生服务对象的参与,还要与社区居民、社区管理人员密切配合。

(三)社区护理的发展过程

社区护理起源于西方国家,追溯其发展过程,可划分为四个主要阶段,即:家庭护理阶段、地段护理阶段、公共卫生护理阶段和社区卫生护理阶段(表37-1)。

表37-1　社区护理的发展过程

阶　段	护理对象	护理类型	护理内容
家庭护理	贫困病人	以个体为导向	医疗护理
地段护理	贫困病人	以个体为导向	医疗护理
公共卫生护理	有需求的民众	以家庭为导向	医疗护理及预防保健
社区护理	社区居民	以人群为导向	健康促进及疾病预防

摘自:刘建芬. 社区护理学. 第2版. 北京:中国协和医科大学出版社,2010.

1. 家庭护理阶段　早在19世纪中期以前,由于卫生服务资源的匮乏、医疗水平的局限及护理专业的空白,多数病人均在家中休养,由家庭主妇看护、照顾。在这些家庭主妇中,绝大多数既没有文化,也没有受过任何看护训练,她们只能给予病人一些基本的生活照顾。然而正是这种简单、基础的家庭护理,为早期护理和社区护理的诞生奠定了基础。

2. 地段护理阶段　地段护理源于英国。早在1859年,英国利物浦(Liverpool)的企业家若斯蓬(William Rathbone)先生因其患病的妻子在家得到一位护士的精心护理,而深感地段护理之重要并致力于地段护理的发展。于是,在19世纪中期到19世纪末期的50年间,英国、美国为了使贫病交加人群能享受到基本的护理服务,从而改善贫困人群的健康状况,陆续开设了地段护理服务。地段护理在英、美两国主要侧重于对居家贫困病人的护理,包括指导家属对病人进行护理。从事地段护理的人员多数为志愿者,少数为护士。

3. 公共卫生护理阶段　公共卫生护理源于美国。早在1893年,美国护士伍德(Lillian Wald)女士在纽约亨利街区(Henry Street)开设了地段护理。随着其服务对象和服务内容的逐步拓宽,伍德女士称之为公共卫生护理。公共卫生护理将地段护理的服务对象由贫困病人,扩大至地段居民;将服务内容由单纯的医疗护理,扩展至预防保健服务。在从事公共卫生护理人员中,绝大多数为公共卫生护士,少数为志愿者。

4. 社区护理阶段　进入20世纪70年代后,世界各国越来越多的护士以社区为范围,以健康促进、疾病防治为目标,提供医疗护理和公共卫生护理服务。于是,从20世纪70年代中期开始,美国护理协会将这种融医疗护理和公共卫生护理为一体的服务称之为社区护理,将从事社区护理的人员称之为社区护士。1978年,世界卫生组织给予肯定并加以补充,要求社区护理成为社区居民"可接近的、可接受的、可负担得起的"卫生服务。从此社区护理以不同的方式在世界各国迅速地发展起来,社区护士的队伍也在世界各国从质量和数量上逐步地壮大起来。

(四)社区护士的角色与能力要求

社区护士是指在社区卫生服务机构及其他有关医疗机构从事社区护理工作的护理专业人员。社区护士是社区卫生服务的主要提供者,是社区居民健康的维护和促进者。

1. 社区护士的角色

(1)照顾者:社区护士将以照顾者的角色服务于社区居民,向社区居民提供各种照顾,包括生活照顾及医疗照顾。

(2)教导者:对社区居民的教育与指导,将贯穿于社区护理服务的始终。因此,社区护士将以教导者的角色向社区居民提供各种教育、指导服务,包括健康人群和亚健康人群的教育、病人教育及病人家属的指导。

(3)咨询者:社区护士还将以咨询者的角色向社区居民提供有关卫生保健及疾病防治咨询服务,解答居民的疑问和难题,成为社区居民的健康顾问。

(4)管理者:社区护士根据社区的具体情况及居民的需求,设计、组织各种有益于健康促进和健康维护的活动。

（5）协调者：社区护理服务的特点之一是鼓励各类相关人员的参与。因此，社区护士将协调社区内各类人群的关系，包括社区卫生服务机构内各类卫生服务人员的关系、卫生服务人员与居民或社区管理者的关系等。

（6）研究者：社区护士不仅要向社区居民提供各种卫生保健服务，同时还要注意观察、探讨、研究与护理及社区护理相关的问题，为护理学科的发展及社区护理的不断完善提供依据。

2.社区护士的能力　社区护理的工作范围、社区护士的职责和角色对社区护士的能力提出了更高的要求，要求社区护士不仅要具备一般护士所应具备的护理基本能力，还要特别加强以下几种能力的培养。

（1）人际交往能力：社区护理工作既需要其合作者的支持、协助，又需要其护理对象及家属的理解、配合。社区护士的主要合作者包括社区内其他卫生专业人员，如全科医师；社区的管理人员，如街道、居委会的工作人员；社区护理的对象，即社区的全体居民，如病人、家属、健康人群。面对这些不同年龄、家庭、文化及社会背景的合作者和护理对象，社区护士必须掌握社会学、心理学及人际沟通技巧方面的知识，具备在不同的场合、面对不同的服务对象进行有效沟通的能力，更好地开展社区护理工作。

（2）综合护理能力：主要包括各专科护理技能及中西医结合的护理技能。根据社区护理的定义及社区护士的主要职责，社区护士即是全科护士，他们将面对各种病人和残疾者，如外科术后的病人、卒中恢复期的病人、精神病病人或临终病人等。因此，社区护士必须具备各专科护理技能及中西医结合的护理技能，才能满足社区人群的需求。

（3）独立解决问题能力：社区护士多处于独立工作状态，往往需要独立地进行各种护理操作、运用护理程序、开展健康教育、进行咨询或指导。此外，无论是在社区服务中心（站）还是病人的家里，其护理条件及设备均不如综合医疗机构，这就要求社区护士具备较高的解决问题或应变的能力。因此，具有独立判断、解决问题或应变能力，对社区护理人员是非常重要的。

（4）预见能力：主要应用于预防性的服务，而预防性服务是社区护士的主要职责之一。在实际工作中，社区护士不仅要运用顺向思维，还要运用逆向思维。所谓的顺向思维，即针对已发生的问题，找出解决的方法并实施；而逆向思维则是在问题发生之前找出可能导致问题发生的潜在因素，从而提前采取措施，避免或减少问题的发生。社区护士应有能力预见在治疗和护理中可能发生的变化，疾病或残疾将给家庭带来的直接与间接影响，以及社区内可发生的健康问题，以便提前采取措施，防患于未然。

(5)组织、管理能力:组织、管理者是社区护士的另一个重要角色。社区护士一方面要向社区居民提供直接的护理服务;另一方面还要调动社区的一切积极因素,大力开展各种形式的健康促进活动。社区护士有时要负责人员、物资和各种活动的安排,有时要组织本社区有同类兴趣或问题的机构人员学习,如老人院中服务员的培训或餐厅人员消毒餐具的指导,这些均需要一定的组织、管理能力。

(6)调研、科研能力:社区护士不仅担负着向社区居民提供社区护理服务的职责,同时也肩负着发展社区护理、完善护理学科的重任。因此,社区护士首先应不断地充实自己的理论知识,提高自己的业务水平。其次,社区护士应掌握科研的基本知识,能独立或与他人共同进行社区护理科研活动。在社区护理实践中,善于总结经验,提出新的观点,探索适合中国国情的社区护理模式,推动中国社区护理事业的发展。

(7)自我防护能力:社区护士的自我防护能力主要体现于3个方面,即自我法律保护能力、职业防护能力及人身防护能力。首先,社区护士应提高自我法律保护意识,在提供社区护理服务中,严格执行各项规章制度,特别是在服务对象家庭中提供医疗护理服务时,应注意维护服务对象的合法权益,认真履行护理人员的职责,避免引起不必要的纠纷;其次,社区护士应提高职业防护意识,严格执行无菌操作原则,消毒、隔离制度及医疗废弃物处理原则,防止因工作疏忽而引起交叉感染,损害服务对象及自身健康;最后,社区护士应提高自我人身安全防护的意识,在深入社区或进行家庭访视过程中,避免携带贵重物品或过多现金,冷静应对各种突发事件。

五、社区重点人群保健

重点人群亦称特殊人群,是指具有特殊生理、心理特点或处于一定的特殊环境中容易受到各种有害因素作用、患病率较高的人群。妇女因其特殊的生理特点、生理周期和生育功能,在特定时期较之男性具有更多的健康危险因素;儿童和老年人则因其特殊的生理、心理特点较成年人更易患病和死亡,故妇女、儿童和老年人成为社区卫生服务的重点保健人群。

(一)社区妇女儿童保健

妇女保健是针对妇女生理和生殖的特点,以预防为主、保健为中心,维护和促进妇女身心健康为目的,开展以保障生殖健康为核心的保健工作。

儿童保健是研究儿童生长发育的规律及其影响因素,采取有效措施,预防儿童疾病、促进健康的一门学科。

妇女和儿童人口数量众多,约占人口总数的2/3。社区作为他们生活的基本环境,社区护士肩负着保护和促进妇女、儿童健康的重任。

1.社区妇女和儿童保健的内容

(1)社区妇女保健的内容:社区妇女保健的主要内容是针对妇女围婚期、围生期和围绝经期的生理、心理的特点及需求,提供相应的预防保健服务。详细内容参见妇产科护理指南。

(2)社区儿童保健的内容:社区儿童保健的主要内容是在新生儿、婴幼儿、学龄前期、学龄期和青少年期,针对各阶段儿童生理、心理的特点及需求,提供相应的预防保健服务。详细内容参见儿科护理指南。

2.社区妇女和儿童的主要保健措施

(1)积极开展社区妇女、儿童的健康调查,掌握社区妇女、儿童的人口数量、年龄结构、健康状况、主要健康问题及其危险因素。

(2)大力开展健康教育,普及健康知识,提高健康意识,培养良好的生活习惯和方式。

(3)主动提供有针对性的妇女和儿童保健服务,如健康咨询、计划生育技术指导、免疫规划的实施等,有效预防各种常见健康问题和疾病。

(二)社区老年保健

老年保健是指在平等享用卫生资源的基础上,充分利用现有资源,使老年人得到基本的医疗、康复、保健和护理等服务,以维持和促进老年人的健康。

1.社区老年保健的对象 社区老年保健以社区全体老年人为对象,包括健康的老年人和患病的老年人,但重点保健服务对象为以下五类人群。

(1)高龄老年人:高龄老年人一般是指75岁以上的老年人,即老年人和非常老的老年人。随着人均寿命的逐渐增长,高龄老年人在老年人群中的比例不断扩大;随着衰老进程的不断加重,高龄老年人的体质更加脆弱;因此,高龄老年人更需要社区保健服务。

(2)独居老年人:独居老年人是指老年人因没有子女或不与子女共同居住的老年人。随着独生子女比例的扩大、养老观念的转变,独居老年人在老年人群中的比例也在逐渐扩大。由于交通等各种不便,他们将更依赖于社区老年保健服务。

(3)疾病恢复期老年人:疾病恢复期老年人包括急、重症恢复期的老年人及需要继续或长期治疗的老年人。这类人群疾病尚未完全治愈,身体状况相对较差,往往渴望社区的指导、教育及帮助。

（4）丧偶老年人：丧偶老年人一般可能独居或与子女共同居住。随年龄的增长，丧偶老年人的比例不断增加。这类人群往往由于孤独等心理问题引发各种躯体健康问题，社区应针对他们的特点和需求提供相应、及时的保健服务。

（5）精神障碍老年人：精神障碍老年人主要是指老年性痴呆的病人。由于生活自理能力的逐渐丧失、生活规律的紊乱，他们更需要社区的特殊关注、帮助和支持。

2. 社区老年保健的内容　针对老年人生理、心理及社会环境的特殊性，老年人健康促进与维护主要通过老年人的自我保健、家庭保健及社区保健共同实现。

（1）自我保健：自我保健是指个人、家庭、邻居、亲友和同事自发的卫生活动，并做出与卫生有关的决定。老年人自我保健主要是指老年人自身提高自我观察、预防、护理及急救的意识和基本技能，从而达到预防疾病、促进和维护健康的目的。

①自我观察：老年人应注意自身情况的变化，特别是生命体征的变化，如体温、脉搏、血压等；患慢性疾病的老年人还应密切观察自身病情的变化，如疼痛的部位、性质的改变等，以防延误病情。

②自我预防：老年人应自觉地建立合理的饮食、休息及锻炼等生活方式，保持良好的心理状态，同时应定期进行体格检查。

③自我护理：老年人应具备基本的自我照顾、自我调节及自我保护能力。患慢性疾病的老年人还应掌握基本的自我治疗、护理能力，如安全用药、自我注射胰岛素等。

④自我急救：老年人应熟知急救电话号码；外出时应随时携带自制急救卡，包括姓名、血型、主要疾病的诊断、定点医院、联系电话等信息，患有心血管疾病的老年人还应随时携带急救盒，备有硝酸甘油等药物。

（2）家庭保健：家庭保健是指以家庭为单位，以促进家庭及其成员达到最高水平的健康为目的的卫生保健实践活动。

家庭是老年人生活的基本环境、是感情的主要依托，老年人健康的促进和维护与家庭密切相连。因此，家庭成员应针对老年人的特点和需求，关心、理解老年人，为老年人营造安全、健康的生活环境。

（3）社区保健：社区保健是指社区卫生服务机构针对社区各类居民的生理、心理特点及需求，提供相应的保健服务，以促进和维护社区人群的健康。

社区保健服务是社区卫生服务的重点内容之一，老年人又是社区保健服务的重点人群。因此，针对老年人的生理、心理的特点和需求，提供相应的保健服务是社区卫生服务机构的主要工作。

3. 社区老年保健的原则　社区是老年人生活的基本环境。随着独生子女家庭的不断普及,家庭养老功能逐渐减弱,老年人的保健与照顾越来越多地依赖于社区。保健是社区卫生服务的重要内容之一,老年人群又属于特殊人群,因此,无论是老年人对社区的需求,还是社区卫生服务的职责和功能,社区老年保健均是社区义不容辞的责任。做好社区老年保健服务工作,是增强老年人自我保健意识,改善老年人健康状况,提高老年人生活质量的有效手段。在提供社区老年保健服务时,应遵循下列原则:

(1)以促进和维护老年人健康为目标:社区老年保健应以最大限度地延长老年人的健康时段及独立自理生活时间、缩短老年人患病时段及依赖他人生活时间为目标。

(2)以社区老年人群为对象:社区老年保健服务应以社区整体老年人群为对象,包括健康老年人、患慢性病的老年人和残疾的老年人等。

(3)提供综合性服务:社区老年保健服务应针对老年人的特点和需求,从生理、心理及社会适应3个层次,提供预防、护理、康复、协调等综合性服务。

(4)充分发挥个体和家庭的作用:社区老年保健应以家庭为单位,在充分调动家庭成员积极性的基础上,帮助老年人掌握自我保健的知识、具备自我保健的能力。

六、社区慢性疾病病人的护理与管理

慢性疾病已逐渐成为威胁人类健康的主要疾病。慢性疾病不仅给病人的生理、心理、社会功能带来不同程度的影响,还给病人家庭、社会带来沉重的经济负担。因此,社区护士对慢性疾病病人的有效护理与管理将对改善病人生活质量、减轻家庭和社会负担发挥积极的作用。

(一)慢性疾病的定义及其特征

1. 慢性疾病的定义　慢性疾病全称慢性非传染性疾病,是一类起病隐匿、病程长、病情迁延不愈、病因复杂且尚未完全被确诊疾病的总称。

2. 慢性疾病的特征

(1)病因复杂:慢性疾病的发病原因复杂,往往由多种复杂的因素相互影响而导致。

(2)发病初期症状和体征不明显:一般慢性疾病在发病初期症状和体征不明显,不易被病人及时发现,从而延误治疗。

(3)具有不可逆转的病理变化:慢性疾病一般具有不可逆的病理变化,因而不能被治愈。

（4）需要长期的治疗和护理：慢性疾病由于不能被治愈，因此需要长期治疗和护理。

（二）常见慢性疾病的危险因素

1. 生物遗传因素　许多慢性疾病均与生物遗传因素有密切联系，如高血压、糖尿病均有家族聚集性。

2. 行为因素　慢性疾病的发生、发展与行为和生活方式密切相关，如高钠、高胆固醇饮食习惯和缺乏运动的生活方式往往与心血管疾病的发生和发展有关。

3. 环境因素　无论是自然环境还是社会环境均与慢性疾病有关，如环境污染、文化背景等。

4. 精神心理因素　长期精神紧张、压抑、郁闷等也可导致慢性疾病的发生和发展。

（三）社区慢性疾病病人的护理与管理原则

1. 充分调动病人及其家属的积极性　慢性疾病的治疗、护理和管理是一项长期的工作，将从病人发病起伴随其一生。因此，社区护士对慢性疾病病人的护理和管理必须依赖病人本人及其家属和照顾者。社区护士一方面应帮助病人、家属、照顾者充分了解疾病的相关知识，重视疾病的治疗、病人的护理和管理，以积极的态度应对疾病；另一方面应耐心帮助病人、家属、照顾者掌握正确自我管理、家庭护理的基本知识和技能。

2. 合理调节病人的日常生活习惯和方式　随着慢性疾病的发生和发展，社区护士应帮助病人合理调节生活习惯和方式，建立有益于治疗疾病、控制疾病的日常生活方式和习惯。如糖尿病病人，社区护士应指导他们如何建立合理饮食、适当运动的生活方式。

3. 注重病人心态的调整　慢性疾病病人的精神和心理状态对其疾病的发展与控制具有重要的作用。社区护士应关注病人的精神心理状态，帮助他们正确对待疾病，消除或减轻心理压力。

4. 鼓励病人坚持科学的治疗　定期检查、长期治疗是控制慢性疾病发展的重要措施，然而这却会导致病人产生厌烦心理。一些病人会逐渐放松监测、检查；一些病人会间断治疗，甚至停止治疗；一些病人听信虚假广告宣传采纳不科学的治疗方法。社区护士应掌握病人的就医行为，鼓励、监督病人定期监测、检查，坚持科学的治疗。

（姜　雪）

第二节　社区护理的相关理论

一、家庭理论

家庭是人们赖以生存的环境,是社区卫生服务的基本单位。家庭不仅影响着每一位成员的健康状态,还影响着健康的恢复和疾病的发展。

(一)家庭的概念

家庭是人类生活中最重要的一种组织形式,个人的生存、种族的繁衍、社会的安定,无一不以家庭为依归。不同的社会制度、宗教信仰、文化背景,赋予家庭不同的内涵。

一些学者认为:家庭是一种初级的社会文化系统,是由两人或两人以上,因婚姻、血缘或收养关系而组成的一种团体,是父母、子女共同生活、彼此依赖的处所。其成员之间在情感及躯体上有法定关系,彼此享有共同的时间、空间与财产等资源。

社会学家对家庭所持的观点是:家庭是由两个或两个以上人员通过婚姻、血缘或收养关系组成的社会基本单位,他们共同居住在一起,成员因子女的诞生(或收养)而增加。家庭成员彼此相互沟通与互动,分别扮演家庭中的社会角色如父、母、子、女等,分享同一文化和某些独有的家族特征。

婚姻、血缘和经济供养是构成家庭的三个基本要素,是维护家庭稳定的三大支柱。

(二)健康家庭的特征

1. 良好的沟通　家庭成员之间以开放坦诚的沟通方式表达意愿,分享彼此的感觉、理想、价值观,相互关心。

2. 良好的生活方式　为成员创建安全的居家环境,安排合理的营养、休闲环境、运动方案,保持平衡的心态。

3. 增进成员成长　家庭为其成员提供教育、支持和足够的空间,满足成员生理、心理、社会和人文的需要,维持良好的功能,提供成长的机会。

4. 适时调整角色　家庭成员的角色不是固定不变的,当家庭发生变故或情况有变化,对角色分工就需要家庭成员共同商讨并做适当调整。

5. 正视问题　家庭在不同的发展阶段,会有不同的发展任务,出现不同的问题。家庭成员应积极面对,负起责任,解决、处理争议或问题,妥善化解矛盾或冲突,及时寻求社区资源,运用社区资源满足家庭成员的需要。

6. 与社区保持联系　经常与社区沟通,不与社区脱节,关心社区的发展。

（三）家庭的类型

1. 核心家庭　由夫妇和未婚子女或收养子女组成的家庭。在中国,核心家庭已成为主要的家庭类型。此类家庭的特点是人数少、结构简单,家庭内只有一个权力和活动中心,家庭成员间容易沟通、相处。

2. 传统家庭　由血缘、婚姻或收养关系组成并生活在一起的一组人,包括父母、子女、夫妇一方或双方的父母、兄弟姊妹。在中国,传统家庭曾是主要家庭类型,随着社会的发展,传统家庭的数量逐渐减少。此类家庭的特点是人数多、结构复杂,家庭内存在一个主要的权力和活动中心,几个权力和活动的次中心。

3. 单亲家庭　是指由离异、丧偶或未婚的单身父、母及其子女或领养子女组成的家庭。此类家庭的特点是人数少、结构简单,家庭内只有一个权力和活动中心。

4. 重组家庭　是指夫妻双方至少有一人已经历过一次婚姻,并可有一个或多个前次婚姻的子女及夫妻重组后的共同子女。重组家庭的特点是人数相对较多、结构复杂。

5. 无子女家庭　指因各种原因无孕育子女的家庭,其中包括丁克家庭。丁克家庭指夫妇双方均有收入,但不打算生育子女。其家庭特点是人数少、结构简单。

（四）家庭的功能及其对健康的影响

1. 家庭的功能　每一家庭都有其功能,以满足家庭成员不同的需求,并使家庭成员的行为符合社会的期望。家庭功能主要包括情感、社会化、生殖、经济及健康照顾5项功能。

（1）情感功能:情感是维系家庭的重要基础。家庭成员间情感的需要包括建立自尊、道德观及营造一个情爱的环境。家庭成员之间通过彼此相互理解、关心和情感支持,缓解或消除社会生活带来的烦恼、压力,从而维持均衡、和谐的心理状态,使每个成员体会到家庭的归属感和安全感。

（2）社会化功能:家庭是孩子接受教育的第一课堂,有帮助年幼成员从"生物人"逐步向"社会人"转化的功能。家庭为子女传递文化,提供社会教育,帮助完成社会化过程,并根据社会标准管制成员的行为表现。其他成员在家庭为其提供的环境中学习语言、知识,学会遵守社会道德行为规范,明辨是非。社会同时也为家庭提供法律法规保障:承认夫妻身份,保障婚姻关系,维护家庭利益,使家庭在良好的社会环境里发展生活功能。

（3）生殖功能:家庭的主要功能之一是生养子女,传宗接代,维持人的延续,这是生物世代延续的本能及需要。近年来,一些家庭对生育子女的看法和态度已发生了改变,少生或不生孩子的家庭逐年增多(如丁克家庭),淡化了后代的繁衍和家庭的生殖功能。

(4)经济功能:家庭的功能之一是经营生活,为其成员提供物质、文化方面的供应,满足衣、食、住、行、娱乐、教育等各方面的生活需要。

(5)健康照顾功能:促进和维护成员的健康是家庭的基本功能。家庭不仅有保护、促进成员健康的功能,还有提供各种照顾和支持的功能,即在有人生病时提供心理支持、营养、运动、护理等照顾。

2. 家庭对健康的影响 家庭作为其成员的亲密社会环境,是其健康观念、情感支持和健康相关行为的根本来源。因此,家庭对每一位成员健康和疾病的影响远远超过其他任何社会关系的影响。

(1)遗传:生物遗传是影响人类健康与疾病的重要因素之一。人的身高、体形、性格、心理状态等均受遗传因素的影响。一些疾病如高血压、冠心病、糖尿病、乳腺癌等,也与遗传因素有密切的关系。

(2)生长发育:作为儿童生长的基本环境,家庭的喂养、教育、行为培养等方式,可直接或间接地影响着儿童生理、心理的健康及生长发育。

(3)疾病发生与发展:家庭的健康观念、防病意识、就医和遵医行为、生活方式和卫生习惯,直接影响疾病在家庭中的发生和传播。家庭成员共同生活在一起,通常摄入相似的饮食,因此热量、盐、胆固醇等摄入也相似;不均衡的膳食、缺乏运动、吸烟等不利健康的危险行为又可以在家庭成员间相互影响,使得有些疾病表现出家庭的聚集性。

(4)疾病恢复:家庭中某一成员患病后,其他成员对其重视、关心、照顾及经济支持的程度,对该成员身体康复或病情加重将产生影响。

(五)家庭的发展周期

家庭与个人一样,有其生活周期和发展阶段。多数家庭的建立始于夫妇婚姻关系的正式建立,随着子女的增加而逐步扩大。在家庭存在的过程中,经历着不同的发展阶段,每个发展阶段,又有不同的任务和健康需求。根据杜瓦尔(Duvall)理论,家庭有8个生活阶段。

1. 新婚家庭 从结婚到第一个孩子出生之前,家庭处于新婚阶段。其主要任务是夫妻双方相互适应,与双方家庭成员建立新的人际关系,协调性生活,决定是否生育孩子。

2. 有婴幼儿的家庭 第一个孩子出生至孩子2~3岁。伴随孩子的出生和生长,家庭的主要任务是适应父母角色,应对养育孩子带来的生活、经济及心理压力,协调家庭因成员增加而发生的冲突。

3. 有学龄前儿童的家庭　第一个孩子3～6岁。此阶段家庭的主要任务是抚育孩子,增强养育孩子的能力,关注孩子的身心发展,使孩子社会化。

4. 有学龄儿童的家庭　第一个孩子6～13岁。家庭处于适应学龄期阶段,其主要任务是教育孩子,帮助孩子逐步适应学校的学习、管理和生活,协助其发展同伴关系;防止意外事故发生,预防传染病。

5. 有青少年的家庭　第一个孩子13～20岁。家庭的主要任务是教育、培养孩子有责任感,使孩子在自由和责任之间平衡;加强与孩子的沟通;针对青少年生理和心理发育的特点,进行性教育。

6. 有子女离家的家庭　已有孩子离开家庭走向社会。家庭的主要任务是在继续向孩子提供支持的同时,适应孩子离开家庭的变化,调试婚姻。

7. 空巢家庭　从所有孩子离开家庭到夫和(或)妻退休。家庭的主要任务是巩固婚姻关系,适应夫妻二人生活,培养休闲活动的兴趣;逐步适应因增龄导致的生理退化、孤独及病痛;计划退休后的生活。

8. 老年家庭　指夫妻退休到配偶死亡的家庭。其主要任务是适应因收入减少而发生的经济变化;适应退休后的角色与生活;适应健康状况的衰退;应对疾病、丧偶、死亡等多种变化。

杜瓦尔划分的家庭生活的8个阶段,适用于绝大多数家庭,但也有例外,如没有孩子的家庭,会从第一阶段直接过渡到第七阶段。

(六)家系图的内涵及制作原则

家系图是将与一个家庭有关的信息用图形和线条连接,是社区保健人员常使用的工具,包括家庭人员构成、关系、家族的遗传背景、现有家庭成员患病情况、居住状况等信息。家系图可以显示出某一家庭中常见的健康问题在该家庭连续几代人中发展的趋势,为其后代是否有可能出现这些健康问题给予提示,如恶性肿瘤、心脏病或糖尿病在家族中发病率的图谱,提醒家族中的每个人密切关注有关的危险因素。

1. 家系图的设计　绘制家系图的目的是显示家庭成员基本情况和潜在健康问题的真实概况。绘制时应使用方便的、医务人员认可的技术和符号,简明扼要,能提供一目了然的信息。

标准的家系图由3代及以上的家庭成员组成,包括配偶双方家庭的所有成员。辈分不同的成员长者居上,同代人中第一个出生的成员在最左边,而后顺序依次向右排列。在第一代人中,传统上将丈夫的符号放在左边。家庭成员姓名、出生日期(或年龄)、所患疾病可在图形侧面或下方注明(图37-1)。

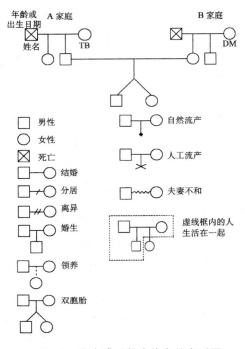

图37-1　家庭成员基本信息的家系图

(摘自:刘建芬.社区护理学.2版.北京:中国协和医科大学出版社,2010.)

家系图的主要组成内容包括:①3代及以上的家庭成员。②家庭成员的姓名、出生日期或年龄。③已经去世的成员,死亡日期、年龄、死因。④家庭成员所患疾病或存在的健康问题。⑤使用符号代表的含义。

2. 家系图的绘制　用标准的符号绘制家系图,可以帮助社区医务人员更快地回顾某家庭的信息。家庭成员生活或健康状况发生变化时,对符号稍加修改,即可提供变更后的信息,以便更完整地显示每个人的情况。

二、社区健康教育

社区作为宏观社会的缩影,是开展健康教育的重要场所;社区护士作为提供健康教育的主力军,肩负着向社区全体居民传播健康知识和信息、帮助居民树立正确健康观、培养健康生活方式的重任。

（一）社区健康教育的概念

1.社区健康教育的定义　是以社区为基本单位,以社区居民为教育对象,以促进居民健康为目标的有计划、有组织、有评价的健康教育活动。通过挖掘个人、家庭、社区和社会的保健潜力,增进社区居民的健康知识,树立正确的健康观念,自愿采纳健康行为,消除或减轻影响健康的危险因素,从而达到预防疾病,促进健康,减少残障,提高生活质量的目的。

2.社区健康教育的对象　社区健康教育面向社区全体居民,针对居民的不同特点和需求,可将其分为四种群体,即健康人群、高危人群、患病人群和家属及照顾者。

（1）健康人群:健康人群一般在社区占的比例最大,他们由各个年龄段的健康人群组成。

（2）高危人群:主要是指那些目前尚处于健康状态,但本身暴露于某些致病的生物遗传、环境或不良生活行为和习惯等因素的人群,如有高血压病、糖尿病、乳腺癌家族史的人群,以及有吸烟、酗酒或其他物质依赖的人群。

（3）患病人群:包括患有各种急、慢性疾病的病人。这类人群可根据其疾病的分期分为3种病人,即临床期病人、康复期病人及临终病人,如高血压病、冠心病、糖尿病、脑卒中恢复期、术后恢复期及恶性肿瘤晚期病人等。

（4）家属及照顾者:病人家属及照顾者与病人接触时间最长,他们的言行对病人的身心健康起着重要作用。然而,他们可能会因为缺乏护理的基础知识或因长期护理而产生自身心理上或躯体上的疲惫,甚至厌倦,从而影响病人的治疗、康复效果。因此,对他们进行健康教育是十分必要的。

（二）社区健康教育的步骤

1.评估　即收集资料。社区健康教育评估即社区健康教育者或社区护士通过各种方式收集有关健康教育对象的资料,为开展健康教育提供依据。在实际评估中,可从以下6个方面收集有关教育对象的资料。

（1）生理状况:包括身体状况及生物遗传因素。

（2）心理状况:包括学习的愿望、态度及心理压力等。

（3）生活方式:包括吸烟、酗酒、饮食、睡眠、性生活、锻炼等生活习惯。

（4）学习能力:包括文化程度、学习经历、学习特点及学习方式等。

（5）生活、学习及社会环境:包括工作职业、经济收入、住房状况、交通设施、学习条件及自然环境等。

(6)医疗卫生服务:包括医疗卫生机构的地理位置及享受基本医疗卫生服务的状况等。

社区健康教育的对象可具体到个人,也可至整个社区,他们可以是健康人群,也可以是久病卧床的病人。因此,社区护士应针对不同的对象,采取不同的评估方式。常用的评估方式分为直接评估与间接评估。直接评估包括观察、面谈、问卷等方法,间接评估则多为查阅有关档案资料、询问亲朋好友。

2.诊断 即确定问题。社区护理健康教育诊断是指社区健康教育者或社区护士根据已收集的资料,进行认真的分析,从而确定教育对象的现存或潜在的健康问题及相关因素。社区健康教育诊断可以分六步进行。

(1)列出教育对象现存或潜在的健康问题:教育者应根据收集的资料,找出教育对象现存的和可能出现的健康问题。

(2)选出可通过健康教育解决或改善的健康问题:教育者在列出的所有健康问题中,排除由生物遗传因素导致的健康问题,挑选出由行为因素导致、可通过健康教育改善的健康问题。

(3)分析健康问题对教育对象健康所构成的威胁程度:教育者将挑选出的健康问题按其严重程度加以排列。

(4)分析开展健康教育所具备的能力及资源:教育者对社区内及本身所具备开展健康教育的人力、物力资源及能力进行分析,以决定所能开展的健康教育项目。

(5)寻找相关因素:教育者应对教育对象及其环境进行认真分析,找出与健康问题相关的行为因素和环境因素,以及促进教育对象改变行为的相关因素。

(6)确定健康教育的首选问题:根据以上一系列分析,教育者最后确定健康教育的首选问题。

3.制订计划 在完成了社区健康教育诊断后,即可以制订社区健康教育计划。为了使社区健康教育计划能有效地实施,社区护士应与其他社区卫生服务人员、社区基层组织领导及教育对象共同磋商制订。在制订计划时,一定要以教育对象为中心。计划的内容应包括以下几点:①社区健康教育的内容、目的及长、短期目标。②实施社区健康教育的时间、地点。③对社区健康教育者的培训方案。④社区健康教育教材的选择或编写。⑤开展社区健康教育的形式。⑥社区健康教育的评价方式。

4.实施计划 即将计划中的各项措施变为实践。在制订了完善的社区健康教育计划后,即可付诸实施。在具体实施过程中应注意做好以下几点工作:①首先开发领导层,以得到社区基层领导及管理者的支持。②协调社会各界力量,创造执行计划的良好内、外环境。③认真做好健康教育者的培训。④培养典型,以点带面。⑤不断调查研究,探讨新的教育形式和方法。⑥及时总结工作,交流、推广好的经验。

5. 评价　是对照计划进行检查、总结。社区健康教育评价是对社区的健康教育活动进行全面的监测、核查和控制,是保证社区健康教育计划设计、实施成功的关键措施。社区健康教育的评价应贯穿社区护理教育活动的全过程。

在实际工作中,健康教育评价可以分为三种,即时评价、阶段评价及效果评价。即时评价是指在进行健康教育时,教育者应通过教育对象的不同形式反馈,如面部表情、提问等,及时修改教育方式及方法。阶段评价是指在健康教育的过程中,教育者应定期对照计划检查教育进度及效果。效果评价则是指在健康教育结束时,教育者应对照计划对教育活动进行全面检查、总结。

(三)社区群体健康教育的教学基本技能

教学技能是指教育者在课堂教学中,依据教学理论、运用专业知识和教学经验等,使教育对象掌握学科基础知识、基本技能,并受到思想教育等所采用的一系列教学行为方式。围绕教学的过程,教学基本技能主要包括导入技能、强化技能、变化技能和结束技能等。作为职业技能,教学技能是教育者必备的技能。教育者对教学技能掌握和运用的程度不仅会影响教育对象对学习的兴趣,还会影响教育对象对教学内容、信息的理解和掌握。

健康教育的实质是行为干预,而教育对象不良生活行为、习惯的改善程度,将取决于他们对健康知识和健康信息掌握和接受的程度。教育者的基本教学技能将直接影响教育对象的学习过程和效果。教育者若能熟练掌握基本教学技能,确保准确地将健康知识传递给教育对象,则可激发教育对象的学习兴趣和自觉性,转变其观念和态度,从而提高健康教育的有效性。

1. 导入技能　是教育者在一个新的教学内容或活动开始时,引发教育对象学习动机的行为方式。教育者一般在一个新课题、一项活动或一节课开始时,应用导入技能,时间一般限制在 3～5 min。根据教育对象和教学内容的特点,常用的导入方式一般分为 7 种类型。

(1)直接导入:教育者以概括介绍本次课主要内容,或明确本次课学习目的和要求,作为本次课的开始。

(2)经验导入:教育者以教育对象已有或熟悉的经验为切入点,通过讲解、提问,逐步引出本次课的新内容。

(3)旧知识导入:教育者以对已学知识的复习、提问等活动开始,逐步引出新内容。

(4)实验导入:教育者以实验演示或布置教育对象实验,作为本次课的开始。

(5)直观导入:教育者以展示实物、模型或指导教育对象观看影像制品,作为本次课开始。

(6)故事、事例导入:教育者以讲解教育对象熟悉的事例、故事等,作为本次课的开始。

(7)设疑、悬念导入:教育者以设置一些疑问、悬念,作为本次课的开始。

2. 强化技能 是教育者运用各种肯定或奖励的方式,使教学内容与教育对象反应建立稳固的联系,帮助教育对象形成正确的行为,激发教育对象学习热情,促使他们的思维沿着正确的方向发展的一类教学行为。强化技能的主要类型包括四种,即语言强化、动作强化、标志强化和活动强化。

(1)语言强化:教育者通过语言评论的方式,对教育对象的反应或行为给予鼓励或表扬,以促使教育对象向所希望的方向发展。语言强化可分为口头强化和文字强化两种。

(2)动作强化:教育者通过身体动作、面部表情等非语言方式,如微笑、点头、鼓掌等,对教育对象的反应、行为给予肯定、鼓励、赞扬。

(3)标志强化:教育者通过运用各种象征性标志、奖赏物等,对教育对象的反应、行为给予肯定、鼓励、赞扬。

(4)活动强化:教育者通过组织一些特殊的活动,如课外辅导、竞赛活动、经验介绍等,对教育对象的反应、行为给予肯定、鼓励、赞扬。

3. 变化技能 是教育者根据教学内容和教育对象反应,通过变化教学媒体、师生相互作用形式及对教育对象的刺激方式,引起教育对象的注意和兴趣,将无意注意过渡到有意注意,保持教育对象学习动机,形成良好课堂学习气氛的一类教学行为。变化技能一般分为3类,即教态的变化、教学媒体的变化和师生相互作用的变化。

(1)教态的变化:教态主要包括教育者在教学中的身体动作、面部表情、眼神、声音等非语言行为。教态的变化是指教育者在教学中适当变化其声音、手势、眼神及身体运动等,如移动身体的位置、变化身体的局部动作或面部表情、改变声调、语速等,以达到刺激教育对象、吸引教育对象的目的。

(2)教学媒体的变化:教学的过程实质上是一个信息传递的过程,教育对象主要通过视觉和听觉媒体、触觉、嗅觉及操作,接受、理解和掌握信息。教育者在教学过程中,根据教学内容、教育对象学习特点,适当变化教学媒体,如投影与板书交替使用等,以达到缓解教育对象对单一教学媒体的疲劳、提高教学效率的作用。

(3)师生相互作用形式的变化:教学的过程是教育者与教育对象相互作用的过程,作用形式主要包括:教育者与全体教育对象、教育者与个别教育对象、教育对象与教育对象等。教育者在教学过程中,可根据教学内容和教育对象学习方式的特点,变化相互作用的形式,如授课与小组讨论交叉进行,从而活跃课堂教学气氛、激发教育对象兴趣。

4. 结束技能　是教育者完成一个教学任务或活动时,为巩固、拓展教育对象的学习所采用的特定的行为方式。结束技能不仅可以应用于一节课、一个章节的结束时,也可以用于讲授新概念、新知识的结尾。完美的教学结尾,可以收拢教育对象的思维,清理教育对象的思路;还可以激励教育对象向新的高峰攀登。结束的类型主要包括三种,即系统概况、分析比较、拓展延伸。

(1)系统概括:教育者将一节课、一个章节的内容进行总结归纳、系统概括,强调重点内容,并可采用板书、列表、绘图等方法增强效果。

(2)分析比较:教育者将新概念与原有概念或并列概念、相对概念、易混淆的概念进行分析比较,明确指出本质特征和不同点,以帮助教育对象加深记忆和理解。

(3)拓展延伸:教育者可通过提出问题、设置悬念等方式,将讲授的知识向其他方面延伸,以拓宽教育对象的知识面,激发教育对象学习、研究的兴趣。

(张　艳)

第三节　社区卫生服务和社区护理服务的新进展

自20世纪中期以来,在WHO的倡导下,世界各国针对自身医疗卫生服务体系和医疗卫生保健服务需求的特点,以不同的方式积极地发展社区护理服务,不同程度地达到了有效、合理利用医疗卫生资源、满足人类对健康服务需求的目的。

一、美国社区护理服务的特点

长久以来,美国政府一直被其医疗卫生服务的"高成本、低覆盖"所困扰。与其他发达国家相比,一般发达国家医疗卫生费用支出占其国民经济总产值(GDP)的7%～10%,而美国医疗卫生费用支出已占其GDP的16%;尽管美国政府为老年人群、贫困人群提供医疗保险保障,但仍有约15%美国公民没有任何医疗保险保障。因此,大力发展社区护理服务早已成为美国政府"降低医疗卫生服务的成本、提高医疗卫生服务的覆盖率"的主要措施之一。

(一)社区护理服务简况

作为社区护理的起源地之一,美国社区护理服务开展时间较长,社区护理服务体系也较完善。在美国,各州开设社区护理服务的模式不完全相同,主要通过社区护理服务中心、老年服务中心、妇幼健康服务中心、社区精神健康中心、临终关怀服务中心等社区护理机构,向社区妇女、儿童、老年人、慢性疾病病人、疾病恢复期病人、临终病人等提供相应的医疗护理和预防保健服务。从事社区护理服务的护士均为注册护士,具备本科以上的学历、3~5年的临床护理经验,具有较强的决策、合作和管理能力。随着医疗技术的提高,社区护士越来越多地参与二级、三级医疗保健服务,社区护士队伍中具有硕士学历以上的人数比例逐渐增加。

(二)社区护理服务特点

1. 以人群健康为中心　美国社区护理服务以人群健康为中心,将预防保健服务和医疗护理服务有效结合。社区护理机构定期以不同方式为不同年龄段、不同特点的居民举办促进和维护健康的活动,如健康咨询、讲座等,在强调"每个人既具有享受健康的权利又具有维护健康的责任"的基础上,指导居民具体维护、促进健康的方法。

2. 团队作用明显　美国社区护理服务的提供者为多专业合作的团队。作为社区护理服务的主体,社区护士将根据服务对象的特点和需求,与医生、营养师、康复师、心理学工作者、社会工作者等相关专业兼职人员密切配合、团结协作,共同提供社区护理服务。

3. 社区护理机构与医院衔接紧密　为了提高医疗资源使用率、降低医疗卫生服务成本,美国社区护理机构与医院密切联系,确保病人的连续治疗和护理。在美国,术后及病情稳定的病人将被转入所在社区,由社区护士按照医院的治疗、护理或康复方案提供相应的服务。病人及其家庭因此减轻经济负担,医院因此有效缩短了病人平均住院日、提高了病床的周转率。

4. 社区护士整体素质较高　美国社区护士不仅具有本科以上学历,还具有丰富的临床护理经验,从而使得他们在家庭访视、家庭护理中表现出高度的自主性和独立性。

二、英国社区卫生服务的简况

作为现代护理先驱南丁格尔的故乡,英国也是社区卫生服务的起源地之一。英国素以其全民医疗保健服务制度而闻名于全世界。然而,进入20世纪70年代后,由于英国经济的低速增长、免费医疗导致的医疗服务过度利用和浪费,全民医疗保健服务制度已不堪重负。为了控制医疗服务成本,社区卫生服务得以加速发展。

目前,英国的社区卫生服务主要由全科医疗服务和社区护理服务两部分组成。全科医疗服务以门诊为主要形式,由全科医师承担常见病的诊断及治疗、恢复期病人的康复医疗等;社区护理服务主要以社区护理、保健访视和学校护理为主要形式。社区护理是英国社区护理中的最主要服务形式,其主要护理服务内容包括家庭护理、术后护理、保健护理等;保健访视主要是通过对婴幼儿和老年人的家庭访视,提供预防保健服务,并进行健康教育;学校护理则面向在校教育对象,向他们提供健康检查、健康教育等服务。

在英国,从事社区卫生服务的工作人员主要有全科医师、社区护士、心理治疗师和社会工作者等。成为一名全科医师需在大学本科毕业后经过5年临床实践,再通过3年专门培训,通过执业考试并获得全科医师执业资格;社区护士均为毕业于正规护士学校并经过1年社区护理培训的注册护士。

三、澳大利亚社区卫生服务与社区护理服务简况

澳大利亚拥有770万平方公里的陆地面积,却只有约2 000万人口。为了缓解由于地广人稀所导致居民就医不便的问题,澳大利亚建立了非常完善和先进的社区卫生服务机构。

1. 社区卫生服务简况　澳大利亚政府统一规划、设立了社区卫生服务中心,组织专门的家庭医生和护士,向社区个体、家庭和群体提供全方位的卫生服务。每个社区卫生服务中心管辖2万～15万居民,承担了公立医院、私人诊所以外的社会性、区域性公共卫生服务。社区卫生服务中心向辖区居民提供基本医疗、健康咨询、护理等社区支持和健康促进服务,如提供全免费的全科医疗服务、承担病人出院后的基本医疗和护理服务、定期举办健康教育讲座、开展老年人医疗保健服务等。

澳大利亚的社区卫生服务中心独立于政府,为非营利性机构。工作人员包括医生、护士、物理治疗师、心理治疗师、社会工作者等其他卫生技术人员。目前,从事社区卫生服务的工作人员达20万余人,约占全国医疗卫生技术人员总数的35%。

社区卫生服务在澳大利亚整个卫生体系中发挥了重要作用,特别是在健康"守门人"、预防保健、疾病康复等方面作用明显。根据WHO公布的结果,澳大利亚在全球综合

健康指标评比中排名第4位,但其卫生服务总费用的支出仅处于发达国家的中等水平
(2006年澳大利亚卫生总费用仅占其GDP 9.6%)。

2. 社区护理服务简况　作为社区卫生服务的重要组成部分,社区护理服务在澳大
利亚的卫生体系中同样发挥着举足轻重的作用。在各个社区卫生服务中心,护士作为主
要工作人员,专业分类详细,主要由全科护士、临床护士、老年保健护士、专业婴幼儿护
士、助产士、心理治疗护士等组成;分别向社区居民提供儿童、妇女、老年人的家庭保健服
务、健康教育及健康咨询服务、出院病人和慢性疾病病人的家庭护理及康复服务、临终关
怀服务等。在澳大利亚,从事社区卫生服务的护士均为注册护士,他们均经过高中毕业
后3年的本科教育或研究生水平教育,并接受过专门培训。

四、德国社区卫生服务的特点

社区护理服务在德国发展较迅速、完善。在德国,政府、宗教和慈善机构开设了一
些社区护理站,以提供社区护理服务,一般7个护理站由一个总部管理,各州护理技术检
测协会定期对护理站进行考核和验收。

社区护理服务的主要对象为老年人、儿童、慢性疾病病人、术后恢复期病人和残疾
人等。社区护理服务内容以预防、保健和康复护理服务为主。

目前,从事社区护理服务的护士人数已约占德国护士总人数的50%。社区护士均
为注册护士,并具有5年以上、丰富的临床经验。

五、日本社区护理简况

日本于1994年进入老龄化社会,即其65岁以上人口数量已超过其人口总数的7%。
根据日本总务省统计:截止到2009年9月15日,日本65岁以上老年人口数量已占总人口数
量的22.7%。为了应对人口快速老龄化的严峻形势,日本政府积极发展社区护理服务。

社区护理在日本可分为两个领域,即:以个人、家庭、特定集团、社区为服务视点的
公共卫生护理和以家庭为服务视点的居家护理,公共卫生护理和居家护理协同发挥预
防、保健、健康教育、康复、诊疗处置和生活护理作用。公共卫生护理服务由各都、道、府、
县所属的保健所和保健所所辖的保健中心提供,其主要服务内容包括:地区健康问题的
诊断、儿童虐待的预防、成年人习惯病的预防、精神障碍者的支援、老年人和残疾人的外

出支援等;居家护理服务由访问护理站提供,主要内容包括:诊疗处置、病情观察、用药管理、康复护理、生活护理及指导等。

六、韩国社区护理服务简况

进入21世纪后,韩国人口老龄化的压力日趋增加。为此,韩国将大力发展社区医疗作为提高国民健康水平、缓解医疗卫生服务压力的重要举措之一。

韩国社区护理涉及六个领域,即:保健所、家庭护理机构、学校、工厂企业、保健诊所等;根据不同的机构,社区护士包括保健护士、家庭看护师、养护教师、产业护士、助产士、保健诊疗员等。在各保健所,护士主要提供婴幼儿的健康咨询和评估、预防接种、围生期保健、计划生育、传染病的管理、慢性疾病病人的治疗和康复、口腔管理等服务;在家庭护理机构,家庭看护师通过家庭访视,主要提供健康咨询、定期身体检查及化验、伤口护理、排泄护理、心理护理及特殊护理等服务,其服务对象主要为65岁以上的老年病人、慢性疾病病人、术后出院病人、康复期病人及产妇和婴儿等。在韩国,从事家庭护理的护士均为具备10年以上临床工作经验的注册护士,并在完成家庭护理专业1年(600学时)课程后通过国家家庭看护师的资格考试。

（张　艳）

第四节　社区护理服务的实施

一、新生儿与产妇的家庭访视

(一)家庭访视概述

家庭访视(home visit)是指在服务对象家庭里,为了维护和促进个人、家庭和社区的健康而提供的护理服务。家庭访视是社区护理工作的重要工作方法。

1.家庭访视的目的

(1)收集服务对象的相关资料。

(2)明确服务对象的生活方式和存在的健康问题。

(3)为居家病人提供综合性护理服务。

（4）为重点保健对象提供相应的保健服务。

（5）提高病人自我护理能力，指导病人家属或照顾者正确护理。

2. 家庭访视的步骤

（1）访视前阶段：为了确保家庭访视的效果和效率，社区护士在访视前应做好充分的准备，包括人员的准备、物品的准备等。

①确定访视对象：在面对诸多访视对象时，社区护士应合理安排访视顺序，优先考虑访视那些可能会影响群体健康、病情严重可能会导致死亡或留有后遗症的对象，如急性传染病病人、冠心病病人等。

②设计访视路线：在设计访视路线时，社区护士应将新生儿、产妇等重点保健对象放在前面，将传染病病人放在后面，以免引起交叉感染。

③联系访视对象：确定访视路线后，社区护士应提前与访视对象或家属取得联系，告知访视时间、目的及内容，并指导他们做好相应的准备。

④准备访视物品：社区护士应根据访视对象的特点、需求，准备好访视物品。

⑤告知访视安排：在访视前，社区护士应将访视安排、路线告知社区卫生服务中心（站）的同事。

（2）访视阶段：在访视阶段，社区护士应针对访视对象的特点和需求，重点做好以下几项工作。

①通过与访视对象、家属、照顾者交流沟通，建立相互信任感。

②全面评估访视对象的身心健康状况、家庭环境等情况。

③针对访视对象的需求，提供相应的护理服务，并进行记录。

④解答访视对象、家属、照顾者的有关问题，并给予指导。

⑤在结束访视前，根据需要与访视对象、家属、照顾者预约下次访视时间。

（3）访视后阶段：访视结束后，社区护士回到社区卫生服务中心（站）应将访视物品进行整理，妥善处理医疗废弃物；并对访视活动进行评价、总结。

3. 家庭访视的注意事项　　家庭访视是社区护士提供社区护理服务的重要方式和手段，为了确保家庭访视的效果，社区护士应特别注意以下几点：

（1）尊重访视对象、家属和照顾者，并充分调动他们的积极性，共同参与护理活动。

（2）严格遵守家庭访视管理规定和护理技术操作程序，确保访视对象的安全。

（3）访视护士应穿着得体，尽量着工作服；携带有效身份证明，勿佩戴贵重首饰或携带大量现金。

（4）访视途中或访视过程中如遇突发事件,应沉着镇静,当局面难以控制时,应在提供紧急护理后立即离开现场寻求帮助,必要时应报警。

（5）若需紧急或临时增加访视对象时,社区护士应首先报告社区卫生服务中心（站）,征得同意后方可提供访视服务。

（二）新生儿与产妇家庭访视的频率和内容

新生儿和产妇是社区护士家庭访视的重点对象。对于产妇而言,产后28 d是产妇身体和心理恢复的关键时期;对于新生儿而言,出生后28 d也是其生长的重要时期。因此,产后与新生儿家庭访视是妇女产褥期保健和新生儿保健的重要措施。社区护士通过家庭访视,为产妇和新生儿提供良好的保健服务和指导,从而促进产妇身心健康的恢复和新生儿的健康生长。

1.新生儿家庭访视频率及内容　根据新生儿及产妇的健康情况,社区护士一般对新生儿进行3~4次的家庭访视,分别为初访、周访、半月访和满月访。社区护士在每次访视前应根据访视内容做好充分准备;在访视过程中,通过详细询问、仔细观察和检查,了解新生儿的健康状况,耐心解答家长的问题并给予有针对性的指导,认真填写新生儿访视卡;访视结束前,社区护士应与家长预约好下次访视的时间。每次新生儿家庭访视的时间和主要内容如下。

（1）初访:初访一般在新生儿出生后3 d,或在新生儿出院后24 h（一般不超过72 h）进行。作为第1次访视,社区护士应在全面了解新生儿情况的基础上,对家长进行指导。其重点内容包括:①一般情况、面色、呼吸、体重、身高、体温、吸吮能力等。②出生前、出生时及出生后情况。孕母情况、分娩方式、出生时体重和身高、是否接种卡介苗和乙肝疫苗、喂养情况等。③居室环境。温度、湿度、通风状况、卫生状况等。④特别情况。检查有无黄疸、脐部感染、出血等。

（2）周访:一般在新生儿出生后5~7 d进行。社区护士在进行新生儿周访时,除了解新生儿的一般情况、喂养情况外,应重点检查新生儿脐带是否脱落;对已脱落的新生儿,应检查其脐窝是否正常。

（3）半月访:一般在新生儿出生后10~14 d进行。社区护士在此次访视中,不仅要了解新生儿的一般情况、喂养情况,还应重点完成以下任务:①检查生理性黄疸是否消退。②判断生理性体重下降的恢复情况。③根据新生儿具体情况,指导家长补充维生素K的方法。

（4）满月访:一般在新生儿出生后27~28 d进行。作为最后一次新生儿家庭访视,社区护士应对新生儿进行全面体格检查,对家长给予相应的指导,并指导家长继续进行婴幼儿生长发育的监测和定期健康检查。访视结束后,社区护士应做出新生儿访视小结。

2. 产妇家庭访视频率及内容　根据产妇的分娩方式、健康状况等情况,社区护士一般在产妇分娩后的28 d内对其进行2～3次家庭访视,分别在产妇出院后3 d内或产后5～7 d、产后2周和产后28 d。社区护士应结合新生儿访视的频率和内容一并进行。对于产妇,社区护士应重点掌握其生命体征、腹部或会阴伤口的愈合情况、饮食、睡眠、大小便情况、心理和精神状态、泌乳情况、乳房有无肿块、恶露性状、子宫收缩情况等。

二、老年痴呆病人的家庭护理

(一)老年性痴呆概述

老年性痴呆又称阿尔茨海默病(Alzheimer disease, AD),是一组病因未明的慢性大脑退行性变性疾病。

老年性痴呆多数人发病在65岁以上,可导致老年人记忆力、认知能力逐渐减退,最终丧失生活自理能力,从而严重影响老年人的生活质量,已成为威胁老年人健康的主要疾病之一。

1. 病因与危险因素　目前导致老年性痴呆的病因尚不十分清楚,其致病危险因素主要包括以下5个方面。

(1)衰老因素:在诸多与老年性痴呆有关的因素中,衰老可谓首要危险因素。国内外的研究成果显示:随着年龄的增长,老年性痴呆的发病率、患病率逐渐增高。65岁以上人群中重度老年性痴呆患病率达5%以上,而80岁以上人群老年性痴呆患病率高达25%～30%。

(2)遗传因素:老年性痴呆发病具有家族聚集性,呈常染色体显性遗传及多基因遗传。研究表明,基因突变对老年性痴呆的发生起着决定性作用,目前发现至少有4个基因与老年性痴呆有关,即APP基因、载脂蛋白E(ApoE)基因、早老素1基因(PS1)和早老素2基因(PS2)。

(3)疾病因素:高血压、动脉硬化、脑卒中、糖尿病等疾病与老年性痴呆的发生有关。

(4)饮食因素:铝含量过高、胆固醇过高、嗜酒等也与老年性痴呆的发生有关。

(5)其他因素:影响老年性痴呆发生的因素还包括,受教育程度较低、性格内向、不良生活方式等因素。

2. 临床表现　老年性痴呆一般起病缓慢、隐匿,以进行性记忆障碍、智能障碍、定向力障碍、情感障碍等为主要临床表现。

(1)记忆障碍:老年性痴呆病人早期以记忆障碍为突出症状,并以短期记忆和记忆保持障碍为主。病人表现为健忘和顺行性健忘,即忘记刚刚发生的事情、遗失物品,如忘记刚刚与人谈话的内容、刚刚做过的事情、东西放置的位置等。随着病情的发展,老年性痴呆病人后期也会逐渐出现远期记忆障碍。

(2)智能障碍:老年性痴呆病人的计算、理解和判断能力将逐渐全面下降,早期表现为计算错误、学习能力障碍,后期表现为不能识别数字和符号,导致丧失工作、做家务的能力。

(3)定向力障碍:老年性痴呆病人会出现时间、地点、人物的定向能力障碍。主要表现为记不清重大事件发生的时间、地点,甚至忘记自己的出生年月、主要经历,不认识亲人,在熟悉的环境中迷路,找不到家门、走错房间等。

(4)情感障碍:老年性痴呆病人可表现为淡漠、呆滞少语,也可表现为欣快、焦虑、抑郁,部分病人易激惹,甚至发生暴怒、冲动行为。

(5)人格改变:人格改变为病人最常见的表现。病人在个性、人格上会发生很大变化,主要表现为性情固执、偏激,以自我为中心,自私、多疑、孤僻,对人冷淡,易发脾气,甚至打骂家人。部分病人会缺乏羞耻感,表现为随处大小便等。

(6)睡眠障碍:老年性痴呆病人常表现为昼夜颠倒、睡眠倒错,即白天瞌睡、打盹,夜间不眠、到处乱走、喊叫,干扰他人。

(7)感知觉、思维障碍:老年性痴呆病人在痴呆、记忆障碍的基础上,可出现错构、虚构现象,甚至被偷窃妄想、被害妄想、关系妄想、嫉妒妄想等。

3. 治疗要点　虽然老年性痴呆是一种不可逆性的疾病,目前尚无根治办法,但早发现、早诊断、早治疗不仅可以延缓疾病的发展,还可以使病人在认知功能上得以改善。因此,早期治疗是关键。治疗的主要方法包括一般性支持治疗、改善认知功能和对症治疗。

(二)老年性痴呆病人的家庭护理措施

老年性痴呆病人的照顾将给家庭及社会造成极大的精神和经济负担。社区护士应指导和帮助病人家属、照顾者正确护理和管理病人,以达到保障病人安全、改善生活质量、减轻家庭负担的目的。

1. 日常生活护理　对于老年性痴呆的病人,社区护士应在准确评估其日常生活自理能力的基础上,指导其家属、照顾者鼓励病人独立完成日常生活的自我照顾,必要时给予协助或帮助。

(1)穿衣:老年性痴呆病人以选择简单、纽扣较少的衣服为宜。照顾者可将衣服按穿着顺序依次排好;耐心向病人讲解穿衣步骤,必要时给予示范;然后鼓励病人自行穿衣。

(2)进食:老年性痴呆病人以低脂、低盐、易消化饮食为宜,应定时进餐饮水,鼓励与他人共同进餐,注意食物的温度,防止呛咳、窒息;同时多吃蔬菜和水果,防止便秘。

(3)睡眠:老年性痴呆病人应养成良好、规律的作息习惯,早上按时起床,晚上按时睡觉;病人若夜间醒来,照顾者应陪伴病人一段时间,尽量安慰、劝服其再次入睡。为了避免病人昼夜颠倒,尽量减少其白天睡眠时间,并鼓励其多进行一些体力活动。

(4)排泄:照顾者应定时提醒病人排尿、排便,特别是在外出前、临睡前及夜间。如果病人将大小便排在裤内,应及时帮助其清洁、更换,一定不要责备、讽刺病人,以免伤其自尊。

(5)梳洗和沐浴:帮助病人养成规律梳洗、沐浴的习惯。向病人讲解、示范梳洗的步骤和方法,鼓励病人自己梳洗;定期协助、陪伴病人沐浴,注意防止病人烫伤、滑倒或发生其他意外。

2. 确保病人安全　随着疾病的逐渐发展,老年性痴呆病人的安全愈来愈成为护理的核心。社区护士应帮助病人照顾者掌握防止病人跌倒、走失、发生意外的主要措施。

(1)防止跌倒:为了防止病人跌倒,照顾者应特别注重病人的衣着和居室设施、环境等。病人衣服应合体,特别是裤子不宜过长;居室、卫生间地面应保持干燥,并经过防滑处理;室内照明应充足,特别是病人床头应备有照明设备,以便病人夜间活动。

(2)防止走失:为了防止病人走失,照顾者一方面应注意不要让病人单独外出,安装特别门锁,使病人不易独自出门;另一方面,照顾者应在陪伴病人外出时,为病人佩戴写有自己姓名、住址、亲属联系电话的名牌,以便病人万一走失后有助于寻找。

(3)防止意外:病人家属、照顾者应将家中可导致自伤的器具、药物等妥善放置,以免病人发生意外。

3. 认知功能训练　认知功能训练对于老年性痴呆病人尤为重要,社区护士可针对病人和家庭的特点给予指导。

(1)保持环境的熟识度:尽量减少居住环境的变化,如少搬家、少变换家具的位置或更新家具等,保证病人居住环境的稳定、规律,使病人熟悉环境,避免因环境变化而引起不安。

（2）强化病人的时间感：将挂历、时钟挂在居室显著的地方，以增强病人的时间感。

（3）增强病人识别能力：将居室不同房间加上鲜明标识，以强化病人识别方向、事物的能力。

4. 异常行为应对　老年性痴呆病人可能会出现一些异常行为，社区护士应提前让病人家属、照顾者做好思想准备，并指导他们掌握应对的方法。

（1）暴力行为：当病人表现出暴力行为时，照顾者应保持镇静，努力寻找导致病人暴力的原因，尝试转移病人注意力，以缓解或停止其暴力行为。若病人暴力行为频繁出现，则应及时就医，给予药物控制。

（2）其他异常行为：老年性痴呆病人还可能表现出一些其他异常行为，如收集垃圾等秽物、独自徘徊或自言自语等，照顾者切忌用指责、训斥等简单方法制止，可考虑提供一个安全地方，适当"放纵"一下，然后再逐渐转移其注意力。

5. 关注家属、照顾者健康　长期照顾、护理老年性痴呆病人，会使家属、照顾者不同程度感到身心疲惫，社区护士在帮助和指导病人家属、照顾者护理病人的同时，还应特别关注病人家属、照顾者的身心健康状况，指导他们自我照顾、自我减压。

（1）分工合作：老年性痴呆病人的家庭成员应团结合作，共同承担照顾病人的责任，共同分担照顾病人的烦恼。

（2）及时求助：当病人家属或照顾者感到心力交瘁、身心疲惫时，应及时向家庭其他成员或专业人员寻求帮助。

（3）学会放松：照顾者在专心照顾病人的同时，应学会利用闲暇时间自我放松，如听听音乐、练练瑜伽、游泳等，以缓解压力，补充体力。

三、社区临终病人及其家属的关怀与护理

（一）临终关怀概述

1. 临终关怀定义　临终关怀是通过对临终病人的关怀和护理，使病人尽快接受现实，稳定情绪，从而能在尊严、舒适、平静中辞世。病人家属通过关怀和情感支持，达到维护、提高身心健康的目的。临终关怀旨在提高临终病人生命质量，减轻痛苦，安详辞世。

2. 临终关怀宗旨　该宗旨是提高临终病人的生活质量，维护临终病人家属的身心健康。

（1）照护为主：对于临终病人，应当以加强全面护理为主，从而达到减轻痛苦，提高

生命质量的目的。

(2)注重心理:针对临终病人的特殊心理活动,提供相应的心理护理服务,是临终关怀的重要内容之一。

(3)姑息治疗:临终病人的治疗应在尊重生命和死亡的自然过程基础上,不以盲目地延长生命为目的,而以解除痛苦、姑息治疗为主。

(4)关心家属:临终关怀的对象不仅局限于临终病人,还包括理解、支持、安慰临终病人的家属,确保他们安全度过居丧期。

3. 临终关怀的主要内容　社区护士将围绕临终病人及其家属,提供相应的关怀与护理服务。

(1)临终病人的护理:为了达到维持和改善临终病人的生活质量、最终能在尊严、舒适、平静中辞世的目的,社区护士应和病人家属或照顾者一起,重点为病人提供基础护理、疼痛控制和心理护理服务。

(2)临终病人家属的关怀:为了达到安慰病人家属、提高身心健康的目的,社区护士重点为病人家属提供情感上的支持和心理关怀。

(二)临终病人的特点

社区护士应针对临终病人的主要生理特点及需求,满足临终病人的生活需求,维持其生命质量。

1. 生理特点

(1)循环衰竭:脉搏细速、不规则或测不到,心尖冲动往往最后消失;血压逐渐降低,甚至测不到;大量出汗;皮肤苍白、湿冷、发绀、出现斑点。

(2)呼吸困难:呼吸表浅、频率或快或慢,张口呼吸、潮式呼吸或间停呼吸。

(3)胃肠蠕动减弱:食欲缺乏、恶心、呕吐、腹胀、口渴、脱水等。

(4)肌张力丧失:不能进行自主的身体活动;无法维持良好、舒适的功能体位;还可能出现吞咽困难、大小便失禁。

2. 心理护理　美国心理学家罗斯(Kubler-Ross)博士认为,临终病人的心理活动一般分为五个阶段。

(1)否认期:当病人初次面对"不治之症"或疾病晚期等诊断时,往往以否认诊断或质疑诊断作为第一反应;继而会寻求再次检查,希望能否定前一诊断。此种表现即为否认期病人的突出表现。

(2)愤怒期:当病人面对已无法改变的现实时,可能会表现出愤怒、怨恨的情绪,并容易迁怒于医护人员、家属及照顾者。

（3）协议期：当病人被迫接受现实时，为了延长生命，可能会提出各种协议性要求，并寻求各种方法缓解症状，乞求"奇迹"的出现。

（4）抑郁期：当病情不断发展、治疗无明显效果时，病人可能将陷入极度痛苦、绝望之中。

（5）接受期：当病情进一步恶化、死亡无法避免时，病人情绪将相对稳定，表情淡漠；由于机体极度衰竭，病人常处于嗜睡状态。

（三）临终病人的护理措施

1. 基础护理措施　社区护士通过直接或间接向临终病人提供基础护理服务，以达到使其减轻病痛、维持或改善生活质量的目的。

（1）观察病情：密切观察病情变化、生命体征及尿量的变化，并及时、准确记录，备齐各种抢救用品。

（2）保持能量供应：针对病人的病情，以有效方式补充适当高热量、高蛋白饮食，维持临终病人机体的抵抗力。

（3）保持呼吸正常：及时清除呼吸道、口腔分泌物，采取适当体位，保持呼吸道畅通；必要时给予氧气吸入。

（4）维持排泄功能正常：及时解决尿潴留、便秘等问题，减轻病人痛苦。

（5）皮肤护理：保持皮肤清洁、干燥，预防压疮的发生，做好口腔护理。

（6）保障充足休息：根据病人的习惯和愿望，安排好病人的休息，保证病人的充足睡眠。

2. 疼痛控制措施　疼痛往往是大多数恶性肿瘤晚期病人的主要临床表现，也是影响其生命质量的主要因素。因此，有效地控制疼痛是提高恶性肿瘤晚期病人生活质量的重要途径，也是临终关怀的主要内容之一。

（1）疼痛的评估：有效的疼痛控制依赖于准确的疼痛评估。

①疼痛的分级：根据WHO的疼痛分级标准，疼痛分为4级。

0级：无痛。

1级：有疼痛，不严重，可以忍受，不影响睡眠。

2级：疼痛明显，无法忍受，影响睡眠。

3级：疼痛剧烈，无法忍受，严重影响日常生活。

②疼痛的评定：常用于评定病人疼痛的方法有数字评分法和视觉模拟评分法。

数字评分法:用数字0~10分评估疼痛的程度,0分表示无痛,10分表示剧痛,中间数字依次分别表示疼痛的不同程度,由病人根据自己疼痛的程度进行评分。

视觉模拟评分法:在纸上画一条长10 cm的线段,线段的右端为无痛、左端为剧痛,线段的中间部分则表示不同程度的疼痛。病人根据自己的感觉在线段上标出疼痛的程度,再依据病人标出的记号、面部表情及睡眠等情况综合进行评定。

(2)控制疼痛的方法:根据病人疼痛评定的结果,可选择药物镇痛或非药物镇痛的方法。

药物镇痛:根据WHO推荐的"三级阶梯药物镇痛方案",针对疼痛的等级,分别采用非麻醉、弱麻醉及强麻醉镇痛药物(表37-2)。

表37-2　三级阶梯药物镇痛方案

疼痛等级	疼痛描述	镇痛方案
0级	无疼痛	无须处理
1级	有疼痛,可以忍受,不影响睡眠	非麻醉药物:阿司匹林、匹米诺定
2级	疼痛明显,无法忍受,影响睡眠	弱麻醉药物:可待因、布桂嗪(强痛定)、曲马朵
3级	疼痛剧烈,无法忍受,严重影响日常生活	强麻醉药物:吗啡、盐酸哌替啶

摘自:黄人健.社区护士培训教程.2版.北京:中央广播电视大学出版社,2009.

非药物镇痛:常用的非药物镇痛方法包括松弛疗法、音乐疗法、针刺疗法及神经阻滞疗法等。

①松弛疗法:通过调整病人体位或给予按摩,使机体松弛,减轻疲劳、焦虑,有助于促进病人睡眠、缓解疼痛。

②音乐疗法:音乐不仅可以分散人的注意力,还可以使人心情平静、身体放松。因此,音乐一般对因机体、精神和心理等原因导致的综合性疼痛有明显的缓解作用。

③针刺疗法:针对病人疼痛的性质、部位,采用不同穴位针刺,可诱生体内的内啡肽,产生中枢性镇痛的效果。

④神经阻滞疗法:通过使用药物或物理手段,暂时或长期阻断神经系统传递作用,达到缓解疼痛的作用。

(3)社区临终病人疼痛的控制原则

①以提高临终病人生活质量为宗旨,尽可能将疼痛控制在0~1级。

②根据病人个体的差异、疼痛的部位、等级,确定镇痛方案。

③采用药物镇痛时,应严格遵循药物治疗疼痛的基本要求,如给药途径、剂量和时间等。

④密切观察病人病情的发展,根据病人疼痛的程度,及时调整镇痛方案。

3. 心理护理措施　针对临终病人不同心理发展阶段的特点,社区护理人员应配合家属或照顾者从以下几个方面提供心理护理:①根据病人的接受能力,逐步将病情告知病人。②充分理解病人,原谅病人的一些言行。③引导、倾听病人诉说忧伤。④鼓励、支持病人战胜死亡的恐惧。⑤关注病人心理的变化,防止自伤等意外的发生。

(四)临终病人家属的关怀

1. 临终病人家属的特点

(1)生理特点:临终病人家属在照顾和失去亲人的过程中,不仅心理承受巨大压力和悲痛,生理上也会出现各种表现,如因压力过大、失眠所导致的头痛、血压升高;因过度压抑、悲伤所导致的食欲缺乏、便秘等。

(2)心理特点:在经历护理和失去亲人的过程中,临终病人家属心理将承受巨大的压力和悲伤。根据学者安格尔理论,临终病人家属的哀伤可分为四个阶段。

①惊愕:最初得到亲人临终诊断的时候,多数家属表现与病人相同,他们会感到震惊,否认事实。

②察觉:当家属不得不接受现实并面对、照顾临终病人时,他们会感到无奈、压抑和痛苦。

③恢复:当病人去世后,家属在处理后事过程中会感到悲痛,但会逐渐恢复。

④释怀:随着时间的推移,家属将逐渐结束悲伤的过程,对新生活产生兴趣。

2. 临终病人家属的关怀　面对临终的亲人,家属将承受较大的心理、精神压力;照顾临终的亲人,家属也会产生急躁、悲观、厌烦的情绪。家属的言行、表情不仅直接影响临终病人的生活质量,还会引发家庭危机,或导致其他家庭成员出现身心健康问题。因此,在临终病人不同的阶段,其家属也需要相应的理解、安慰和指导。

(1)帮助家属尽快接受事实:当初次面对亲人"临终"的事实时,家属往往与病人本人的感觉、反应相似,拒绝或害怕面对现实。社区护士应在同情、理解的基础上,耐心、细致地做好家属的思想工作,使家属尽快接受现实,从而为共同做好病人的心理工作奠定基础。

(2)指导家属正确照顾病人:家属或照顾者是社区临终病人最主要、最密切的关怀者、服务者。因此,社区护士在向临终病人提供直接服务的同时,须指导家属或照顾者掌握正确照顾、护理、安慰病人的方法,以保证满足病人舒适的需求,最大限度地维持病人的生命质量。

（3）协助家属做好善后：当病人去世后，社区护士应在尊重家属意愿的前提下，帮助家属妥善处理好各项善后工作，尽量使家属减少遗憾、减轻悲伤。

（4）引导家属安全度过居丧期：针对不同家庭、不同家属的特点，社区护士应在居丧期内定期走访家属，了解他们身心状况，进一步做好心理安慰工作，确保他们安全度过居丧期。

（张　艳）

第三十八章　护理研究

第一节　基本概念

一、科学和研究

科学（science）是由拉丁文 scientia 而来，意指"探讨自然现象和其间关系的知识体系"，是反映现实世界，如自然、社会、思维等客观规律的本质和规律的知识体系。研究（research）是通过系统地、有控制地收集资料、反复地探索未知、客观地认识各种自然现象和社会现象的活动，是一种有系统地探索和解决问题的活动，并能从中获得客观规律和产生新知识，进而阐明实践与理论间的关系。

科学精神最根本的一条就是实事求是。科学应合乎逻辑、可验证、可被重复、着重一般共性问题，探讨事物因果关系。研究工作具有探索性、创造性和连续性，研究以系统的科学方法来探索和了解事物的现象为目的，其结果可表现为描述事物的现状，发现事物的内在联系和本质规律，引出定律或产生理论三个方面的内容。

开展研究就是从工作实践中发现需要解决的问题，通过系统的方法研究和问题评价，得出结果，用以指导实践的过程。根据研究工作的目的、任务和方法不同，研究通常划分为基础研究、应用研究和开发研究几种类型。基础研究是以研究自然现象、探索自然规律为目的，旨在增加新知识、发现新的探索领域，为新的技术发明和创造提供理论前提。应用研究是把基础研究发现的新理论应用于特定目标的研究，它是基础研究的继续，目的在于为基础研究的成果开辟具体的应用途径，使之转化为实用技术。开发研究又称发展研究，是把基础研究、应用研究的成果发展为新材料、新产品、新设计、新方法，或者对现有的材料、设备、方法进行本质上的、原理上的改善而进行的系统创造性活动。开发研究是把研究成果转向生产的桥梁，是科学转化为生产力的中心环节。基础研究、应用研究、开发研究是整个研究系统三个互相联系的环节，它们在一个国家、一个专业领域的研究体系中协调一致地发展。研究应具备一定的条件,如:需有一支合格的科技队伍,必要的科研经费,完善的科研技术装备及科技试验场所等。

二、护理学和护理研究

美国护士协会(ANA)曾对护理定义为:护理是诊断和治疗人类对存在的或潜在的健康问题的反应。日本护理协会对护理的定义是:以健康为准则,给予人们援助,使之能维持正常的生活。概括地说,护理的含义就是通过护理工作使患者处于最佳状态,为患者恢复健康提供理想的环境和支持,使患者尽可能地减少痛苦、感到舒适。护理学是医学领域中一门独立的学科。护理学应有其明确的研究目标和领域,在卫生保健事业中与医疗有着同等重要的地位,护士与医生是在共同担负着维持生命、减轻患者痛苦和促进健康的任务。护理学是具有很强科学性的专业,需要在充分的理论和知识的指导下进行工作。护理学在整个生命科学中占有重要的地位,也是医学科学的重要组成部分。护理学需要通过大量的研究工作来促进自身的发展,完善自我系统的理论体系,形成严密逻辑结构的独立学说和理论。

护理研究是用科学的方法反复探索护理领域的问题,并用以直接或间接地指导护理实践的过程;是指通过科学的方法有系统地探究现存的知识,或产生新的知识,从而直接或间接地指导护理实践的活动过程。国际护士会(ICN)将护理研究定义为以形成和完善具有精确方法的新知识为目的的一种系统的探讨。美国护士会(ANA)对护理研究的定义是验证和改进现有知识,产生新知识,直接或间接影响护理实践的科学过程。护理研究的目的是验证护理理论、发现新的知识、解决工作中的问题、评价护理措施,并通过研究改进护理工作和提高护理工作质量,使患者得到更安全有效的护理。

(张 艳)

第二节 护理研究趋势和最新进展

第一位从事护理学研究的学者是现代护理学的创始人南丁格尔女士(1820—1910),通过观察和记录所看到的现象,写出了控制医院内感染的第1篇研究报告,成为护理学研究的开始。

目前中国护理研究内容比较广泛,涉及护理教育、护理管理、护理实践等多方面,包括基础护理、临床各专科护理、心理护理、社区护理、课程设置改革、护理质量管理、护理人力配置、护理分级等。发展科学知识,使护士能够开展以循证为基础的护理实践。美国国家护理研究所公布的护理研究的重点(NINR,2006—2010)是促进健康和预防疾病,改善生活质量,减少健康状况差异,建立临终研究的方向。目前护理研究更强调循证护理,多学科合作,成本效益,质性研究增加,护理研究不断深入。

随着医学科学技术的发展,护理研究范围逐渐扩大,护理研究范畴应向多元化发展,凡与护理工作有关的问题都应属于护理研究的范畴。不但研究护理专业技术知识、护理教育或管理等问题,还要向跨地区、跨部门、跨专科的综合领域发展,使研究结果更深入,更有推广意义。在护理科学研究规模和方法上不断改进。目前护理研究已从自选的、分散的小型研究趋向于整体性和综合性研究,加强多学科、多专业的合作,不仅把其他学科的理论和方法运用到护理学中来,还与其他专业人员共同组成研究团队,研究与健康相关的课题。在研究设计上目前仍多选用量性研究方法,并以调查法收集资料为多见,而质性研究方法则采用较少。今后也要注意质性和量性的综合研究,应多采用全面的、多角度的研究方法。

护理论文写作方面,目前多采用叙述和分析资料的方法。大部分研究样本的选择也多在自己服务的医院或病房内采集,这对研究结果的推广与使用有很大的局限性。要注意避免用单一方法收集资料,收集资料方法应多元化。研究计划要多偏重方向性和综合性内容,一个课题的研究时程也要长些,使研究结果能达到一定水平和深度,能够深入说明和解决1～2个护理问题。

(张 艳)

第三节 护理研究的主要方法

一、实验性研究

实验性研究(experiment study)又称流行病学实验或干预性研究,是研究者采用随机分组、设立对照及控制或干预某些因素的研究方法。

1. 实验性研究的特点

(1)干预:亦称操纵(manipulation),即研究者对研究对象人为施加的干预措施(也称处理因素)。有无干预是实验性研究和非实验性研究的根本区别。

(2)设立对照:设对照组的目的就是为了排除与研究无关的干扰因素(外变量)的影

响,突出试验中干预措施的效应。对照组要设立多少组,应依照研究目的和干扰因素的多少而定。任何一个实验性研究都至少应设立一个对照组。常用的设立对照的方法有自身对照、组间对照、配对对照等。选择对照组时应该使对照组和试验组的基本条件一致或均衡,以降低干扰因素对研究结果的影响。

①自身对照:指对照组和试验组的数据均来自同一组样本,即将研究对象自身在干预前后的情况进行比较。自身对照的优点是消除了研究对象自身各种干扰因素的影响,而且节省样本量,因此在护理研究中较常采用。

②组间对照:是指相比较的两组数据来自两组不同的受试者。

③配对对照:将研究对象按某些特征或条件配成对子,这样每遇到一对就分别给予不同处理。配对设计能减少每一对研究对象内部的实验误差,故较组间对照设计的效果更好。

(3)随机化:是指随机抽样和随机分组,即从目标人群中随机地选择样本,并且将这些被选到的研究对象随机地分到实验组和对照组中。目的是使实验组和对照组能在均衡条件下进行比较,使样本更具有代表性。在进行随机化时,可以使用随机数字表,或者较为简便的投掷硬币、抽签等方法进行。

2. 实验性研究中常用的研究设计类型

(1)实验前后对照设计(before-after experimental design):将研究对象随机分为实验组和对照组,实验组采用新的干预措施或在常规基础上加新方法,而对照组只采用常规方法,两组同时在实验前和实验后测量某些指标。研究者通过比较两组在实验前的数值来评价两组的可比性,比较两组实验后的数值来评价干预的有效性。

在常用的研究方法中,实验前后对照设计是目前公认的标准研究方法,实验前后对照设计是最为常用的一种。其论证强度大,偏倚少,容易获得正确的结论。但作为对照组不要触犯研究中的伦理原则。

(2)单纯实验后对照设计(after only experimental design):是将研究对象随机分组,对实验组施加干预措施,对照组则不施加干预措施,然后观察比较干预后两组在因变量上的差异。单纯实验后对照设计,减少了因干预前测量所导致的结果偏倚,同时也适用于一些无法进行前后比较的护理研究。

(3)随机临床实验研究设计(randomized clinical trials design):将研究对象随机分为实验组和对照组,观察或测量所研究的应变量,向各组施加不同的干预和处理因素,再次观察或测量所研究的应变量,比较两组结果的变化。该设计适用于临床护理或预防性研究,探讨和比较某一新的护理措施对疾病的康复和预防的结果。

（4）索罗门四组设计（Solomon four-group design）：索罗门四组设计实际上是为避免研究对象敏感及其他干扰因素的影响，将实验前后对照设计和单纯实验后对照设计组合起来的一种研究方法。它是一种经常应用的高效的研究设计。研究对象被随机地分为4组，两组实验组和两组对照组，对其中的一个实验组和一个对照组进行实验前测量，而另外一个实验组和一个对照组则不进行实验前测量。然后对两个实验组实施同样的干预措施，干预结束后同时进行四组的某些指标的测量并比较。

该设计适用于实验前进行的测量本身可能会对实验结果有影响的情况下，特别是某些涉及情感、态度等方面的研究。

二、类实验性研究

类实验性研究（quasi-experlmental study），亦称半实验性研究，与实验性研究方法基本相似，有对研究对象的护理干预内容，但缺少按随机原则分组，或没有设对照组，或两个条件都不具备。在实际对人的研究中，很难进行完全的实验性研究，特别要达到随机分组比较困难，因此类实验性研究在护理研究中较为实用。类实验性研究中常用的科研设计类型如下。

1. 无对等对照组设计（non-equivalent control group design）　该设计包括干预措施和两组或两组以上的研究对象，这两组或者两组以上的研究对象是非随机分组的，进行实验前和实验后测量或只进行实验后测量。

2. 自身实验前后对照设计（one group pretest-posttest design）　该设计是类实验性研究中最简单的一种设计方法。同一研究对象接受前后两个阶段、两种不同处理措施，然后对其效果进行比较。这种设计方法既没有对照组，也没有随机分组，即只有实验组一组。

3. 时间连续性设计（time series design）　是自身实验前后对照设计的一种改进。当自身变量的稳定性无法确定时，可以应用时间连续性设计，在干预前后进行多次的观察与测量。

三、非实验性研究

非实验性研究（non-experimental study）是指研究过程中对研究对象不施加任何护理干预和处理的研究方法。这类研究常在研究对象处于完全自然状态下进行，其研究结果可用来描述和比较各变量的状况。非实验性研究中常用的科研设计类型如下。

1. 描述性研究　　描述性研究(descriptive study)是目前护理领域应用最多的一种研究方法。是在一个特定的领域获得研究对象的有关特征的研究。目的是通过观察、记录和描述,以了解研究对象在自然状态下的特征。通过描述性研究,可以了解疾病、健康或事件的基本分布特征,为进行相关性研究和实验性研究提供基础。描述性研究设计中常见的有现况调查和纵向研究等方法。

现况调查(cross-sectional study):也可称为横断面调查,是在某一特定人群中,用普查或抽样调查的方法,在特定时间内收集与健康或疾病有关的特征。现况调查包括普查和抽样调查两种常见类型。普查是根据研究目的在特定时间内对特定范围内的所有对象进行调查或检查。目的是对总体一般状况做出全面、精确的描述,把握总体的全貌,得出具有普遍意义的结论。抽样调查是从研究人群的全体对象中抽取一部分进行调查,根据调查结果估计出该人群的患病率或某种特征的情况,是一种以局部估计总体的调查方法。

纵向研究(longitudinal study):是对一特定人群进行定期随访,观察疾病或某种特征在该人群及个体中的动态变化,即在不同时间对这一人群进行多次现况调查的综合研究。

2. 相关性研究　　相关性研究(correlational study)是探索变量之间关系的研究。它与描述性研究相一致的是在研究中没有任何人为的施加因素,不同点是相关性研究要有比较明确的几个观察变量,以便检测所观察的变量间是否有关系。相关性研究比描述性研究有更多的"探索"原因的作用,可为进一步的类实验性研究或实验性研究提供基础。

3. 比较性研究　　比较性研究(comparative study):是在自然状态下,对两种或两种以上不同的事物、现象、行为或人群的异同进行比较的研究方法。比较性研究同描述性研究的区别在于,描述性研究是对一种现象的描述,而比较性研究是针对已经存在差异的至少两种不同的事、人或现象进行分析比较的研究。根据其研究目的,可以将比较性研究分为病例对照研究和队列研究两种。

病例对照研究(case-control study):是回顾性研究,是将现已确诊患有某疾病的一组病人作为病例组,不患有该病但具有可比性的另一组个体作为对照组。通过调查回顾两组过去的各种可能存在的危险因素,测量并比较病例组与对照组间各因素存在的差异。

队列研究(cohort study):属于前瞻性研究,是观察目前存在差异的两组或两组以上的研究对象,在自然状态下持续若干时间后再比较两组的情况。研究方法是从一个人群样本中选择和确定两个群组,两个群组暴露因素不同,追踪一个时期,观察并记录这段时间内所欲研究的疾病或某研究特征的发生情况,并进行比较。如果两组比较的结果证明,两组患者在某研究疾病的发病率或死亡率或者某特征出现的概率上确有差别,则可以认为该因素(或特征)与所研究的疾病或某特征间存在着联系。

四、质性研究设计

质性研究是定性研究,是对某种形象在特定情形下的特征、方式、含义进行观察、积累、分析、解释的过程。质性研究是从实际观察的资料中发现共性问题的过程,属于探索性和叙述性研究。质性研究属于非干预性研究,主要包括现象学研究法、根基理论研究法、人种学研究法等类别。质性研究的资料收集一般是研究人员深入研究现场,采用半结构或非结构式观察、访谈、录音、录像、记录等方法。当研究者在对第某个访谈对象进行访谈时,所提供的信息与前面研究对象提供的信息是重复的,从访谈内容中没有发现新的资料,此时达到了数据饱和状态,研究者即停止资料收集工作。资料分析以语言文字而非数字为基础,是进行分析、推理和解释的过程。

1. 现象学研究(phenomenology)　现象学研究法是一种观察特定现象,分析该现象中的内在成分和外在成分,把其中的重要因素提炼出来,并探讨各要素之间及各要素与周围情景之间关系的一种质性研究方法。现象学研究法最初由 Husserl 和 Heidegger 发展而来,目的在于描述人们亲身的经历,用归纳、描述的方法来捕捉研究对象的某种"真实的体验"。

研究者使用开放式问题,采用个人深入访谈法收集资料,同时配以实地观察,以求对研究对象所描述的体验有深刻理解。每个研究对象均接受同等次数访谈,在访谈过程中同时观察记录。每次 30 ~ 60 min。资料整理与分析和资料收集过程同步进行。每次访谈结束后,将录音及观察资料整理成誊本。资料分析由一个资料分析小组的成员们共同完成,以保证资料分析与解释的准确性,避免个人偏倚。小组成员仔细阅读访谈记录,小组会议上进行深入讨论,确定有意义的内容,并进行编码、分类。根据编码和分类,提炼主题,找出反映主题的相关文字与描述。研究的最终结果是由小组成员多次讨论、分析,最后达成共识而得到的。

2. 根基理论研究法(grounded theory)　此研究方法是在 20 世纪 60 年代由社会学家 Glaser 和 Strauss 提出的,强调通过系统地收集资料,同时分析资料,进而产生理论的过程。其主要目的是对现实中的现象进行深入解释,产生理论。根基理论研究法是一种由具体到抽象的建立理论的方法,而收集的资料则是理论的根基。根基理论认为,只有从资料中产生的理论才具有生命力,如果理论与资料相吻合,理论便具有了实际的用途,可以被用来指导人们具体的生活实践。因此,根基理论的概念框架来自资料而不是先前的研究。研究者在资料收集和分析的过程中采用不断比较的方法,去发现不同的研究对象所提供的资料之间的相同点和不同点,将片断资料组合成有功能的整体框架,进而形成理论。

典型的使用根基理论研究法进行研究的案例是由美国的 Kubler-Ross 博士对数百名临终病人进行的有关临终患者心理特点的研究。研究者通过深入观察、访谈等方法,获得大量临终患者心理变化的第一手原始资料。通过对这些资料的归纳、分析,他总结出临终病人心理活动的基本变化规律,将绝症的患者从获知病情到临终时的心理反应过程分为否认期、愤怒期、商讨期、抑郁期和接受期五个阶段。这一研究结果有利于临床医护工作者更好地了解临终患者的心理特征和变化规律,并能很好地理解和及时观察患者在每个时期行为态度上的细微变化,以便适时为临终患者提供恰当的心理支持。

3. 人种学研究法(ethnography)　人种学研究法起源于人类学研究,目的是通过对某种文化或文化亚群的深入研究,以理解他们的语言、价值观念、行为特征和习俗等。人种学研究法通过实际参与人们自然情形下的生活、深入观察、深度会谈、档案或文史资料查寻,探讨一定时间内人们的生活方式或体验。在健康保健领域,人种学研究法最适合于探讨不同文化环境中人们的健康信念、健康行为、照顾方式等。

五、资料收集的方法

1. 问卷调查法　问卷调查法(questionnaire)是指研究者通过书面形式直接从研究对象处获取研究资料的方法。研究者将所希望获取的资料以书面形式写出,分发给研究对象,通过言语和文字向研究对象收集资料。问卷法是调查研究中最多选用的方法,常用的问卷有公认的量表或研究者自行设计的问卷两种类型。

(1)量表(scale):是由一组封闭式问题组成的、以评分方式衡量人们态度和行为的收集资料的工具,在问卷调查法中广泛应用。大多数量表都用于心理社会变量的测量,但也可测量一些生理指标,如恶心、疼痛、功能状态等。

(2)问卷:是调查的一种工具,通过受访者回答问题而不是观察行为反应得到研究资料,用问卷收集资料可以应用于各种领域的问题。一般可根据研究目的进行文献查询,寻找是否有合适的现存问卷,如果有合适的现存问卷则可直接应用。但在大多数情况下要根据研究目的,对现存问卷做一定的修改等。如果没有合适的现存问卷,则需编制新的问卷。问卷编制时应事先考虑以下几个问题:指导语、问题的类型、问卷的内容、问卷的用词、问卷答案的设计、问题的排列方式等。一般用于成人的问卷,完成时间不应超过 30 min;针对儿童的问卷,完成时间不应超过 15 min。自行设计的问卷在完成后应通过大样本测试,进行分析和信度、效度的测量,一般每个项目需 10 名样本进行测试,以形成该问卷的常模。运用现存问卷时,应首先对问卷进行评估,若有较大的修改或问卷为翻译版,修订版在正式应用之前应做预试验,以 10～20 名样本为宜,进一步检验问卷中可能存在的内容、文字、排版等问题,做出必要修改后,方可应用于正式调查中。

（3）国外量表的翻译和应用:国外量表首先要翻译成中文。最好选择两个或多个有经验的翻译者,彼此独立地将外国语言的量表翻译成汉语,准确表达原量表。对翻译出来的版本进行讨论,形成一个大家达成共识的中文版本的量表,然后请对原量表不知情的一位或多位翻译者将翻译成中文的量表再翻译回去,进行回译(back-translation)。请双语专家对原量表与回译后的"原量表"进行细致的比较、分析,找出从表面上看不同的部分,对其中文版本中的对应内容进行相应的修改,直到两个量表在内容、语义、格式和应用上相一致。此时应请有关专家对修改后的中文版量表的表面效度进行评判。最后进行检测,应寻找一定数量的双语样本(既懂中文又懂原语言的样本)进行两量表之间的等同性检验。让这些研究样本对两种语言版本的量表进行作答,然后比较原量表和中文版量表所得总分之间的相关性以及各项目得分的相关性。相关程度越高,表示两个版本量表的等同性越好。但有时在研究中获取双语样本的难度较大,也可选取一定数量的只懂中文的研究样本进行预期试验,以检测量表的内部一致性。

（4）问卷调查法收集资料的形式

邮寄问卷:研究者通过邮寄的方式将调查问卷发放给研究对象,研究对象填写好问卷后,再邮寄给研究者。一般邮寄问卷应包括三部分内容:问卷首页,问卷正文,写明回寄地址并贴足邮票的信封。在调查问卷首页,注明研究目的和意义,表述邀请研究对象参加的意向和谢意,以及维护研究对象的知情同意权和隐私权等。随着网络的发展和普及,通过互联网发放调查问卷也较为常见。

现场发放、收回问卷:研究者将研究对象组织起来,向研究对象说明研究目的和填写问卷的要求,由研究对象自行填写问卷。填写好的问卷当场收回。研究者应注意事先的组织准备工作以及临场的协调,如充分考虑场地的大小、是否便于研究对象填写,以及如何保证资料的不公开性等。

通过电话访谈完成问卷调查:研究者按照问卷内容提问,对于封闭式问题要给出可选答案,研究对象回答问题,研究者进行填写。

2. 访谈法(interview) 访谈法是指研究者通过与研究对象进行面对面的、有目的的会谈,直接从研究对象处获取资料的方法。访谈法是一种口头形式的自陈法,一般可收集到较深入的资料,它是护理研究中常用的一种收集资料的方法。

(1)结构式访谈:是研究者在与研究对象的访谈中,严格按事先准备好的书面程序进行访谈的方法。研究者在采用结构式访谈前,需详细列出访谈的程序和具体内容。在访谈中,研究者严格控制访谈的进展。结构式访谈通常适用于几种情况,如研究者已拥有大量系统性的相关文献;研究者对访谈内容之外的其他内容或资料不感兴趣;访谈需要在研究者严格控制下进行等。

(2)半结构式访谈:指研究者在与研究对象的访谈中,按事先准备的访谈大纲进行访谈的方法。在访谈中,研究者只是部分地控制访谈进展,鼓励研究对象就某一主题进行自由谈论。若研究对象的回答比较表浅,研究者可以引导研究对象深入地交谈下去。与结构式访谈相比,研究者通过半结构式访谈可能会获得更多的信息和资料,但由于研究者部分地控制访谈,可在一定程度上避免研究对象的谈论内容偏离访谈主题的现象。

(3)非结构式访谈:以开放式问题的形式询问一个或几个范围较广的主题,是一种自然的交谈的方法。一般不对场所进行挑选,而在与研究对象有关的自然场所进行。非结构式会谈法由于形式灵活自由,因而具备较强的优势,特别对未知的新领域的探索性研究尤为适合,研究者通过非结构式访谈可能获得的信息很多。但是该方法耗时长,而且由于研究者在这样一个自然交谈中很难控制访谈的进展,因此非结构式访谈要求研究人员具备较强的会谈技巧和分析解释结果的能力。非结构式访谈需要研究对象积极参与交谈,有较为丰富的交谈内容,能够清楚地表达自己的观点和感受。

3. 观察法(observation) 观察法是研究者通过对事物或现象仔细观看和认真考查,以获得第一手资料的方法。可观察的现象包括:个人特征和情形、活动形态、语言性沟通行为、非语言性沟通行为、护理技术熟练程度、环境特征等。观察法适合于不容易测量的情形。

(1)按观察情形分类

自然观察法(natural observation):是在日常工作或生活情形中对调查对象的行为的观察。研究者需要观察研究对象在自然状态下的行为,这些行为可能缺乏较强的目的性和集中性,需要研究者具有较强的洞察力,才能获得有效的研究资料。

标准情形观察法(standard observation):是在特殊的实验环境下,观察调查对象对特定刺激的反应。标准情形中的观察是预先精心设计的,按一定程序进行,每一个观察对象都接受同样刺激。观察到的结果具有较高的可比性,但可观察到的行为与自然观察相比较为有限。

（2）按观察结构分类

结构式观察法:结构式观察法有已设计好的、正式的记录格式,以规定研究者要观察的现象和特征以及进行记录的方式。在结构式观察法中,研究者事先确定观察样本和观察项目,设计记录观察结果的表格,并对资料进行准确的分类、记录和编码。

非结构式观察法:研究者的观察在自然情形下进行,并且不对研究情形施加任何干预,以观察和记录人们的行为和经历的自然发生、发展过程。质性研究的资料收集常采用非结构式观察法。非结构式观察记录的方法通常为现场笔记（field note）或日记的方式,将情景过程记录下来,或通过事后会议记录有关资料,同时进行相应的整理和分析。

（3）观察者与被观察者的关系

局外观察者（complete observer）:观察者经正式介绍后进入观察领域,但不参与被观察者的活动。观察者可隔着单面透视玻璃、用录像等方法进行观察,可使被观察者行为自然,但应事先告知对方观察的目的,以尊重其隐私权。

参与性观察者（observer-as-participant）:观察者作为参与者进入观察领域,但其活动以观察为主,参与为辅。但如果被观察者知道自己在被观察而可能刻意改变自身行为,会影响结果的真实性。只有延长观察时间,建立自然的互动关系,才可获得真实自然的资料。

观察性参与者（participant-as-observer）:观察者作为参与者进入观察领域,其活动以参与为主,观察为辅。观察者参与活动,使观察时尽量维持自然情景,被观察者表现出真实的状况。

完全参与者（complete participant）:观察者完全以参与者的身份进入观察领域,观察者本身就是观察群体中的一员,所以可以获得一些局外人所不能获得的资料,但也会因此忽视某些现象或因为习以为常而不以为然,同时也可能因身处其境不能客观地分析现象。

4.测量法　测量法是一种常用的资料收集的方法,是研究者借助特别的仪器设备和技术测量出准确的数据作为研究资料的方法。在护理领域最常用的是生物医学测量法。

（1）机体指标的测量（Vivo measurement）:通过体检生理指标的测量直接从生物体测得结果,例如:脉搏、血压的测量,心电图的测量,指尖血氧饱和度测定等。

（2）实验指标的测量（Vitro measurement）:不是从生物体体内直接测量结果,而是抽取标本后通过进行实验室检验测得结果,包括化学测量法,微生物测量法,组织细胞学测量法。例如:血气分析指标的测定,细菌菌落计数、生物活检进行病理检查等,一般需通过专门的检验技术人员完成。

5. 档案记录收集法　档案记录收集法是通过查阅有关记录和档案而获得研究资料的一种方法。资料可来源于医院、学校、行政管理部门等机构的有关记录和档案资料。常见的类型有疾病报告;医疗、护理服务工作记录;健康检查资料;专题疾病的调查等。档案资料的收集者都必须遵守职业道德,尊重、保护当事人的隐私权。

六、抽样方法

1. 总体与样本　总体就是根据研究目的而确定的同质研究对象的全体。当研究有明确具体的研究指标时,总体是指性质相同的、符合研究要求的所有观察单位的该项变量值的全体。当研究没有明确具体的研究指标时,其研究总体就只能是性质相同的、符合研究要求的所有观察单位了。样本就是从总体中随机抽取的部分观察单位,是实际测量值的集合。

2. 抽样　抽样(sampling)是从总体中抽取一定数量的观察单位组成样本,然后用样本信息推断总体特征。抽样的目的是用样本信息推断总体特征,抽样原则是保证样本的来源可靠,并对总体具有代表性,即严格遵循研究对象的纳入标准和排除标准。

选取有代表性的样本,遵循随机化原则,并保证足够的样本量。样本量太少,所得的指标不够稳定,结果不具有代表性;样本量过大时,又会增加实际工作的困难,造成不必要的人力、物力、财力的浪费,同时也会引入过多的干扰因素。有关计数资料和等级资料的非实验性研究,所需的样本量较计量资料要多,需要50~100例,而有关计量资料的研究在误差控制较好的情况下可以为30~40例即可;确定正常值范围的研究项目至少需要100人;在相关性研究中,每个变量至少需要20~30例;在探讨多个自变量与一个因变量间的关系的研究中,每个变量则至少需要10例样本。

在质性研究中,样本量的大小是由研究目的、研究对象的特点,以及具体的抽样方法所决定的。在收集资料和分析资料的反复、同时的进行过程中,研究者会发现即使再增加样本量,也没有新的信息或者内容呈现出来,此时就称为数据饱和状态,可以结束资料的收集。国外质性研究者认为,人种学研究所需要的样本量较大,常为25~50人;现象学研究则需要的样本量较少,10人或更少些;根基理论研究所需的样本量则介于两者之间,需要20~30人。

3. 概率抽样（probability sampling）　概率抽样是用随机的方法抽取样本，使总体中每一个研究个体都有相同的概率被抽中。最为常用的概率抽样方法有单纯随机抽样、分层抽样、整群抽样和系统抽样。

（1）单纯随机抽样（simple random sampling）：原则是使每个抽样个体被选入样本的机会完全相等。常用的方法有抽签法、查随机数字表法等。具体的操作方法是：先将总体的全部研究个体统一编号，再用抽签法或随机数字表法，随机抽取部分个体组成样本，直至达到预定的样本含量为止。单纯随机抽样的优点是简便易行，适用于总体含量不大，且研究对象间变异不甚显著的情况。

（2）系统抽样（systematic sampling）：又称等距抽样或机械抽样，即先将调查总体的全部观察单位按某一特征顺序统一编号，再规定抽样间隔 H，通常 H 为总体例数 N 与样本例数 n 之比（即 $H = N/n$）。然后用随机方法确定一个 <H 的数字 k（k<H），编号为 k 者为第一个抽取对象，以后每隔 H 个单位抽取一个观察单位，所抽取的个体组成样本，直至选够规定的样本数。需要注意的是，抽样的起点必须是通过随机确定的，这样系统抽样才是一种随机抽样的方法。系统抽样是单纯随机抽样的简单变化，同样适用于总体含量不大，且内部差异小的调查对象。

（3）分层抽样（stratified sampling）：又称分类抽样，是先按对观察指标影响较大的某种特征，将总体分成若干差别较大的层，然后从每一层中随机抽取一定数量的观察单位，合起来组成样本。抽样时样本中每一层的个体数量，要根据它们在总体中所占的比例确定。这种抽样方法更适合于总体含量大、构成复杂且内部差异明显的调查。

（4）整群抽样（cluster sampling）：是先把个体聚集成群，然后随机抽取其中的几个群，被抽到的群中所有个体组成样本。整群抽样的优点是易于组织实施，容易控制调查质量，省时、省力、省钱。且当群间差异越小，抽取的群数越多时，样本的代表性就越好。

四种抽样方法按抽样误差由小至大排列为：分层抽样<系统抽样<单纯随机抽样<整群抽样。

在实际调查研究中，具体选用哪种抽样方法，要根据观察单位在调查总体中的分布特征而定。

4. 非概率抽样　非概率抽样（nonprobability sampling）是指抽样时没有采取随机抽样的方法，不是总体中的每一个研究个体都有机会被选择进入样本。非概率抽样主要有四种方法：方便抽样、定额抽样、目的抽样和滚雪球抽样。

（1）方便抽样（convenience sampling，accidental sampling）：也称便利抽样或偶遇抽样，即从总体中选择最容易找到的人或物作为研究对象。方便抽样的优点是方便、易行，节省时间和费用。局限性是抽到的样本代表性差,抽样误差较大,但有时由于各种条件的限制,在研究中只能采用这种方法,在分析结果时,应特别慎重地对待和处理各种研究数据。

(2)定额抽样(quota sampling):又称配额抽样,是指先将总体按某种或某些特征分成不同的类别,然后依照每一类中个体数占总体的比例来抽取相应数目的个体构成样本的方法。定额抽样是在方便抽样的基础上增加了分层配额的抽样策略,注重样本与总体在结构比例上的一致性。

(3)目的抽样(purposive sampling):是指研究者根据自己的专业知识和经验,以及对调查总体的了解,有意识地选择某些研究对象。这些研究对象对所要研究的问题非常了解,或者在研究对象中非常典型。在质性研究中常常被用来作为抽取样本的方法。其缺点是没有客观的指标来判断所抽得的样本是否真正具有代表性。

(4)滚雪球抽样(snowball sampling):也称为网络抽样(network sampling),当研究者对总体人群的确切范围所知较少而又想了解他们的相关情况时,可以利用社会网络的优势和朋友间具有共性的特点来进行抽样。

(5)理论抽样(theoretical sampling):是用于根基理论研究中的独特的抽样方法。它发生在资料收集和分析的连续过程中,是为了进一步形成和完善研究所发现的相应的理论内容及框架,而做出的下一步收集何种样本的决定。

七、研究工具性能的测定

1. 研究工具的信度　信度(reliability)是指使用某研究工具所获得结果的一致程度或准确程度。当使用同一研究工具重复测量某一研究对象时所得结果的一致程度越高,则该工具的信度就越高。同时,越能准确反映研究对象真实情况的工具,其信度也就越高。稳定性、内在一致性和等同性是信度的三个主要特征。信度的测量方法如下。

(1)重测信度(test-retest reliability):常用来表示研究工具的稳定性的大小,即指用同一工具两次或多次测定同一研究对象,所得结果的一致程度。一致程度越高,相关系数越趋近于1,则说明研究工具的稳定性越好,重测信度也就越高。

具体做法是使用研究工具对研究对象进行第一次测试,隔一段时间以后对同一研究对象,在测量环境一致的情况下再使用同一研究工具进行测量,然后计算两次测量结果的相关系数,这个系数反映了研究工具重测信度的高低。两次测量之间的间隔时间要足够长,使第一次的测量对第二次的测量结果不会产生影响,但是也不能太长以免客观情况发生改变。由于重测信度的计算需要间隔一段时间进行再次测量,因此当研究工具用于评估性质相对稳定的问题,如个性、价值观、自尊、生活质量、体重、生活习惯等变量时,可用重测信度来表示研究工具的信度。而诸如测量态度、行为、情感、知识等性质不稳定变量的工具,则不宜使用重测信度来反映其稳定性的高低。只有用来测量的变量较稳定时,才适合选用重测信度来表示研究工具的质量。

(2)折半信度、Cronbach α 系数与 KR-20 值:此三种方法均可用来反映研究工具的内在一致性这一特征。内在一致性(internal consistency)是指组成研究工具的各项目之间的同质性或内在相关性,内在相关性越大或同质性越好,说明组成研究工具的各项目都在一致地测量同一个问题或指标,也说明工具的内在一致性越好,信度越高。内在一致性的测量多用于某些问卷和量表的信度测试等。

2. 研究工具的效度 效度(validity)是指某一研究工具能真正反映它所期望研究的概念的程度。反映期望研究的概念的程度越高,效度越好。可以用表面效度、内容效度、结构效度、效标关联效度等来反映一个研究工具的效度。但是效度的好坏并不像信度那样易于用数值进行评价,一些测量效度的方法没有数字的依据。

(1)表面效度:表面效度(face validity)是由评估人根据自己对所要测量的概念的理解,尽其判断能力之所及,来断定工具是否适当。表面效度是一种停留在问卷表面的测定,它对研究工具的效度的评价是用"有或无"来反映的,而未体现效度在程度上的高低问题,一般不能作为工具质量的有力证据。但是它往往用于研究工具效度测定的开始阶段,为其他效度的测定提供基础资料。

(2)内容效度:内容效度(content validity)是根据理论基础及实践经验来对工具是否包括足够的项目且有恰当的内容分配比例所做出的判断。内容效度需建立在大量文献查阅、工作经验以及综合分析、判断的基础之上,多由有关专家委员会进行评议。专家人数最低不少于3人,最多不超过10人,5人较为合适。专家的选择应与研究工具所涉及的领域相关。

(3)效标关联效度:效标关联效度(criterion-re-lated validity)侧重反映的是研究工具与其他测量标准之间的相关关系,而未体现研究工具与其所测量概念的相符程度。相关系数越高,表示研究工具的效度越好。效标关联效度可分为同时效度(concurrent validity)和预测效度(predictive validity)两种。同时效度是指研究工具与现有标准之间的相关。预测效度是指测量工具作为未来情况预测指标的有效程度。两者主要区别是时间上的差异。

(4)结构效度:结构效度(construct validity)重点是了解工具的内在属性,而不是关心使用工具后所测得的结果。它主要回答"该工具到底在测量什么?""使用该工具能否测量出想研究的抽象概念?"这类问题,结构效度反映的是工具与其所依据的理论或概念框架的相结合程度,概念越抽象就越难建立结构效度,同时也越不适宜使用效标关联效度进行评价。

(张　艳)

第四节　护理研究的临床应用

一、临床护理研究伦理原则

1. 伦理原则　1978年由美国生物医学和行为科学研究委员会制订并通过的贝尔蒙报告(Belmont Report)已成为很多专业遵循的伦理原则。在以人为研究对象的研究中要遵循有益的原则、尊重人的尊严的原则和公正的原则三项基本伦理原则。有益(benefi-cence)的原则即研究者有责任将研究对象的伤害减至最低,益处最大。研究对象有免于遭受伤害或不适的权利,不被剥削或利用的权利,研究对象所提供的资料不能被用于对研究对象不利的事情。尊重人的尊严(respect for human dignity)的原则即在研究中研究对象有自主决定的权利和充分认知的权利。公正(justice)的原则指研究对象有公平治疗的权利和隐私权。

2. 伦理准则　护理学研究中研究者除应遵守基本的伦理原则外,还应遵循以下伦理准则:①客观性,研究者在研究设计、搜集资料及整个研究过程中应保持客观性。②真实性,指研究者对研究方法和研究结果的真实性负责。③诚实性,指研究者应将研究工作中可能产生的不便、不适,完整地告知研究对象;同时也应将研究过程中可能遇到的困难、障碍,报告有关部门。④合作性,指研究者在研究过程中,应与研究对象、有关部门和工作人员保持良好的合作关系,维护研究对象的权益;提倡尊重、协商、并接受建设性意见,定期报告工作进度。⑤平等性,指研究者在工作中应以平等态度对待研究对象和有关工作人员,在论文发表和报告研究成果时,应对提供帮助者致谢。⑥效率性,指研究者在研究计划获得批准及获得经费支持后,应按计划进度开展工作,不可以因为私人因素造成工作延误。

3. 遵循伦理原则的基本方法　首先要评估研究的益处与风险,根据性质和程度将风险分为五类。某些研究过程中并不直接接触研究对象,这类研究没有可预见的风险;

某些研究会给研究对象造成暂时的不适,但随着研究的结束,这种不适就会消失;某些研究给研究对象带来较严重的暂时不适,可能会持续到研究结束以后;某些研究可能会给研究对象造成永久性的伤害;某些研究在研究开始前已能预测肯定会给研究对象造成永久性伤害。研究者在研究设计时,应努力通过改变研究目的和(或)干预方法,来最大限度地增大利益和降低风险。如果风险不能被消除或降低,研究者应能够解释其存在的合理性。

4. 知情同意　知情同意(informed consent),即研究对象有权力知道自己的健康情况和研究的相关情况,包括研究的目的、步骤、期限和可能产生的问题和不便,并可以对研究者或医护人员所采取的各种措施进行取舍。知情同意已经成为国际上生命法学和生命伦理学的核心问题之一,也是判断研究是否符合道德伦理的第一标准。知情同意书的基本内容应该包括研究介绍、风险描述、利益描述、保密描述、补偿描述、联系人说明、关于退出实验的说明等方面。如有特殊情况可代行知情同意权,正常的代行顺序应为配偶—子女—父母—兄弟姐妹—其他亲属—同事等。如本人不能行使知情同意权,又无人代行其知情同意权,可由国家法律授权的组织和医生代行,但要登记备案、公示待查。

5. 伦理审查委员会(Institutional Review Board, IRB)　目前,世界各国都越来越重视对研究的伦理审查,中国的许多医院和研究所目前已开始建立有关研究伦理审查的监督机制,也逐渐设立伦理委员会,在还没有设置独立的伦理审查委员会的机构中通常由研究委员会代为审理。IRB的职能包括对研究项目进行审查。审查的内容包括研究的科学性、研究的伦理原则。美国健康和人类服务部规定了三种程度的审查,即免除审查、加速审查和全面审查。可免除审查的研究包括那些对受试对象没有明显风险的研究。可加速审查的研究包括那些存在一定风险,但是风险程度较小的研究。需全面审查的研究包括那些风险远远大于最小风险的研究。

6. 保密程序　研究对象的个人资料不应被滥用或使用不当。研究人员应为研究对象保密,不能向无关人员透露;为保护和尊重研究对象的隐私权,除非必要,一般只采用编号匿名的方式,不可以直接使用研究对象的真实姓名。在收集资料的过程中若需要使用录音机、摄像机或单面镜等,需事先征得同意。研究者需要调用病历或相关文件,也需要事先征得有关机构同意,不得擅自使用。研究结果发表时不可以影射研究对象的身份和影响研究对象的权益。

二、护理科研论文撰写

护理科研论文是指按照护理科研设计方案,有目的、有计划、有步骤地完成某项护理研究课题后获得第一手研究资料,并通过资料整理、分析后撰写的学术论文。护理科研论文是护理论文的重要类型之一。国际医学期刊编辑委员会根据实践和国际上沿用的惯例,在《生物医学期刊投稿统一要求》(Br Med J,1988,296(6619):401-405)中,规定论文格式应由文题、作者署名、摘要、关键词、正文和参考文献等部分组成。论著的篇幅一般为3 000~5 000字,平均4 000字。其中,前言占5%~8%,材料和方法、结果各占25%~35%,讨论占30%~50%。

1. 文题　文题即文章的题目,是对论文主要内容和中心思想的高度概括,必须新颖、紧扣内容、简明、规范。文题应反映论文中最本质、最有价值、最新颖、最有特点的内容,要用具体、准确、规范的词语表达论文的特定内容,反映文章的性质,概括护理研究、探讨的深度和广度,既不可过大,也不可过小,更不可题不符文。文题中文字的数量一般以不超过20个汉字为宜,英文题目一般不超过10个英文实词,文题一般也不加标点符号。文章题目中所使用的医学名词必须选用当前医学和护理学公认的词汇,以利于国内外期刊的索引与检索。题目中的文字尽量不用简称和缩写,如需用时一定要用公认的简称和外文缩写。

2. 作者署名和单位　作者署名应包括作者的姓名、工作单位、地址和邮政编码。必须遵守科学道德,实事求是。论文的第一作者应是研究工作的构思、设计、执行和论文的主要撰写者。作者署名的形式有集体署名和个人署名两种,如集体署名可以写某某协作组等。科研论文的作者署名要用真名而不用化名、笔名或假名,以示文责自负。目前各期刊在作者姓名及其工作单位和地址的书写方式上要求不尽相同,投稿时可根据杂志的具体投稿要求进行书写。

3. 摘要　摘要是论文内容高度概括的简短陈述,摘要书写要求使用最扼要的文字,从目的、方法、结果、结论四个方面来概括叙述。摘要部分不列图或表,也没有引文,尽量不用缩略语,一般不分段落而是独立成章的,文字在200字左右为宜。

4. 关键词　关键词是表达论文内容主题方面具有实在意义、起关键性作用的单词、词组或短语。一般一篇文章选3~5个关键词,并可附与中文相对应的英文关键词。关键词的选择可参考美国出版的《Index Medicus》中医学主题词表(Medical Subject Head - ings,MeSH)。另外,1984年中国医学科学院情报所翻译的《医学主题词注解字顺表》和中国科技情报所及国家图书馆(原北京图书馆)主编的《汉语主题词表》等也可作为参考。关键词要求使用原形词,不能用缩写词。

5. 正文　论文的正文是文章的核心部分,包括前言(introduction)、材料与方法(mate- rials and methods)、结果(results)和讨论(analysis and discussion)四部分。国内称之为四段式,国外简称为IMRAD。

(1)前言:前言亦称引言或导言,主要叙述本课题的研究背景和研究预期目的,国外护理研究论文前言部分还包括多篇文章内的重要名词和理论框架的介绍及文献回顾(文献查证)等内容。

(2)材料与方法:也可称为"对象与方法"或"资料与方法",是获得研究结果和论点依据的重要步骤,也是判断论文科学性和先进性的主要依据。主要包括三方面的内容:①研究对象或材料:介绍研究对象或材料的入选条件或标准、排除标准、获取的来源、抽样方法和样本量等。②研究方法:主要介绍研究步骤、资料的收集方法、选用的研究工具(如问卷或量表的来源、主要内容、评分标准、信度和效度等)、用于评价的指标或评价标准;研究对象如有分组,要具体介绍其分组方法;研究中如有干预,应介绍干预措施、干预流程等。③资料整理与分析:主要介绍数据整理和分析时所采用的方法,如采用的统计软件和具体选用的统计分析方法。

(3)结果:结果是将收集到的原始资料和数据,经过核对、整理、归纳和必要的统计学处理后,用文字叙述或图表的形式,准确、客观、具体地报告出来。撰写结果时应注意按一定的逻辑顺序描述结果;当文字描述冗长时,可采用统计图或统计表来报告结果;文字叙述与图表不重复使用;注意结果的客观性和科学性。

(4)讨论:讨论部分是科研论文的精华和中心内容,是针对研究结果的各种现象、数据及资料进行阐释,结合相关理论和他人研究结果做出科学合理的分析和解释。撰写时要注意以结果为基础,抓住重点、层次分明地进行分析和展开讨论。可以与前人研究结果进行比较;要注意结合相关理论陈述论点;避免重复描述结果;论文最好不列结论一项,可结合在讨论分析中叙述。

6. 参考文献　参考文献是撰写论文时引用的有关期刊、书籍等资料,参考文献的数量和质量也反映出作者对本课题的了解程度,在一定程度上反映出论文的水平和质量。参考文献一般5~10篇,最好以近来3~5年的最新文献为主,参考文献在正文引用文字最后的右上角标注。期刊文章作者不超过3人的全部写出作者名,超过的只写前3位,后加"等"字。参考文献的书写方式如下。

(1)期刊:序号　作者名.文章题目.杂志名称,年,卷(期):起止页码,例如:

[1]张晓静,曹晶,甘泠. 不同层次护生生产实习期间压力来源分析[J]. 解放军护理杂志,2008,25(6A):32-33.

(2)书籍:序号　主编名. 书名. 版次,出版地:出版社,出版年,起止页码,例如:

[1]肖顺贞. 护理学研究. 3版. 北京:人民军医出版社,2006:1-24.

三、护理个案论文撰写

个案研究(case study)是针对个案护理(case nursing)的资料进行研究,了解资料的内涵,探讨未知领域或对新措施、新理论进行深入分析,写出论文的过程。个案研究属于质性研究的一种。个案研究可以对一个病例个体化护理的经验和问题进行研究,总结护士做过的工作和从中得出的经验或体验。同时也可以通过对个案护理中罕见事件的观察或对反常规事件的研究,重新认识原有的理论,并提出新的观点和见解。为揭示事物的内在规律和本质提供新的线索和参考依据。

个案研究论文的撰写格式主要按护理程序思路进行资料组织和论文写作。个案研究论文主要由文题、作者署名、摘要、关键词、正文和参考文献几部分内容组成。

1. 序言　序言部分内容包括提出本文研究问题的依据和写论文的目的,以及所选定个案的情况介绍。介绍个案的要点应与文章后面护理计划和措施所要解决的问题相呼应。

2. 对个案进行评估,提出研究问题　提出研究的护理问题,做出护理诊断,制订护理计划。针对确定的护理问题,提出具体护理目标,定出相应护理措施。

3. 护理效果　通过列表或文字叙述报告护理效果,叙述要真实,有依据和有比较。

4. 评价效果　对研究中护理计划的实施结果,需要结合相关护理理论进行评价,在护理计划和时间结果之间进行比较,通过病人健康情况的变化来判断效果,从中获得新知识和新观点,以指导临床实践。

5. 参考文献　个案研究论文的写作要求密切结合相关理论。回顾文献内容直接关系到个案研究论文的水平。

四、护理经验论文撰写

护理经验论文是护理人员将其对某一护理问题通过长期的护理实践积累而总结出来的护理经验和体会,为进一步深入地探讨某一方面的临床护理问题提供参考和线索。

该类论文选题广泛,内容丰富。经验要具体、有的放矢、针对性强,既可写成功的经验,也可写失败的教训;把病例阐述和讨论糅合在一起,既可总结多年护理工作概况和护理教学实践的体会,也可总结某种疾病的护理方法或效果的具体经验体会。不受固定格式约束,篇幅可长可短,短的可就一个问题进行讨论,长的可将阐述的问题及经验分几个标题讨论,也可抓住一两个关键性问题作重点分析讨论。

护理经验论文主要包括:题目、作者和单位、摘要、关键词、正文和参考文献等部分。护理经验论文的正文部分又由前言、临床资料与方法、护理效果、讨论与分析等几部分组成。

1. 前言 要求同护理科研论文,但要简述出所采用的护理措施或方法对某种疾病护理的意义和目的,并说明具体的观察时间。

2. 临床资料与方法 重点介绍护理实践中的具体方法,包括临床资料,介绍观察对象的基本特征,包括年龄、性别、观察例数、病情介绍和诊断标准。其次着重介绍本次护理中所使用的各种护理方法和措施,如药物护理方法、心理护理方法、饮食护理方法、手术前后护理方法、仪器护理使用方法、健康教育护理措施、康复护理措施等。最后介绍护理效果判断的标准。

3. 结果/护理效果 叙述采取护理措施后的护理效果,并对观察患者采取护理措施前后的情况进行比较。

4. 讨论与分析 分析和解释产生护理效果的原因和作用机制,可与以往的护理方法或措施相比较,在分析的基础上得出一定的护理经验和结论。

五、护理综述论文撰写

护理综述论文是护理论文的一种特殊体裁,是对特定护理主题在特定时间和领域内的情报资料的综合叙述,是作者在阅读大量原始文献后,对文献中提出的或探讨的某些护理问题的进展情况,经过将各种资料归纳、总结、对比、分析和评价,加上自己的观点而写成的一种专题性的学术论文。根据综述内容及写作的目的,一般有以下几种分类方法。

①按照时间划分:回顾性综述、现状性综述、前瞻性综述。②按作者是否参与意见划分:归纳性综述、评论性综述。③按内容划分:动态性综述、成就性综述、争鸣性综述。国内期刊要求文献多少不一,一般20~30篇,其中近3年发表过的文献应占到70%以上。

选题要从实际出发,在理论或实践上有一定的意义。一般综述论文选题来源是,从实际工作或科研工作中发现某方面问题需要归纳;某护理问题研究的发展需要综合评价;选择本学科的新理论、新技术或新动向的题目;与自己科研内容和方向有关的题目。

文献资料是撰写综述的基础,包括中文和外文文献资料。选择文献应先看近期的(近2~3年),后看远期的。所收集到的资料应重点放在新资料上,并注意资料的权威性。可适当引用一些不同观点的资料。

资料收集全后,在广泛阅读资料的基础上,特别是有权威性的文献应细读。应做好读书卡片或笔记,综述文章的完成是一种知识再创造的学术过程,是在作者掌握一定数量的文献资料后,先把文献归类,从中选出有理论和实践意义的资料作为参考,列出文献综述的书写提纲,然后根据此提纲进行写作,切忌将文献综述写成"剪贴"式的文章。

综述论文的文题、作者署名、摘要、关键词等部分的书写要求与科研论文相一致。正文写作格式如下。

1. 引言(前言)部分　主要说明综述的立题依据和综述目的,介绍有关概念或定义和讨论范围,并介绍综述的有关护理问题的现状、存在问题、争论的焦点和发展趋势等。

2. 中心部分　中心部分是综述论文的主体部分,也是综述全文的重点。这部分内容包括提出问题、分析问题和解决问题的过程,通过比较各专家学者的论据,结合作者自己的研究成果、经验和观点,从不同角度来阐述有关护理问题的历史背景、现状、争论焦点或存在问题、发展方向和解决办法等。内容要紧扣主题,要有根据。引文资料的选择要具有理论和实践意义,要有创新的内容,并且比较成熟可靠。引用他人资料要严肃,要尊重别人的工作。论述问题要明确,对不同观点一般将肯定的意见写在前面,否定的见解写在后面,作者还可结合自己的研究和工作经验发表观点。注意避免只片面描写符合自己观点的资料。在书写中心部分时,避免层次混乱、论据不充分、缺乏文献支持、文献量少或文献陈旧、间接引用、简单罗列文献。

3. 小结　小结部分要对文章的主要内容扼要地做出总结,应与前言部分相呼应。对有关论述的问题、存在的问题和今后研究方向,作者可提出自己的观点和见解。

4. 参考文献　参考文献是综述论文的重要组成部分。一般杂志要求综述文献列出10~20篇。引用文献的基本原则有:①必须是作者亲自阅读的较新、较有价值的参考文献。②尽量选用权威性期刊、知名学者发表的文献。③尽量引用一次性文献,不选用未公开发表的文献,避免引用或少引用教材或专科书的资料。

5. 开题报告的书写

(1)课题名称:开题报告的名称要做到准确、恰当、规范、简洁。

（2）研究背景与立题依据：从现实需要方面论述，指出现实中存在问题，本研究的实际作用、理论和学术价值。

（3）文献综述：通过文献综述，充分了解该领域的新进展和研究现状，分析课题的科学依据和创新性思维。

（4）研究目的与预期结果：研究中要达到的境地或想要得到的结果。

（5）研究内容与方法：包括对象、样本数、场所、观察项目、研究工具等。

（6）调查研究中的质量控制，以控制偏倚。

（7）调查中可能出现的问题及解决方法：对课题中可能出现的影响研究的因素加以预见，并针对可能的问题提出解决办法。

（8）可行性分析：对完成课题所涉及的人力、技术、设备、经费、时间等进行分析。

（9）研究进度安排：研究在时间和顺序上的安排。

（10）列出所涉及的参考文献。

（张　艳）

参考文献

1. 谢幸,孔北华,段涛. 妇产科学. 9版. 北京:人民卫生出版社,2018.

2. 安力彬,陆虹. 妇产科护理学. 6版. 北京:人民卫生出版社,2018.

3. 余艳红,陈叙. 助产学. 北京:人民卫生出版社,2017.

4. 姜梅,庞汝彦. 助产士规范化培训教材. 北京:人民卫生出版社,2017.

5. 程瑞峰. 妇产科护理. 北京:人民卫生出版社,2015.

6. 全国护士执业资格考试用书编写专家委员会. 2018全国护士执业资格考试指导. 北京:人民卫生出版社,2018.

7. 朱嘉增,朱丽萍. 现代妇女保健学. 上海:复旦大学出版社,2011.

8. 顾美皎. 临床妇产科学. 2版. 北京:人民卫生出版社,2011.

9. 安力彬. 实用妇产科护理学. 北京:人民军医出版社,2009.

10. 安力彬,张新宇. 妇产科护理学. 2版. 北京:人民卫生出版社,2015.

11. 曹泽毅. 中华妇产科. 3版. 北京:人民卫生出版社,2014.

12. 姜梅. 产科临床护理思维与实践. 北京:人民卫生出版社,2013.

13. 李和,李继承. 组织学与胚胎学. 3版. 北京:人民卫生出版社,2015.

14. 罗碧如. 产科护理手册. 北京:科学出版社,2011.

15. 沈铿,马丁. 妇产科学. 3版. 北京:人民卫生出版社,2015.

16. 王席伟. 助产学. 北京:人民卫生出版社,2011.

17. 谢幸,苟文丽. 妇产科学. 8版. 北京:人民卫生出版社,2013.

18. 熊庆,王临虹. 妇女保健学. 2版. 北京:人民卫生出版社,2014.

19. 张宏玉,王爱华,徐鑫芬. 助产学. 北京:科学技术文献出版社,2015.

20. 郑修霞. 妇产科护理学. 5版. 北京:人民卫生出版社,2013.

21. 杜慧群等. 护理伦理学. 4版. 北京:中国协和医科大学出版社,2016.

22. 弗罗伦斯·南丁格尔. 护理札记. 庞洵译. 北京:中国人民大学出版社,2004.

23. 郭照江等. 医学伦理学. 北京:人民军医出版社,2003.

24. 况成云,兰明银,张昌军. 医学伦理学. 北京:人民卫生出版社,2008.

25. 兰礼吉. 应用护理伦理学. 成都:四川大学出版社,2004.

26. 李本富,丁蕙孙. 护理伦理学. 2版. 北京:科学出版社,1998.

27. 李向东等. 护理与临终关怀. 北京:北京医科大学出版社、中国协和医科大学出版社联合出版,1998.

28. 李晓云,陈向军,蒋英梦等. 护理伦理学. 广州:广东高等教育出版社,1994.

29. 卢美秀. 护理伦理学. 北京:科学技术文献出版社,2000.

30. 史宝欣等. 生命的尊严与临终护理. 重庆:重庆出版社,2007.

31. 尹梅等. 护理伦理学. 2版. 北京:人民卫生出版社,2012.

32. 尹裕君等. 护理伦理概论. 2版. 北京:科学技术文献出版社,1999.

33. 北京大学护理学院. 护理学专业(护师)资格考试应试指导. 北京:北京大学医学出版社,2015.

34. 陈素坤等. 临床护理心理学教程. 北京:人民军医出版社,2007.

35. 邓红,胡岗. 护理心理学. 西安:第四军医大学出版社,2010.

36. 顾瑜琦等. 健康心理学. 北京:北京科学技术出版社,2004.

37. 韩继明. 护理心理学. 北京:清华大学出版社,2006.

38. 胡佩诚. 医护心理学. 2版. 北京:北京大学出版社,2008.

39. 梁光霞. 护理心理学. 上海:复旦大学出版社,1999.

40. 刘喜文,尼春平. 护理学导论. 西安:第四军医大学出版社,2005.

41. 刘晓红. 护理心理学. 上海:上海科学技术出版社,2005.

42. 全国卫生专业技术资格考试指导. 护理学(师). 北京:人民卫生出版社,2009.

43. 汪向东,王希林,马弘. 心理卫生评定量表手册. 北京:中国心理卫生杂志社,1999.

44. 汪勇,张柏华,郭红英. 护理心理学. 西安:陕西人民出版社,2007.

45. 王颖,张银铃. 护理心理学. 北京:中国医药科技出版社,2005.

46. 卫生部教材办公室策划. 国家临床职业助理医师资格考试大纲阐释. 北京:人民卫生出版社,2002.

47. 吴玉斌. 护理心理学. 3版. 北京:高等教育出版社,2014.

48. 张俐. 护理心理学. 北京:中国协和医科大学出版社,2004.

49. 张银铃,雷鹤. 护理心理学. 西安:第四军医大学出版社,2003.

50. 张智光. 护理心理学. 南京:东南大学出版社,2002.

51. 北京师范大学出版社组. 教育学专业基础. 北京:北京师范大学出版社,2006.

52. 蔡金凤. 浅谈计算机辅助教学. 内蒙古石油化工,2010.(8).

53. 陈伟菊,彭刚艺. 临床护理文书规范(专科篇. 广州:广东科技出版社,2009.

54. 陈小燕,陈宝玉. 契约学习法在临床护理教学中的应用实践. 解放军护理杂志,2009.26(1A):68.

55. 迟凤玉,蔡宝英,王秋华. 护理教学查房管理的实践与思考. 中华护理志,2001.36(7):524.

56. 傅建明,虞伟庚. 教育原理与教学技术. 广州:广东教育出版社,2005.

57. 郭红霞,姜永东. PBL在中国护理教育中的应用研究现状. 护理学报,2007.14(1):25-26.

58. 汉瑞娟. 国内外护理教育改革现状与发展趋势. 中国误诊学杂志,2007.7(2):224-226.

59. 侯继丹,张徐宁,张巧玲等. 契约学习在护生实习中的应用. 护理研究,(中旬版),2005.19:2 428-2 429.

60. 贾玉梅. 高校计算机辅助教学利弊浅析. 绍兴文理学院学报,2009.29(10):102-103.

61. 姜安丽. 护理教育学. 4版. 北京:人民卫生出版社,2017.

62. 李云峰,蔡昕怡,段林灿. 导师负责制在肿瘤外科本科生临床实习中的应用. 医学西北教育,2009.17(1):173-174.

63. 刘业惠,赵衍青,陈来芳等. 分层次契约学习在临床护理实践教学中的应用研究. 中国医学前沿,2008.3(22):50.

64. 刘义兰,王桂兰,赵光红. 现代护理教育. 北京:中国协和医科大学出版社,2002.

65. 吕宏. 中美研究生教育的比较研究. 开封教育学院学报,2002.22(3):6.

66. 孟瑞芹,聂春明. 澳大利亚护理概况. 国外医学:护理学分册,2002.21(4):151-152.

67. 钮美娥,薛小玲. 护理临床教学中实施带教制的利弊分析. 护理教育,2002.18(5):72-73.

68. 沈建新. PBL:一种新型的教学模式. 国外医学:教育分册,2001.22(2):36-38.

69. 宋晓丽,王培席. 浅谈中国护理研究生教育现状及发展趋势. 河南医学研究,2009.18(3):245.

70. 孙宏玉,简福爱. 护理教育. 北京:中国中医药出版社,2005.

71. 陶宝英,曹银. 观PBL在中国护理教育中的应用现状. 护士进修杂志,2008.23(6):508-509.

72. 王平,卢岩,王勤. 契约学习法与传统讲授法的效果研究. 中华护理杂志,2005.40(3):214-215.

73. 王守恒,查啸虎,周兴国. 教育学新论. 合肥:中国科学技术大学出版社,2004.

74. 谢少清,朱禧庆,牛娟等. 专科护士临床教学引入导师负责制的设想. 护理研究,2006. 20(12):3 179.

75. 许友君. 美国护理教育思想及其对中国的启示. 大连大学学报,2005. 26(6):65-68.

76. 杨芳宇,沈宁. PBL在护理教育中的应用现状. 国外医学:护理学分册,2002. 21(2):55-58.

77. 尤黎明,罗志民,万丽红等. 中国护理教育资源现状及发展趋势的研究. 中华护理杂志,2010. 7(4):147.

78. 张丽,陈桂艳,郑莉莉等. 继续护理教育在护理工作中的重要性. 吉林医学,2010. 31(8):1 151.

79. 赵萍. 澳洲护理教育及临床管理. 中国护理研究,2005. 19(9):1 782.

80. 郑修霞. 中国本科护理教育发展的概况、面临的机遇及挑战. 中华护理教育,2009. 6(3):139.

81. 朱秀丽. 美国护理教育发展现状. 国外医学:护理学分册,2000. 19(8):364-366.

82. 黄津芳,刘玉莹. 护理健康教育学. 北京:科学技术文献出版社,2000.

83. 黄敬亨. 健康教育学. 上海:复旦大学出版社,1997.

84. 孟宪梅. PRECEDE-PROCEED模式在护理评估中的应用. 护理研究,2007. 21(7):1 693-1 695.

85. 全国卫生专业技术资格考试专家委员会. 2010年卫生专业资格考试教材:护理学(中级). 北京:人民卫生出版社,2009.

86. 杜世正,徐燕,袁长蓉. 非恶性疾病姑息护理研究和实践的进展. 解放军护理杂志,2009. 26(2B):43-44.

87. 郭向丽,周玲君,赵继军. 术后疼痛控制目标的研究进展. 护理学报,2009. 16(6B):4-6.

88. 焦静,刘华平. 患者相关癌痛控制障碍及影响因素的研究进展. 中国护理管理,2008. 8(11):23-25.

89. 李柳芬. 疼痛管理在术后疼痛控制中的作用. 护士进修杂志,2008. 23(6):565-566.

90. 梁芳果,丁红,王健. ICU患者镇静治疗的新进展. 实用医学杂志,2007. 23(1):12-14.

91. 马朋林,李秦,刘京涛等. 镇静-镇痛策略与机械通气患者ICU不适经历关系的多中心调查研究. 解放军医学杂志,2008. 33(8):957-959.

92. 宋文阁. 实用临床疼痛学. 郑州:河南科学技术出版社,2008.

93. 熊根玉,孙小平,张达颖. 疼痛规范管理的临床应用研究. 护士进修杂志,2008. 23(9):806-807.

94. 张伟英,肖海霞,顾君君等. 疼痛规范管理对肺叶切除术患者术后早期疼痛控制效果的影响. 解放军护理杂志,2009. 26(22):12-13,18.

95. 赵继军,崔静. 护士在疼痛管理中的作用. 中华护理杂志,2009. 44(4):383-384.

96. 赵继军,陆小英,赵存凤,等. 数字疼痛量表和描述疼痛量表的相关性研究和改进. 现代护理,2002. 8(9):657-661.

97. 赵继军,宋莉娟. 国外疼痛专科护士的培养与使用. 中华护理杂志,2007. 42(10):882-883.

98. 赵继军. 疼痛护理学. 2版. 北京:人民军医出版社,2009.

99. 朱丽霞,高凤莉. 癌痛控制的状况与分析. 中华护理杂志,2005. 40(3):226-228.

100. Strassels SA,McNicol E,Suleman R. Postoperative pain management:A practical review, part 2. Am J Health Syst Pharm,2005. 62:2 019-2 025.

101. 冯正仪. 社区护理. 上海:复旦大学出版社,2010.

102. 黄人健. 社区护士培训教程. 2版. 北京:中央广播电视大学出版社,2009.

103. 刘建芬,黄惟清. 社区护理学. 2版. 北京:中国协和医科大学出版社,2010.

104. 刘建芬. 社区特殊人群保健. 北京:北京大学医学出版社,2008.

105. 杨秉辉. 全科医学概论. 2版. 北京:人民卫生出版社,2006.

106. 赵秋利. 社区护理学. 2版. 北京:人民卫生出版社,2007.

后　记

　　妇产科护理学是研究女性生殖系统的生理、病理及其相关的病因、机制以及心理–社会等方面的行为反应,运用护理程序对其现存和潜在的健康问题实施整体护理的一门科学,包括了计划生育、妇女保健、妊娠及常见妇科疾病方面的内容,是临床护理学的重要组成部分,也是助产专业的专业核心课程之一。

　　现代妇产科护士既是广大妇女疾病治疗的合作者,又是健康教育的传播者,更应该是家庭支持系统的发起者和社区护理的组织者。妇产科护理的目标不仅是满足患者生理和生殖上的需求,更应着眼于提高女性患者的生活质量和社会的适应能力。学好妇产科护理学除了需要具有医学基础知识和人文学科知识外,还需要具有健康评估、护理学基础、内科护理学、外科护理学等知识。树立整体观念,不仅对疾病进行整体护理,还要关心患者的心理–社会因素,时刻以高度的责任心、实事求是的工作态度,满腔热情地为每一位患者服务。

　　《实用妇产科护理手册》一书,在编写结构上注重基础知识与临床实践相结合,内容涵盖了妇产科护理的各方面知识,既有妇产科基本护理技术,又有妇科常见疾病的护理诊断,是一本临床实用价值较高的医学专著,能够很好地指导妇产科护理人员从事临床工作。

　　尽管本书在确定内容后,编写过程中通过交叉审稿、主编和副主编再审稿、定稿等环节,编写力求精益求精,然而,由于作者水平有限,学科领域发展迅速,不足之处在所难免。欢迎各位同仁和广大读者多提宝贵意见,以便再版时完善。

柳正丽

2021 年 5 月